NASM
NATIONAL ACADEMY OF SPORTS MEDICINE

교정 운동학

SECOND EDITION

SECOND EDITION

NASM 교정 운동학

NATIONAL ACADEMY OF SPORTS MEDICINE

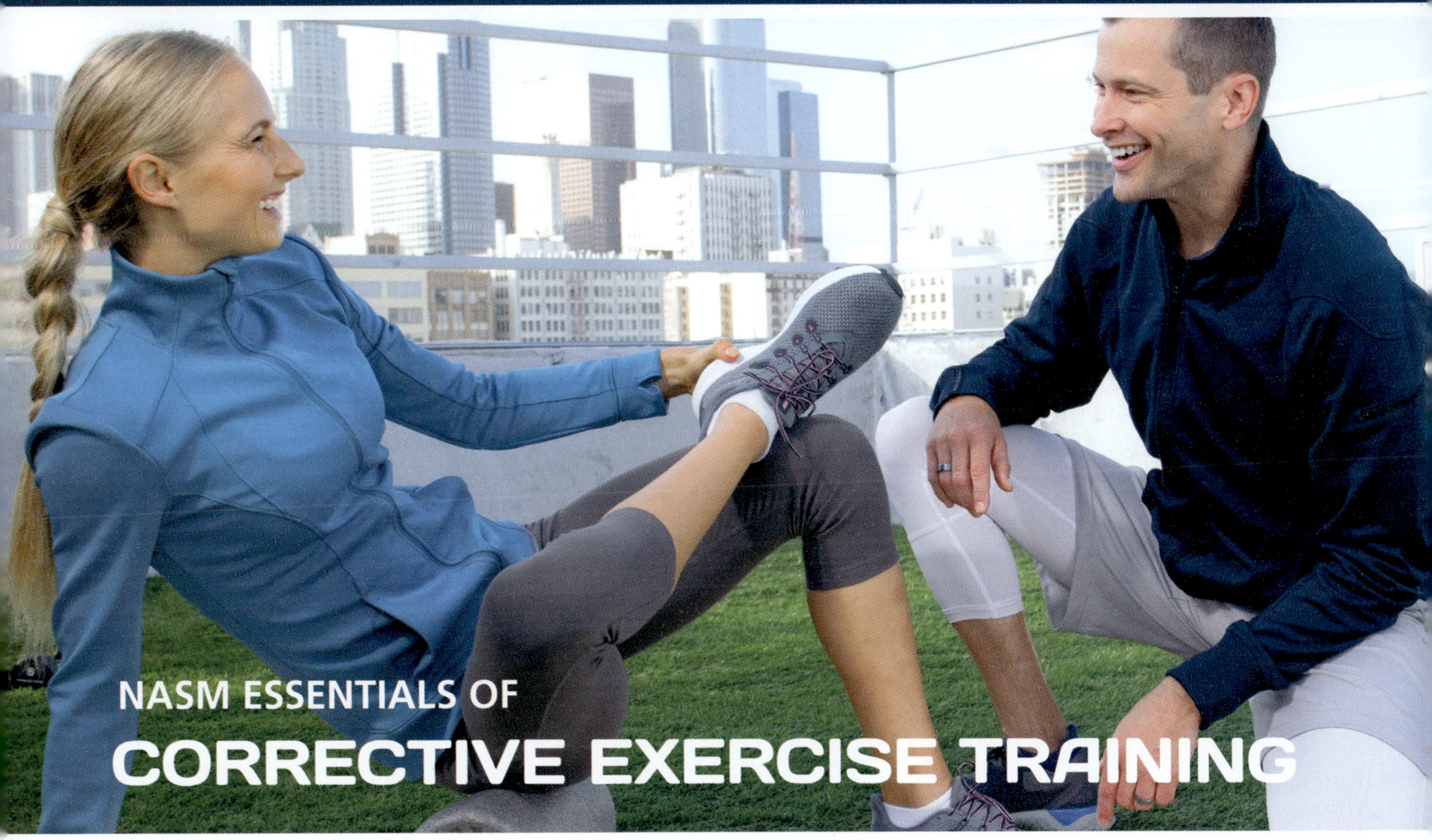

NASM ESSENTIALS OF CORRECTIVE EXERCISE TRAINING

EDITOR
Rich Fahmy, MS, NASM-CPT, CES, PES
Content Development and Production Manager
National Academy of Sports Medicine
Gilbert, Arizona

역자
NASM 공인 마스터 인스트럭터 **박영철**
NASM 공인 마스터 인스트럭터 **이창훈**
NASM 공인 마스터 인스트럭터 **김 진**

도서출판 한미의학

NASM
NATIONAL ACADEMY OF SPORTS MEDICINE

교정운동학

2판 1쇄 발행 2023년 8월 7일

지은이 Rich Fahmy
옮긴이 박영철, 이창훈, 김진
펴낸이 이광재
펴낸곳 도서출판 한미의학(2023 Printed in Korea)

책임편집 서영주
본문편집 오인택
책임교정 이순례, 박순옥
마 케 팅 이종희, 이상빈
경영지원 이종희, 박희숙

출판등록 1999년 7월 13일 제22-1586호
주소 서울시 마포구 동교로23길 36 리앤리빌딩
전화 02-336-3477
팩스 02-336-6762
메일 k_medical@hanmail.net
www.hanmibook.co.kr

ISBN 979-11-90322-60-7 93510
정가 45,000원

당신을 위한 교재

다음은 교정 연습 전문가 학습 경험을 위한 구조입니다. 이 편집은 최신 근거와 기술로 업데이트되었으며, 모두 독자가 평가 및 연습 프로그램 설계 프로세스 전반에 걸쳐 이를 적용할 수 있도록 지원하는 것을 목표로 합니다. 이 교재는 네 개의 섹션으로 나뉩니다.

섹션 1은 응용과학을 뒷받침하는 것과 함께 교정 연습의 합리적인 목적을 제공합니다.

섹션 2는 운동을 최적화하기 위해 전문가가 사용하는 운동 기술의 과학적 합리성과 적용 변수를 검토합니다.

섹션 3에는 개인의 프로그램 설계를 관찰하기 위해 전문가가 수행하는 평가 과정이 요약되어 있습니다.

섹션 4는 여러 운동사슬 영역에 대한 프로그래밍 세부 사항과 함께 이 모든 것을 통합하는 데 중점을 둡니다. 또한 4절에서는 고객의 성공을 촉진하는 데 필요한 효과적인 복구 및 적용 전략에 대해 설명합니다.

역자 서문

역자는 1980년대 국가대표 바디빌딩 선수로서 퍼스널 트레이닝, 교정 운동, 그룹 운동, 골프컨디셔닝 등 다양한 분야에서 많은 국제 공인 교육을 지도하였다. 또한 이 피트니스 산업의 변화를 1970년대 시작부터 선수 및 지도자로서 겪어온 산증인이다. 역자가 공부한 주제와 가르친 교육은 수도 없이 많지만, 역자에게 있어서 국내 피트니스 산업의 변화와 발전에 학문적 면에서 체계적으로 이바지한 것은 NASM이라 감히 확언할 수 있다.

특히 역자는 국내 최초의 인터내셔널 바디빌딩 대회의 우승자로서 근고립 운동의 상징적 존재였다. 그러나 이후 여러 인터내셔널 교육과 다양한 기능성 운동을 접하며 역자가 신념으로 가지던 근고립 운동 또한 기능성 운동의 일부라는 점을 알게 되었다. 그리고 NASM의 시니어 마스터로서 경험들을 돌이켜볼 때, 다양한 스포츠와 신체활동을 요구하는 취미가 일상인 현대인의 생활 속에서 움직임과 회복이라는 명제가 우리에게 계속해서 주어질 것이라 예견해 본다.

움직임의 질(quality)은 퍼포먼스, 부상 예방, 재활의 기초이다. NASM 교정 운동 연속체(NASM Corrective Exercise Continuum)는 고객의 움직임의 질을 평가하고 향상시키기 위한 실용적이면서도 직관적인 시스템으로서 전 세계적으로 알려져 있다. 움직임을 최적화하기 위해서는 동적 운동이 원활해야 하며, 이 동적 운동에는 최적의 정적 자세가 필요하고, 이 정적 자세는 길이-장력 관계인 근육의 균형으로부터 오는 것을 생각할 때 교정 운동이 필수적이란 사실을 이해할 수 있게 된다.

NASM 교정운동학 제2판은 피트니스, 웰니스, 퍼스널/선수 트레이너들에게 필수적인 지식과 실기들을 각 분야 최고의 지도자들이 발전시키고 검증하여 종합한 자료들을 엮어 다시 한 번 새로이 담아냈다. 특히 NASM 교정 운동 연속체는 독자들에게 이해의 폭을 넓혀주며, 트레이너로서 고객들을 트레이닝하는 데 체계적/점진적 시스템으로 사용할 수 있는 검증된 편리함을 제공할 것이다.

기능해부학과 교정 운동의 이론과 실제를 다른 어떠한 서적에서도 찾아볼 수 없는 상세하고 쉬운 설명으로 독자들에게 다가갈 수 있으리라 확신하고 물리치료를 전공하는 학생들이나, 퍼스널 트레이너, 요가/필라테스 지도자들은 물론 선수들을 지도하는 트레이너들에게도 필독서가 될 것이라 믿어 의심치 않는다.

본 서적이 발간되기까지, NASM을 한국에 소개하고 마스터 트레이너들의 교육과 학습을 위해 물심양면 시간과 노력을 투자해 주신 한국 퍼셔널 트레이닝 아카데미(KFTA) 박호성 대표님께 감사를 올리며, 본서를 위해 잠자는 시간까지 아껴가며 번역해 주신 이창훈 부대표님과 김진 마스터 선생님께 고마움을 전하고, 전담 직원들을 동원하여 본서의 발간을 위해 많은 관심과 지원을 주신 도서출판 한미의학 이광재 대표님께도 감사의 말씀을 드린다.

대표 역자 박 영 철
NASM Senior Master Instructor
NASM-CPT, CES, PES, GFS

편집장으로부터의 편지

당신의 건강과 피트니스 경력에 NASM의 교정 운동 트레이닝 과정을 선택하게 된 것을 축하 드립니다! 당신의 기술을 향상시키고 고객들과 운동선수들에게 제공하는 서비스를 향상시키기 위한 교육과 도구를 제공하는 우리에게 당신을 위탁시켜 주심에 감사를 드립니다.

지금 우리는 그 어느 때보다 기술에 대한 의존도가 높아지고, 앉아서 생활하는 방식이 보편화되는 것을 목격하고 있습니다. 이동 영역의 다른 한쪽 끝에서는 과사용 패턴과 과도한 훈련이 있으며, 이는 또한 최적이지 못한 이동 전략과 근골격계의 기능 장애로 이어지고 있습니다. 움직임의 질, 움직임의 효율성, 부상에 대한 저항력 및 회복에 초점을 맞추는 것은 고객의 성공과 또한 전문가로서의 당신에게 매우 중요합니다. NASM은 건강, 피트니스 및 스포츠 수행 전문가를 위한 피트니스 교육, 지속적인 교육, 전문적인 개발 분야에서 세계적인 선도업체입니다. 적용 가능한 전략을 만들기 위한 우리의 증거 기반 접근 방식은 많은 사람들이 건강 및 피트니스 산업의 전문 교육에서 현재 스탠다드로 간주되는 것을 만들었습니다.

교정 연습 프로세스의 중추는 NASM 교정 연습 연속체입니다. 이 연속체는 마이클 클라크 박사, DPT, PT, MS에 의해 엘리트 운동선수들과의 연구에서 만들어졌으며 그 이후 건강 및 피트니스 산업에서 교정 운동 프로그래밍의 표준이 되었습니다. 이것은 모든 배경, 능력, 목표를 가진 고객들과 운동선수들에게 성공적으로 적용되고 있습니다. NASM 교정 연습 연속체는 고객이 자유롭게 움직이고 잘 이동할 수 있는 능력을 향상시키며 맞춤형 프로그램을 설계하기 위한 간단한 접근 방식입니다.

이번 개정판 NASM의 필수 교정 운동 트레이닝은 건강 및 피트니스 전문가들이 고객과 운동선수의 운동 성과를 최적화하는 데 필요한 기술을 갖추도록 설계된 최신 근거, 전략 및 훈련 기술로 업데이트 되었습니다.

엄선된 전문가 그룹에 오신 것을 환영하며, 귀하가 추구하는 전문적인 업무가 성공하기를 기원합니다.

Rich Fahmy, MS, NASM-CPT, CES, PES
컨텐츠 개발 및 제작 관리자, 편집장
NASM Essentials of Corrective Exercise Training

프로그램 학습 목표

- **관련** 인간의 움직임, 해부학 그리고 생리학의 기본 개념을 교정 운동으로
- **식별** 교정 운동 프로그램의 속성 및 근거
- **식별** 관련 의료 전문가를 위한 진료 범위 및 위탁 전략
- **평가** 다양한 평가 방법을 사용하여 움직임의 숙련도
- **디자인** 개별화된 움직임 및 운동 프로그램
- **적용** 고객의 요구와 목표에 맞춰진 교정 도구, 프로토콜 및 방식의 스펙트럼
- **시연** 효과적인 코칭 및 커뮤니케이션 기술로 순응도와 참여도를 극대화
- **의사소통** 고객의 전반적인 웰니스를 위한 효과적인 회복 전략

감사를 전합니다

편집장

Rich Fahmy

수석 검토자

Kyle Stull, Scott W. Cheatham

감수

Tony Ambler-Wright
MS, CSCS, NASM-CPT, CES, PES, NASM Master Instructor

Adam Annaccone
EdD, LAT, ATC, NASM-CES, PES

David G. Behm
PhD

Allison Brager
PhD

Scott W. Cheatham
PhD, DPT, PT, OCS, ATC, CSCS

Mike Clark
DPT, PT, MS, NASM-CES, PES

Rich Fahmy
MS, NASM-CPT, CES, PES, NASM Master Instructor

Chris Frederick
PT, NASM-CPT

Ed Le Cara
DC, PhD, MBA, ATC, CSCS, NASM-CES

Ken Miller
MS, NASM-CPT, CES, PES, NASM Master Instructor

Rick Richey
DHSc, NASM Faculty Instructor

Eric Sorenson
PhD, ATC

Emily Splichal
DPM, MS, NSCA-CPT, NASM-CES, PES

Kyle Stull
DHSc, MS, LMT, CSCS, NASM-CPT, CES, PES, NASM Faculty Instructor

David A. Titcomb
DPT, PT, EP-C, NASM-CES

개발 팀

Jeri Dow
Senior Instructional Designer

Rich Fahmy
Content Development and Production Manager

Andrew Payne
Instructional Designer

Prentiss Rhodes
Product Manager

특별히 감사드리는 분

이전 버전과 현재 버전에 대한 소비자 및 기술 리뷰를 제공해 준 전문가들에게 특별한 감사를 드립니다.

기술적인 검토: Adam Annaccone, Dave Behm, Robert Lardner, Ed Le Cara, Eric Sorenson, and Emily Splichal

소비자 검토: Georgia Fischer, Adam Ortman, and Theresa Peasley

마이클 클락 박사는 NASM의 최적의 수행 훈련 모델 및 교정 운동 연속체를 개발하여 NASM의 교육 및 실용화 유산을 위한 토대를 마련해 주신 것에 대한 감사를 거듭 드립니다.

사용자 가이드

잠시 시간을 내어 학습 경험을 향상시킬 기능을 소개하는 이 사용자 가이드를 살펴보십시오.

학습 목표: 각 장에서 논의될 중요한 정보에 집중하고 전달하는 데 도움이 되는 학습 목표를 제시합니다.

핵심 용어: 텍스트 내에서 굵게 표시되고 여백에 정의됩니다.

광범위한 전체 색상 예술 및 사진: 다양한 운동 기술, 해부학 및 생리학, 전문적인 형태 및 중요한 개념을 보여줍니다.

핵심 용어 관련 설명

핵심 용어 관련 설명은 이 장에 제시된 키 용어의 정의를 제공합니다. 핵심 용어는 제시된 자료를 쉽게 참조하고 더 잘 이해할 수 있도록 장 전체에 걸쳐 굵게 표시되어 있습니다.

용어집에도 정의가 나와 있습니다.

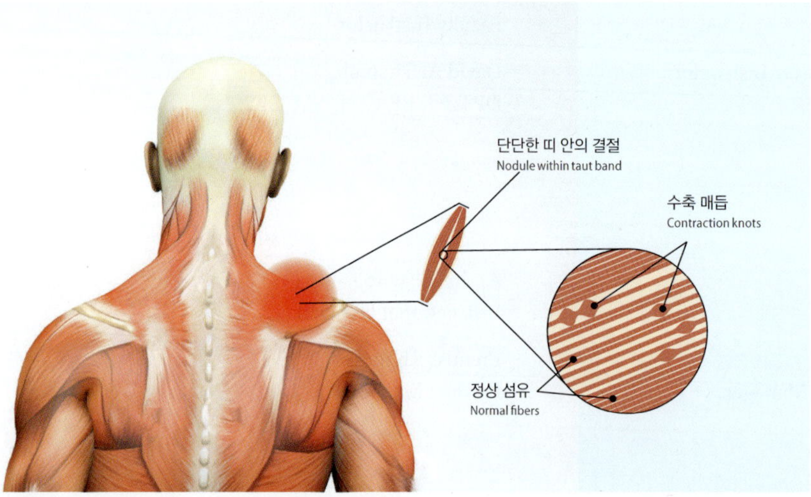

그림 3-4 근막 고착

교정 운동 평가 과정은 고객의 접수 과정, 정적 자세 평가, 움직임 평가 및 가동성 평가를 개략적으로 설명합니다.

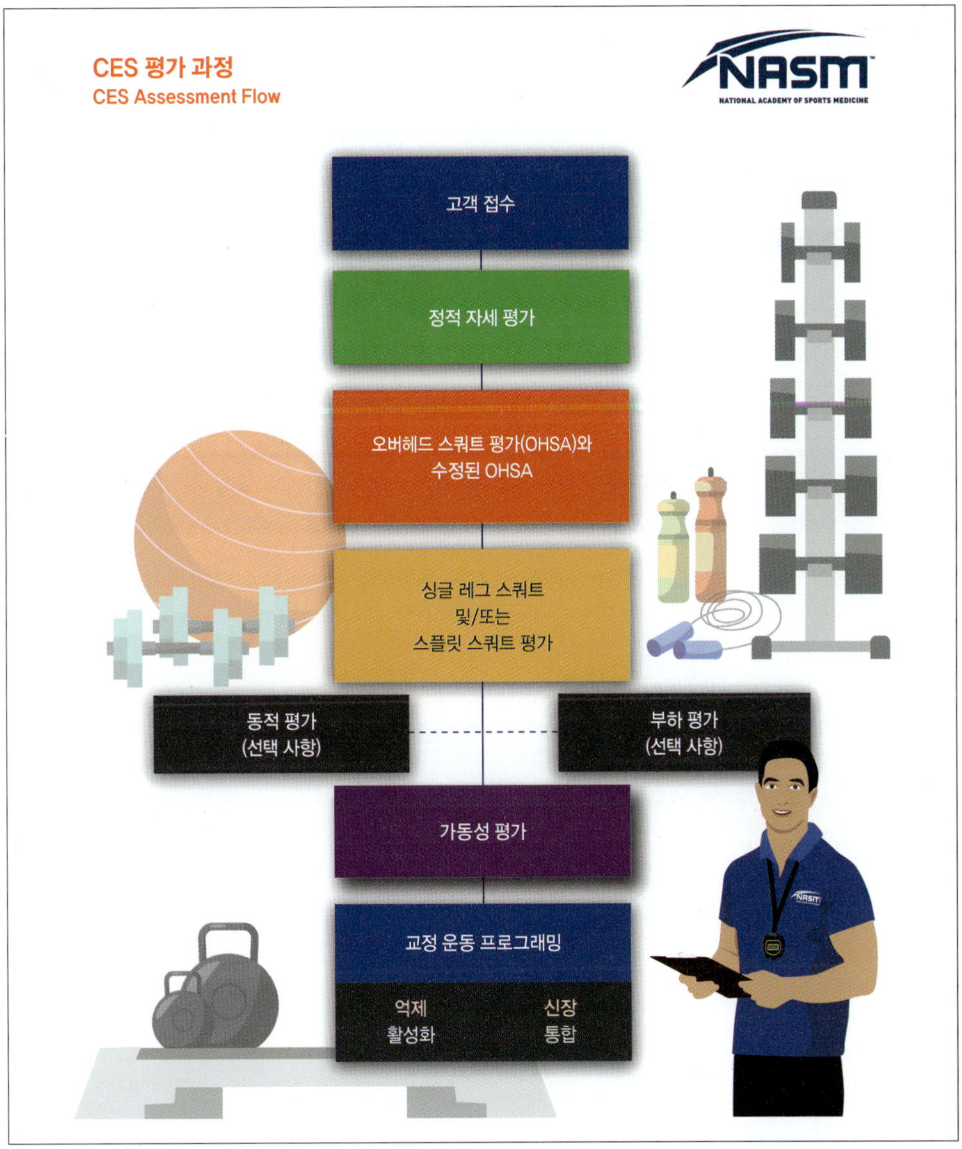

문구 내용과 관련된 정보 및 활동에 관심을 환기시키는 호출 상자

확인하기

"확인하기" 상자는 토론된 내용에 대한 사이드바로 재미있거나 흥미로운 정보를 제공합니다.

시도하기

"시도하기" 상자는 스스로 연습할 수 있는 활동들을 제공합니다.

중요

"**중요**" 상자는 다음 섹션으로 이동하기 전에 알아야 할 중요 정보를 제공합니다.

트레이닝 팁

"**트레이닝 팁**" 상자는 논의중인 개념의 실제 적용을 제공합니다.

유용한 힌트

"**유용한 힌트**" 상자는 비유 또는 기억에 도움이 될 팁을 제공하여 정보를 얻는 데 도움이 됩니다.

전문적으로 알아보기

"**전문적으로 알아보기**" 상자는 논의 중인 내용에 더 깊이 파고듭니다.

부록에는 참조를 위한 전체 CES 평가 과정 및 평가 양식이 포함되어 있습니다.

목차

*Index는 도서출판 한미의학 홈페이지(www.hanmibook.co.kr)－자료실에서 확인하세요.

SECTION 1

교정 운동 트레이닝 개요

1 교정 운동에 대한 이론적 근거

2 인체 움직임 과학과 교정 운동

CHAPTER 1

교정 운동에 대한 이론적 근거

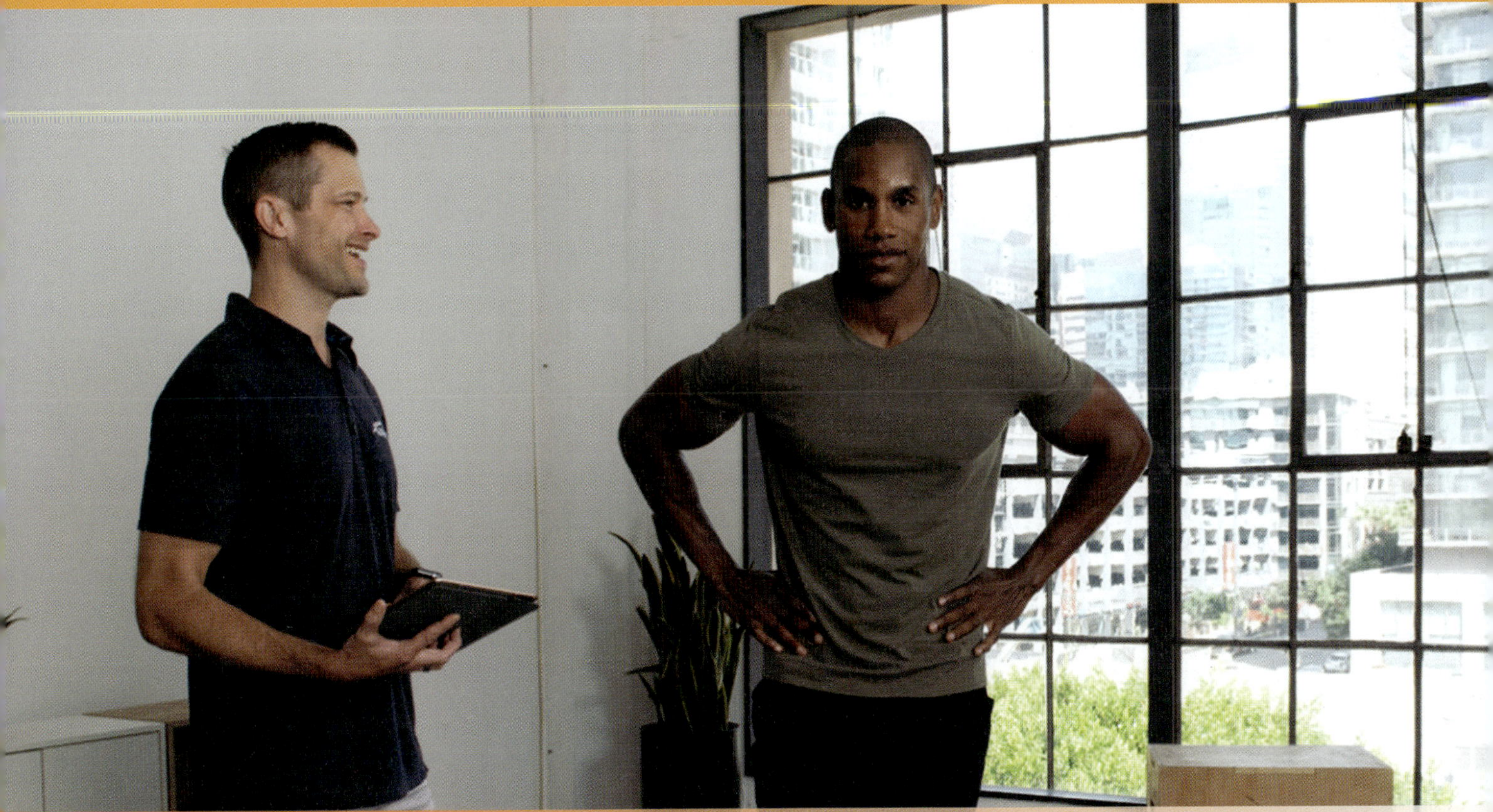

학습 목표

- 교정 운동에 대한 이론적 근거를 설명할 수 있다.
- 교정 운동의 정의를 안다.
- 운동 사슬상에서 일반적 신체 조건들과 일상적 요소들에 대한 결과를 구별할 수 있다.
- 고객 관리 및 운동 수행 연속체를 통해 실무 매개 변수의 범위를 식별할 수 있다.
- 교정 운동 연속체를 단계별로 요약할 수 있다.

개요

미국은 1980년대 중반부터 현재까지 넘쳐나는 기술력과 자동화로 공중보건에 부정적인 영향을 받아왔다. 직장 및 가정 환경에서는 자동화가 이루어지고 컴퓨터, 모바일 장치가 넘쳐나며 특히 오늘날은 그 어느 때보다 널리 보급된 다양한 기술들로 범람하고 있다. 사람들은 기술의 발전으로 활동량이 감소하고 직업 이외의 신체 활동에 참여하는 시간이 줄어들었다. 미국인의 4분의 1은 여가 활동을 전혀 하지 않았다(미국 보건복지부, 2020). 비활동적 생활은 모든 원인의 사망률을 증가시킨다(미국 보건복지부, 2018). 또한 규칙적인 신체 활동의 부족은 활동에 적응하고 회복할 준비가 미흡한 운동 사슬을 만들어 부상률을 증가시킨다(미국 보건복지부, 2008).

교정 운동에 대한 이론적 근거

연구에 따르면 50년 전보다 현재에 근골격계 통증이 더 흔하게 나타난다(Harkness et al., 2005). 질이 낮은 움직임은 부상률, 지면반발력과 같은 생체역학적 스트레스뿐 아니라 코티솔의 증가와 같은 신체적 스트레스에도 부정적인 영향을 미치고 있다(Frank et al., 2019; Powers, 2010). 반면 유연성, 코어, 밸런스, 표적화 근력 운동 및 동적 준비 운동을 결합한 통합적 접근법을 적용한 움직임 대비 기법으로 충격 흡수력를 향상시키고 부상 발생을 줄일 수 있다(Al Attar & Alshehri, 2019; Pollard et al., 2017). 이것은 감소된 활동과 질이 낮은 움직임이 근육 기능장애를 일으키고 궁극적으로 부상을 초래할 수 있다는 개념을 뒷받침한다. 교정 운동과 움직임 질의 최적화는 인구와 환경 전반에 걸쳐 적용되고 있다. 현재 활동 수준과 무관하게 모든 고객과 운동선수들은 교정 운동 전문가의 기술을 활용할 수 있다.

교정 운동 철학

교정 운동 전문가의 주요 목표는 움직임의 질을 최적화하는 것이다. 이러한 과정을 통해 운동 수행능력, 결과, 부상 저항성, 움직임 효율성 및 회복 능력이 향상된다. 움직임의 질은 관찰 가능한 왜곡된 자세와 움직임의 손상을 유발하는 이상적이지 못한 운동 단위 동원에 대한 접근을 최소화함으로써 최적화된다. 교정 운동 전문가의 역할은 근골격계 손상이 발생한 후 치료하는 것이 아니라 현재 건강한 고객 또는 운동선수의 부상 발생 가능성을 줄이는 것이다. 또한 교정 운동 전략들은 운동선수나 고객이 부상으로 인해 의료진으로부터 치료를 받은 후 일상생활로 돌아갈 수 있게 되었을 때도 적용될 수 있다.

교정 운동 연속체

교정 운동 Corrective exercise

신경근골격계의 기능장애를 확인하고 행동 계획 수립 및 통합 교정 전략을 실행하는 체계적인 과정

교정 운동(corrective exercise)이란 신경근골격계의 기능장애 확인, 행동 계획 수립 및 통합 교정 전략을 실행하는 체계적인 과정을 설명하는 데 사용되는 용어이다(**그림 1-1**). 이는 평가 및 운동 프로그램 디자인 과정을 정교하고 쉽게 실행할 수 있도록 한다. 이를 실행하기 위해

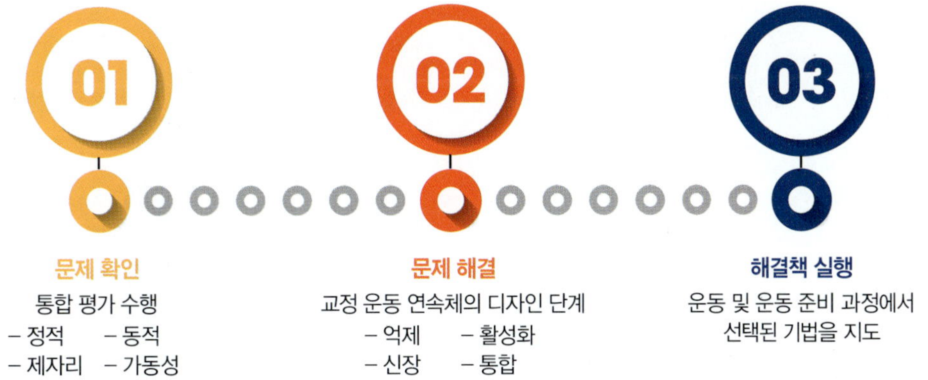

그림 1–1 교정 운동 과정

통합 평가 과정, 교정 운동 프로그램 디자인 및 운동 기법에 대한 지식과 적용이 필요하다. 이 과정은 총 3단계이며 다음과 같다.

1. 문제 확인
2. 문제 해결
3. 해결책 실행

확인된 신경근골격계 문제를 해결하려면 체계적인 계획이 필요하다. 이 계획은 교정 운동 연속체(corrective exercise continuum)로 알려져 있으며 교정 운동 프로그램을 적절하게 구성하는 데 필요한 필수 단계를 구체적으로 설명한다.

교정 운동 연속체에는 네 가지 기본 단계가 포함된다(그림 1–2). 첫 번째 단계는 억제 기법(inhibitory techniques)을 사용하는 억제 단계이다. 억제 기법은 체내에서 과활성 신경근막 조직의 활동을 감소시키거나 긴장을 이완시키기 위해 사용된다. 이것은 폼 롤링과 같은 자가근막 기법을 사용하여 달성할 수 있다.

두 번째 단계는 신장 기법(lengthening techniques)을 이용한 신장 단계이다. 신장 기법은 체내의 신경근막 조직의 신장성과 관절가동범위(ROM)를 증가시키기 위해 사용된다. 이것은 정적 스트레칭, 동적 스트레칭 및 신경근 스트레칭을 사용하여 달성할 수 있다. 세 번째 단계는 활성화 기법(activation techniques)을 사용한 활성화 단계이다. 활성화 기법은 평가 과정에서 확인된 비활성 조직의 활성화를 재교육하거나 향상시키기 위해 사용된다. 이것은 고립적 근력 강화 운동으로 달성될 수 있다. 네 번째이자 마지막 단계는 통합 기법(integration techniques)을 이용한 통합 단계이다. 통합 기법은 통합된 동적 움직임을 사용하여 기능적으로 점진적인 운동을 통해 모든 근육의 전체적인 협력성 기능을 재교육 하는 데 사용된다. 교정 운동 연속체 시행 전, 기능장애를 확인하고 궁극적으로 교정 운동 프로그램을 수립하기 위해 통합적 평가 과정을 수행해야 한다. 이 평가 과정에는 자세 평가, 움직임 평가 및 가동성 평가가 포함되지만 이에 국한되지는 않는다. 이러한 통합 평가 과정은 어떤 조직이 억제되고 신장될 필요가 있는지, 어떤 조직이 연속체의 사용을 통해 활성화되고 강화되어야 하는지를 결정하는 데 도움이 된다. 가장 간단한 형태로, 교정 운동 연속체는 각 개인의 자세와 움직임의 질에 맞춘 연속적인 유연성 및 근력을 강화하는 운동이다.

교정 운동 연속체
Corrective Exercise Continuum

억제, 신장, 활성화 및 통합 기법을 사용하여 신경근골격계 기능장애를 해결하는 데 사용되는 체계적인 프로그램 수립 과정

억제 기법
Inhibitory techniques

체내의 과활성 신경근막 조직의 활동을 감소시키거나 긴장을 이완시키기 위해 사용되는 교정 운동 기법

신장 기법
Lengthening techniques

체내의 신경근막 조직의 신장성, 길이 및 관절가동범위를 증가시키는 데 사용되는 교정 운동 기법

활성화 기법
Activation techniques

비활성 근육 조직의 활성화를 재교육하거나 향상시키기 위해 사용되는 교정 운동 기법

통합 기법
Integration techniques

기능적으로 점진적인 움직임을 통해 모든 근육의 전체적인 협력성 기능을 재교육 하는 데 사용되는 교정 운동 기법

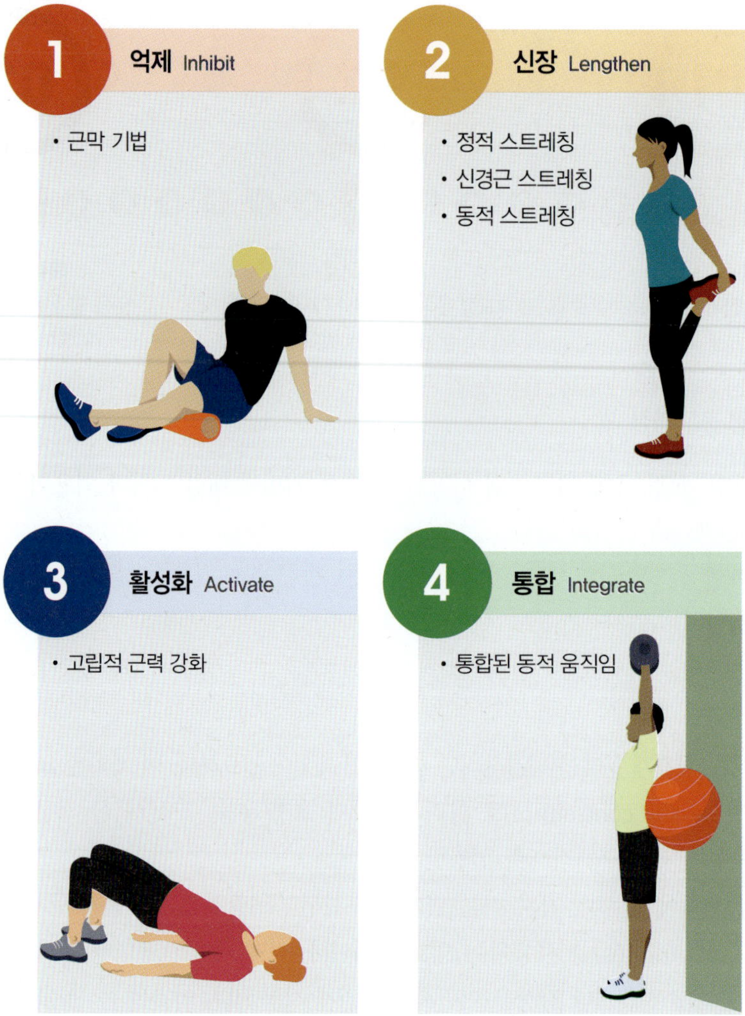

그림 1-2 NASM 교정 운동 연속체

신체 부위의 상호 의존성 모델

> **신체 부위의 상호 의존성 모델** Regional Interdependence (RI) model
>
> 환자의 주된 호소 또는 증상 부위가 먼 부위의 근골격계 영역의 기능장애에 의해 영향을 받는다는 개념을 바탕으로 임상의가 사용하는 평가 및 중재 모델

신체 부위의 상호 의존성(regional interdependence, RI) 모델의 개념은 내용 전반에 걸쳐 설명될 것이다. 신체 부위의 상호 의존성은 물리치료사와 재활 전문가들이 환자가 느끼는 근골격계의 주된 호소 부위가 해당 부위로부터 먼 부위나 요인들에 의해 어떻게 영향을 받는지를 설명하기 위해 제안된 비교적 새로운 개념이다. 예를 들어, 무릎 통증을 호소하는 환자의 경우 해당 통증은 엉덩관절, 발목 또는 양측 모두 기능장애 또는 손상에 의해 영향을 받을 수 있다. 환자의 증상에 대한 경험은 근골격계를 넘어 다양한 생리학적, 심리학적 계통에 영향을 받을 수 있다(Sueki et al., 2013). RI 모델은 임상의가 현장에서 국소적인 생물학적 중재를 넘어 치료 전략을 확장할 수 있도록 추가적인 틀을 제공한다.

교정 운동 전문가는 임상의는 아니지만, RI 모델은 운동 기능장애를 평가하고 개선하는 유용한 예시를 제공한다. 즉, 한 근골격계 부위의 손상은 다른 부위의 움직임의 질과 기능적 능력에 영향을 미친다. 이러한 이해를 바탕으로 건강 및 피트니스 전문가는 고객과 운동선수의 움직임을 평가하고 운동 전략을 수립할 때 국소적 관점뿐만 아니라 전반적이고 포괄적 관점을 취하는 것이 필수적이다.

교정 운동 전문가의 전문 영역

건강 및 피트니스 전문 분야에서 일하는 사람들은 운이 좋게도 많은 사람의 삶에 긍정적인 영향을 미친다. 다양한 요소들이 건강한 심신에 기여하며, 모든 고객에게 최적화시킨 움직임의 질은 그들의 피트니스 목표 달성에 중요한 영향을 미친다. 교정 운동 전문가는 건강과 피트니스 산업에서 필수적인 역할을 하므로 전문적인 실무 범위를 이해하는 것은 매우 중요하다.

의료 서비스 및 피트니스

의료 시스템은 다양한 분야가 중복되어 있고 상호 보완적으로 작용하는 시스템이다. 예를 들어, 물리치료사는 정형외과 의사와 협력하여 윤리적, 법적으로 인정하고 준수해야 하는 경계를 지키며 환자가 회복될 수 있도록 최대한 돕는다. 실무 범위(scope of practice)는 개인이 수행할 수 있거나 수행할 수 없는 특정 의료 중재의 제한 및 경계를 정의한다. 이는 실무에서 면허를 받은 전문가와 면허를 받지 않은 사람들 모두에게 적용된다. 면허가 있는 의료 서비스 제공자에게는 해당 지역전문위원회 등의 관리 기관에서 정한 다양한 책임 및 면허 요구 사항들이 있다. 실무 범위에는 허용되는 업무량, 실무 지침 및 다른 전문가에게 의뢰하기 위한 권장 사항도 포함될 수 있다.

실무 범위 Scope of practice

주법 및 연방법에 따라 피트니스 종사자들이 행할 수 있는 절차와 행위

피트니스 분야에서는 모든 피트니스 전문가를 위한 뚜렷한 실무 범위에 대해 많은 논쟁이 있었다. 실무 범위는 서비스 제공 방법, 서비스 제공자의 최소 책임, 서비스를 받을 수 있는 대상자, 경우에 따라 서비스 제공 환경을 정의하는 역할을 한다. 일반적으로 전문가의 실무 범위는 전문가의 면허 또는 자격증의 정해진 조건을 충족하기 위해 수행되는 조치, 절차 및 프로세스를 설명한다.

피트니스 전문 영역을 벗어나는 중재는 피해야 하며 고객은 적절한 의료 전문가에게 의뢰되어야 한다. 의료 전문가와 달리 교정 운동 전문가는 현재 해당 지역의 면허 등록을 필요로 하지 않는다. 그러나 건강한 개인들과 상호 작용하며 비용을 지불해야 하는 서비스를 제공하기 때문에 대중의 안전을 보장하는 데 도움이 되는 일정 수준의 표준을 만드는 것이 필수가 되었다. 일반적으로 현재 면허가 있는 의료 제공자인 경우를 제외하고 교정 운동 전문가 및 기타 피트니스 전문가는 동일한 실무 범위를 공유한다.

고객 관리 및 운동 수행 연속체

의료 비용이 증가함에 따라 예방 치료는 중요성이 부각되며 우선순위가 되었다. 공인 퍼스널 트레이너, 교정 운동 전문가 및 기타 피트니스 전문가는 의료 시스템에서 환영 받고 있으며 관리 및 운동 수행 연속체에서 자산이 되고 있다(그림 1-3).

교정 운동 전문가가 연속체 안에서 자신의 역할을 이해하고, 실무 범위를 벗어나는 상황이 발생할 때마다 다른 분야를 참조하는 것은 매우 중요하다.

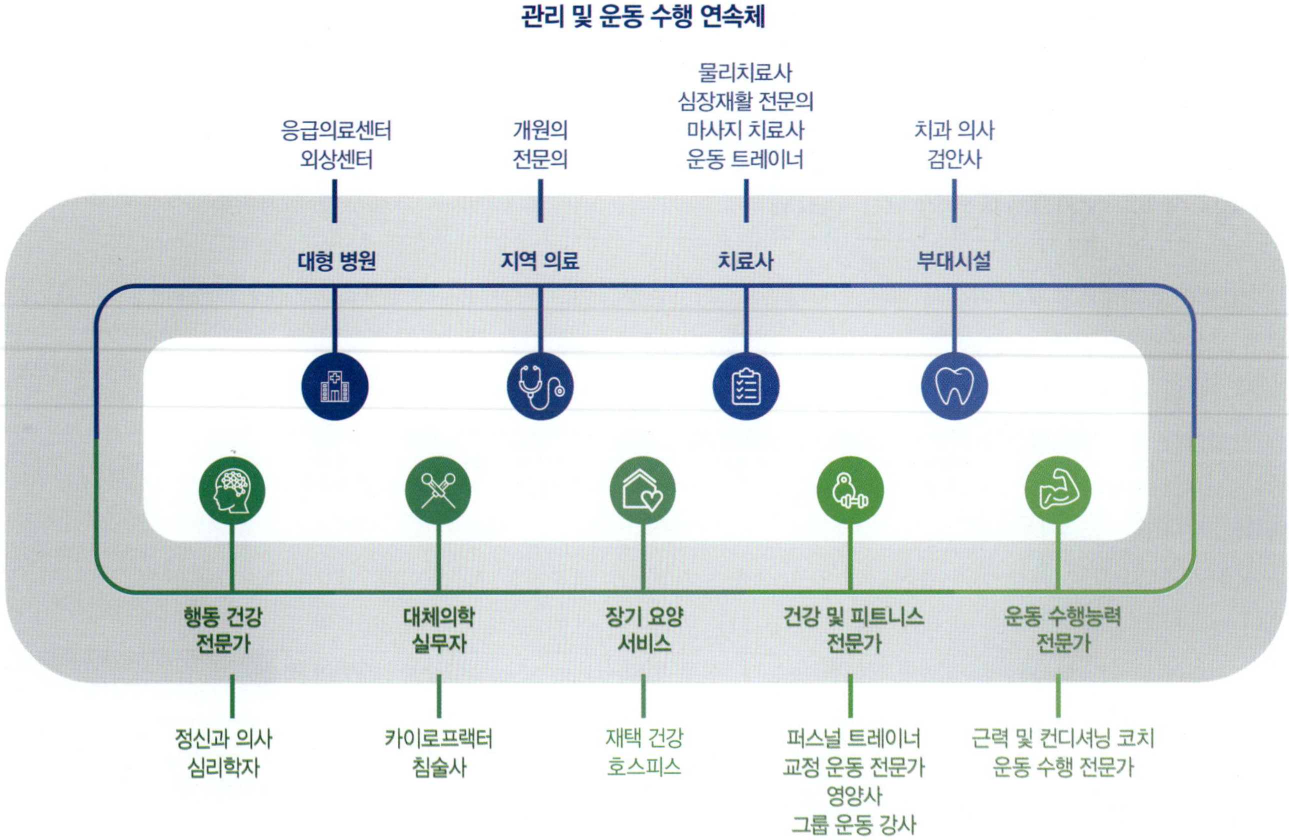

그림 1-3 관리 및 운동 수행 연속체

관리 및 운동 수행 연속체는 다음과 같은 분야를 포함한다.

- 응급의료센터, 외상센터를 포함한 대형 병원
- 개원의, 전문의를 포함한 지역 의료
- 물리치료사, 심장재활 전문가, 마사지 치료사, 운동 트레이너를 포함한 치료사
- 치과 의사, 검안사를 포함한 부대시설
- 정신과 의사, 심리학자를 포함한 행동 건강 전문가
- 카이로프랙터, 침술사를 포함한 대체의학 실무자
- 재택 건강, 호스피스를 포함한 장기 요양 서비스
- 퍼스널 트레이너, 교정 운동 전문가, 영양사, 그룹 운동 강사를 포함한 건강 및 피트니스 전문가
- 근력 및 컨디셔닝 코치, 운동 수행능력 전문가를 포함한 선수 트레이닝 전문가

전문적 책임

교정 운동 전문가는 개별화된 평가를 수행하고, 과학적으로 타당하며 근거에 기반한 안전하고 효과적이며 개별화된 운동 프로그램을 디자인하는 건강 및 피트니스 전문가이다. 그들은 의학적으로나 특별한 치료가 필요 없는 고객들을 위해 서비스를 제공하거나, 현재 치료 중이거나 재활 치료 중에 있는 고객들의 의료인과 협력한다. 운동 프로그램의 목표는 참여자의

움직임 질을 최적화하여 참여자가 원하는 피트니스 또는 수행 결과와 일치하는 수준에서 운동하도록 하는 것이다.

목표

교정 운동 전문가는 개인의 움직임 질을 최적화하여 수행능력과 부상에 대한 저항력을 최대화하는 데 중점을 둔다. 관련 의료 전문가와 협력할 때 교정 운동 전문가의 역할은 재활 치료 후 치료의 연속체를 따라 고객을 최적의 상태로 이끄는 것이다. 교정 운동 프로그램이 부상을 확실히 예방한다고 주장할 수는 없지만, 최적화된 움직임의 질은 신경근의 효율성과 제어력을 개선하고 힘의 운동 사슬 관리 및 가동성의 증가로 근육과 힘줄 손상에 대한 고객의 저항력을 향상시킬 수 있다. 전방십자인대 파열과 같은 특정 손상으로 인한 운동 보상(예: 외반슬)을 대상으로 하는 프로그램은 부상 발생률을 줄이는 데 성공적인 것으로 나타났다(Al Attar & Alshri, 2019; Padua & Marshall, 2006).

대상

교정 운동 전문가에게 적합한 대상에는 재활 치료 후 고객, 의학적 또는 특별한 요구가 없는 피트니스 고객, 레크리에이션 및 경쟁이 필요한 운동선수가 포함된다. 증상 관련 부상 이력이 있는 환자의 경우 의료진의 사전 승인이 필요하다. 만약 고객이 현재 물리치료사, 공인 트레이너 또는 지압사 등 면허가 있는 건강 관리 제공자들에게 관리를 받는 중이라면 교정 운동 전문가는 해당 전문가와 정기적으로 상담하고 승인을 받아야 한다(그림 1-4).

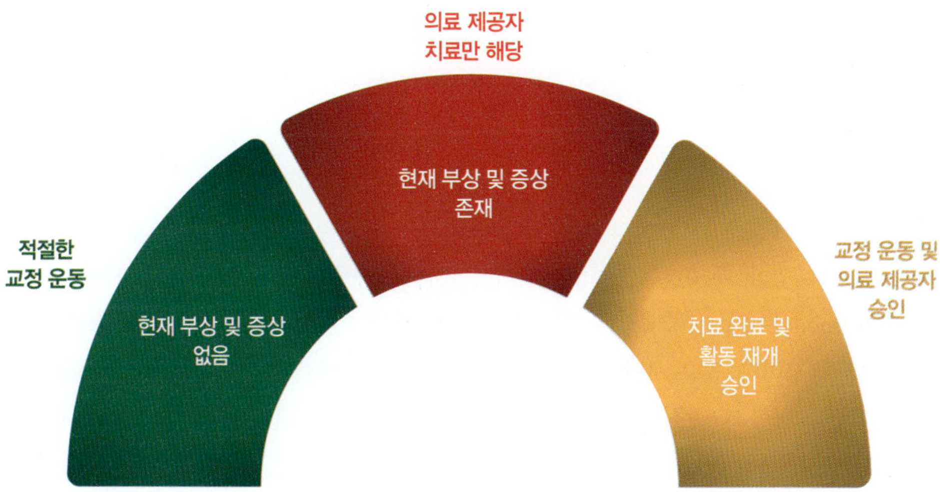

그림 1-4 실무 범위

전문적 설정

교정 운동 전문가를 위한 일반적인 환경에는 피트니스 시설, 개인 스튜디오, 독립 서비스 제공자 및 운동 서비스를 제공하는 의료서비스 기관이 포함되나 이에 국한되지는 않는다.

기법과 기술

교정 운동 전문가들은 평가와 프로그램 디자인의 두 가지 주요 영역에서 숙련되어 있다. 공인된 퍼스널 트레이너와 비교하여 교정 운동 전문가는 고객의 움직임 질에 대한 포괄적인 프로필을 만들기 위해 보다 상세하고 개별화된 수준의 평가를 시행한다. 전문가는 그 결과를 해석하여 고객의 운동 수행능력을 향상시킬 수 있는 개별화되고 효과적인 프로그램을 디자인하고 시행한다. 또한 고객을 중심으로 지원팀을 구성하기 위해 진료 및 운동 수행 연속체의 다른 구성원들과 상호 작용하는 데 능숙하다. 피트니스 전문가는 긴급 상황에 적절하게 대응할 수 있도록 최신 심폐소생술(CPR) 및 자동심장충격기(AED) 자격증을 보유해야 한다.

진단 및 치료

진단에는 개인의 건강 이력, 현재 의학적 상태, 현재 증상에 대한 포괄적인 검토와 이해가 포함되며, 완전한 검토 후 특정 상태나 질병을 결정한다. 치료는 특정 상태나 질병을 치료하기 위한 운동 치료 프로그램, 식이 상담, 영양 보충, 가정 요법, 치료 보조기, 의료 중재 또는 처방 약물을 포함하되 이에 국한되지 않는 특정 계획을 제공하는 것도 포함한다. 교정 운동 전문가는 피트니스 관련 환경에서 작업하는 경우가 많기 때문에 고객들부터 다음과 같은 많은 질문을 받게 된다.

- 저는 무릎 통증을 겪고 있어요. 무엇 때문인지 말해줄 수 있나요?
- 저는 혈압과 콜레스테롤이 높습니다. 저에게 가장 좋은 운동 프로그램은 무엇인가요?

전문가는 고객이 자신의 전문 기술 범위를 벗어나는 증상이나 상태를 보고할 경우, 적합한 면허를 가진 전문의에게 고객을 의뢰해야 한다.

통증

통증의 생체심리사회적 모델 Biopsychosocial model of pain

개인의 통증 경험에서 생물학적, 심리적, 사회적 요인의 역할을 설명하는 만성 근골격계 통증에 대한 치료 패러다임

통증은 지속 기간에 따라 급성 또는 만성일 수 있으며 근골격계 또는 신경계 등 여러 계통에서 발생할 수 있다. 통증은 생물학적, 심리적 요인 및 **통증의 생체심리사회적 모델(biopsychosocial model of pain)**과 같은 사회적 변수의 영향을 받는 복잡하고 다양한 요소로 이루어진 개인적 경험이다. 많은 사람이 비슷한 고통이나 기능장애를 겪을 수 있지만, 각 개인의 사고방식, 이전의 경험, 습관적인 행동 및 증상에 대한 예측 수준에 따라 운동이나 치료에 대한 반응에 있어 서로 다른 영향을 미친다. 이러한 이해는 실무자의 평가 및 기술 접근 방식을 고려해야 한다(Booth et al., 2017). 따라서 통증의 원인은 면허가 있는 의료 제공자의 적절한 진단이 필요하다. 교정 운동 전문가가 고객이 보고한 통증이 근골격계 기능장애에 뿌리를 두고 있으며 이를 해결할 수 있는 충분한 준비가 되어 있다고 가정하는 것은 무책임하고 잠재적으로 위험할 수 있다. 교정 운동 전문가가 통증이나 질병 부위를 진단하거나 치료하는 것은 적절하지 않다. 대신, 특히 통증이 심하고 국소적인 경우 일반적인 운동 통증 이외의 통증을 보고할 때마다 고객을 해당 분야의 건강 관리 전문가 또는 전문 의료인에게 의뢰해야 한다.

주의사항

통증은 생물학적, 심리적, 사회적 변수의 영향을 받는 복잡하고 다양한 요소로 이루어진 개인적 경험이다. 교정 운동 전문가는 고객의 통증이 근골격계 기능장애에서 비롯된다고 가정해서는 안 되며 필요한 경우 고객을 해당 분야의 면허가 있는 적합한 의료 서비스 제공자에게 의뢰하여야 한다.

전망

오늘날의 고객과 운동선수의 요구를 충족시키기 위해서는 구체적이고 정교한 기술이 필요하다. 건강 및 피트니스 산업은 비활동적으로 변화하는 생활 패턴을 인식하고 있다. 건강 및 피트니스 전문가들은 고객과 운동선수들의 신체 기능 저하를 확인하고 이를 교정하기 위해 노력하고 있다.

이것은 기구, 중력, 그리고 비활동성으로 인해 신체적으로 고착화된 고객과 패턴의 과도한 반복으로 인해 부상을 당한 운동선수에게 새로운 형태의 트레이닝 기법이다(Patel et al., 2017). 오늘날의 고객은 20~30년 전에 일반적인 고객이 할 수 있었던 것과 같은 수준으로 신체 활동을 시작할 준비가 되어 있지 않다. 따라서 현재의 교육 프로그램은 과거의 프로그램과 동일한 상태로 유지될 수 없다.

따라서 피트니스에 대한 보다 발전된 사고방식을 통해 각 개인에 맞는 특별히 디자인된 안전한 프로그램의 일부로서 기능적 역량을 다루는 프로그램을 개발해야 한다. 즉, 훈련 프로그램은 각 개인, 해당 개인의 환경과 목표, 수행할 작업을 고려해야 한다. 또한 기능을 향상시키고 부상의 위험을 줄이기 위해 잠재적인 근육 불균형과 운동 부족을 해결하는 것도 중요하다. 이는 프로그램 디자인 시 통합적 접근 방식을 도입함으로써 가장 이상적으로 달성된다. 이러한 전제를 바탕으로 NASM(미국스포츠의학회)은 교정 운동 연속체에 대한 이론적 근거와 현재의 운동 프로그램을 통합하는 것의 중요성을 제시한다.

요약

오늘날 많은 사람은 사무실에서 일하고, 더 오랜 시간 동안 근무하며, 더 발전된 기술과 자동화로 일상생활에서 보다 덜 움직이고 있다. 이러한 환경은 많은 사람에게 비활동으로 인해 기능장애를 일으키거나 근골격계 통증 및 부상의 발생률을 증가시킨다.

근육 불균형 가능성이 높은 전형적인 오늘날의 고객 및 운동선수와 함께 작업할 때 건강 및 피트니스 전문가는 프로그램 디자인 시 특별한 고려를 해야 한다. 각 개인의 기능적 역량을 고려한 안전한 프로그램을 만들기 위해 통합적 접근 방식을 사용해야 한다. 적절한 형태의 유연성, 근력 및 신경근 제어 증가, 서로 다른 형태의 작업 환경, 다양한 운동면에서의 훈련과 같은 요소들이 함께 고려되어야 한다. 이러한 것들은 교정 운동과 NASM의 교정 운동 연속체 모델을 사용하기 위한 기초이다. 모델에 포함된 모든 단계는 인체 움직임 시스템(HMS)의 생체역학적,

생리학적 및 기능적 원리를 따르도록 특별히 디자인되었다. 교정 운동 연속체는 근육 불균형을 해결하고, 부상에 대한 저항력을 향상시키며, 움직임의 질을 최적화하고, 결과를 극대화하는 데 도움이 되는 쉽고 체계적인 과정이다.

참고 문헌

Al Attar, W. S. A., & Alshehri, M. A. (2019). A meta-analysis of meta-analyses of the effectiveness of FIFA injury prevention programs in soccer. Scandinavian *Journal of Medicine & Science in Sports, 29*(12), 1846–1855. https://doi.org/10.1111/sms.13535

Booth, J., Moseley, G. L., Schiltenwolf, M., Cashin, A., Davies, M., & Hübscher, M. (2017). Exercise for chronic musculoskeletal pain: A biopsychosocial approach. *Musculoskeletal Care, 15*(4), 413–421. https://doi.org/10.1002/msc.1191

Frank, B. S., Hackney, A. C., Battaglini, C. L., Blackburn, T., Marshall, S. W., Clark, M., & Padua, D. A. (2019). Movement profile influences systemic stress and biomechanical resilience to high training load exposure. *Journal of Science and Medicine in Sport, 22*(1), 35–41. https://doi.org/10.1016/j.jsams.2018.05.017

Harkness, E. F., Macfarlane, G. J., Silman, A. J., & McBeth, J. (2005). Is musculoskeletal pain more common now than 40 years ago? Two population-based cross-sectional studies. *Rheumatology (Oxford, England), 44*(7), 890–895. https://doi.org/10.1093/rheumatology/keh599

Padua, D. A., & Marshall, S. W. (2006). Evidence supporting ACLinjury-prevention exercise programs: A review of the literature. *Athletic Therapy Today, 11*(2), 11–23. https://doi.org/10.1123/att.11.2.11

Patel, D. R., Yamasaki, A., & Brown, K. (2017). Epidemiology of sportsrelated musculoskeletal injuries in young athletes in United States. *Translational Pediatrics, 6*(3), 160–166. https://doi.org/10.21037/tp.2017.04.08

Pollard, C. D., Sigward, S. M., & Powers, C. M. (2017). ACL injury prevention training results in modification of hip and knee mechanics during a drop-landing task. *Orthopaedic Journal of Sports Medicine, 5*(9), 1–7. https://doi.org/10.1177/2325967117726267

Powers, C. M. (2010). The influence of abnormal hip mechanics on knee injury: A biomechanical perspective. The *Journal of Orthopaedic & Sports Physical Therapy, 40*(2), 42–51. https://doi.org/10.2519/jospt.2010.3337

Sueki, D. G., Cleland, J. A., & Wainner, R. S. (2013, May). A regional interdependence model of musculoskeletal dysfunction: research, mechanisms, and clinical implications. *Journal of Manual & Manipulative Therapy, 21*(2), 90–102. https://doi.org/10.1179/2042618612Y.0000000027

U.S. Department of Health and Human Services. (2008). *Physical activity guidelines advisory committee report*. https://health.gov/paguidelines/2008/report/

U.S. Department of Health and Human Services. (2018). *Physical activity guidelines advisory committee scientific report to the Secretary of Health and Human Services*. https://health.gov/paguidelines/second-edition/report/

U.S. Department of Health and Human Services. (2020). Physical activity. Healthy People 2020 objective. https://www.healthypeople.gov/2020/topics-objectives/topic/physical-activity

CHAPTER 2

인체 움직임 과학과 교정 운동

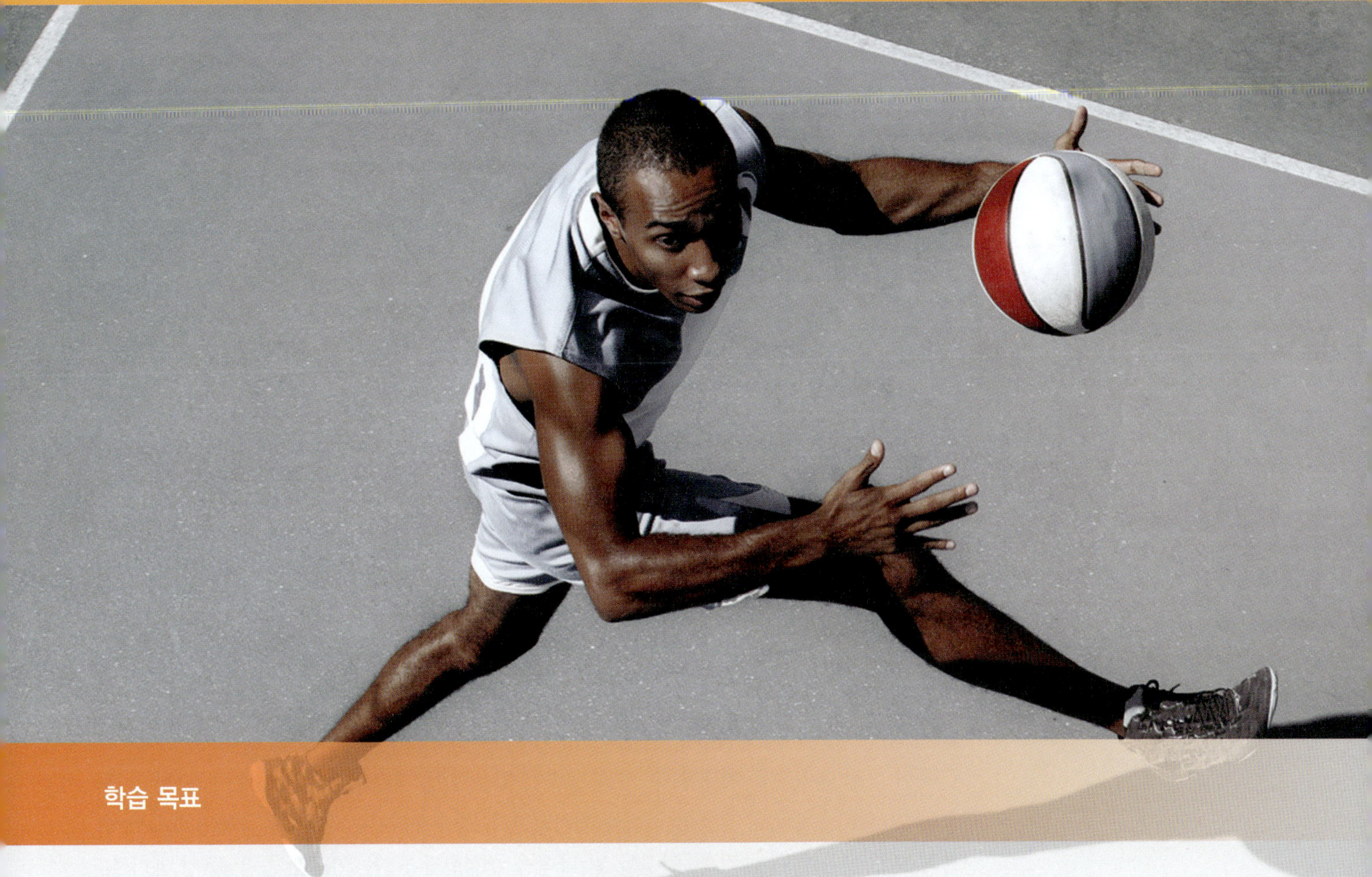

학습 목표

- 움직임과 관련된 기능적 해부학을 설명할 수 있다.
- 자세가 움직임과 운동 수행에 미치는 영향을 설명할 수 있다.
- 최적의 신경근 효율성이 인체의 움직임에 미치는 영향을 설명할 수 있다.
- 일반적으로 변형된 움직임 패턴의 잠재적인 원인을 설명할 수 있다.
- 변형된 움직임 패턴을 근육 불균형과 연관지어 설명할 수 있다.
- 변형된 움직임 패턴이 고객의 프로그래밍에 미치는 영향을 설명할 수 있다.
- 통증과 교정 운동의 관계를 설명할 수 있다.

개요

인체 움직임 과학은 인체 움직임 시스템(HMS)이 상호 의존적이고 관련된 체계에서 어떻게 기능하는지에 대한 연구이다. HMS는 근육계, 골격계, 신경계로 구성된다(그림 2-1)(Bystrom et al., 2013; Neumann, 2016; Sahrmann et al., 2017). 분리된 것처럼 보이지만 각 시스템과 해당 구성 요소는 상호 의존적으로 연결되기 위해 협력한다. 따라서 이러한 전체 상호 의존적 시스템은 적절한 움직임 패턴(movement patterns)을 생성하는 데 필요한 정보를 수집하면서 내부 및 외부 환경과의 관계를 인식한다. 이 프로세스는 HMS의 최적 기능과 최적의 인체 움직임을 보장한다.

움직임 패턴
Movement patterns

세 가지 운동면 모두에서 인체가 움직이는 데 사용하는 일반적인 관절 동작 조합

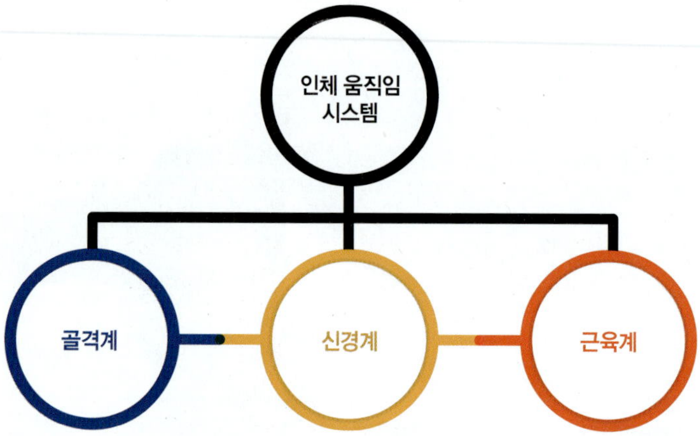

그림 2-1 인체 움직임 시스템의 구성 요소

기능해부학

전통적인 훈련은 특정 신체 부위를 단 하나의 고정된 운동면에서 훈련하는 데 중점을 두었다. 해부학 역시 전통적 훈련과 유사하게 고립되고 세분화된 구성 요소로 배웠다. 이러한 방식은 신체를 지도처럼 만들고 구조에 대한 단순한 답변을 제공하며 각 구성 요소를 분류했다. 그러나 인체의 일상적인 기능은 일련의 고립되고 독립적인 조각이 아니라 통합되어 있는 다차원적인 시스템이다. 이제는 기능적이고 통합된 새로운 패러다임의 해부학이 필요하다.

근육이 특정 운동면을 지배할 수 있는 능력이 있는 반면 중추신경계(CNS)는 단순히 개별 근육이 아니라 근육 협력 작용의 선택을 최적화한다. 중추신경계는 세 가지 운동면 모두에서 신체의 모든 근육에 대한 감속, 안정화 및 가속을 조정한다. 근육은 또한 중력, 탄성 에너지, 지면 반발력 및 기능하는 다른 근육에 의해 생성된 힘과 같은 외부 자극에 반응해야 한다. 따라서 HMS의 기능에 관련된 많은 요소로 인해 근육은 마치 영화배우처럼 필요에 따라 역할을 전환할 수 있다. 부하, 저항 방향, 신체 위치 및 수행되는 움직임 패턴에 따라 근육은 동적으로 네 가지 움직임 생성 역할 중 하나를 수행할 수 있다. 그러한 역할에는 다음과 같다.

주동근 Agonist

주어진 움직임 패턴 또는 관절 동작에 대한 주된 작용 근육

- 주동근(Agonist): 근육이 주어진 움직임 패턴에 대해 주된 작용을 할 때 주동근이다. 이 근육은 대부분 힘을 생성한다. 예를 들어, 큰볼기근은 엉덩관절 폄을 위한 주동근이고, 큰가슴근은 프레스 운동을 위한 주동근이며, 위팔두갈래근은 팔꿉치 굽힘을 위한 주동근이다.

- 길항근(Antagonist): 근육이 주동근과 직접적으로 반대 작용을 할 때 길항근이다. 주동근이 수축할 때 길항근은 관절이 움직일 수 있도록 이완되어야 한다. 이는 상호억제(reciprocal inhibition)로 알려진 신경근 상호 작용이다. 예를 들어, 허리근(요근)과 넙다리곧은근(엉덩관절 굽힘근)은 모두 큰볼기근에 길항 작용을 한다.
- 협력근(Synergist): 주동근을 돕지만 힘 생성의 주요 원천은 아니다. 예를 들어 위팔세갈래근은 프레스 운동을 할 때 큰가슴근과 협력 작용을 하는 반면 햄스트링(뒤넙다리근)은 엉덩관절을 늘이는 동안 큰볼기근을 보조한다.
- 안정근(Stabilizer): 주동근과 협력근이 움직임을 만들어 내는 동안 관련된 관절을 지지하는 역할을 한다. 예를 들어, 회전근개(돌림근띠)의 근육은 오목위팔관절(glenohueral joint)을 지지하는 반면, 어깨세모근 및 넓은등근과 같은 근육은 어깨에서 움직임을 생성한다.

특성, 모양 및 크기가 다를 수 있지만 모든 근육은 효율적인 움직임을 생성하기 위해 함께 작동한다. 어떤 움직임에서는 근육이 주동근이어야 하지만, 다른 움직임에서는 길항근이나 협력근이 될 수 있다. 이것은 모두 달성해야 하는 움직임 패턴과 관련이 있다. 예를 들어, 굽힘을 위한 주동근인 근육은 각 관절이 폄(신전)되어야 할 때 길항근이 된다. 이러한 상호 작용을 통해 전체 근육 작용 스펙트럼(muscle action spectrum)[신장성(eccentric), 단축성(concentric), 등척성(isometric)]에 걸쳐 모든 운동면에서 근육의 기능을 볼 수 있다(Page et al., 2010; Sahrmann et al., 2017; Thomeé et al., 1995).

골격근

골격근(skeletal muscle)에 대한 전통적이고 단순한 설명은 골격근이 한 운동면에서 단축성으로 주로 작용한다는 것이다. 그러나 근육은 전체 근육 작용 스펙트럼에 걸쳐 모든 운동면에서 기능하는 것으로 보아야 한다. 교정 운동 프로그램은 기능해부학에 대한 폭넓은 이해가

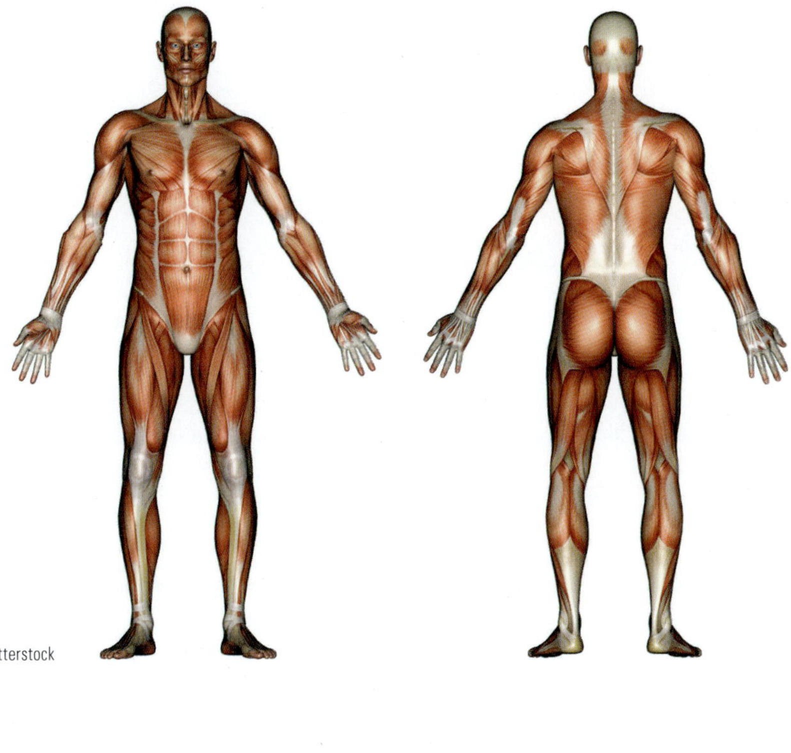

길항근 Antagonist

주동근과 정반대로 작용하는 근육

상호억제 Reciprocal inhibition

주동근이 수축하면 기능적 길항근이 이완되는 관절 움직임

협력근 Synergists

기능적 움직임 패턴 동안 주동근을 보조하는 근육

안정근 Stabilizers

주동근과 협력근이 움직임을 만들어 내는 동안 관련된 관절을 지지하거나 안정시키는 역할을 하는 근육

근육 작용 스펙트럼 Muscle action spectrum

힘을 가속, 감속 및 안정화하는 데 사용되는 근육 수축의 범위

신장성 근육 작용 Eccentric muscle action

근육이 외부 하중을 감속하기 위해 늘어나는 동안 힘을 생성할 때 발생

단축성 근육 작용 Concentric muscle action

근육이 외부 하중을 가속하기 위해 짧아지는 동안 힘을 생성할 때 발생

등척성 근육 작용 Isometric muscle action

근육이 제 위치를 유지하기 위해 외부 부하와 동일한 힘을 생성할 때 발생

근육의 이는곳 Muscle origin

근육의 시작 부착 지점

근육의 닿는곳 Muscle insertion

근육의 끝점이 골격에 다시 연결되는 지점

고립 근육 기능 Isolated muscle function

근육이 단축성으로 수축할 때 생성되는 관절 운동

통합 근육 기능 Integrated muscle function

근육이 신장성 또는 등척성으로 수축하며 생성되는 통합적인 관절운동

근육의 신경지배 Muscle innervation

신경계와 근육이 연결되는 지점

있을 때 더욱 구체화된다. 다음 섹션에서는 HMS의 주요 근육의 이는곳(muscle origin)(즉, 근육의 시작 부착 지점) 및 닿는곳(insertion)(즉, 골격에 다시 연결되는 지점), 고립(isolated)(단축성) 및 통합(integrated)(신장성 및 등척성) 기능, 근육의 신경지배(muscle innervation)가 나열되어 있다(Neumann, 2016; Seeley et al., 2004; Watkins, 2010).

다리 근육(LEG MUSCLES)

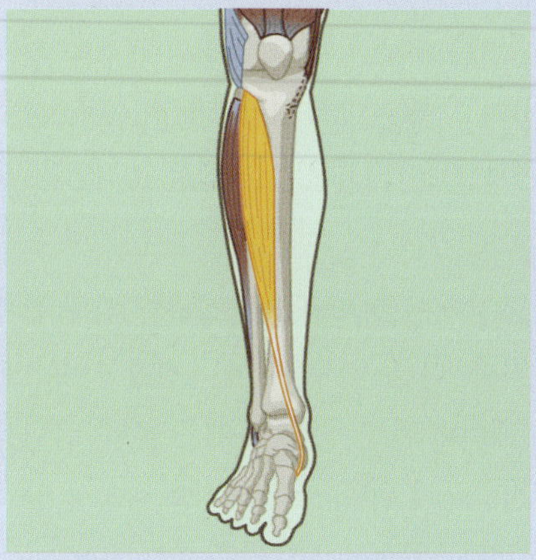

앞정강근(전경골근, ANTERIOR TIBIALIS)

이는곳

- 정강뼈 가쪽 면의 가쪽관절융기와 몸쪽 2/3

닿는곳

- 안쪽쐐기뼈의 안쪽 및 발바닥 면과 첫 번째 발허리뼈의 바닥

고립 기능

단축성 작용

- 발목 발등굽힘과 안쪽번짐

통합 기능

신장성 작용

- 발목 발바닥쪽 굽힘과 가쪽번짐

등척성 작용

- 발 아치(arch)의 안정화

신경지배

- 깊은종아리(비골)신경

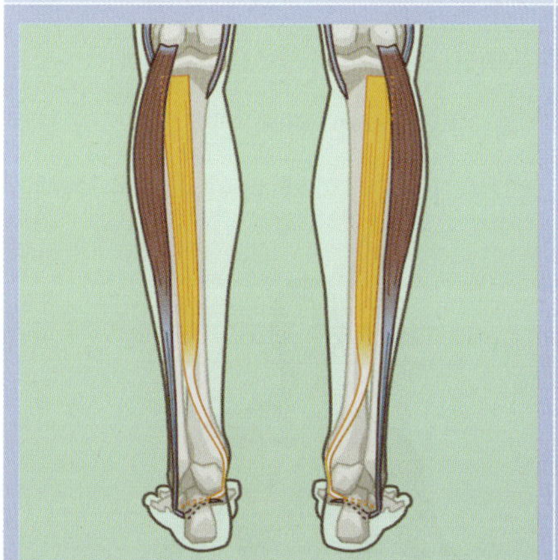

뒤정강근(후경골근, POSTERIOR TIBIALIS)

이는곳

- 정강뼈와 종아리뼈 뒤쪽 면의 몸쪽 2/3

닿는곳

- 목말뼈와 2~4번째 발허리뼈의 바닥을 제외한 모든 발목뼈(발배뼈, 쐐기뼈, 입방뼈)-주요 닿는곳은 발배뼈 거친면과 안쪽쐐기뼈

고립 기능

단축성 작용

- 발바닥쪽 굽힘과 안쪽번짐

통합 기능

신장성 작용

- 발등굽힘과 가쪽번짐

등척성 작용

- 발 아치(arch)의 안정화

신경지배

- 정강신경

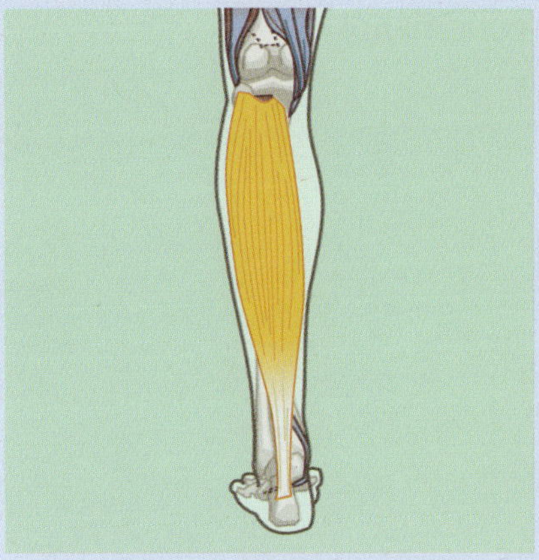

가자미근(SOLEUS)

이는곳

- 종아리뼈 머리의 뒤쪽 면 및 종아리뼈 몸통의 몸쪽 1/3과 정강뼈의 뒤쪽 면

닿는곳

- 아킬레스힘줄을 지나 발꿈치뼈

고립 기능

단축성 작용

- 발바닥쪽 굽힘의 가속

통합 기능

신장성 작용

- 발등굽힘의 감속

등척성 작용

- 발과 발목 복합체 안정화

신경지배

- 정강신경

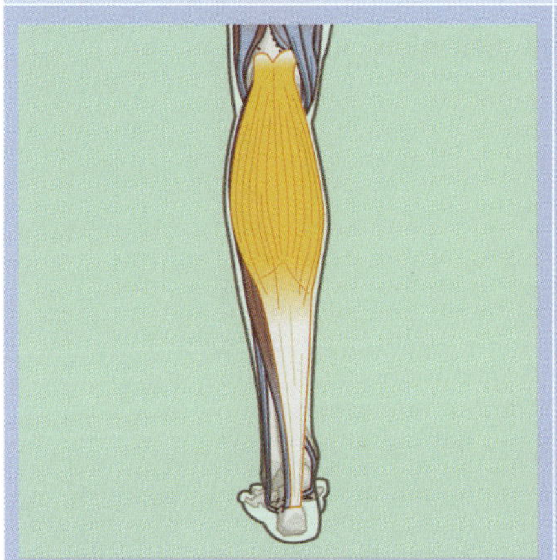

장딴지근(비복근, GASTROCNEMIUS)

이는곳

- 안쪽 및 가쪽 넙다리뼈 관절융기의 뒤쪽 면

닿는곳

- 아킬레스힘줄을 지나 발꿈치뼈

고립 기능

단축성 작용

- 발바닥쪽 굽힘의 가속

통합 기능

신장성 작용

- 발등굽힘의 감속

등척성 작용

- 발과 발목 복합체의 등척성 안정화

신경지배

- 정강신경

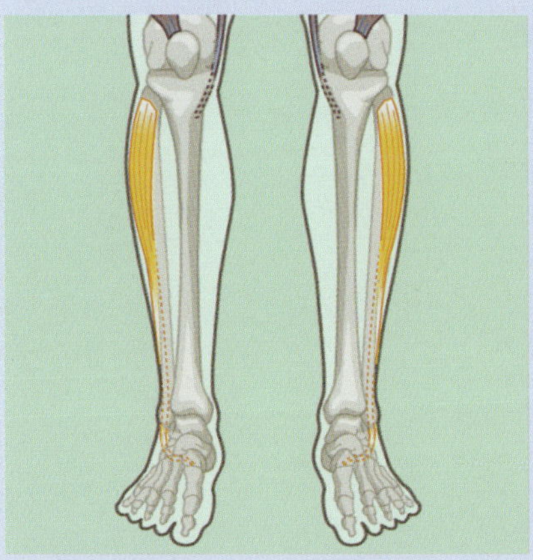

긴종아리근[장비골근, FIBULARIS (PERONEUS) LONGUS]

이는곳

- 정강뼈의 가쪽관절융기, 종아리뼈의 머리와 가쪽 면 몸쪽 2/3

닿는곳

- 안쪽쐐기뼈의 가쪽 면과 첫 번째 발허리뼈 바닥의 가쪽 면

고립 기능

단축성 작용

- 발바닥쪽 굽힘과 가쪽번짐

통합 기능

신장성 작용

- 발등굽힘과 안쪽번짐 감속

등척성 작용

- 발과 발목 복합체 안정화

신경지배

- 얕은종아리신경

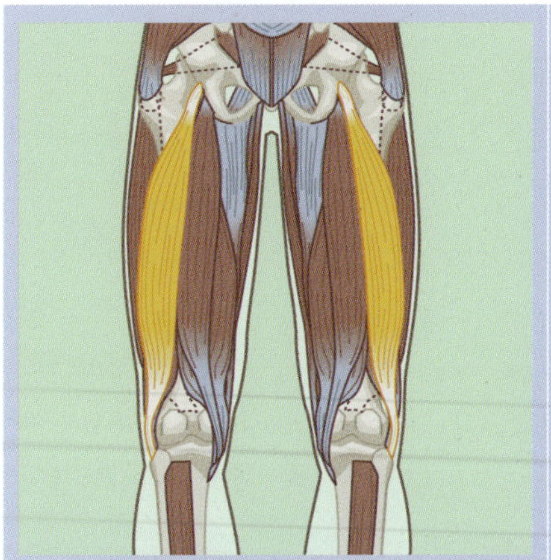

넙다리두갈래근, 긴갈래(BICEPS FEMORIS, LONG HEAD)

이는곳
- 골반의 궁둥뼈결절, 엉치결절인대의 일부

닿는곳
- 종아리뼈 머리

고립 기능

단축성 작용
- 무릎 굽힘, 엉덩관절 폄, 정강뼈 바깥돌림 가속

통합 기능

신장성 작용
- 무릎 폄, 엉덩관절 굽힘, 정강뼈 안쪽돌림 감속

등척성 작용
- 허리-골반-엉덩관절 복합체와 무릎 안정화

신경지배
- 정강신경

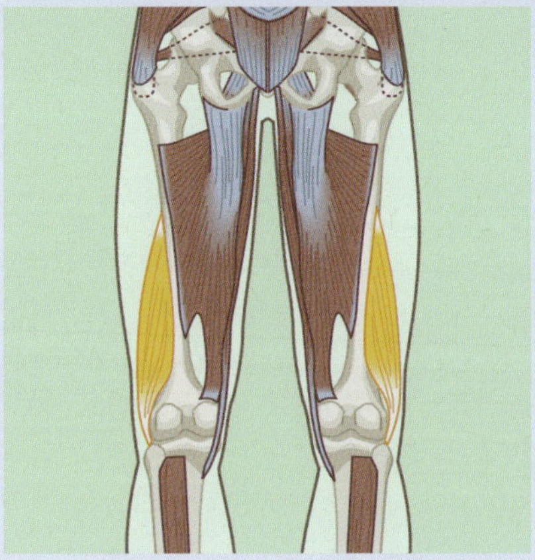

넙다리두갈래근, 짧은갈래(BICEPS FEMORIS, SHORT HEAD)

이는곳
- 넙다리뼈의 뒤쪽 면 아래 1/3

닿는곳
- 종아리뼈 머리

고립 기능

단축성 작용
- 무릎 굽힘과 정강뼈 바깥돌림 가속

통합 기능

신장성 작용
- 무릎 폄과 정강뼈 안쪽돌림 감속

등척성 작용
- 무릎 안정화

신경지배
- 온종아리신경

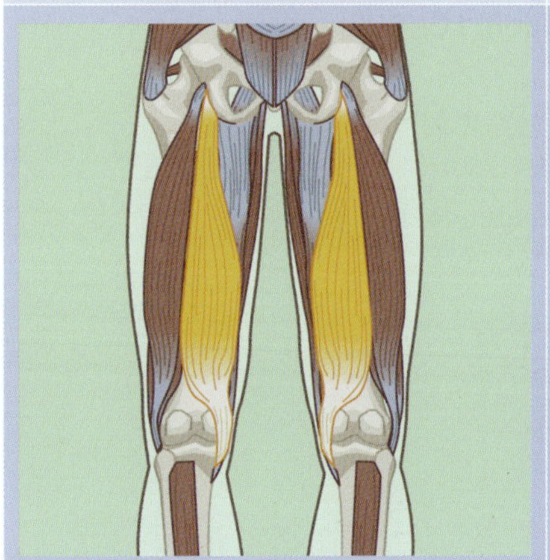

반막모양근(반막양근, SEMIMEMBRANOSUS)

이는곳
- 골반의 궁둥뼈결절

닿는곳
- 안쪽정강뼈 관절융기의 뒤쪽 면

고립 기능

단축성 작용
- 무릎 굽힘, 엉덩관절 폄, 정강뼈 안쪽돌림 가속

통합 기능

신장성 작용
- 무릎 폄, 엉덩관절 굽힘, 정강뼈 바깥돌림 감속

등척성 작용
- 허리-골반-엉덩관절 복합체와 무릎 안정화

신경지배
- 정강신경

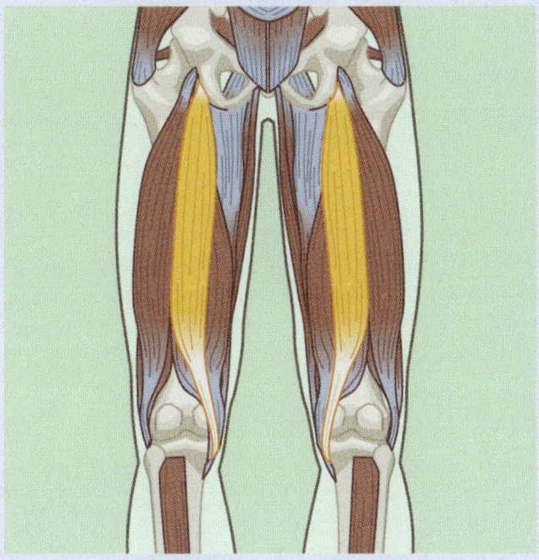

반힘줄근(반건형근, SEMITENDINOSUS)

이는곳

- 골반의 궁둥뼈결절, 엉치결절인대의 일부

닿는곳

- 안쪽정강뼈 관절융기의 몸쪽 부분(거위발)

고립 기능

단축성 작용

- 무릎 굽힘, 엉덩관절 폄, 정강뼈 안쪽돌림 가속

통합 기능

신장성 작용

- 무릎 폄, 엉덩관절 굽힘, 정강뼈 바깥돌림 감속

등척성 작용

- 허리–골반–엉덩관절 복합체와 무릎 안정화

신경지배

- 정강신경

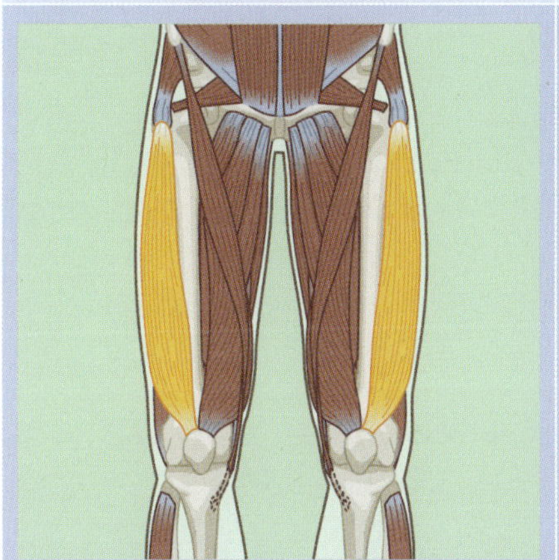

가쪽넓은근(외측광근, VASTUS LATERALIS)

이는곳

- 넙다리뼈의 큰돌기의 앞아래 부위, 볼기근 거친면 가쪽 부위, 넙다리뼈의 거친선 가쪽 순(lip)

닿는곳

- 무릎뼈 바닥과 정강거친 면

고립 기능

단축성 작용

- 무릎 폄 가속

통합 기능

신장성 작용

- 무릎 굽힘 감속

등척성 작용

- 무릎 안정화

신경지배

- 넙다리신경

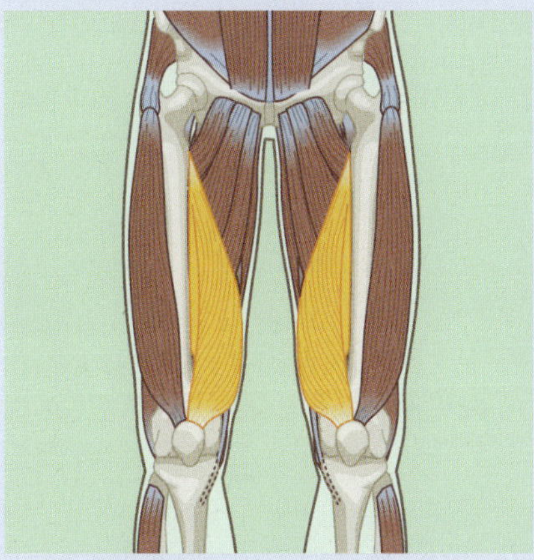

안쪽넓은근(내측광근, VASTUS MEDIALIS)

이는곳

- 넙다리뼈의 돌기사이선의 아래 부위, 거친선 안쪽 순, 몸 안쪽관절융기위선

닿는곳

- 무릎뼈 바닥과 정강거친면

고립 기능

단축성 작용

- 무릎 폄 가속

통합 기능

신장성 작용

- 무릎 굽힘 감속

등척성 작용

- 무릎 안정화

신경지배

- 넙다리신경

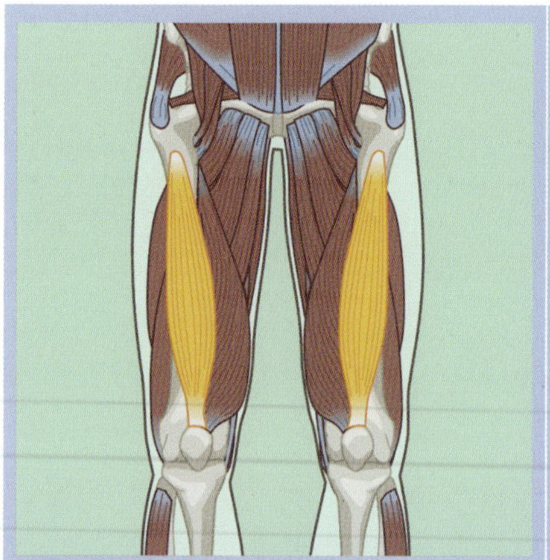

중간넓은근(중간광근, VASTUS INTERMEDIUS)

이는곳
- 넙다리뼈의 위쪽 2/3의 앞가쪽 부위

닿는곳
- 무릎뼈 바닥과 정강거친면

고립 기능

단축성 작용
- 무릎 폄 가속

통합 기능

신장성 작용
- 무릎 굽힘 감속

등척성 작용
- 무릎 안정화

신경지배
- 넙다리신경

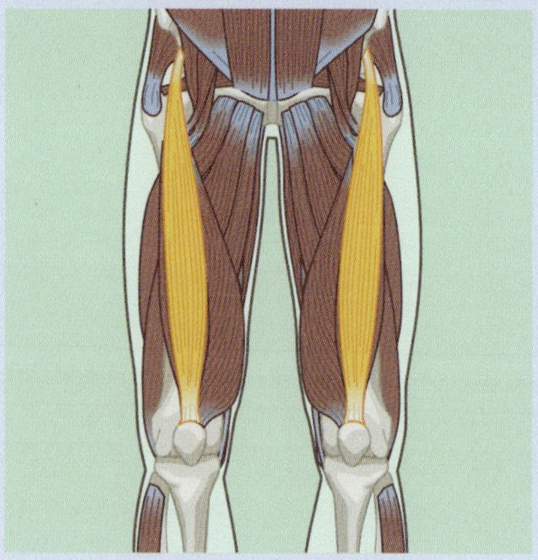

넙다리곧은근(대퇴직근, RECTUS FEMORIS)

이는곳
- 골반의 아래앞엉덩뼈가시

닿는곳
- 무릎뼈 바닥과 정강거친면

고립 기능

단축성 작용
- 무릎 폄과 엉덩 굽힘 가속

통합 기능

신장성 작용
- 무릎 굽힘과 엉덩관절 폄 감속

등척성 작용
- 허리-골반-엉덩관절 복합체와 무릎 안정화

신경지배
- 넙다리신경

엉덩이 근육(HIP MUSCLES)

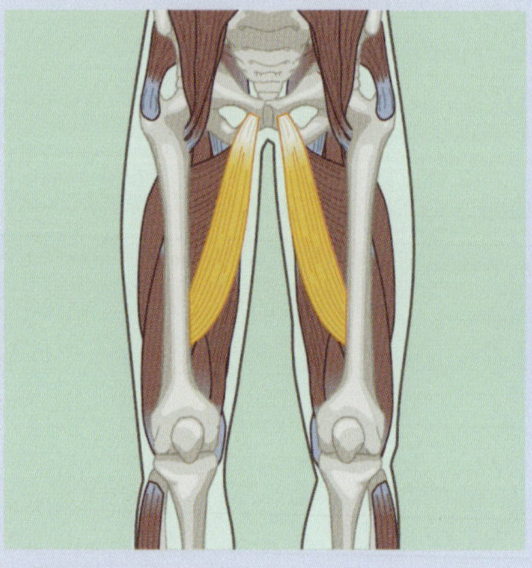

긴모음근(장내전근, ADDUCTOR LONGUS)

이는곳
- 골반의 아래두덩뼈가지의 앞쪽 면

닿는곳
- 넙다리뼈의 거친선

고립 기능

단축성 작용
- 엉덩관절 모음, 굽힘, 안쪽돌림의 가속

통합 기능

신장성 작용
- 엉덩관절 벌림, 폄, 바깥돌림의 감속

등척성 작용
- 허리-골반-엉덩관절 복합체 안정화

신경지배
- 폐쇄신경

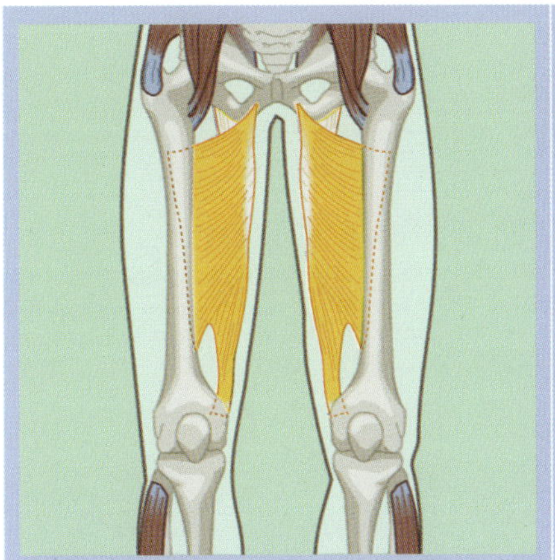

큰모음근, 앞쪽섬유(대내전근, ADDUCTOR MAGNUS, ANTERIOR FIBERS)

이는곳

- 골반의 궁둥뼈가지

닿는곳

- 넙다리뼈의 거친선

고립 기능

단축성 작용

- 엉덩관절 모음, 굽힘, 안쪽돌림 가속

통합 기능

신장성 작용

- 엉덩관절 벌림, 폄, 바깥돌림 감속

등척성 작용

- 허리–골반–엉덩관절 복합체 안정화

신경지배

- 폐쇄신경

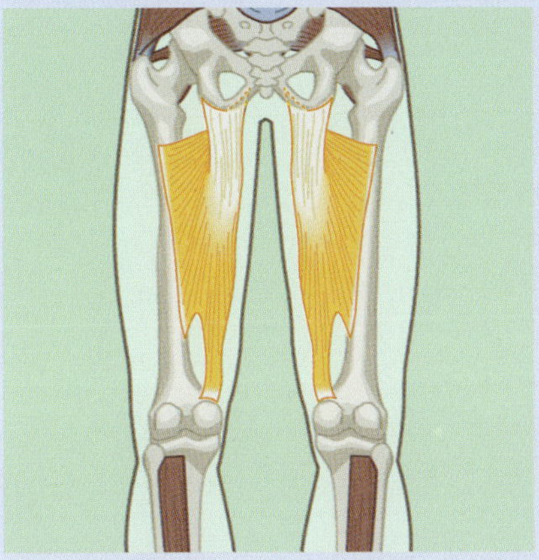

큰모음근, 뒤쪽섬유(ADDUCTOR MAGNUS, POSTERIOR FIBERS)

이는곳

- 골반의 궁둥뼈결절

닿는곳

- 넙다리뼈의 모음근결절

고립 기능

단축성 작용

- 엉덩관절 모음, 폄, 바깥돌림 가속

통합 기능

신장성 작용

- 엉덩관절 벌림, 굽힘, 안쪽돌림 감속

등척성 작용

- 허리–골반–엉덩관절 복합체 안정화

신경지배

- 궁둥신경

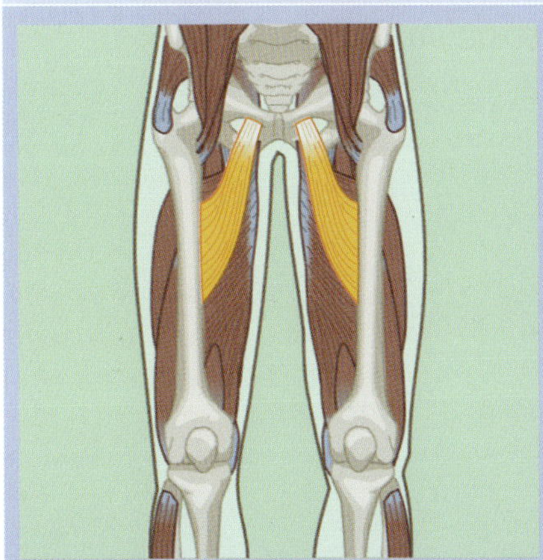

짧은모음근(단내전근, ADDUCTOR BREVIS)

이는곳

- 골반의 아래두덩뼈가지 앞쪽 면

닿는곳

- 넙다리뼈 거친선의 몸쪽 1/3

고립 기능

단축성 작용

- 엉덩관절 모음, 굽힘, 안쪽돌림 가속

통합 기능

신장성 작용

- 엉덩관절 벌림, 폄, 바깥돌림 감속

등척성 작용

- 허리–골반–엉덩관절 복합체 안정화

신경지배

- 폐쇄신경

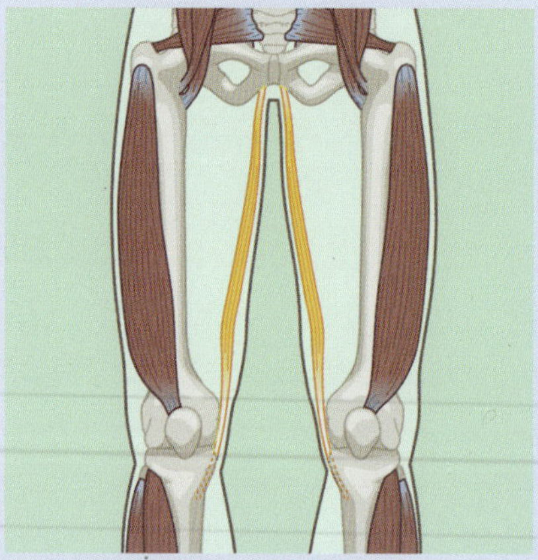

두덩정강근(박근, GRACILIS)

이는곳

- 두덩뼈 아랫부분 앞쪽 면

닿는곳

- 정강뼈의 몸 안쪽 면(거위발)

고립 기능

단축성 작용

- 엉덩관절 모음, 굽힘, 안쪽돌림 가속; 정강뼈 안쪽돌림 도움

통합 기능

신장성 작용

- 엉덩관절 벌림, 폄, 바깥돌림 감속

등척성 작용

- 허리–골반–엉덩관절 복합체와 무릎 안정화

신경지배

- 폐쇄신경

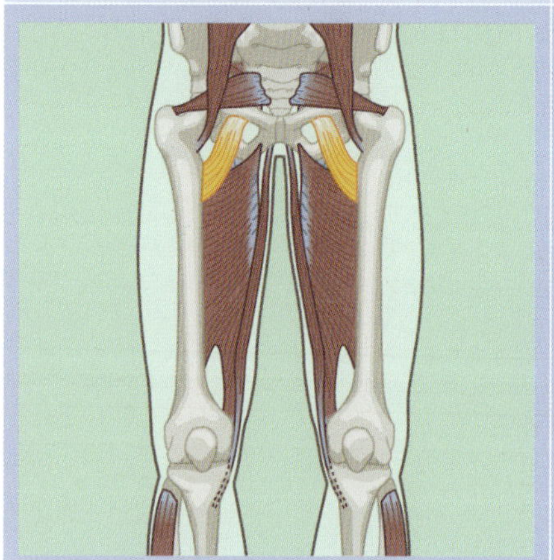

두덩근(치골근, PECTINEUS)

이는곳

- 골반의 위궁둥뼈가지의 두덩뼈선

닿는곳

- 위쪽넙다리뼈의 뒤쪽 면 두덩뼈선

고립 기능

단축성 작용

- 엉덩관절 모음, 굽힘, 안쪽돌림 가속

통합 기능

신장성 작용

- 엉덩관절 벌림, 폄, 바깥돌림 감속

등척성 작용

- 허리–골반–엉덩관절 복합체 안정화

신경지배

- 폐쇄신경

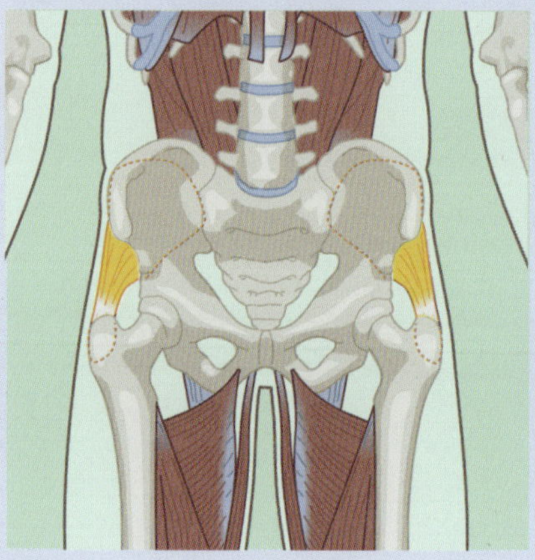

중간볼기근, 앞쪽섬유(중둔근, GLUTEUS MEDIUS, ANTERIOR FIBERS)

이는곳

- 엉덩뼈의 바깥면

닿는곳

- 넙다리뼈의 큰돌기 가쪽 면

고립 기능

단축성 작용

- 엉덩관절 벌림과 안쪽돌림 가속

통합 기능

신장성 작용

- 엉덩관절 모음과 바깥돌림 감속

등척성 작용

- 허리–골반–엉덩관절 복합체의 동적 안정화

신경지배

- 위볼기신경

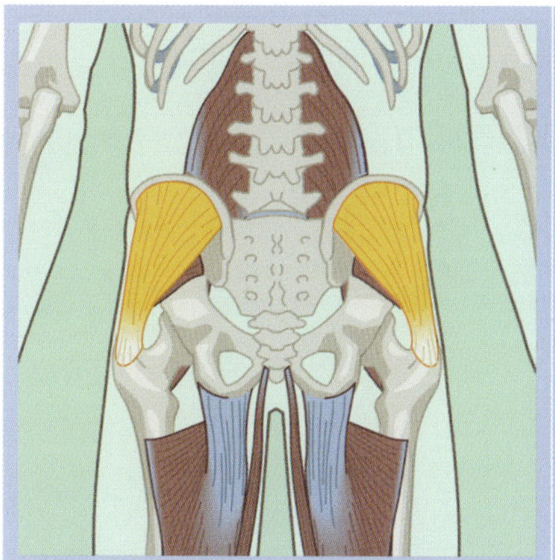

중간볼기근, 뒤쪽섬유(GLUTEUS MEDIUS, POSTERIOR FIBERS)

이는곳

- 엉덩뼈의 바깥면

닿는곳

- 넙다리뼈의 큰돌기 가쪽 면

고립 기능

단축성 작용

- 엉덩관절 벌림과 바깥돌림 가속

통합 기능

신장성 작용

- 엉덩관절 모음과 안쪽돌림 감속

등척성 작용

- 허리–골반–엉덩관절 복합체 안정화

신경지배

- 위볼기신경

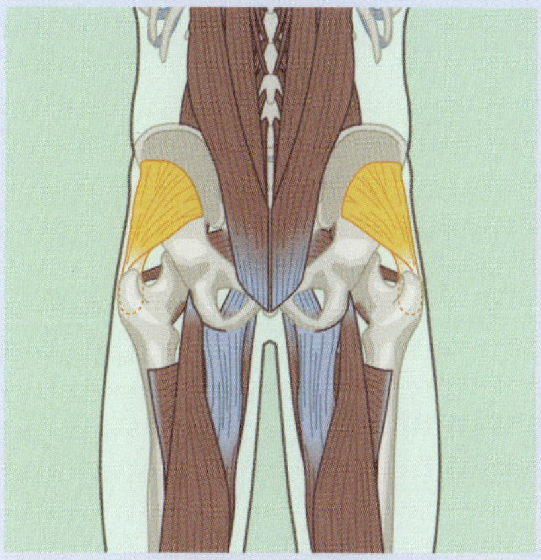

작은볼기근(소둔근, GLUTEUS MINIMUS)

이는곳

- 앞쪽과 아래쪽 볼기선 사이의 엉덩뼈

닿는곳

- 넙다리뼈의 큰돌기

고립 기능

단축성 작용

- 엉덩관절 벌림, 굽힘, 안쪽돌림 가속

통합 기능

신장성 작용

- 이마면 엉덩관절 모음, 폄, 바깥돌림 감속

등척성 작용

- 허리–골반–엉덩관절 복합체 안정화

신경지배

- 위볼기신경

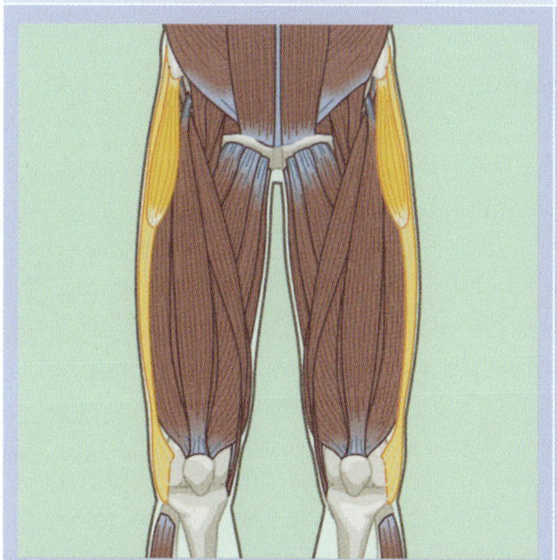

넙다리근막긴장근(대퇴근막장근, TENSOR FASCIA LATAE)

이는곳

- 골반의 위앞엉덩뼈가시 바로 뒤 엉덩뼈능선 바깥 면

닿는곳

- 엉덩정강띠의 몸쪽 1/3

고립 기능

단축성 작용

- 엉덩관절 굽힘, 벌림, 안쪽돌림 가속

통합 기능

신장성 작용

- 엉덩관절 폄, 모음, 바깥돌림 감속

등척성 작용

- 허리–골반–엉덩관절 복합체 안정화

신경지배

- 위볼기신경

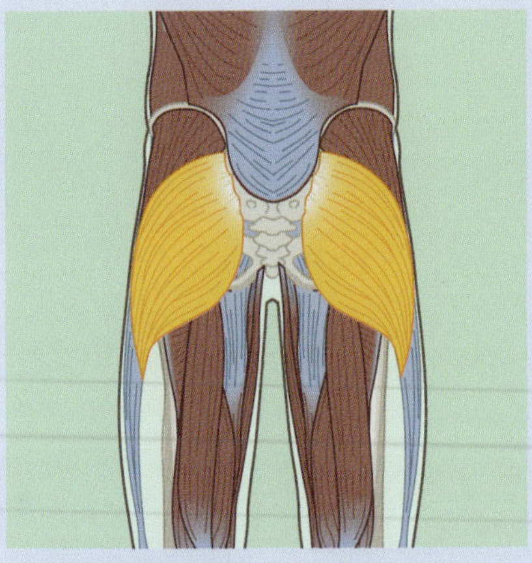

큰볼기근(대둔근, GLUTEUS MAXIMUS)

이는곳

- 엉덩뼈 바깥 면, 엉치뼈와 꼬리뼈 뒤쪽, 엉치결절 일부, 뒤쪽 엉치엉덩인대

닿는곳

- 넙다리뼈의 볼기근거친면과 엉덩정강띠

고립 기능

단축성 작용

- 엉덩관절 폄과 바깥돌림 가속

통합 기능

신장성 작용

- 엉덩관절 굽힘과 안쪽돌림, 엉덩정강띠를 통한 정강뼈 안쪽돌림 감소

등척성 작용

- 허리-골반-엉덩관절 복합체 안정화

신경지배

- 아래볼기신경

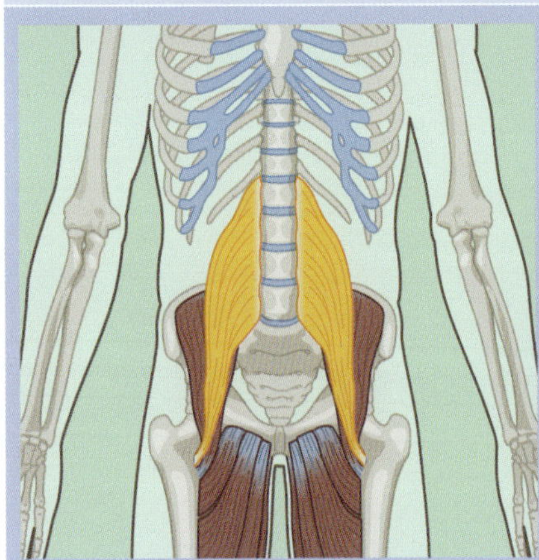

큰허리근(대요근, PSOAS MAJOR)

이는곳

- 추간판을 포함한 마지막 등뼈와 모든 허리뼈의 가로돌기 및 가쪽 몸통

닿는곳

- 엉덩허리근 힘줄과 같은 넙다리뼈의 작은돌기

고립 기능

단축성 작용

- 엉덩관절 굽힘 및 바깥돌림 가속, 허리뼈의 폄 및 돌림

통합 기능

신장성 작용

- 엉덩관절 안쪽돌림과 엉덩관절 폄 감속

등척성 작용

- 허리-골반-엉덩관절 복합체 안정화

신경지배

- L1–L3번 척수신경가지

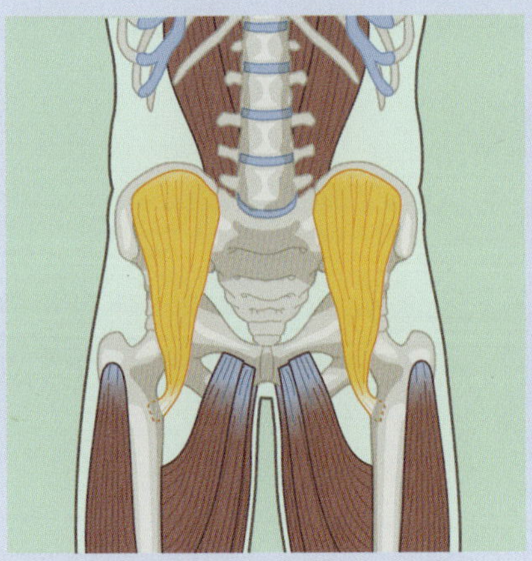

엉덩근(장골근, ILIACUS)

이는곳

- 엉덩뼈오목

닿는곳

- 엉덩허리근 힘줄과 같은 넙다리뼈의 작은돌기

고립 기능

단축성 작용

- 엉덩관절 굽힘 및 바깥돌림 가속, 허리뼈의 폄 및 돌림

통합 기능

신장성 작용

- 엉덩관절 안쪽돌림과 엉덩관절 폄 감속

등척성 작용

- 허리-골반-엉덩관절 복합체 안정화

신경지배

- L2–L4번 척수신경가지

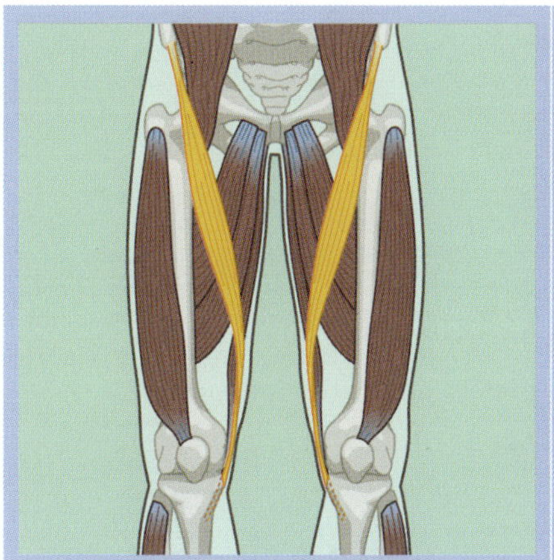

넙다리빗근(봉공근, SARTORIUS)

이는곳
- 골반의 위앞엉덩뼈가시

닿는곳
- 정강뼈의 몸 안쪽 면

고립 기능

단축성 작용
- 엉덩관절 굽힘, 바깥돌림 및 벌림, 무릎 굽힘 및 안쪽돌림 가속

통합 기능

신장성 작용
- 엉덩관절 폄 및 바깥돌림, 무릎 폄 및 바깥돌림 감속

등척성 작용
- 허리-골반-엉덩관절 복합체와 무릎 안정화

신경지배
- 넙다리신경

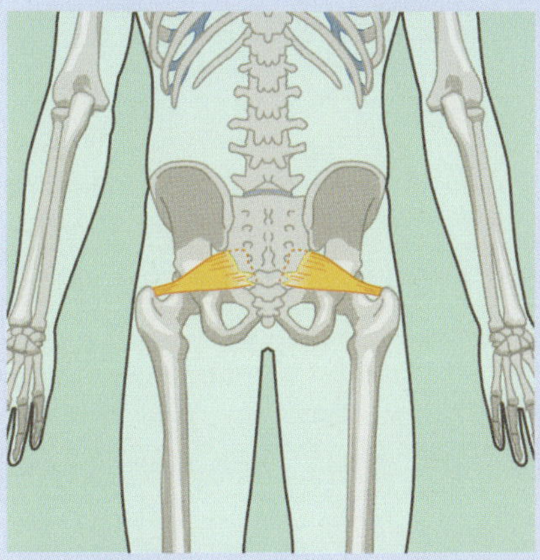

궁둥구멍근(이상근, PIRIFORMIS)

이는곳
- 엉치뼈의 앞쪽 면

닿는곳
- 넙다리뼈의 큰돌기

고립 기능

단축성 작용
- 엉덩관절 바깥돌림, 벌림 및 폄 가속

통합 기능

신장성 작용
- 엉덩관절 안쪽돌림, 모음 및 굽힘 감속

등척성 작용
- 엉덩관절과 엉치엉덩관절 안정화

신경지배
- 궁둥신경

복부 근육(ABDOMINAL MUSCLES)

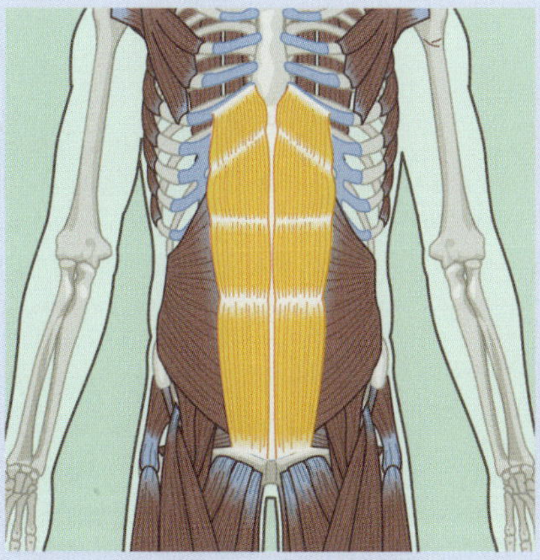

배곧은근(복직근, RECTUS ABDOMINIS)

이는곳
- 골반의 두덩결합

닿는곳
- 5~7번 갈비뼈

고립 기능

단축성 작용
- 척추 굽힘, 가쪽굽힘, 돌림

통합 기능

신장성 작용
- 척추 폄, 가쪽굽힘, 돌림

등척성 작용
- 허리-골반-엉덩관절 복합체 안정화

신경지배
- T7~T12번 갈비사이신경

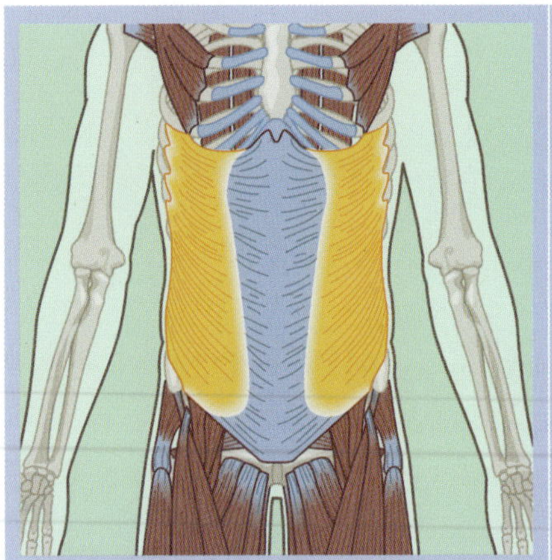

배바깥빗근(외복사근, EXTERNAL OBLIQUE)

이는곳

- 4~12번 갈비뼈의 가쪽 면

닿는곳

- 골반의 앞엉덩뼈능선, 백선, 반대쪽 배곧은근집

고립 기능

단축성 작용

- 척추 굽힘, 가쪽굽힘, 반대쪽 돌림

통합 기능

신장성 작용

- 척추 폄, 가쪽굽힘, 돌림

등척성 작용

- 허리–골반–엉덩관절 복합체 안정화

신경지배

- 갈비사이신경(T8~T12), 엉덩아랫배신경(L1), 엉덩샅굴신경(L1)

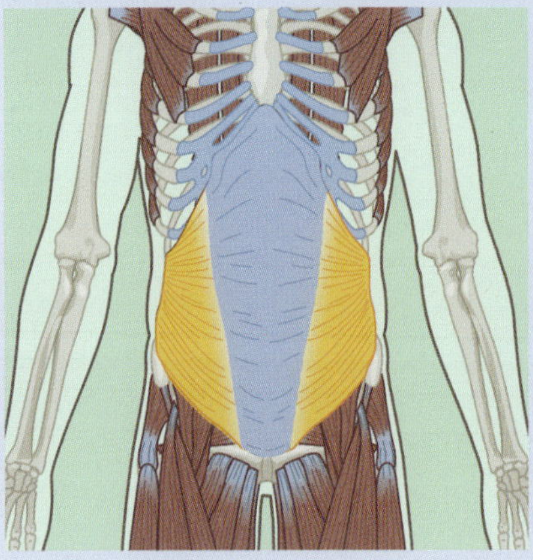

배속빗근(내복사근, INTERNAL OBLIQUE)

이는곳

- 골반의 엉덩뼈능선 앞쪽 2/3와 등허리근막

닿는곳

- 9~12번 갈비뼈, 백선, 반대쪽 배곧은근집

고립 기능

단축성 작용

- 척추 굽힘(양쪽), 가쪽굽힘, 같은 쪽 돌림

통합 기능

신장성 작용

- 척추 폄, 돌림, 가쪽굽힘

등척성 작용

- 허리–골반–엉덩관절 복합체 안정화

신경지배

- 갈비사이신경(T8~T12), 엉덩아랫배신경(L1), 엉덩샅굴신경(L1)

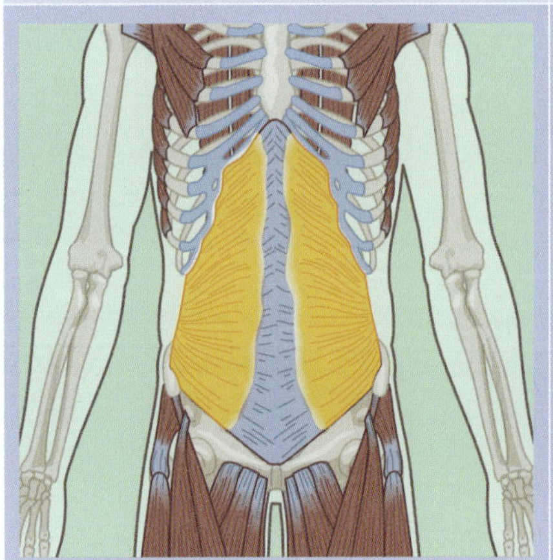

배가로근(복횡근, TRANSVERSE ABDOMINIS)

이는곳

- 7~12번 갈비뼈, 골반의 엉덩뼈능선 앞쪽 2/3, 등허리근막

닿는곳

- 백선과 반대쪽 배곧은근집

고립 기능

단축성 작용

- 복강 내압 높이고, 복부 장기 보호

통합 기능

등척성 작용

- 배속빗근, 뭇갈래근(다열근), 깊은척주세움근과 함께 허리–골반–엉덩관절 복합체 안정화

신경지배

- 갈비사이신경(T7~T12), 엉덩아랫배신경(L1), 엉덩샅굴신경(L1)

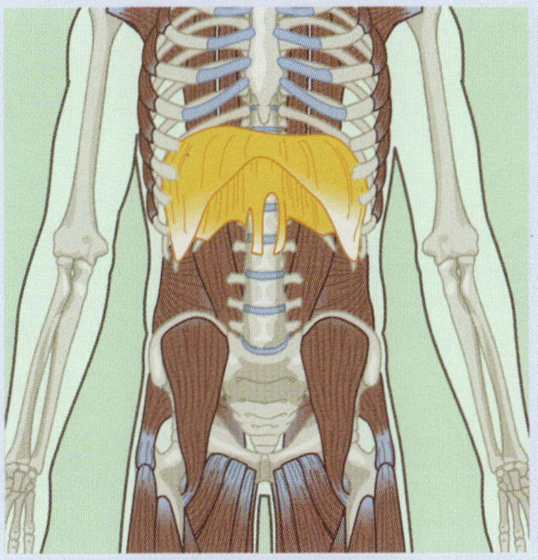

가로막(횡격막, DIAPHRAGM)

이는곳

- 갈비뼈 부분: 연골의 안쪽 면과 6~12번 갈비뼈의 근접 뼈 부위
- 복장뼈 부분: 칼돌기의 뒤쪽 부분
- 다리(허리) 부분: (1) 허리네모근과 큰허리근의 가쪽 면을 덮고 있는 두 개의 널힘줄 아치 (2) L1~L3의 몸통과 이곳의 추간판에서 나오는 오른쪽 및 왼쪽 다리

닿는곳

- 중심널힘줄

고립 기능

단축성 작용

- 중심널힘줄을 아래로 당겨 가슴 안 부피를 증가시킴

통합 기능

등척성 작용

- 허리-골반-엉덩관절 복합체 안정화

신경지배

- 가로막신경(C3~C5)

등, 가슴, 어깨 근육(BACK, CHEST, AND SHOULDER MUSCLES)

얕은척주세움근(SUPERFICIAL ERECTOR SPINAE)

얕은척주세움근은 엉덩갈비근, 가장긴근, 척추근으로 이루어진 복잡한 근육군으로, 각각은 닿는곳이 되는 척추뼈에 따라 세분화된다. 얕은척주세움근의 모든 근육은 골반의 엉덩뼈능선, 엉치뼈, T1~L5의 가시돌기 및 가로돌기의 같은 이는곳을 공유한다.

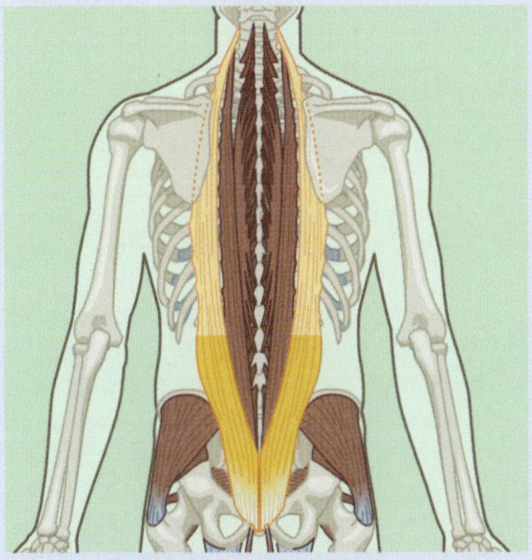

엉덩갈비근: 허리 부분(요장늑근, ILIOCOSTALIS: LUMBORUM DIVISION)

이는곳

- 공통 이는곳

닿는곳

- 7~12번 갈비뼈 아래쪽 경계(border)

고립 기능

단축성 작용

- 척추 폄, 돌림, 가쪽굽힘

통합 기능

신장성 작용

- 척추 굽힘, 돌림, 가쪽굽힘

등척성 작용

- 기능적 움직임 동안 척추 안정화

신경지배

- 가슴 및 허리신경의 등쪽가지

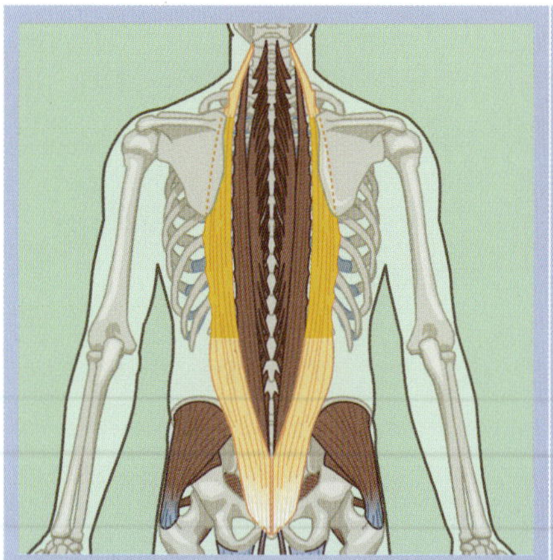

엉덩갈비근: 등 부분(흉장늑근, ILIOCOSTALIS: THORACIS DIVISION)

이는곳

- 공통 이는곳

닿는곳

- 1~6번 갈비뼈 위쪽 경계

고립 기능

단축성 작용

- 척추 폄, 돌림, 가쪽굽힘

통합 기능

신장성 작용

- 척추 굽힘, 돌림, 가쪽굽힘

등척성 작용

- 기능적 움직임 동안 척추 안정화

신경지배

- 가슴신경의 등쪽가지

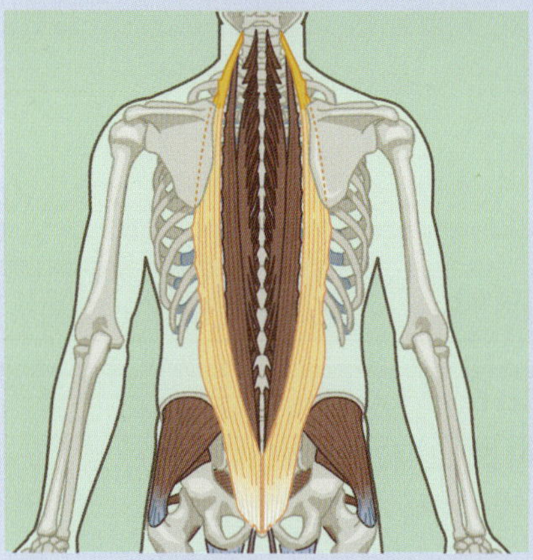

엉덩갈비근: 목 부분(ILIOCOSTALIS: CERVICUS DIVISION)

이는곳

- 공통 이는곳

닿는곳

- C4~C6번 목뼈 가로돌기

고립 기능

단축성 작용

- 척추 폄, 돌림, 가쪽굽힘

통합 기능

신장성 작용

- 척추 굽힘, 돌림, 가쪽굽힘

등척성 작용

- 기능적 움직임 동안 척추 안정화

신경지배

- 가슴신경의 등쪽가지

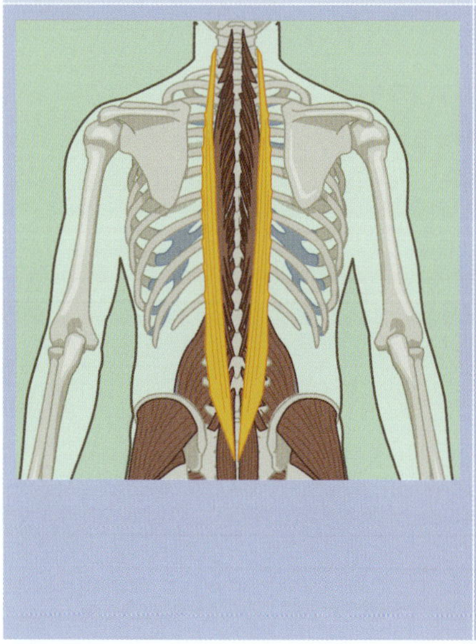

가장긴근: 등 부분(최장근, LONGISSIMUS: THORACIS DIVISION)

이는곳

- 공통 이는곳

닿는곳

- T1~T12번 등뼈 가로돌기, 2~12번 갈비뼈

고립 기능

단축성 작용

- 척추 폄, 돌림, 가쪽굽힘

통합 기능

신장성 작용

- 척추 굽힘, 돌림, 가쪽굽힘

등척성 작용

- 기능적 움직임 동안 척추 안정화

신경지배

- 가슴 및 허리신경의 등쪽가지

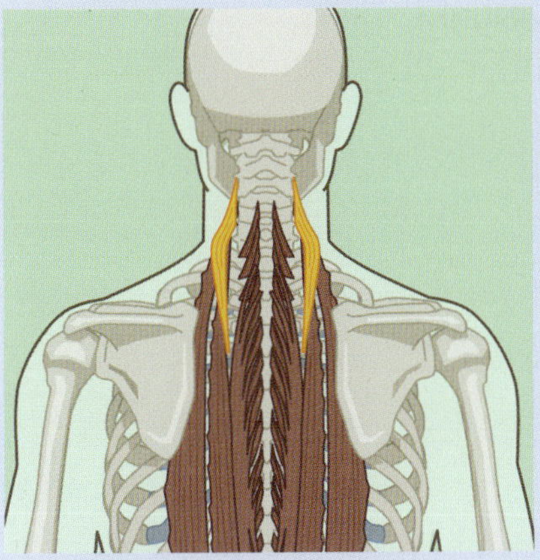

가장긴근: 목 부분(LONGISSIMUS: CERVICUS DIVISION)

이는곳
- 공통 이는곳

닿는곳
- C2~C6번 목뼈 가로돌기

고립 기능

단축성 작용
- 척추 폄, 돌림, 가쪽굽힘

통합 기능

신장성 작용
- 척추 굽힘, 돌림, 가쪽굽힘

등척성 작용
- 기능적 움직임 동안 척추 안정화

신경지배
- 목신경의 등쪽가지

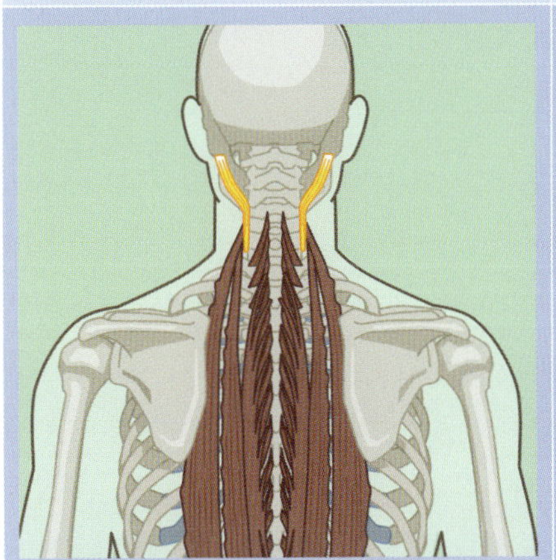

가장긴근: 머리 부분(LONGISSIMUS: CAPITIS DIVISION)

이는곳
- 공통 이는곳

닿는곳
- 머리뼈의 꼭지돌기

고립 기능

단축성 작용
- 척추 폄, 돌림, 가쪽굽힘

통합 기능

신장성 작용
- 척추 굽힘, 돌림, 가쪽굽힘

등척성 작용
- 기능적 움직임 동안 척추 안정화

신경지배
- 목신경의 등쪽가지

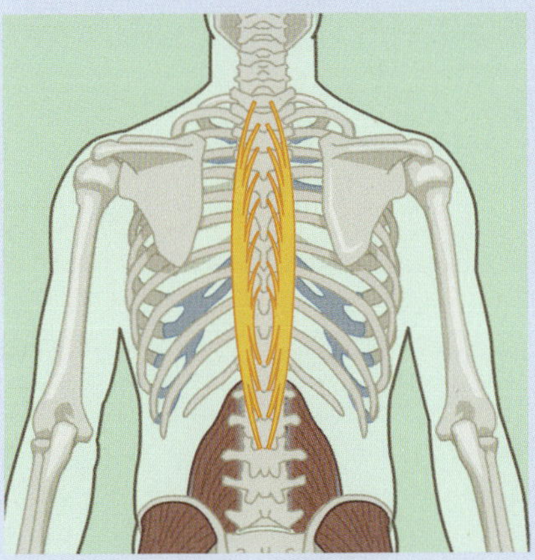

가시근: 가슴 부분(SPINALIS: THORACIS DIVISION)

이는곳
- 공통 이는곳

닿는곳
- T7~T4번 등뼈 가시돌기

고립 기능

단축성 작용
- 척추 폄, 돌림, 가쪽굽힘

통합 기능

신장성 작용
- 척추 굽힘, 돌림, 가쪽굽힘

등척성 작용
- 기능적 움직임 동안 척추의 안정화

신경지배
- 가슴신경의 등쪽가지

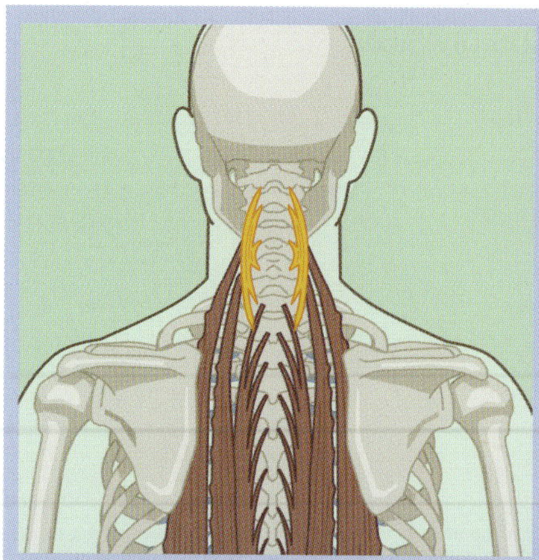

가시근: 목 부분(SPINALIS: CERVICUS DIVISION)

이는곳

- 공통 이는곳

닿는곳

- C3~C2번 목뼈 가시돌기

고립 기능

단축성 작용

- 척추 폄, 돌림, 가쪽굽힘

통합 기능

신장성 작용

- 척추 굽힘, 돌림, 가쪽굽힘

등척성 작용

- 기능적 움직임 동안 척추의 안정화

신경지배

- 목신경의 등쪽가지

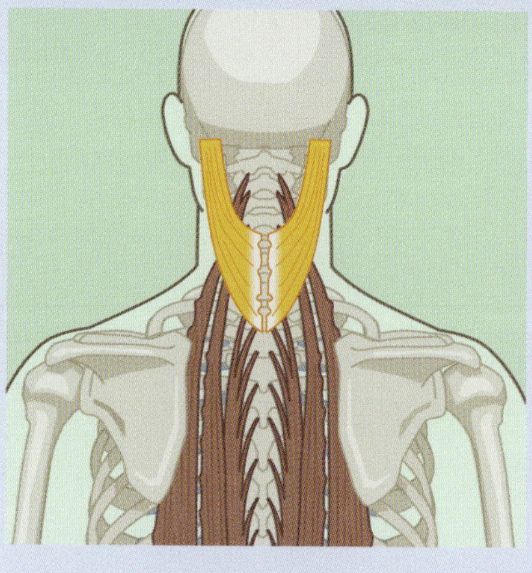

가시근: 머리 부분(SPINALIS: CAPITIS DIVISION)

이는곳

- 공통 이는곳

닿는곳

- 뒤통수뼈의 위목덜미선과 아랫목덜미선 사이

고립 기능

단축성 작용

- 척추 폄, 돌림, 가쪽굽힘

통합 기능

신장성 작용

- 척추 굽힘, 돌림, 가쪽굽힘

등척성 작용

- 기능적 움직임 동안 척추의 안정화

신경지배

- 목신경의 등쪽가지

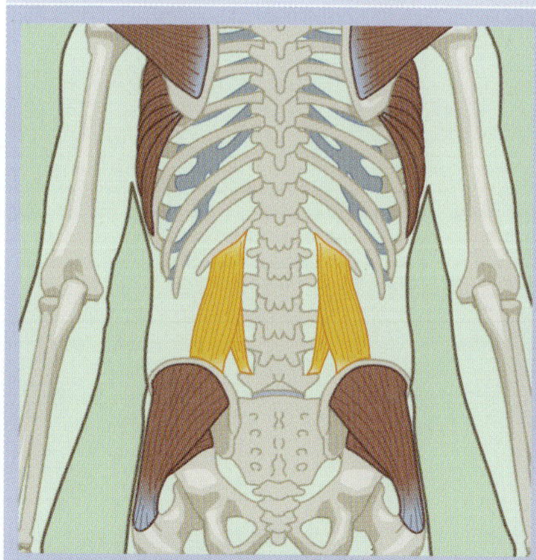

허리네모근(요방형근, QUADRATUS LUMBORUM)

이는곳

- 골반의 엉덩뼈능선

닿는곳

- 12번째 갈비뼈, L2~L5번 허리뼈 가로돌기

고립 기능

단축성 작용

- 척추 가쪽굽힘

통합 기능

신장성 작용

- 반대쪽 척추 가쪽굽힘 감속

등척성 작용

- 허리-골반-엉덩관절 복합체 안정화

신경지배

- 척추신경(T12~L3)

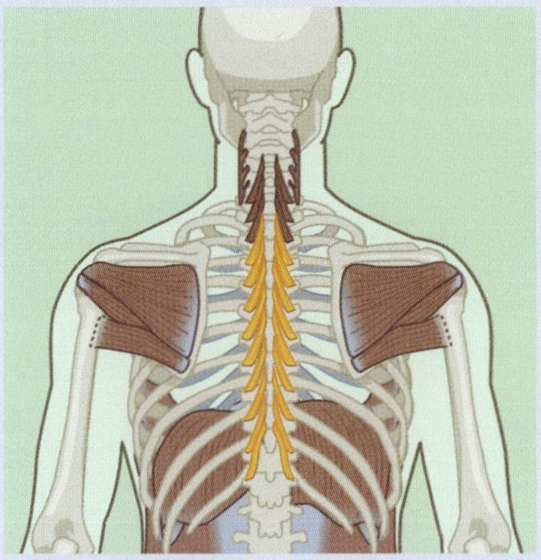

가로돌기가시근: 가슴 부분(횡돌극근, TRANSVEROSPINALIS: THORACIS DIVISION)

이는곳

- T12~T7번 등뼈 가로돌기

닿는곳

- T4~T6번 목뼈 가시돌기

고립 기능

단축성 작용

- 척추 폄 및 가쪽굽힘; 머리 폄 및 반대쪽 돌림

통합 기능

신장성 작용

- 척추의 가쪽굽힘 및 굽힘, 머리의 반대쪽 돌림 감속

등척성 작용

- 척추 안정화

신경지배

- 등쪽가지 C1~T6번 척수신경

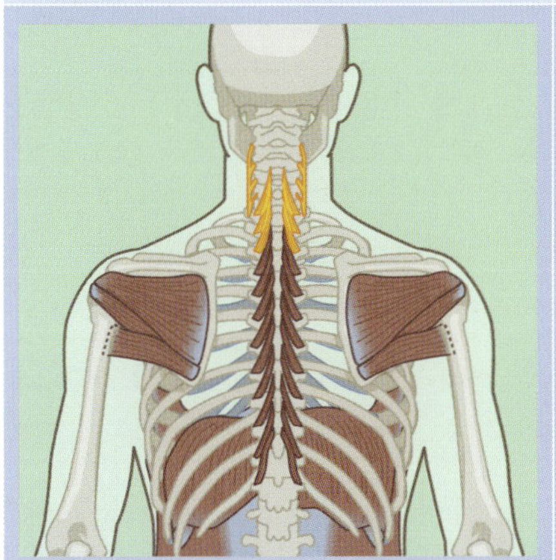

가로돌기가시근: 목 부분(횡돌극근, TRANSVEROSPINALIS: CERVICIS DIVISION)

이는곳

- T6~C4번의 목뼈 가로돌기

닿는곳

- C5~C2번 목뼈 가시돌기

고립 기능

단축성 작용

- 척추 폄 및 가쪽굽힘; 머리 폄 및 반대쪽 돌림

통합 기능

신장성 작용

- 척추의 가쪽굽힘 및 굽힘, 머리의 반대쪽 돌림 감속

등척성 작용

- 척추 안정화

신경지배

- 등쪽가지 C1~T6번 척수신경

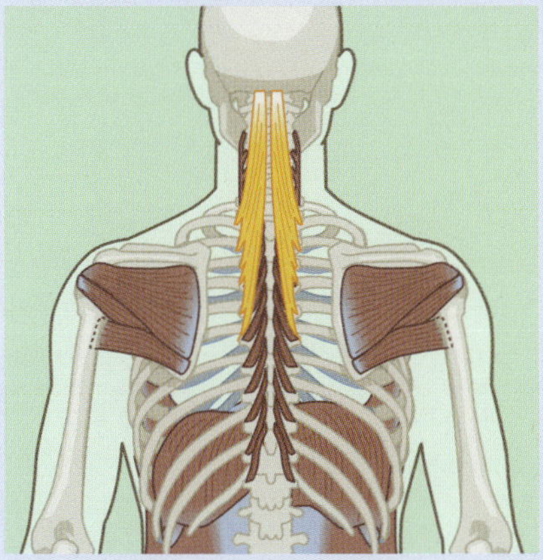

가로돌기가시근: 머리 부분(횡돌기극근, TRANSVEROSPINALIS: CAPITUS DIVISION)

이는곳

- T6~C7번의 목뼈 가로돌기
- C6~C4번의 목뼈 관절돌기

닿는곳

- 뒤통수뼈의 목덜미선

고립 기능

단축성 작용

- 척추 폄 및 가쪽굽힘, 머리 폄 및 반대쪽 돌림

통합 기능

신장성 작용

- 척추의 가쪽굽힘, 머리의 굽힘 및 반대쪽 돌림 감속

등척성 작용

- 척추 안정화

신경지배

- 등쪽가지 C1~T6번 척수신경

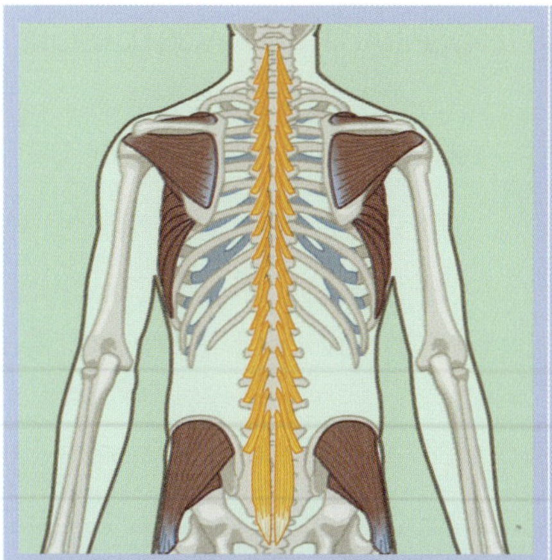

뭇갈래근(다열근, MULTIFIDUS)

이는곳

- 엉치뼈 뒤쪽 부분과 허리, 등, 목뼈의 돌기들

닿는곳

- **이는곳 위의 극돌기 1~4분절**

고립 기능

단축성 작용

- 척추 폄과 반대쪽 돌림

통합 기능

신장성 작용

- 척추 굽힘과 돌림

등척성 작용

- 척추 안정화

신경지배

- 상응하는 척수신경

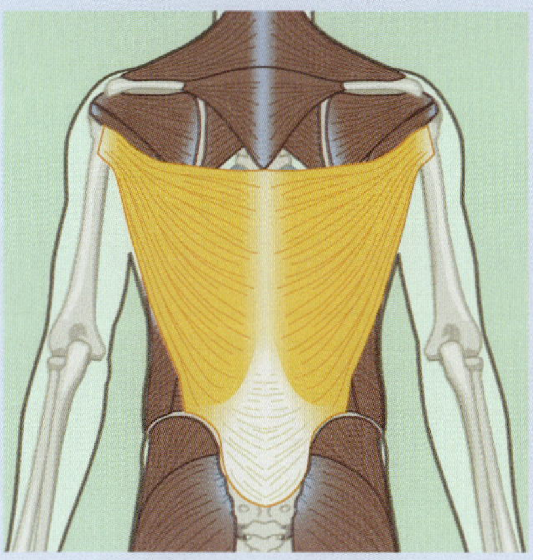

넓은등근(광배근, LATISSIMUS DORSI)

이는

- T7~T12번 가시돌기; 골반 엉덩뼈능선, 등허리근막 및 9~12번 갈비뼈

닿는곳

- 어깨뼈 아래 각과 위팔뼈의 결절사이고랑

고립 기능

단축성 작용

- 어깨 폄, 모음, 안쪽돌림

통합 기능

신장성 작용

- 어깨 굽힘, 벌림, 바깥돌림; 척추 굽힘

등척성 작용

- 허리-골반-엉덩관절 복합체와 어깨 안정화

신경지배

- 가슴등신경(C6~C8)

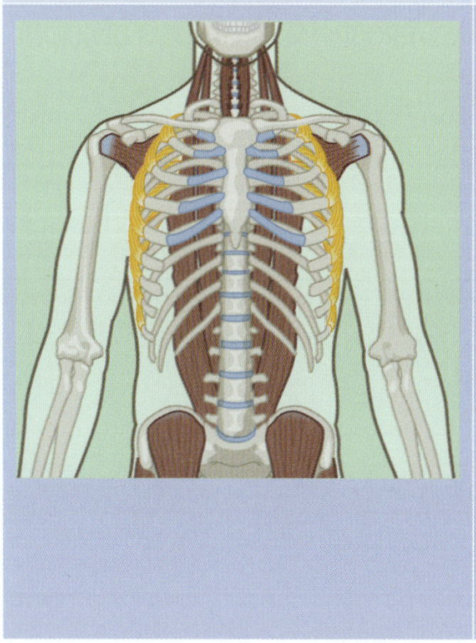

앞톱니근(전거근, SERRATUS ANTERIOR)

이는곳

- 4~12번 갈비뼈

닿는곳

- 어깨뼈의 안쪽 경계

고립 기능

단축성 작용

- 어깨뼈 내밈

통합 기능

신장성 작용

- 어깨뼈 뒤당김

등척성 작용

- 어깨뼈 안정화

신경지배

- 긴가슴신경(C5~C7)

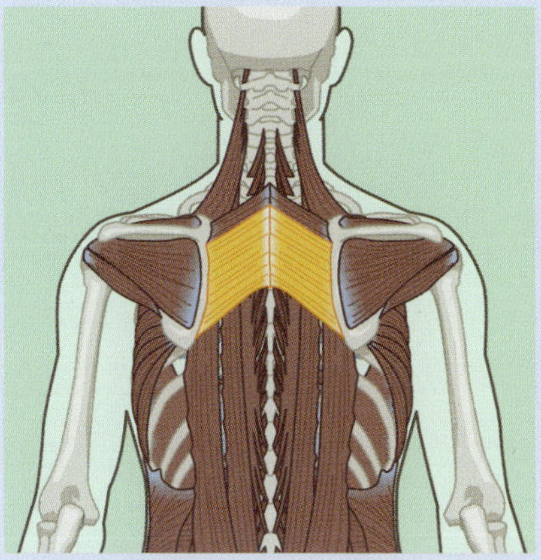

마름근(능형근, RHOMBOID)

이는곳

- C7~T5번의 등뼈의 가시돌기

닿는곳

- 어깨뼈의 안쪽 경계면

고립 기능

단축성 작용

- 어깨뼈 뒤당김과 아래쪽 돌림

통합 기능

신장성 작용

- 어깨뼈 내밈과 위쪽 돌림

등척성 작용

- 어깨뼈 안정화

신경지배

- 등쪽어깨신경(C4~C5)

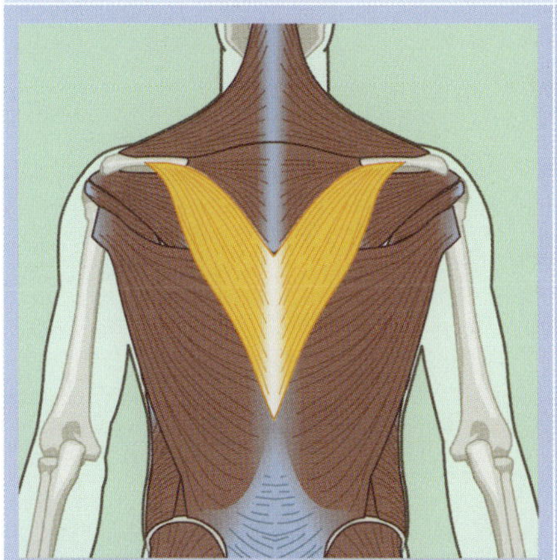

아래등세모근(하부승모근, LOWER TRAPEZIUS)

이는곳

- T6~T12번 등뼈 가시돌기

닿는곳

- 어깨뼈가시

고립 기능

단축성 작용

- 어깨뼈 내림

통합 기능

신장성 작용

- 어깨뼈 올림

등척성 작용

- 어깨뼈 안정화

신경지배

- 11번 뇌신경, C2~C4번 배쪽가지

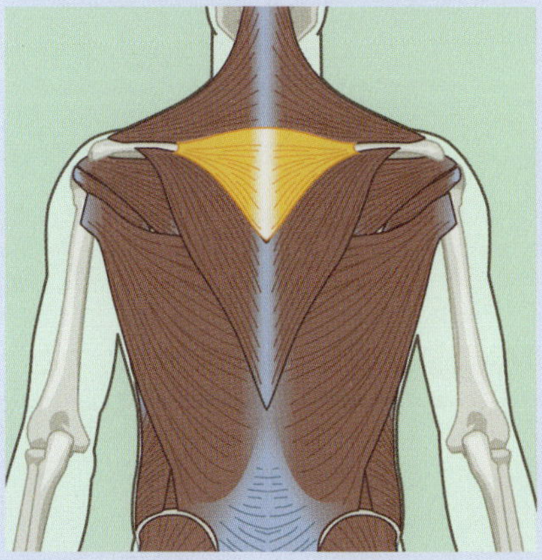

중간등세모근(중부승모근, MIDDLE TRAPEZIUS)

이는곳

- T1~T5번 등뼈 가시돌기

닿는곳

- 어깨뼈봉우리와 어깨뼈가시의 윗부분

고립 기능

단축성 작용

- 어깨뼈 뒤당김

통합 기능

신장성 작용

- 어깨뼈 내밈과 올림

등척성 작용

- 어깨뼈 안정화

신경지배

- 11번 뇌신경, C2~C4번 배쪽가지

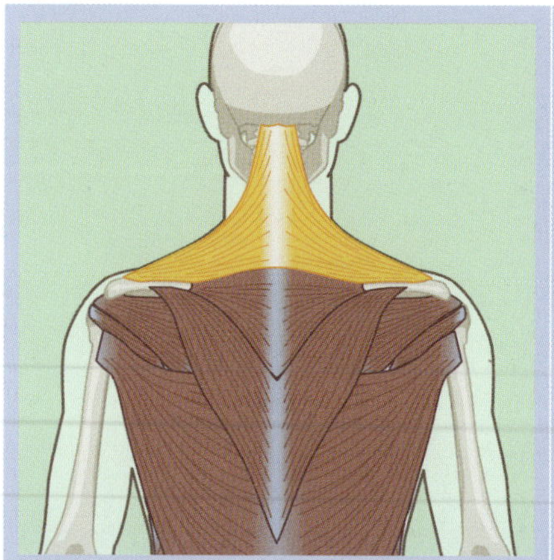

위등세모근(상부승모근, UPPER TRAPEZIUS)

이는곳

- 가쪽 뒤통수뼈 융기와 C7번 가시돌기

닿는곳

- 빗장뼈 가쪽 1/3과 어깨뼈의 어깨뼈봉우리돌기

고립 기능

단축성 작용

- 목뼈 폄, 가쪽굽힘, 돌림 및 어깨뼈 올림

통합 기능

신장성 작용

- 목뼈 굽힘, 가쪽굽힘, 돌림 및 어깨뼈 내림

등척성 작용

- 목뼈와 어깨뼈 안정화, 어깨뼈 벌림과 위쪽돌림 시 주동근을 위한 안정적 기반을 위해 어깨뼈의 안쪽 경계를 안정화

신경지배

- 11번 뇌신경, C2~C4번 배쪽가지

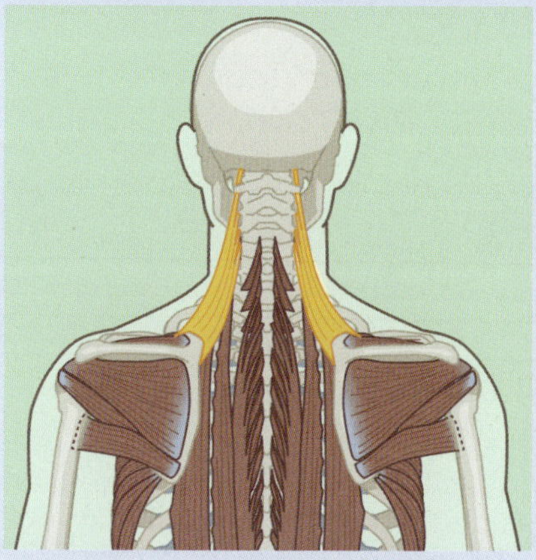

어깨올림근(견갑거근, LEVATOR SCAPULA)

이는곳

- C1~C4번 목뼈 가로돌기

닿는곳

- 어깨뼈의 척추뼈 경계 위쪽

고립 기능

단축성 작용

- 목 폄, 가쪽굽힘, 어깨뼈가 고정되고 어깨뼈의 올림 및 아래쪽 돌림을 보조할 때 같은쪽 돌림

통합 기능

신장성 작용

- 목이 안정되었을 때 목뼈 굽힘, 반대쪽 돌림 및 가쪽굽힘과 어깨뼈 내림 및 위쪽 돌림

등척성 작용

- 목뼈와 어깨뼈 안정화

신경지배

- 배쪽가지 C3~C4번 및 등쪽 어깨신경

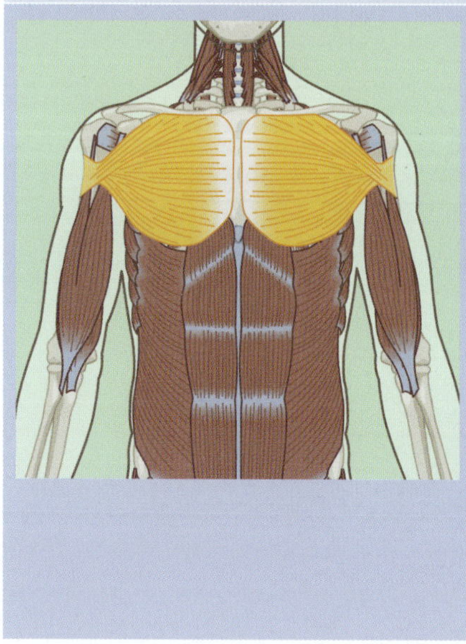

큰가슴근(대흉근, PECTORALIS MAJOR)

이는곳

- 빗장뼈의 전면, 복장뼈의 전면, 1~7번 갈비뼈 연골

닿는곳

- 위팔뼈의 큰결절

고립 기능

단축성 작용

- 어깨 굽힘(빗장뼈 섬유), 수평모음, 안쪽돌림

통합 기능

신장성 작용

- 어깨 폄, 수평벌림, 바깥돌림

등척성 작용

- 팔이음뼈 안정화

신경지배

- 안쪽 및 가쪽 가슴근신경(C5~C7)

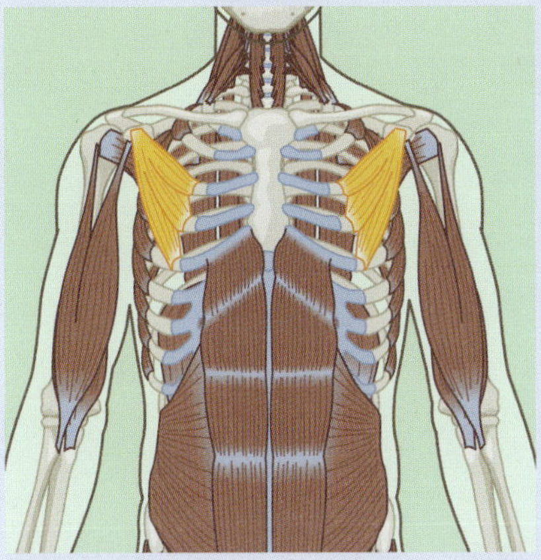

작은가슴근(소흉근, PECTORALIS MINOR)

이는곳
- 3~5번 갈비뼈

닿는곳
- 어깨뼈의 부리돌기

고립 기능

단축성 작용
- 어깨뼈 내밈

통합 기능

신장성 작용
- 어깨뼈 뒤당김

등척성 작용
- 팔이음뼈 안정화

신경지배
- 안쪽 가슴근신경(C6~T1)

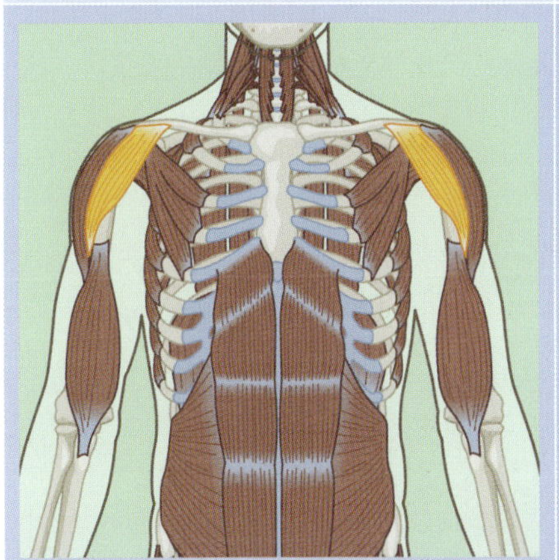

앞어깨세모근(전삼각근, ANTERIOR DELTOID)

이는곳
- 빗장뼈의 가쪽 1/3

닿는곳
- 위팔뼈의 세모근거친면

고립 기능

단축성 작용
- 어깨 굽힘 및 안쪽돌림

통합 기능

신장성 작용
- 어깨 폄 및 바깥돌림

등척성 작용
- 팔이음뼈 안정화

신경지배
- 겨드랑신경(C5~C6)

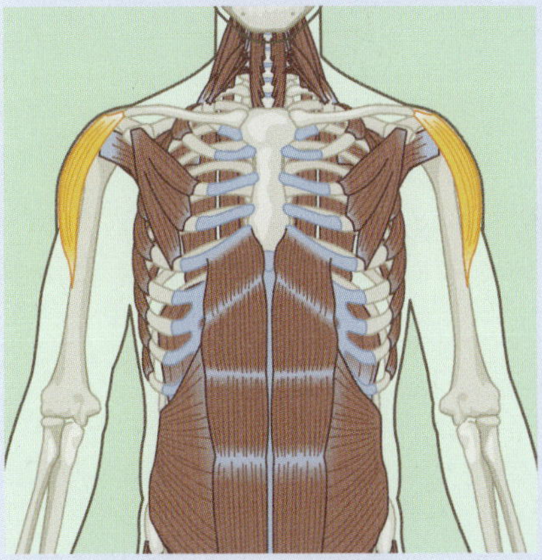

중간어깨세모근(중삼각근, MIDDLE DELTOID)

이는곳
- 어깨뼈봉우리

닿는곳
- 위팔뼈의 세모근거친면

고립 기능

단축성 작용
- 어깨 벌림

통합 기능

신장성 작용
- 어깨 모음

등척성 작용
- 팔이음뼈 안정화

신경지배
- 겨드랑신경(C5~C6)

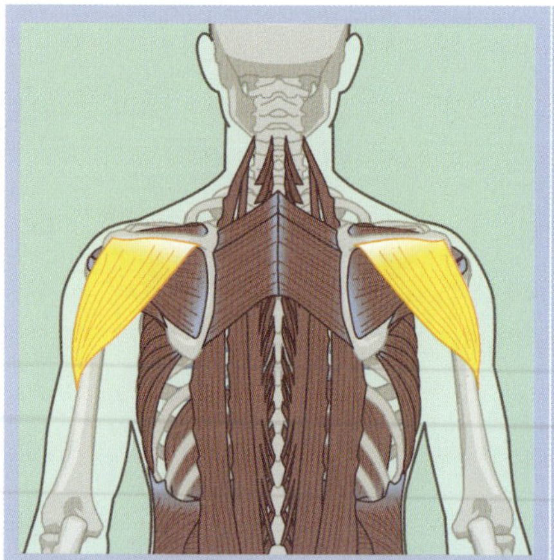

뒤어깨세모근(후삼각근, POSTERIOR DELTOID)

이는곳

- 어깨뼈가시

닿는곳

- 위팔뼈의 세모근거친면

고립 기능

단축성 작용

- 어깨 폄 및 바깥돌림

통합 기능

신장성 작용

- 어깨 굽힘 및 안쪽돌림

등척성 작용

- 팔이음뼈 안정화

신경지배

- 겨드랑신경(C5~C6)

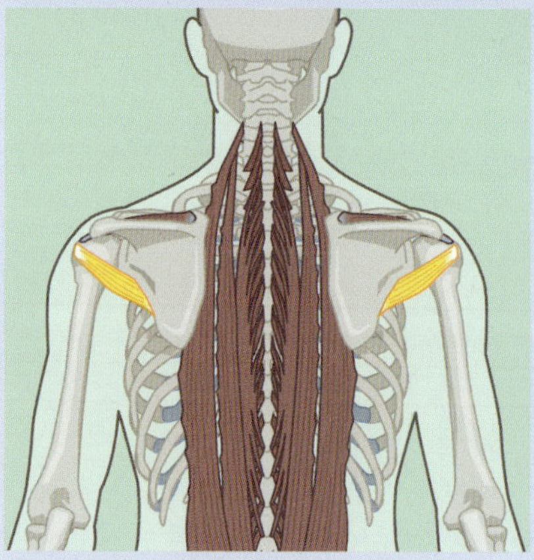

작은원근(소원근, TERES MINOR)

이는곳

- 어깨뼈 가쪽모서리

닿는곳

- 어깨뼈 큰결절

고립 기능

단축성 작용

- 어깨 바깥돌림

통합 기능

신장성 작용

- 어깨 안쪽돌림

등척성 작용

- 팔이음뼈 안정화

신경지배

- 겨드랑신경(C5~C6)

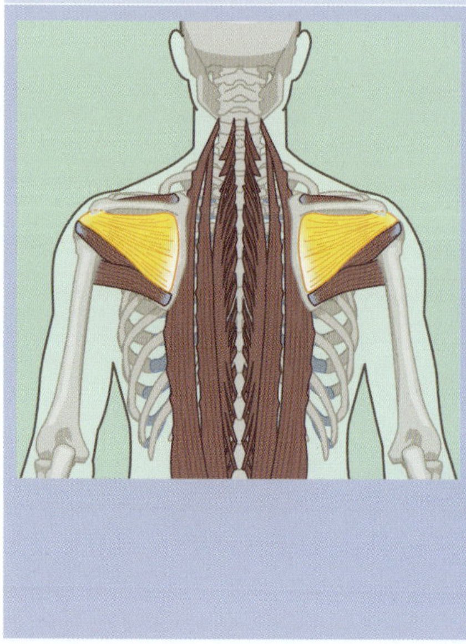

가시아래근(극하근, INFRASPINATUS)

이는곳

- 어깨뼈의 가시아래오목

닿는곳

- 위팔뼈 큰결절의 중간면

고립 기능

단축성 작용

- 어깨 바깥돌림

통합 기능

신장성 작용

- 어깨 안쪽돌림

등척성 작용

- 팔이음뼈 안정화

신경지배

- 어깨위신경(C5~C6)

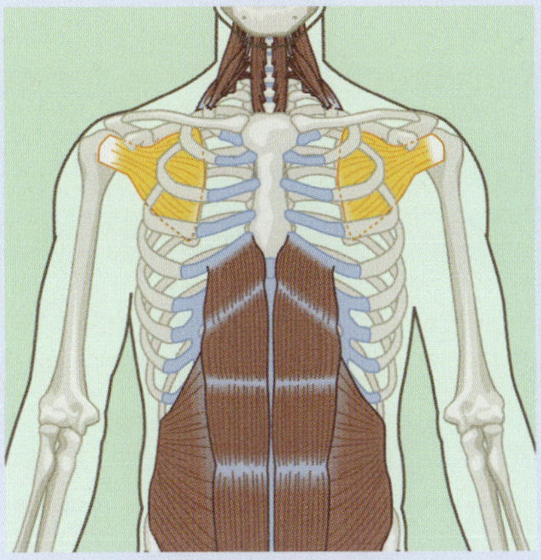

어깨밑근(견갑하근, SUBSCAPULARIS)

이는곳
- 어깨뼈밑오목

닿는곳
- 위팔뼈의 작은결절

고립 기능

단축성 작용
- 어깨 안쪽돌림

통합 기능

신장성 작용
- 어깨 바깥돌림

등척성 작용
- 팔이음뼈 안정화

신경지배
- 위아래어깨밑신경(C5~C6)

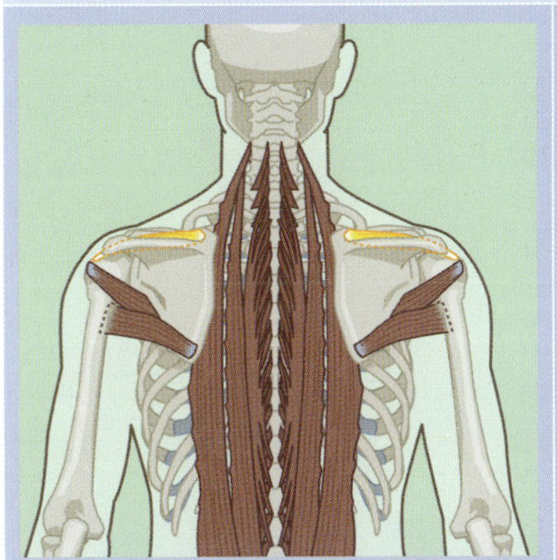

가시위근(극상근, SUPRASPINATUS)

이는곳
- 어깨뼈 가시위오목

닿는곳
- 위팔뼈 큰결절의 윗면

고립 기능

단축성 작용
- 팔 벌림

통합 기능

신장성 작용
- 팔 모음

등척성 작용
- 팔이음뼈 안정화

신경지배
- 어깨위신경(C5~C6)

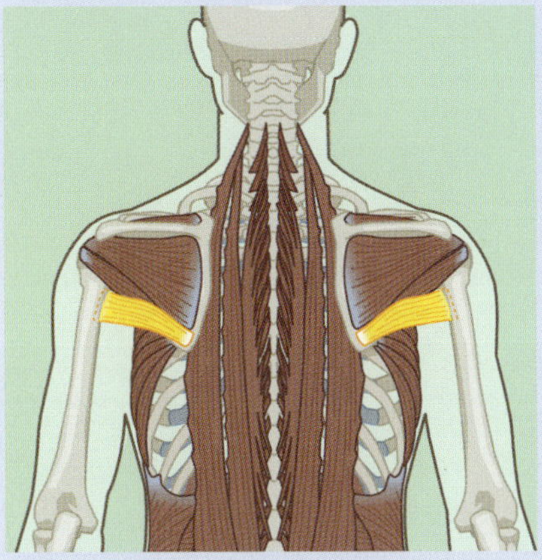

큰원근(대원근, TERES MAJOR)

이는곳
- 어깨뼈 아래각

닿는곳
- 위팔뼈의 작은결절

고립 기능

단축성 작용
- 어깨 안쪽돌림, 모음, 폄

통합 기능

신장성 작용
- 어깨 바깥돌림, 벌림, 굽힘

등척성 작용
- 팔이음뼈 안정화

신경지배
- 아래어깨밑신경

팔 근육(ARM MUSCLES)

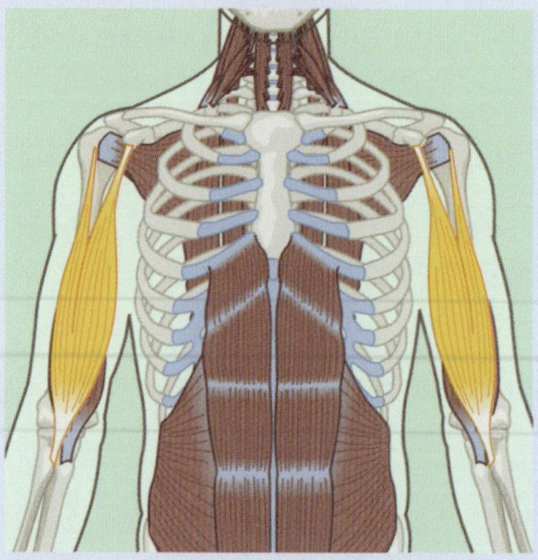

위팔두갈래근(상완이두근, BICEPS BRACHII)

이는곳

- 짧은갈래: 부리돌기
- 긴갈래: 어깨뼈의 관절오목 위 결절

닿는곳

- 노뼈거친면

고립 기능

단축성 작용

- 팔꿈치 굽힘, 노자관절 뒤침, 어깨 굽힘

통합 기능

신장성 작용

- 팔꿈치 폄, 노자관절 엎침, 어깨 폄

등척성 작용

- 팔꿈치와 팔이음뼈 안정화

신경지배

- 근육피부신경

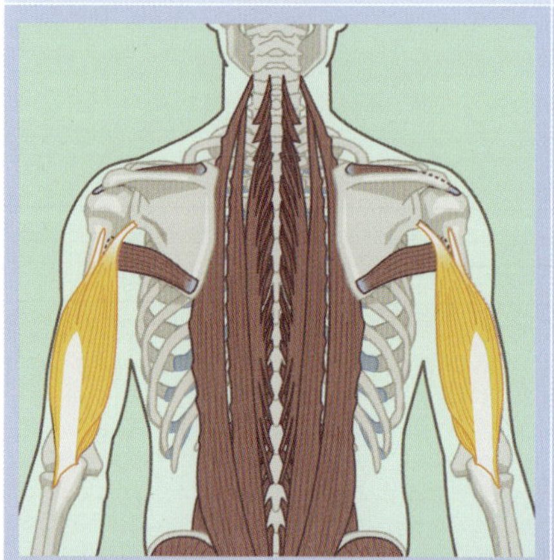

위팔세갈래근(상완삼두근, TRICEPS BRACHII)

이는곳

- 긴갈래: 어깨뼈의 접시아래결절
- 짧은갈래: 위팔뼈 후면
- 안쪽갈래: 위팔뼈 후면

닿는곳

- 자뼈의 팔꿈치머리돌기

고립 기능

단축성 작용

- 팔꿈치 폄, 어깨 폄

통합 기능

신장성 작용

- 팔꿈치 굽힘, 어깨 굽힘

등척성 작용

- 팔꿈치와 팔이음뼈 안정화

신경지배

- 노신경

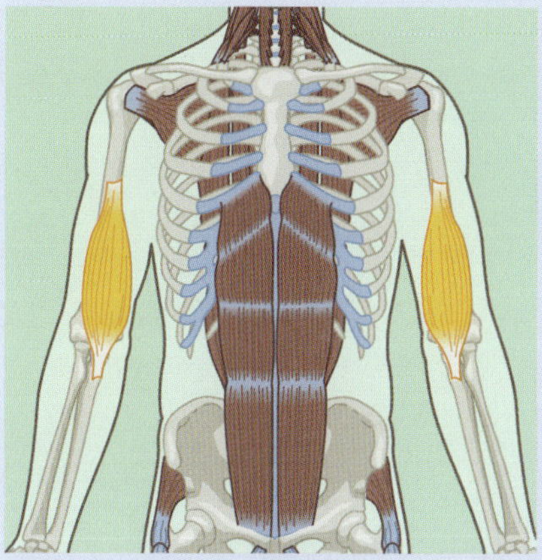

위팔근(상완근, BRACHIALIS)

이는곳

- 위팔뼈

닿는곳

- 자뼈의 갈고리돌기

고립 기능

단축성 작용

- 팔꿈치 굽힘

통합 기능

신장성 작용

- 팔꿈치 폄

등척성 작용

- 팔꿈치 안정화

신경지배

- 근육피부신경, 노신경

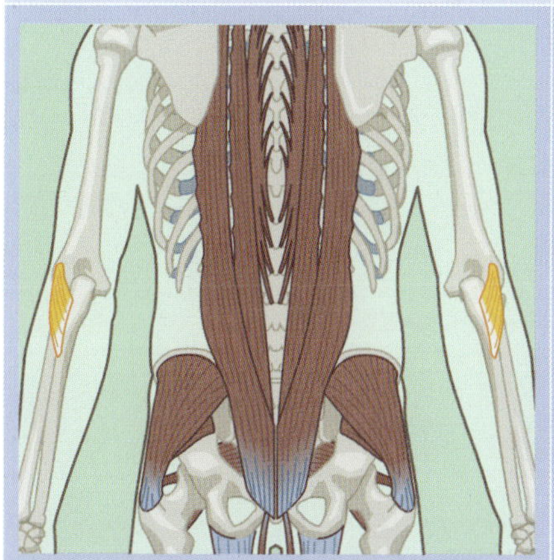

팔꿈치근(주근, ANCONEUS)

이는곳

- 위팔뼈의 가쪽위관절융기

닿는곳

- 팔꿈치머리돌기, 자뼈 후면

고립 기능

단축성 작용

- 팔꿈치 폄

통합 기능

신장성 작용

- 팔꿈치 굽힘

등척성 작용

- 팔꿈치 안정화

신경지배

- 노신경

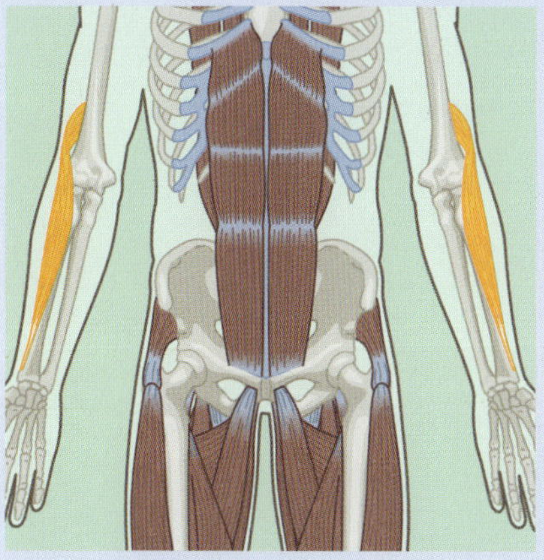

위팔노근(상완요골근, BRACHIORADIALIS)

이는곳

- 위팔뼈의 가쪽 관절융기위능선

닿는곳

- 노뼈의 붓돌기

고립 기능

단축성 작용

- 팔꿈치 굽힘

통합 기능

신장성 작용

- 팔꿈치 폄

등척성 작용

- 팔꿈치 안정화

신경지배

- 노신경

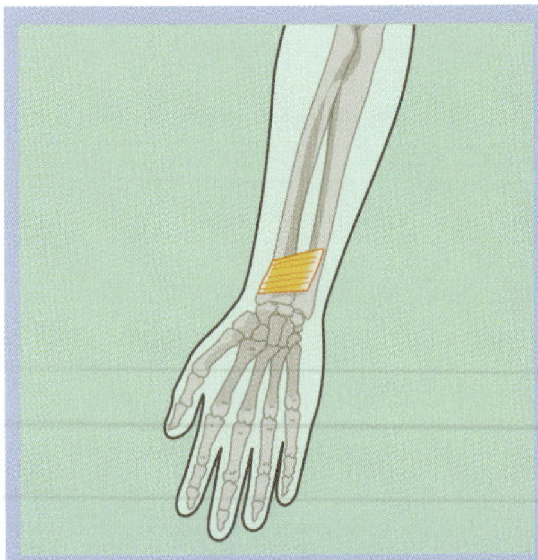

네모엎침근(방형회내근, PRONATOR QUADRATUS)

이는곳

- 자뼈 먼쪽

닿는곳

- 노뼈 먼쪽

고립 기능

단축성 작용

- 아래팔 엎침

통합 기능

신장성 작용

- 아래팔 뒤침

등척성 작용

- 먼쪽노자관절 안정화

신경지배

- 앞뼈사이신경

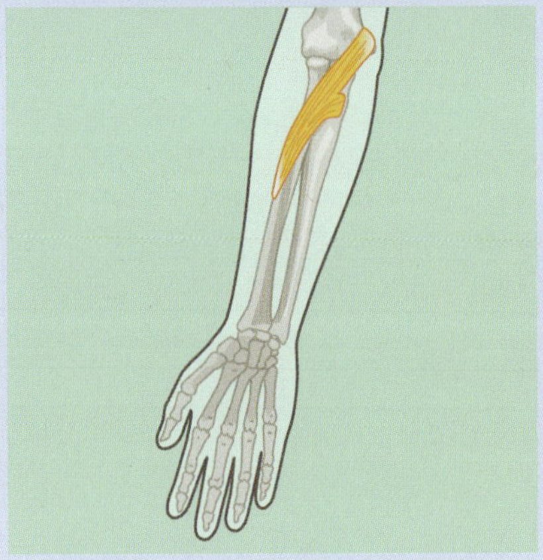

원엎침근(원형회내근, PRONATOR TERES)

이는곳

- 위팔뼈의 안쪽위관절융기, 자뼈의 갈고리돌기

닿는곳

- 노뼈

고립 기능

단축성 작용

- 아래팔 엎침

통합 기능

신장성 작용

- 아래팔 뒤침

등척성 작용

- 몸쪽노자관절과 팔꿈치 안정화

신경지배

- 정중신경

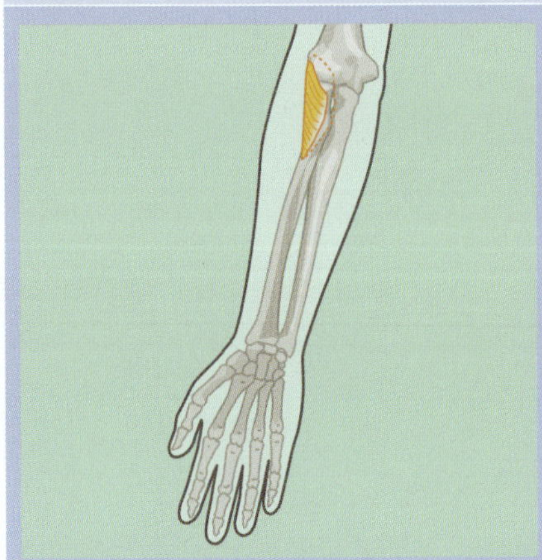

손뒤침근(회외근, SUPINATOR)

이는곳

- 위팔뼈의 가쪽위관절융기

닿는곳

- 노뼈

고립 기능

단축성 작용

- 아래팔 뒤침

통합 기능

신장성 작용

- 아래팔 엎침

등척성 작용

- 몸쪽노자관절과 팔꿈치 안정화

신경지배

- 노신경

목근육(NECK MUSCLES)

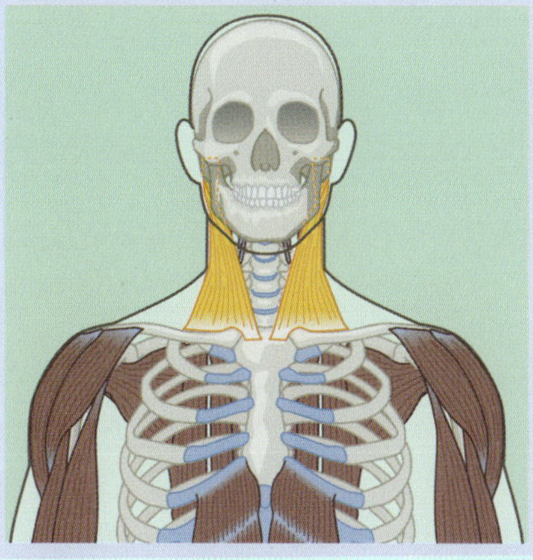

목빗근(흉쇄유돌근, STERNOCLEIDOMASTOID)

이는곳
- 복장뼈머리: 복장뼈자루 윗부분
- 빗장뼈머리: 빗장뼈 안쪽 1/3

닿는곳
- 꼭지돌기, 뒤통수뼈의 가쪽 위목덜미선

고립 기능

단축성 작용
- 목뼈 굽힘, 돌림, 가쪽굽힘

통합 기능

신장성 작용
- 목뼈 폄, 돌림, 가쪽굽힘

등척성 작용
- 목뼈와 봉우리빗장관절의 안정화

신경지배
- 11번 뇌신경

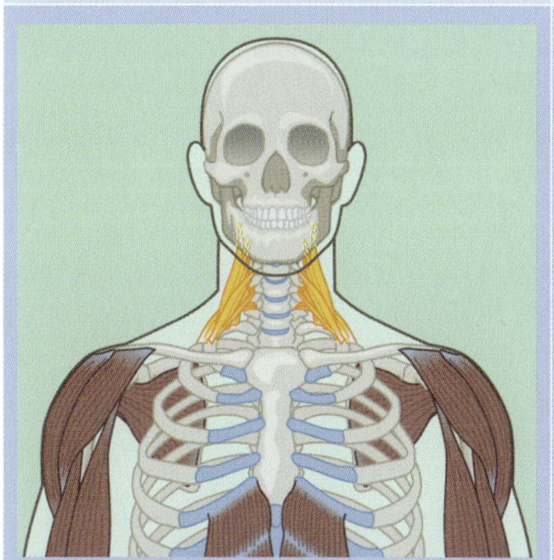

목갈비근(사각근, SCALENES)

이는곳
- C3~C7번 목뼈 가로돌기

닿는곳
- 1~2번 갈비뼈

고립 기능

단축성 작용
- 목뼈 굽힘, 돌림, 가쪽굽힘 및 흡기 동안 갈비뼈 올림 보조

통합 기능

신장성 작용
- 목뼈 폄, 돌림, 가쪽굽힘

등척성 작용
- 목뼈 안정화

신경지배
- 배쪽가지(C3~C7)

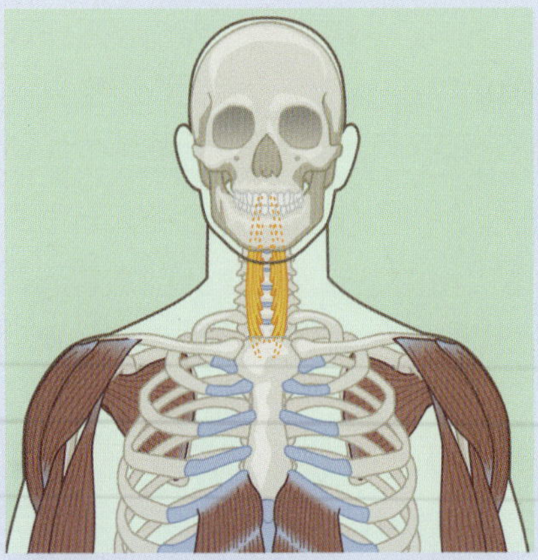

긴목근(경장근, LONGUS COLLI)

이는곳

- T1~T3번 등뼈 앞쪽 부분

닿는곳

- C1번의 앞 가쪽

고립 기능

단축성 작용

- 목뼈 굽힘, 가쪽굽힘, 같은쪽 돌림

통합 기능

신장성 작용

- 목뼈 폄, 가쪽굽힘, 반대쪽 돌림

등척성 작용

- 목뼈 안정화

신경지배

- 배쪽가지(C2~C8)

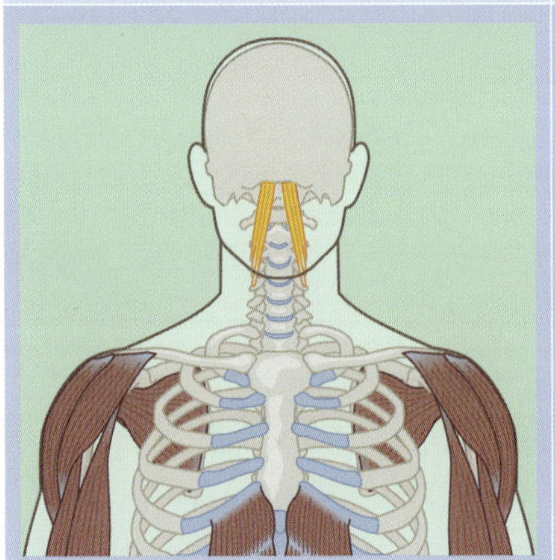

긴머리근(두장근, LONGUS CAPITIS)

이는곳

- C3~C6번 목뼈 가로돌기

닿는곳

- 뒤통수뼈 아래쪽

고립 기능

단축성 작용

- 목뼈 굽힘 및 가쪽굽힘

통합 기능

신장성 작용

- 목뼈 폄

등척성 작용

- 목뼈 안정화

신경지배

- 배쪽가지(C1–C3)

운동 행동

운동 행동 Motor behavior

내외부 환경 자극에 대한 인체 움직임 시스템의 반응

감각 정보
Sensory information

중추신경계가 감각수용기로부터 수신하여 공간에서의 신체 위치와 팔다리 방향, 환경, 온도, 질감 등에 대한 정보를 결정하는 자료

기능적 움직임은 운동 행동(motor behavior)의 개념을 사용하여 학습하고 적용하며 발달시켜 나간다. 운동 행동에 대한 연구는 내외부 환경의 감각 정보(sensory information)를 사용하여 숙련된 움직임을 생성하기 위해 신경계, 골격계 및 근육계가 상호 작용하는 방식을 조사한다. 결국 운동 행동은 운동 조절, 운동 학습, 운동 발달의 조합을 나타낸다(그림 2–2).

운동 조절(motor control)은 이전 경험과 감각 정보를 완전히 이해하고 통합하기 위해 CNS에서 사용하는 관련 구조 및 기전과 함께 자세 및 움직임에 대해 연구하는 것이다. 운동 조절은 어떤 CNS 구조가 움직임을 생성하는 운동 행동과 관련되어 있는지와 연관되어 있다. 운동 학습(motor learning)은 연습과 경험을 통해 운동 조절 과정을 활용하여 숙련된 움직임을 생성해내는 능력을 비교적 영구적으로 변화시키는 것이다. 마지막으로 운동 발달(motor development)은 전 생애 동안 시간에 따른 운동 행동의 누적 변화로 정의할 수 있다.

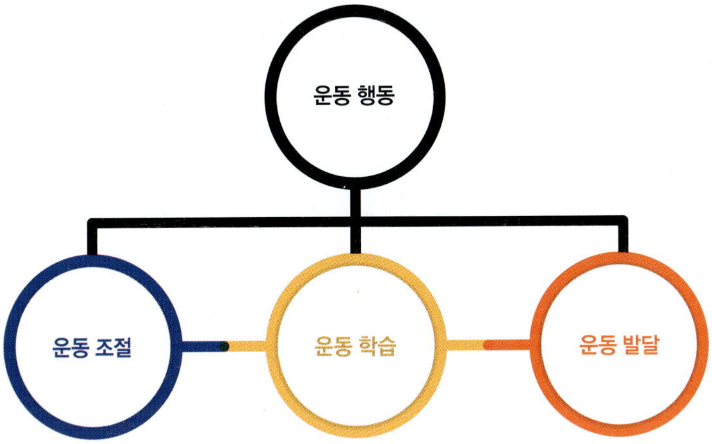

그림 2-2 운동 행동의 요소

운동 조절 Motor control

감각 정보와 이전 경험을 통합하기 위해 중추신경계에서 사용하는 관련 구조 및 기전과 함께 자세 및 움직임을 연구함

운동 학습 Motor learning

숙련된 움직임을 위해 연습과 경험을 활용하는 과정은 개인의 능력에 비교적 영구적인 변화를 가져옴

운동 발달 Motor development

일생 동안 시간의 경과에 따른 운동 행동의 변화

운동 조절

HMS는 조직적이고 효율적인 방식으로 움직이기 위해 집합적 분절을 정확하게 조절해야 한다. 이 분절 조절은 적절한 운동 반응을 생성하기 위해 함께 작동하는 신경, 골격 및 근육 구성 요소를 포함하는 통합 과정이다. 이 과정은 운동 조절로 알려져 있으며, 여기서는 숙련된 운동 반응을 생성하기 위해 내부 및 외부 감각 정보를 이전 경험과 통합하기 위해 중추신경계에서 사용하는 관련 구조 및 기전에 중점을 둔다. 운동 조절 및 운동 학습에서 가장 중요한 개념 중 하나는 중추신경계가 운동 패턴을 생성, 개선, 조작 및 기억하기 위해 수신한 정보를 통합하는 방법이다.

감각 정보

감각 정보는 온도, 시야, 소리, 질감과 같은 외부 환경에 대한 정보뿐만 아니라 공간에서의 신체 위치 및 팔다리 방향과 같은 것을 결정하기 위해 중추신경계가 감각 수용기로부터 받는 자료이다. 이 정보를 통해 중추신경계는 내부 및 외부 환경을 모니터링하여 단순한 반사에서 복잡한 움직임 패턴에 이르기까지 조절하여 운동 동작을 수정한다.

감각 정보는 신체를 위험으로부터 보호하는 데 필수적이다. 또한 감각(sensations)과 지각(perceptions)을 통해 새로운 기술을 습득하고 개선하기 위한 움직임에 피드백을 제공한다. 감각은 감각 정보가 수용기(들신경)로 수신되어 반사적 운동 행동을 위해 척수로 전달되는 과정과 처리를 위해 상위 겉질 영역으로 전달되는 과정, 또는 둘 모두로 전달되는 과정이다. 이 감각 경로는 들신경 세포(apperent)에 의해 지원되는 반면, 운동 반응은 날신경 세포(eppe-rent)를 이용한다. 지각은 감각 정보와 과거 경험 또는 기억의 통합이다(Fulkerson, 2002; Irving et al., 2007; Leetun et al., 2004). 신체는 세 가지 방식으로 감각 정보를 사용한다(Fulkerson, 2002; Ireland et al., 2003; Irving et al., 2007).

- 감각 정보는 움직임 전, 움직임 중, 움직임 후의 환경 및 자신에 대한 인체의 공간적 방향에 대한 정보를 제공한다.
- 운동 실행 계획을 계획하고 조작하는 데 도움이 된다. 이것은 반사의 형태로 척추 수준에서 또는 실제 운동 수행이 비교되는 소뇌에서 발생할 수 있다.

감각 Sensations

감각 정보가 수용기에 의해 수신되어 반사적 운동 행동을 위해 척수로 전달되는 과정, 처리를 위해 상위 겉질 영역으로 전달되는 과정, 또는 둘 모두로 전달되는 과정

지각 Perceptions

과거 경험이나 기억과 감각 정보의 통합

들신경 Afferent

감각 자극에서 중추신경계로 신호를 전달하는 감각 뉴런

날신경 Efferent

움직임을 위해 중추신경계에서 근육으로 신호를 전달하는 운동 뉴런

- 감각 정보는 기능이 저하되었을 수 있는 기존의 움직임 패턴을 재학습할 뿐만 아니라 새로운 기술 학습을 촉진한다.

고유수용감각

고유수용감각 Proprioception

들신경에서 중추신경계로의 누적 신경 입력

고유수용감각(proprioception)은 근육의 힘과 움직임과 관련된 정적 및 동적 위치, 움직임, 감각에 대한 정보를 제공하기 위해 기계수용기(피부, 근막, 근육, 힘줄 및 관절 수용기)를 사용하는 감각(들신경) 정보의 한 형태이다(Kopeinig et al., 2015). 이 들신경 정보에서 중추신경계로 보낸 신경 입력은 누적되어 공간에서 신체의 상대적 위치를 인지하고 인식하게 해준다. 이 중요한 정보는 최적의 운동 행동과 신경근 효율성(neuromuscular efficiency)을 돕는다. 들신경 정보는 중추신경계 내 운동 조절의 다양한 수준으로 전달되어 움직임을 살피고 조작하는 데 사용된다.

신경근 효율성 Neuromuscular efficiency

주동근, 길항근, 협력근, 안정근이 협력 효과를 발휘하여 세 가지 운동 평면 모두에서 인체 움직임 시스템을 생성, 감소 및 동적으로 안정화하도록 허용하는 신경근 시스템의 능력

많은 수용기가 관절 안팎에 위치하기 때문에 모든 관절 손상에서는 손상 후 얼마 동안 고유수용성 구성 요소도 손상시킬 수 있다. 전체 인구의 80%가 허리통증(LBP)을 경험하고(National Institute of Neurological Disorders and Stroke, 2014) 연간 약 10~20만 건의 전방십자인대(ACL) 손상이 발생하며(Friedberg et al., 2017), 200만 건 이상의 발목 염좌(Waterman et al., 2010)가 발생한다는 사실을 감안하면 이러한 사람들은 과거 손상의 결과로 고유수용감각이 변경되었을 가능성이 있다(Herzog et al., 2019). 근골격계 손상 후 실시하는 철저한 재활 프로그램에는 일반적으로 고유수용감각 훈련이 포함된다. 따라서 고유수용감각 능력을 향상시키고 자세 조절 능력을 향상시키기 위해서는 코어 및 밸런스 훈련이 필요하다.

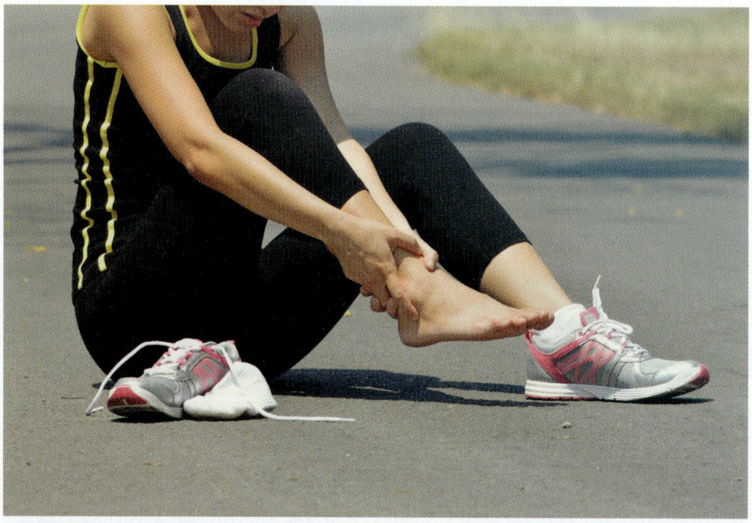

발목 염좌

감각 운동 통합

감각 운동 통합 Sensorimotor integration

적절한 운동 반응을 실행하기 위해 감각 정보를 수집하고 해석하는 중추신경계의 능력

감각 운동 통합(sensorimotor integration)은 적절한 운동 반응을 실행하기 위해 중추신경계가 감각 정보를 수집하고 해석하는 능력이다(Coker, 2018; Magill & Anderson, 2016). 감각 운동 통합은 들어오는 감각 정보의 질만큼만 효과적이다(Biedert, 2000; Schmidt & Lee, 2014). 부적절한 형

태로 훈련하는 사람은 부적절한 감각 정보를 중추신경계에 전달하여 운동 보상(movement compensation) 및 잠재적 손상을 유발할 수 있다. 따라서 올바른 기술을 훈련하고 강화할 수 있도록 프로그램을 디자인해야 한다. 예를 들어, 과전만형 허리와 넙다리뼈의 내전 형태로 스쿼트를 지속적으로 수행하는 사람은 근육의 길이-장력 관계, 짝힘 관계 및 관절 운동 변형으로 인해 궁극적으로 등, 무릎 및 햄스트링 문제로 이어질 수 있다(Kaya et al., 2018; Sahrmann et al., 2017; Thomeé et al., 1995).

운동 보상
Movement compensation

운동 사슬 기능장애에 대한 반응으로 신체가 최적이 아닌 방식으로 움직일 때

근육 협력 효과

앞서 언급한 바와 같이 근육은 움직임을 생성하기 위해 함께 작용하면서 역할을 변화시킨다. 운동 조절에서 가장 중요한 개념 중 하나는 중추신경계가 그룹 또는 협력 효과로 근육을 동원한다는 것이다. 이는 근육이 기능적 단위로 작동하도록 하여 움직임을 단순화한다. 예를 들어 미는 동작을 하는 동안 힘은 주동근(작용근)인 큰가슴근에 의해 생성되며 앞어깨세모근과 위팔세갈래근은 협력 효과를 낸다. 당기기 유형의 움직임에서 주동근은 넓은등근이며 뒤어깨세모근과 위팔두갈래근이 협력 효과를 발휘한다(그림 2-3). 적절한 움직임 패턴과 기술의 연습을 통해 근육 협력 효과가 더욱 유연해지고 자동화된다(Fulkerson, 2002; Irving et al., 2007; Payne & Berg, 1997). 적절한 움직임 패턴과 기술을 연습하는 것은 교정 운동 연속체의 네 번째 단계인 통합의 초점이다.

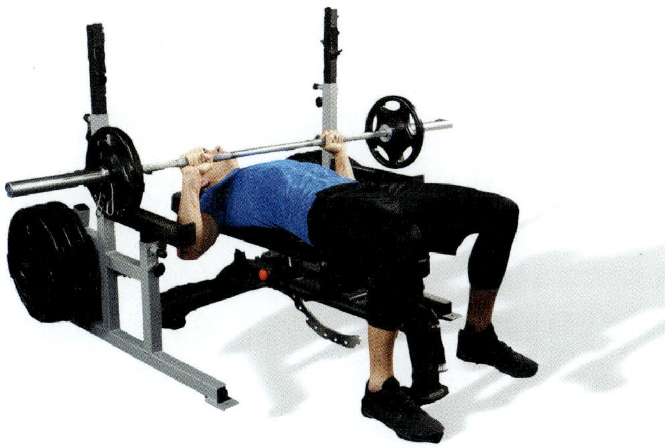

그림 2-3A 미는 동작

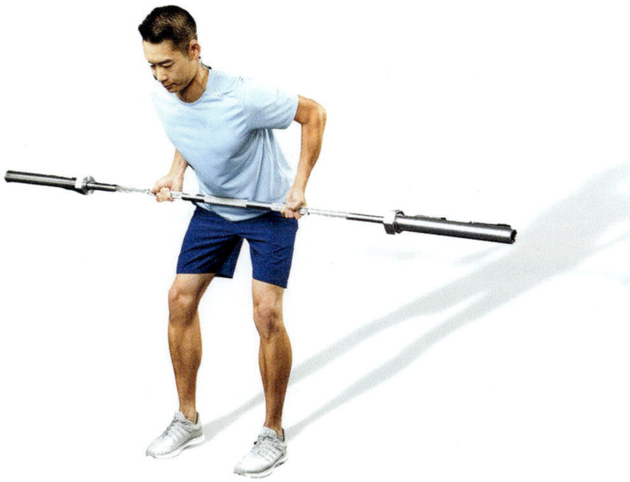

그림 2-3B 당기는 동작

운동 학습 및 발달

운동 학습은 연습과 경험을 통한 운동 조절 과정의 통합이며, 이를 통해 거의 영구적으로 능숙한 움직임을 습득할 수 있다. 운동 학습에 대한 연구는 가장 기본적으로 향후 사용할 움직임을 습득하고 유지하는 방식을 연구한다. 능숙한 움직임을 효과적으로 익히기 위해서는 피드백이 필요하다(Fulkerson, 2002; Ireland et al., 2003; Irving et al., 2007).

운동 발달은 전 생애에 걸쳐 일어나는 모든 운동 학습의 축적이다. 운동 발달은 대근육 및 소근육 운동 기술 발달과 더불어 유아기에 시작된다. 이러한 기술들은 또한 발달 이정표로서

물체 잡기, 구르기, 앉기, 서기, 걷기를 포함한다. 운동 발달은 인간이 나이 들면서 좀 더 포괄적이고 복합적인 일들을 수행할 능력을 발달시켜 나가는 것으로, 이 과정은 유아기에서 청소년기를 거쳐 성인기에 이르는 동안 지속된다.

적절한 연습 및 경험은 운동 학습으로 이어지고, 이는 시간이 지남에 따라 능숙한 움직임을 효과적으로 수행하는 개인의 능력을 영구적으로 변화시킨다. 피트니스 전문가는 운동 발달이 전 생애에 걸쳐 일어나며 각 개인이 새로운 환경, 움직임, 과제에 노출되면서 다듬어진다는 점을 염두에 두어야 한다(Leversen et al., 2012).

피드백

피드백 Feedback

효과적인 움직임을 위한 운동 패턴의 영구적인 신경 표상의 발달을 돕기 위해 감각 정보와 감각 운동 통합을 활용하는 것

내부(감각) 피드백
Internal (sensory) feedback

몸이 움직임과 환경을 관찰하기 위해 길이-장력 관계, 짝힘 관계, 관절 운동을 통해 감각 정보를 사용하는 과정

외부(보강) 피드백
External (augmented) feedback

건강 및 피트니스 전문가, 영상, 거울, 심박수 측정기 등의 외부 자료를 통해 얻는 정보

결과 지식
Knowledge of results

움직임이 끝난 후 개인에게 수행 결과를 알려주기 위해 사용됨

수행 지식
Knowledge of performance

움직임의 질에 관한 정보를 제공함

피드백(feedback)은 효과적인 움직임을 위한 운동 패턴의 영구적인 신경 표상의 발달을 돕기 위해 감각 정보와 감각 운동 통합을 활용하는 것이다. 이는 내부(감각) 피드백과 외부(혹은 보강) 피드백을 통해 달성된다.

내부(감각) 피드백[Internal (sensory) feedback]은 몸이 움직임과 환경을 관찰하기 위해 감각 정보를 사용하는 과정이다. 내부 피드백은 HMS가 주어진 상황에서 요구되는 움직임의 적절한 힘, 속도 및 정도를 조절하는 안내자 구실을 한다. 적절한 움직임을 보인다는 것은 최적의 감각 운동 통합을 수용하는 내부(감각) 피드백이 정확한 정보라는 것을 확인해 준다.

외부(보강) 피드백[External (augmented) feedback]은 외부에서 들어온 정보이다. 외부 피드백에는 피트니스 전문가가 주는 신호, 운동 수행 비디오 시청, 거울 앞에서 운동하기, 혹은 심박수 측정기 착용에서 오는 정보가 있다. 이 정보는 내부 피드백을 보완하는 데 사용된다. 외부 피드백은 개인이 내적으로 느끼는 것과 획득한 움직임 패턴(좋든 나쁘든)의 결과를 연결하게 해주는 다른 정보원을 제공한다.

두 가지 주요 외부 피드백 유형은 **결과 지식(knowledge of results)**과 **수행 지식(knowledge of performance)**이다. 결과 지식은 움직임이 끝난 후에 개인에게 수행 결과를 알려주기 위해 사용된다. 이것은 피트니스 전문가, 고객, 혹은 장비를 통해 얻을 수 있다. 피트니스 전문가는 각 개인에게 그들의 스쿼트가 '좋았다'고 알려주고, 그들이 자신들의 자세를 '느끼거나' '볼' 수 있었는지 물어볼 수 있다. 결과 지식을 알려줄 때 고객들은 여러 유형의 피드백을 통해 더 많이 자각하게 되고 자신들의 생각을 보강한다. 이것은 각각의 움직임을 반복하거나 여러 번 반복한 후, 또는 세트가 완료된 후에 이루어진다. 개인이 원하던 움직임 기술에 익숙해지면 피트니스 전문가의 결과 지식은 점점 줄어들고 신경근 효율성은 향상된다.

수행 지식은 움직임의 질에 관한 정보를 제공한다. 예를 들면, 스쿼트 시 두 발이 바깥돌림되고 넙다리뼈가 과도하게 모음(내전)되는 것을 발견했다면 그 개인에게 움직임을 반복하면서 다른 느낌은 없는지, 다른 점은 무엇인지를 묻는 것이다. 혹은, 개인이 점프 후 착지 시 충격을 흡수하도록 하기 위해(또한 ACL이 위험하도록 무릎을 펴고 착지하는 것이 아니라) 충격의 영향에 대해 알려주고 조용히 착지하도록 지시하여 착지 시 충격 흡수를 효과적으로 가르칠 수 있다. 이렇게 함으로써 고객은 자신의 감각 과정에 참여하게 되는 것이다. 피드백은 고객이 능숙해질수록 빈도가 줄어든다.

이러한 외부 피드백 유형들은 수행 오류를 발견하게 하며 동기 부여에도 중요한 요소이다. 더 나아가 고객이 원하는 행위에 대한 자각을 돕는 보충적인 감각 정보를 제공한다. 그러나

고객은 특히 피트니스 전문가들이 주는 외부 피드백에 지나치게 의존해서는 안 된다는 점을 알려주는 것이 중요하다. 이는 개인의 내부 감각 입력에 대한 스스로의 반응을 헷갈리게 할 수 있기 때문이다. 또한 감각 운동 통합을 바꾸고, 새로운 움직임에 대한 고객의 학습과 새로운 동작에 대한 최종 수행에 영향을 끼칠 수 있다(Fulkerson, 2002; Ireland et al., 2003; Irving et al., 2007).

근력

정확한 움직임을 위해서는 근육들이 동반 협력 효과를 내면서 함께 작용해야 한다. 그러나 관절을 둘러싼 각 근육의 길이와 장력 모두가 바뀌면 관절의 안정 자세가 변하고, 관절에 가해지는 긴장도가 커지며, 힘이 생성되는 방식이 손상되어 부상 위험을 높이는 자세나 움직임 등의 보상으로 이어진다.

길이-장력 관계

근육의 기능적 단위는 근절(sarcomere)로써(그림 2-4) 액틴과 마이오신이라는 서로 겹치는 필라멘트로 구성되어 있다. 근육이 수축할 때 각 필라멘트에 있는 작고 이빨 같은 구조가 액틴과 마이오신을 잡고 서로 교차하며 미끄러지게 한다. 근긴장도가 높아질 때 기능적으로 근육을 수축시키는데, 이것이 교차결합 기전(cross-bridge mechanism)이다. 근육이 이완할 때는 필라멘트들이 풀리면서 중립으로 복귀한다.

근절 Sarcomere

서로 겹치는 액틴/마이오신 필라멘트로 구성된 근육의 기능적 단위

교차결합 기전 Cross-bridge mechanism

액틴/마이오신 필라멘트가 교차하도록 하는 집합적인 생리 과정으로써 근긴장도가 높아질 때 기능적으로 근육을 수축시킴

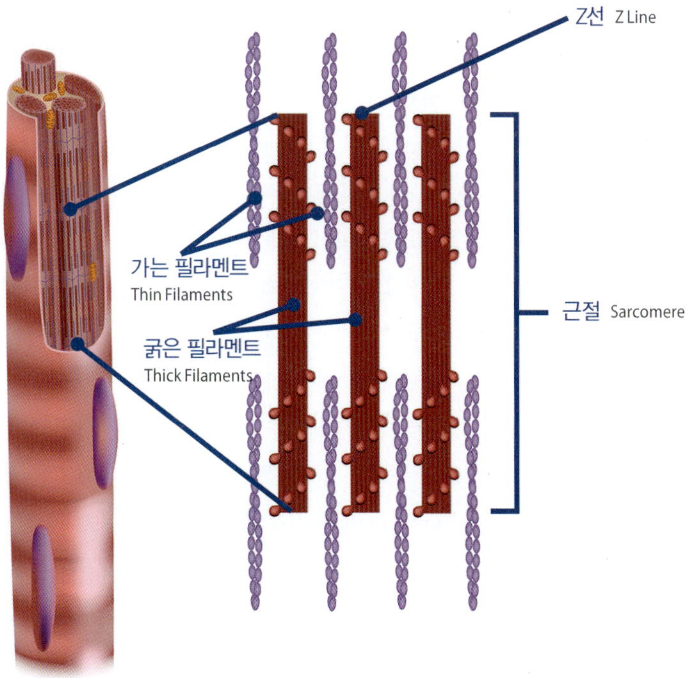

그림 2-4 근절

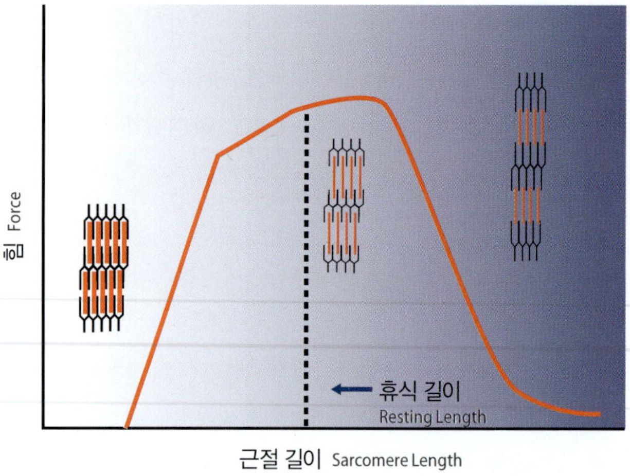

그림 2-5 길이-장력 관계

길이-장력 관계
Length-tension relationship

근육의 휴식 길이와 휴식 길이에서 근육이 생성할 수 있는 장력

휴식 길이 Resting length

정지 시 근육 상태. 수축 혹은 이완 상태가 아님

신경 구동 Neural drive

근육이 중추신경계에서 받는 활성화 신호의 정도와 양

과활성/단축
Overactive/shortened

촉진된 신경 구동이 근육으로 하여금 만성적 수축 상태로 고착되게 할 때 발생

저활성/신장
Underactive/lengthened

억제된 신경 구동으로 인해 근육의 기능적 길항근이 만성적으로 늘어난 상태로 끌어당기도록 할 때 일어남

길이-장력 관계(length-tension relationship)는 근육의 휴식 길이(resting length)와 휴식 길이에서 근육이 생성할 수 있는 장력을 일컫는다(Feher, 2017)(그림 2-5). 근육의 휴식 길이는 몸이 정지 상태이고 근육이 수축이나 이완 상태가 아닐 때를 말한다. 근육의 휴식 길이가 필요보다 짧다면 사용 가능한 액틴-마이오신 교차결합 기전이 제한되고 사용 가능한 힘의 출력이 줄어든다. 필요 이상으로 긴 휴식 길이를 가진 근육 또한 힘 생성 능력이 제한된다.

근육의 휴식 길이나 수축(단축)/이완(신장) 능력은 그것이 받는 신경 구동의 결과이다. 신경 구동(neural drive)은 근육이 CNS에서 받는 수축 신호의 효과적인 양을 나타낸다. 정지 시에도 관절을 둘러싼 근육들은 모두 장력을 적용하고 뼈대를 지지하도록 CNS에서 신호를 받아 잠재적 활동 상태에 있다. 근육들이 완전히 이완되면 몸은 지면으로 무너질 것이다.

근육이 과활성/단축(overactive/shortened) 상태로 보인다 해도 이는 그것을 구성하는 단백질 구조가 물리적으로 짧아진 상태라는 의미가 아니다. 그보다는 과도한 신경 구동으로 휴식기에 있는 근육이 효과적으로 근육의 휴식 길이를 단축 상태로 유지하면서 부분 수축 상태에 있게 한다는 의미이다. 그 근육이 활성화하고 힘을 생성할 때 근육의 액틴과 마이오신 필라멘트가 이미 더욱 겹쳐진 위치에 있기 때문에 가능한 한 근육 수축의 총량은 줄어든다. 반대로, 늘어난 휴식 상태는 액틴과 마이오신 필라멘트가 필요한 것보다 덜 겹쳐졌다는 의미이며 힘을 생성하는 근육의 능력을 감소시킨다는 의미이다. 이는 과도한 겹침이 단축된 근육의 힘 생성을 감소시키는 것과 상반된다. 이 경우, 근육의 액틴과 마이오신 필라멘트는 최적으로 힘을 생성하거나 조절하기 위해 충분히 겹쳐지지 못한다.

게다가, 관절 한쪽의 근육이 과활성/단축 상태일 때 관절의 다른 쪽 근육에서는 신경 구동이 감소하는 상태가 발생한다. 상호억제의 자연스러운 효과를 생각해 보면 움직임을 수행해야 할 때 관절 한쪽의 근육이 활성화하도록 중추신경계(CNS)에서 보내는 신호는 원하는 움직임이 발생하도록 그 근육이 이완하고 늘어나게 하면서 기능적 길항근으로 보내는 신호를 억제한다. 근육이 만성적으로 과활성 상태이며 휴식 위치에서 촉진된 수축 신호를 받는다면 결국 상호억제는 기능적 길항근이 만성적으로 억제된 신경 구동 상태에 있게 한다. 그 억제된 근육이 움직임을 위한 주동근이어야 할 때 만성적인 억제는 근육이 생성할 수 있는 힘의 양을 줄이면서 제 구실을 하지 못하도록 막는다. 이러한 상황에 있는 근육들을 저활성/신장(underactive/

전문적으로 알아보기

티틴(titin): 세 번째 필라멘트

근절(sarcomere)이 근육 수축의 단위라는 것은 밝혀진 사실이다. 이 근절에는 근육 수축 시 소위 교차결합 기전 기능을 따르는 두 이동 필라멘트(액틴과 마이오신)가 있다. 그러나 두 필라멘트 모델은 근육이 완전히 늘어난 상태일 때 신장성 근육 수축이 어떤 작용으로 일어나는지 완전히 설명하지 못한다. 근절들이 액틴과 마이오신 필라멘트의 기능적 겹침 이상의 지점까지 늘어나면 두 필라멘트 모델은 교차결합이 직접적으로 활성 힘에 기여하지 못하게 한다.

이 지점에서 세 번째 필라멘트가 등장한다. 티틴은 근절 전체에 걸쳐 있으면서 액틴과 마이오신 필라멘트가 서로 떨어지는 것을 막고, 근육이 늘어난 상태에서 휴식 길이로 되돌아오도록 도우며 근육의 탄력성을 담당한다(**그림 2-6**). 1949년 이후 연구를 통해 티틴의 존재는 확인되었으나 힘 생성에 있어 그것이 담당하는 기능은 아직 완전히 규명되지는 않았다(Dos Remedios & Gilmour, 2017). 그러나 점점 두 필라멘트 모델이 설명하지 못하는 분야를 뒷받침하는 유력한 근거가 나오고 있다.

교차결합만으로는 신장성 수축에서 늘어난 힘의 증가를 설명할 수 없다는 것이 명백해짐에 따라 티틴이 중요한 역할을 하고 있을 가능성은 명확해졌다. 유력한 가설들에는 동적 스프링 이론, 즉 최적의 힘이 발생하기 위한 교차결합의 최대 겹침이 필요 없는 길이-장력 위치에서 근절 필라멘트가 신장 수축(lengthening contractions)을 수행하는 방식을 설명하는 이론뿐만 아니라 티틴 단백질 구조의 감김-풀림 효과를 설명하는 이론이 있다(Nishikawa et al., 2018). 이로 인해 근절 기능을 설명하는 세 필라멘트 모델을 지지하는 경향이 높아졌다.

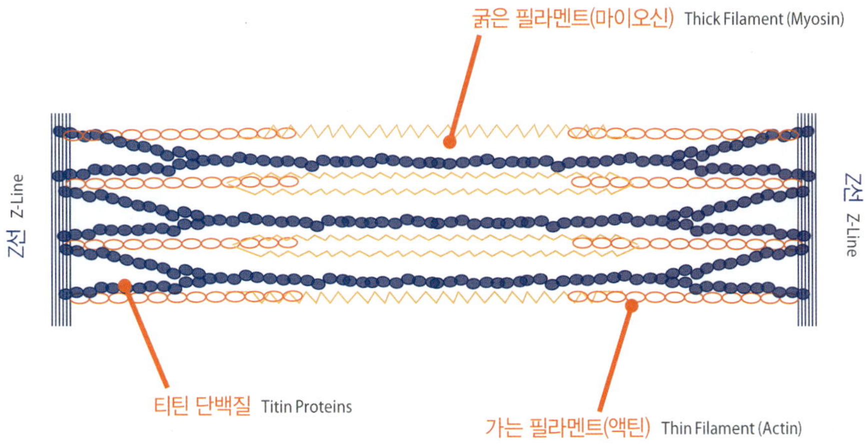

그림 2-6 티틴 단백질

유용한 힌트

과활성: 만성적으로 근육에 촉진된 신경 구동으로, 이는 근육이 만성적으로 단축, 즉 줄어들게 한다.
저활성: 만성적으로 근육에 억제된 신경 구동으로, 이는 관절의 반대편에 있는 과활성 근육이 이 근육을 끌어당겨 늘어나게 한다.

lengthened) 상태에 있다고 말한다.

과활성/저활성 상태가 관절 양쪽에 있는 근육들 사이에 존재할 때(예: 주동근이 과활성/단축 상태이며 길항근이 저활성/신장 상태일 때) 근육 불균형(muscle imbalance)이 있다고 말한다. 이 개념은 교정 운동 과정에 있어서 가장 중요하다. 직접적으로 관절 정렬 개념과 연결

근육 불균형 Muscle imbalance
관절 주위 근육 길이를 바꿈

확인하기

닭이 먼저냐 달걀이 먼저냐? 이 고전적인 딜레마는 근육 불균형과 관절 위치 잡기 사이의 관계와 밀접한 연관이 있다. 과도한 혹은 줄어든 신경 구동(과활성/저활성) 때문에 관절의 한쪽 근육은 줄어들고 다른 쪽은 늘어난 상태가 된 것일까, 아니면 주변 근육이 단축/신장된 상태에 적응하는 위치에 관절이 만성적으로 유지되어 신경 구동에 장애를 일으킨 것일까?

고객과 시행하는 포괄적인 평가 과정은 해답을 찾는 데 도움이 된다. 가끔씩 일상생활에서 몸이 적응해야 하는 상황에 처할 때가 있다. 이런 경우에는 근육 길이의 만성적인 변화가 먼저 오고 과활성/저활성 상태가 뒤따른다. 다른 상황에서는 반복적인 활동이나 부상이 먼저 근육을 과활성 상태에 빠지게 한다. 이러한 경우에는 상호억제 효과가 길항근의 신경 구동을 줄이며, 과활성/저활성이 근육을 단축/신장 상태에 놓이게 한다.

어떤 식으로든 그것은 피트니스 전문가가 과활성/단축 근육들을 교정 운동 연속체(CEC) 1, 2단계에서 억제하거나 늘리고 3단계에서 저활성/신장 근육을 활성화하고 강화한 다음 4단계에서 이렇게 교정된 길이-장력 관계를 기능적인 움직임 패턴으로 통합함으로써 마무리하는 악순환을 만든다.

되기 때문이다. 관절을 감싸는 근육 길이와 긴장도의 균형이 맞지 않으면 관절들은 최적이 아닌 상태에 놓이게 된다. 한 관절의 움직임이 다른 관절들의 움직임과 상호 의존적일 때 움직임을 발생시키는 일련의 과정에서 어떤 기능장애라도 발생한다면 그것은 다른 부위에 직접적인 영향을 주게 된다(Thomeé et al., 1995). 이 때문에 상호 연동하며 인체를 움직이는 부분들을 운동 사슬(kinetic chain)이라 부른다. 이것들은 단 한 군데에만 지장이 생겨도 전체 기능이 바뀔 수 있다. 기본적으로 최적의 자세를 지닌 사람은 전체 근육계에 걸쳐 적절한 길이-장력 관계를 가지므로 관절이 적절하게 정렬되어 있다고 할 수 있다.

운동 사슬 Kinetic chain

신경계, 근육계, 골격계의 결합 및 상호 관계

짝힘 관계

근육들은 그룹으로 연결되고 힘줄에 붙어 있는 각 근육에 의해 뼈로 전달되는 힘을 생성한다. 근육들이 그룹으로 모이기 때문에 여러 근육이 동시에 각각의 뼈에 힘을 전달하여 관절에서 움직임을 만들어 낸다. 관절 주위의 움직임을 생성하는 근육들의 이러한 협력 작용은 짝힘(force-couple)으로도 알려져 있다. 짝힘 관계에 있는 근육들은 뼈에 붙은 인접 근육만이 아니라 뼈들로 분산되는(즉, 다방향의) 장력을 제공한다(그림 2-7).

짝힘 관계
Force-couple relationship

관절 주위의 움직임을 생성하는 근육들의 협력 작용

적절한 짝힘 관계는 HMS가 바람직한 방식으로 움직이게 하는 데 필요하다. 적절한 짝힘은 관절이 적절한 운동학적(즉, 관절 운동) 상태를 갖도록 근육이 최적의 길이-장력 관계를 지녔을 때만 가능하다. 한 가지 일반적인 예는, 엉덩관절 굽힘근(예: 넙다리곧은근과 큰허리근)과 엉덩관절 폄근(예: 큰볼기근)에 의해 만들어지는 짝힘이다. 엉덩관절 양쪽의 각 근육이 최적의 길이-장력 관계(너무 길거나 너무 짧지 않은)를 가질 때 허리-골반-엉덩관절 복합체(LPHC)가 이상적인 신경 중립 자세를 유지한다. 그러나 폄근이 저활성/신장 상태에서 엉덩관절 굽힘근이 만성적으로 과활성/단축 상태에 있다면 엉덩관절은 만성 굽힘 상태로 당겨져 짝힘이 변경되고 힘이 엉덩관절 주위에 고르게 분배되지 않는 상태에 놓이게 된다. 결과적으로 각 근육들 안의 최적의 길이-장력 관계는 관절을 둘러싼 최적의 균형 잡힌 짝힘 관계를 만들게 한다. 근육이 모두 관절 주위에서 균형이 잡힐 때 최적의 효율적인 움직임이 형성된다(Neumann, 2016; Vleeming et al., 2007)(그림 2-8).

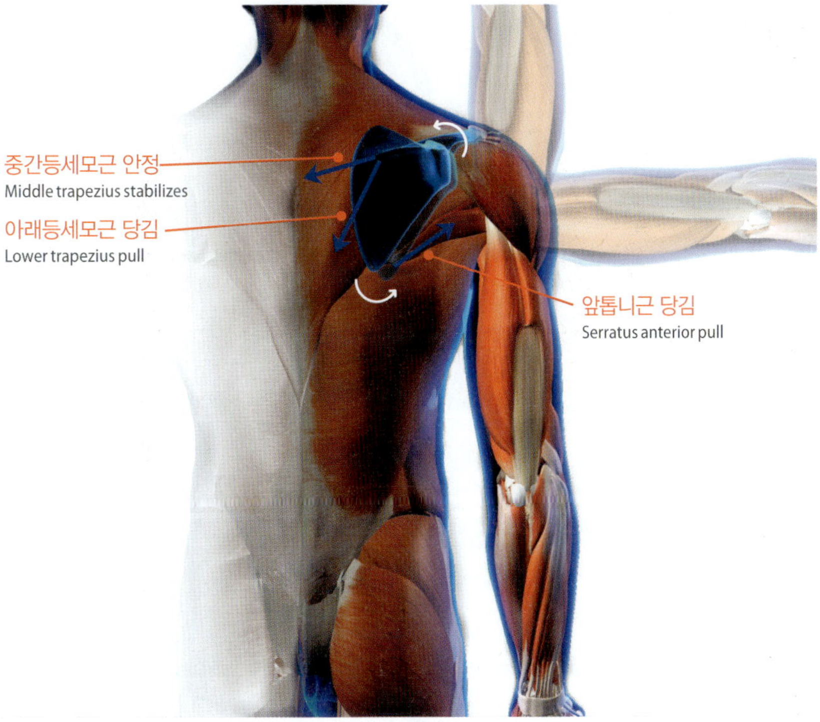

그림 2-7 짝힘 관계의 예

신체 부위의 상호 의존성 모델

신체 부위의 상호 의존성(regional interdependence, RI) 모델은 일반적인 근골격 증상에 대한 전통적 생물의학적인 치료 모델이 좋지 않은 성과를 낸다고 물리치료사들이 결론내리면서 나타났다. 환자들이 통증을 호소하는 부위에서 먼 곳을 치료받을 때 종종 더 효과적이고 빠른 결과를 얻었다는 사실이 알려졌다. 예를 들면, 대개 엉덩관절을 치료했을 때 허리통증(LBP)이 호전되거나 완쾌되기까지 했다는 것이다(Wainner et al., 2007).

RI 개념에 대한 더 많은 연구가 진행되면서 기능장애가 항상성에 지장을 주면 근골격계통 외의 시스템이 반응한다는 사실이 분명해졌다. 이 시스템에는 신경생리계와 체성내장계가 포함된다. 심리적이고 사회적인 요소들도 환자 치료 반응에 영향을 준다는 사실 또한 밝혀졌다(Sueki et al., 2013). 의학 보고서가 RI 모델을 임상 시험에 적용하는 것이 중요하다는 것을 입증했기 때문에 건강 관련 산업의 종사자들(예: 피트니스 전문가들)은 이 모델을 적용하여 실무에서 구현하는 것이 중요하다. 피트니스 분야에서 RI 모델은 더 빠르고, 정확하고, 온전한 결과를 도출하기 위한 교정 운동 프로그램을 더욱 잘 평가하고 디자인하는 데 사용할 수 있다.

인체 움직임 시스템(HMS)은 서로 연결되고 상호 의존적인 근막(근육 및 근막), 신경근(신경 및 근육), 그리고 관절(뼈, 연골 및 인대) 구성 요소들의 매우 복합적이고 잘 조직된 시스템이다. 각 시스템의 기능적 통합은 기능적 활동 시 최적의 신경근 효율성을 만들어 낸다(그림 2-9). 모든 요소들(그리고 각 요소의 부분들)이 제대로 정렬되고 구실을 할 때 최적의 길이-장력 관계, 짝힘 관계, 정확한 관절 운동(관절 표면의 움직임), 그리고 신경근 제어가 일어난다(Hamill et al., 2014; Neumann, 2016). HMS의 각 구성 요소가 최적으로 정렬되고 기능하게 하는 것은 각

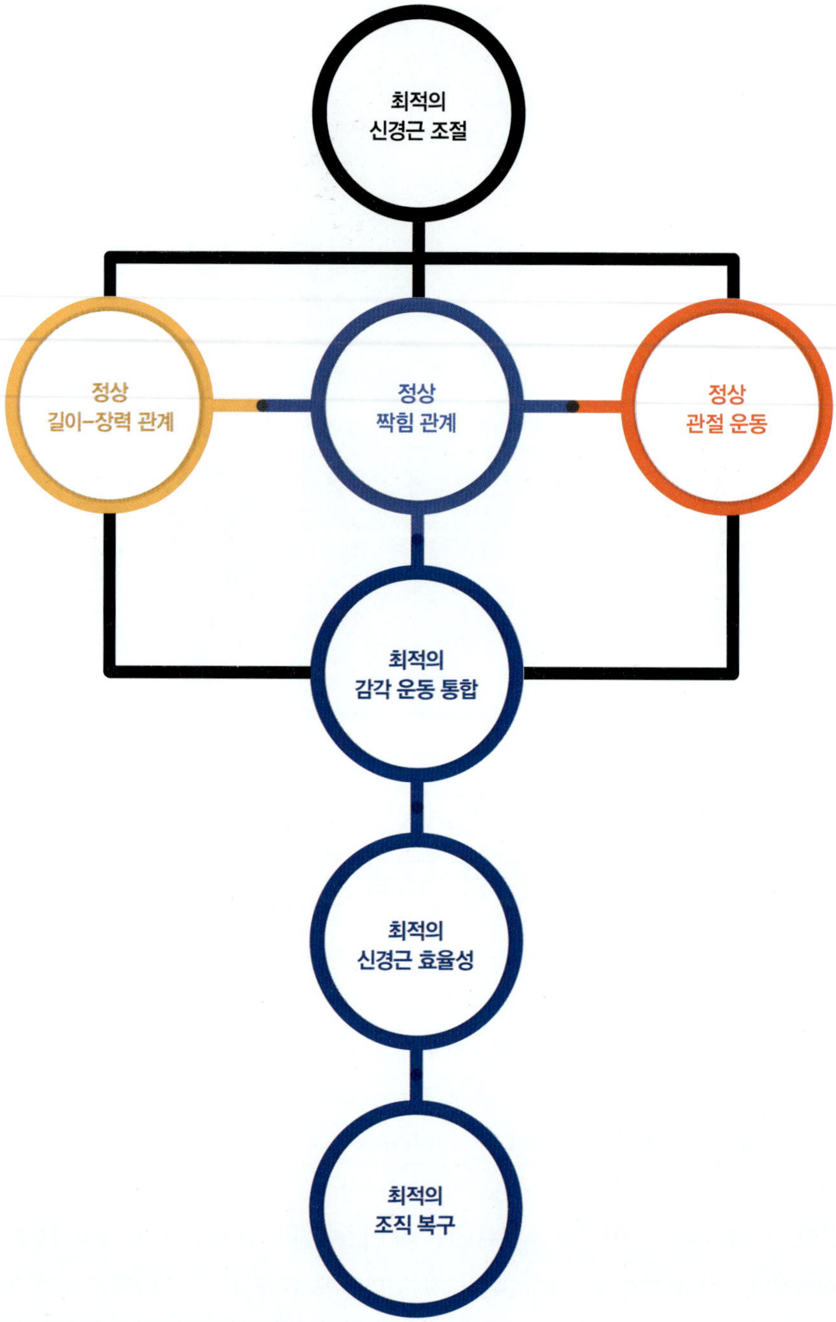

그림 2-8 효과적인 인체 움직임

중요

RI 모델은 HMS의 상호 연결된 특성에 대한 이해를 더욱 높이는 데 사용된다. 자세 교정 및 움직임 향상 이상의 문제는 피트니스 전문가의 실무 밖의 일이다. 언제라도 질병이 의심되는 상황이라면 그 고객은 전문 의료인과 상담하도록 해야 한다.

상호 연결 시스템의 구조적, 기능적 통합성에 따라 달라진다. 이러한 골격의 구조적 정렬을-근육, 인대, 힘줄에 의해 제자리에 고정되어 있기 때문에-'자세'라고 한다. 자세(posture)는 늘 HMS의 모든 요소의 독립적이면서도 상호 의존적인 정렬 상태이자 기능이며 CNS의 제어를 받는다(Schmidt et al., 2019).

자세 Posture

중추신경계(CNS)에 의해 제어되는 인체 움직임 시스템(HMS)의 모든 요소의 독립적이면서도 상호 의존적인 정렬(정적 자세) 상태이자 기능(제자리 그리고 동적 자세)

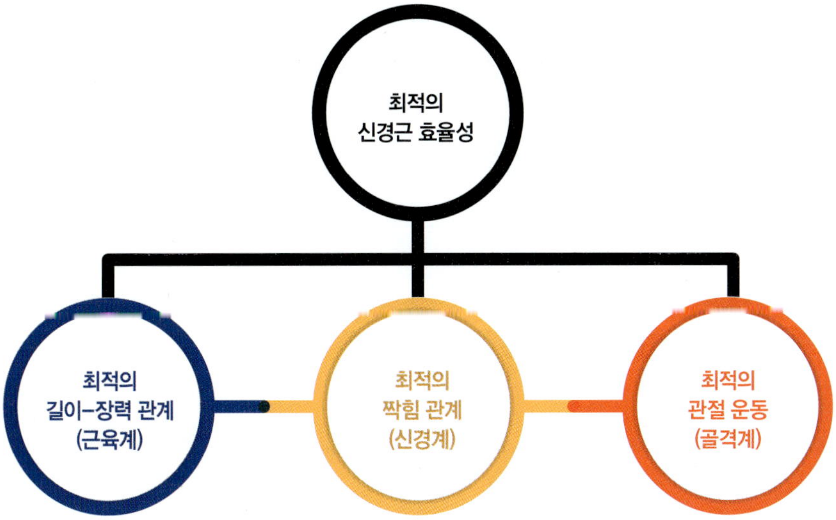

그림 2-9 최적의 신경근 효율성

HMS의 효율성과 지속성을 위해서는 모든 계통의 통합이 필요하다. 구조적 효율성(structural efficiency)은 HMS 각 부분의 정렬로서, 사람의 무게 중심과 관련하여 자세가 균형 잡히게 하는 요소이다. 이를 통해 개인은 기능적 움직임을 수행하는 동안 지속적으로 변하는 지지 기반 위에서 무게 중심을 유지할 수 있다. 기능적 효율성(functional efficiency)은 HMS에서 기능적 작업을 수행하기 위해 최소한의 에너지와 스트레스, 적절한 힘으로 올바른 근육 상승 효과를 동원하는 신경근계의 능력이다.

구조적 효율성 Structural efficiency

HMS 각 부분의 정렬로서 사람의 무게 중심과 관련하여 자세가 균형이 잡히게 하는 요소

기능적 효율성 Functional efficiency

신경근계가 적절한 타이밍에 HMS에 최소한의 에너지와 스트레스를 가하며 기능적 작업을 수행하도록 올바른 근육의 상승 효과를 동원하는 능력

교정 운동을 위한 RI 모델 활용

인체 움직임에 적용될 때 RI 모델은 생활이나 운동에서 제대로 움직이며 성공적으로 과업을 수행하기 위해서는 몸의 모든 구조가 공동으로 작용하고 통합적으로 움직여야 한다고 본다. 그렇지 못하면 특정 부위의 기능장애가 멀리 떨어져 있는 부위들의 손상을 초래할 수 있다(Buckland et al., 2017; Sueki et al., 2013). 예를 들어, 훈련 시 허리뼈 문제 때문이 아니라 엉덩관절의 가동성 부족으로 허리통증(LBP)을 경험할 수 있다(Buckland et al., 2017).

교정 운동 전문가는 HMS의 자세 및 기능적 움직임을 평가하는 기초로 RI 모델을 사용해야 한다. 고객은 보통 가시적인 움직임 자체보다는 근골격 문제로 인해 잘못된 움직임 패턴을 보인다.

한 가지 예는 스쿼트 시 발목의 발등굽힘이 부족하고 보상으로 엉덩관절 굽힘이 일어나 과도하게 앞으로 기울어지는 경우이다. 언뜻 보기에 이 두 가지 움직임 보상들 모두(지나치게 앞으로 기울임/엉덩관절 굽힘) 엉덩관절 부위 손상을 가리키는 것처럼 보일 수 있다. 그러나 RI 모델은 교정 운동 전문가에게 발목의 제한된 가동성이 다리에 연쇄 효과를 일으켜 엉덩관절이나 그 윗부분까지 움직임 보상으로 이어지게 한다는 사실을 알려준다(Byström et al., 2013).

RI와 관련한 또 다른 흔한 예는 움직이는 동안 발과 발목이 과도하게 엎침(회내)되며 바깥으로 향할 때이다. 발이 바깥으로 향할 때 무릎은 보통 외반(가쪽휜) 위치로 꺾이면서 보상하는데, 그것 때문에 안쪽 무릎(그리고 발목)인대 손상, 가쪽 무릎관절 조직 압박, 그리고 무릎뼈(슬개골)의 동적 부정렬이 생길 수 있다. 이로 인해 무릎관절 통증, 지나친 움직임, 약화, 무릎 주위 근육의 안정성 결여가 초래된다. 또한 엉덩관절은 변형된 발목 및 무릎 움직임 때문에 보상을 하는데, 이는 과도한 골반전방경사와 허리(근육) 긴장을 일으킨다(Kosashvili et al., 2008).

최적의 움직임 패턴에 따른 변화는 개인에 따라 다르고, 함께 일어나거나 개별적으로 발생할 수 있다. 항상 RI 개념을 유념함으로써 피트니스 전문가는 HMS를 최적으로 평가하여 고객의 움직임과 자세를 확실하고 정확하게 평가하고 교정할 수 있다.

근육 움직임 및 안정화 시스템

근육은 우리 몸이 적절히 안정성을 유지하고 움직임을 발생하는 힘을 효율적으로 분배할 수 있게 하는 다르지만 상호 의존적인 두 가지 다른 시스템으로 구분할 수 있다. 척추 중심에 집중적으로 위치한 근육들은 분절 간 안정성을 제공한다(척추뼈에서 척추뼈로 지지). 반면에 좀 더 표면적인 근육들은 척추를 전체적으로 지지하면서도 움직임을 위한 힘을 생성하는 데 도움을 준다. Bergmark는 이러한 다른 근육 그룹들을 몸통(LPHC)과 관련하여 구별하고, 로컬(국소) 근육과 글로벌(전신) 근육 시스템으로 이름 붙였다(Petersen et al., 2014).

이 시스템들은 움직임을 생성하고 외부 환경에서 오는 힘들을 처리하기 위해 인체가 요구하는 가장 일반적이고 상호 연결되는 짝힘들을 설명하며, RI 모델이 어떻게 운동 사슬에 적용되는지를 보여주는 명확한 예시이다. 일반적으로 힘들이 몸에서 취하는 방식을 이해함으로써 특정 부위의 기능장애가 다른 부위에 악영향을 끼치는 이유를 설명할 수 있게 된다.

로컬 근육 시스템(안정화 시스템)

로컬 근육 시스템

Local musculature system

척추에 직접적으로 연결되어 있으며 LPHC 안정화에 주도적으로 관여하는 근육들

로컬 근육 시스템(local musculature system)은 척추에 직접적으로 연결되어 안정화에 주도적으로 관여하는 근육들로 구성된다(**그림 2-10**). 이 근육들은 크게 타입Ⅰ, 또는 수축 속도가 느린 근섬유들이다. 이 근육들은 오래 버팀, 약한 저항, 저부하, 저속의 매개 변수를 사용하여 지구력, 균형, 느린 움직임 훈련에 가장 적합하다(Wilson et al., 2012). LPHC의 관절 지지 시스템은 배가로근, 뭇갈래근(다열근), 배속빗근, 허리근, 가로막, 골반바닥근육들을 비롯하여 허리뼈에서 비롯하거나 허리뼈로 향하는 근육 모두를 포함한다(Crossley et al., 2001; Regev et al., 2011; Thomeé et al., 1995). 로컬 근육 작용의 대표적인 예시는, 척추를 보호하고 안정화하기 위해 실제로 모든 저항 트레이닝 운동에서 사용하는 드로인(drawing-in)이다.

관절 지지 시스템

로컬 근육들이 주로 LPHC 전반에 걸쳐 관절을 지지하는 역할을 하지만, 관절 지지 시스템(joint support system)은 척추에만 국한하지 않고 주변 관절 또한 지지한다.

관절 지지 시스템들의 근육들은 움직임에만 국한하지 않고, 관절 움직임을 허용하는 안정성

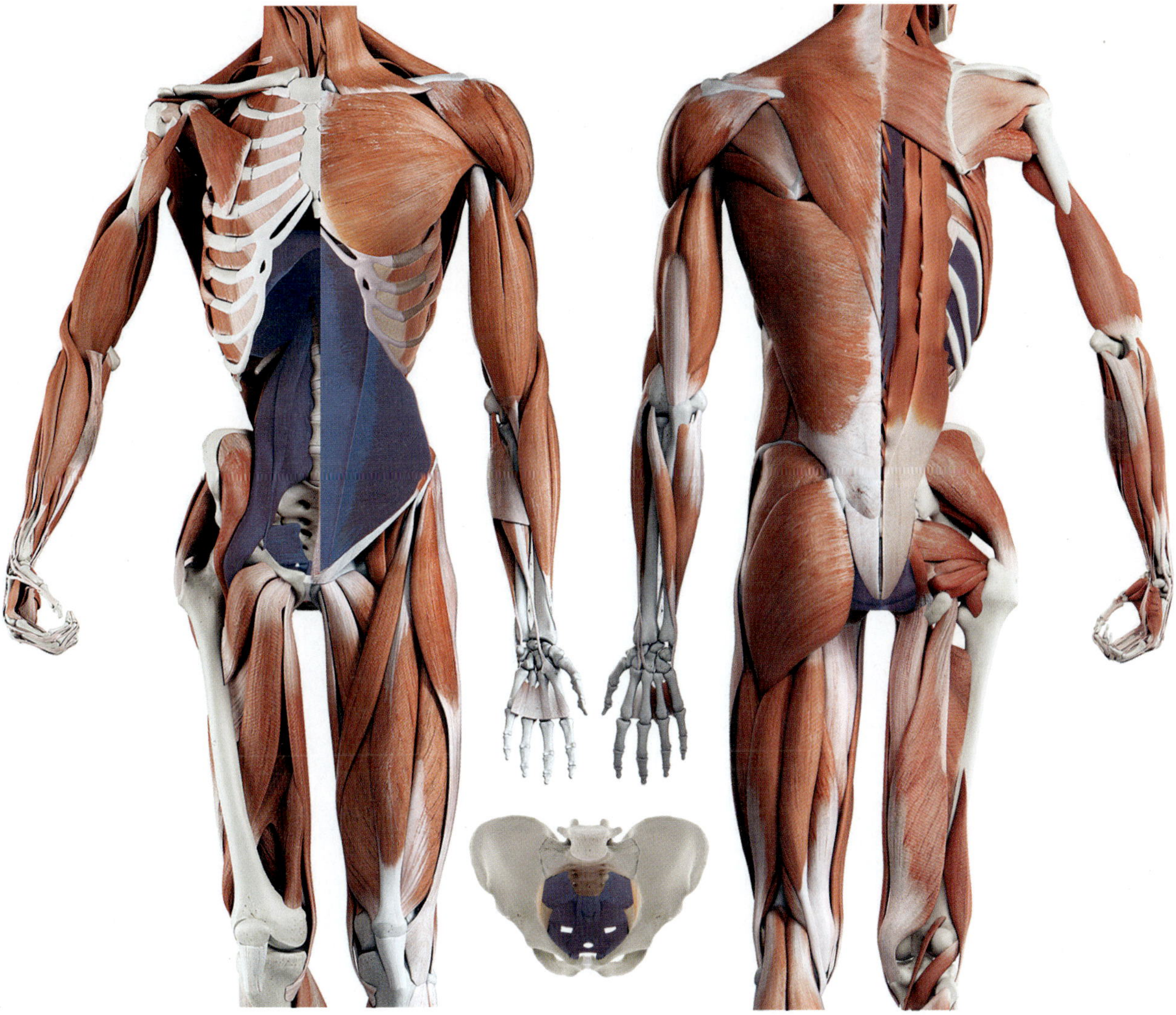

그림 2-10 로컬 근육 시스템

을 제공한다. 이 시스템들은 보통 관절과 관련(인대들)한 광범위한 부착물과 함께 관절 주변에 위치하며, 관절의 견고함과 안정성을 높이는 데 이상적으로 작용한다. 주변 관절 지지 시스템을 보여주는 흔한 예가 회전근개이다. 회전근개는 관절와를 통해 위팔뼈머리에 대한 동적 안정성을 제공한다. 다른 관절 지지 시스템들에는 골반-넙다리 부위 안정성을 제공하는 중간볼기근의 후방 근섬유와 엉덩관절 바깥돌림근, 그리고 무릎에서 무릎뼈 안정성을 제공하는 안쪽넓은근의 빗섬유가 있다(Neumann, 2016; Richardson et al., 2004; Vleeming et al., 2007).

글로벌 근육 시스템(움직임 시스템)

글로벌 근육 시스템(global muscular system)은 움직임에 주도적인 역할을 하며 골반에서 흉곽이나 하지로, 혹은 양쪽 모두로 이어지는 좀 더 표면적인 조직들로 구성된다(그림 2-11). 이 근육들은 주로 타입2 근육으로서 수축 속도가 빠른 근섬유들이다. 이 근육들은 저항과 부하의 범위가 넓으며 움직임이 많고 단기간에 실행할 수 있는 근력, 협응력, 민첩성, 빠른 속도 훈련에 가장 적합하다(Wilson et al., 2012). 주요 근육들에는 배곧은근, 배바깥빗근, 척주세움근,

글로벌 근육 시스템
Global muscular system

움직임에 주도적인 역할을 하는 근육들이며 골반에서 흉곽이나 하지로, 혹은 양쪽 모두로 이어지는 좀 더 표면적인 조직들로 구성됨

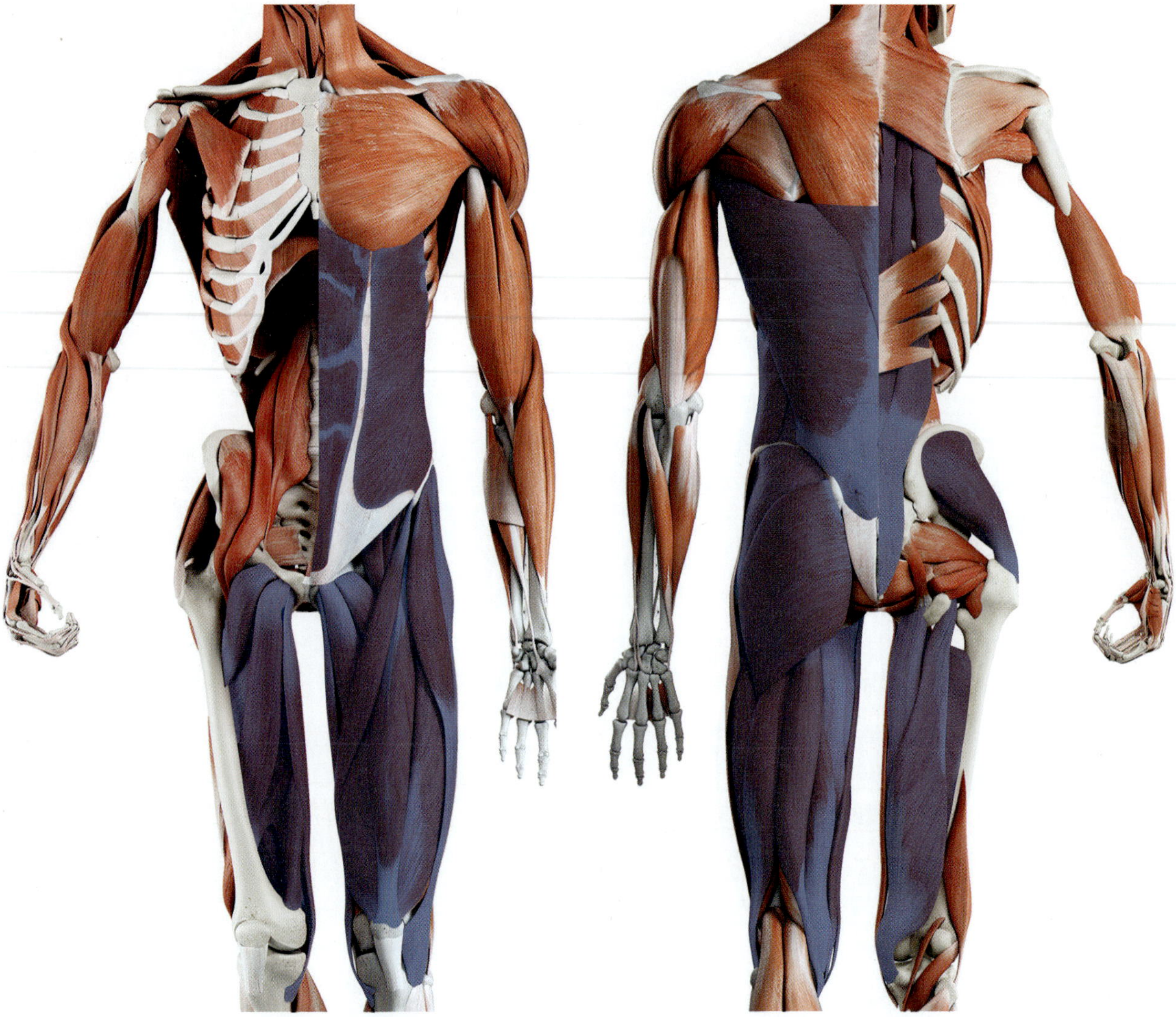

그림 2-11 글로벌 근육 시스템

햄스트링 복합체, 큰볼기근, 넓은등근, 모음근, 넙다리네갈래근 및 장딴지근이 포함된다. 움직임 시스템 근육들은 주로 더 크며, 몸에 놓인 외부 하중을 일정하게 하는 몸통과 팔다리 움직임에 연관된다. 이 근육들은 또한 팔다리에서 LPHC에 걸쳐 힘을 전달하고 흡수하는 데 있어 중요하다.

기능적 움직임에서 일반적인 근육 동반 협력 효과 때문에 글로벌 근육 시스템은 네 가지 개별(그러나 상호 의존적인) 하위 체계로 나뉘어 작용하는 것으로 구분할 수 있다. 즉 깊은세로, 후방 사선, 전방 사선, 그리고 측면 보조 시스템이다. 이 구분은 기능해부학을 좀 더 쉽게 설명하고 검토하게 할 뿐만 아니라 교정 운동 전문가가 몸에서 힘이 움직이는 방식을 더 잘 이해하도록 돕는다. 이는 RI가 작용하는 방식을 분명하게 보여주는데, 예를 들어, 머리 위에 위치한 하중의 힘이 몸통을 통해 아래로 이동하고 엉덩관절을 가로지르며 최종적으로 발목에 영향을 주는 방법을 보여준다.

보조 시스템은 또한 과학 문헌에서 근막 슬링, 사슬, 경선으로 일컫기도 한다(Wilke et al., 2016).

피트니스 전문가는 이러한 보조 시스템들의 작동을 통합적인 기능 단위로 생각하는 것이 중요하다. CNS는 단지 고립된 근육만이 아니라 근육들의 협력에 의한 조합을 최적화한다는 것을 기억해야 한다(Page et al., 2010; Richardson et al., 2004; Vleeming et al., 2007). 이 개념은 교정 운동 연속체의 네 번째 단계인 통합에서 특히 중요하다. 1~3단계는 짝힘들의 관계에 균형을 가져오기 위한 특정 근육들, 즉 과활성/단축으로 확인된 것을 억제 및 신장하고 저활성/신장으로 식별된 근육을 활성화하는 근육들과 관련이 있다. 그다음 4단계는 효율적인 짝힘들(교정 운동 1-3단계에 최적화된)을 글로벌 근육 보조시스템 중심의 작용 관계로 통합하는 큰 기능적 움직임을 사용한다.

깊은 세로 보조 시스템(DLS)

깊은 세로 보조 시스템(deep longitudinal subsystem, DLS)에 주된 연부조직 관여 기관은 척주세움근, 등허리근막, 엉치결절인대, 넙다리두갈래근, 앞정강근, 긴종아리근이다. DLS는 몸통에서 지면으로 힘을 전달하는 수직으로 된 구조 수단을 제공한다. **그림 2-12**에서 보이듯 넙다리두갈래근의 긴갈래(장두)는 궁둥뼈(좌골)에서 부분적으로 엉치결절인대에 붙는다. 다음으로 엉치결절인대는 궁둥뼈에서 엉치뼈로 붙는다. 척주세움근은 엉치뼈와 엉덩뼈로부터 갈비뼈까지 이르러 목뼈까지 붙는다. 그러므로 넙다리두갈래근을 활성화시키면 엉치결절인대의 장력을 증가시켜 엉치뼈를 가로질러 힘을 전달하고 엉치엉덩관절을 안정화시킨 다음 척주세움근을 통해 몸통 위로 올라간다. DLS를 한 방향에서 활성화하는 기본 운동의 한 가지 예는, 네 발 기기 자세에서 머리는 중립에 놓고, 엉덩관절과 한쪽 다리의 무릎을 연장한 다음, 편 다리를 중력 반대편인 천장을 향해 들어 올렸다가 내리는 것이다. 이것으로 DLS의 단축성 및 신장성 운동을 할 수 있다.

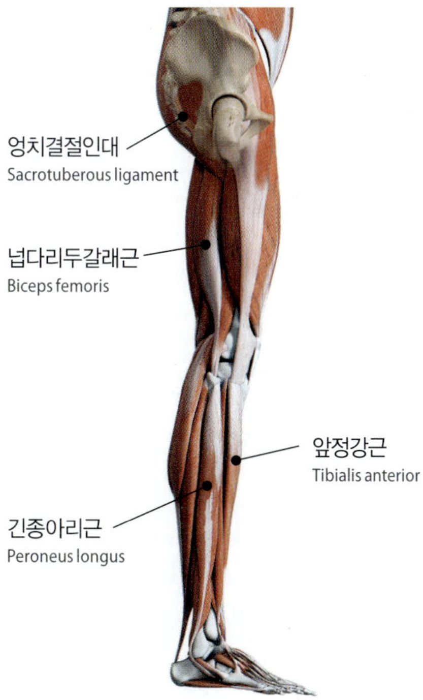

그림 2-12 깊은 세로 보조 시스템

이러한 힘의 이동은 일반 보행 시 분명하게 확인할 수 있다. 발꿈치를 딛기 전 넙다리두갈래근이 활성화되어 엉덩관절 굽힘과 무릎 폄을 신장적으로 둔화시킨다. 동시에 앞정강근은 단축적으로 발목과 발을 발등굽힘하고 역아치를 만들기 위해 활성화한다. 발뒤꿈치 착지 직후, 앞정강근은 종아리뼈의 후방 움직임을 통해 다리(하지)를 관통하여 넙다리두갈래근에 더욱 하중이 실릴 때 발을 낮추기 위해 신장적으로 둔화한다. 이 다리(하지)에서 넙다리두갈래근을 관통하여 엉치결절인대와 척주세움근 위로 SIJ를 안정화하는 데 도움이 되는 힘이 생성된다. 보행을 위한 DLS 활성화 훈련의 한 가지 예는 단축성 및 신장성 훈련을 위해 저항 밴드를 사용하거나 사용하지 않고 서서 중간입각기(중간디딤기, midstance)에서 유각기(흔듦기, swing phase) 및 발뒤꿈치 닿기(heel strike)까지의 보행 단계의 간격 패턴을 수행한 다음 수축하여 반복하는 것이다.

이 보조 시스템에서 자주 언급되지 않는 다른 짝힘은 표층 척주세움근, 허리근, 그리고 내재 코어 안정근(배가로근과 뭇갈래근)으로 구성되어 있다. 척주세움근과 허리근이 L4에서 S1에 이르는 위치에서 허리 폄과 전방 전단력을 생성하고, 기능적 움직임을 수행할 때는 로컬(국소) 근육 시스템이 분절 간 안정화와 후방 전단력을 제공하는데, 이러한 구조의 기능장애는 SIJ 불안정과 LBP로 이어질 수 있다(Vleeming et al., 2007).

뒤 사선 보조 시스템(POS)

뒤 사선 보조 시스템(posterior oblique subsystem, POS)은 DLS와 동반 협력 효과를 낸다. **그림 2-13**에 보이듯 큰볼기근과 넓은등근 모두는 등허리근막에 붙어 있고 등허리근막은 엉치뼈에 붙어 있으며 엉치뼈 근섬유는 SIJ에 수직으로 이어진다. 그러므로 반대편 큰볼기근과 넓은등근이 수축할 때 안정화하는 힘은 SIJ를 가로질러 전달된다(힘 폐쇄). 발뒤꿈치 닿기 바로 전에 넓은등근과 반대편 큰볼기근은 편심 하중이 생긴다. 편심 하중은 체중 부하가 있기 전에 전체 보조 시스템에 사전 긴장을 더한다. 발뒤꿈치 닿기 시 각 근육은 각 팔다리(그것의 단축 작용을 통해)를 촉진하며 등허리근막을 가로지르며 장력을 만들어 낸다. 이 장력은 또한 SIJ 안정화에 도움을 준다. 그러므로 개인이 걷거나 달릴 때 POS는 근육의 수평면 위치에서 합산한 힘을 시상면의 추진력으로 전달한다.

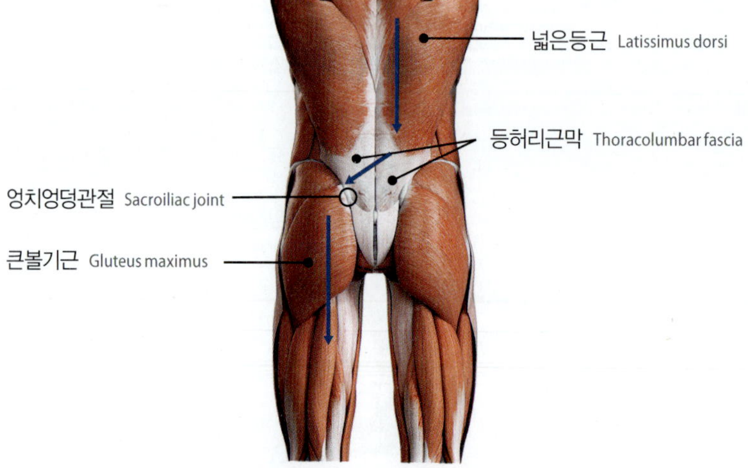

그림 2-13 뒤 사선 보조 시스템

POS는 또한 골프채나 야구 방망이를 휘두르거나 공을 던지는 행위와 같은 회전 활동에서 가장 중요하다. POS에서는 어떤 부위의 기능장애도 SIJ 불안정과 LBP로 이어질 수 있다. 큰볼기근, 넓은등근, 혹은 양쪽 모두의 약화는 햄스트링 복합체에서 장력을 증가시킬 수 있고, 반복되는 햄스트링 염좌의 한 가지 요인이 된다. 고립 상태에서 큰볼기근을 위한 스쿼트나 넓은등근만을 위한 풀다운/풀업을 수행한다면 그 기능적 활동에서는 POS가 최적으로 작용하도록 적절히 준비되지 못한다. 대조적으로, 평평하게 엎드리기/네발 기기 자세에서 상하지 교대와 레그 리프트 운동은 POS를 활성화한다. 선 자세에서의 다른 예는 저항 밴드를 사용하거나 사용하지 않고 반대편 엉덩관절 바깥돌림-폄을 병행하며 어깨 안쪽돌림-모음-폄의 동시 복합 움직임을 수행하는 것이다(Steele, 2012; Thomeé et al., 1995).

앞 사선 보조 시스템(AOS)

앞 사선 보조 시스템(anterior oblique subsystem, AOS)(그림 2-14)은 수평면 위치에서 주로 몸의 전방 위치에서 기능한다는 점에서 POS와 비슷하다. 배바깥빗근/배속빗근, 모음근 복합체, 엉덩관절 바깥돌림근이 주로 관여한다. 근전도 검사를 통해서 이 AOS 근육들이 레그 스윙에 기여할 뿐만 아니라 골반 안정성과 회전에 도움을 준다는 것을 알 수 있다. AOS는 또한 SIJ 안정화의 한 요인이다.

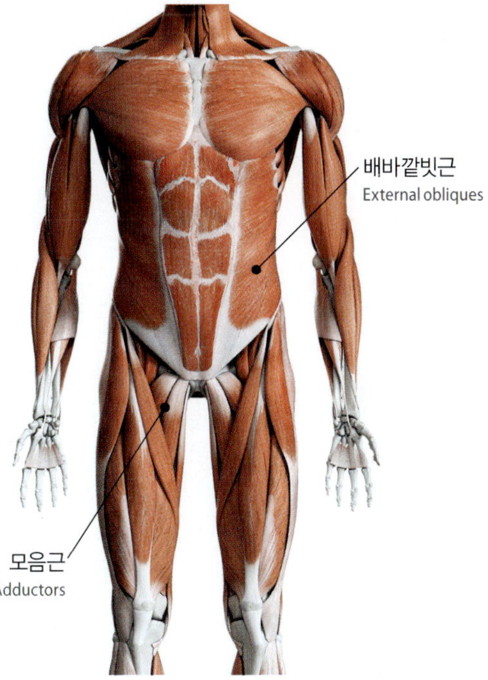

그림 2-14 앞 사선 보조 시스템

사람이 걸을 때 골반은 다리의 스윙 모션을 생성하기 위해 수평면에서 회전한다. POS(뒤쪽)와 AOS(앞쪽)는 이 회전에 기여한다. 관련 근육(넓은등근, 큰볼기근, 배바깥빗근/배속빗근, 모음근, 엉덩관절 돌림근)의 섬유 배열을 알면 이것의 중요성을 알 수 있다. AOS는 또한 몸통과 팔다리와 관련된 기능적 활동들을 위해 필수적이다. 빗근들은 모음근 복합체와 협력하여 돌림 및 굽힘을 생성할 뿐만 아니라 LPHC를 안정화하는 도구가 되기도 한다. AOS를 위한 기본 운동의 한 예로는 굽히고 모음(내전)된 반대편 엉덩관절의 구부린 무릎에 한 손을 대면서 바로 누워 사선 코어를 활성화하는 것이다. 다른 예는, 서 있는 자세에서(저항 밴드를 사용하거나 사용하지 않고) 몸을 가로지르는 발차기에 대항하기 위해 반대 팔을 사용하는 것이다 (Steele, 2012; Thomeé et al., 1995).

측면 보조 시스템(LS)

측면 보조 시스템(lateral subsystem, LS)은 중간볼기근, 넙다리근막긴장근, 모음근 복합체, 허리네모근으로 구성되어 있으며, 이 모두는 이마면과 골반-넙다리 부위 안정성에 관여한다. **그림 2-15**는 걷기, 런지, 계단 오르기와 같이 한쪽 다리가 기능적으로 움직이는 동안 이마면에서 골반과 넙다리뼈를 제어하기 위해 같은 쪽 중간볼기근, 넙다리근막긴장근 및 모음근이 반대쪽 허리네모근과 결합하는 방법을 보여준다. 여기에서 RI를 통해 과도한 엎침 작용을 보이는 고객의 발이 LPHC의 저하된 안정성과 제어를 초래하는 방식을 설명할 수 있다.

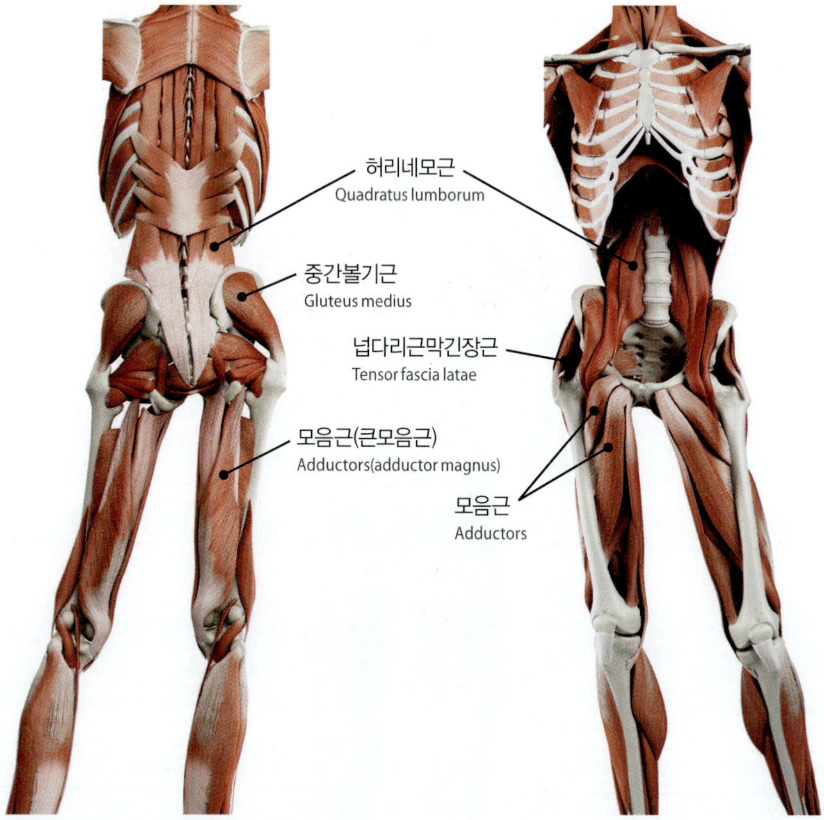

그림 2-15 측면 보조 시스템

LS에서 기능장애는 증가한 목말밑관절 엎침 시 지면에서 시작되며, 기능적 활동을 할 때 증가한 정강뼈와 넙다리뼈의 모음과 안쪽돌림을 보이며 다리로 올라간다. 이 RI 운동 사슬의 정점에서 허리는 의도치 않게 이마면을 움직이면서 다리의 나머지 부분을 따라가는데, 이 상태에서는 LS 모든 요소의 근력과 신경근 제어가 낮아지는 특징을 보인다. LS를 활성화하고 RI 기능장애를 수정하는 예는, 무릎관절이나(쉬운 편) 발목관절(어려운 편) 바로 위에 저항 밴드를 하고 무릎 폄 혹은 굽힘 자세로 실시하는 '사이드 스탭'이다. 교정 운동 전문가는 과도한 발 엎침, 정강뼈-넙다리뼈 안쪽돌림과 모음, 혹은 측면 경사 골반을 포함한 모든 잘못된 움직임 패턴을 관찰하고 교정한다.

이 네 가지 시스템의 설명은 단순화되었지만, 사람의 몸은 활동 시 동시적으로 이러한 보조 시스템들을 조정한다는 사실을 이해해야 한다. 각 시스템은 운동 시 촉진, 감소, 그리고 역학적으로 HMS을 안정화함으로써 개별적이면서도 집합적으로 효율적인 움직임을 만들어내는 데 기여한다(Michaud, 2011; Thomeé et al., 1995).

움직임 손상 개요

HMS 손상 혹은 부상은 한 부위만 포함하는 경우가 거의 없다. HMS가 통합 시스템이기 때문에 한 시스템에서 일어나는 손상은 다른 시스템들 안에서 보상과 적응으로 이어진다. 그림 2-16에서 보는 것과 같이 HMS에서 한 요소가 어긋나면(근육 긴장, 근력 저하, 변형된 관절 운동) 이어지는 조직 과부하 및 기능장애를 예상할 수 있다. 그리고 이것은 신경근 조절 저하와 미세 손상으로 이어지며 누적손상주기를 시작한다(그림 2-17). 누적손상주기(cumulative injury cycle)는 수행 기능 저하, 근막 고착(이는 더 나아가 길이-장력 관계와 관절 운동을 변화시킨다)으로 이어지고 결국 부상을 유발한다.

누적손상주기
Cumulative injury cycle

손상이 염증, 근육 경련, 고착, 변형된 신경근 조절, 근육 불균형을 유발하는 주기

이러한 기능장애의 예측 가능한 패턴들을 움직임 손상(movement impairment)이라고 한다. 움직임 손상은 각 요소가 정렬되어 있지 않기 때문에 HMS의 구조적 온전함이 손상된 상태를 말한다. 이 상황에서 몸은 손상을 초래할 수도 있는 보상을 만들어 낸다. 이때 HMS에서 기능장애 부위 위아래에 있는 조직에 비정상적으로 왜곡된 힘들이 가해진다. HMS에서 한 부분이 정렬되어 있지 않으면 움직임을 담당하는 다른 부분들이 기능장애 부분의 힘의 균형을 맞추기 위해 보상을 해야 한다. 비정렬된 부분이 만들어 내는 움직임 손상과 그 연쇄 반응을 피하기 위해서는 교정 운동 전문가가 기능적 활동 시 HMS의 구조적 온전함을 유지하기 위한 최적의 정적(static), 제자리(transitional), 동적(dynamic) 자세 조절을 강조해야 한다. 최적의 움직임 시스템 균형 및 정렬은 기능적 움직임 시 움직임 손상 패턴을 방지하고 적절하게 충격을 흡수하며, 중량을 수용하고 힘을 이동하는 데 도움이 된다(Page et al., 2010; Panjabi, 1992; Petersen et al., 2014).

움직임 손상
Movement impairment

운동 사슬에서 한 군데 이상이 정렬되어 있지 않아 인체 움직임 시스템의 조직적 통합에 지장이 생긴 상태

정적 부정렬

정적 부정렬(static malalignments)이란 정지 상태일 때 볼 수 있는 비이상적인 상태로서 보통 자세가 안 좋다고 할 때를 가리킨다. 일반적인 정적 부정렬에는 관절 기능장애(비정상적 관절 위치)뿐만 아니라 만성적으로 나쁜 정적 자세로 이어지거나 불량한 자세를 유발할 수 있는 근막 고착이 포함된다. 관절 기능장애는 가장 흔한 통증의 요인이다(Fingleton et al., 2015; Scheper et al., 2015). 관절이 제 기능을 못하게 되면 그 주위 근육들은 관련된 부분들에서 긴장을 최소화하기 위해 경련을 일으키거나 수축된다. 또한 일부 근육들은 움직임이나 다른 손상을 막기 위해 과활성/단축 상태가 된다. 여기서 누적손상주기가 시작된다. 따라서 관절 기능장애는

정적 부정렬
Static malalignments

정지 상태 시 볼 수 있는 비이상적인 자세와 편차

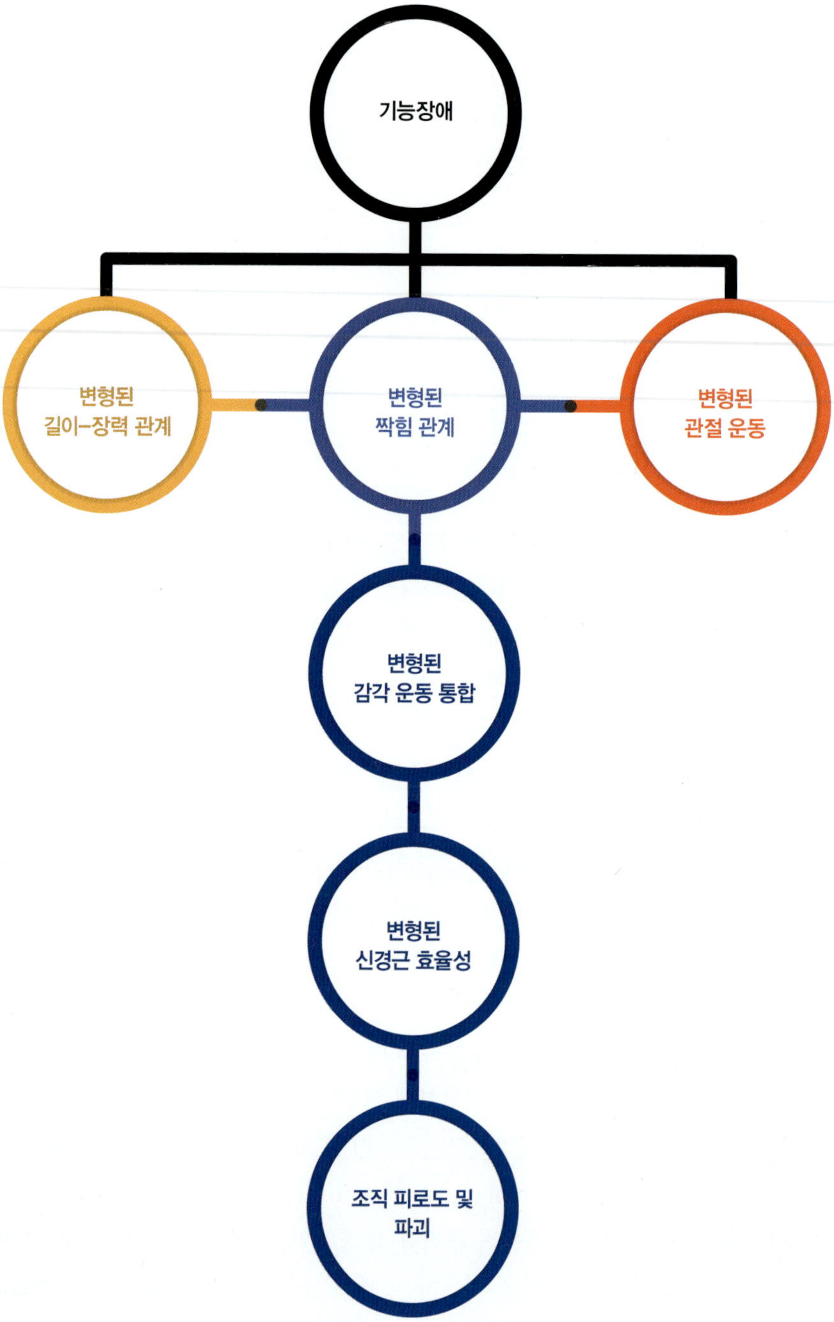

그림 2-16 인체 움직임 손상

> **패턴 과부하**
> Pattern overload
>
> 몸의 특정 부분이 반복적으로 움직이거나 만성적으로 같은 방식으로 고정될 때 일어나며 근육 과활성 상태로 이어짐

변형된 길이-장력 관계를 유발한다. 이것이 정상적인 짝힘 관계들을 바꾸는데, 이 변화가 정상 움직임 패턴을 바꾸고 조직적 기능적 비효율성을 유발한다(그림 2-18). 고객의 정적 자세 평가를 통해 움직임의 질에 영향을 줄 수 있는 정적 부정렬의 일반적인 패턴들을 파악할 수 있다.

정적 부정렬은 흔히 계속 앉아 있는 자세나 반복되는 긴장 손상에서 오는 패턴 과부하(pattern overload)의 결과이다. 가장 흔한 예는 종일 책상 앞에 앉아 있어서 골반이 계속 전면으로 돌아간 위치에 놓임으로 만성적인 과활성/단축 엉덩관절 굽힘근을 유발하는, 주로 컴퓨터로 작업하는 직종에 있는 사람들에게서 보인다. 또 다른 흔한 예로 지속적으로 높은 굽 신발을

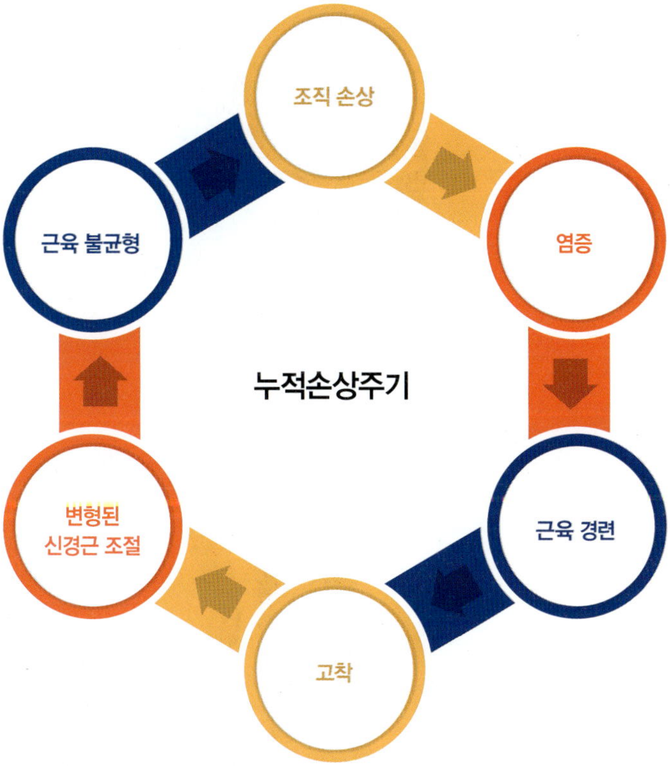

그림 2-17 누적손상주기

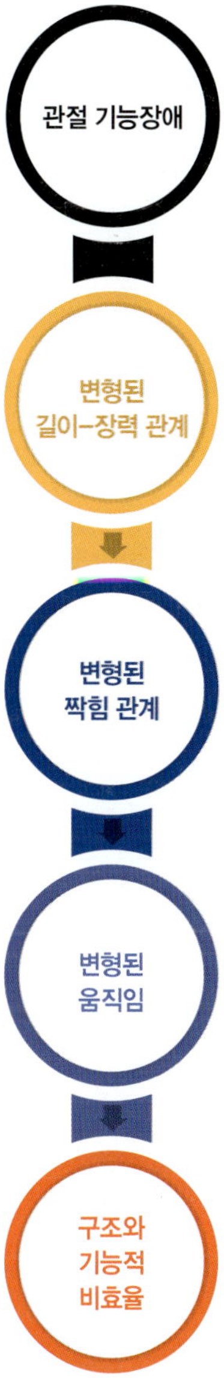

그림 2-18 관절 기능장애

신음으로써 생기는 발등굽힘 감소, 휴대폰 화면을 너무 오래 내려다 보아서 생기는 거북목증후군, 종일 한쪽으로 가방을 메는 학생들에게서 보이는 비대칭 체중 이동, 같은 팔로 머리 위로 반복해서 망치질하는 건설 노동자에게서 보이는 어깨충돌증후군이 있다.

변형된 근육 동원

정적 부정렬(잘못된 정적 자세, 관절 기능장애, 근막 고착에서 기인한 변형된 길이-장력 관계)은 변형된 근육 동원(altered muscle recruitment) 패턴(변형된 짝힘 관계)으로 이어질 수 있다. 이것은 **변형된 상호억제(altered reciprocal inhibition)**에 의해 유발된다. 변형된 상호억제는 근육 긴장(수축, 과활성, 근막 고착)으로 신경 구동을 감소시키고 이로 인해 기능적 길항을 최적 동원할 수 없는 과정이다. 이 과정이 HMS 전반에 걸친 각 부위의 정상적인 짝힘 관계를 변형시킨다. 더구나 변형된 상호억제는 힘 생성을 유지하기 위해 협력근이 주동근을 보상하는 **협력근 우세(synergistic dominance)**로 이어질 수 있다.

예를 들면, 긴장한 큰허리근은 큰볼기근의 신경 구동(따라서 최적의 동원을)을 저하시킨다. 이 큰볼기근(엉덩관절 폄의 주동근)의 변형된 동원과 힘 생성은 협력근(햄스트링)과 안정근(척주세움근)에 의한 보상과 대체로 이어진다(**그림 2-19**). 이것은 햄스트링 좌상과 LBP로 이어질 수 있다. 다른 예로는, 고객의 중간볼기근이 약하다면 협력근(넙다리근막긴장근, 모음근 복합체, 허리네모근, 즉 LS)이 협동하여 약함에 대한 보상에 집중하게 된다. 이 변형된 근육 동원 패턴은 더 나아가 정적 정렬(정상 관절 정렬과 근육이 붙어 있는 관절 주위의 정상 길이-장력 관계를 바꾼다)을 바꾸고 손상으로 이어진다(McGowan et al., 2009; Page et al., 2010; Steele, 2012).

변형된 상호억제
Altered reciprocal inhibition

과활성/단축 근육이 신경 구동을 감소시켜 기능적 길항근의 동원이 최적화되지 않는 과정

협력근 우세
Synergistic dominance

협력근이 힘 생성을 유지하기 위해 억제된 주동근을 보상하는 과정

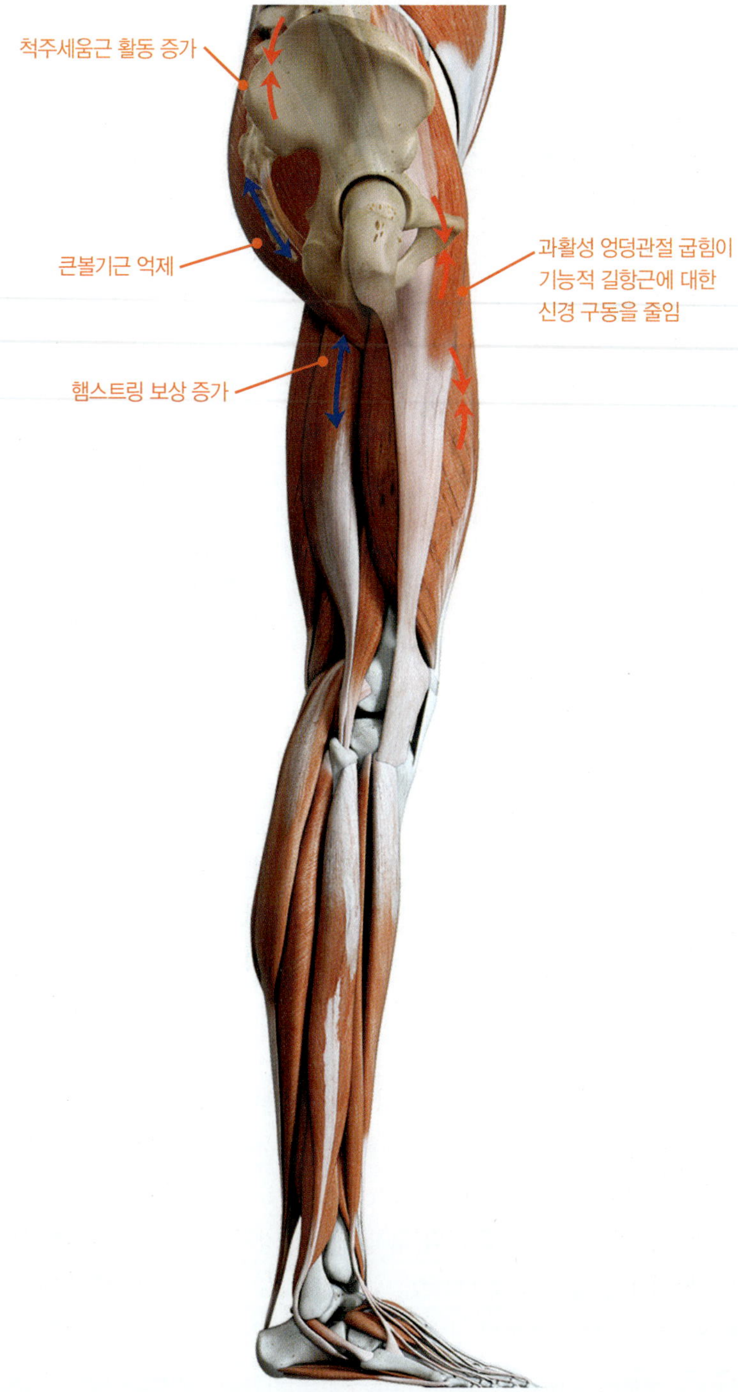

그림 2-19 변형된 상호억제 및 협력근 우세

동적 부정렬

동적 부정렬
Dynamic malalignments

기능적 움직임 동안 최적의 자세에서 벗어남

정적 부정렬, 변형된 근육 동원, 혹은 두 가지의 조합은 동적 부정렬(dynamic malalignments) 혹은 기능적 움직임 손상으로 이어질 수 있다. 동적 부정렬은 몸이 움직일 때만 관찰할 수 있기 때문에 움직임 손상을 논의할 때 언급되는 것이다. 일반적인 다리 움직임 손상에는 기능적 움직임 시 과도한 발의 엎침, 외반슬(X다리), 그리고 LPHC에서의 증가한 움직임(폄 혹은 굽힘)이 있다. 일반적인 팔 움직임 손상에는 기능적 움직임 시 둥근 어깨, 앞으로 내민 머리 자세, 부적절한 어깨가슴관절/오목위팔관절 운동이 있다. 이 움직임 손상들은 교정 운동 전문가가 고객의 움직임을 평가하면서 확인해야 한다. 그런 다음 관찰된 보상과 관련한 목표 가동성 평가를 통해 이러한 관찰을 구체화한다.

RI의 렌즈를 통해 바라보면 특정 부위의 기능장애가 다른 곳의 움직임 손상으로 이어진다는 사실이 명확해진다. 정적, 동적 부정렬에 대한 신체의 움직임 보상을 상대적 유연성(relative flexibility)이라고 한다. 상대적 유연성은 변형된 근육 동원을 요구하고 동적 부정렬의 위험이 있음에도 불구하고 목적을 완수하기 위해 저항이 가장 적은 경로를 찾는 몸의 능력이다. 노련한 교정 운동 전문가는 RI를 염두에 두고 움직임 손상을(그것을 유발하고 있는) 포착해 그것을 변형된 근육 동원 패턴에 재빨리 연결시키고, 교정 운동 연속체를 적용해 호전될 수 있는 근육 불균형을 정확히 찾아낼 수 있다.

상대적 유연성
Relative flexibility

동적 부정렬의 위험이 있음에도 불구하고 목적을 완수하기 위해 저항이 가장 적은 경로를 찾는 몸의 능력

상대적 유연성을 가장 잘 알아볼 수 있는 예는 바닥에서 상자를 들어올릴 때이다. 바닥에서 상자를 들어올리기 위해 쪼그려 앉을 때 발목의 발등굽힘이 부족하면 엉덩이가 앞으로 기울어진다. 내려가는 스쿼트 자세에서 다리는 최적의 세 관절의 굽힘(triple flexion, 발목, 무릎, 엉덩관절의 굽힘)이 필요하지만, 이 경우에 발목은 필요한 만큼 발등굽힘을 할 수 없다. 그러나 상자를 들어올려야 하므로 줄어든 발목의 감소된 관절가동범위를 보상하기 위해 엉덩관절 굽힘(허리 굽힘)이 자연스럽게 증가하는 것이다.

다섯 가지 운동 사슬 체크포인트

정적 자세 및 움직임 평가 시에 일반적인 손상을 파악하려면 교정 운동 전문가는 일련의 평가 과정에서 일관성을 유지하도록 체계적인 방식으로 인체를 관찰해야 한다. NASM에서는 움직임이 관절에서 일어나기 때문에 정적 자세 및 움직임 손상을 관찰할 때는 신체의 주요 관절 위치를 관찰 지점으로 사용하고 순서는 지면에서 시작하여 상향한다. 운동 사슬 체크포인트(kinetic chain checkpoints)로 알려진 주요 위치는 발과 발목 복합체, 무릎, LPHC, 어깨, 머리와 목이다. 이러한 체크포인트는 운동 사슬 연결에서 연결고리이며, 이들이 제대로 기능하지 않을 때 상호 연결된 전체 시스템이 망가질 수 있다.

운동 사슬 체크포인트
Kinetic chain checkpoints

개인의 정적 및 동적 자세를 관찰하고 평가하기 위한 몸의 주요 지점. 발/발목, 무릎, LPHC, 어깨, 머리/목

다섯 가지 운동 사슬 체크포인트에서 손상 유무를 더 잘 파악하기 위해서는 고객이 가만히 서 있을 때 각 체크포인트에서 보여야 하는 이상적인 자세를 아는 것이 중요하다(그림 2-20). 이 자세는 정적, 동적 자세 평가 모두에서 참고 기준으로 사용할 수 있다.

- **발과 발목**: 발의 아치가 중립적이며(평평하지 않고 발가락이 말리지 않음) 발은 평행하고 발끝이 정면을 볼 것, 엉덩이나 어깨너비만큼 벌린다.
- **무릎**: 양발의 두 번째와 세 번째 발가락과 일직선이며 구부러지거나 과다폄되지 않는다.
- **허리-골반-엉덩관절 복합체(LPHC)**: 시상면에서 엉덩관절은 중립 자세(과도한 후방 경사나 전방 경사 없음)이며 이마면에서 엉덩관절이 수평이다.
- **어깨와 등뼈**: 전면으로 말리지 않고 측면에서 볼 때 엉덩관절과 귀가 일직선이다.
- **머리와 목뼈**: 목뼈는 중립이며(목 위치가 과도하게 앞으로 나오지 않음) 귀와 어깨는 일직선을 이루고 턱은 수평을 유지한다.

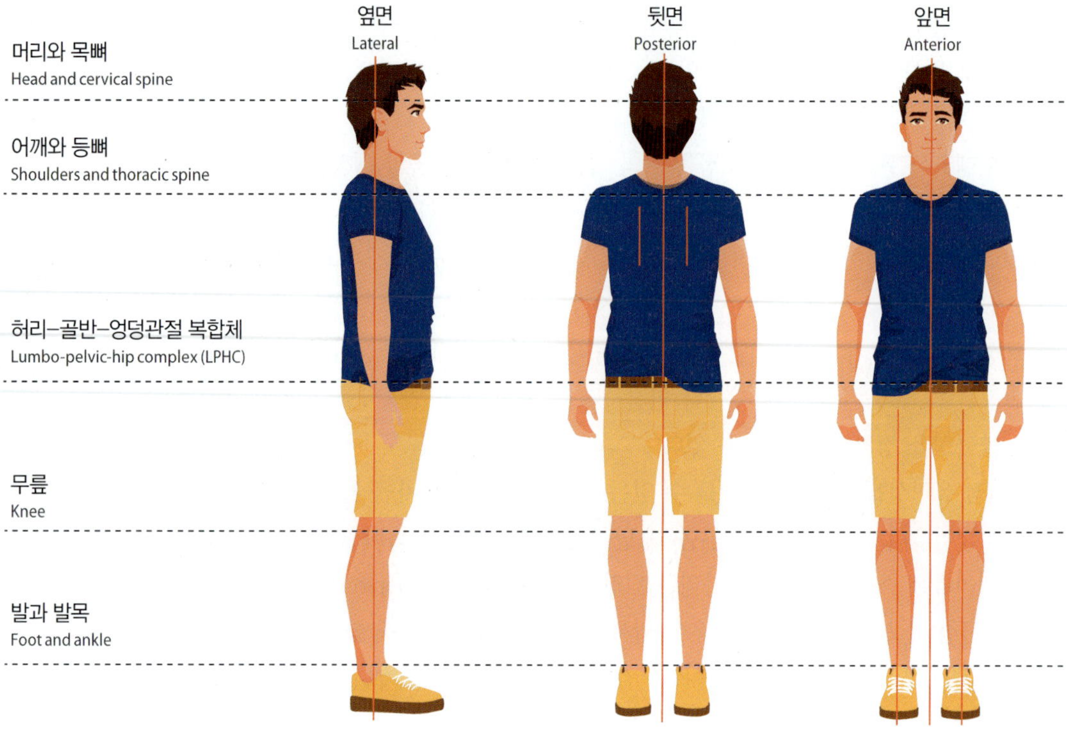

그림 2–20 이상적인 자세

요약

인체 움직임 과학은 상호 의존적이고 밀접하게 연관된 체계 안에서 HMS가 기능하는 방식에 관한 연구이다. RI 모델은 인체 움직임에 적용될 때 피트니스 트레이닝 및 일상에서 사람이 제대로 움직이고 성공적으로 과업을 수행하기 위해서는 전반적인 인체 시스템이 조직적이고 통합적으로 움직여야 한다고 본다. 그러므로 교정 운동 전문가가 HMS를 완벽히 다루기 위해서는 먼저 조직적으로 고객의 정적, 동적 운동 자세 모두를 관찰하는 평가 과정을 수립해야 한다.

교정 운동 프로그램은 항상 운동 행위의 기초를 염두에 두어야 한다. 최적의 움직임 패턴을 재교육함으로써 움직임의 질을 향상하는 것이 이 프로그램의 근본적인 목적이기 때문이다. HMS는 최적의 움직임을 생성하기 위해 효율적으로 기능해야 하는 짝힘들의 상호 네트워크 구조이다. 근육 기능을 제어하는 근본적인 원리들을 통합함으로써 교정 운동 전문가는 운동 사슬에서 발생한 문제가 어떻게 움직임 손상으로 이어지는지 더 잘 이해할 수 있다. 그러면 교정 운동 연속체는 최적의 길이–장력 관계 복구에 적용될 수 있으며, 이는 더욱 효과적으로 기능하는 짝힘들과 움직임 패턴의 최적화로 이어진다.

참고 문헌

Biedert, R. M. (2000). Contribution of the three levels of nervous system motor control: Spinal cord, lower brain, cerebral cortex. In S. M. Lephart & F. H. Fu (Eds.), *Proprioception and neuromuscular control in joint stability* (pp. 23–30). Human Kinetics.

Buckland A. J., Miyamoto, R., Patel, R. D., Slover, J., & Razi, A. E. (2017). Differentiating hip pathology from lumbar spine pathology: Key points of evaluation and management. *Journal of the American Academy of Orthopaedic Surgeons, 25*(2), e23–e34. https://doi.org/10.5435/JAAOS-D-15-00740

Byström, M. G., Rasmussen-Barr, E., & Grooten, W. J. (2013). Motor control exercises reduces pain and disability in chronic and recurrent low back pain: A meta-analysis. *Spine, 38*(6), E350–E358. https://doi.org/10.1097/BRS.0b013e31828435fb

Coker, C. A. (2018). *Motor learning and control for practitioners* (4th ed.). Routledge.

Crossley, K., Bennell, K., Green, S., & McConnell, J. (2001). A systematic review of physical interventions for patellofemoral pain syndrome. *Clinical Journal of Sport Medicine, 11*(2), 103–110. https://doi.org/10.1097/00042752-200104000-00007

Dos Remedios, C., & Gilmour, D. (2017). An historical perspective of the discovery of titin filaments. *Biophysical Reviews, 9*(3), 179–188. https://doi.org/10.1007/s12551-017-0269-3

Feher, J. (2017). Skeletal muscle mechanics. In *Quantitative human physiology: An introduction* (2nd ed.; pp. 292–304). Academic Press/Elsevier. https://doi.org/10.1016/B978-0-12-800883-6.00027-6

Fingleton, C., Smart, K., Moloney, N., Fullen, B. M., & Doody, C. (2015). Pain sensitization in people with knee osteoarthritis: A systematic review and meta-analysis. *Osteoarthritis and Cartilage, 23*(7), 1043–1056. https://doi.org/10.1016/j.joca.2015.02.163

Friedberg, R. P., Fields, K. B., & Grayzel, J. (2017). Anterior cruciate ligament injury. *UpToDate.* https://www.uptodate.com/contents/anterior-cruciate-ligament-injury#H1

Fulkerson, J. P. (2002). Diagnosis and treatment of patients with patellofemoral pain. *The American Journal of Sports Medicine, 30*(3), 447–456. https://doi.org/10.1177/03635465020300032501

Hamill, J., Knutzen, K. M., & Derrick, T. R. (2014). *Biomechanical basis of human movement* (4th ed.). Wolters Kluwer Health.

Herzog, M. M., Kerr, Z. Y., Marshall, S. W., & Wikstrom, E. A. (2019). Epidemiology of ankle sprains and chronic ankle instability. *Journal of Athletic Training, 54*(6), 603–610. https://doi.org/10.4085/1062-6050-447-17

Ireland, M. L., Willson, J. D., Ballantyne, B. T., & Davis, I. M. (2003). Hip strength in females with and without patellofemoral pain. *Journal of Orthopaedic and Sports Physical Therapy, 33*(11), 671–676.

Irving, D. B., Cook, J. L., Young, M. A., & Menz, H. B. (2007). Obesity and pronated foot type may increase the risk of chronic plantar heel pain: A matched case-control study. *BMC Musculoskeletal Disorders, 8*(41). https://doi.org/10.1186/1471-2474-8-41

Kaya, D., Yosmaoglu, B., & Doral, M. N. (Eds.). (2018). *Proprioception in orthopaedics, sports medicine and rehabilitation*. Springer International.

Kopeinig, C., Gödl-Purrer, B., & Salchinger, B. (2015). Fascia as a proprioceptive organ and its role in chronic pain: A review of current literature. *Safety in Health, 1*(Suppl. 1). https://doi.org/10.1186/2056-5917-1-S1-A2

Kosashvili, Y., Fridman, T., Backstein, D., Safir, O., & Bar, Z. Y. (2008). The correlation between pes planus and anterior knee or intermittent low back pain. *Foot & Ankle International, 29*(9), 910–913. https://doi.org/10.3113/FAI.2008.0910

Leetun, D. T., Ireland, M. L., Wilson, J. D., Ballantyne, B. T., & Davis, I. M. (2004). Core stability measures as risk factors for lower extremity injury in athletes. *Medicine and Science in Sports and Exercise, 36*(6), 926–934.

Leversen, J. S. R., Haga, M., & Sigmundsson, H. (2012). From children to adults: Motor performance across the life-span. *PLoS One, 7*(6), e38830–e38830. https://doi.org/10.1371/journal.pone.0038830

Magill, R. A., & Anderson, D. I. (2016). *Motor learning and control: Concepts and applications.* (11th ed.). McGraw-Hill Education.

McGowan, C. P., Neptune, R. R., Clark, D. J., & Kautz, S. A. (2009).

Modular control of human walking: Adaptations to altered mechanical demands. *Journal of Biomechanics, 43*(3), 412–419. https://doi.org/10.1016/j.jbiomech.2009.10.009

Michaud, T. C. (2011). *Human locomotion: The conservative management of gait-related disorders.* Newton Biomechanics.

National Institute of Neurological Disorders and Stroke. (2014). Low back pain fact sheet. NIH Publication No. 15-5161.

Neumann, D. (2016). *Kinesiology of the musculoskeletal system: Foundations for physical rehabilitation* (3rd ed.). Elsevier.

Nishikawa, K. C., Lindstedt, S. L., & LaStayo, P. C. (2018). Basic science and clinical use of eccentric contractions: History and uncertainties. *Journal of Sport and Health Science, 7*(3), 265–274. https://doi.org/10.1016/j.jshs.2018.06.002

Page, P., Frank, C. C., & Lardner, R. (2010). *Assessment and treatment of muscle imbalance: The Janda approach*. Human Kinetics.

Panjabi, M. M. (1992). The stabilizing system of the spine. Part I. Function, dysfunction, adaptation, and enhancement. *Journal of Spinal Disorders, 5*(4), 383–389. https://doi.org/10.1097/00002517-199212000-00001

Payne, K. A., Berg, K., & Latin, R. W. (1997). Ankle injuries and ankle strength, flexibility, and proprioception in college basketball players. *Journal of Athletic Training, 32*(3), 221–225. https://www.ncbi.nlm.nih.gov/pubmed/16558453

Petersen, W., Ellermann, A., Gösele-Koppenburg, A., Best, R., Rembitzki, I. V., Brüggemann, G. P., & Liebau, C. (2014). Patellofemoral pain syndrome. *Knee Surgery, Sports Traumatology, Arthroscopy, 22*(10), 2264–2274. https://doi.org/10.1007/s00167-013-2759-6

Regev, G. J., Kim, C. W., Tomiya, A., Lee, Y., Ghofrani, H., Garfin, S. R., Lieber, R. L., & Ward, S. (2011, Dec.). Psoas muscle architectural design, in vivo sarcomere length range, and passive tensile properties support its role as a lumbar spine stabilizer. *Spine, 36*(26), E1666–E1674. https://doi.org/10.1097/BRS.0b013e31821847b3

Richardson, C., Hodges, P. W., & Hides, J. (2004). *Therapeutic exercise for lumbopelvic stabilization: A motor control approach for the treatment and prevention of low back pain* (2nd ed.). Churchill Livingstone.

Sahrmann, S., Azevedo, D. C., & Van Dillen, L. (2017). Diagnosis and treatment of movement system impairment syndromes. *Brazilian Journal of Physical Therapy, 21(6)*, 391–399. https://doi.org/10.1016/j.bjpt.2017.08.001

Scheper, M. C., de Vries, J. E., Verbunt, J., & Engelbert, R. H. (2015). Chronic pain in hypermobility syndrome and Ehlers–Danlos syndrome (hypermobility type): It is a challenge. *Journal of Pain Research, 8*, 591–601. https://doi.org/10.2147/JPR.S64251

Schmidt, R. A., & Lee, T. D. (2014). *Motor learning and performance: From principles to application* (5th ed.). Human Kinetics.

Schmidt, R. A., Lee, T., Winstein, C., Wulf, G., & Zelaznik, H. N. (2019). *Motor control and learning: A behavioral emphasis* (6th ed.). Human Kinetics.

Seeley, R. R., Stephens, T. D., & Tate, P. (2004). *Anatomy and physiology* (7th ed.). McGraw-Hill.

Steele, C. (Ed.). (2012). *Applications of EMG in clinical and sports medicine.* IntechOpen. https://doi.org/10.5772/2349

Sueki, D. G., Cleland, J. A., & Wainner, R. S. (2013). A regional interdependence model of musculoskeletal dysfunction: Research, mechanisms, and clinical implications. *Journal of Manual & Manipulative Therapy, 21*(2), 90–102. https://doi.org/10.1179/2042618612Y.0000000027

Thomeé, R., Renström, P., Karlsson, J., & Grimby, G. (1995). Patellofemoral pain syndrome in young women: A clinical analysis of alignment, pain parameters, common symptoms, functional activity level. *Scandinavian Journal of Medicine & Science in Sports, 5*(4), 237–244. https://doi.org/10.1111/j.1600-0838.1995.tb00040.x

Vleeming, A., Mooney, V., & Stoeckart, R. (2007). *Movement, stability & lumbopelvic pain: Integration of research and therapy* (2nd ed.). Churchill Livingstone.

Wainner, R. S., Whitman, J. M., Cleland, J. A., & Flynn, T. W. (2007). Regional interdependence: A musculoskeletal examination model whose time has come. *Journal of Orthopaedic & Sports Physical Therapy, 37*(11), 658–660. https://doi.org/10.2519/jospt.2007.0110

Waterman, B. R., Owens, B. D., Davey, S., Zacchilli, M. A., & Belmont, P. J., Jr. (2010). The epidemiology of ankle sprains in the United States. *Journal of Bone and Joint Surgery, American Volume, 92*(13), 2279–2284. https://doi.org/10.2106/JBJS.I.01537

Watkins, J. (2010). *Structure and function of the musculoskeletal system* (2nd ed.). Human Kinetics.

Wilke, J., Krause, F., Vogt, L., & Banzer, W. (2016). What is evidencebased about myofascial chains: A systematic review. *Archives of Physical Medicine and Rehabilitation, 97*(3), 454–461. https://doi.org/10.1016/j.apmr.2015.07.023

Wilson, J. M., Loenneke, J. P., Jo, E., Wilson, G. J., Zourdos, M. C., & Kim, J. (2012). The effects of endurance, strength, and power training on muscle fiber type shifting. *The Journal of Strength & Conditioning Research, 26*(6), 1724–1729. https://doi.org/10.1519/JSC.0b013e318234eb6f

SECTION 2

교정 운동 기법

CHAPTER 3

억제 기법

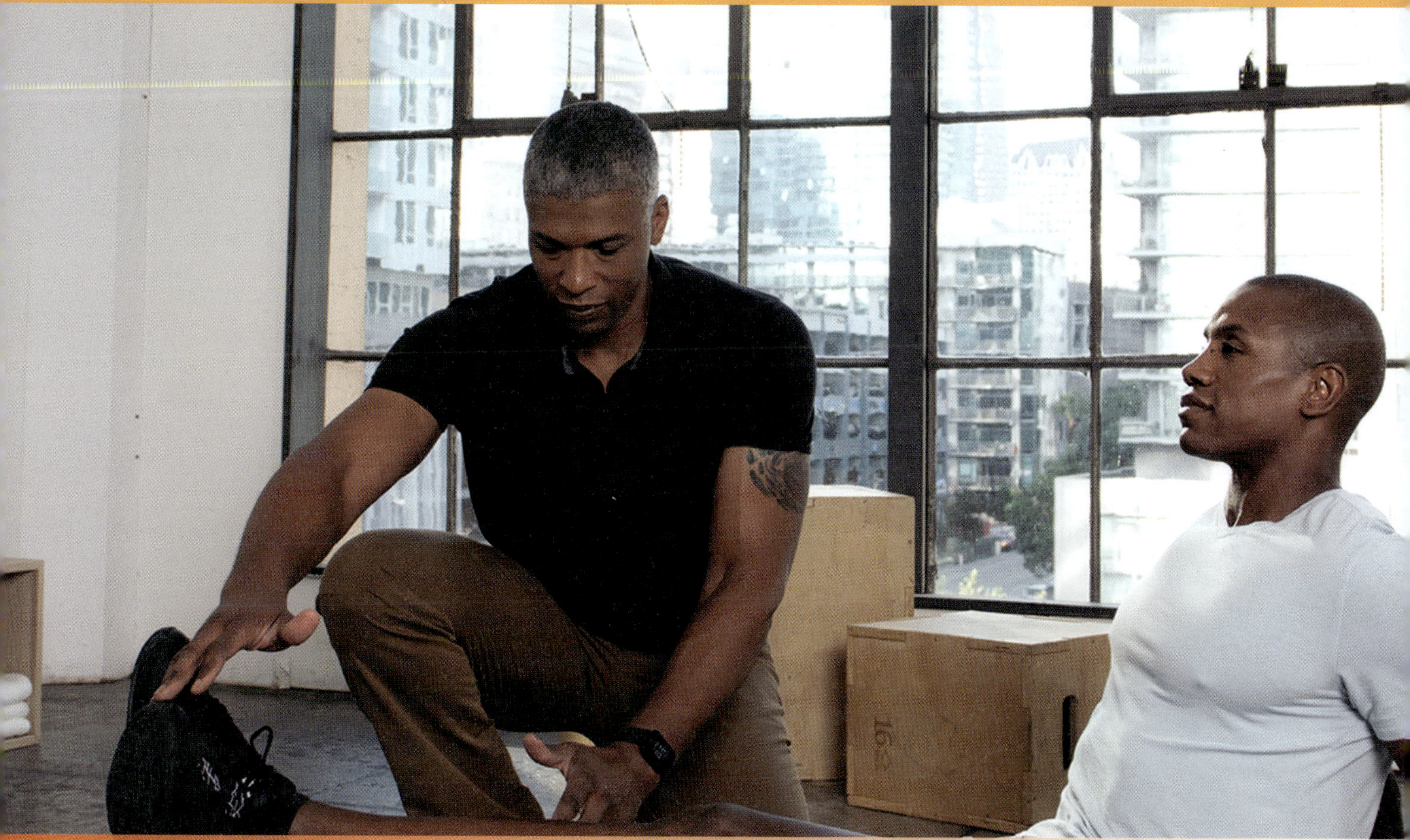

학습 목표

- 근막 기법을 뒷받침하는 현재 의학의 근거를 판별할 수 있다.
- 교정 운동 프로그램에서 근막 기법의 기능을 설명할 수 있다.
- 근막 이완 도구와 그 용도를 판별할 수 있다.
- 자가근막 롤링 기법을 수행하기 위한 적절한 전략을 수립할 수 있다.

자가근막기법
Self-myofascial techniques

근육섬유의 긴장을 줄이는 데 사용되는 일련의 유연성 기법. 주로 과활성 조직에 사용된다.

교정 운동 연속체(**그림 3-1**)의 첫 번째 단계는 근막을 자극하는 신경계의 활동을 억제하거나 조절하는 것이다. 활동을 억제하거나 조절하는 데 사용되는 가장 일반적인 **자가근막기법(self-myofascial techniques, SMT)** 중 하나는 이전에 자가근막이완이라고 불렸던 근막 롤링(일명 자가근막 롤링)이다. 이 기술은 폼 롤러, 롤러 볼 또는 휴대용 장비 같은 다양한 도구를 사용한다. 건강 관련 전문가는 마사지, 기구 보조 연부조직 조작(IASTM), 관절가동술 등과 같은 다른 근막기법을 사용하여 근막조직에 영향을 줄 수 있다.

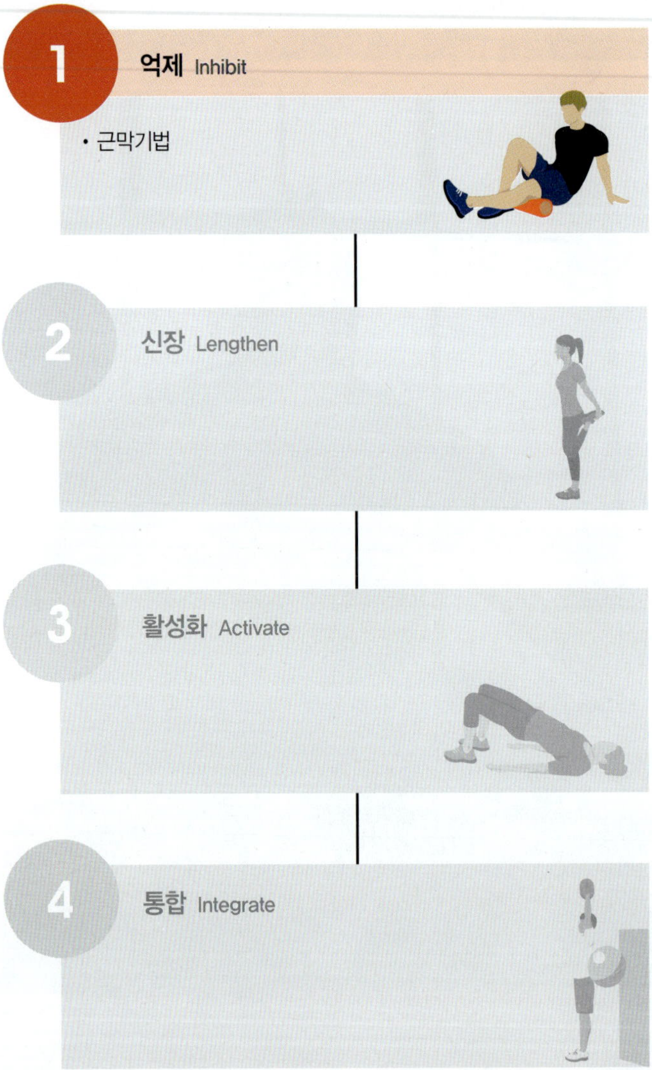

그림 3-1 교정 운동 연속체: 억제

근막 롤링

지난 10년 동안 근막 롤링 기법(예: 근육 폼 롤링, **그림 3-2**)은 건강 및 피트니스 환경에서 비교적 일반적이고 실용적인 방법으로 부상했다. 지난 5년 동안, 연구에 있어서도 근막 롤링 기법은 치료적, 생리학적 효과에 초점을 맞추어 성장했다. 다음 섹션에서는 현재 연구를 검토하고 있는 근막 롤링에 대한 NASM의 입장에 대해 논의한다.

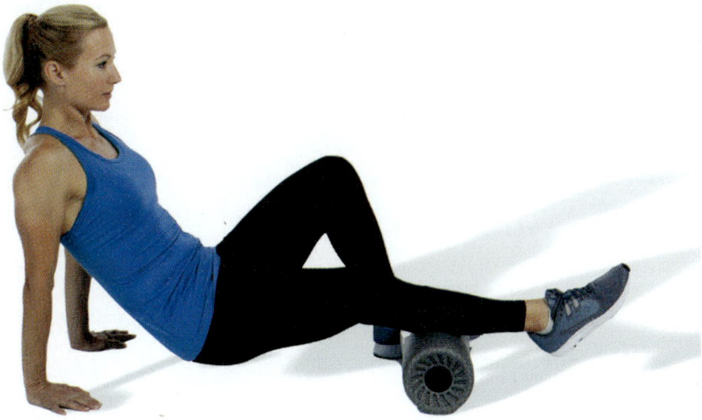

그림 3-2 폼 롤링

근막 롤링 및 누적손상주기

잘못된 자세와 반복적인 과사용 운동이 인체 움직임 시스템(HMS)의 결합조직 내에서 기능장애를 일으킬 수 있다는 것은 건강 및 피트니스 전문가라면 반드시 이해해야 한다(Iqbal & Alghadir, 2017). 이러한 기능장애는 결국 누적손상주기(그림 3-3)라 불리는 신체의 부상 및 복구 반응으로 이어진다(Clark et al., 2010; Iqbal & Alghadir, 2017).

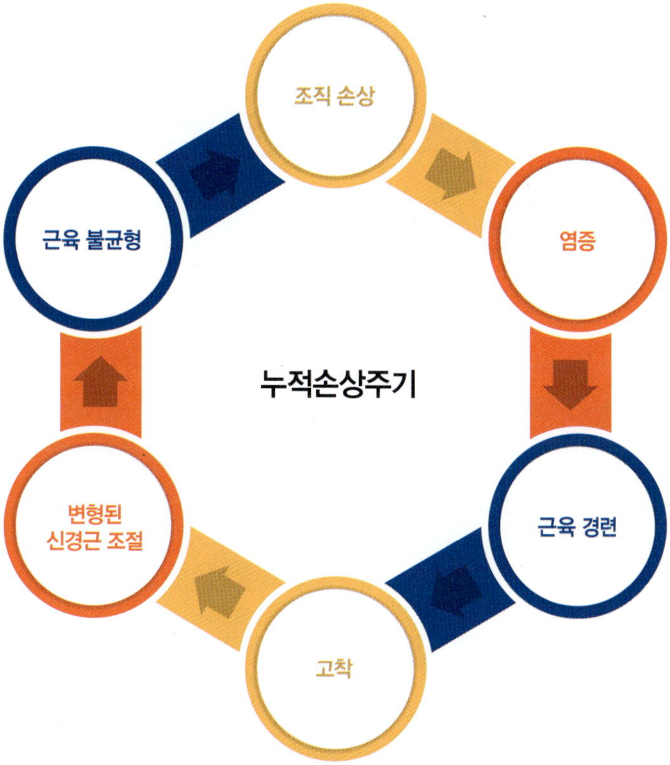

그림 3-3 누적손상주기

현재 이론은 반복적인 움직임과 장기간의 잘못된 자세가 조직 손상과 염증을 유발한다는 생각을 뒷받침하고 있다. 염증은 신체의 통증 반응을 활성화시켜 보호 메커니즘을 활성화시키고 그로 인해 근육 긴장이 증가하고 근육 경련이 유발된다. 이 근육 경련은 종아리 경련과는 다르다.

근막 고착 Myofascial adhesions

신경근 조절을 변화시킬 수 있는 근육조직의 결절

비탄력적 Inelastic

늘어나지 않는 특성

손상된 부위의 중추신경계(CNS)와 조직 기계수용기 및 통각수용기(예: 통증수용기)의 활동이 증가하면 일종의 미세 경련 또는 긴장이 생긴다(Jafri, 2014). 경련의 결과로 근막조직 내에 고착(adhesions)이 형성되기 시작하고 이러한 고착은 연부조직의 정상적인 가동성을 감소시키는 약한 비탄력적(inelastic) 기질을 만든다(그림 3-4)(Clark et al., 2010; Money, 2017). 그 결과 신경근 조절, 길이-장력 관계(변형된 상호억제로 이어짐), 짝힘 관계(협력근 우세현상으로 이어짐) 및 관절 운동 기능(변형된 관절 운동으로 이어짐)이 변형된다(Jafri, 2014; Zhuang et al., 2014). 그대로 둔다면 이러한 고착은 데이비스의 법칙(Davis's law)에 의해 명백한 연부조직의 구조적 변화를 가져올 수 있다.

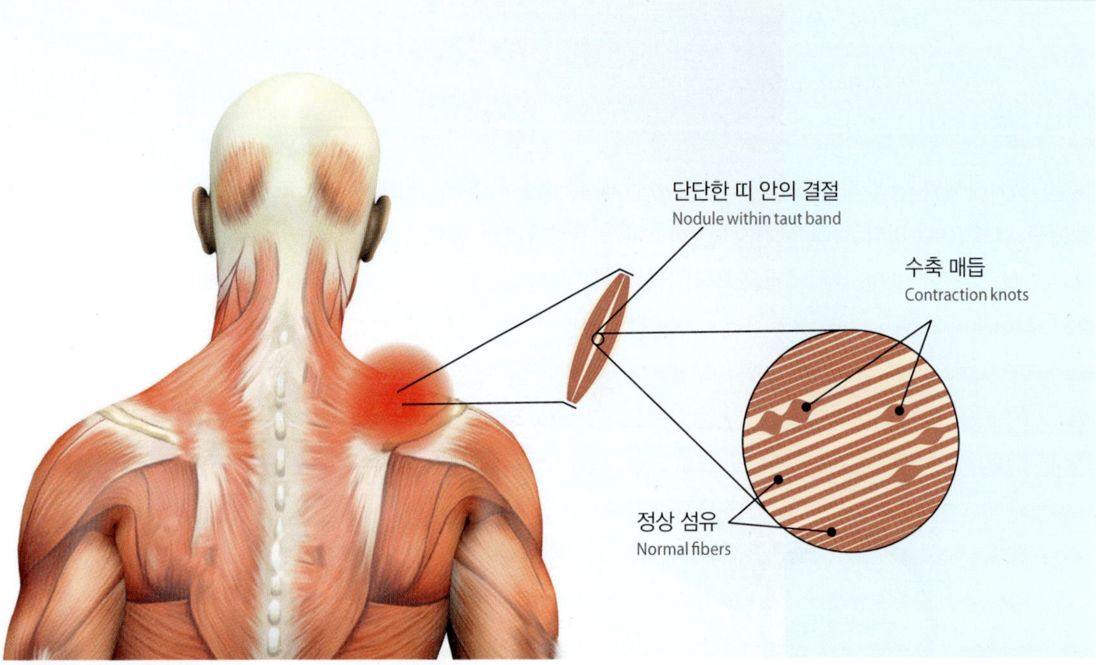

그림 3-4 근막 고착

데이비스 법칙 Davis's law

연부조직이 스트레스가 주어지는 방향을 따라 형성된다는 법칙

데이비스 법칙(Davis's law)에 따르면 연부조직은 스트레스가 주어지는 방향을 따라 형성된다(Cyron & Humphrey, 2017; Mueller & Maluf, 2002). 연부조직은 근육섬유와 같은 방향이 아닌 무작위 방식으로 형성되는 콜라겐 기질로서 스스로를 재구성하거나 재건한다. 근막조직이 움직임, 신장 및 확장에 의해 자극되지 않으면 이러한 결합조직 섬유가 장애물로 작용하여 연부조직 가동성을 방해할 수 있다. 이것은 정상적인 조직 가동성에 변화를 일으키고 상대적 유연성을 유발한다(Clark et al., 2010; Iqbal & Alghadir, 2017). 상대적 유연성은 기능적 움직임 패턴(또는 움직임 보상)을 수행하는 동안 저항이 가장 적은 경로를 찾는 인체 움직임 시스템의 현상이다(Clark et al., 2010). 신경계의 명령에 따라 신체가 A에서 B 지점으로 이동하는데, 이때 감소된 조직 가동성을 수용하기 위해 이상적인 자세를 취할 수 없게 된다. 지속적인 움직임 보상은 근육 불균형을 일으키며 잠재적으로 부상까지 이어질 수 있다.

근막 롤링 기법은 손상을 입은 조직에서 발생하는 국소 수용기 활동, 긴장(미세 연축) 및 CNS 활동을 조절하는 데 도움이 될 수 있다. 연구원들과 전문가들에 따르면 근막 롤링은 누적 손상주기를 통해 생성된 근막 고착 또는 '통증유발점(trigger point)'을 '해소'하는 데 도움이 될 수 있다고 한다(Behm & Wilke, 2019).

그러나 현재 연구는 이 이론을 완전히 뒷받침하고 있지는 않다. 롤링 시행 후 나타나는 개선이 국소 기계적, 신경생리학적 기전으로 인한 효과일 수 있다는 주장이 있다(Behm & Wilke, 2019). 이 이론들은 이후 섹션에서 더 깊이 있게 다룰 것이다.

근막 롤링을 뒷받침하는 과학적 근거

근막 롤링은 두 가지의 목적으로 사용할 수 있다.

1. 국소 근막조직 기능장애에 영향을 미치기 위해
2. 자율신경계에 영향을 미치기 위해

근막 롤링 및 근막조직 기능장애

근막 롤링(myofascial rolling)은 외부 물체(예: 폼 롤러)로 근막조직을 압박하는 압박 기술로 분류한다. 이러한 유형의 자극을 전통적으로 자가근막이완라고 하였는데, 현재 연구에서는 이를 맞지 않은 용어로 간주한다(Behm & Wilke, 2019). 특히 '이완(release)'이라는 용어는 뭉친 '매듭(knot)' 또는 근막의 통증유발점을 이완하는 것을 의미하므로 표현이 정확하지 않다. 현재 연구에 따르면 물체에 의한 직접적인 압박이 들신경 CNS 경로를 통해 국소적으로는 기계적 반응, 전체적으로는 신경생리학적 반응을 생성할 수 있는 것으로 나타났다(Aboodarda et al., 2015; Behm & Wilke, 2019; Grabow et al., 2018; Young et al., 2018). 외부 압박은 HMS의 근육, 근막 및 결합조직 전체에 위치한 들신경(감각) 수용기를 자극하여 누적손상주기의 보호 메커니즘 일환으로 나타나는 기능장애를 수정할 수 있다. 이러한 이유로 근막 롤링이라는 용어가 더 적합하며, 이 교재의 뒷부분에서도 근막 롤링이라는 용어를 사용한다. 또한 '자가근막 롤링'이라는 용어는 적절한 면허를 받은 의료 종사자가 아닌 피트니스 전문가가 고객들에게 적용법을 가르칠 때 사용하기에도 적합하다.

근막 롤링 Myofascial rolling

외부 물체(예: 폼 롤러)가 근막을 압박하는 압박 중재

근막 롤링: 국소 기계적 및 신경생리학적 효과

국소 기계적 효과와 관련한 직접 롤러 압력은 요변성(점성 감소) 유발, 근막 제한 감소, 체액 변화 촉진(근막 수화) 및 세포 반응 자극과 같은 메커니즘을 통해 국소 근막의 점탄성을 변화시킬 수 있다(Behm & Wilke, 2019; Jay et al., 2014; Kelly & Beardsley, 2016). 연구에 따르면 근막 롤링은 또한 국소 동맥 경직을 감소시키고(Okamoto et al., 2014), 동맥 조직 관류를 증가시키며(Hotfiel et al., 2017) 혈관 내피 기능을 향상시킨다(Okamoto et al., 2014). 이러한 현상들은 모두 국소 생리학적 변화와 관련이 있다.

직접적인 롤러 압력으로 인한 신경생리학적 효과는 조직을 이완시키고 국소 및 주변 조직의 통증에 영향을 줄 수 있다. 조직 이완 측면에 있어 롤러 압력은 골지건 반사, 감마 루프(gamma loop) 조절 및 기계 수용기로부터의 CNS 들신경 자극을 통해 더 큰 근막 이완 또는 '스트레치 내성'을 유발할 수 있다(그림 3-5)(Aboodarda et al., 2015; Behm & Wilke, 2019; Cavanaugh et al., 2017; Cheatham & Kolber, 2017; Jay et al., 2014; Kelly & Beardsley, 2016; Monteiro et al., 2017; Nagi et al., 2011).

감마 루프 Gamma loop

작은 전방뿔 신경세포와 작은 섬유로 구성된 반사궁은 추내근 다발로 돌출되어 수축을 일으키며, 들신경 자극은 후방근을 통해 전방각 세포로 전달되어 차례로 반사적 수축을 전체 근육으로 유도한다.

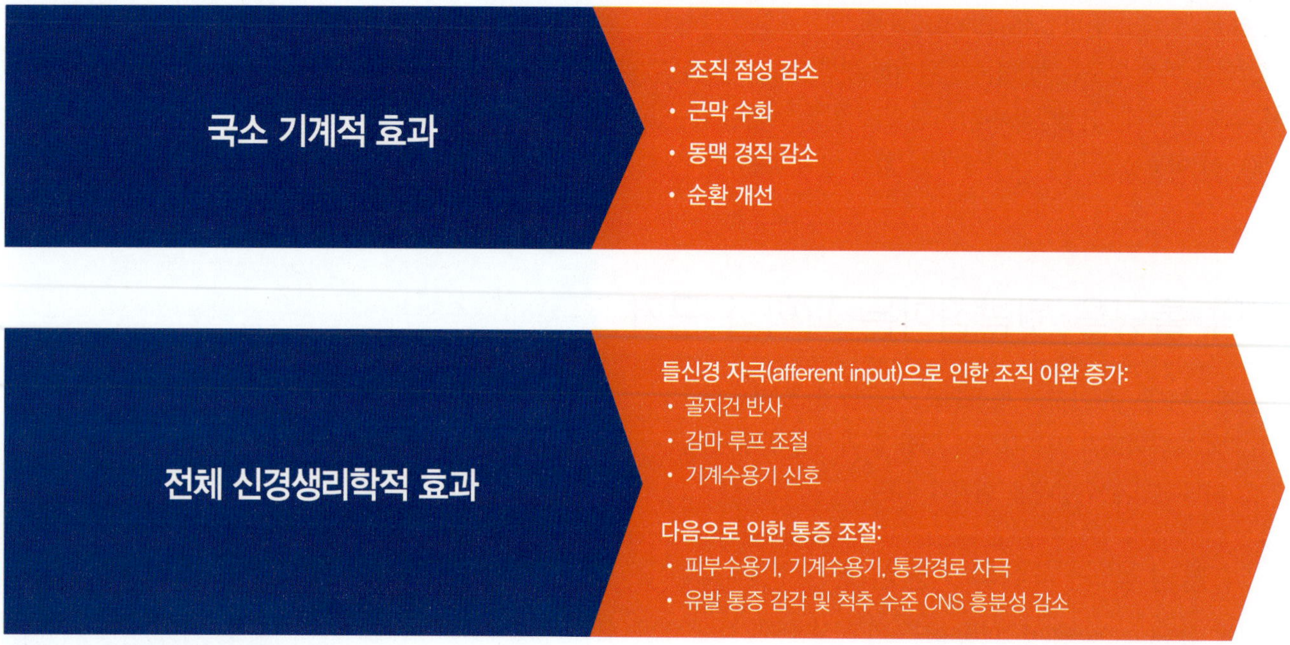

그림 3-5 근막 롤링의 국소적, 전체적 효과

연구자들은 롤러 압력이 근육 및 피부수용기(예: 간질유형 III 및 IV, 자율신경말단, C-축각섬유(Aboodarda et al. 2015; Behm & Wilke, 2019; Nagi & Mahns 2013; Nagi et al. 2011)나 기계수용기(Young et al., 2018)]. 들신경 중추통각경로(통증의 관문이론; Aboodarda et al., 2015; Cavanaugh et al., 2017), 내림 통각억제경로(광범위 유해억제조절; Aboodarda et al., 2015; Sullivan et al., 2013)의 자극을 통해 통증을 조절할 수 있다고 상정하고 있다. 또한 근막 롤링은 유발 통증을 감소시키고(Cavanaugh et al., 2017), 척추 수준에서의 흥분성을 감소(Hoffman 반사)시킨다는 사실을 발견했으며(Young et al., 2018), 이는 앞서 언급한 이론에 대한 근거가 된다. 이러한 반응은 모든 강도의 롤러 압력에서 일어날 수 있으며 외부 힘에 대한 근막조직의 민감성에 대한 근거가 된다(Grabow et al., 2018).

NASM 교정 운동 연속체의 첫 번째 단계는 억제하는 것이다. 근막조직에 국소 기계적 변화를 만들고 신경계를 조절함으로써 근막은 '긴장성'이 적어지고 가동성이 커질 수 있으며, 이것은 연속체의 두 번째 단계인 신장으로 자연스럽게 이어진다. 다음 섹션에서는 자가근막 롤링 프로그램에 대한 적용 지침을 기술한다.

자가근막기법 적용 지침

근막 롤러는 모양, 크기 및 밀도가 다양하며 이러한 특징들은 전체적인 효과에 다소 영향을 미친다. 근막 도구를 선택할 때는 물체의 직경과 밀도, 물체에 의해 가해지는 압력을 고려하는 것이 중요하다.

압력

근막 롤러가 가하는 압력(pressure)의 크기는 직경과 밀도의 곱으로 계산한다. 즉, 더 단단하고 작은 롤러가 더 크고 부드러운 롤러보다 더 많은 압력을 가한다. 최적의 결과를 얻기 위해 필요한 특정 압력의 크기는 현재까지 연구되어 발표된 바가 없다. Curran 등(2008)은 접촉 크기가 더 작은(즉, 직경이 더 작은) 단단한 롤러가 압축 폼으로 만들어진 기존의 근막 롤러보다 훨씬 더 많은 압력을 생성한다는 것을 확인했다. 그러나 작고 단단한 근막 롤러를 사용한 피험자는 더 크고 부드러운 근막 롤러를 사용한 피험자보다 유연성이 향상되지는 않았다(Curran et al., 2008). Grabow 등(2018)은 압력을 구체적으로 측정하지 않았지만, 참가자에게 최대 인지 통증의 50%, 70%, 90%에서 롤러 마사지를 하도록 했더니 가동성에 차이가 없었고, 근력 및 점프 수행능력에서 어떠한 손상도 발견되지 않았다. 따라서 더 높은 압력(또는 롤링 강도)이 항상 더 나은 결과로 이어지는 것은 아니다.

이상적인 압력의 크기는 사용자의 경험, 통증 역치 및 인식에 따라 다르다. 한 연구에서 Cheatham 등(2018)은 피험자들에게 (1) 롤러를 볼 수 있는 상태와 (2) 눈을 가린 상태의 두 가지 조건에서 근막 롤러를 사용하는 동안 통증에 대한 인식을 평가했다. 그들은 참가자의 40%가 통증 척도에서 롤러를 다르게 평가한다는 것을 발견했다. 이 실험에서는 색상과 밀도가 다른 세 개의 롤러가 사용되었다. 따라서 통증을 인식할 때 색상이 어느 정도 영향을 미쳤을 수도 있다. 이 개념을 가정하기 전에 더 깊은 조사가 필요하겠지만, 개인적인 선호도와 인식이 영향을 미친다는 점은 분명하다.

근막 롤러의 밀도나 직경을 유지한 상태에서 근막 롤러에 가해지는 힘의 양을 변화시켜 압력을 변경할 수 있다. 마사지 스틱 롤러와 같은 휴대용 롤러를 사용하는 경우 사용자는 더 세게, 또는 약하게 압력을 조절할 수 있다. 그러나 압력을 증가시키는 것만으로는 특정 근육 그룹에 도달하기 어려울 수 있기 때문에 사용자의 상체 강도 및 자세로 압력을 조절한다. 휴대용 근막 롤러로는 이러한 한계를 극복하기 어렵다. 연구 주제에 맞게 압력을 조절하기 위해 Sullivan 등(2013)은 정압 롤러 장치(CPRA)를 개발했다. 연구자들은 CPRA 장치를 사용하여 모든 피험자에게 일관된 28.6lb(13kg)의 무게판을 부착한 상태로 근막 롤링을 시행할 수 있었다. 하지만 이러한 장치는 일반 대중이 일상에서 접할 수 없다. 또한, 대부분의 휴대용 롤러는 양손을 이용하기 때문에 압력을 가하는 행위는 다리에 국한되어 있다.

또 다른 일반적인 방법은 근막 롤러 또는 볼을 사용하면서 체중 압력을 가하는 것이다. 근막 롤러와 볼은 다리에 국한되지 않고 손을 사용할 필요 없이 더 많은 옵션을 제공한다. 체중 압력은 일반적으로 근막 롤러에 팔다리 또는 대상 근육을 가로질러 놓거나 신체와 벽 사이에 도구를 고정하여 적용한다. 따라서 압력을 가하는 가장 실용적인 방법은 체중(롤러, 볼)과 상체 근력(휴대용 롤러)을 사용하는 것이다.

밀도

밀도(density)는 조직에 가해지는 전체 압력의 크기에 직결되어 있다. 근막 롤러를 사용한 적이 없는 사람은 부드러운 롤러로 시작해야 한다. 밀도가 높은 롤러는 조직의 더 깊은 층에 작용하기 때문에 더 효과가 좋은 것으로 홍보되지만, Cheatham과 Stull(2019)의 연구에 따르면 부드럽거나 중간 정도 밀도의 롤러가 전반적으로 더 나은 결과를 나타냈다. 이 연구들에 따르면 실제로 고밀도 근막 롤러는 관절 가동성을 가장 적게 증가시키면서 체감 통증은 높았다. 중밀도 근막 롤러가 관절 가동성 측면에서 가장 큰 폭의 개선을 보여주면서 체감 통증을 감소시키는 것으로 나타났고, 경밀도 근막 롤러가 그 뒤를 이었다. 이 연구의 결과는 개인의 선호도가 고려되어야 함을 강하게 시사한다. 결국 가장 효과적인 근막 롤러는 개인이 정기적으로 사용하는 롤러이다.

시간의 경과에 따라 개인은 필요한 경우 더 높은 밀도의 근막 롤러로 진행할 수 있다. 그러나 큰 통증이나 불편을 유발하는 행위 자체가 목표가 되어서는 안 된다. 근막기법은 신경계에 영향을 주기 때문에 근막기법을 사용하는 동안 사용자가 정상적으로 호흡하고 이완할 수 있어야 한다. 너무 단단한 자가근막 롤러는 전반적인 이완을 방해하고 기법의 효과를 감소시킬 수 있다.

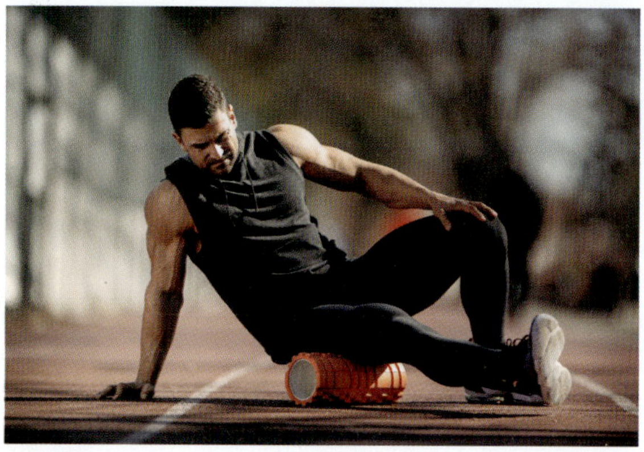

폼 롤러
© Just Life/Shutterstock.

직경

근막 롤러의 직경(diameter)도 효과에 중요한 역할을 한다. 압력은 표면적에 대한 함수이기 때문에 직경이 작을수록 압력이 커지고 조직의 더 깊은 층에 영향을 줄 수 있다. 반대로, 직경이 더 큰 근막 롤러는 표면적이 넓어서 표면 조직들에 압력을 균등하게 분배한다. 롤러의 밀도와 유사하게 롤러의 직경은 필요한 경우 시간의 경과에 따라 증가시킬 수 있다. 근막 롤링을 막 사용하기 시작한 사람은 더 작은 근막 롤러로 바꾸기 전에 큰 직경의 롤러로 시작해서 익숙해져야 한다.

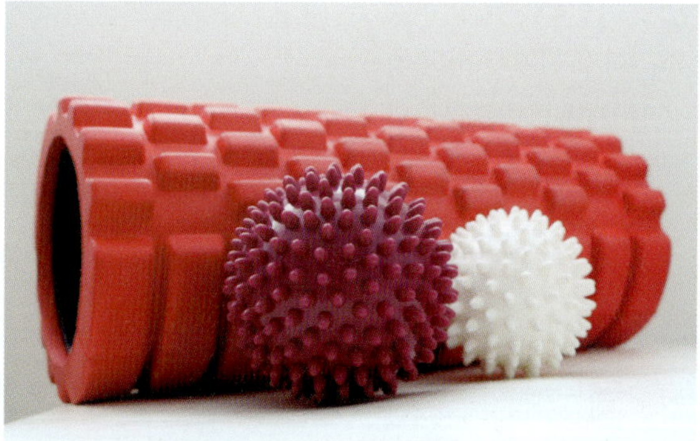

질감이 다른 롤러
© Mvjustina/Shutterstock

질감

밀도 및 직경과 마찬가지로 근막 롤러의 질감(texture)도 전반적인 효과에 어느 정도 영향을 미치는 것으로 보인다. 3개의 근막 롤러(격자 패턴 1개, 임의의 다층 표면 패턴 1개, 부드러운 것 1개)를 비교했을 때 2개의 질감(패턴이 있는)이 있는 롤러가 더 크고 즉각적인 효과가 있었다(Cheatham & Stull, 2019). 본 연구에서 사용된 질감은 큰 요철이나 돌기가 아니라 롤러의 레벨과 틈새의 단순한 변화였다. 따라서 조직에 가해지는 압력은 롤링 중에 약간만 변경되었다. 질감이 있는 롤러가 더 큰 효과를 낸다는 이유는 명확하지 않지만, Cheatham과 Stull(2019)은 질감이 부드러운 롤러보다 질감이 있는 롤러가 조직을 왜곡하거나 '이동'시킴으로써 국소 수용기와 CNS를 다르게 자극할 수 있기 때문이라고 말한다. 그러나 부드러운 롤러도 매우 효과가 좋다는 점에 유의해야 한다. 따라서 가능하다면 질감이 있는 롤러를 사용하는 것이 더 좋지만, 질감이 있는 롤러를 사용할 수 없는 경우에는 부드러운 롤러를 사용해도 여전히 좋은 결과를 얻을 수 있다는 것이다. 예를 들자면 가동성의 향상을 보여주는 대부분의 초기 연구에서는 부드러운 폼의 얇은 층을 가진 폴리염화비닐(PVC) 파이프와 같은 재료의 자체 제작 롤러를 사용했다(MacDonald et al., 2014).

적용 지침

자가근막 롤러가 조직에 가하는 정확한 압력이 계산되지는 않았지만, 피트니스 전문가는 여전히 주의를 기울여야 한다. 고밀도 및 작은 직경의 근막 롤러는 조직에 상당한 크기의 압력을 가하기 때문에 자칫 조직 손상을 일으킬 수 있다. 또한, 근막 롤링에는 어느 정도의 이완이 필요하기 때문에 지나친 압력을 가하면 사용자가 긴장할 수 있다. 따라서 피트니스 전문가는 작고 밀도 높은 롤러로 큰 압력을 가하는 것보다는 크고 더 부드러운 근막 롤러를 통해 더 적은 압력을 가하도록 함으로써 주의를 기울이는 것이 좋다. 또한, 사용자가 정상적으로 이완된 호흡 패턴을 보이는지 모니터링하고 압력 강도가 편안한지 여부를 질문하며 소통해야 한다. 고객이 아니라고 대답할 경우 즉시 압력을 줄여야 한다. 피트니스 전문가는 고객이 자가근막 롤링에 더 익숙해질 때까지 크고 부드럽고 질감이 있는 근막 롤러로 시작하도록 해야 한다. 그런 다음 고객이 편안한 수준에서 점진적으로 진행하도록 한다.

근막기법 도구

자가근막 롤링의 가장 일반적이고 권장되는 방법 중 하나는 원통형 근막 롤러를 사용하는 것이다. 근막 롤러는 흔히 '폼 롤러'라고 하며 크기, 재료, 모양 및 길이가 다양하다. 앞에서 언급했듯이 크기, 재료, 모양이 중요하다. 근막 롤러를 구성하는 재료는 밀도에 영향을 미치고 재료에 따라 총 압력도 달라지기 때문이다. 이런 이유로 '폼 롤링'은 '자가근막 롤링'이라 지칭하는 것이 더 적절하다.

근막 롤러

근막 롤러(myofascial roller)는 일반적으로 모양, 크기 및 밀도가 다른 원통형 롤러이다. 근막 롤러는 대부분의 고객에게 가장 실용적인 도구이며 체중 압력을 사용해야 한다. 주로 사용자가 바닥이나 스트레칭 매트에 앉거나 누워서 근막롤러에 대상근육의 조직패턴을 가로질러 배치한다. 그런 다음 롤러에 가해지는 무게를 조정하여 압력을 가한다. 근막 롤러는 다양한 길이로 제공되며 가장 일반적인 길이는 30~90cm(12~36인치)이다. 롤러의 길이는 전체적인 효과에 거의 영향을 미치지 않지만, 근막 롤링을 처음 접하는 사람들에게는 긴 롤러가 더 편안하고 안정적으로 느껴질 수 있다. 짧은 롤러는 운동용 가방에 잘 들어가기 때문에 롤러를 가지고 다니기 좋아하는 사람들에게 이상적이다. 이동하는 피트니스 전문가는 더 짧은 롤러가 유용하고 헬스 클럽의 전문가는 더 긴 롤러를 선택할 수 있다. 근막 롤러를 언급할 때 폼(원통) 롤러는 가장 일반적으로 언급되는 도구이다. 근막 롤링 연습은 볼, 휴대용 롤러(예: 마사지 스틱) 또는 기타 도구를 사용하여 수행할 수도 있다.

근막 볼

마사지 볼이라고도 불리는 **근막 볼(myofascial ball)**은 다양한 크기와 밀도로 제공되는 구형 롤러이다. 근막 볼은 일반적으로 동일 직경과 밀도의 근막 롤러에 비해 접촉 표면적이 작기 때문에 더 큰 압력을 가하게 된다. 따라서 근막 볼은 원통형 근막 롤러 다음 단계로 사용해볼

> **근막 볼** Myofascial balls
>
> 다양한 크기와 밀도로 제공되어 근막 롤링에 사용되는 구형 도구. 흔히 마사지 볼이라고 함

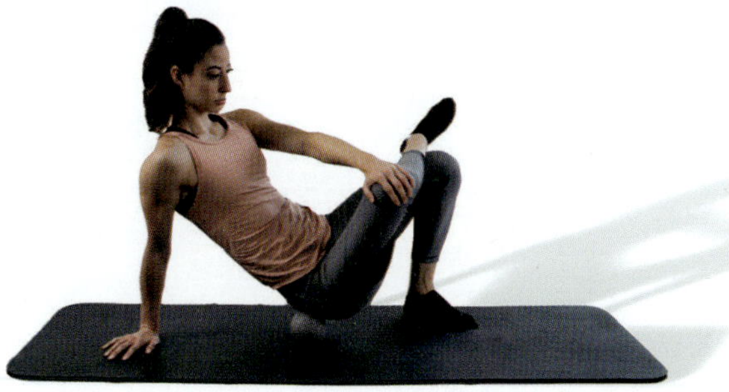

근막 볼을 이용한 자가근막 롤링(SMR)

수 있다. 근막 볼은 원통형 롤러가 너무 커서 효과적으로 도달할 수 없는 신체 부위를 자극할 수 있는 훌륭한 도구이다. 라크로스볼, 테니스공, 야구공, 소프트볼, 골프공 등의 보편적인 공들은 가격이 저렴하여 흔히 근막 도구로도 사용된다. 그러나 이러한 공들은 마사지가 아니라 스포츠를 목적으로 만들어졌다. 라크로스볼, 야구공 등은 매우 단단하여 근막 롤링을 처음 접하는 사람이 압력을 조절하기가 매우 어렵다. 예를 들어, 롤링이 아직 미숙한 고객이 큰볼기근이나 궁둥구멍근을 라크로스볼로 롤링하려고 시도하면 지나치게 큰 압력을 받을 가능성이 높다. 적용된 전체 힘은 밀도와 직경의 함수이기 때문에 작고 단단한 공이 조직에 직접적으로 상당한 압력을 준다는 점을 명심해야 한다. 따라서 경험이 적은 고객에게 피트니스 전문가는 자가근막 롤링을 위해 더 크고 부드러운 공이나 특별히 설계된 공을 사용하도록 해야 한다.

휴대용 근막 롤러

휴대용 근막 롤러(handheld myofascial roller)는 일반 근막 롤러와 볼을 대체할 수 있는 훌륭한 도구이다. 한 손 사용을 위해 설계된 휴대용 롤러는 전신에도 사용할 수 있다. 휴대용 롤러는 다양한 재료와 크기로 제공되지만, 일반적으로 원통형 폼 롤러보다 작다. 휴대용 롤러는 사용자가 손으로 직접 압력을 조절하기 때문에 크기와 밀도에 대한 문제가 적다. 기존 롤러를 사용하기 위해 바닥에 누울 수 없는 사용자에게 휴대용 롤러는 적합하다. 또한, 햄스트링 유연성 측면에서 전통적인 형태의 롤러만큼 효과적인 것으로 나타났다(DeBruyne et al., 2017).

그러나 휴대용 롤러에는 몇 가지 제한 사항이 있다. 첫째, 양손으로 사용하도록 설계된 제품은 다리에 국한하여 사용될 수 있다. 둘째, 신체 위치에 따라 사용이 제한된다. 안전한 자세를 유지하면서 몇몇 근육 그룹을 롤링하는 일이 어려울 수 있다. 셋째, 가해지는 압력은 상체의 힘에 의해 제한된다. 고객은 팔 부상이나 단순한 힘의 부족으로 인해 필요한 압력을 내지 못할 수 있다. 따라서 사용자가 바닥에 누울 수 있다면 휴대용 롤러보다 원통형 근막 롤러를 사용하는 것이 좋다. 사용자가 누울 수 없는 경우 휴대용 롤러를 사용하는 것이 좋다. 또한 휴대용 롤러는 일반 폼 롤러보다 짧은 길이로 보관할 수 있어 이동해야 할 경우 편리하다. 주의할 점은 피트니스 전문가가 휴대용 롤러를 사용하여 고객에게 압력을 가하지 않는 것이다. 압력을 통제하는 사람은 언제나 고객 본인이어야 한다. 고객 스스로 해야 기술의 안전성이 향상되고 혼자서 롤링하는 일에 익숙해질 수 있다.

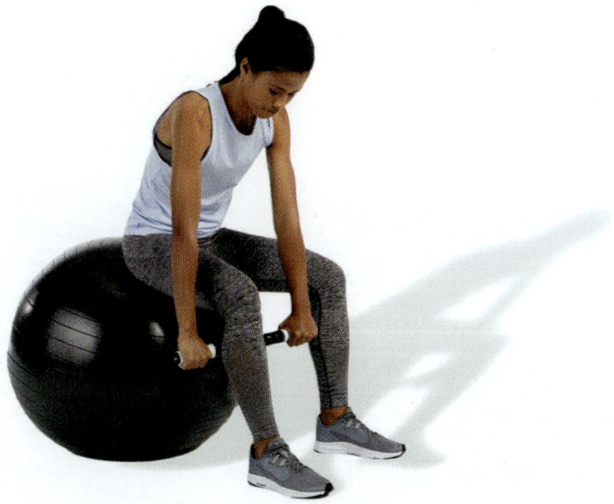

휴대용 롤러를 이용한 자가근막 롤링-두 손

진동

진동(vibration)의 치료 효과는 잘 알려져 있다(Dong et al., 2019; Games et al., 2015; Park et al., 2018). 그러나 대부분의 연구는 진동판이나 전신 진동을 사용했다. 근막 롤러처럼 작은 부위에 집중적으로 진동을 사용하는 것도 효과적으로 보이지만 구체적으로 논할 만큼 연구가 되어 있지는 않다. 진동이 있는 근막 롤러와 진동이 없는 동일한 롤러를 비교한 연구에서 진동 그룹의 피험자들이 유연성과 가동성이 더 크게 향상되었고(Cheatham, Stull, & Kolber, 2017; Han et al., 2017; Lim & Park, 2019; Romero-Moraleda et al., 2019) 인식되는 통증이 감소했다(Cheatham, Kolber, & Cain, 2017; Han et al., 2017; Romero-Moraleda et al., 2019). 또한 이러한 효과는 운동 수행능력에 부정적 영향 없이 발생한 것으로 나타났다(Lim & Park, 2019; RomeroMoraleda et al., 2019; Sagiroglui, 2017). 여기서는 이러한 연구가 서로 다른 주파수와 진폭으로 진동하는 서로 다른 진동 근막 롤러로 연구했다는 점에 유의해야 한다. 현재 연구만으로는 특정 목표에 이상적인 롤러 또는 진동수를 처방할 수는 없다. 예를 들어, 변속 진동 롤러를 더 낮은 설정으로 해도 더 높은 진동수로 설정했을 경우와 결과가 달라지지 않았다. 프로그램에 대한 기준이 확립되기 위해서는 진동 롤러에 대한 더 많은 연구가 필요해 보인다.

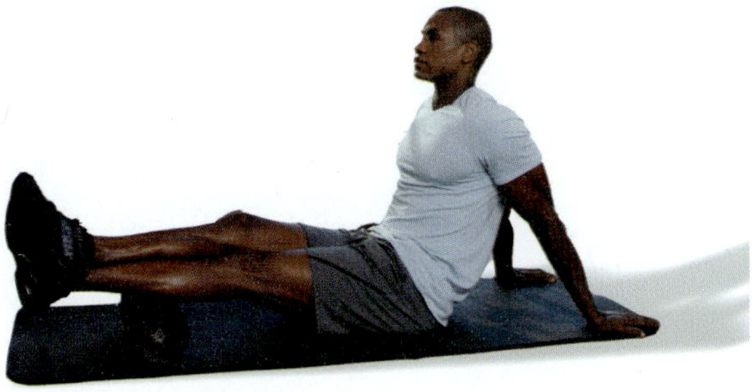

진동 롤러를 이용한 자가근막 롤링

현재의 진동 롤러 연구에서 중요한 점은 통증 인식에 대한 영향이다. 진동은 진동성 무통증(vibratory analgesia) 효과를 통해 통증을 완화할 수 있다(Hollins et al., 2014). 간단히 말해서, 진동이 통증 감각을 일시적으로 방해하는 특정 기계수용기를 자극할 때 진동성 무통증이 발생한다. 이는 단순히 통증 신호의 '볼륨을 낮추는 것'으로 생각할 수 있다. 그러나 그 효과는 일시적이라는 점에 유의하는 것이 중요하다. 한편 이러한 인식되는 통증의 일시적인 감소는 교정 운동 전문가가 의도한 교정 전략과 운동을 위한 스트레치 내성을 개선하는 창을 제공한다. 운동 전문가가 더 나은 움직임 패턴을 도입하면 시간이 지남에 따라 통증에 유리한 효과를 얻을 수 있다.

고려해야 할 또 다른 관점은 진동이 근막 롤링과 관련된 불편함을 감소시킨다는 것이다. 측면 허벅지와 같이 더 부드러운 영역을 다룰 때는 진동 롤러가 더 편안할 수 있으므로 사용자는 부드러운 영역에 더 오래 머무를 가능성이 더 높아져 전반적으로 더 긍정적인 결과를 얻을 수 있다.

부항

부항 Cupping

아시아 및 중동 문화권에서 일반적으로 시행되는 근막 요법의 한 형태로 최근 미국에서 더욱 인기를 얻고 있음

부항(cupping)은 일반적으로 아시아 및 중동 문화에서 시행되는 근막 치료의 한 형태이며 최근 미국에서도 인기를 얻고 있다(Al-Yousef et al., 2018). 부항은 흡인을 사용하여 혈액 및 기타 체액이 조직을 통해 이동하도록 촉진한다. 아시아 및 중동 문화권에서는 부항을 다양한 상태에 대한 의학적 치료의 한 형태로 사용하므로 자격이 있는 의료 전문가들이 수행하며 엄격하게 규제한다(Al-Yousef et al., 2018). 그러나 미국에서 부항은 처방전 없이 구입할 수 있는 근막기법으로 자리 잡았다. 연구에 따르면 부항은 유연성과 가동성을 개선하고(Kim et al., 2017; Yim et al., 2017) 통증을 줄이는 데 도움이 되는 것으로 나타났다(Kim et al., 2017; Yim et al., 2017; Yun-Ting et al., 2017). 더 나아가서 기업들은 부항컵을 제조하고 일반 대중이 더 쉽게 접근할 수 있는 교육 자료를 만들기 시작했다. 서로 다른 목적을 가진 다양한 부항 방법이 있다는 점도 유의해야 한다.

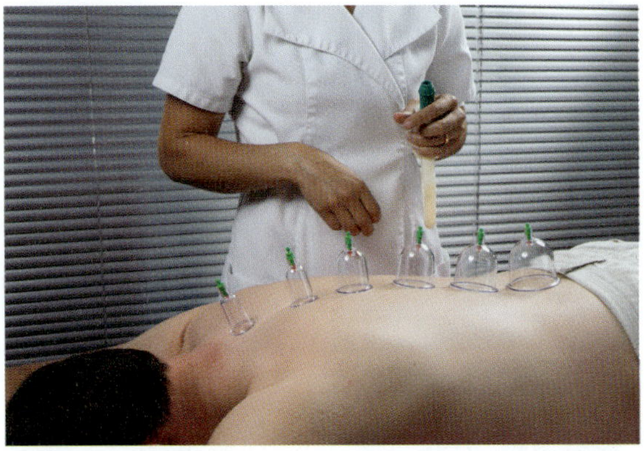

부항

© Sylv1rob1/Shutterstock

이 글을 쓰는 시점에서 근막기법으로 가장 적합한 특정한 부항

요법은 없는 것으로 보인다. 어떤 사람은 수동적으로 부항을 사용하는 반면(즉, 고객이 테이블에 편안하게 누워 있음), 어떤 사람은 능동적 접근으로 통합한다(즉, 고객이 능동적으로 굽힘 및 폄의 움직임을 수행한다). 부항에 대한 능동적 접근 방식을 근막감압술이라고 한다. 감압은 표면조직을 '들어올리기' 위해 흡인을 사용하는 방식이다. 그런 다음 활동적인 움직임을 수행하여 기본 근막을 동원하고 풀어준다(RockTape, 2018). 부항 기법과 방법이 다양하기 때문에 피트니스 전문가가 부항 기법을 사용하기 위해서는 전문적인 교육을 받고 지역 규정을 확인하는 것이 좋다.

근막 플러싱

근막 플러싱
Myofascial flossing

탄성 밴드를 신체 부위에 감고 동작을 수행하여 유연성을 증가시키는 방법

부두 플러싱(voodoo flossing) 또는 단순히 플러싱(flossing)이라고도 하는 근막 플러싱(myofascial flossing)은 유연성과 가동성을 증가시키기 위한 또 다른 방법이다. 근막 플러싱은 50% 압력 패턴을 사용하여 고객의 신체 부위에 라텍스 밴드를 감아 50~90% 강도의 스트레칭 효과를 일으키는 방법이다(Cheatham & Baker, 2019; Kiefer et al., 2017). 밴드를 감고 나면 고객은 최대 2분 동안 능동적 또는 수동적 움직임을 수행하여 조직의 플러싱을 유도한다(Borda & Selhorst, 2017; Cheatham & Baker, 2019). 근막 플러싱은 근육 그룹 주위에 압력을 만들어서 접선 전단력(tangential) 또는 수건 짜는 효과를 만든다. 이때 움직임은 근막조직의 가동을 돕기 위한 것이다. 근막 플러싱에 대한 연구가 아직 진행 중이지만, 최근 연구에 따르면 이 기술이 유연성, 가동성 및 수행능력을 향상시키는 것으로 나타났다(Driller et al., 2017; Driller & Overmayer, 2017; Mills et al., 2019; Ross & Kandassamy, 2017). 근막 플러싱은 또한 지연성 근육통(DOMS)의 부정적인 영향을 줄여 회복 속도를 높이는 데 도움이 되는 기술로서의 가능성을 보여주었다(Prill et al., 2019). 또한 아킬레스 건병증(Borda & Selhorst, 2017)과 같이 몇몇 부상으로부터의 회복 속도를 높이는 데 도움이 될 수 있다. 근막 플러싱에 대한 연구 방법과 결과는 일관되지 않았다. 여러 연구에 따르면 가동성 및 유연성(Keifer et al., 2017)의 개선 사항을 측정할 수 없었고 DOMS 감소(Gorny & Stoggl, 2018)도 나타나지 않았다. 이러한 일관성 없는 결과들 때문에 피트니스 전문가는 교육을 받고 근막 플러싱 사용에 관한 법적 요구 사항을 확인하는 것이 좋다.

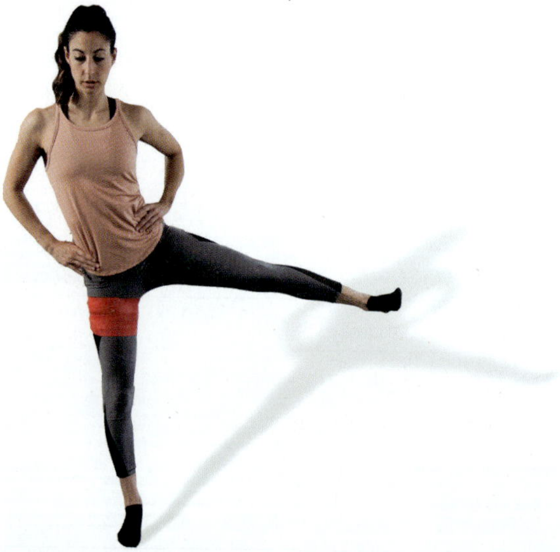
부두 플러싱

근막 플러싱을 신경 플러싱과 혼동해서는 안 된다. 신경 플러싱은 자극 받은 신경을 스트레칭하기 위한 운동이며 물리치료사와 같이 적절한 면허를 가진 의료 종사자만 처방할 수 있다.

기구 보조 연부조직 가동술(IASTM)

기구 보조 연부조직 가동술
Instrumentassisted soft tissue mobilization (IASTM)

흉터조직 및 근막 고착에 동원 효과를 제공하도록 특별히 설계된 기구를 사용하는 근막기법

기구 보조 연부조직 가동술(instrument-assisted soft tissue mobilization, IASTM)은 흉터조직 및 근막 고착에 가동화 효과를 제공하기 위해 특별히 설계된 기구를 사용하는 근막기법이다(Cheatham et al., 2016). 기구를 사용함으로써 의료 전문가는 기계적 이점을 이용해 손으로는 자극할 수 없는 근막조직에 자극을 줄 수 있다(Baker et al., 2013). IASTM은 치유 과정을 다시 시작하고(Kim et al., 2017) 결합조직 재형성을 자극하는 국소 염증을 유도하여 흉터조직

을 제거하고 정상 기능으로 복귀하도록 촉진하는 효과적인 도구로 홍보되었다(Cheatham et al., 2016). IASTM에 대한 데이터는 여러 결과가 혼재되어 있다. 그러나 일부 결과는 이 기술이 단기 유연성과 가동성을 개선할 수 있음을 시사한다(Cheatham et al., 2016; Kim et al., 2017).

IASTM의 권장 응용 프로그램은 미세혈관 및 모세혈관의 출혈을 통해 국소 염증을 유도하는 '스크래핑(scraping)'을 포함하여 여러 전통적인 방법에 따라 다양해졌다(Kim et al., 2017) 그러나 최근 연구(Cheatham et al., 2019)에서는 격렬한 운동 후 24~48시간에 지연성 근육통(DOMS)이 있는 피험자에게 90초 동안 가벼운 '깃털 타법'을 수행한 결과 긍정적인 결과를 보였다. 연구자들은 가벼운 압력이 역치가 낮은 피부의 기계수용기를 자극하여 인식되는 통증을 감소시킨다고 말했다(Cheatham et al., 2019). 구체적인 IASTM 프로그램을 권장하기 위해서는 추가적인 연구가 필요하다.

IASTM은 면허가 있는 의료 제공자가 기구에 대한 교육을 받았을 때만 수행할 수 있는 근막기법이라는 점에 유의해야 한다.

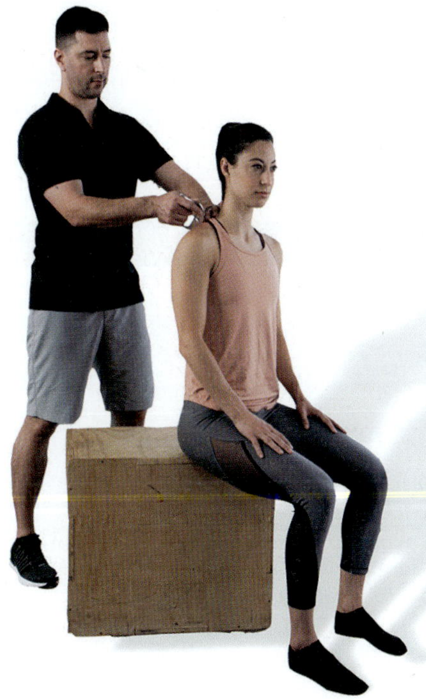

기구 보조 장치를 이용한 목 부위의 자가근막 롤링

도구를 활용한 근막기법에 대한 요약

오늘날에는 다양하고 효과적인 근막기법 도구를 구매할 수 있다. 피트니스 전문가는 주어진 환경에서 고객 개개인에게 가장 적합한 도구를 결정하기 위해 연구해야 한다. 피트니스 전문가가 다양한 근막 도구를 보유하고 있으면 각 고객을 위해 효과적인 자가근막 프로그램을 디자인할 최적의 기회를 확보할 수 있다. 최고의 근막기법 도구는 고객이 지속적으로 사용하는 도구이다. 또한 피트니스 전문가는 특정 근막 도구의 사용에 관한 지역의 규정 및 법률을 숙지해야 한다.

자가근막 롤링의 주의 사항 및 금기 사항

자가근막 롤링의 효과는 잘 기록되어 있지만 잠재적 주의 및 금기 사항에 대해서는 조사가 미흡한 상태이다. 따라서 자가근막 롤링의 주의 사항과 금기 사항은 관련 근막 치료 연구에서 나온 결과를 바탕으로 정해졌다(Cheatham & Stull, 2018c). 관련 의학 전문가는 연부조직 관련 활동을 수행하면 안 되는 신체 상태를 구체적으로 식별하도록 훈련을 받은 반면 피트니스 전문가는 추가 훈련을 받지 않은 경우가 있으므로 모든 고객의 상태에 주의를 기울이는 것이 좋다. 고객에게 기저 질환이 있는 경우 피트니스 전문가는 근막기법을 진행하기 전에 면허를 받은 의료 전문가를 통해 허락을 받는 것이 필수적이다. 자가근막 롤링을 시작하기 전에 피트니스 전문가는 기술이 수행되는 방식은 물론 모든 주의 사항과 금기 사항을 고려해야 한다(Cheatham & Stull, 2019).

자가근막 롤링을 수행할 때는 고객이 근막 롤러에 체중 압력을 가해야 하며, 이를 위해 옆으로 누운 자세, 똑바로 누운 자세, 엎드린 자세 등 다양한 자세로 누울 수 있다. 이러한 자세는 특정 주의 및 금기 사항의 영향을 악화시킬 수 있다. 또한 자가근막 롤링은 고객이 숨을 참아야 하는 불편함을 유발할 수 있다. 예를 들면, 고혈압이 있는 고객의 경우 숨을 참으면서 수평 자세를 취하면 혈압이 크게 상승할 수 있다. 따라서 고혈압 환자는 휴대용 근막 롤러를 사용하여 누운 자세 대신에 앉은 자세로 자가근막 롤링을 수행하고, 느리고 일관된 호흡에 집중하도록 권장해야 한다.

표 3-1 자가근막 롤링 주의 사항		
고혈압(조절 중)	골감소증	임신
당뇨병	정맥류	뼈 돌출부 또는 뼈 부위
비정상적인 감각(예: 무감각)	압력에 대한 민감도	최근 부상 또는 수술
신체의 위치를 정하지 못하거나 근막 롤링을 올바르게 수행할 능력 부족	어린이	고령
척주측만증 또는 척추 기형	고객의 감각을 변화시킬 수 있는 약물	섬유근육통(즉, 더 높은 롤링 압력)

Reproduced from Cheatham, S. W., & Stull, K. R. (2018c). Roller massage: A commentary on clinical standards and survey of physical therapy professionals: Part 1. *International Journal of Sports Physical Therapy*, 13(4), 763–772. https://doi.org/10.26603/ijspt20180763

위 표에서 설명한 주의 사항은 피트니스 전문가가 극도의 주의를 기울여 진행해야 하는 것들이다(표 3-1). 주의 사항이 있는 고객도 자가근막 롤링을 수행할 수 있지만 자세를 수정하거나(예: 바닥이나 매트에 눕는 대신 앉음) 자가근막 롤링 방법을 변경하거나(예: 전통적인 근막 롤러 대신 휴대용 롤러 이용) 특정 부위를 완전히 롤링하는 것은 피해야 한다. 주의해야 할 고객이 어떤 이유로든 자가근막 롤링에 대한 불편을 호소한다면 이 기술을 강요해서는 안 된다.

금기 사항은 위험성이 이점보다 클 가능성이 높다는 점에서 주의 사항과 다르다. 고객의 안전을 위해 금기 사항이 있는 경우 자가근막 롤링을 수행해서는 안 된다(표 3-2). 임신, 당뇨병, 정맥류, 최근 부상 또는 수술, 고혈압과 같은 상태는 고객에 따라 주의 또는 금기 사항이 될 수 있다는 점에 유의해야 한다(Cheatham & Stull, 2018c). 따라서 자가근막 롤링을 진행하기 전에 의료 전문가와 상담해야 한다.

표 3-2 자가근막 롤링 금기 사항		
피부 발진, 개방 상처, 수포, 국소조직 염증, 타박상 또는 종양	심부정맥 혈전증	골다공증
골화성 근염의 뼈 골절	암 또는 악성 종양	고혈압(조절이 안 되는 상태)
급성 또는 중증 심장, 간 또는 신장 질환	급성 감염(바이러스 또는 박테리아), 발열 또는 전염성 상태	감각 상실 또는 변화를 초래하는 신경학적 상태
출혈 장애	전신 질환(예: 당뇨병)	최근 수술 또는 부상
결합조직 장애	말초혈관 기능 부전 또는 질병	혈액을 묽게 하거나 감각을 바꾸는 약물
수술 부위 또는 장치에 대한 직접적인 압력	만성 통증 상태(예: 류마티스 관절염)	얼굴, 눈, 동맥, 정맥(예: 정맥류) 또는 신경에 대한 직접적인 압력
임신(MD 상담)	뼈 돌출부 또는 부위(예: 허리뼈)에 대한 직접적인 압박	고객이 느끼는 극심한 불편함이나 고통
심한 척주측만증 또는 척추 기형	골수염	

Reproduced from Cheatham, S. W., & Stull, K. R. (2018c). Roller massage: A commentary on clinical standards and survey of physical therapy professionals: Part 1. *International Journal of Sports Physical Therapy*, 13(4), 763–772. https://doi.org/10.26603/ijspt20180763

자가근막 롤링에 대한 이러한 특정 주의 및 금기 사항을 검증하기 위해서는 연구가 필요하다. 여기에 나열된 주의 및 금기 사항이 전부는 아니므로 피트니스 전문가는 이것을 판단의 출발점으로 삼아야 한다(Cheatham & Stull, 2018c).

실제 적용 포인트

현재 최적의 자가근막 롤링 프로그램에 대한 전문가들의 공감대가 부족하여 향후 연구에는 한계가 있다(Cheatham et al., 2015). 최근까지의 연구에서는 다양한 근막 롤링 프로그램을 사용했다. 따라서 '권장'되는 단일 프로그램은 아직 없는 상태이다. 그러나 자가근막 롤링이 신경계와 기계적인 변화를 모두 유도하는 것으로 보인다는 연구에 대한 이전 논의를 상기하면 자가근막 롤링을 운동 프로그램에 포함시키는 것이 좋다. 근막 롤링 프로그램은 2단계로 접근해야 한다.

1단계: 전체 긴장 완화

자가근막 롤링의 첫 번째 '의도'는 대상 근육의 과활성 또는 긴장을 줄이는 것이다(즉, 전체 신경생리학적 효과를 목표로 함). 이를 위해 사용자는 대상 근육에 천천히 굴려 불편한 지점을 찾아 압력을 유지해야 한다. 이 시간 동안 사용자는 30~60초간, 또는 불편함이 줄어들 때까지 호흡하고 이완하도록 지도해야 한다. 압력을 유지하면서 롤러에 압력을 가할 수 있지만 통증이 목표는 아니다. 따라서 더 이상 이완이 불가능한 부위에 무거운 압력을 가하는 것보다 이완하고 호흡하는 것이 더 중요하다.

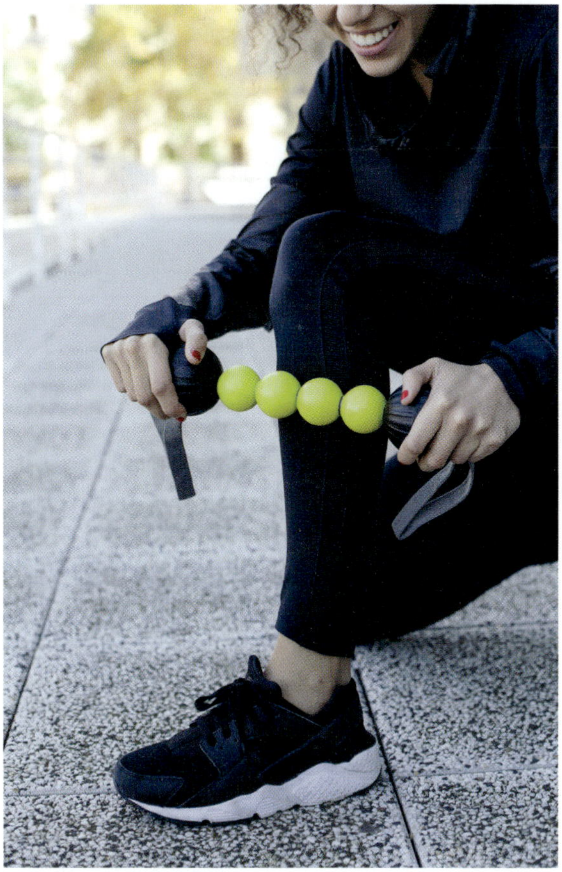
© Luna Vandoorne/Shutterstock

2단계: 조직 움직임 시도

긴장이 줄어들면 다음 단계는 능동적인 움직임을 통해 국소 기계적 측면을 자극해야 한다. 능동적인 움직임은 근막 롤링을 하면서 대상 팔다리를 움직이는 행동을 뜻한다. Cheatham과 Stull (2018a)은 근막 롤링의 압력이 넙다리네갈래근에 가해지는 동안 무릎 굽힘(햄스트링 수축)을 수행하는 것이 무릎 굽힘 없이 하는 것과 비교하여 더 큰 무릎 굽힘 가동성을 생성한다는 점을 밝혔다. 이 연구의 결과가 모든 근육 그룹에 일반화되어서는 안 되지만, 피트니스 전문가는 각 고객이 어떻게 반응하는지 조사하기 위해 능동적인 움직임을 포함시키는 것이 좋다. 다른 능동적인 움직임으로는 종아리에 롤링하면서 발등굽히기, 햄스트링에 롤링하면서 무릎 펴기, 궁둥구멍근에 롤링하면서 엉덩관절 굽힘 및 벌림/모음하기, 큰가슴근에 롤링하면서 어깨뼈 뒤당김하기, 넓은등근에 롤링하면서 어깨 굽히기 등이 포함된다. 이 방법에 대한 이론을 확인하려면 추가 연구가 필요하지만 가동성 향상은 근막을 통한 체액 이동 증가, 근육 수축과 관련된 인장 응력 및 열로 인한 요변성 효과 강화(점도 감소), 근막 사이에 발생한 섬유 밴드 긴장 감소, 길항 근육의 수축으로 인한 상호억제 등으로 인한 것일 수 있다. 현재 구체적인 권장 사항은 없지만 중간 속도로 4~6개의 능동적 동작을 수행하면 고객은 쉽게 기억하고 효과적으로 수행할 수 있다.

이 2단계 접근 방식은 기계적 및 신경생리학적 메커니즘을 모두 극대화하기 위해 NASM에서 권장하지만 너무 민감한 자극이 느껴지거나 단계가 너무 복잡하다고 생각하는 고객은 90~120초 동안 계속해서 대상 근육에 롤링해도 좋다. 이 롤링 방법을 사용하는 경우 사용자는 원하는 시간 동안 전체 근육을 천천히(초당 약 1인치) 롤링해야 한다. 롤링 프로그램을 막 시작한 사람의 경우 복잡한 자가근막 롤링 프로그램을 처방하기 전에 롤링이 편안한지 확인하는 것이 더 중요할 수 있다.

자가근막 롤링 시간

관련 의료 전문가를 대상으로 한 설문 조사에 따르면 응답자는 롤당 2~5초의 속도로 총 5~10분(각 근육 그룹을 30초~2분 동안 롤링) 동안 롤링할 것을 가장 일반적으로 권장한다고 말했다(Cheatham, 2018). 여러 연구에 따르면 약 2분 동안 자가근막 롤링을 수행하면 긍정적인 결과를 가져오는 것으로 나타났다(Cheatham, Stull, & Kolber, 2017; Cheatham & Baker, 2017; Cheatham, Kolber, & Cain et al., 2017; Cheatham & Stull, 2018a; Cheatham & Stull, 2018b; Cheatham & Stull, 2019). Monteiro 등(2017)은 딥 스쿼트와 같은 기능적 움직임을 개선하는 데 최소 90초가 필요하다는 것을 발견했다. 따라서 대상 근육에 최소 90초 이상 최대 2분(총 시간)을 롤링하면 최상의 결과를 얻을 수 있다. 그러나 최적의 결과를 위해 다양한 근막 롤링 시간을 구체적으로 비교한 연구가 부족하다는 점은 염두에 두어야 한다.

자가근막 롤링 빈도

연구에 따르면 자가근막 롤링을 준비 운동/정리 운동의 일부로 사용할 수 있다고 한다(Cheatham, 2018; Cheatham et al., 2015; Schroeder & Best, 2015; Wiewelhove et al., 2019). 자가근막 롤링은 준비 운동 효과를 더 오래 지속시키는 것으로 나타났다(Hodgson et al., 2019). Hodgson 등(2019)의 연구에서는 자가근막 롤링은 준비 운동 후 30분 동안 10분 간격으로 수행할 때 자가근막 롤링을 하지 않은 경우보다 무릎 굽힘 및 엉덩관절 굽힘 가동성이 호전되어 잘 유지되는 결과를 보였다. 이 결과를 실제 사례에 적용한다면 선발이 아닌 선수, 즉 준비 운동 후 장시간 벤치에 앉아 있어야 하는 선수에게 활용할 수 있다. 10분 간격으로 지속적인 자가근막 롤링을 해줌으로써 준비 운동으로 향상된 유연성을 유지할 수 있는 것이다. 또 다른 연구는 시뮬레이션된 축구 경기에서 하프 타임 동안 자가근막 롤링을 시행한 경우 스프린트가 속도를 유지하는 반면, 자가근막 롤링이 없으면 스프린트의 속도가 감소한다는 사실을 보여주었다(Kaya et al., 2019).

자가근막 롤링의 단기 효과는 비교적 짧지만 지속적으로 수행하면 장기적인 효과가 나타날 수 있다. 자가근막 롤링을 4주 동안 일주일에 2번만 수행해도 기능적 움직임 패턴이 개선되는 것으로 나타났다(Boguszewski et al., 2017). 또한, 7일 동안 자가근막 롤링을 5회 수행하면 기능적 런지 패턴에서 엉덩관절 폄이 개선되었다(Bushell et al., 2015). 따라서 일주일에 2~5회 정도 근막 롤링을 수행하면 긍정적인 결과를 경험하기에 충분하다. Boguszewski 등(2017)과 Bushell 등(2015)은 전체 교정 운동 프로그램의 일부로 자가근막 롤링을 사용하지 않았다.

준비 운동과 정리 운동에서 근막 롤링을 일부로 사용할 때의 이점과 교정 운동의 통합된 접근 방식을 고려할 때, 자가근막 롤링을 교정 프로그램과 함께 대부분의 요일에서 사용 안 할 이유가 없다.

신체 자세

사용자는 부상 가능성을 높이거나 근골격계 통증을 유발하지 않도록 자가근막 롤링 동안 안전한 신체 정렬을 유지하기 위해 최선을 다해야 한다. 자가근막 롤링 동안 저지르는 흔한 실수 두 가지는 (1) 엎드린 자세에서 롤링하는 동안 나타나는 허리뼈의 과다폄(아치형 허리)과 목뼈의 과다폄(머리를 앞으로 내미는 것), (2) 앉은 자세에서 어깨를 올리는 것(어깨 으쓱하기)이다. 자가근막 롤링 동안에는 척추를 중립(골반에서 머리뼈까지) 상태로 두고 어깨를 안전하고 편안한 자세로 내리도록 지도해야 한다. 필요에 따라 고객이 긴장을 풀고 중립적인 자세를 유지할 수 있도록 바로잡아 주도록 한다. 운동 사슬 정렬은 자가근막기법 동안에도 적용되어야 한다.

트레이닝 팁

- 2단계 접근 방식을 따른다.
  1. 30~60초 동안 압력을 유지한다.
  2. 근막조직을 풀어주거나 움직이기 위해 능동적인 움직임을 수행한다.
- 각 근육 그룹에 총 90초~2분 정도를 수행한다.
- 교정 운동 프로그램의 일부로 대부분의 요일에 근막 롤링을 수행한다.
- 척추를 중립적으로 유지하고 어깨를 이완한다.
- 필요에 따라 편안하고 안전한 자세를 유지하도록 바로잡는다.
- 천천히 롤링한다.

핵심 훈련 변수

자가근막 롤링을 효과적으로 수행하려면 표 3-3과 같이 적절한 핵심 훈련 변수(acute training variables)를 따라야 한다. 현재 근막 롤링을 매일 또는 대부분의 요일에 수행하지 못할 이유는 없다. 이것은 현재 대체로 건강한 개인을 대상으로 하는 NASM의 방침이다. 그러나 이것은 궁극적으로 고객 본인과 모든 주의 사항, 그리고 의료 전문가의 조언에 따라 결정해야 한다. 명시된 신체 부위 또는 근육 그룹당 한 세트만 수행해도 충분하다. 근막 롤러(또는 기타 근막 도구)를 압통 부위에 30~60초 동안 유지한 다음 4~6회의 능동적 움직임을 수행해야 한다. 강도는 약간의 불편함을 느낄 수 있는 정도여야 하지만 사용자가 긴장을 풀고 숨을 쉴 수 있어야 한다. 마지막으로 총 근막 롤링 시간은 근육 그룹당 90~120초로 5~10분 사이여야 한다.

표 3-3 자가근막 롤링을 위한 핵심 훈련 변수

빈도	세트 수	횟수	강도	지속 시간
별도로 지정하지 않았다면 매일 시행	1	불편한 부위에서 30~60초 동안 유지 능동적인 움직임을 4~6회 반복	다소의 불편함은 느껴지지만 이완하고 호흡하는 데 방해가 되지 않는 수준	총 5~10분: 근육 그룹당 90~120초

확인하기

근막 롤러를 효과적으로 사용하는 방법을 가르치는 여러 가지 방법이 있다. 2017년 연구에서 Cheatham, Kolber, Cain은 피트니스 전문가의 직접 안내를 따랐을 때 무릎 굽힘 가동성이 가장 크게 증가했고, 그 다음은 비디오 지침을 보고 따라했을 때이며 마지막이 안내 책자를 보고 했을 때라는 것을 입증했다. 그러나 모든 교육 방법은 효과적이었다. 실시간으로 트레이너를 따르는 것이 최선일 수 있지만, 제한된 상황에서는 영상이나 기존의 자체 프로그램 안내 책자가 적절한 대안이 될 수 있다.

자가근막 롤러 운동

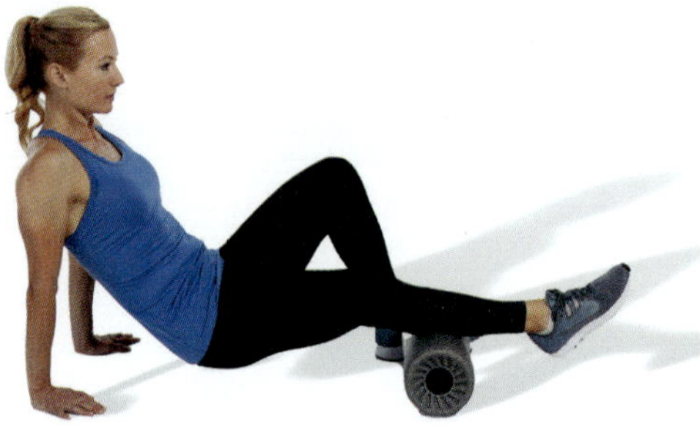

장딴지근/가자미근

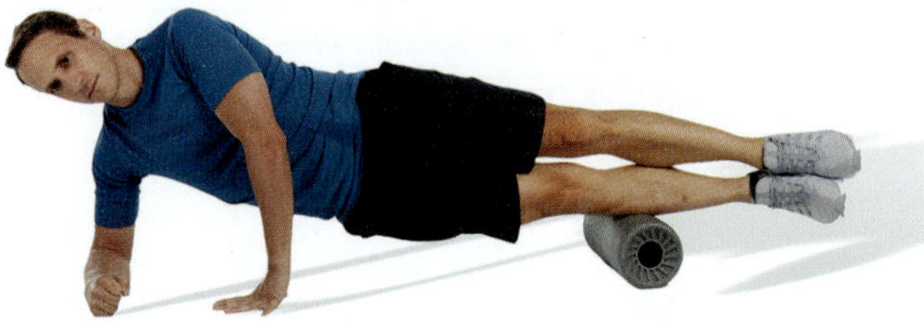

긴종아리근 복합체

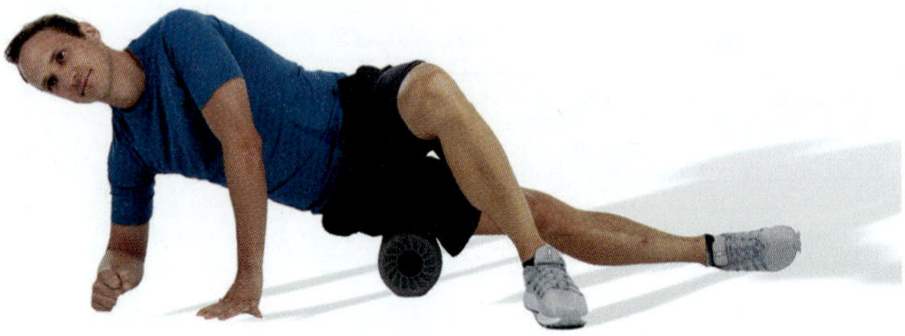

허벅지 가쪽

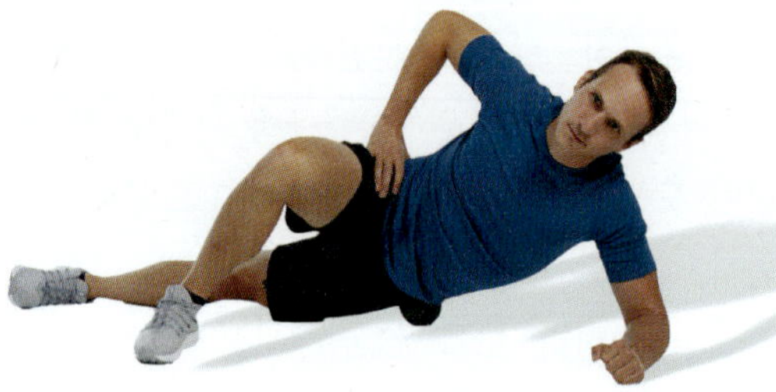

넙다리근막긴장근

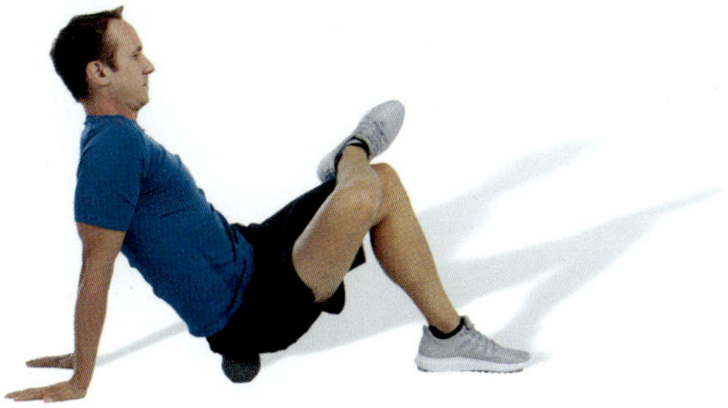

궁둥구멍근

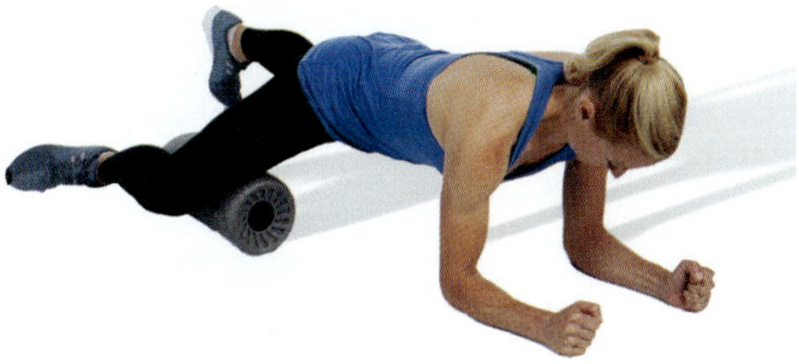

모음근

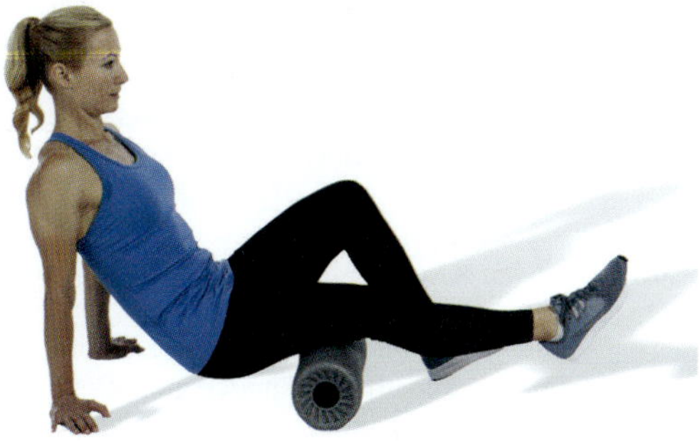

햄스트링

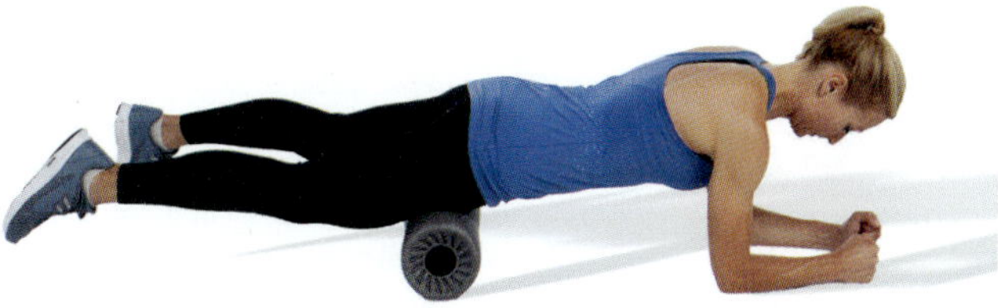

넙다리네갈래근

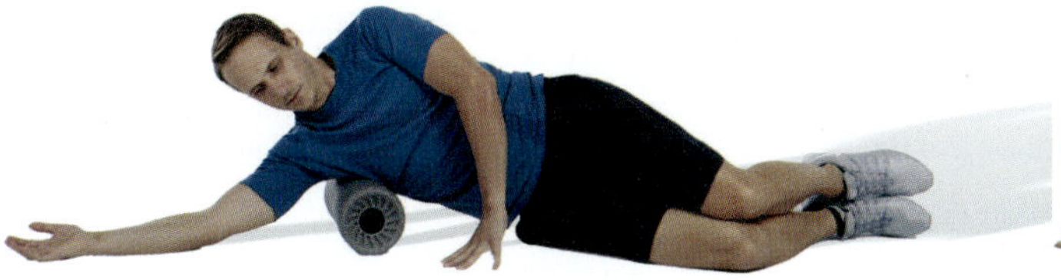

넓은등근

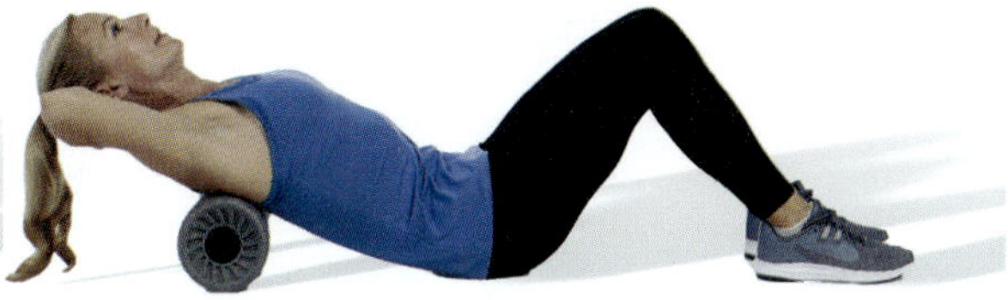

등뼈

요약

자가근막 롤링은 교정 운동 연속체의 첫 번째 단계에서 사용되는 주요 억제 기법이다. 자가근막 롤링은 신체의 과활성 근막조직의 긴장을 풀거나 과활동성을 감소시키고 근막조직 사이의 가동성을 높이는 데 사용된다. 목표 부위의 근막 구조에 따라 다양한 근막 롤러를 선택할 수 있다. 근막 롤러는 크기, 모양 및 구조에 따라 다양한 효과를 나타낸다. 근막 도구를 선택할 때 추가 고려 사항은 사용 용이성과 근막조직으로의 침투 깊이를 제어하는 능력이다. 자가근막 롤링은 압통 부위를 잡고(예민한 부위에 롤러를 위치시키고) 능동적으로 움직이거나(선호) 단독 지지(위치시키고 머무르던가) 또는 연속적인 롤링으로 성공적으로 수행할 수 있다. 고객은 적절한 교육을 받고 근막 롤링을 올바르게 적용했을 때 원하는 연부조직 가동 효과를 달성하고 신체의 신경근 효율성을 회복하며 부상을 방지할 수 있다.

참고 문헌

Aboodarda, S. J., Spence, A. J., & Button, D. C. (2015). Pain pressure threshold of a muscle tender spot increases following local and non-local rolling massage. *BMC Musculoskeletal Disorders, 16*, 265. https://doi.org/10.1186/s12891-015-0729-5

Al-Yousef, H. M., Wajid, S., & Sales, I. (2018). Knowledge, attitudes, and perceptions of cupping therapy (CT) in Saudi Arabia: A cross-sectional survey among the Saudi population. *Biomedical Research (0970-938X), 29*(17), 3351–3355. https://doi.org/10.4066/biomedicalresearch.29-18-1015

Baker, R. T., Nasypany, A., Seegmiller, J. G., & Baker, J. G. (2013). Instrument-assisted soft tissue mobilization treatment for tissue extensibility dysfunction. *International Journal of Athletic Therapy and Training, 18*(5), 16–21. https://doi.org/10.1123/ijatt.18.5.16

Behm, D. G., & Wilke, J. (2019). Do self-myofascial release devices release myofascia? Rolling mechanisms: A narrative review. *Sports Medicine, 49*(8), 1173–1181. https://doi.org/10.1007/s40279-019-01149-y

Boguszewski, D., Falkowska, M., Adamczyk, J. G., & Białoszewski, D. (2017). Influence of foam rolling on the functional limitations of the musculoskeletal system in healthy women. *Biomedical Human Kinetics, 9*(1), 75–81. https://doi.org/10.1515/bhk-2017-0012

Borda, J., & Selhorst, M. (2017). The use of compression tack and flossing along with lacrosse ball massage to treat chronic Achilles tendinopathy in an adolescent athlete: A case report. *Journal of Manual and Manipulative Therapy, 25*(1), 57–61. https://doi.org/10.1080/10669817.2016.1159403

Bushell, J. E., Dawson, S. M., & Webster, M. M. (2015). Clinical relevance of foam rolling on hip extension angle in a functional lunge position. *Journal of Strength and Conditioning Research, 29*(9), 2397–2403. https://doi.org/10.1519/JSC.0000000000000888

Cavanaugh, M. T., Doweling, A., Young, J. D., Quigley, P. J., Hodgson, D. D., Whitten, J. H., Reid, J. C., Aboodarda, S. J., & Behm, D. G. (2017). An acute session of roller massage prolongs voluntary torque development and diminishes evoked pain. *European Journal of Applied Physiology, 117*(1), 109–117. https://doi.org/10.1007/s00421-016-3503-y

Cheatham, S. W. (2018). Roller massage: A descriptive survey of allied health professionals. *Journal of Sport Rehabilitation, 28*(6), 1–10. https://doi.org/10.1123/jsr.2017-0366

Cheatham, S. W., & Baker, R. (2017). Differences in pressure pain threshold among men and women after foam rolling. *Journal of Bodywork and Movement Therapies, 21*(4), 978–982. https://doi.org/10.1016/j.jbmt.2017.06.006

Cheatham, S. W., & Baker, R. (2019). Technical report: Quantification of the Rockfloss® floss band stretch force at different elongation lengths. *Journal of Sport Rehabilitation, 29*(3), 377–380. https://doi.org/10.1123/jsr.2019-0034

Cheatham, S. W., & Kolber, M. J. (2017). Does self-myofascial release with a foam roll change pressure pain threshold of the ipsilateral lower extremity antagonist and contralateral muscle groups? An exploratory study. *Journal of Sport Rehabilitation, 27*(2), 1–18. https://doi.org/10.1123/jsr.2016-0196

Cheatham, S. W., Kolber, M. J., & Cain, M. (2017). Comparison of video-guided, live instructed, and self-guided foam roll interventions on knee joint range of motion and pressure pain threshold: A randomized controlled trial. *International Journal of Sports Physical Therapy, 12*(2), 242–249. https://www.ncbi.nlm.nih.gov/pmc/articles/PMC5380867/

Cheatham, S. W., Kolber, M. J., Cain, M., & Lee, M. (2015). The effects of self-myofascial release using a foam roll or roller massager on joint range of motion, muscle recovery, and performance: A systematic review. *International Journal of Sports Physical Therapy, 10*(6), 827–838. https://www.ncbi.nlm.nih.gov/pmc/articles/PMC4637917/

Cheatham, S. W., Kreiswirth, E., & Baker, R. (2019). Does a light pressure instrument assisted soft tissue mobilization technique modulate tactile discrimination and perceived pain in healthy individuals with DOMS? *Journal of the Canadian Chiropractic Association, 63*(1), 18–25. https://www.ncbi.nlm.nih.gov/pmc/articles/PMC6493209/

Cheatham, S. W., Lee, M., Cain, M., & Baker, R. (2016). The efficacy of instrument assisted soft tissue mobilization: a systematic review. *Journal of the Canadian Chiropractic Association, 60*(3), 200–211. https://www.ncbi.nlm.nih.gov/pmc/articles/PMC5039777/

Cheatham, S. W., & Stull, K. R. (2018a). Comparison of a foam rolling session with active joint motion and without joint motion: A randomized controlled trial. *Journal of Bodywork and Movement Therapies, 22*(3), 707–712. https://doi.org/10.1016/j.jbmt.2018.01.011

Cheatham, S. W., & Stull, K. R. (2018b). Comparison of three different density type foam rollers on knee range of motion and pressure pain threshold: A randomized controlled trial. *International Journal of Sports Physical Therapy, 13*(3), 474–482. https://doi.org/10.26603/ijspt20180474

Cheatham, S. W., & Stull, K. R. (2018c). Roller massage: A commentary on clinical standards and survey of physical therapy professionals: Part 1. *International Journal of Sports Physical Therapy, 13*(4), 763–772. https://doi.org/10.26603/ijspt20180763

Cheatham, S. W., & Stull, K. R. (2019). Roller massage: Comparison of three different surface type pattern foam rollers on passive knee range of motion and pain perception. *Journal of Bodywork and Movement Therapies, 23*(3), 555–560. https://doi.org/10.1016/j.jbmt.2019.05.002

Cheatham, S. W., Stull, K. R., & Kolber, M. J. (2017). Comparison of a vibrating foam roller and a non-vibrating foam roller intervention on knee range of motion and pressure pain threshold: A randomized controlled trial. *Journal of Sport Rehabilitation, 28*(1), 1–23. https://doi.org/10.1123/jsr.2017-0164

Cheatham, S. W., Stull, K. R., & Kolber, M. J. (2018). Roller massage: Is the numeric pain rating scale a reliable measurement and can it direct individuals with no experience to a specific roller density? *The Journal of the Canadian Chiropractic Association, 62*(3), 161–169. https://www.ncbi.nlm.nih.gov/pmc/articles/PMC6319431/

Clark, M., Lucett, S., & National Academy of Sports Medicine. (2010). *NASM essentials of corrective exercise training.* Lippincott Williams & Wilkins.

Curran, P. F., Fiore, R. D., & Crisco, J. J. (2008). A comparison of the pressure exerted on soft tissue by 2 myofascial rollers. *Journal of Sport Rehabilitation, 17*(4), 432–442. https://doi.org/10.1123/jsr.17.4.432

Cyron, C. J., & Humphrey, J. D. (2017). Growth and remodeling of load-bearing biological soft tissues. *Meccanica, 52*(3), 645–664. https://doi.org/10.1007/s11012-016-0472-5

DeBruyne, D. M., Dewhurst, M. M., Fischer, K. M., Wojtanowski, M. S., & Durall, C. (2017). Self-mobilization using a foam roller versus a roller massager: Which is more effective for increasing hamstrings flexibility? *Journal of Sport Rehabilitation, 26*(1), 94–100. https://doi.org/10.1123/jsr.2015-0035

Dong, Y., Wang, W., Zheng, J., Chen, S., Qiao, J., & Wang, X. (2019). Whole body vibration exercise for chronic musculoskeletal pain: A systematic review and meta-analysis of randomized controlled trials. *Archives of Physical Medicine and Rehabilitation, 100*(11), 2167–2178. https://doi.org/10.1016/j.apmr.2019.03.011

Driller, M., Mackay, K., Mills, B., & Tavares, F. (2017). Tissue flossing on ankle range of motion, jump and sprint performance: A follow-up study. *Physical Therapy in Sport: Official Journal of the Association of Chartered Physiotherapists in Sports Medicine, 28*, 29–33. https://doi.org/10.1016/j.ptsp.2017.08.081

Driller, M. W., & Overmayer, R. G. (2017). The effects of tissue flossing on ankle range of motion and jump performance. *Physical Therapy in Sport: Official Journal of the Association of Chartered Physiotherapists in Sports Medicine, 25*, 20–24. https://doi.org/10.1016/j.ptsp.2016.12.004

Games, K. E., Sefton, J. M., & Wilson, A. E. (2015). Whole-body vibration and blood flow and muscle oxygenation: A metaanalysis. *Journal of Athletic Training, 50*(5), 542–549. https://doi.org/10.4085/1062-6050-50.2.09

Gorny, V., & Stöggl, T. (2018). Tissue flossing as a recovery tool for the lower extremity after strength endurance intervals. *Sportverletzung Sportschaden: Organ Der Gesellschaft Fur Orthopadisch-Traumatologische Sportmedizin, 32*(1), 55–60. https://doi.org/10.1055/s-0043-122782

Grabow, L., Young, J. D., Alcock, L. R., Quigley, P. J., Byrne, J. M., Granacher, U., Skarabot, J., & Behm, D. G. (2018). Higher quadriceps roller massage forces do not amplify range of-motion increases or impair strength and jump performance. *Journal of Strength and Conditioning Research, 32*(11), 3059–3069. https://doi.org/10.1519/jsc.0000000000001906

Han, S.-W., Lee, Y.-S., & Lee, D.-J. (2017). The influence of the vibration form roller exercise on the pains in the muscles around the hip joint and the joint performance. *Journal of Physical Therapy Science, 29*(10), 1844–1847. https://doi.org/10.1589/jpts.29.1844

Hodgson, D. D., Quigley, P. J., Whitten, J. H. D., Reid, J. C., & Behm, D. G. (2019). Impact of ten-minute interval roller massage on performance and active range of motion. *Journal of Strength and Conditioning Research, 33*(6), 1512–1523. https://doi.org/10.1519/JSC.0000000000002271

Hollins, M., McDermott, K., & Harper, D. (2014). How does vibration reduce pain? *Perception, 43*(1), 70–84. https://doi.org/10.1068/p7637

Hotfiel, T., Swoboda, B., Krinner, S., Grim, C., Engelhardt, M., Uder, M., & Heiss, R. U. (2017). Acute effects of lateral thigh foam rolling on arterial tissue perfusion determined by spectral Doppler and power Doppler ultrasound. *Journal of Strength and Conditioning Research, 31*(4), 893–900. https://doi.org/10.1519/jsc.0000000000001641

Iqbal, Z. A., & Alghadir, A. H. (2017). Cumulative trauma disorders: A review. *Journal of Back and Musculoskeletal Rehabilitation, 30*(4), 663–666. https://doi.org/10.3233/bmr-150266

Jafri, M. S. (2014). Mechanisms of myofascial pain. *International Scholarly Research Notices, 2014*. https://doi.org/10.1155/2014/523924

Jay, K., Sundstrup, E., Sondergaard, S. D., Behm, D., Brandt, M., Saervoll, C. A., Jakobsen, M. D., & Andersen, L. L. (2014). Specific and cross over effects of massage for muscle soreness: Randomized controlled trial. *International Journal of Sports Physical Therapy, 9*(1), 82–91. https://www.ncbi.nlm.nih.gov/pmc/articles/PMC3924612/

Kaya, S., Cug, M., & Behm, D. G. (2019). The effect of foam rolling during the half-time period on second half simulated soccerspecific performance. *International Journal of Sports Physical Therapy.* [Under Review]

Kelly, S., & Beardsley, C. (2016). Specific and cross-over effects of foam rolling on ankle dorsiflexion range of motion. *International Journal of Sports Physical Therapy, 11*(4), 544–551. https://www.ncbi.nlm.nih.gov/pubmed/24567859

Kiefer, B. N., Lemarr, K. E., Enriquez, C. C., Tivener, K. A., & Daniel, T. (2017). A pilot study: Perceptual effects of the voodoo floss band on glenohumeral flexibility. *International Journal of Athletic Therapy and Training, 22*(4), 29–33. https://doi.org/10.1123/ijatt.2016-0093

Kim, J., Sung, D. J., & Lee, J. (2017). Therapeutic effectiveness of instrument-assisted soft tissue mobilization for soft tissue injury: Mechanisms and practical application. *Journal of Exercise Rehabilitation, 13*(1), 12–22.

Kim, J.-E., Cho, J.-E., Do, K.-S., Lim, S.-Y., Kim, H.-J., & Yim, J.-E. (2017). Effect of cupping therapy on range of motion, pain threshold, and muscle activity of the hamstring muscle compared to passive stretching. *Journal of the Korean Society of Physical Medicine, 12*(3), 23–32. https://doi.org/10.13066/kspm.2017.12.3.23

Lim, J.-H., & Park, C.-B. (2019). The immediate effects of foam roller with vibration on hamstring flexibility and jump performance in healthy adults. *Journal of Exercise Rehabilitation, 15*(1), 50–54. https://doi.org/10.12965/jer.1836560.280

Macdonald, G. Z., Button, D. C., Drinkwater, E. J., & Behm, D. G. (2014). Foam rolling as a recovery tool after an intense bout of physical activity. *Medicine and Science in Sports and Exercise, 46*(1), 131–142. https://doi.org/10.1249/MSS.0b013e3182a123db

Mills, B., Mayo, B., Tavares, F., & Driller, M. (2019). The effect of tissue flossing on ankle range of motion, jump, and sprint performance in elite rugby union athletes. *Journal of Sport Rehabilitation*, 1–18. https://doi.org/10.1123/jsr.2018-0302

Money, S. (2017). Pathophysiology of trigger points in myofascial pain syndrome. *Journal of Pain and Palliative Care Pharmacotherapy, 31*(2), 158–159. https://doi.org/10.1080/15360288.2017.1298688

Monteiro, E. R., Škarabot, J., Vigotsky, A. D., Brown, A. F., Gomes, T. M., & Novaes, J. D. (2017). Acute effects of different self-massage volumes on the FMS™ overhead deep squat performance. *International Journal of Sports Physical Therapy, 12*(1), 94–104. https://www.ncbi.nlm.nih.gov/pmc/articles/PMC5294950/

Mueller, M. J., & Maluf, K. S. (2002). Tissue adaptation to physical stress: A proposed "physical stress theory" to guide physical therapist practice, education, and research. *Physical Therapy, 82*(4), 383–403. https://doi.org/10.1093/ptj/82.4.383

Nagi, S. S., & Mahns, D. A. (2013). C-tactile fibers contribute to cutaneous allodynia after eccentric exercise. *Journal of Pain, 14*(5), 538–548. https://doi.org/10.1016/j.jpain.2013.01.009

Nagi, S. S., Rubin, T. K., Chelvanayagam, D. K., Macefield, V. G., & Mahns, D. A. (2011). Allodynia mediated by C-tactile afferents in human hairy skin. *Journal of Physiology, 589*(Pt 16), 4065–4075. https://doi.org/10.1113/jphysiol.2011.211326

Okamoto, T., Masuhara, M., & Ikuta, K. (2014). Acute effects of selfmyofascial release using a foam roller on arterial function. *Journal of Strength and Conditioning Research, 28*(1), 69–73. https://doi.org/10.1519/JSC.0b013e31829480f5

Park, Y. J., Park, S. W., & Lee, H. S. (2018). Comparison of the effectiveness of whole body vibration in stroke patients: A metaanalysis. *BioMed Research International, 2018*, 5083634. https://doi.org/10.1155/2018/5083634

Prill, R., Schulz, R., & Michel, S. (2019). Tissue flossing: A new short-term compression therapy for reducing exercise-induced delayed-onset muscle soreness. A randomized, controlled and double-blind pilot crossover trial. *Journal of Sports Medicine and Physical Fitness, 59*(5), 861–867. https://doi.org/10.23736/S0022-4707.18.08701-7

RockTape. (2018). RockPods course notes [Lecture notes]. https://www.rocktape.com/medical/education/fmt-rockfloss-rockpods/

Romero-Moraleda, B., González-García, J., Cuéllar-Rayo, Á., Balsalobre-Fernández, C., Muñoz-García, D., & Morencos, E. (2019). Effects of vibration and non-vibration foam rolling on recovery after exercise with induced muscle damage. *Journal of Sports Science and Medicine, 18*(1), 172–180. https://www.ncbi.nlm.nih.gov/pmc/articles/PMC6370959/

Ross, S., & Kandassamy, G. (2017). The effects of 'tack and floss' active joint mobilisation on ankle dorsiflexion range of motion using Voodoo Floss bands. *Journal of Physical Therapy, 25*, 20–24. https://research.edgehill.ac.uk/en/publications/the-effects-of-tack-and-floss-active-joint-mobilisation-on-ankle--2

Sağiroğlui, İ. (2017). Acute effects of applied local vibration during foam roller exercises on lower extremity explosive strength and flexibility performance. *European Journal of Physical Education and Sport Science, 3*(1), 20–31. https://oapub.org/edu/index.php/ejep/article/view/1041

Schroeder, A. N., & Best, T. M. (2015). Is self myofascial release an effective preexercise and recovery strategy? A literature review. *Current Sports Medicine Reports, 14*(3), 200–208. https://doi.org/10.1249/JSR.0000000000000148

Sullivan, K. M., Silvey, D. B. J., Button, D. C., & Behm, D. G. (2013). Roller-massager application to the hamstrings increases sit-and-reach range of motion within five to ten seconds without performance impairments. *International Journal of Sports Physical Therapy, 8*(3), 228–236. https://www.ncbi.nlm.nih.gov/pmc/articles/PMC3679629/

Wang, Y. T., Qi, Y., Tang, F. Y., Li, F. M., Li, Q. H., Xu, C. P., Xie, G. P., & Sun, H. T. (2017). The effect of cupping therapy for low back pain: A meta-analysis based on existing randomized controlled trials. *Journal of Back and Musculoskeletal Rehabilitation, 30*(6), 1187–1195. https://doi.org/10.3233/BMR-169736

Wiewelhove, T., Döweling, A., Schneider, C., Hottenrott, L., Meyer, T., Kellmann, M., Pfeiffer, M., & Ferrauti, A. (2019). A metaanalysis of the effects of foam rolling on performance and recovery. *Frontiers in Physiology, 10*, 376. https://doi.org/10.3389/fphys.2019.00376

Yim, J., Park, J., Kim, H., Woo, J., Joo, S., Lee, S., & Song, J. (2017). Comparison of the effects of muscle stretching exercises and cupping therapy on pain thresholds, cervical range of motion and angle: A cross-over study. *Physical Therapy Rehabilitation Science, 6*(2), 83–89. https://doi.org/10.14474/ptrs.2017.6.2.83

Young, J. D., Spence, A. J., & Behm, D. G. (2018). Roller massage decreases spinal excitability to the soleus. *Journal of Applied Physiology, 124*(4), 950–959. https://doi.org/10.1152/japplphysiol.00732.2017

Zhuang, X., Tan, S., & Huang, Q. (2014). Understanding of myofascial trigger points. *Chinese Medical Journal (Engl), 127*(24), 4271–4277. http://doi.org/10.3760/cma.j.issn.0366-6999.20141999

CHAPTER 4

신장 기법

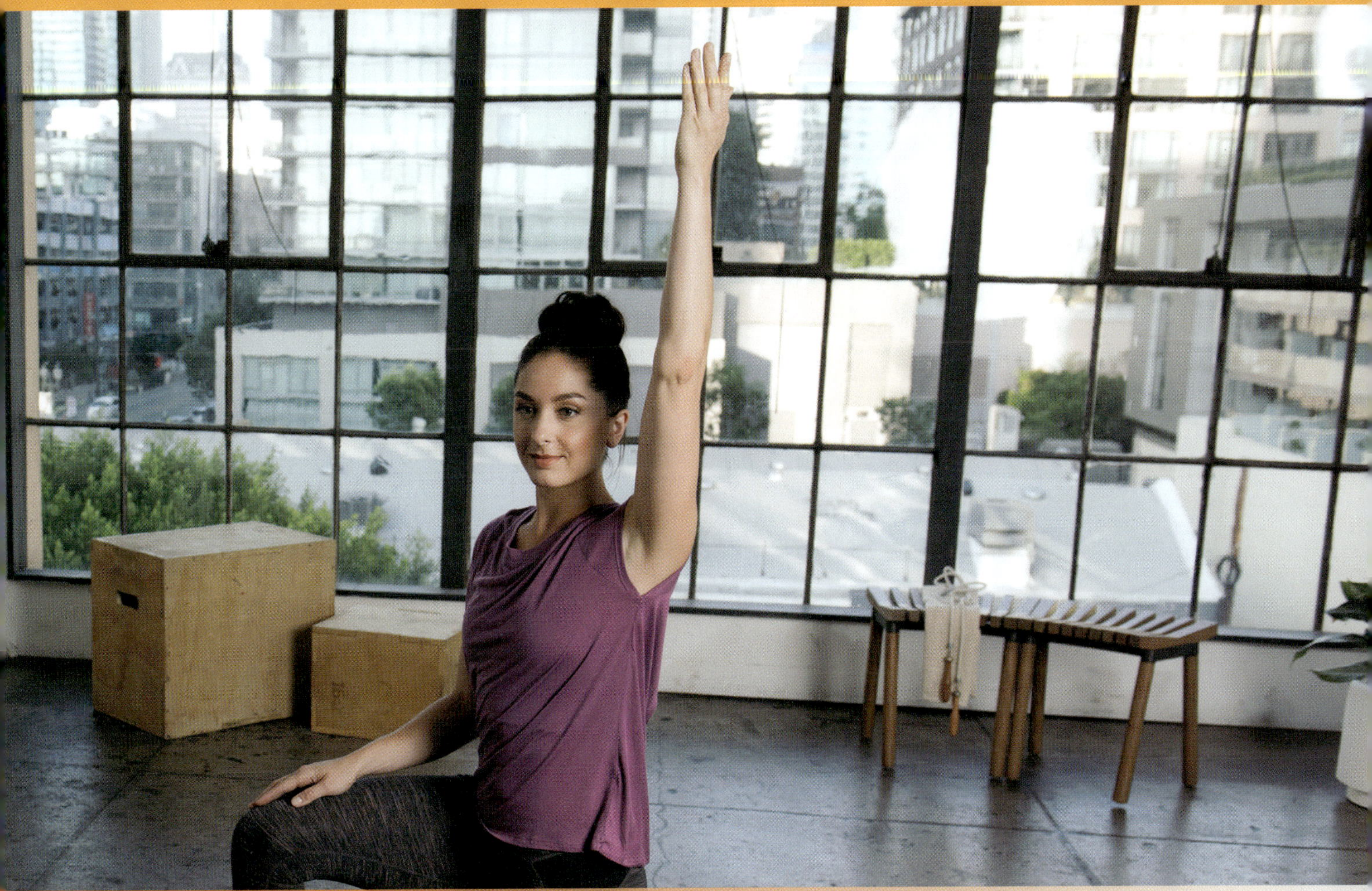

학습 목표

- 유연성, 신장성 및 근육의 길이를 정의할 수 있다.
- 교정 운동 프로그램에서 신장 기법의 기능을 설명할 수 있다.
- 다양한 스트레칭 기법에 대한 적용 지침을 설명할 수 있다.

개요

억제 기법은 교정 운동 연속체의 첫 번째 단계에서 사용되며 근막조직의 과활동성을 감소시켜 조직이 다른 교정 운동 기법을 할 수 있도록 준비시킨다. 교정 운동 연속체의 두 번째 단계는 과활성 근육과 근막조직을 늘이는 것이다(그림 4-1). 신장은 기계적으로 단축된 근육과 결합조직을 늘여서 스트레칭에 대한 저항을 줄이고 조직과 관절에서 관절가동범위(ROM)를 증가시키는 것을 말한다. 이를 위해 몇 가지 스트레칭 방법을 사용할 수 있다. 그러나 이 장과 교정 운동 전문가의 초점은 가장 일반적인 스트레칭 방법인 **정적 스트레칭**(static stretching), **동적 스트레칭**(dynamic stretching), **신경근 스트레칭**(neuromuscular stretching, NMS)에 있다(표 4-1). 각 형태의 스트레칭 목표는 동일하지만(관절의 ROM 향상, 조직 신장성 증가, 근육 및 힘줄 손상 위험 감소, 신경근 효율성 향상) 각 방법을 개별적으로 사용하거나 다른 방식과 혼합하여 개인의 목표에 맞출 수 있다.

정적 스트레칭
Static stretching

수동적으로 근육을 긴장 지점까지 가져와 최소 30초 동안 스트레칭을 유지하는 과정

동적 스트레칭
Dynamic stretching

근육의 힘 생성과 신체의 운동량을 사용하여 전체 관절가동범위를 통해 최대한 관절을 사용하는 근육의 능동적 신장

신경근 스트레칭
Neuromuscular stretching (NMS)

관절가동범위를 증가시키기 위해 대상 근육의 등척성 수축과 정적 스트레칭의 다양한 조합을 통합하는 유연성 기법. 고유수용성신경근촉진(PNF)이라고도 함

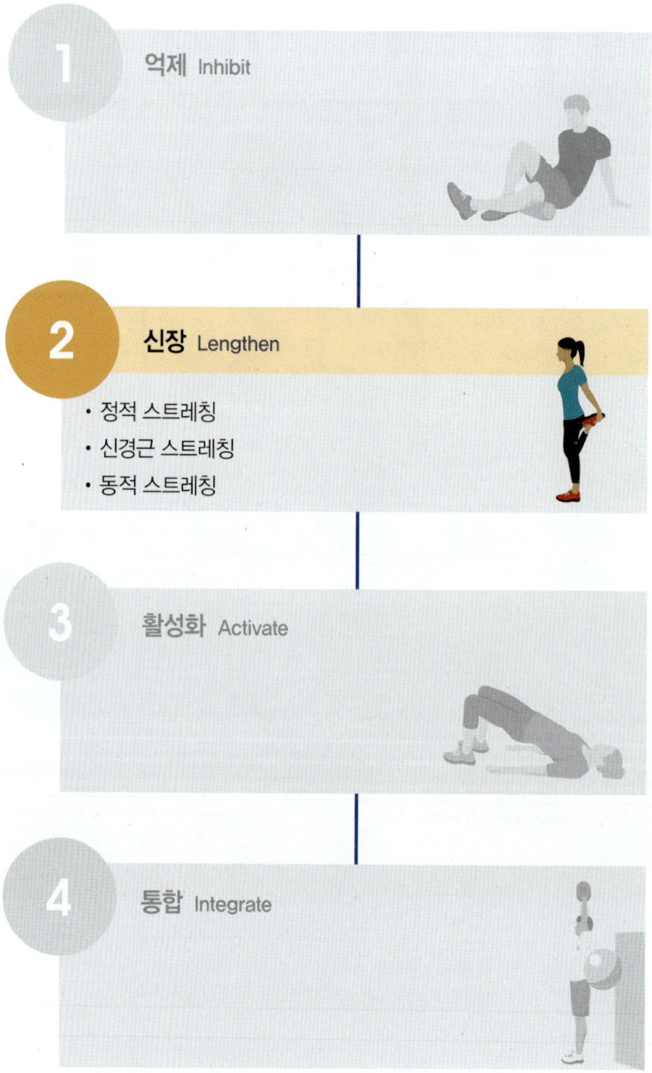

그림 4-1 교정 운동 연속체: 신장

표 4-1 스트레칭 기법에 대한 설명

기법	설명
교정 운동 전략에 사용되는 신장 기법	
정적 스트레칭	정적 스트레칭은 다양한 신경, 기계 및 심리-생리학적 메커니즘을 활용하여 낮거나 중간 정도의 힘을 긴 지속 시간 동안 시행한다. 혼자 또는 파트너와 함께 수행하는 이러한 형태의 스트레칭은 근육의 이완과 신장을 촉진한다. 정적 스트레칭을 제대로 수행하기 위해서는 스트레칭할 때 장력 또는 한계점이 느껴지는 지점에서 일정 시간(예: 30초) 동안 자세를 유지해야 한다. 이러한 형태의 유연성은 근방추 활동과 운동 뉴런(신경세포)의 흥분성(신경), 근육 순응도 및 근다발막 각도 및 방향의 변화(기계적), 증가된 스트레치 내성(심리-생리학적)을 감소시킨다는 연구 결과들이 있다.
신경근 스트레칭	신경근 스트레칭(NMS: 일반적으로 고유수용성신경근촉진 또는 PNF라고 함)은 근육을 ROM의 끝(관절 보상 지점)까지 가져와서 그 위치에서 10~30초 동안 유지한 다음 5~10초 동안 스트레칭된 근육을 능동적으로 수축하는 일련의 활동이다. NMS는 일반적으로 파트너가 필요하지만 스트레칭 밴드로 수행할 수 있다.
동적 스트레칭	동적 스트레칭은 전체 또는 거의 전체 관절 ROM을 통해 제어된 움직임을 시행한다.
기타 기법	
능동 스트레칭	능동 스트레칭은 2초간 정적 스트레칭을 여러 번 반복하면서 길항근의 수축을 강조하여 상호억제를 유도한다. 이러한 개입은 과활성 근육을 ROM 내에서 움직이고 운동을 준비시키는 데 사용한다.
탄성 스트레칭	탄성 스트레칭도 동적이지만 ROM 끝에서 튀는 동작과 함께 더 빠른 속도의 움직임을 통합한다는 점에서 동적 스트레칭과 다르다. 탄성 스트레칭은 움직임 속도가 더 빠르고 움직임에 대한 통제력이 낮기 때문에 특히 적절한 능동적 워밍업이 사전에 시행되지 않은 경우 부상의 위험이 있다. 이러한 스트레칭은 교정 운동 전략으로 보지 않는다. 이러한 유형의 스트레칭은 중추신경계와 근육을 활성화하기 위한 활동으로 워밍업에서 경쟁 스포츠를 하는 운동선수들이 주로 사용한다.

유연성과 스트레칭이라는 용어는 종종 혼동된다. 유연성(flexibility)은 문헌에서 다음과 같이 정의된다.

- 관절 또는 관절 그룹에서의 ROM(DeVries, 1986; Hebbelink, 1988; Hubley-Kozey, 1991; Liemohn, 1988; Stone & Kroll, 1991)
- 통증이 전혀 없는 ROM에서 관절을 부드럽고 쉽게 움직일 수 있는 능력(Kent, 1998; Kisner & Colby, 2002)
- 근(육)힘줄 단위에 과도한 부하 없이 정상적인 ROM을 통해 관절을 움직이는 능력(Chandler et al., 1990)
- 능동적 또는 수동적 스트레칭에 반응하는 정상적인 관절 및 연부조직 ROM(Halvorson, 1989)

유연성 Flexibility

관절가동범위를 통해 움직일 수 있는 관절의 현재 상태 또는 능력

따라서 유연성이라는 용어는 일반적으로 관절이 ROM을 통해 움직이는 현재 상태 또는 능력을 나타낸다. 그러나 스트레칭(stretching)은 현재의 유연성 상태를 증가시키기 위해 근육과 결합조직을 늘이는 능동적 또는 수동적 과정이다.

스트레칭 Stretching

현재의 유연성을 증가시키기 위해 근육과 결합조직을 늘이는 능동적인 과정

확인하기

여성은 남성보다 유연성이 더 큰 경향이 있다(Allander et al., 1974; Gabbard & Tandy, 1988; Haley et al., 1986; Jones et al., 1986; Soucie et al., 2010; Youdas, Krause, Hollman et al., 2005). 근육량, 관절 형상학적 구조 및 근육 힘줄 단위의 콜라겐 단백질 정도의 차이 때문이다(Alter, 2004). 여성은 릴랙신과 같은 호르몬의 분비로 인해 임신 중에 훨씬 더 유연해진다(Alter, 2004). 따라서 유연성, 특히 근력 및 파워 트레이닝 프로그램 모두에서 여성은 더 큰 관절 이완을 하며 더 큰 관절 손상 가능성이 있다는 점을 고려해야 한다.

스트레칭 기법의 종류

스트레칭은 근육과 힘줄을 늘이는 기법으로 수십 년 동안 논쟁의 대상이 되어 왔으며, 연구자들은 스트레칭의 효과, 지속 시간 및 방법론을 지속적으로 연구해왔다. 현재까지 이 주제는 인간의 운동 수행능력과 관련하여 가장 광범위하고 폭넓게 연구된 주제 중 하나이다. 전통적인 시각에서는 규칙적인 스트레칭이 유연성을 향상시켜 특정 활동에서 부상에 대한 저항성과 수행 능력을 향상시킨다고 본다(Hartig & Henderson, 1999; Witvrouw et al., 2007). 따라서 규칙적인 스트레칭은 준비 운동이나 정리 운동과 같은 권장되는 운동 프로그램의 구성 요소이다. 다음 내용들은 조직 신장성과 관절가동범위를 개선할 수 있는 방법이다. 사용하게 될 기법은 스트레칭 되는 부위, 효율성, 고객의 목표 및 프로그램에 대한 고객 순응도를 기반으로 교정 운동 전문가가 결정한다.

정적 스트레칭

지난 반세기 동안 정적 스트레칭은 건강 및 피트니스 전문가들이 가장 일반적으로 사용하는 유연성 훈련 기법이었다(Alter, 2004; Behm, 2018; Behm et al., 2016; Behm & Chaouachi, 2011; Kay & Blazevich , 2012). 정적 스트레칭은 근육과 결합조직의 신장성, 즉 관절의 ROM을 증가시키는 데 사용되는 유연성 기법들을 뜻한다(Alter, 2004; Behm, 2018; Behm et al., 2016; Behm & Chaouachi, 2011; Kay & Blazevich, 2012). 실제로 정적 스트레칭은 다음과 같은 특징이 있다(Alter, 2004; Nelson & Bandy, 2005).

- 근육과 근막조직을 말단 범위까지 늘이고 일정 시간 동안 그 자세를 정적으로 유지
- 구조적 정렬의 최대 제어
- 최소한의 가속으로 스트레치 자세를 취함

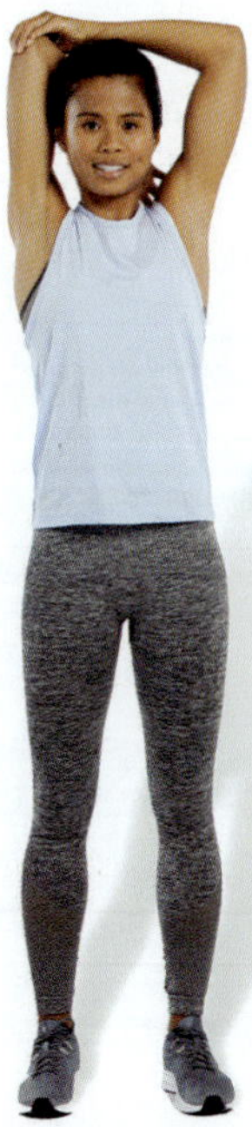

그림 4-2 정적 스트레칭

이러한 형태의 유연성 훈련은 스트레칭 루틴 중 부상 위험이 가장 낮고 천천히 최소한의 동작만 수행하면서 개인 스스로 자세를 조절할 수 있기 때문에 사용하기에 가장 안전하다(Smith, 1994). 정적 스트레칭은 빠른 수축과 급격한 방향 전환 활동에서 하체 근육과 힘줄 손상의 발생률을 줄일 수 있다는 근거가 있다(Behm, 2018; McHugh & Cosgrave, 2010). 또한, 다른 사람과 함께 할 수 있지만 대개는 혼자 수행하므로 통합 운동 프로그램에 쉽게 추가할 수 있다(그림 4-2).

기계적 적응

정적 스트레칭의 효과에 대한 정확한 메커니즘은 완전히 확인되지 않았지만, 정적 스트레칭은

기계적, 신경 및 심리-생리학적 적응을 생성하여 관절 ROM을 증가시킬 수 있다고 알려졌다(Alter, 2004; Behm, 2018; Behm et al., 2016; Behm & Chaouachi, 2011; Kay & Blazevich, 2012). 기계적인 측면에서 정적 스트레칭은 근막조직의 점탄성(viscoelastic) 성분에 영향을 미치는 것으로 보인다(Guissard et al., 2001; Magnusson, Simonsen, Aagaard, Sorensen, & Kjaer, 1996). 보다 구체적으로는 스트레칭에 대한 근육의 수동 저항이 감소할 수 있다. 스트레칭의 저항이 감소하면 더 큰 조직의 신장성이 가능하다(Cornwell et al., 2002; Kubo et al., 2001, 2002). 일반적으로 정적 스트레칭은 급성(적인) 점탄성 스트레스 이완 반응을 일으켜 ROM을 즉시 증가시키는 것으로 알고 있다(Behm, 2018; Behm et al., 2016; Behm & Chaouachi, 2011).

점탄성 Viscoelastic

조직의 유체 흐름, 열 발산 및 탄성과 관련된 집합적 속성

신경학적 적응

신경학적으로 근육과 근막조직을 ROM 끝까지 정적 스트레칭했을 경우 운동 뉴런의 흥분성이 감소하는 것으로 보인다. 수동적 정적 스트레칭을 하면 근육이 일반적으로 느리거나 중간 속도로 신장되고 이 상태를 긴 시간 동안 유지한다(Alter, 2004; Behm, 2018; Behm et al., 2016). 근방추라고 하는 특수 기관은 근육 내에서 근육 길이의 변화 정도와 길이의 변화율을 감지한다. 근방추 내에서 핵사슬섬유(neclear chain fibers)는 근육 신장의 변화에 우선적으로 반응하는 반면 핵주머니섬유(nuclear bag fibers)는 신장의 정도와 속도 모두에 반응한다(Matthews, 1981). 근육 반사는 근육이 늘어나는 양과 속도에 따라 발생한다(그림 4-3). 그러나 정적 스트레칭을 장시간(예: 30~60초) 유지하면 이러한 반사 반응이 덜 나타나[탈촉진(disfacilitation)] 근육이 더 많이 이완되어 늘어나거나 신장 저항성이 줄어든다. 10초 미만의 스트레칭에도 속도에 변화가 없기 때문에 핵주머니섬유는 방출 속도가 감소된다.

핵사슬과 핵주머니
Nuclear chain and nuclear bag

근방추에 위치한 섬유로 근육 신장의 정도와 속도를 감지한다. 이 정보는 타입 I과 II의 들신경에 의해 중추신경계로 전달된다.

피부의 신경섬유는 기계적 스트레스(예: 긴장, 압력 또는 진동)에 의해 활성화될 때 ROM을 증가시킬 수 있다(Jenner & Stephens, 1982). 이러한 피부수용기는 근육 반사 활동(시냅스 전후 억제)을 줄이는 데에도 도움이 될 수 있지만 이는 스트레칭 후 몇 초 동안만 지속된다(Morelli et al., 1999). 관절 및 피부수용기는 소폭으로 신장할 때 반사 억제 효과가 크지 않지만 큰 폭의 신장 동안에는 약간의 억제 효과가 있다. 연구에서 큰 폭의 스트레칭은 정해진 길이를 넘어서 진행되는 움직임으로 정의된다(예: >10도 발등굽힘)(Guissard & Duchateau, 2006; Guissard et al., 1988).

탈촉진 Disfacilitation

수용기가 발화 빈도 또는 신경 방출을 감소시켜 결과적으로 신호가 약해질 때 발생한다. 약한 신호의 예는 근방추가 장기간의 정적 스트레칭 후에 방출 빈도를 줄이는 것이다.

또 다른 신경 스트레치 메커니즘으로 골지건기관(Golgi tendon organs, GTO)과 렌쇼세포 반응이 있다. GTO는 근육 힘줄에 가해지는 긴장에 의해 활성화되어 반사 억제(자가 억제)를 일으킨다(Chalmers, 2004; Houk et al., 1980). 그러나 GTO는 정적 스트레칭과 관련된 장력에 크게 민감하지 않은 것으로 나타났다. 근육 이완에 GTO가 사용되는 것은 다리 스윙과 같이 넓은 관절가동범위를 사용하는 동적 스트레칭에서 발생할 가능성이 더 높다(Guissard & Duchateau, 2006). 그러나 GTO 억제는 스트레칭 후 약 60~100밀리 초가 지나면 멈추므로 스트레칭이 끝난 후까지 그 효과가 지속되지 않는다(Houk et al., 1980). 따라서 GTO는 능동적인 근육 수축 동안 더 활동적이기 때문에 GTO의 억제 효과는 스트레칭을 수동적으로 유지하는 것보다 동적 스트레칭 중에 더 많이 일어난다.

골지건기관
Golgi tendon organs (GTOs)

근육 긴장의 변화와 속도에 민감한 수용기

렌쇼세포(Renshaw cells)는 큰 진폭의 스트레칭(반복적 억제)에서 억제나 근육 이완에 기여한다. 반복적인 억제는 약한 동적 수축에서 더 큰 역할을 한다(Katz & Pierrot-Deseilligny, 1999). 렌쇼세포는 전체 ROM을 활용하는 동적 스트레칭에서 약간의 억제를 제공하고 정적

렌쇼세포 Renshaw cells

근육 길이의 급격한 변화에 대한 중추신경계의 수축 반사 반응의 과도한 출력을 방지하는 중간 뉴런

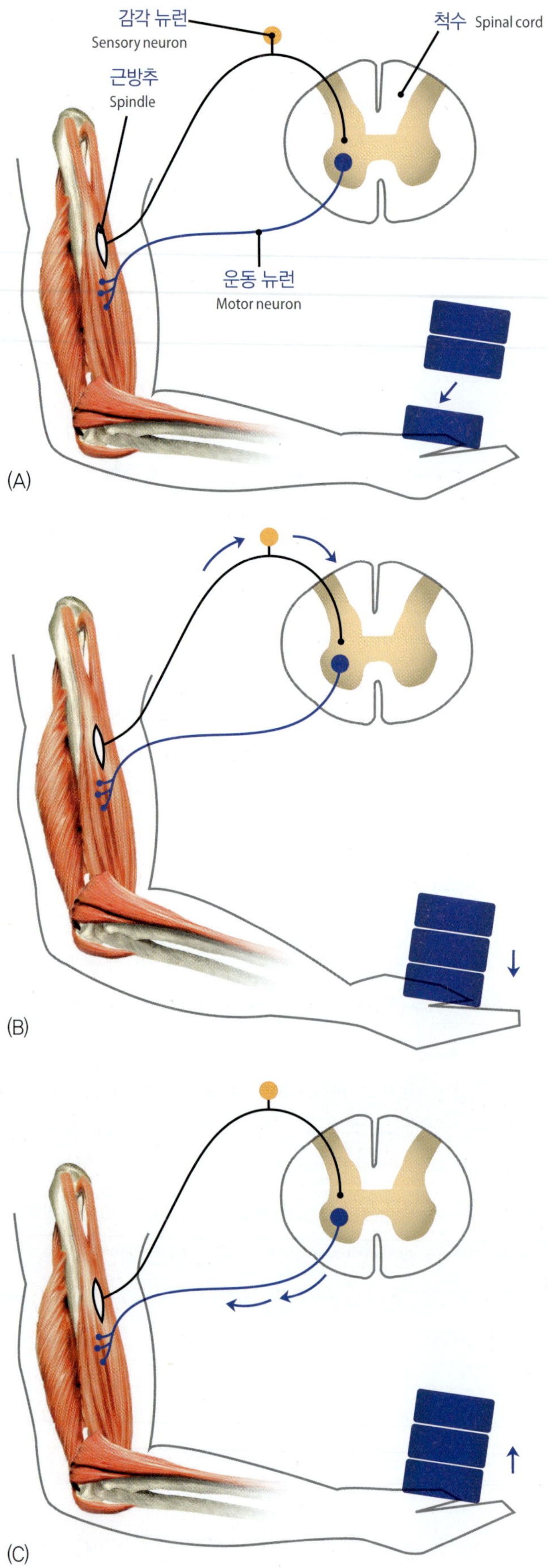

그림 4-3
(A) 근육에 부하를 가한다.
(B) 근방추들은 신장을 감지하고 반사적으로 수축 신호를 보낸다.
(C) 팔을 원위치로 되돌리기 위해 근육이 수축한다.

스트레칭에서는 더 적은 효과를 보인다. 따라서 정적 스트레칭은 근방추 탈촉진(핵주머니 및 사슬 섬유의 방출 빈도 감소)에 의해 근육을 억제하거나 이완할 수 있는 반면, 렌쇼세포 억제는 동적 스트레칭으로 인한 ROM 증가에 더 큰 영향을 미친다.

시도하기

무릎을 펴고 앉아서 가능한 한 발가락까지(또는 발가락을 지나쳐서) 뻗는다. 그 자세를 30초간 유지한다. 이제 더 멀리 도달할 수 있는지 확인한다. 근육이 더 이완되도록 하는 핵사슬과 핵주머니섬유의 탈촉진(방출 감소) 때문에 그럴 가능성이 있다.

심리-생리학적 적응

스트레칭에 대한 기계적 및 신경적 반응 외에도 심리-생리학적 메커니즘 역시 스트레치 내성을 증가시킬 수 있다. 일부 연구자들은 스트레치 내성이 ROM 증가에 가장 큰 기여를 한다고 믿는다(Magnusson, Simonsen, Aagaard, & Kjaer, 1996; Magnusson, Simonsen, Aagaard, Sorensen, & Kjaer, 1996; Magnusson, Simonsen, Dyhre-Poulsen, Aagaard, Mohr, & Kjaer, 1996). 스트레치 내성이라는 용어는 고객이나 운동선수가 더 큰 불편함을 견딜 수 있고 더 큰 ROM으로 스스로를 밀어붙일 수 있는 능력을 의미한다.

이 효과는 더 오랜 시간(예: 30~60초) 정적 스트레칭을 유지하면서 불편함에 익숙해지기 때문에 심리적인 것일 수 있다. 통증수용기가 장기간 활성화되면 발화 빈도 또는 방출을 감소시킬 뿐만 아니라 신체 전체의 통증과 불편함을 감소시키는 엔도르핀 및 엔케팔린(신체에서 생성되는 아편유사제)의 분비를 촉진할 수 있기 때문에 생리학적인 측면도 있다(Melzack & Wall, 1965). 따라서 증가된 스트레치 내성은 심리적 및 생리적 요인이 모두 작용하기 때문에 심리-생리학적인 측면으로 볼 수 있다.

정적 스트레칭에 대한 만성 적응

앞에서 언급한 정적 스트레칭에 대한 모든 적응(기계적, 신경학적, 심리-생리학적)은 단일 스트레칭 세션으로 급격하게 발생할 수 있는 반면 장기간에 걸친 유연성 훈련은 많은 요인에 의해

전문적으로 알아보기

가끔씩 연구 문헌에서 신경근막(neuromyofascial)조직이라는 용어를 사용한다. 물론 근막(myofascia)은 신경계와 연결되어 있지만 스트레칭 측면에서 신경은 그다지 늘어나지 않고 특정 지점까지만 늘어날 수 있다. 신경다발을 둘러싸고 있는 결합 덮개인 신경다발막(perineurium)은 휴식 길이의 6~20%까지 늘일 수 있다(Alter, 2004; Sunderland, 1978, 1991).

최대 신경 길이에 도달하면 신경이 손상될 수 있다. 신경이 6%만 신장되어도 신경 전도를 억제할 수 있다(Grewal et al., 1996; Wall et al., 1992). 또한, 신경이 8% 신장되면 혈류가 감소할 수 있고 15%에서는 완전한 혈액 폐색이 발생한다(Lundborg, 1975; Lundborg & Rydevik, 1973; Ogata & Naito, 1986).

그러나 신경은 일반적으로 근막조직 내에서 물결 모양(곡선) 경로를 따른다(Smith, 1966). 스트레칭을 할 때 신경은 실제로 크게 늘어나지 않고 굴곡져 있던 것이 곧게 펴진다. 따라서 신경을 손상시키지 않고 근육을 크게 늘일 수 있다.

만성적인 변화를 일으킬 수 있다. 앞서 언급된 점탄성 변화는 단기적일 뿐 유연성에 대한 장기적인 개선에는 영향을 미치지 않는다. 그러나 연구에 따르면 근방추 방출은 만성적으로 감소되어 근육이 더 이완될 수 있다(Blazevich et al., 2012). 이 신경 적응은 방추의 활성화가 덜 나타나는, 더 유연한(즉, 덜 뻣뻣한) 근육으로 변화시킬 수 있다.

연구원들은 또한 신경 적응(즉, 덜 반사적인 활동)이 근육 및 힘줄 경직의 변화와 독립적으로 발생할 수 있다고 보고했다(Guissard & Duchateau, 2004). 훈련으로 인한 만성적 근육 강직의 감소(순응도 증가)는 근섬유 각도의 가소성(반영구적) 변화, 조직 구성 요소 구조의 변화(예: 콜라겐 교차 결합 감소) 및 기타 요인 때문이다.

또한 근육이나 결합조직이 지속적으로 늘어나게 되면 조직이 크리프(creep) 현상을 경험할 수 있다. 조직 크리프(tissue creep)는 콜라겐과 같은 단백질의 물리적 변화로 인해 근육과 힘줄이 장기간 스트레칭된 후에도 원래 길이로 돌아오지 않는 것을 의미한다(Wallmann et al., 2012). 또한, 스트레치 내성의 증가는 더 큰 ROM에서 느끼는 불편함을 견딜 수 있는 능력으로 이어지는 일종의 만성 훈련 적응이 될 수도 있다.

조직 크리프 Tissue creep

초기에 변형률이 급격히 증가하고 일정 응력에서 변형률이 느리게 증가한다.

중요

관절 ROM의 개선은 항상 몇 가지 요인으로 발생한다.

- 기계적 요인(순응도 또는 경직에 영향을 미치는 근육 및 힘줄 요인)
- 신경적 요인(중추신경계를 억제하여 근육 이완을 도움)
- 심리–생리학적 요인(스트레치 내성)

신경근 스트레칭

고유수용성신경근촉진(PNF)이라고도 알려진 신경근 스트레칭(NMS)은 근막조직을 신장하기 위한 최적의 방법으로 지난 20년 동안 더 큰 주목을 받았다. NMS는 신장된 위치에서 원하는 근육을 등척적으로 수축하여 조직에 이완 반응을 유도해 더 신장되도록 하는 기법이다(Behm, 2018; Burke et al., 2000).

많은 임상의와 연구자는 이러한 형태의 스트레칭이 조직 손상의 위험을 낮게 유지하면서 정적 및 능동적 스트레칭의 메커니즘과 이점을 가져간다고 보고 있다(Bonnar et al., 2004; Burke et al., 2000). 현재 연구의 대부분은 NMS는 ROM 증가에 있어 정적 스트레칭과 동등한 수준으로 효과적이라는 것을 보여준다(Bonnar et al., 2004; Burke et al., 2000; Higgs & Winter, 2009). 또한 일부 연구에서는 NMS가 정적 스트레칭보다 ROM 증가에 효과적이며 근력에 대한 부정적인 영향은 적은 것으로 나타났다(Marek et al., 2005; Young & Elliott, 2001).

NMS는 일반적으로 4단계로 구분한다.

1. 대상 근육을 ROM의 끝 범위(관절 보상 지점)로 늘이고 10초 동안 유지
2. 스트레칭 대상 근육을 능동적으로 수축(5~10초, 준최대 강도로 수축)
3. 대상 근육을 더 늘어난 ROM의 끝 범위로 수동적으로(또는 능동적으로) 늘이기
4. 새로운 자세를 20~30초 동안 정적으로 유지하고 수축–이완 주기를 총 3회 반복

NMS의 4단계에는 약간의 변동이 있을 수 있다. 가장 일반적인 두 가지 변형은 수축-이완 기법(CR)과 수축-이완-주동근-수축(CRAC) 기법이다(Sady et al., 1982; Sharman et al., 2006). 수축-이완 방법은 대상 근육의 정적 스트레칭에 이어 즉시 스트레칭된(목표) 근육의 등척성 수축, 그리고 대상 근육의 또 다른 스트레칭을 포함한다. CRAC에서는 늘어나는 대상 근육이 길항근이 된다. 이 기법은 등척성 수축 직후와 대상 근육의 추가 스트레칭 전에 주동근(즉, 대상 근육과 반대되는 근육)의 추가 수축을 포함한다.

NMS가 정적 스트레칭에 비해 갖는 한 가지 장점은 스트레칭된 근육의 수축이 수동적 정적 스트레칭보다 힘줄에 더 많은 기계적 부하를 가한다는 점이다. 근육이 이미 신장된 위치에 있기 때문에 그 상태에서 시행하는 수축은 힘줄을 신장(조직 크리프)시켜서 정적 스트레칭으로 활용하지 못하는 추가적인 기계적 이점(힘줄 뻣뻣함 감소)을 주고 관절 ROM을 증가시키는 데도 도움이 된다(Behm, 2018). 정적 스트레칭과 비교했을 때 NMS의 가장 큰 단점은 일반적으로 다른 사람의 도움(파트너의 도움 또는 전문가의 감독)이 필요하다는 점이다. 그러나 스트레치 밴드 등의 도구를 활용해서 혼자 수행할 수도 있다(Behm et al., 2019)(그림 4-4).

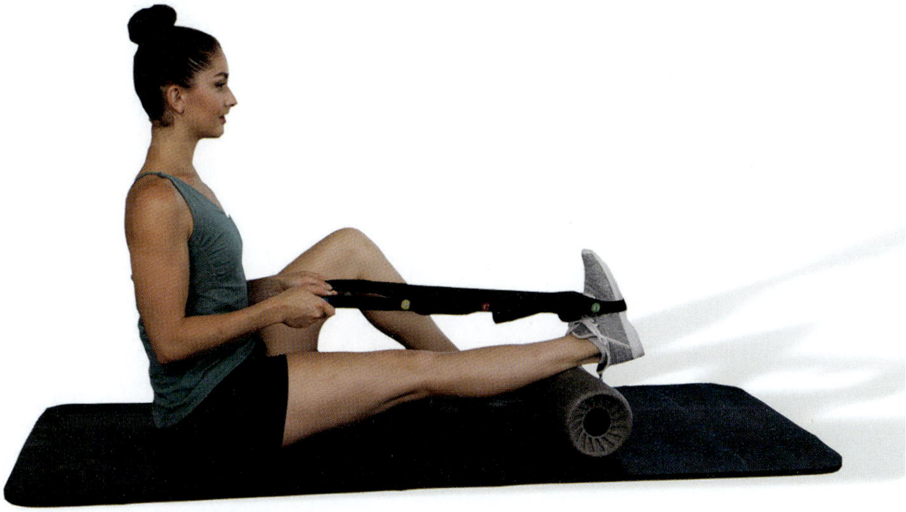

그림 4-4 스트레치 밴드를 활용한 NMS

신경근 스트레칭의 메커니즘

과거에는 연구자들이 다양한 반사 억제 기법이 NMS와 관련된다고 추측했다. 반대편 근육의 수축이 상호억제를 활성화하고 스트레칭되는 근육을 이완시킬 것으로 믿었다(예: 넙다리네갈래근을 활성화하면 햄스트링이 이완되고 늘어나 무릎이 곧게 펴지고 엉덩관절 굽힘이 발생된다). 또한 신장될 대상 근육의 이어지는 수축은 GTO[자가 억제(autogenic inhibition)]를 활성화할 것이라고 믿었다(Chalmers, 2004; Hindle et al., 2012; Houk et al., 1980). 하지만 이 반사 활동이 NMS에서 중요한 역할을 하는지 여부에 대한 근거는 부족하다(Chalmers, 2004; Chalmers & Knutzen, 2004; Hindle et al., 2012; Sharman et al., 2006).

> **자가 억제**
> Autogenic inhibition
>
> 긴장을 감지하는 신경 자극이 근육을 수축시키는 자극보다 더 크게 작용하여 근방추에 억제 효과를 제공하는 과정

그러나 스트레칭된 자세(NMS의 4단계)에서 근육을 유지하는 동안 최대 15초간 지속된다는 운동 뉴런의 흥분성이 상당히 감소하므로 정적 스트레칭과 동일한 방식으로 작용한다. 이와 유사하게, 증가된 스트레치 내성(Mitchell et al., 2007), 감소된 조직 점도 및 증가된 근육 순응도

(감소된 경직)(Kay et al., 2015; Magnusson, Simonsen, Aagaard, Dyhre-Poulsen et al., 1996)는 관절 ROM의 증가에 크게 영향을 미친다.

초기 연구에서는 주로 상호억제, 자가 억제 및 다른 신경학적 기전으로 인해 NMS 관절의 ROM이 증가한다고 보았다. 그러나 보다 최근의 연구에서는 기계적 및 심리-생리학적(스트레치 내성 증가) 요인도 ROM을 증가시킨다고 보고 있다(Whalen et al., 2019). 일반적으로 NMS는 관절 ROM 증가 측면에서 정적 스트레칭과 동등하거나 더 큰 개선을 보인다. NMS는 정적 스트레칭과 유사하게 점탄성의 변화 및 근육 유연성 증가를 보이는 반면, 이미 스트레칭된 근육의 추가적 수축은 힘줄에 더 많은 부하를 줌으로써 정적 스트레칭에서 볼 수 없는 더 큰 장력을 가한다(즉, 힘줄 경직 감소 및 조직 크리프 증가).

시도하기

NMS의 경우 등을 대고 누워서 30초 동안 햄스트링을 최대한 정적으로 스트레칭한다(엉덩관절 굽힘). 이제 엉덩관절이 얼마나 더 굽혀지는지 확인한다. 다음으로 파트너의 저항을 이용하여 햄스트링을 5~10초 동안 수축한다(최대 수축은 아님). 이제 ROM이 얼마나 커졌는지 다시 확인한다. 크게 늘어난 ROM은 일반적으로 수동 정적 스트레칭과는 달리 수축을 통해 힘줄에 스트레스를 가하여 신장시켰기 때문이다.

동적 스트레칭

동적 스트레칭은 지난 20년 동안 더욱 인기를 얻었으며 많은 고객의 워밍업 루틴에서 필수적인 자리를 차지하게 되었다. 동적 스트레칭은 제어된 움직임으로 활성 관절(Fletcher, 2010)의 전체 ROM을 사용한다. 예를 들면, 한쪽 다리 스쿼트(그림 4-5), 다중 평면 시퀀스(그림 4-6) 또는 원을 그리며 팔움직이기(어깨관절 돌리기)가 있다(그림 4-7).

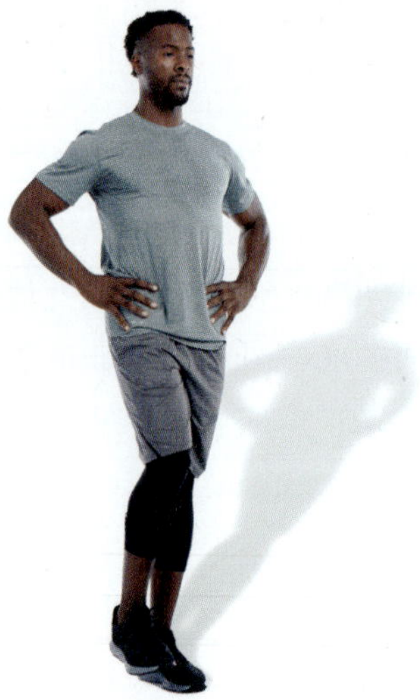

그림 4-5A 싱글 레그 스쿼트 터치다운-시작

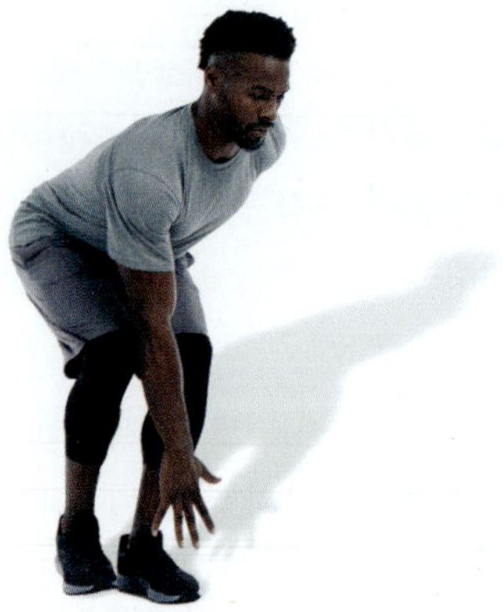

그림 4-5B 싱글 레그 스쿼트 터치다운-마무리

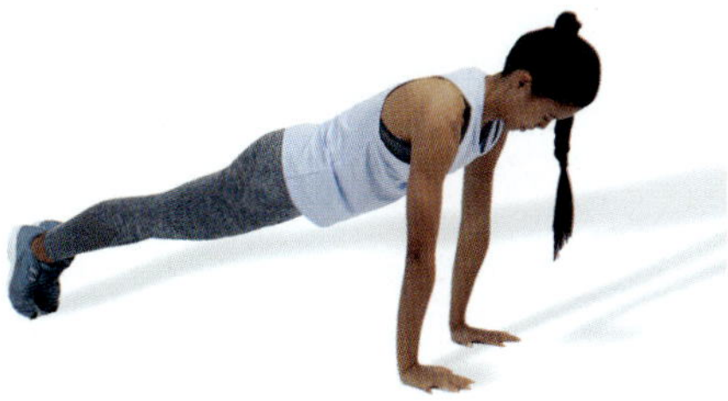

그림 4-6A WGS(world's greatest stretch) -시작

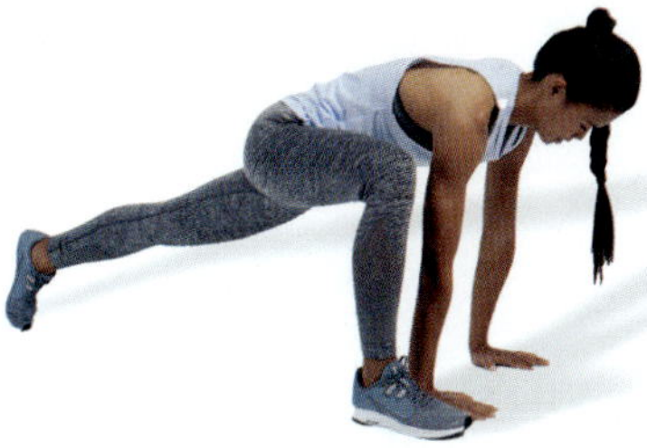

그림 4-6B WGS-움직임

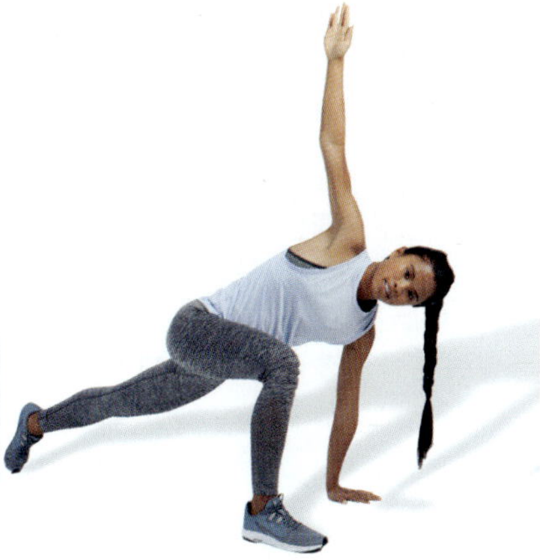

그림 4-6C WGS-마무리

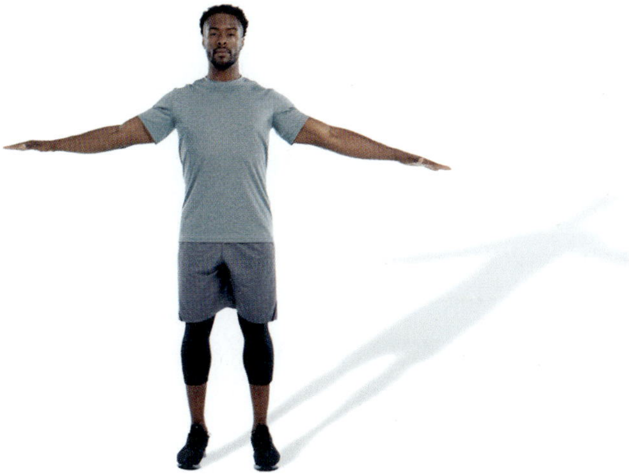

그림 4-7A 암 서클-시작

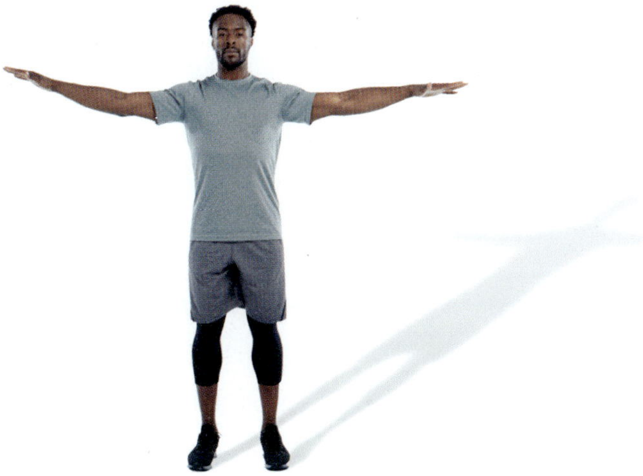

그림 4-7B 암 서클-마무리

탄성 스트레칭(ballistic stretching)은 관절 ROM의 최대 범위에서 튕기는 동작, 빠르게 가속하는 움직임을 사용하기 때문에 동적 스트레칭과는 다르다(Bacurau et al., 2009; Nelson & Kokkonen, 2001). 정적 스트레칭은 신경계를 억제하여 근육을 이완시키는 경향이 있는 반면, 동적 스트레칭은 신경계를 활성화하거나 흥분시킨다(Guissard & Duchateau, 2004, 2006; Guissard et al., 1988). 동적 스트레칭은 특정 훈련이나 움직임에 맞출 수 있기 때문에 스포츠 운동 수행능력이 필요한 경우나 고강도 운동 전에 정적 스트레칭 및 NMS에 비해서 이점이 크다(훈련 움직임은 활동의 움직임과 일치)(Behm & Sale, 1993; Sale & MacDougall, 1981). 또한 근육 수축은 신진대사 활동을 증가시키고 근육의 온도를 높여서(Bishop, 2003; Fletcher & Jones, 2004; Young, 2007; Young & Behm, 2002) 근육의 점탄성을 향상시킨다. 따라서 동적 스트레칭(정적 및 NMS와 유사)은 근육에 가해지는 전단력 및 압축 응력이 점탄성의 개선을 유도하여 근육 신장 및 관절 ROM 증가를 돕는다. 더욱이, 워밍업 없이 단독으로 수행된 NMS 또는 장시간의 정적 스트레칭과 비교했을 때 동적 스트레칭은 이어지는 운동에서의 운동 수행능력을 향상시키며, 그렇지 못한 경우라도 최소한 운동 수행능력의 저하를 일으키지는 않는다.

중요

정적 스트레칭과 NMS는 핵주머니와 핵사슬, 근방추 수용기 활성(들신경)을 감소시켜 근육 활성화를 억제하는 반면, 동적 스트레칭은 중추신경계를 자극한다. 동적 스트레칭으로 근육이 신장되는 속도와 길이가 증가하면 근육 반사 활동이 증가하므로 정적 스트레칭이 운동 수행능력에 미치는 억제 효과를 상쇄한다.

과활성 조직의 근육 활성화 억제는 교정 운동 연속체의 핵심 구성 요소이다. **따라서 근육 불균형이 있는 경우 활동 전에 정적 스트레칭 및/또는 NMS를 사용해야 한다.**

스트레칭의 과학적 근거

근육 손상 가능성을 낮추는 스트레칭 메커니즘은 그림 4-8에 나와 있다. 근육 힘줄(근건)을 이루는 구성 단위의 순응도(또는 유연성)는 근육과 힘줄이 흡수하는 에너지의 상대적인 양에 영향을 미친다(Safran et al., 1988). 조직 순응도가 근육과 힘줄에 가해지는 힘의 총량을 바꾸지는 않지만 작용 시간을 늘려줌으로써 충격량을 줄인다. 근육 힘줄의 구성 단위가 보다 유연하면 근육과 힘줄에 힘의 작용 시간이 증가해서 가해지는 충격력의 최대치가 감소한다. 덜 유연한 조직은 더 짧은 시간 동안 힘이 작용하여 최대 충격력이 증가한다. 딱딱한 판자에 추를 떨어뜨리는 것과 트램펄린에 떨어뜨리는 것의 차이를 생각하면 된다. 적용된 충격량(즉, 무게)은 두 경우 모두 동일하지만 표면은 얼마나 순응성이 높은지에 따라 작용하는 힘을 다르게 흡수한다. 근육과 힘줄에 더 큰 충격력이 가해지면 시간이 갈수록 조직이 입는 손상이 심해져서 부상의 위험이 증가할 수 있다. 따라서 스트레칭을 통해 근육 힘줄 유연성을 증가시키면 근육이 흡수할 에너지의 최대치, 즉 근섬유에 발생하는 손상이 감소하고 근육 및 힘줄의 잠재적 부상 가능성도 감소한다. 근육 힘줄 순응도와 힘 흡수 사이의 관계는 다음과 같이 요약된다.

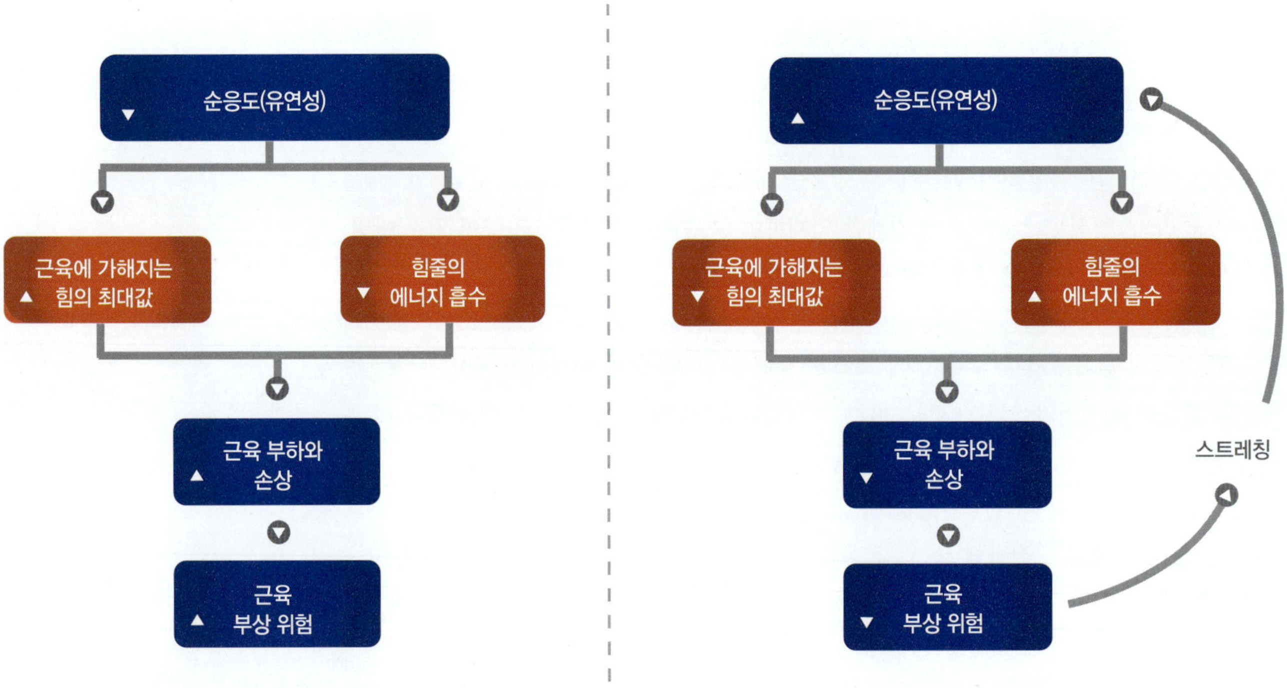

그림 4-8 현재 알려진 스트레칭의 부상 방지 메커니즘

- **높은 순응도(↑ 유연성)** = 근육과 힘줄이 흡수하는 힘이 더 긴 시간 동안 작용 (근육 힘줄 단위에 가해지는 최대 충격력 감소)
- **낮은 순응도(↓ 유연성)** = 근육과 힘줄이 흡수하는 힘이 더 짧은 시간 동안 작용 (근육 힘줄 단위에 가해지는 최대 충격력 증가)
- **↑ 근육 및 힘줄이 흡수하는 최대 충격력이 짧은 시간에 작용** = ↑ 근육 및 힘줄 섬유에 대한 손상

운동 수행능력을 위한 스트레칭의 메커니즘은 팔다리를 움직이는 동작을 취할 때 근육 힘줄 단위가 보이는 경직(뻣뻣함)에 직결된 것으로 알려져 있다. 경직이 증가해서 근육과 힘줄이 최적의 길이까지 신장되지 못하면 동작을 취하기 위해 필요한 수축력이 커진다. 즉, 근육과 힘줄이 더 뻣뻣할수록 움직임에 대한 저항이 커진다. 이러한 비효율성은 운동 수행능력을 지해할 수 있다(그림 4-9). 근육 힘줄 경직과 운동 수행능력 사이의 관계는 다음과 같이 요약된다.

- 높은 경직(↓ 유연성) → ↑ 운동 저항 = ↑ 요구된 일의 양
- 낮은 경직(↑ 유연성) → ↓ 운동 저항 = ↓ 요구된 일의 양
- 낮은 유연성은 관절가동범위를 제한하여 움직임의 패턴을 바꾼다.

따라서 스트레칭을 통해 근육 경직을 줄이면 동작을 수행하는 데 요구된 일의 양이 줄어들고 전반적인 운동 수행능력이 향상된다.

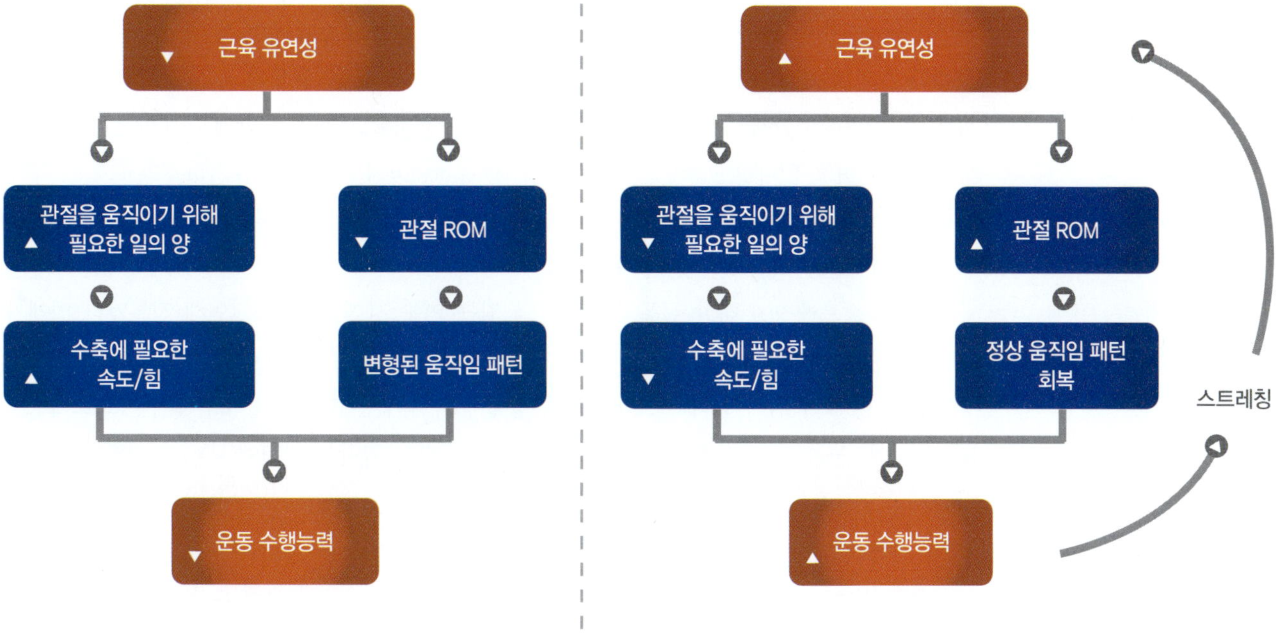

그림 4-9 스트레칭이 운동 수행능력에 영향을 미친다는 현재의 메커니즘

반면에, 1990년대 후반부터 2000년대까지 10여 년에 걸친 연구에 따르면 운동 전 장시간의 정적 스트레칭은 힘이나 폭발력은 물론 전력 질주 및 균형에 부정적인 영향을 미칠 수 있다고 했다. 스트레칭이 힘을 내는 데에 있어 부정적인 영향을 미치는 것으로 생각되는 메커니즘은 다음 그림 4-10에 나와 있다.

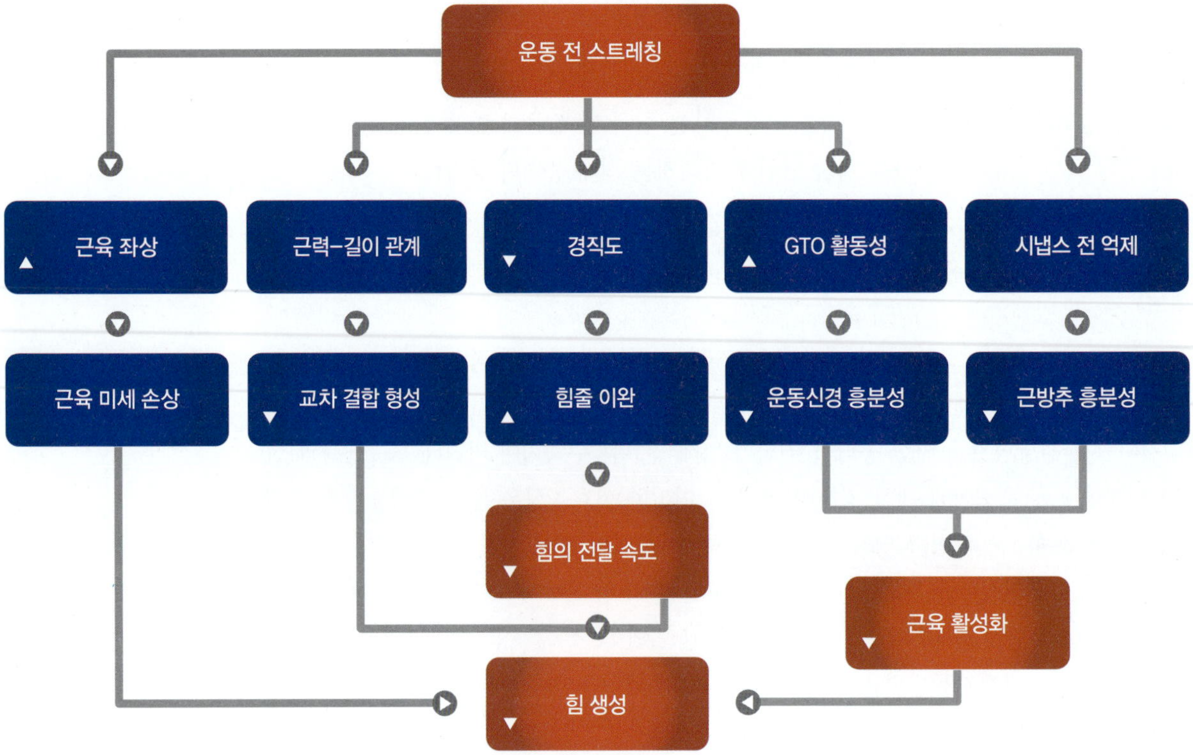

그림 4-10 운동 전 스트레칭이 힘 생성에 영향을 미친다는 현재의 메커니즘

현재 가장 널리 받아들여지고 있는 이론은(포괄적인 동적 워밍업 없이) 장시간 정적 스트레칭을 단독으로 시행하면 근육의 구조적 및 신경학적 구성 요소에 영향을 줄 수 있으며, 이는 근육이 효과적으로 힘을 생성하는 능력을 감소시킬 수 있다는 주장이다. 그러나 최근 연구에서는 이전 연구의 한계를 지적하며 정적 스트레칭을 동적 스트레칭과 함께 수행하는 것이 중요하다고 강조하고 있다(Behm et al., 2016; Blazevich et al., 2018; Murphy et al., 2010; Reid et al., 2010; Reid et al., 2018). 스트레칭 이후에 교정 운동 연속체의 3단계와 4단계를 수행하는 이유 중 하나는 바로 이러한 근력의 보존을 위해서이다.

운동 전 스트레칭에 대한 전통적인 이론과 최근 연구 사이의 충돌로 인해 전문가나 업계가 혼란스러운 상태이다. 스트레칭에 대한 가장 일반적인 질문은 "운동 수행능력을 향상하고 부상 위험을 줄이기 위해 정적 스트레칭을 수행해야 하는가?"이다. 다음 섹션에서는 스트레칭이 ROM 개선, 운동 수행능력 향상 및 부상 예방에 효과가 있다는 근거에 대해 논의한다.

ROM 개선

스트레칭 운동은 주로 관절 ROM을 늘리는 데 사용하며, 특히 과활성 및 짧아진 근막조직에 의해 해당 관절의 ROM이 제한되는 경우에 사용한다. 현재까지의 의학 연구는 모든 스트레칭 운동의 장단기적 사용(훈련과 함께)이 이러한 목표에 도움이 된다는 점을 강력하게 뒷받침한다(Alter, 2004; Behm, 2018; Behm et al., 2016; Behm & Chaouachi, 2011; Kay & Blazevich, 2012). 관절 ROM 증가 측면에서 정적 스트레칭과 NMS가 동적 스트레칭보다 효과적인 것으로 보고되었지만 다른 연구에서는 유사한 수준의 효과를 보이는 것으로 나타났다(Beedle & Mann, 2007). 따라서 현재의 과학적 근거로는 어느 하나의 스트레칭 방식이 관절 ROM 증가에 확실하게 더 낫다고는 단정적으로 말할 수 없다.

ROM 개선 정도는 사용 가능한 관절의 전체적인 ROM과 어느 정도 비례한다. 예를 들어, 엉덩관절 굽힘은 일반적으로 100~130도 정도이며 발목 발등굽힘은 일반적으로 15~20도 정도이다. 이에 비해 등허리뼈(thoracolumbar)의 폄은 각각 20~30도, 굽힘은 60~80도 범위를 갖는다(Behm, 2018). 따라서 허리뼈와 같은 부위는 스트레칭이 여전히 중요하지만, ROM이 넓은 구상 관절에 해당되는 엉덩관절이나 어깨만큼의 유연성 향상을 기대할 수는 없다.

몇몇 연구자는 다른 관절과 근육 그룹이 스트레칭 프로토콜에 다르게 반응할 수 있다고 주장한다. 따라서 어느 조직을 어떻게 스트레칭할지 신중하게 평가해야 하며 스트레칭 프로토콜은 해당 관절의 ROM 범위에 따라 달라야 한다. 예를 들어, ROM을 효과적으로 증가시킨 햄스트링 복합체에 대한 6주 스트레칭 프로그램을 가자미근에 적용했을 때 ROM의 변화가 없을 수도 있다(Bandy & Irion, 1994; Bandy et al., 1997; Youdas, Krause, Egan et al., 2005). 피트니스 전문가는 적절한 평가를 통해 움직임들을 신중하게 판단해야 하며 잦은 재평가를 통해서 현재 사용하는 프로토콜이 목표 결과에 효과적인지 여부를 결정해야 한다. 피트니스 전문가는 각 고객에게 최대한의 효과와 순응도를 나타낼 수 있는 최선의 신장 기법 프로그램을 찾기 위해 노력해야 한다.

지속 시간 및 빈도

스트레칭 프로토콜의 사용을 둘러싼 대부분의 논쟁은 ROM의 변화를 위해 필요한 스트레칭의 지속 시간과 빈도에 대한 것이다. 예를 들어, Bandy 등의 우수한 연구에 따르면 정적 햄스트링 스트레칭은 6주간 주 5회 30초씩 유지되어야 무릎 폄 ROM에 큰 변화를 일으켰다(Bandy & Irion, 1994; Bandy et al., 1997; Behm, 2018). 다른 여러 연구에서는 15~30초의 지속 시간이 장단기적으로 ROM에 상당한 변화를 일으키는 것으로 나타났다(Behm, 2018).

운동 수행능력에 악영향을 미치지 않으면서 ROM에 큰 폭의 개선을 보장하기 위해 Behm 등은(Behm, 2018; Behm et al., 2016) 단일 스트레칭 세션 내에서 근육 그룹당 60초 미만의 스트레칭을 권장한다. 반면, Thomas 등은(2018) 메타 분석 리뷰의 결론으로 각 근육 그룹에 대해 주당 최소 5분씩 스트레칭할 것을 권장한다. 스트레칭을 매일 수행해야 하는지 아니면 일주일에 3번 정도로만 수행해도 상당한 변화를 일으킬 수 있는지 여부는 여전히 불분명하다(Bandy & Irion, 1994; Bandy et al., 1997; Ford et al., 2005; Godges et al., 2005; Godes et al. 1993).

최근 연구에서 Caldwell 등(2019)은 2주 동안 하루에 한 번 스트레칭하는 것과 두 번 하는 것을 비교했다. 그들은 수동적, 정적 ROM의 증가를 확인하지 못했지만 동적 및 탄성 ROM의 개선과 함께 근력 및 파워(점프)가 증가한다는 것을 발견했다. 그들은 지나치게 높은 빈도의 스트레칭이 오버트레이닝을 유발한다고 주장한다. 이는 레크리에이션 차원의 활동을 하는 고객들이 스트레칭을 꾸준히 하면서도 뚜렷한 정적 ROM 증가를 보이지 않는 것에서 그 근거를 찾았다.

강도

적절한 스트레칭 강도 또한 의문으로 남아 있다. 많은 개인과 연구(Behm et al., 2001, 2004, 2006, 2011; Behm & Kibele, 2007)는 불편함을 느끼는 지점까지 스트레칭하기를 권장한다. 이것을

'탄성 한계 스트레칭'이라고도 부른다. 탄성 한계는 영구적인 변형을 일으키기 위해 조직에 가해지는 최소한의 스트레스(응력)이다. 탄성 한계를 초과하면 조직이 원래 길이로 돌아가지 않아(Alter, 2004) 좌상(근육)과 염좌(인대)로 이어질 수 있다.

중요

부상을 입거나 피로한 근육 및 힘줄을 불편한 지점까지 스트레칭하면 추가 손상을 입을 수 있다!

반대로 여러 정적 스트레칭 연구는 불편한 지점 미만의 스트레칭이 불편한 지점까지 수행하는 스트레칭과 유사한 수준의 유연성 향상을 가져온다는 사실을 보여주었다(Behm & Kibele, 2007; Knudson et al., 2001, 2004; Manoel et al. , 2008; Young et al., 2006). 연구에 따르면 큰 힘(즉, 불편한 지점까지 스트레칭)으로 짧은 시간 동안 수행하는 스트레칭은 탄성(단기적 또는 일시적) 조직 변형을 일으킬 수 있는 반면, 적은 힘(즉, 불편한 지점보다 적은)으로 보다 긴 시간 유지하는 스트레칭은 조직 길이의 가소성(장기적 또는 반영구적)에 변화를 일으킨다(Apostolopoulos, 2001; Laban, 1962; Sun et al., 1995; Warren et al., 1971, 1976).

사람마다 통증 내성 수준이 다르다. 따라서 통증 역치가 높은 사람은 통증 내성이 낮은 사람보다 근육과 힘줄에 더 많은 부하를 줄 수 있다. 보통의 사람을 생각했을 때 불편해지는 지점에 도달하기 직전 수준까지 스트레칭하면 더 안전하면서도 동일한 효과를 얻을 수 있다. 일반적으로 정적 또는 NMS 수행 시 자신이 불편한 지점까지 잠시 스트레칭한 다음, 늘임을 약 10% 줄이는(즉, 불편 지점 가까이 가되 불편한 지점까지는 하지 않음) 것이 좋다.

트레이닝 팁

ROM은 짧게 스트레칭(5~15초)해도 증가하지만 권장되는 스트레칭 시간은 각 근육별로 30~60초이다. 불편함이 시작되는 그 부근까지 스트레칭하되 큰 불편함이나 통증을 유발시킬 필요는 없다. 근육에 적당한 장력을 가하면 된다. ROM은 주당 3~5일 수행하면 2~6주 내에 개선될 수 있다.

스트레칭 프로그램 기간

만성적으로 ROM을 증가시킬 수 있는 기간(증가된 ROM이 유지되는 기간)은 아직 완전히 밝혀지지 않았다. 일부 연구에서는 4주 동안 스트레칭하지 않으면 개선되었던 ROM이 원상복귀된다고 주장하지만(Willy et al., 2001), 다른 연구에서는 스트레칭을 통한 ROM 개선이 장기간 지속된다는 사실을 발견했다(Harvey et al., 2002). 이 연구의 대부분은 정적 스트레칭을 수행한 결과를 바탕으로 했으므로 동적 스트레칭과 NMS의 수행 시간과 빈도가 어떤 장기적 변화를 일으키는지에 대해서는 추가 연구가 필요하다. 초기 연구에서는 NMS 또는 동적 스트레칭 프로토콜이 정적 스트레칭에 비해 ROM 측면에서 더 큰 개선이 있으며 이러한 개선이 더 빨리 나타난다는 것을 시사했다(Etnyre & Lee, 1988; Fasen et al., 2009; Sady et al., 1982; Schuback). et al., 2004). 그러나 다른 연구에서는 ROM 증가에 있어 능동 스트레칭, NMS 그리고 정적 스트레칭 간에 차이가 없다고 주장한다(Bandy et al., 1998; Davis et al., 2005; Lucas & Koslow, 1984; Winters et al., 2004).

> **트레이닝 팁**
>
> 신장 기법 프로토콜에 대한 연구 결과가 폭넓기 때문에 교정 운동 전문가는 순응도와 효과를 극대화하는 기법과 트레이닝 변수의 적절한 조합을 각 고객에게 맞게 찾는 것이 중요한다. 이 교재에서 권장하는 핵심 변수는 관절가동범위를 개선하는 데 실용적이면서 효과적인 것으로 밝혀진 범위를 중심으로 한다.

신체 부위의 상호 의존성 고려 사항

최근에 연구자들은 정적 스트레칭을 할 때 관절이 움직이면서 늘어나는 조직뿐만 아니라 주동근에 미치는 영향까지 조사했다. 예를 들어, 휴식 시 골반의 위치는 엉덩관절의 ROM에 상당한 영향을 미칠 수 있다. 긴장되거나 짧아진 엉덩관절 굽힘근 그룹은 골반전방경사를 일으킬 수 있으며, 이는 정상적인 휴식 자세에서 햄스트링 복합체를 늘인다. 이것은 정상적인 엉덩관절 굽힘 ROM을 억제하고, 햄스트링 복합체를 단축되고 뻣뻣하게 느끼게 한다. 이러한 이유로 '팽팽하게 느낀다'는 고객의 감각만으로 프로그램을 결정해서는 안 된다. 반드시 다양한 정보를 활용한 종합적인 판단 과정을 거쳐 프로그램에 대한 결정을 내려야 한다.

Clark 등(1999)은 타이트한 같은 쪽 넙다리네갈래근과 엉덩관절 굽힘근의 근육조직이 엉덩관절 굽힘 ROM에 어떻게 영향을 미치는지 조사했다. 연구원들은 넙다리네갈래근과 엉덩관절 굽힘근을 늘이면 엉덩관절 굽힘 ROM이 크게 개선되어 관절을 둘러싼 여러 연부조직이 사용 가능한 ROM에 영향을 미친다는 것을 발견했다. Sullivan 등(1992)은 또한 골반의 기울기가 스트레칭만 하는 것보다 ROM 증가에 더 큰 영향을 미친다는 점을 발견했으며, 나아가 관절 전체의 움직임은 관절을 둘러싼 모든 조직의 최적 길이와 위치에 달려 있음을 시사했다. 이러한 연구 결과는 HMS의 움직임과 ROM을 통한 종합적인 평가가 수행되어야 할 필요성을 뒷받침한다.

운동 수행능력에 미치는 영향

스트레칭이 운동 능력을 감소시키므로 운동 활동에 참여하기 전에 수행해서는 안 된다는 일반적인 오해가 있었다. 그러나 반드시 그런 것은 아니다. 스트레칭 프로토콜에 따른 운동 능력의 변화를 조사한 연구는 유연성 프로트콜에 따른 ROM의 개선 만큼 뒷받침하는 연구들이 많지는 않다.

운동 수행능력에는 근력이나 힘의 변화, 점프, 전력 질주 또는 민첩성 활동의 변화가 포함된다. 지난 20년 동안의 정적 스트레칭 및 NMS 연구 리뷰에 따르면 장기간 수행된 정적 또는 NMS는 근력, 파워, 균형, 반응 및 움직임 시간, 수직 점프 높이 및 전력 질주 속도에 나쁜 영향을 미친다고 했다(Behm, 2018; Behm et al., 2016; Behm & Chaouachi, 2011; Kay & Blazevich, 2012). 손상 정도는 평균 3~7% 범위인 것으로 보고되었다(Behm, 2018; Behm et al., 2016; Behm & Chaouachi, 2011; Kay & Blazevich, 2012). 이 효과는 일반적으로 10분 미만 동안 지속되는 것으로 보이지만 일부 연구에서는 스트레칭 프로토콜 후 최대 1시간까지 근력이 저하될 수 있음을 발견했다(Fowles et al., 2000; Power et al., 2004).

확인하기

5%의 수행능력 손상이 얼마나 중요할까? 우사인 볼트(Usain Bolt)는 2012년 올림픽 100m 경기에서 9초63으로 금메달을 땄다. 잠비아의 제라드 피리(Gerard Phiri)는 거의 정확히 5% 더 느렸고, 100m를 10초11에 달렸다. 제라드 피리는 메달을 땄을까? 아니다. 그는 준결승에서 뒤에서 2위(15위)로 들어왔다.

2016년 올림픽에서도 볼트는 9초81로 다시 우승했다. 안드레 드 그라스(Andre De Grasse)는 9초91로 동메달을 땄다. 볼트와 드 그라스의 차이는 1.009%였다.

그러나 여러 연구에서 운동 전 스트레칭이 근력이나 힘 생성을 급격하게 손상시키지 않는다는 사실도 밝혀냈다(Behm, 2018; Behm et al., 2016; Behm & Chaouachi, 2011; Kay & Blazevich, 2012). 연구 범위가 넓긴 하지만, 일반적으로 수행능력 손상을 예방하기 위해 고강도 운동 전에 정적 스트레칭을 근육당 60초 미만으로 수행하는 것이 좋지만, 동적 스트레칭과 탄성 스트레칭은 동일한 효과가 없었다(Behm, 2018; Behm et al., 2016; Behm & Chaouachi, 2011; Kay & Blazevich, 2012).

유용한 힌트

운동 경기를 준비할 때 스트레칭을 위한 1분의 시간이 중요하다. 점탄성의 효과적인 변화를 이끌어내기 위해서는 20~60초의 스트레칭이 필요하다. 대회나 고강도 활동을 준비할 때 선수는 운동 수행능력을 유지하기 위해 근육 그룹당 60초 이상 정적으로 스트레칭할 필요가 없다. 이것은 또한 추가적인 워밍업 활동이 수행되지 않는다고 가정했을 경우이다. 정적 스트레칭과 신경계 활성화를 위한 추가 동작(예: 교정 운동 연속체의 3단계 및 4단계)을 포함하는 포괄적인 워밍업은 정적 스트레칭으로 일어날 수 있는 수행능력 저하를 방지한다.

최근 연구는 이전의 스트레칭 연구에 몇 가지 심각한 오류가 있음을 지적하며 정적 스트레칭이나 NMS가 적절한 워밍업에 통합될 때 수행능력 손상 가능성이 적다는 것을 보여준다. 스트레칭(보통 낮은 강도에서 중간 강도)으로 인해 운동 수행능력에 미칠 수도 있는 부정적인 영향을 줄이기 위해 스트레칭 직후에 추가적인 동적 활동을 포함하는 워밍업 프로토콜을 활용하여 운동 수행능력을 보존하는 동시에 근육 손상을 줄이고 관절 ROM을 늘리는 것이 좋다(Behm et al., 2016).

제안된 워밍업 구성 요소는 표 4-2를 참조하기 바란다.

과거 스트레칭 연구의 문제점 중 하나는 실제 적용(생태학적 타당성)이 부족하다는 것이다. 많은 초기 연구에서 참가자들은 단일 근육 그룹에 대해 10~30분의 스트레칭을 수행했다. 그러나 실제 스포츠에서 프로 농구, 축구, 아이스하키 및 야구 선수의 정적 스트레칭 지속 시간은 일반적으로 한 근육 그룹당 12~17초 사이이다(Ebben & Blackard, 2001; Ebben et al., 2004, 2005; Simenz et al., 2005). 경기나 훈련 전에 과도한 정적 스트레칭을 할 경우 운동 수행능력 저하가 나타날 가능성이 높다.

이전의 스트레칭 연구 결과들이 명확하지 않은 마지막 이유는 테스트 대상의 근육 길이 제한(또는 제한의 부재) 때문일 수 있다. 과활성을 보이는 근육, 길이가 단축된 근육에 대한 스트레칭이 근력이나 파워, 포괄적인 운동 능력(예: 전력 질주, 민첩성 또는 수직 점프)에 어떻게

표 4-2 권장하는 워밍업 구성 요소

근막 롤링	정적 스트레칭	동적 스트레칭	활동에 특화된 움직임
근육 그룹당 90초에서 2분간의 근막 롤링으로 근육 온도 상승, 조직 점탄성 감소, 억제력 증가 및 기타 요인 증가	고강도 운동 또는 운동 활동에 참여하는 경우 근육 그룹당 60초 미만 불편함이나 고통을 느끼는 지점까지 할 필요가 없다. 활동에 따라 주요 근육군과 특정 근육군을 스트레칭한다. 평가 단계에서 과활성/단축된 것으로 확인된 근육에 초점을 맞춘다.	근육 그룹당 90초 이하 적당한 속도로 제어된 움직임으로 전체 관절가동범위 사용	5~15분 실제 움직임에 가까운 속도로 스포츠 또는 작업과 관련된 움직임을 연습한다. 여기에는 교정 운동 연속체의 활성화 및 통합 단계에서 수행된 운동이 포함될 수 있다.

NOTE: 대부분의 연구에서는 스트레칭과 프로토콜의 표준화를 위해 조직을 준비하는 방법으로 일반 심장 워밍업을 사용했다. 그러나 NASM은 스트레칭 프로토콜에 앞서 혈류와 조직 가동성을 개선하기 위한 노력의 일환으로 자가근막기법(근막 롤러 또는 다른 근막 도구)으로 시작할 것을 제안한다. 근육 불균형과 기능장애 운동이 있는 경우 근막 롤링은 조직 과부히 악화를 방지하고 기능장애 패턴을 강화할 수 있다.

영향을 미칠 수 있는지 조사한 연구는 거의 없다. 활동 전 스트레칭으로 인해 발생할 수 있는 근력이나 파워의 부정적인 변화는 주로 기능적 ROM 제한이 없는 사람에게서 나타날 수 있다. 따라서 이들은 애초에 스트레칭 프로토콜의 적절한 대상이 아닐 수 있다. 이런 점은 움직임의 질을 평가할 때 근거에 기반한 종합적인 접근이 얼마나 중요한지를 보여준다.

포괄적인 워밍업을 시행한 몇몇 연구에서는 스트레칭 후에 수행능력 저하를 보고하지 않으며 스트레칭이 일부 수행능력을 향상시킬 수 있음을 보여준다(Little & Williams, 2006; Murphy et al., 2010; Samson et al., 2012; Taylor et al. , 2013; Wallmann et al., 2008). 포괄적인 워밍업을 시행했을 때 정적 스트레칭을 해도 운동 수행능력이 줄지 않는 것은 동적 활동의 활성화 후 강화(이전 근육 수축 후 강화된 힘과 파워) 효과 때문일 수 있다(Kummel et al., 2016; Turki et al., 2011). 또한 Blazevich 등(2018)은 워밍업에 정적 또는 동적 스트레칭을 포함하면 참가자가 다음 스포츠 수행능력에 더 큰 자신감을 갖게 된다는 사실을 발견했다. 심리적 효과는 경기력에서 매우 중요하기 때문에 경기 전 포괄적인 워밍업에 지속 시간이 짧거나 중간 정도 되는 정적 스트레칭(60초 미만)을 포함하는 것이 좋다.

전문적으로 알아보기

스트레칭의 심리적 이점

대부분의 임상의와 환자는 스트레칭으로 인한 신체적 변화에 중점을 두지만 심리적 이점도 마찬가지로 클 수 있다. 몇몇 연구자들은 근육 긴장[근전도(EMG) 활동으로 측정], 자가 보고된 감정, 근육 긴장의 느낌, 타액 내 스트레스 관련 호르몬 수치에 대한 스트레칭 프로그램의 효과를 연구했다(Carlson et al., 1990; Carlson & Curran, 1994; Hamaguchi et al., 2008; Sugano & Nomura, 2000). 이러한 연구에서는 스트레칭이 생리적(EMG) 근육 긴장, 자가 보고된 근육 긴장, 슬픔의 감정을 모두 감소시키며 스트레스 관련 호르몬 수치를 낮추었다는 사실을 발견했다(Carlson et al., 1990; Carlson & Curran, 1994; Hamaguchi et al., 2008; Sugano & Nomura, 2000). Blazevich 등(2018)은 30초의 정적 스트레칭을 전체 워밍업에 포함시킨 결과 ROM은 증가했고 점프, 전력 질주 또는 민첩성 테스트에서는 손상이 없었다. 저자는 이 연구에서 심리적 측정도 포함시켜 워밍업에서 정적 또는 동적 스트레칭을 추가 했을 경우, 이어지는 스포츠 관련 테스트에서 참가자의 자신감이 더 높아진다는 것을 발견했다. 많은 사람이 정기적인 스트레칭 이후에 위 연구에서 발견한 것과 비슷한 긴장 완화를 느끼며 정신적으로 신체 활동을 할 준비가 된다고 느낀다. 따라서 스트레칭 자체가 운동 능력에 큰 영향을 미치지 않지만, 심리적 이점은 중요한 고려 사항일 수 있다.

확인하기

2012년 연구에서 Sandberg 등은 점프의 길항근(발등 굽힘근, 무릎 굽힘근, 엉덩관절 굽힘근)을 스트레칭하면 점프 높이와 힘이 향상된다는 것을 보여주었다. 연구에 따르면 효과의 크기가 작아 그룹 간에 큰 차이가 없었다. 그러나 운동 수행능력에서는 작은 ROM 개선조차도 경쟁에서 큰 차이를 만들 수 있다.

신장-단축 주기
Stretch-shortening cycle

근육의 능동적 신장(신장성 수축) 후 동일한 근육의 즉각적인 단축(단축성 수축)

토크 Torque

회전을 일으키는 힘. 가장 일반적으로 뉴턴 미터(Nm)로 측정된다.

장기적인 스트레칭 프로토콜은 운동 능력에 다양한 효과를 가져왔다. 스트레칭 훈련은 운동 수행능력에 영향을 미치는 다양한 생리적 요인에 긍정적인 영향을 준다. 스트레칭은 근육과 힘줄 순응도(경직 감소)를 향상시킨다. 탄성 에너지를 축적하는 능력을 늘려주기 때문에 (점프, 스프린트 등에 사용) 신장-단축 주기(stretch-shortening cycle)를 증가시킨다(Medeiros & Lima, 2017; Wilson et al., 1992). 이러한 향상은 리바운드 체스트 프레스(Wilson et al., 1992)와 같은 신장성(근육 신장)에서 단축성(근육 단축) 수축으로 더 오래 지속되는 경우 더 분명하게 나타나지만, 전력 질주처럼 짧은 시간 동안 이루어지는 신장-단축 활동에는 같은 이점이 보이지 않을 수 있다.

스트레칭 훈련의 또 다른 장점은 더 긴 근육 길이에서 더 큰 힘을 낸다는 것이다(Behm et al., 2016; Medeiros & Lima, 2017). 많은 스트레칭 연구에서 신장-단축 주기 활동 중에 후속 단축성 수축을 강화하는 신장성 토크(torque)의 최대치가 증가한다는 사실이 발견되었다(Cappa & Behm, 2011, 2013). 그리고 한 연구에서는 수직 점프 성능, 전력 질주 속도 또는 반응 시간이 감소된다는 결과가 나왔지만(Chaouachi et al., 2008), 다른 연구들에서는 정기적인 스트레칭 프로그램 후에 수직 점프나 근력, 파워, 균형 능력이 증가됐다는 결과가 나왔다(Gajdosik et al., 2005; Hunter & Marshall, 2002; Kokkonen et al., 2007; LaRoche et al., 2008; Shrier, 2004; Wilson et al., 1992).

시도하기

신장-단축 주기

스쿼트 자세에서 수직 점프를 하고 점프한 높이를 측정한다. 이제 2피트 플랫폼에서, 또는 반동 동작 점프로 다시 점프한다. 드롭 점프 또는 반동 점프로 점프가 얼마나 높아졌는지 확인한다. 점프의 착지 단계(신장성 수축)에서는 더 높은 점프를 위해 단축 단계에서 사용되는 근육에 탄성 에너지를 저장한다. 더 순응하는(유연한) 근육은 더 긴 시간 동안 더 많은 에너지를 저장한다.

스트레칭이 부상 저항성 향상에 미치는 효과

많은 피트니스 전문가와 운동선수는 스트레칭이 특정 부상들을 줄일 수 있다는 믿음으로 운동 전에 워밍업의 일부로 스트레칭을 수행한다. 여러 근거에 따르면 운동 전 정적 스트레칭이 모든 원인의 부상(all-cause injury) 위험이나 비율에 중요한 영향을 미치지는 않지만(Pope et al., 1998, 2000; Small et al., 2008) 장기적인 정적 스트레칭 프로토콜은 근육 및 힘줄 손상 비율을 감소시키는 경향이 있는 것으로 나타났다(Amako et al., 2003; Andrish et al., 1974; Hartig & Henderson, 1999; Hilyer et al., 1990; Pope et al., 2000; Thacker et al., 2004).

연구 결과들을 보면 정적 스트레칭의 효과를 따질 때 모든 원인의 부상 위험과 근육 및 힘줄 손상의 위험을 분리해서 비교하는 시도가 부족해서 오는 혼란이 있다. 모든 원인의 부상 위험에는 골절, 무릎 연골 병변, 윤활낭염, 과도한 훈련 부상 및 기타 여러 문제가 있다. 스트레칭은 일반적으로 골절을 예방할 수 없지만 앞에서 언급한 것처럼 근육과 힘줄 에너지 흡수 능력을 증가시킬 수 있다. 이는 전력 질주 및 민첩성 움직임에서 나타나는 강하고 빠른 충격력을 줄이는 데 도움이 될 수 있으므로 고객 또는 운동선수의 내구성을 향상시킬 수 있다.

여러 저자와 연구자들은 규칙적이고 장기적인 정적 스트레칭이 근육과 힘줄 부상의 발생률을 감소시키고(18~43% 감소된 비율) 부상으로 인한 시간 손실 비용을 줄이며 스트레칭된 부위에서 심각한 근육/힘줄 손상 발생을 줄일 수 있음을 보여주었다(Fradkin et al., 2006; Hartig & Henderson, 1999; Woods et al., 2007). Behm 등(2016)은 정적 스트레칭으로 근육과 힘줄 손상의 위험이 54% 감소했다고 보고했다. 그들의 리뷰 논문에서 Behm 등(2016)은 단거리 달리기에서 운동 전 5분 이상의 정적 및 동적 스트레칭이 부상률 감소에 도움이 된다고 권장하지만 다른 연구들은 지구력 달리기 활동(과사용 손상)에서는 효과가 더 낮다고 지적한다(Baxter et al., 2017). 인용된 모든 연구에서 정기적 또는 운동 전 스트레칭 프로그램을 시행할 때 부상 위험이 증가하는 결과는 없는 것으로 보인다.

중요

모든 원인으로 인한 부상(all-cause injury)과 근육 및 힘줄 손상을 구별하는 것을 잊지 말아야 한다. 스트레칭은 모든 원인으로 인한 부상(예: 뇌진탕, 골절된 뼈 등)의 발생률을 줄일 수 없다. 그러나 정적 스트레칭은 운동 경기나 고강도 운동에서 흔히 볼 수 있는 것처럼 특히 빠른 속도나 방향 전환 활동에서 근육 및 힘줄 손상의 발생률을 줄일 수 있다.

근거 요약

앞서 언급한 유연성에 관한 연구 및 문헌 검토에서 알 수 있듯이 다음 지침이 결정되었다.

- 모든 유형(정적, NMS 또는 동적)의 규칙적인 스트레칭이 ROM을 향상시킨다는 확실한 근거가 있다.
- 동적 스트레칭 훈련이 근력과 수행 능력에 긍정적인 영향을 미칠 수 있으며 정적 스트레칭은 유연성에서 문제가 없는 건강한 개인의 근육 및 힘줄 손상 위험을 감소시킨다는 일부 근거가 있다.
- 단시간, 장시간(근육 그룹당 > 60초), 운동 전 정적 스트레칭을 하거나 NMS를 단독으로(즉, 완전한 워밍업 시퀀스 없이) 수행하면 근력과 수행 능력이 3~7% 감소할 수 있다는 일부 근거가 있다. 그러나 포괄적인 워밍업이나 교정 운동 연속체 단계들에서 시행할 경우 정적 스트레칭과 NMS는 이어지는 활동에서 수행능력을 손상시킬 가능성은 낮으며 확인된 유연성 문제가 없는 건강한 개인의 부상 위험을 증가시키지 않는다.

연구의 한계 및 효과 개선

스트레칭에 관한 문헌을 검토하면 다음과 같은 몇 가지 한계 사항이 드러난다.

1. 유연성이 제한된 개인에 대한 연구는 수행되지 않았다.
   - 운동 전 스트레칭은 처음부터 유연성이 없는 사람들의 수행능력과 부상 위험에 긍정적인 영향을 미칠 수 있다.
2. 연구는 주로 단일 운동으로 스트레칭에 초점을 맞춰서 시행됐다.
   - 유연성은 수행능력을 최대화하고 부상 위험을 줄이는 하나의 요소일 뿐이다.
   - 많은 연구에서 비현실적인(생태학적 타당성 부족) 스트레칭 지속 기간을 조사했다.
   - 통합 연속체에서는 다른 결과가 나타날 수 있다.
     억제 → 신장(늘이기) → 활성화 → 기능적 움직임에 통합
3. 연구는 평가를 기반으로 개인의 특정 요구를 다루지 않았다.
   - 연구는 보편적인 접근 방식을 취했다.
   - 운동 전 스트레칭이 경직된 근육 그룹에 미치는 영향을 조사할 필요가 있다.
4. 맞춤형 교정 운동 전략은 수행 능력을 향상시키고 부상 위험을 줄이는 데 가장 효과적일 수 있다.

신장 기법을 위한 적용 지침

다른 형태의 운동과 마찬가지로 스트레칭은 관련된 모든 잠재적 위험을 이해하고 시행해야 한다. 표 4-3에 나열된 주의 사항 및 금기 사항은 스트레칭이 특정 근육 또는 근육 그룹에만 사용되는 것을 방지할 수 있도록 하지만, 고객의 모든 근육에 반드시 필요한 것은 아니다.

표 4-3 스트레칭의 주의 사항과 금기 사항

주의 사항	금기 사항
■ 특수 집단(예: 임산부, 골관절염, 류마티스 관절염)	■ 스트레칭 중인 근육의 급성 손상이나 근육 좌상 또는 파열
■ 고령자	■ 최근의 근골격계 수술 또는 치료(예: 어깨 탈구, 인대봉합술 또는 골절)
■ 고혈압 환자	■ 영향을 받는 관절의 급성 류마티스 관절염
■ 신경근 장애	■ 골다공증
■ 인공관절치환술	
■ 섬유근육통	
■ 마르판증후군	

교정 운동 전문가는 스트레칭 프로토콜 동안 고객이 통증을 느껴서는 안 되지만 경미한 불편함이 있을 수 있음을 설명해야 한다. 고객의 건강 상태에 관계없이 극도로 불편한 지점까지 정적 스트레칭을 할 필요는 없다는 연구들이 있다(Apostolopoulos, 2001; Laban, 1962; Sun et al., 1995; Warren et al., 1971, 1976). 고객이 건강하든 부상에서 회복 중이든 재활 중이든 상관없이 약간의 불편함은 있을 수 있다. 동적 스트레칭은 동적 운동으로 인한 운동량이 회복 조직에 과도한 스

트레스를 줄 수 있으므로 재활 과정 후반부에 포함시켜야 한다. 동적 스트레칭은 항상 움직임이 통제될 수 있도록(느리고 의도적인 움직임) 해야 한다.

정적 스트레칭 핵심 훈련 변수

정적 스트레칭에 대한 대부분의 연구에 따르면 15~45세 사이의 건강한 사람에게 정적 스트레칭은 15~30초의 지속 시간으로 1~4회 반복하여 주당 5일의 빈도로 시행하는 것이 가장 유익한 것으로 나타났다(Alter, 2004; Behm, 2018 ; Behm et al., 2016). 그러나 연구 결과에 나타난 범위보다 20~30초의 스트레칭 지속 시간이 실제로 더 신뢰할 수 있고 빠른 결과를 가져온다는 근거들이 있다(Bandy et al., 1997, 1998; Shrier & Gossal, 2000). 65세 이상의 고객은 60초의 더 긴 지속 시간이 효과적이고 더 오래 지속되는 결과를 보이는 것으로 나타났다(Feland et al., 2001).

실제 적용에서 교정 운동 전문가는 유연성 루틴을 준수하고 결과를 극대화하는 스트레칭 시간을 권장해야 한다(표 4-4). 또한, 정적 스트레칭은 평가 절차를 거쳐서 과활성/단축된 것으로 확인된 근육에만 적용해야 한다.

표 4-4 정적 스트레칭을 위한 핵심 훈련 변수

빈도	세트 수	횟수	시간
매일(달리 명시되지 않는 한)	n/a	1~4회*	20~30초 유지 고령자(65세 이상)는 60초 유지

*운동 경기 또는 고강도 활동 전에 완료하는 경우 근육 그룹당 정적 스트레칭을 60초 이상 수행하지 않는다.

정적 스트레치

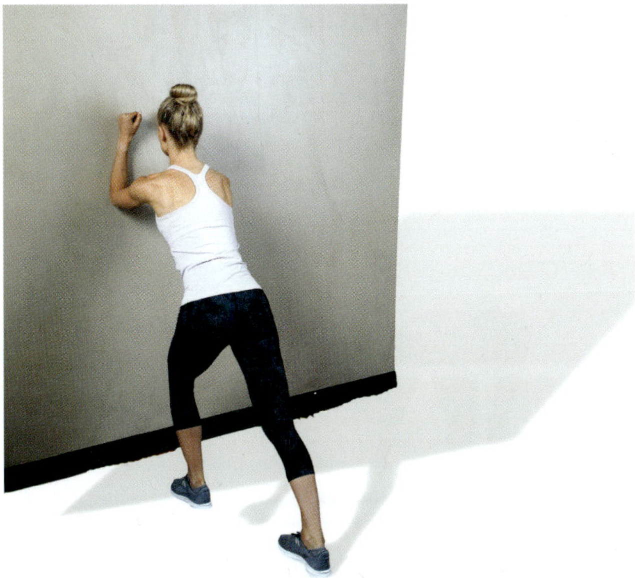

정적 장딴지근 스트레치

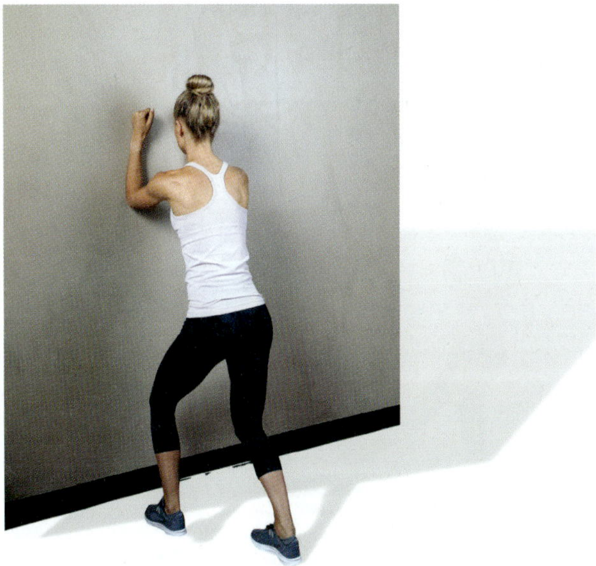

정적 가자미근 스트레치

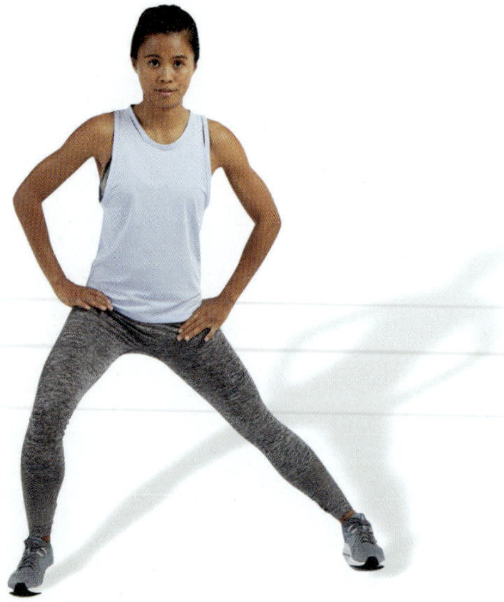

정적 스탠딩 모음근 스트레치

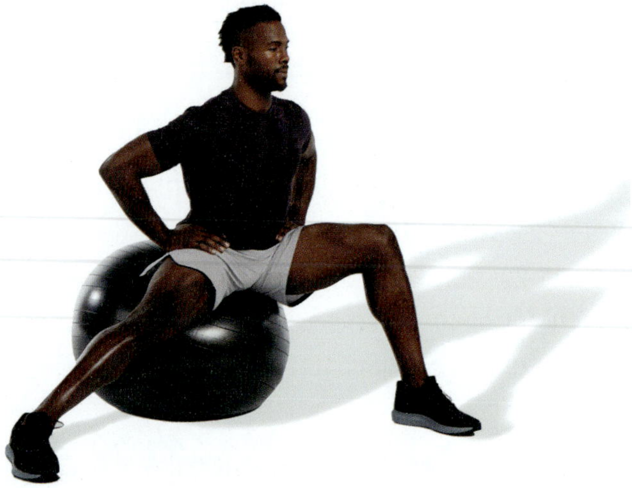

정적 시티드 볼 모음근 스트레치

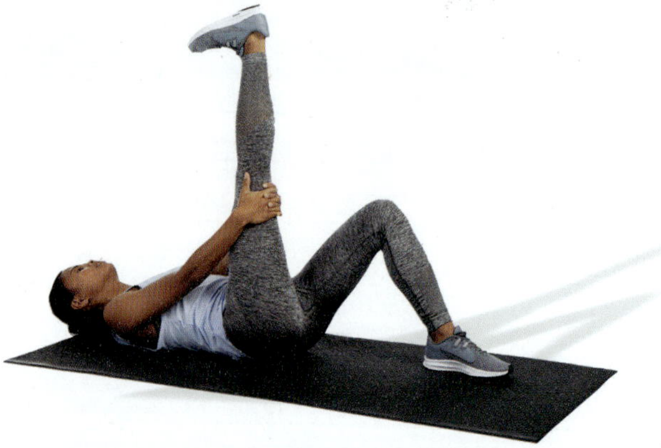

정적 수파인 햄스트링 스트레치

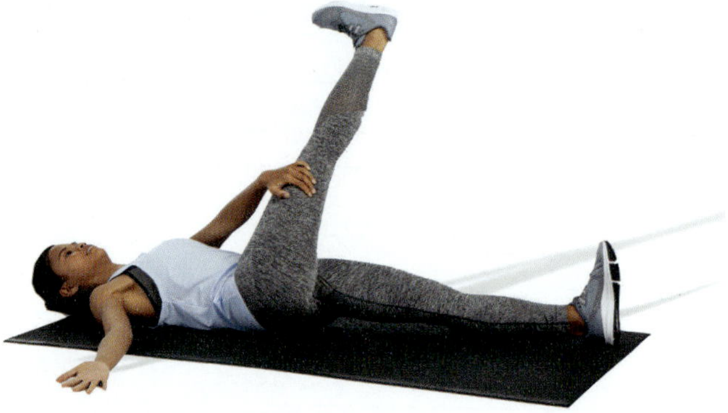

정적 수파인 넙다리두갈래근 스트레치

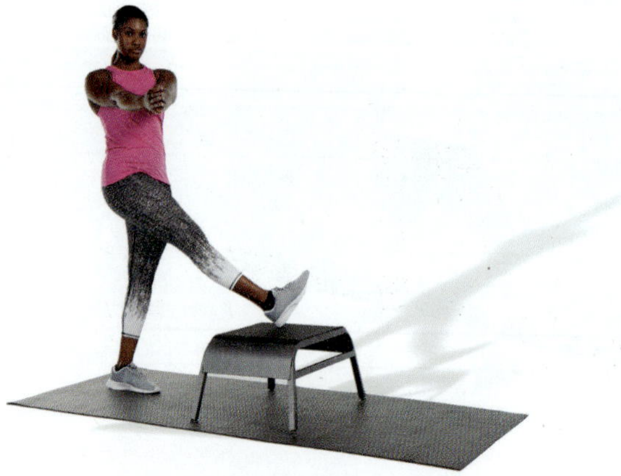

정적 스탠딩 넙다리두갈래근 스트레치

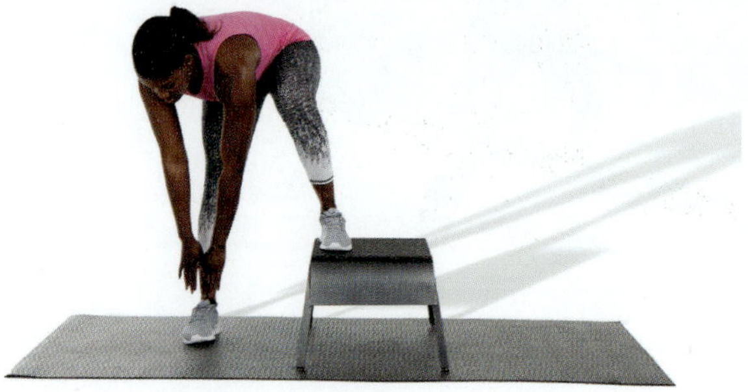

정적 큰모음근 스트레치

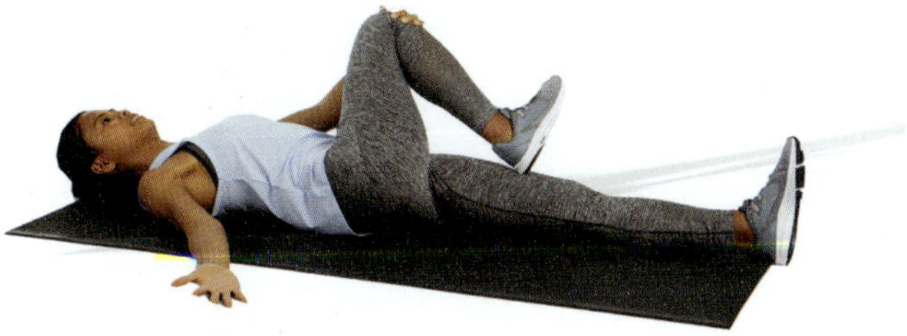

정적 궁둥구멍근 스트레치

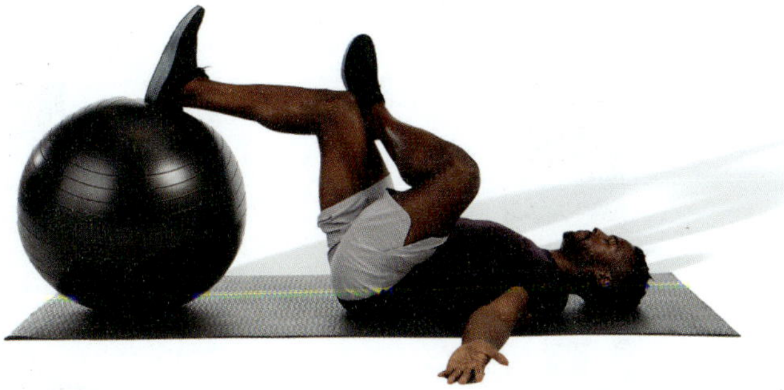

정적 수파인 볼 궁둥구멍근 스트레치

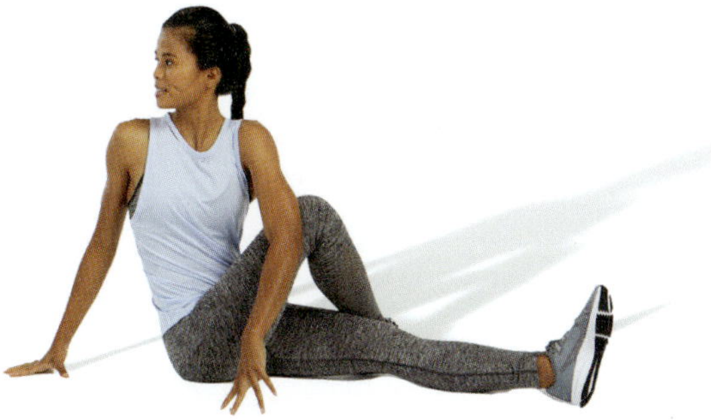

정적 척주세움근 스트레치

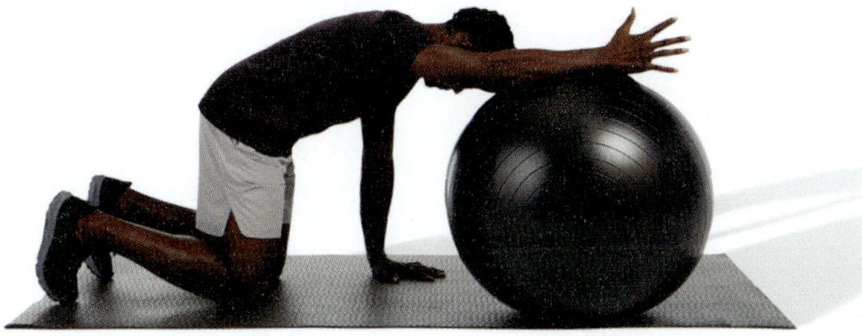

정적 볼 넓은등근 스트레치

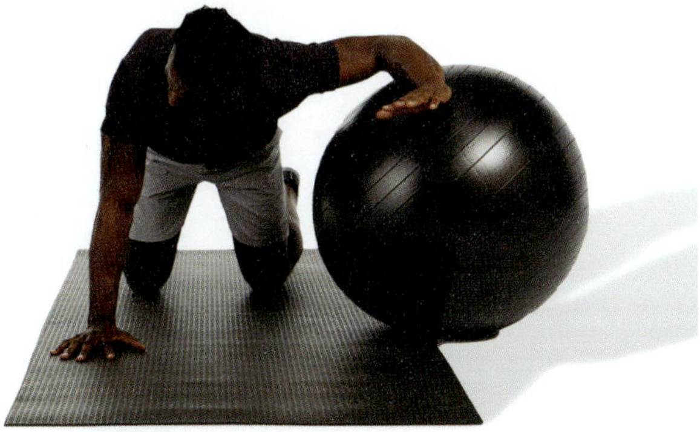

정적 볼 가슴근 스트레치

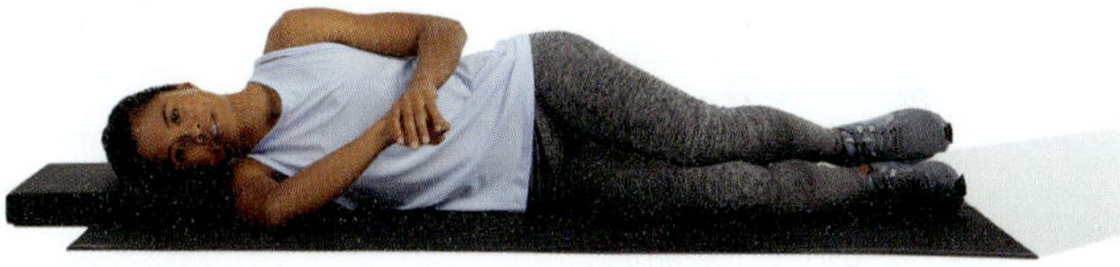

정적 뒤 어깨 스트레치

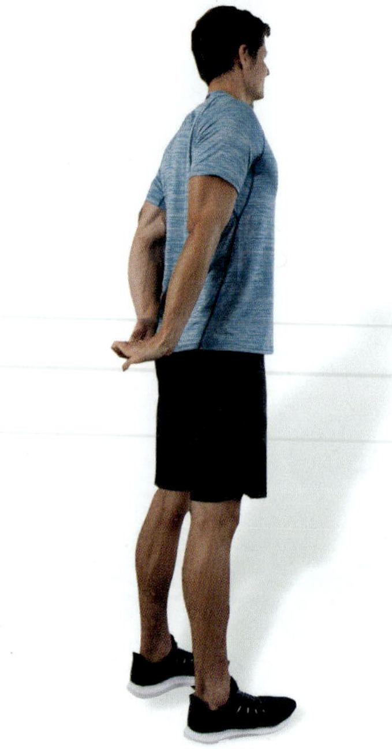

정적 위팔두갈래근 긴갈래 스트레치

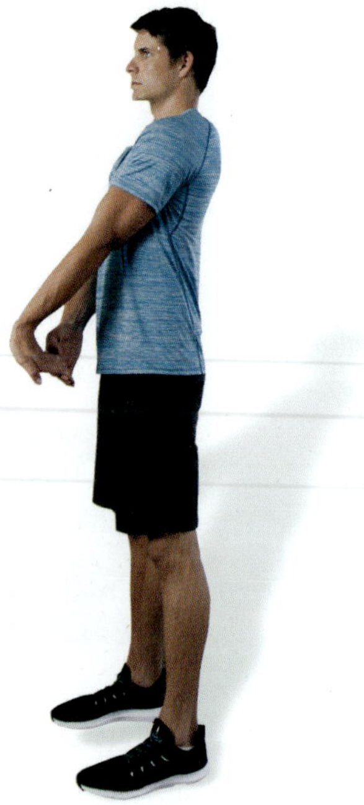

정적 손목 굽힘근 스트레치

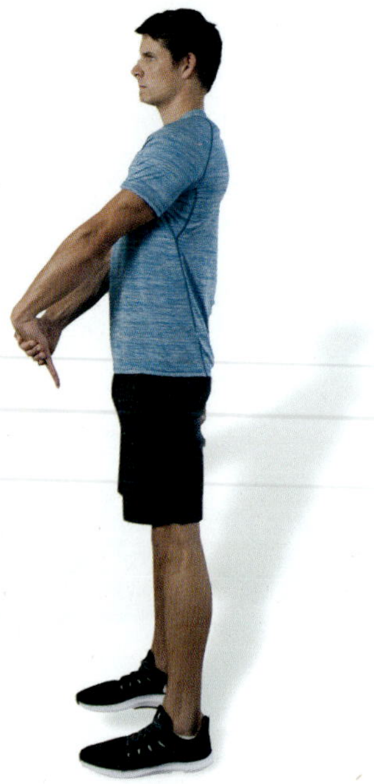

정적 손목 폄근 스트레치

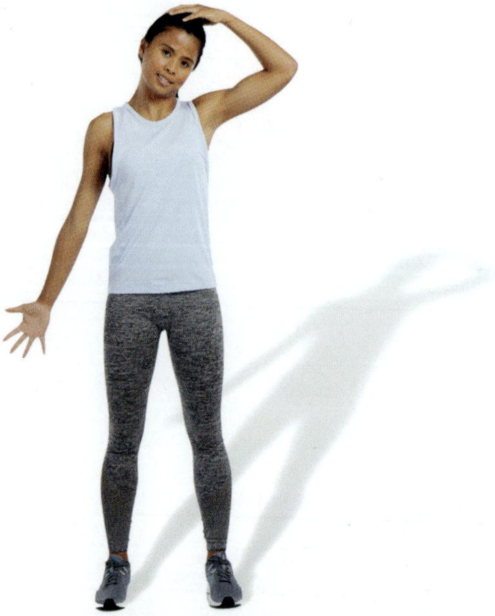

정적 위등세모근 스트레치

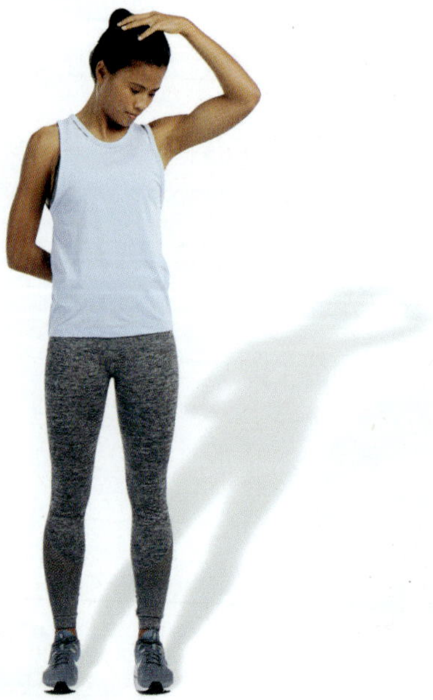

정적 어깨올림근 스트레치

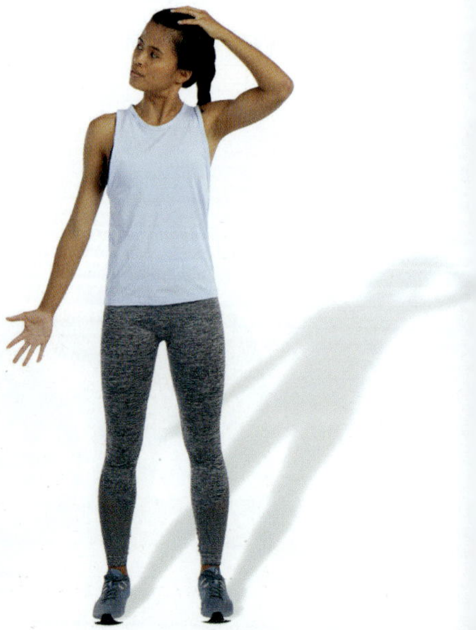

정적 목빗근 스트레치

정적 스트레치: 정적 닐링 엉덩관절 굽힘근 스트레치

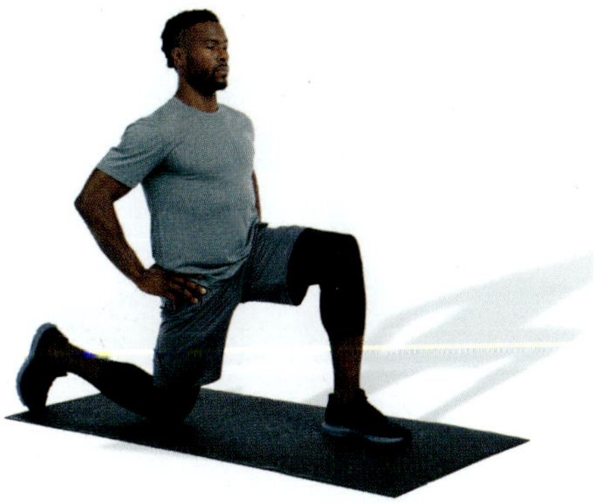

정적 닐링 엉덩관절 굽힘근 스트레치
–시작

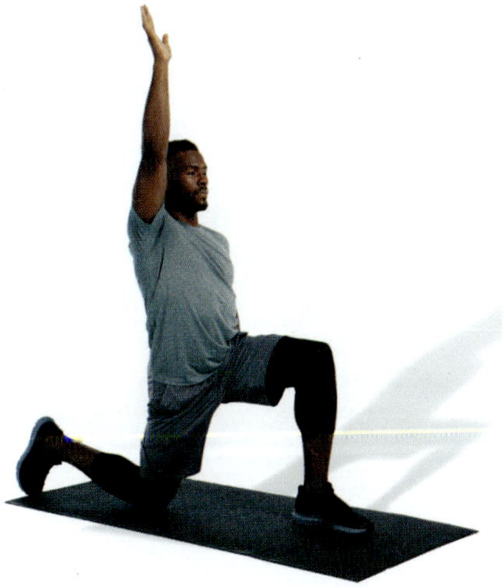

정적 닐링 엉덩관절 굽힘근 스트레치
–움직임

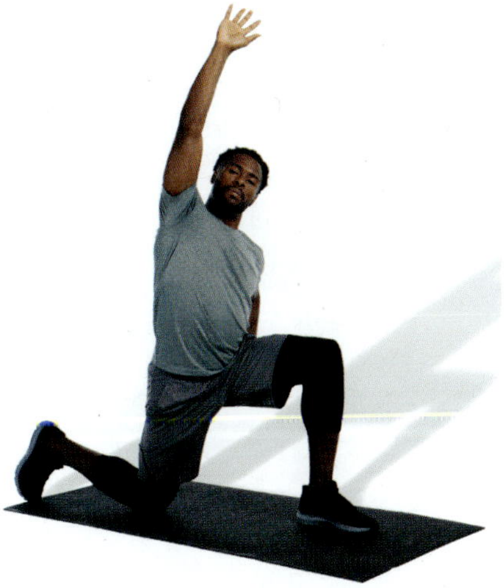

정적 닐링 엉덩관절 굽힘근 스트레치
–마무리

정적 스트레치: 정적 스탠딩 엉덩관절 굽힘근 스트레치

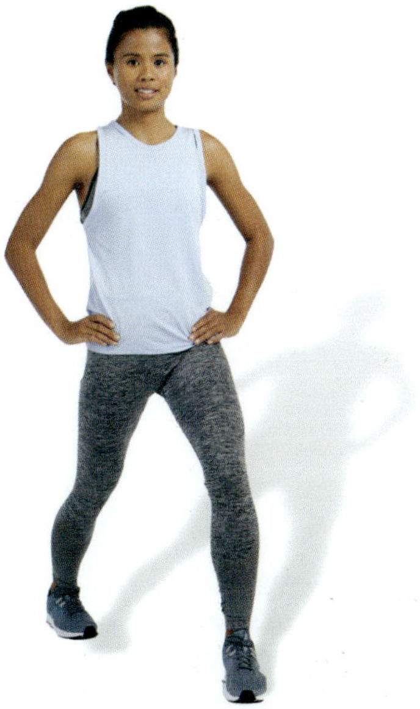

정적 스탠딩 엉덩관절 굽힘근 스트레치
–시작

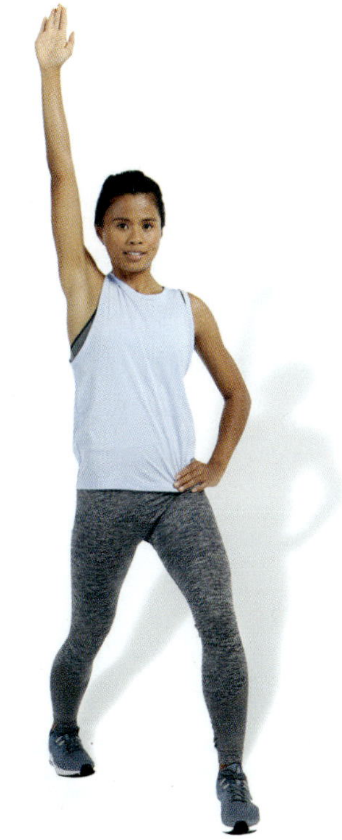

정적 스탠딩 엉덩관절 굽힘근 스트레치
–움직임

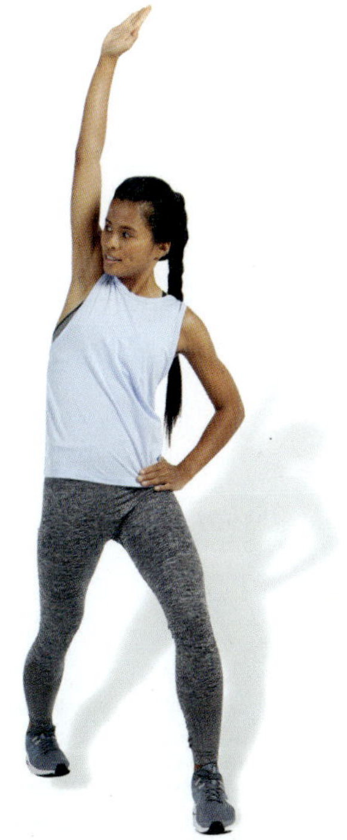

정적 스탠딩 엉덩관절 굽힘근 스트레치
–마무리

정적 스트레치: 정적 닐링 넙다리근막긴장근(TFL) 스트레치

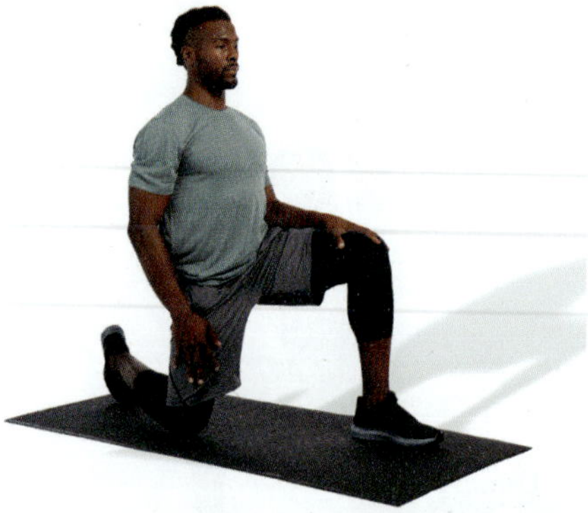

정적 닐링 넙다리근막긴장근(TFL) 스트레치 -시작

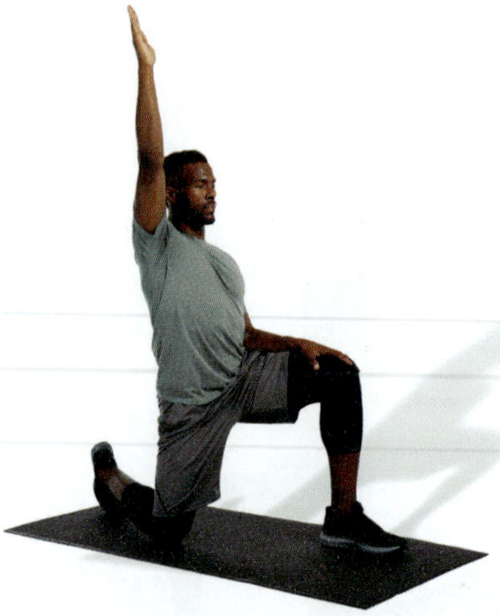

정적 닐링 넙다리근막긴장근(TFL) 스트레치 -동작

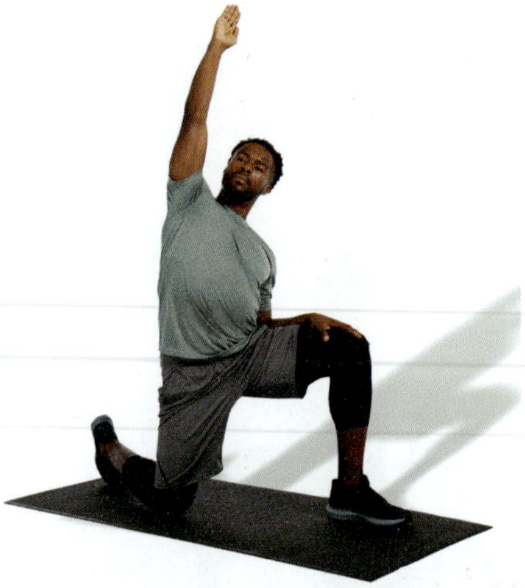

정적 닐링 넙다리근막긴장근(TFL) 스트레치 -마무리

신경근 스트레칭 핵심 훈련 변수

NMS는 다른 이유가 명시되지 않는 한 매일 수행할 수 있다. 일반적으로 스트레칭당 7~15초 범위의 등척성 수축은 수축-이완(CR) 주기를 1~3회 반복하며 최소 10초가 이상적이다(Bonnar et al., 2004; Davis et al. , 2005, Guissard et al., 2001, Rowlands et al., 2003). 정확히는 3초, 6초, 10초의 등척성 유지 사이에는 큰 차이가 없는 것으로 보인다(Bonnar et al., 2004). 그러나 더 긴 시간의 수축은 더 나은 장기적인 결과를 나타냈다(Rowlands et al., 2003). 연구에서는 또한 준최대 등척성 수축의 20% 강도로 수행할 때 ROM 개선에 효과적이라는 사실을 보여주었다(Feland & Marin, 2004). 현재 연구 결과의 편차와 교정 운동 전문가의 목적을 고려해서 7~10초의 등척성 수축을 권장한다. 일부 정적 스트레칭 연구에 따르면 수동 스트레칭을 20~30초 동안 유지하면 가장 좋은 결과를 얻을 수 있다.

정적 스트레칭과 마찬가지로 NMS는 평가 중에 과활성으로 확인된 근육에만 적용해야 한다. 다음의 예시는 비탄성 스트레치 밴드 또는 단단한 물체(예: 폼롤러)의 도움으로 스스로 시행하는 NMS를 보여준다. 운동하는 사람은 밴드 또는 물체에 대해 대상 근육을 등척성으로 수축하고(해당되는 경우) 밴드를 사용하여 NMS의 이완 단계에서 대상 근육을 이완시킨다.

신경근 스트레칭

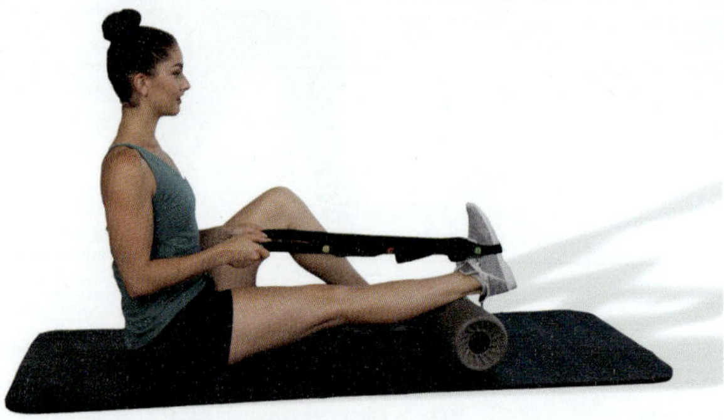

NMS 장딴지근/가자미근 복합체

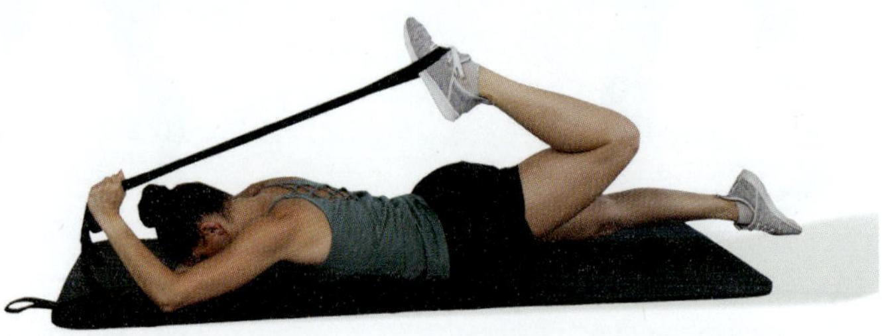

NMS 엉덩관절 굽힘근 복합체

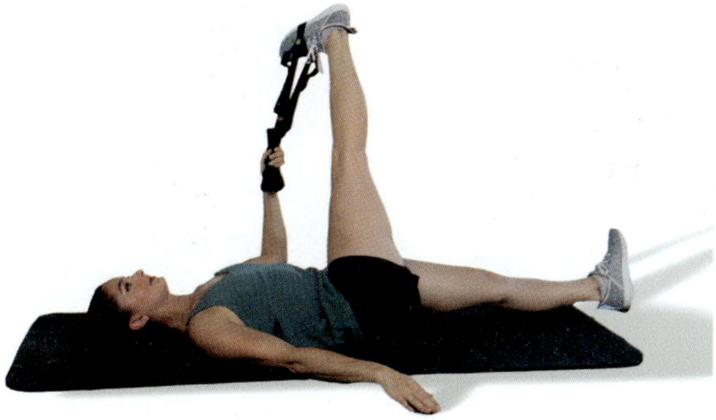

NMS 넙다리두갈래근

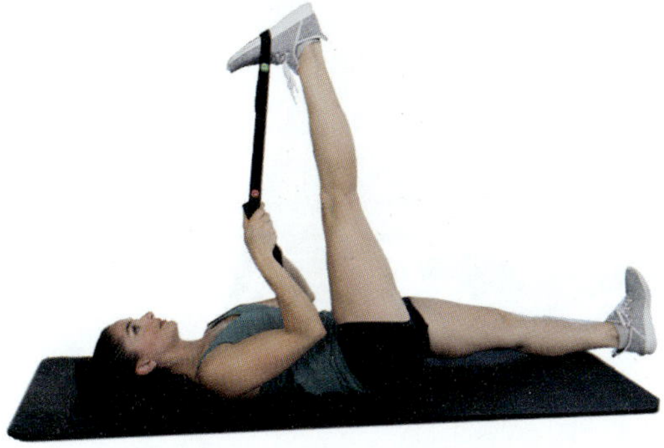

NMS 햄스트링 복합체

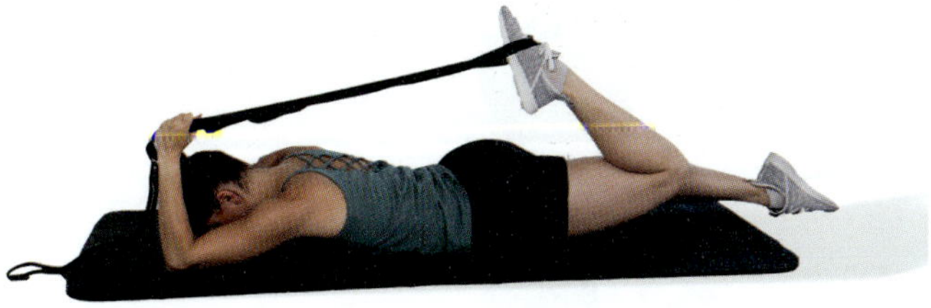

NMS 넙다리네갈래근

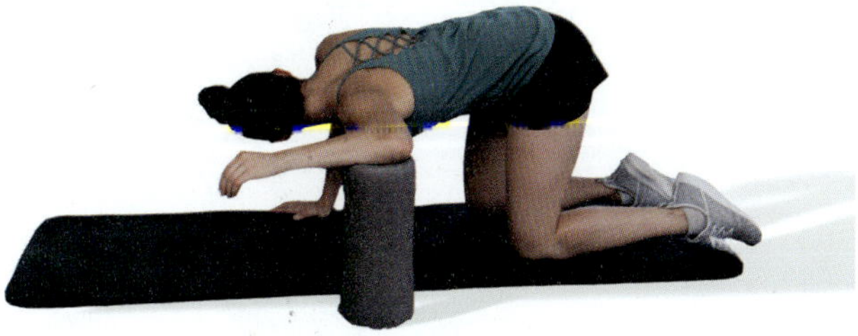

NMS 가슴근

동적 스트레칭 핵심 훈련 변수

Behm과 Chaouachi(2011)의 체계적인 검토에서는 수행능력을 유지하는 것이 목표라면 각 근육 그룹에 대해 90초 이하의 동적 스트레칭을 수행해야 한다고 권장한다. 같은 리뷰에서는 90초 이상의 동적 스트레칭이 수행 능력을 향상시킬 수 있다고 했지만, 그러나 이것은 결정되어 있지 않다. 동적 움직임의 속도는(탄성적 스트레칭과 달리) 능동적으로 제어되어야 하므로 일반적으로 초당 한 주기로 수행된다(예: 엉덩관절 굽힘 및 폄은 약 1초가 소요되어야 함). 동적 스트레칭은 주당 3~6일 수행할 수 있다. 동적 스트레칭은 당연한 주 운동에 따라 달라야 하며 대부분의 운동 중에 수행해야 하는 보다 복잡한 움직임을 반영해야 한다.

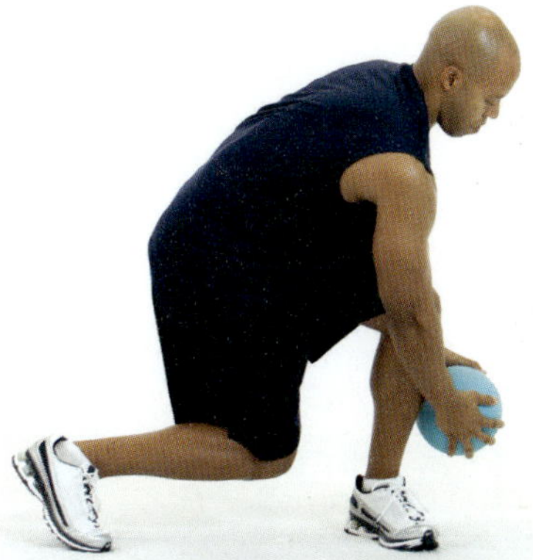

메디신볼 리프트 앤 촙–시작

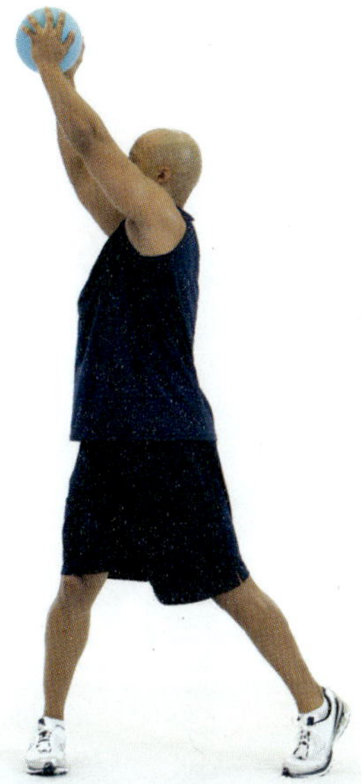

메디신볼 리프트 앤 촙–마무리

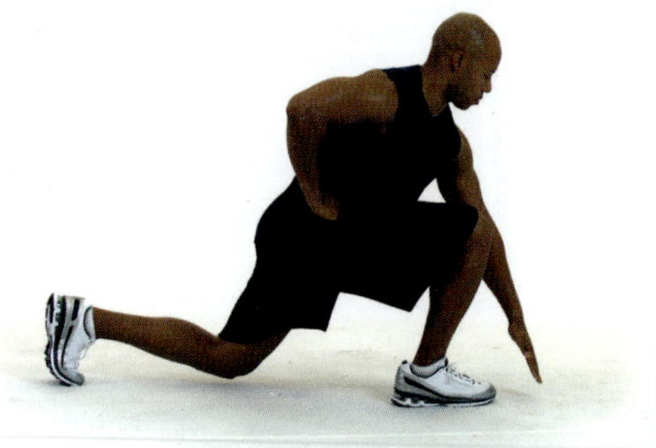

다방향 런지 위드 리치–시상면

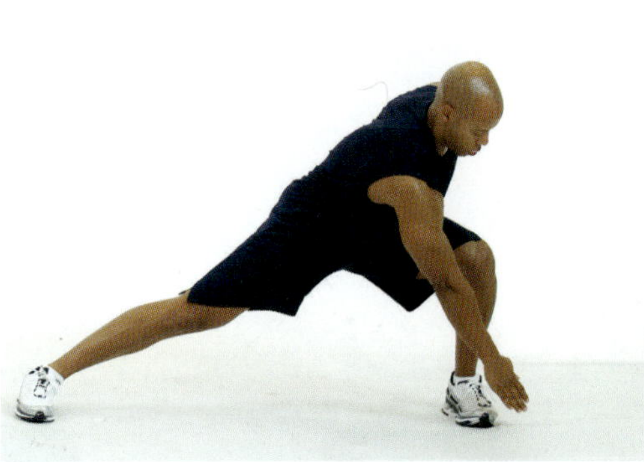

다방향 런지 위드 리치–이마면

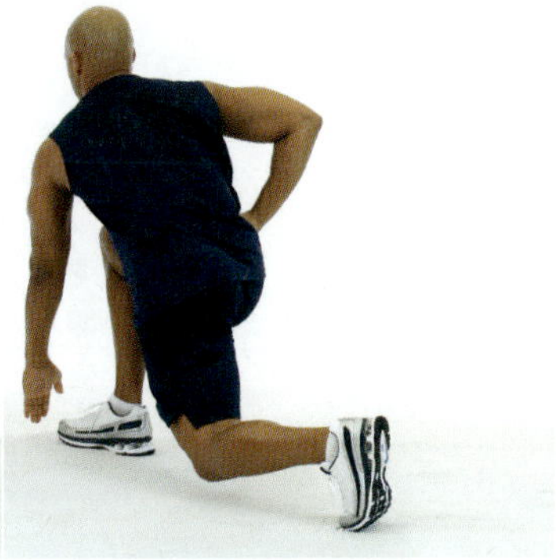

다방향 런지 위드 리치–수평면

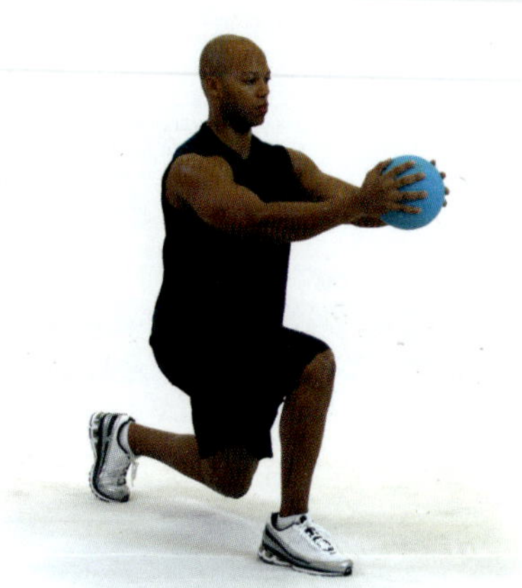

런지 위드 로테이션–시작

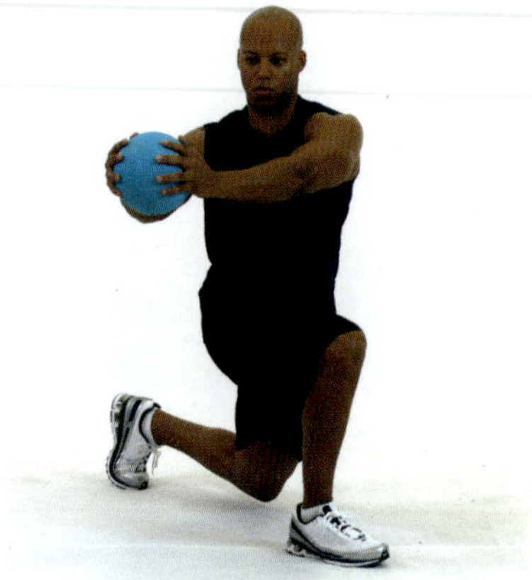

런지 위드 로테이션–마무리

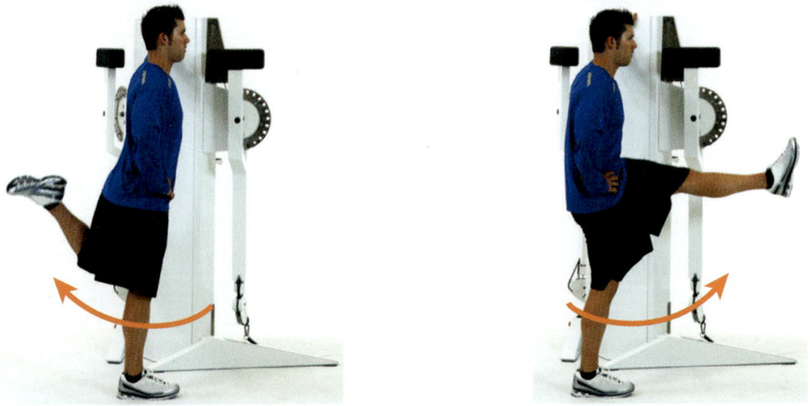

레그 스윙–앞뒤

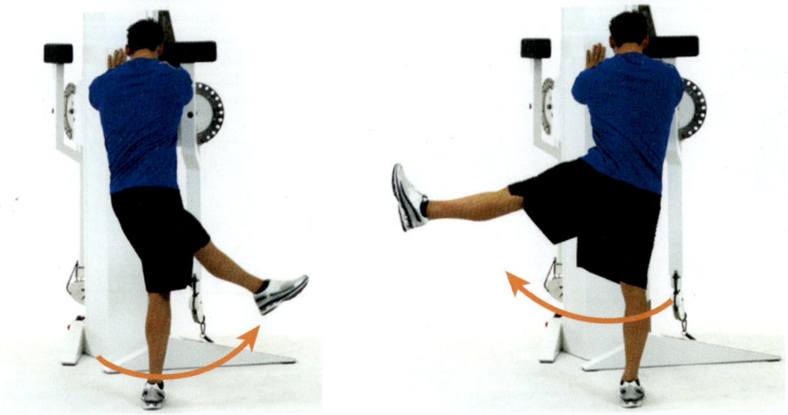

레그 스윙–좌우

요약

스트레칭은 건강 및 피트니스 전문가가 가장 일반적으로 사용하지만 여전히 잘못 사용되는 사례가 많다. 교정 운동 연속체의 모든 구성 요소와 마찬가지로 적절한 스트레칭 적용은 고객의 요구와 피트니스 프로그램의 목표에 따라 다르다. 스트레칭은 특히 단축된 근막조직을 늘리고 스트레치 내성을 개선하기 위해(통합 평가 과정에서 발견된), 잘못된 움직임 패턴을 수정하기 위해 사용해야 한다. 움직임 평가를 우선적으로 시행하지 않고 스트레칭을 사용해서는 안 된다. 다양한 유형의 스트레칭 기법(정적, NMS 또는 동적)은 각각 ROM을 개선할 수 있다. 억제, 활성화 및 통합 운동과 같이 시행될 때 스트레칭은 고객의 건강과 웰빙을 효과적으로 향상시킨다.

참고 문헌

Allander, E., Bjornsson, O. J., Olafsson, O., Sigfusson, N., & Thorsteinsson, J. (1974). Normal range of joint movements in shoulder, hip, wrist and thumb with special reference to side: A comparison between two populations. *International Journal of Epidemiology, 3*(3), 253–261. https://doi.org/10.1093/ije/3.3.253

Alter, M. J. (2004). *Science of flexibility*. Human Kinetics.

Amako, M., Oda, T., Masuoka, K., Yoko, H., & Campisi, P. (2003). Effect of static stretching on prevention of injuries for military recruits. *Military Medicine, 168*(6), 442–446.

Andrish, J. T., Bergeld, J. A., & Walheim, J. (1974). A prospective study on the management of shin splints. *Journal of Bone and Joint Surgery, 56*(8), 1697–1700.

Apostolopoulos, N. (2001). Performance flexibility. In B. Foran (Ed.), *High-performance sports conditioning* (pp. 49–61). Human Kinetics.

Bacurau, R. F., Monteiro, G. A., Ugrinowitsch, C., Tricoli, V., Cabral, L. F., & Aoki, M. S. (2009). Acute effect of a ballistic and a static stretching exercise bout on flexibility and maximal strength. *Journal of Strength and Conditioning Research, 23*(1), 304–308.

Bandy, W. D., & Irion, J. M. (1994). The effect of time on the static stretch of the hamstrings muscles. *Physical Therapy, 74*(9), 845–850.

Bandy, W. D., Irion, J. M., & Briggler, M. (1997). The effect of time and frequency of static stretching on flexibility of the hamstring muscles. *Physical Therapy, 77*(10), 1090–1096.

Bandy, W. D., Irion, J. M., & Briggler, M. (1998). The effect of static stretch and dynamic range of motion training on the flexibility of the hamstring muscles. *Journal of Orthopaedic and Sports Physical Therapy, 27*(4), 295–300.

Baxter, C., Mc Naughton, L. R., Sparks, A., Norton, L., & Bentley, D. (2017). Impact of stretching on the performance and injury risk of long-distance runners. *Research in Sports Medicine, 25*(1), 78–90. https://doi.org/10.1080/15438627.2016.1258640

Beedle, B. B., & Mann, C. L. (2007). A comparison of two warm-ups on joint range of motion. *Journal of Strength and Conditioning Research, 21*(3), 776–779.

Behm, D. G. (2018). *The science and physiology of flexibility and stretching: Implications and applications in sport performance and health*. Routledge.

Behm, D. G., Bambury, A., Cahill, F., & Power, K. (2004). Effect of acute static stretching on force, balance, reaction time, and movement time. *Medicine & Science in Sports & Exercise, 36*(8), 1397–1402. https://doi.org/10.1249/01.mss.0000135788.23012.5f

Behm, D. G., Blazevich, A. J., Kay, A. D., & McHugh, M. (2016). Acute effects of muscle stretching on physical performance, range of motion, and injury incidence in healthy active individuals: A systematic review. *Applied Physiology, Nutrition, and Metabolism, 41*(1), 1–11. https://doi.org/10.1139/apnm-2015-0235

Behm, D. G., Bradbury, E. E., Haynes, A. T., Hodder, J. N., Leonard, A. M., & Paddock, N. R. (2006). Flexibility is not related to stretch-induced deficits in force or power. *Journal of Sports Science and Medicine, 5*(1), 33–42.

Behm, D. G., Button, D. C., & Butt, J. C. (2001). Factors affecting force loss with prolonged stretching. *Canadian Journal of Applied Physiology, 26*(3), 261–272.

Behm, D. G., & Chaouachi, A. (2011). A review of the acute effects of static and dynamic stretching on performance. *European Journal of Applied Physiology, 111*(11), 2633–2651. https://doi.org/10.1007/s00421-011-1879-2

Behm, D. G., & Kibele, A. (2007). Effects of differing

intensities of static stretching on jump performance. *European Journal of Applied Physiology, 101*(5), 587–594. https://doi.org/10.1007/s00421-007-0533-5

Behm, D. G., Lau, R. J., O'Leary, J. J., Rayner, M. C. P., Burton, E. A., & Lavers, L. (2019). The acute effects of unilateral self-administered static stretching on contralateral limb performance. *Journal of Performance Health Research, 3*(1), 1–7. https://doi.org/10.25036/jphr.2019.3.1.behm

Behm, D. G., Plewe, S., Grage, P., Rabbani, A., Beigi, H. T., Byrne, J. M., & Button, D. C. (2011). Relative static stretch-induced impairments and dynamic stretch-induced enhancements are similar in young and middle-aged men. *Applied Physiology, Nutrition, and Metabolism, 36*(6), 790–797. https://doi.org/10.1139/h11-107

Behm, D. G., & Sale, D. G. (1993). Velocity specificity of resistance training. *Sports Medicine, 15*(6), 374–388.

Bishop, D. (2003). Warm up II: Performance changes following active warm up and how to structure the warm up. *Sports Medicine, 33*(7), 483–498.

Blazevich, A. J., Cannavan, D., Waugh, C. M., Fath, F., Miller, S. C., & Kay, A. D. (2012). Neuromuscular factors influencing the maximum stretch limit of the human plantar flexors. *Journal of Applied Physiology, 113*(9), 1446–1455. https://doi.org/10.1152/japplphysiol.00882.2012

Blazevich, A. J., Gill, N. D., Kvorning, T., Kay, A. D., Goh, A., Hilton, B., Drinkwater, E. J., & Behm, D. G. (2018). No effect of muscle stretching within a full, dynamic warm-up on athletic performance. *Medicine & Science in Sports & Exercise, 50*(6), 1258–1266. https://doi.org/10.1249/MSS.0000000000001539

Bonnar, B. P., Deivert, R. G., & Gould, T. E. (2004). The relationship between isometric contraction durations during hold-relax stretching and improvement of hamstring flexibility. *Journal of Sports Medicine and Physical Fitness, 44*(3), 258–261.

Burke, D. G., Culligan, C. J., & Holt, L. E. (2000). The theoretical basis of proprioceptive neuromuscular facilitation. *Journal of Strength and Conditioning Research, 14*(4), 496–500.

Caldwell, S. L., Bilodeau, R. L. S., Cox, M. J., & Behm, D. G. (2019). Cross education training effects are evident with twice daily, selfadministered band stretch training. *Journal of Sports Science and Medicine, 18*(3), 544–551.

Cappa, D. F., & Behm, D. G. (2011). Training specificity of hurdle vs. countermovement jump training. *Journal of Strength and Conditioning Research, 25*(10), 2715–2720. https://doi.org/10.1519/JSC.0b013e318208d43c

Cappa, D. F., & Behm, D. G. (2013). Neuromuscular characteristics of drop and hurdle jumps with different types of landings. *Journal of Strength and Conditioning Research, 27*(11), 3011–3020. https://doi.org/10.1519/JSC.0b013e31828c28b3

Carlson, C. R., Collins, F. L., Nitz, A. J., Sturgis, E. T., & Rogers, J. L. (1990). Muscle stretching as an alternative relaxation training procedure. *Journal of Behavior Therapy and Experimental Psychiatry, 21*(1), 29–38.

Carlson, C. R., & Curran, S. L. (1994). Stretch-based relaxation training. *Patient Education and Counseling, 23*(1), 5–12.

Chalmers, G. (2004). Re-examination of the possible role of Golgi tendon organ and muscle spindle reflexes in proprioceptive neuromuscular facilitation muscle stretching. *Sports Biomechanics, 3*(1), 159–183.

Chalmers, G. R., & Knutzen, K. M. (2004). Recurrent inhibition in the soleus motor pool of elderly and young adults. *Electromyography Clinical Neurophysiology, 44*(7), 413–421.

Chandler, T. J., Kibler, W. B., Uhl, T. L., Wooten, B., Kiser, A., & Stone, E. (1990). Flexibility comparisons of junior elite tennis players to other athletes. *American Journal of Sports Medicine, 18*(2), 134–136. https://doi.org/10.1177/036354659001800204

Chaouachi, A., Chamari, K., Wong, P., Castagna, C., Chaouachi, M., Moussa-Chamari, I., & Behm, D. G. (2008). Stretch and sprint training reduces stretch-induced sprint performance deficits in 13- to 15-year-old youth. *European Journal of Applied Physiology, 104*(3), 515–522. https://doi.org/10.1007/s00421-008-0799-2

Clark, S., Christiansen, A., Hellman, D. F., Hugunin, J. W., & Hurst, K. M. (1999). Effects of ipsilateral anterior thigh soft tissue stretching on passive unilateral straight-leg raise. *Journal of Orthopaedic and Sports Physical Therapy, 29*(1), 4–9; discussion 10–12. https://doi.org/10.2519/jospt.1999.29.1.4

Cornwell, A., Nelson, A. G., & Sidaway, B. (2002). Acute effects of stretching on the neuromechanical properties of the triceps surae muscle complex. *European Journal of Applied Physiology, 86*(5), 428–434.

Davis, D. S., Ashby, P. E., McHale, K. L., McQuain, J. A., & Wine, J. M. (2005). The effectiveness of 3 stretching techniques on hamstring flexibility using consistent stretching parameters. *Journal of Strength and Conditioning Research, 19*(1), 27–32.

DeVries, H. A. (1986). *Physiology of exercise for physical education and athletics* (4th ed.). William C. Brown. Ebben, W. P., & Blackard, D. O. (2001). Strength and conditioning practices of National Football League strength and conditioning coaches. *Journal of Strength and Conditioning Research, 15*(1), 48–58.

Ebben, W. P., Carroll, R. M., & Simenz, C. J. (2004). Strength and conditioning practices of National Hockey League strength and conditioning coaches. *Journal of Strength and Conditioning Research, 18*(4), 889–897.

Ebben, W. P., Hintz, M. J., & Simenz, C. J. (2005). Strength and conditioning practices of Major League Baseball strength and conditioning coaches. *Journal of Strength and Conditioning Research, 19*(3), 538–546.

Etnyre, B. R., & Lee, E. J. (1988). Chronic and acute flexibility of men and women using three different stretching techniques. *Research Quarterly for Exercise and Sport, 59*(3), 222–228.

Fasen, J. M., O'Connor, A. M., Schwartz, S. L., Watson, J. O., Plastaras, C. T., Garvan, C. W., Bulcao,

C., Johnson, S. C., & Akuthota, V. (2009). A randomized controlled trial of hamstring stretching: comparison of four techniques. *Journal of Strength and Conditioning Research, 23*(2), 660–667. https://doi.org/10.1519/JSC.0b013e318198fbd1

Feland, J. B., & Marin, H. N. (2004). Effect of submaximal contraction intensity in contract-relax proprioceptive neuromuscular facilitation stretching. *British Journal of Sports Medicine, 38*(4), E18.

Feland, J. B., Myrer, J. W., Schulthies, S. S., Fellingham, G. W., & Measom, G. W. (2001). The effect of duration of stretching of the hamstring muscle group for increasing range of motion in people aged 65 years or older. *Physical Therapy, 81*(5), 1110–1117.

Fletcher, I. M. (2010). The effect of different dynamic stretch velocities on jump performance. *European Journal of Applied Physiology, 109*(3), 491–498. https://doi.org/10.1007/s00421-010-1386-x

Fletcher, I. M., & Jones, B. (2004). The effect of different warm-up stretch protocols on 20 meter sprint performance in trained rugby union players. *Journal of Strength and Conditioning Research, 18*(4), 885–888.

Ford, G. S., Mazzone, M. A., & Taylor, K. (2005). The effect of 4 different durations of static hamstring stretching on passive kneeextension range of motion. *Journal of Sport Rehabilitation, 14*(2), 95–107. https://doi.org/10.1123/jsr.14.2.95

Fowles, J. R., Sale, D. G., & MacDougall, J. D. (2000). Reduced strength after passive stretch of the human plantar flexors. *Journal of Applied Physiology, 89*(3), 1179–1188.

Fradkin, A. J., Gabbe, B. J., & Cameron, P. A. (2006). Does warming up prevent injury in sport? The evidence from randomised controlled trials? *Journal of Science and Medicine in Sport, 9*(3), 214–220. https://doi.org/10.1016/j.jsams.2006.03.026

Gabbard, C., & Tandy, R. (1988). Body composition and flexibility among prepubescent males and females. *Journal of Human Movement Studies, 4*(14), 153–159.

Gajdosik, R. L., Vander Linden, D. W., McNair, P. J., Williams, A. K., & Riggin, T. J. (2005). Effects of an eight-week stretching program on the passive-elastic properties and function of the calf muscles of older women. *Clinical Biomechanics, 20*(9), 973–983.

Godges, J. J., MacRae, P. G., & Engelke, K. A. (1993). Effects of exercise on hip range of motion, trunk muscle performance, and gait economy. *Physical Therapy, 73*(7), 468–477. https://doi.org/10.1093/ptj/73.7.468

Grewal, R., Xu, J., Sotereanos, D. G., & Woo, S. L. (1996). Biomechanical properties of peripheral nerves. *Hand Clinics, 12*(2), 195–204.

Guissard, N., & Duchateau, J. (2004). Effect of static stretch training on neural and mechanical properties of the human plantar-flexor muscles. *Muscle and Nerve, 29*(2), 248–255.

Guissard, N., & Duchateau, J. (2006). Neural aspects of muscle stretching. *Exercise and Sport Science Reviews, 34*(4), 154–158.

Guissard, N., Duchateau, J., & Hainaut, K. (1988). Muscle stretching and motoneuron excitability. *European Journal of Applied Physiology, Occupational Physiology, 58*(1–2), 47–52.

Guissard, N., Duchateau, J., & Hainaut, K. (2001). Mechanisms of decreased motoneurone excitation during passive muscle stretching. *Experimental Brain Research, 137*(2), 163–169.

Haley, S. M., Tada, W. L., & Carmichael, E. M. (1986). Spinal mobility in young children. A normative study. *Physical Therapy, 66*(11), 1697–1703.

Halvorson, G. A. (1989). Principles of rehabilitating sports injuries. In C. C. Teitz (Ed.), *Scientific foundations of sports medicine* (pp. 345–371). Mosby.

Hamaguchi, T., Fukudo, S., Kanazawa, M., Tomiie, T., Shimizu, K., Oyama, M., & Sakurai, K. (2008). Changes in salivary physiological stress markers induced by muscle stretching in patients with irritable bowel syndrome. *BioPsychoSocial Medicine, 2*, 20.

Hartig, D., & Henderson, J. M. (1999). Increasing hamstring flexibility decreases lower extremity overuse injuries in military basic trainees. *American Journal of Sports Medicine, 27*(2), 173–176.

Harvey, L., Herbert, R., & Crosbie, J. (2002). Does stretching induce lasting increases in joint ROM? A systematic review. *Physiotherapy Research International, 7*(1), 1–13.

Hebbelink, M. (1988). *Flexibility*. Blackwell Scientific.

Higgs, F., & Winter, S. L. (2009). The effect of a four-week proprioceptive neuromuscular facilitation stretching program on isokinetic torque production. *Journal of Strength and Conditioning Research, 23*(5), 1442–1447.

Hilyer, J. C., Brown, K. C., Sirles, A. T., & Peoples, L. (1990). A flexibility intervention to reduce the incidence and severity of joint injuries among municipal firefighters. *Journal of Occupational Medicine, 32*(7), 631–637.

Hindle, K. B., Whitcomb, T. J., Briggs, W. O., & Hong, J. (2012). Proprioceptive neuromuscular facilitation (PNF): Its mechanisms and effects on range of motion and muscular function. *Journal of Human Kinetics, 31*, 105–113.

Houk, J. C., Crago, P. E., & Rymer, W. Z. (1980). Functional properties of the Golgi tendon organs. In J. E. Desmedt (Ed.), *Spinal and supraspinal mechanisms of voluntary motor control and locomotion* (Vol. 8, pp. 33–43). Karger.

Hubley-Kozey, C. L. (1991). Testing flexibility. In J. D. MacDougall, H. A. Weger, & H. J. Green (Eds.), *Physiological testing of the highperformance athlete* (2nd ed., pp. 309–359). Human Kinetics.

Hunter, J. P., & Marshall, R. N. (2002). Effects of power and flexibility training on vertical jump technique. *Medicine & Science in Sports & Exercise, 34*(3), 478–486.

Jenner, J. R., & Stephens, J. A. (1982). Cutaneous reflex responses and their central nervous pathways studied in man. *Journal of Physiology, 333*, 405–419.

Jones, M. A., Buis, J. M., & Harris, I. D. (1986). Relationships of race and sex to physical and motor measures. *Perceptual and Motor Skills, 63*(1),

169–170. https://doi.org/10.2466/pms.1986.63.1.169

Katz, R., & Pierrot-Deseilligny, E. (1999). Recurrent inhibition in humans. *Progress in Neurobiology, 57*(3), 325–355.

Kay, A. D., & Blazevich, A. J. (2012). Effect of acute static stretch on maximal muscle performance: A systematic review. *Medicine & Science in Sports & Exercise, 44*(1), 154–164. https://doi.org/10.1249/MSS.0b013e318225cb27

Kay, A. D., Husbands-Beasley, J., & Blazevich, A. J. (2015). Effects of contract-relax, static stretching, and isometric contractions on muscle-tendon mechanics. *Medicine & Science in Sports & Exercise, 47*(10), 2181–2190. https://doi.org/10.1249/MSS.0000000000000632

Kent, M. (1998). *The Oxford dictionary of sports science and medicine* (2nd ed.). Oxford University Press.

Kisner, C., & Colby, L. A. (2002). *Therapeutic exercise: Foundations and techniques* (4th ed.). F. A. Davis.

Knudson, D., Bennett, K., Corn, R., Leick, D., & Smith, C. (2001). Acute effects of stretching are not evident in the kinematics of the vertical jump. *Journal of Strength and Conditioning Research, 15*(1), 98–101.

Knudson, D. V., Noffal, G. J., Bahamonde, R. E., Bauer, J. A., & Blackwell, J. R. (2004). Stretching has no effect on tennis serve performance. *Journal of Strength and Conditioning Research, 18*(3), 654–656.

Kokkonen, J., Nelson, A. G., Eldredge, C., & Winchester, J. B. (2007). Chronic static stretching improves exercise performance. *Medicine & Science in Sports & Exercise, 39*(10), 1825–1831.

Kubo, K., Kanehisa, H., & Fukunaga, T. (2001). Is passive stiffness in human muscles related to the elasticity of tendon structures? *European Journal of Applied Physiology, 85*(3–4), 226–232.

Kubo, K., Kanehisa, H., & Fukunaga, T. (2002). Effect of stretching training on the viscoelastic properties of human tendon structures in vivo. *Journal of Applied Physiology, 92*(2), 595–601.

Kummel, J., Kramer, A., Cronin, N. J., & Gruber, M. (2016). Postactivation potentiation can counteract declines in force and power that occur after stretching. *Scandinavian Journal of Medicine & Science in Sports, 27*(12), 1750–1760. https://doi.org/10.1111/sms.12817

Laban, M. M. (1962). Collagen tissue: Implications of its response to stress in vitro. *Archives of Physical Medicine and Rehabilitation, 43*, 461–466.

LaRoche, D. P., Lussier, M. V., & Roy, S. J. (2008). Chronic stretching and voluntary muscle force. *Journal of Strength and Conditioning Research, 22*(2), 589–596. https://doi.org/10.1519/JSC.0b013e3181636aef

Liemohn, W. P. (1988). Flexibility and muscular strength. *Journal of Physical Education, Recreation & Dance, 59*(7), 37–40.

Little, T., & Williams, A. G. (2006). Effects of differential stretching protocols during warm-ups on high-speed motor capacities in professional soccer players. *Journal of Strength and Conditioning Research, 20*(1), 203–207.

Lucas, R. C., & Koslow, R. (1984). Comparative study of static, dynamic, and proprioceptive neuromuscular facilitation stretching techniques on flexibility. *Perceptual and Motor Skills, 58*(2), 615–618. https://doi.org/10.2466/pms.1984.58.2.615

Lundborg, G. (1975). Structure and function of the intraneural microvessels as related to trauma, edema formation, and nerve function. *Journal of Bone and Joint Surgery. American Volume, 57*(7), 938–948.

Lundborg, G., & Rydevik, B. (1973). Effects of stretching the tibial nerve of the rabbit. A preliminary study of the intraneural circulation and the barrier function of the perineurium. *Journal of Bone and Joint Surgery. British Volume, 55*(2), 390–401.

Magnusson, S. P., Simonsen, E. B., Aagaard, P., Dyhre-Poulsen, P., McHugh, M. P., & Kjaer, M. (1996). Mechanical and physiological responses to stretching with and without preisometric contraction in human skeletal muscle. *Archives of Physical Medicine and Rehabilitation, 77*(4), 373–378. https://doi.org/10.1016/s0003-9993(96)90087-8

Magnusson, S. P., Simonsen, E. B., Aagaard, P., & Kjaer, M. (1996). Biomechanical responses to repeated stretches in human hamstring muscle in vivo. *American Journal of Sports Medicine, 24*(5), 622–627.

Magnusson, S. P., Simonsen, E. B., Aagaard, P., Sorensen, H., & Kjaer, M. (1996). A mechanism for altered flexibility in human skeletal muscle. *Journal of Physiology, 497*(Pt 1), 291–298.

Magnusson, S. P., Simonsen, E. B., Dyhre-Poulsen, P., Aagaard, P., Mohr, T., & Kjaer, M. (1996). Viscoelastic stress relaxation during static stretch in human skeletal muscle in the absence of EMG activity. *Scandinavian Journal of Medicine & Science in Sports, 6*(6), 323–328.

Manoel, M. E., Harris-Love, M. O., Danoff, J. V., & Miller, T. A. (2008). Acute effects of static, dynamic, and proprioceptive neuromuscular facilitation stretching on muscle power in women. *Journal of Strength and Conditioning Research, 22*(5), 1528–1534.

Marek, S. M., Cramer, J. T., Fincher, A. L., Massey, L. L., Dangelmaier, S. M., Purkayastha, S., Fitz, K. A., & Culbertson, J. Y. (2005). Acute effects of static and proprioceptive neuromuscular facilitation stretching on muscle strength and power output. *Journal of Athletic Training, 40*(2), 94–103.

Matthews, P. B. (1981). Muscle spindles: Their messages and their fusimotor supply. In V. B. Brooks (Ed.), *Handbook of physiology. Section 1: The nervous system* (Vol. II, pp. 189–288). American Physiological Society.

McGill, S. M. (2002). *Low back disorders: Evidence based prevention and rehabilitation*. Human Kinetics.

McHugh, M. P., & Cosgrave, C. H. (2010). To stretch or not to stretch: The role of stretching in injury prevention and performance. *Scandinavian Journal of Medicine & Science in Sports, 20*(2), 169–181. https://doi.org/10.1111/j.1600-0838.2009.01058.x

Medeiros, D. M., & Lima, C. S. (2017). Influence of chronic stretching on muscle performance: Systematic review. *Human Movement*

Science, 54, 220–229. https://doi.org/10.1016/j.humov.2017.05.006
Melzack, R., & Wall, P. D. (1965). Pain mechanisms: A new theory. *Science, 150*(3699), 971–979.
Mitchell, U. H., Myrer, J. W., Hopkins, J. T., Hunter, I., Feland, J. B., & Hilton, S. C. (2007). Acute stretch perception alteration contributes to the success of the PNF "contract-relax" stretch. *Journal of Sport Rehabilitation, 16*(2), 85–92.
Morelli, M., Chapman, C. E., & Sullivan, S. J. (1999). Do cutaneous receptors contribute to changes in the amplitude of the H-reflex during massage? *Electromyography Clinical Neurophysiology, 39*(7), 441–447.
Murphy, J. R., Di Santo, M. C., Alkanani, T., & Behm, D. G. (2010). Aerobic activity before and following short-duration static stretching improves range of motion and performance vs. a traditional warm-up. *Applied Physiology, Nutrition, and Metabolism, 35*(5), 679–690. https://doi.org/10.1139/H10-062
Nelson, R. T., & Bandy, W. D. (2005). An update on flexibility. *Strength Conditioning Journal, 27*(1), 10–16.
Nelson, A. G., & Kokkonen, J. (2001). Acute ballistic muscle stretching inhibits maximal strength performance. *Research Quarterly for Exercise and Sport, 72*(4), 415–419. https://doi.org/10.1080/02701367.2001.10608978
Ogata, K., & Naito, M. (1986). Blood flow of peripheral nerve effects of dissection, stretching and compression. *Journal of Hand Surgery. British & European Volume, 11*(1), 10–14.
Pope, R. P., Herbert, R. D., & Kirwan, J. D. (1998). Effects of ankle dorsiflexion range and pre-exercise calf muscle stretching on injury risk in army recruits. *Australian Journal of Physiotherapy, 44*(3), 165–177.
Pope, R. P., Herbert, R. D., Kirwan, J. D., & Graham, B. J. (2000). A randomized trial of preexercise stretching for prevention of lower-limb injury. *Medicine & Science in Sports & Exercise, 32*(2), 271–277.
Power, K., Behm, D., Cahill, F., Carroll, M., & Young, W. (2004). An acute bout of static stretching: Effects on force and jumping performance. *Medicine & Science in Sports & Exercise, 36*(8), 1389–1396.
Reid, J. C., Greene, R., Young, J. D., Hodgson, D. D., Blazevich, A. J., & Behm, D. G. (2018). The effects of different durations of static stretching within a comprehensive warm-up on voluntary and evoked contractile properties. *European Journal of Applied Physiology, 118*(7), 1427–1445. https://doi.org/10.1007/s00421-018-3874-3
Rowlands, A. V., Marginson, V. F., & Lee, J. (2003). Chronic flexibility gains: Effect of isometric contraction duration during proprioceptive neuromuscular facilitation stretching techniques. *Research Quarterly for Exercise and Sport, 74*(1), 47–51.
Sady, S. P., Wortman, M., & Blanke, D. (1982). Flexibility training: Ballistic, static or proprioceptive neuromuscular facilitation? *Archives of Physical Medicine and Rehabilitation, 63*(6), 261–263.
Safran, M. R., Garrett, W. E., Jr., Seaber, A. V., Glisson, R. R., & Ribbeck, B. M. (1988). The role of warmup in muscular injury prevention. *American Journal of Sports Medicine, 16*(2), 123–129.
Sale, D., & MacDougall, D. (1981). Specificity in strength training: A review for the coach and athlete. *Canadian Journal of Applied Sport Sciences, 6*(2), 87–92.
Samson, M., Button, D. C., Chaouachi, A., & Behm, D. G. (2012). Effects of dynamic and static stretching within general and activity specific warm-up protocols. *Journal of Sports Science and Medicine, 11*(2), 279–285.
Sandberg, J. B., Wagner, D. R., Willardson, J. M., & Smith, G. A. (2012). Acute effects of antagonist stretching on jump height, torque, and electromyography of agonist musculature. *Journal of Strength and Conditioning Research, 26*(5), 1249–1256. https://doi.org/10.1519/JSC.0b013e31824f2399
Schuback, B. H., Hooper, J., & Salisbury, L. G. (2004). A comparison of a self-stretch incorporating proprioceptive neuromuscular facilitation components and a therapist-applied PNF-technique on hamstring flexibility. *Physiotherapy, 90*(3), 151–157. https://doi.org/10.1016/j.physio.2004.02.009
Sharman, M. J., Cresswell, A. G., & Riek, S. (2006). Proprioceptive neuromuscular facilitation stretching: Mechanisms and clinical implications. *Sports Medicine, 36*(11), 929–939.
Shrier, I. (2004). Does stretching improve performance? A systematic and critical review of the literature. *Clinical Journal of Sport Medicine, 14*(5), 267–273.
Shrier, I., & Gossal, K. (2000). Myths and truths of stretching. *The Physician and Sports Medicine, 28*(8), 57–63.
Simenz, C. J., Dugan, C. A., & Ebben, W. P. (2005). Strength and conditioning practices of National Basketball Association strength and conditioning coaches. *Journal of Strength and Conditioning Research, 19*(3), 495–504.
Small, K., Mc Naughton, L., & Matthews, M. (2008). A systematic review into the efficacy of static stretching as part of a warm-up for the prevention of exercise-related injury. *Research in Sports Medicine, 16*(3), 213–231. https://doi.org/10.1080/15438620802310784
Smith, C. A. (1994). The warm-up procedure: To stretch or not to stretch. A brief review. *Journal of Orthopedic & Sports Physical Therapy, 19*(1), 12–17.
Smith, J. W. (1966). Factors influencing nerve repair. I. Blood supply of peripheral nerves. *Archives of Surgery, 93*(2), 335–341.
Smith, N. P., Barclay, C. J., & Loiselle, D. S. (2005). The efficiency of muscle contraction. *Progress in Biophysics & Molecular Biology, 88*(1), 1–58. https://doi.org/10.1016/j.pbiomolbio.2003.11.014
Soucie, J. M., Wang, C., Forsyth, A., Funk, S., Denny, M., Roach, K. E., Boone, D., & Hemophilia Treatment Center Network. (2010). Range of motion measurements: Reference values and a database for comparison studies. *Haemophilia, 17*(3), 500–507. https://doi.org/10.1111/j.1365-2516.2010.02399.x
Stone, W. J., & Kroll, W. A. (1991). *Sports conditioning and weight training: Programs for athletic*

competition (3rd ed.). William C. Brown.

Sugano, A., & Nomura, T. (2000). Influence of water exercise and land stretching on salivary cortisol concentrations and anxiety in chronic low back pain patients. *Journal of Physiological Anthropology and Applied Human Science, 19*(4), 175–180. https://doi.org/10.2114/jpa.19.175

Sullivan, M. K., Dejulia, J. J., & Worrell, T. W. (1992.). Effect of pelvic position and stretching method on hamstring muscle flexibility. *Medicine & Science in Sports & Exercise, 24*(12), 1383–1389.

Sun, J.-S., Tsuang, Y.-H., Liu, T.-K., Hang, Y.-S., Cheng, C.-K., & Lee, W. W.-L. (1995). Viscoplasticity of rabbit skeletal muscle under dynamic cyclic loading. *Clinical Biomechanics, 10*(5), 258–262.

Sunderland, S. (1978). Traumatized nerves, roots and ganglia: Musculoskeletal factors and neuropathological consequences. In I. M. Korr (Ed.), *The neurobiologic mechanisms in manipulative therapy* (pp. 137–138). Plenum Press.

Sunderland, S. (1991). *Nerve injuries and their repair. A critical appraisal* (3rd ed.). Churchill Livingstone.

Taylor, J. M., Weston, M., & Portas, M. D. (2013). The effect of a short practical warm-up protocol on repeated sprint performance. *Journal of Strength and Conditioning Research, 27*(7), 2034–2038. https://doi.org/10.1519/JSC.0b013e3182736056

Thacker, S. B., Gilchrist, J., Stroup, D. F., & Kimsey, C. D., Jr. (2004). The impact of stretching on sports injury risk: A systematic review of the literature. *Medicine & Science in Sports & Exercise, 35*(3), 371–378.

Thomas, E., Bianco, A., Paoli, A., & Palma, A. (2018). The relation between stretching typology and stretching duration: The effects on range of motion. *International Journal of Sports Medicine, 39*(4), 243–254. https://doi.org/10.1055/s-0044-101146

Turki, O., Chaouachi, A., Drinkwater, E. J., Chtara, M., Chamari, K., Amri, M., & Behm, D. G. (2011). Ten minutes of dynamic stretching is sufficient to potentiate vertical jump performance characteristics. *Journal of Strength and Conditioning Research, 25*(9), 2453–2463. https://doi.org/10.1519/JSC.0b013e31822a5a79

Wall, E. J., Massie, J. B., Kwan, M. K., Rydevik, B. L., Myers, R. R., & Garfin, S. R. (1992). Experimental stretch neuropathy. Changes in nerve conduction under tension. *Journal of Bone and Joint Surgery. British Volume, 74*(1), 126–129.

Wallmann, H. W., Christensen, S. D., Perry, C., & Hoover, D. L. (2012). The acute effects of various types of stretching static, dynamic, ballistic, and no stretch of the iliopsoas on 40-yard sprint times in recreational runners. *International Journal of Sports Physical Therapy, 7*(5), 540–547.

Wallmann, H. W., Mercer, J. A., & Landers, M. R. (2008). Surface electromyographic assessment of the effect of dynamic activity and dynamic activity with static stretching of the gastrocnemius on vertical jump performance. *Journal of Strength and Conditioning Research, 22*(3), 787–793. https://doi.org/10.1519/JSC.0b013e3181660e27

Warren, C. G., Lehmann, J. F., & Koblanski, J. N. (1971). Elongation of rat tail tendon: Effect of load and temperature. *Archives of Physical Medicine and Rehabilitation, 52*(10), 465–474.

Warren, C. G., Lehmann, J. F., & Koblanski, J. N. (1976). Heat and stretch procedures: An evaluation using rat tail tendon. *Archives of Physical Medicine and Rehabilitation, 57*(3), 122–126.

Whalen, A., Farrell, K., Roberts, S., Smith, H., & Behm, D. G. (2019). Topical analgesic improved or maintained ballistic hip flexion range of motion with treated and untreated legs. *Journal of Sports Science and Medicine, 18*(3), 552–558.

Willy, R. W., Kyle, B. A., Moore, S. A., & Chleboun, G. S. (2001). Effect of cessation and resumption of static hamstring muscle stretching on joint range of motion. *Journal of Orthopaedic & Sports Physical Therapy, 31*(3), 138–144. https://doi.org/10.2519/jospt.2001.31.3.138

Wilson, G. J., Elliot, B. C., & Wood, G. A. (1992). Stretch shorten cycle performance enhancement through flexibility training. *Medicine & Science in Sports & Exercise, 24*(1), 116–123.

Winters, M. V., Blake, C. G., Trost, J. S., Marcello-Brinker, T. B., Lowe, L. M., Garber, M. B., & Wainner, R. S. (2004). Passive versus active stretching of hip flexor muscles in subjects with limited hip extension: A randomized clinical trial. *Physical Therapy, 84*(9), 800–807.

Witvrouw, E., Mahieu, N., Roosen, P., & McNair, P. (2007). The role of stretching in tendon injuries. *British Journal of Sports Medicine, 41*(4), 224–226.

Woods, K., Bishop, P., & Jones, E. (2007). Warm-up and stretching in the prevention of muscular injury. *Sports Medicine, 37*(12), 1089–1099.

Youdas, J. W., Krause, D. A., Egan, K. S., Therneau, T. M., & Laskowski, E. R. (2005). The effect of static stretching of the calf muscletendon unit on active ankle dorsiflexion range of motion. *Journal of Orthopedic Sports Physiology Therapy, 33*(7), 408–417.

Youdas, J. W., Krause, D. A., Hollman, J. H., Harmsen, W. S., & Laskowski, E. (2005). The influence of gender and age on hamstring muscle length in healthy adults. *Journal of Orthopaedic & Sports Physical Therapy, 35*(4), 246–252. https://doi.org/10.2519/jospt.2005.35.4.246

Young, W. B., & Behm, D. (2002). Should static stretching be used during a warm-up for strength and power activities? *Strength and Conditioning Journal, 24*(6), 33–37. https://doi.org/10.1519/00126548-200212000-00006

Young, W., Elias, G., & Power, J. (2006). Effects of static stretching volume and intensity on plantar flexor explosive force production and range of motion. *Journal of Sports Medicine and Physical Fitness, 46*(3), 403–411.

Young, W., & Elliott, S. (2001). Acute effects on static stretching, proprioceptive neuromuscular facilitation stretching, and maximum voluntary contractions on explosive force production and jumping performance. *Research Quarterly for Exercise and Sport, 72*(3), 273–279.

Young, W. B. (2007). The use of static stretching in warm-up for training and competition. *International Journal of Sports Physiology and Performance, 2*(2), 212–216.

CHAPTER 5

활성화 기법

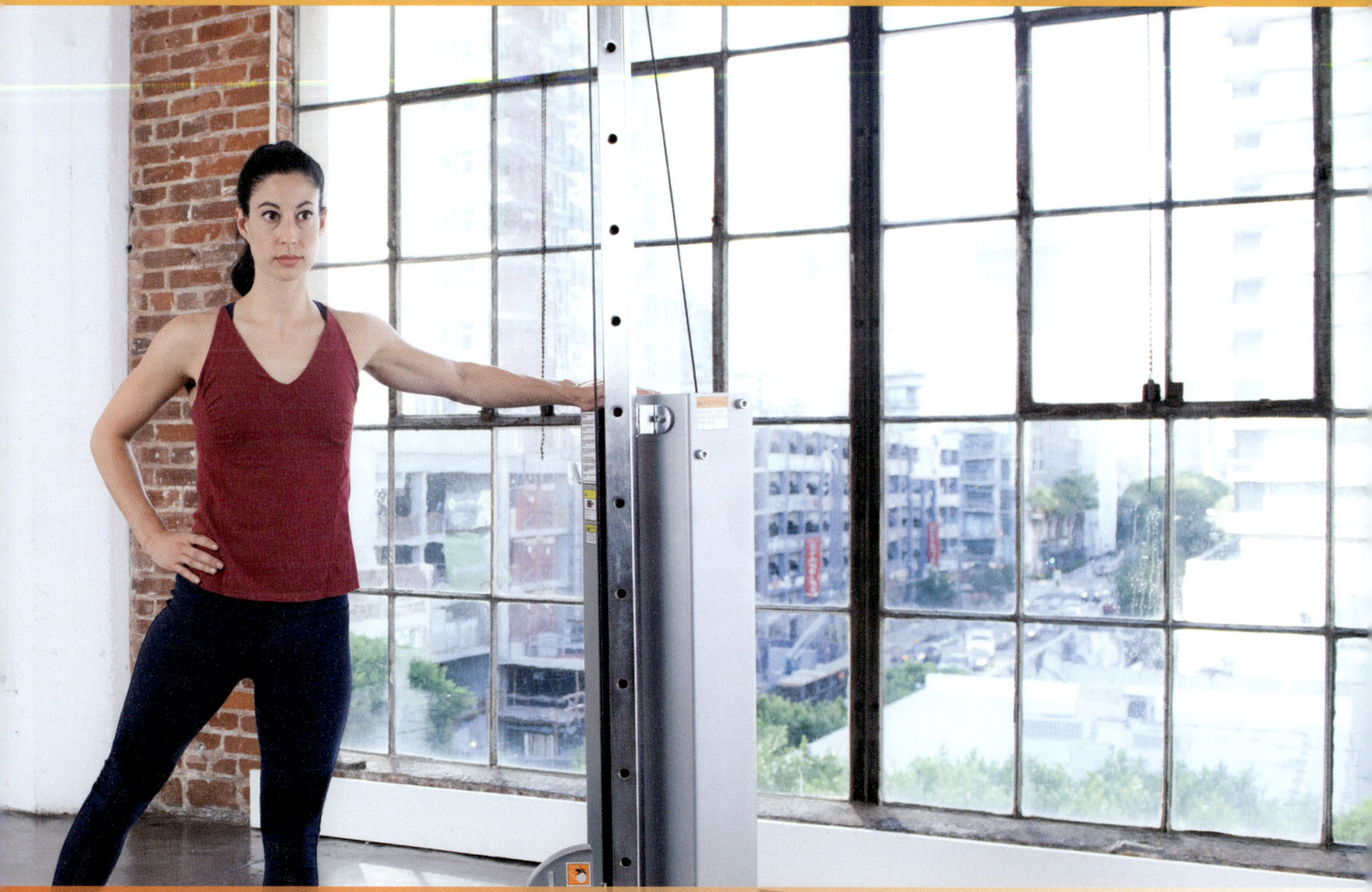

학습 목표

- 교정 운동 프로그램에서 활성화 기법의 기능을 설명할 수 있다.
- 교정 운동 프로그램에 사용할 활성화 기법을 파악할 수 있다.
- 활성화 기법에 대한 적용 지침을 설명할 수 있다.

개요

교정 운동 연속체의 처음 두 단계에서는 최적의 관절가동범위(ROM)를 제한하고 궁극적으로 운동 능력을 감소시킬 수 있는 과활성/단축된 근막조직을 다뤘다. 교정 운동 연속체의 세 번째 단계는 활성화 단계이다(그림 5-1). 활성화는 저활성/신장된 근막조직의 자극(또는 재훈련)을 의미한다. 인체 움직임 시스템 손상(근육 불균형)에는 과활성 근육과 저활성 근육이 모두 포함되기 때문에 포괄적인 교정 전략에서는 저활성 근육도 다루어야 한다.

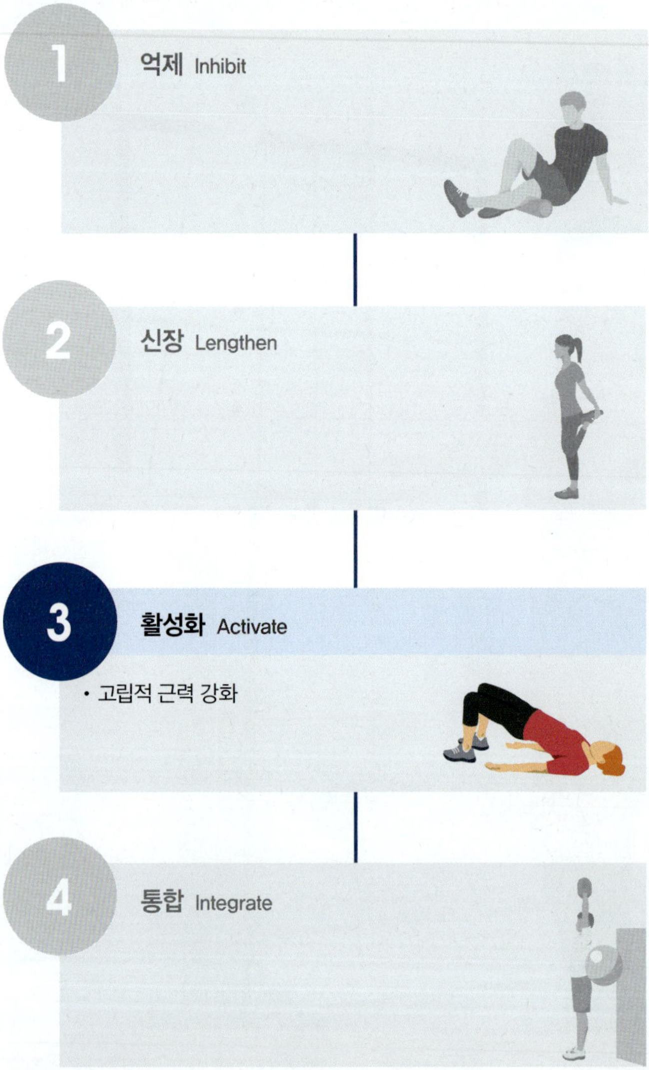

그림 5-1 교정 운동 연속체: 활성화

고립적 근력 강화

고립적 근력 강화 운동(isolated strengthening exercise)은 근육의 단축성, 등척성 및 신장성 수축 작용을 통한 힘 생성 능력을 증가시키기 위해 특정 근육을 분리하는 데 사용된다. 이러한 운동은 평가 과정을 통해 잠재적으로 활동성이 부족하다고 판단된 근육에 적용한다.

고립적 근력 강화에 대한 과학적 근거

고립적 근력 강화 운동은 특정 근육의 **근육 내 협응**(intramuscular coordination)을 증가시키는 데 사용되는 기법이다. 이 운동은 **운동 단위 활성화**(motor unit activation), **동기화**(synchronization), **활성도**(firing rate)의 종합적인 향상을 통해 달성된다. 이들 변수는 각각 근 수축의 힘을 증가시키는 것으로 알려져 있다(Enoka, 2015). 근육 내 협응은 특정 근육에 초점을 맞춘 저항 운동을 통해 발달된다(Bruhn et al., 2004). 그러나 중요한 것은 대상 근육과 관련된 관절과 그 관절의 전체 ROM에 걸쳐서 근육의 활성화가 증가한다는 것이다. 그러므로 고립적 근력 강화 운동은 협력근(협력 우세)의 보상을 줄이기 위해 교정 운동 연속체의 마지막 단계에서 통합 운동을 수행하기 전에 달성하는 것이 중요한다.

고립적 근력 강화 운동은 억제 및 신장 기법 직후에 수행할 수 있다. 이 운동은 전문적인 실습을 통해 유리한 결과를 얻을 수 있는데, Bell 등(2013)은 외반슬에 대한 억제 및 신장 기법 시행 이후에 활성화 기법을 시행했을 때 효과가 있다는 것을 입증했다. 예를 들어, 넙다리근막긴장근(TFL)의 과활성과 중간볼기근의 저활성의 조합은 스쿼트 패턴에서 외반슬을 초래할 수 있다. 넙다리근막긴장근의 억제 및 신장 전에 중간볼기근을 우선적으로 활성화하면 넙다리근막긴장근이 협력적으로 작용해서 엉덩관절 벌림(외전) 운동 시 지배적인 역할을 할 수 있다. 그러나 억제 기법을 통해 넙다리근막긴장근이 길어지면 엉덩관절 벌림 활성화 운동 시 중간볼기근을 방해하는 경향이 적어진다. 또한 모음근이 엉덩관절 벌림을 제한하는 경우 모음근에 억제 및 스트레칭을 해주면 중간볼기근의 관절가동범위를 넓힐 수 있다. 고립 근육 활성화의 효과를 보기 위해 억제 및 신장이 필요하지는 않지만, NASM은 근육 협력 효과를 고려해서 고객 및 운동선수들로 하여금 최적의 결과를 끌어내기 위해 교정 운동 연속체를 따를 것을 제안한다.

> **근육 내 협응**
> Intramuscular coordination
>
> 근육 내에서 운동 단위 동원 및 동기화를 최적화하는 신경근 시스템의 능력

> **운동 단위 활성화**
> Motor unit activation
>
> 수축 단위(운동 단위)의 연속적인 동원에 의한 근육의 점진적 활성화로 인한 수축력의 단계적 증가

> **동기화** Synchronization
>
> 여러 운동 단위의 협력 활성화

> **활성도** Firing rate
>
> 운동 단위들이 활성화되는 빈도

확인하기

멘넬(Mennell)의 네 가지 기본 원리

멘넬(1964)이 말한 원리는 다음 가설에 대한 이론적 근거를 제공한다. 관절 운동에 제한이 있을 때 근육을 강화하려는 시도는 최적의 결과를 내지 못하며 제한된 관절 ROM은 모든 운동에서 고려되어야 한다.

1. 관절의 움직임이 자유롭지 못하다면, 관절을 움직이는 근육도 움직일 때 자유로워질 수 없다.
2. 관절이 자유롭게 움직이지 못하면 관절을 움직이는 근육도 정상 상태로 회복될 수 없다.
3. 정상적인 근육의 기능은 관절의 정상적인 움직임에 따라 영향을 받는다.
4. 근육 기능이 손상된 채로 지속되면 비정상적인 관절 상태로 악화될 수 있다.

이러한 네 가지 원리는 고립적 근력 강화 운동 전에 억제 및 신장 기법(교정 운동 연속체의 처음 두 단계)을 적용하는 이유가 되기도 한다.

고립적 근력 강화 운동의 예로는 **그림 5-2**와 같이 스탠딩 케이블 엉덩관절 벌림근 운동이 있다. 대상 근육의 동원을 최적화하기 위해 고객과 저항을 이상적인 직선 위치로 배치한다. 스탠딩 케이블 엉덩관절 벌림근 운동의 경우 원하는 움직임은 엉덩관절의 벌림이다. 따라서 움직임의 정반대 방향에 저항이 오도록 배치해야 한다. 이러한 운동은 수동 저항(신경근 촉진 및 위치 등척성), 케이블, 체중, 탄성 튜브, 덤벨, 머신을 사용하여 수행할 수 있다.

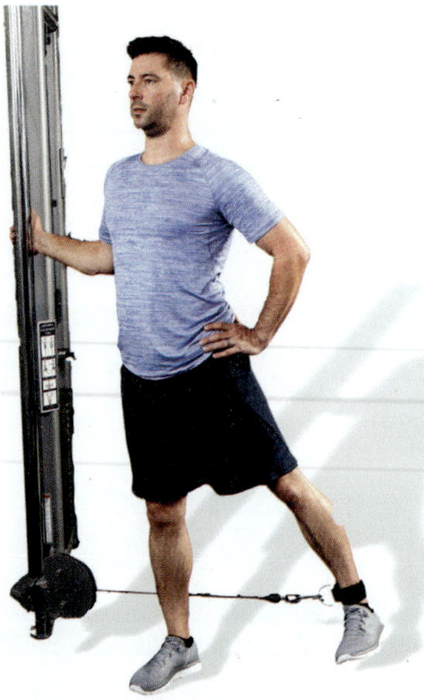

그림 5-2 엉덩관절 벌림 고립적 근력 강화 운동

고립적 근력 강화에서 근육 수축의 신장 단계는 더 천천히 시행한다. 느린 속도로 신장성 수축을 하는 이유는 다양하다. 신장 중심 운동은 여러 생리적 및 기계적 특성으로 인해 교정 전략에서 점점 더 많이 활용되고 있다(Hody et al., 2019). 고립적 근력 강화에서 신장성 요소는 근육 손상(Lepley & Butterfield, 2017; Shadle & Cacolice, 2017; Tyler et al., 2017)과 건병증의 회복을 돕고(de Souza & Araujo, 2016; Lorenz & Reiman, 2011) 근육 좌상의 위험을 감소시키며(Shadle & Cacolice, 2017) 면역화학에도 관여한다(Reidy et al., 2018). 고립 상황에서 신장성 근육 활동은 단축성 근육 활동에 비해 더 크게 근력을 향상시킨다(et al., 2014; Maeo et al., 2018; Roig et al., 2009). 연구에 따르면 흥미롭게도 신체 한쪽 근육의 신장성 운동이 운동하지 않은 반대편 근육의 힘을 증가시킨다는 연구 결과가 있다(Lepley & Palmieri-Smith, 2014). 단축성 운동만 했을 경우 이러한 교차-훈련 힘 개선은 발견되지 않았다. 신장성 훈련의 다른 이점은 근력, 파워 및 민첩성 훈련에 있어 근단면적의 상당한 이득, 최적의 섬유 길이 촉진, 깃각(pennation angle) 증가를 가져온다는 것이고 타입 II 근섬유의 표적화 등에서 상당한 이점이 있다는 것이다(Douglas et al., 2017; Lepley et al., 2017).

신장성 운동은 또한 근육 손상 및 지연성 근육통 증가와 관련이 있다(DOMS; Deli et al., 2017; Hody et al., 2019). 그러나 신장성 운동의 첫 번째 운동과 후속 DOMS는 근육조직에 대한 보호 효과가 있어 통증을 최소화하고 향후 운동 중에 더 빠른 회복을 돕는다(Prasartwuth et al., 2019). 최초 목표는 느리고 제어된 움직임으로 최대치에 미치지 않는 강도로 근육 동원을 연습하고 시간이 지남에 따라 강도를 점진적으로 증가시키는 것이다(Hody et al., 2019). 교정 운동 연속체에서 수행할 때 신장성 단계는 약 4초간 시행한다. 신장성 훈련은 근육통을 유발할 수 있기 때문에 교정 운동도 점진적으로 강도를 높여야 고객의 DOMS 반응을 최소화할 수 있다.

전문적으로 알아보기

근육 약화 및 무릎 부상

무릎 과사용 손상은 운동하는 사람에게 흔한 부상이며 일반적인 연구 주제이다. 한 메타 분석에 따르면 등록된 군인의 과사용 손상은 엉덩관절 바깥돌림근, 무릎 폄근 및 무릎 굽힘근의 절대적 힘을 낮췄고 정상화된 엉덩관절 폄근, 바깥돌림근 및 벌림근의 힘이 더 낮아졌다는 것을 발견했다(Kollock et al., 2016). 무릎넙다리뼈(슬개대퇴골) 통증에 대한 메타 분석은 공통적으로 엉덩관절 모음 증가, 안쪽돌림, 볼기근 약화, 신경근 손상을 포함한 결과를 보여주었다(Mirzaie et al., 2016).

증상이 나타나는 무릎 뼈관절염 환자에 대한 체계적인 메타 분석 결과 상당한 엉덩관절 근력 부족이 나타났다(Deasy et al., 2016). 엉덩관절 근력에 대한 추가 검토를 위해 코어 안정성과 근력을 검토한 연구에서도 두 영역의 무릎넙다리 통증(patellofemoral pain)증후군과 양쪽 부위의 근력 제한이 관련이 있었다(Earl-Boehm et al., 2018). 엉덩관절과 코어 근육의 강화는 무릎 교정 전략이며 그 가치와 필요성을 인지하고 있어야 한다.

고립적 근력 강화 기법 적용 지침

교정 운동 연속체의 처음 두 단계에서 가동성 향상에 중점을 두면 평가 프로세스의 결과로 선택한 대상 근육을 강화하기 위해 고립 운동을 사용한다. 교정 운동 연속체는 전체적인 시스템에서 운동 효율성을 최적화하기 때문에 모든 영역의 움직임 손상에 도움이 된다.

주의 사항 및 금기 사항

고립적 근력 강화 운동의 주의 사항 및 금기 사항은 대부분의 훈련 형태에 대한 주의 사항과 같다(표 5-1). 주의 사항들은 직접적인 금기 사항은 아니지만 연관성이 있을 수 있기 때문에 피트니스 전문가들이 파악해 놓아야 한다. 그러나 달리 표시된 운동 권장 사항이라도 금기 사항에 해당되는 고객의 경우 의사로부터 허가를 받을 때까지 운동을 보류해야 한다. 통증은 상태를 악화시키는 활동을 중단하라는 즉각적인 신호이다.

표 5-1 고립적 근력 강화에 대한 주의 사항 및 금기 사항

주의 사항	금기 사항
▪ 장애인 ▪ 신경근 장애 ▪ 코어 안정화 근력이 약한 고객	▪ 근력 강화 중인 근육의 급성 손상이나 근육 좌상 또는 파열 ▪ 영향을 받는 관절의 급성 류마티스관절염 ▪ 관절 운동 손상 ▪ 움직일 때 생기는 통증

핵심 훈련 변수

고립적 근력 강화는 훈련 강도와 양에 따라 주당 3~5일 실시할 수 있으며 통합 운동 프로그램 전에 10~15회 반복하여 1~2세트 시행하는 것이 적합하다. 하나의 동작을 할 때는 4초의 신장성 요소, ROM의 끝에서 2초의 등척성 수축 유지, 1초간의 단축성 요소 표 5-2(ACSM, 2009)로 구성된다. 느린 템포와 높은 반복 범위를 허용하는 데 필요한 낮은 세트와 상대적으로 가벼운 무게로 인해 회복 기간 동안 이러한 고립 근력 훈련을 추가하는 것이 적합할 수 있다. 이럴 경우 정기적으로 낮은 수준의 활성화로 신체 부위들에 가벼운 부하를 가하면서 전신을 회복할 수 있다.

표 5-2 고립적 근력 강화를 위한 핵심 훈련 변수

빈도	세트 수	횟수	반복 기간
주당 3~5일	1~2세트	10~15회	4/2/1 4초 신장성 수축 관절가동범위 끝 지점에서 등척성 수축 2초 유지 1초 단축성 수축

고립적 근력 강화 운동

고립적 근력 강화 운동에서는 관절을 최적의 위치에 배치해야 특정 근육이나 근육군을 우선적으로 동원할 수 있다. 예를 들어, 넙다리두갈래근은 허벅지 뒤안쪽의 햄스트링(넙다리뒤인대)보다 더 자주 동원된다. 이 협력 효과 때문에 레그 컬 중에 종종 발이 벌어지는 현상이 나타난다. 안쪽 햄스트링, 반막모양근과 반힘줄모양근은 고립적 근력 강화 운동을 통해 넙다리두갈래근과 더 협력 효과를 낼 수 있다. 안쪽으로 엉덩관절과 무릎을 회전시키면 상호 작용으로 넙다리두갈래근이 억제되어서 안쪽 햄스트링이 우선적으로 동원될 수 있다. 이러한 작은 조정은 인체 움직임 시스템 전반에서 나타나서 과활성 근육을 억제하고 저활성 근육을 활성화할 수 있다. 이 섹션에서 소개할 운동들은 흔히 보는 것들은 아니지만 종합적인 움직임 패턴으로 넘어가기 전에 대상 근육에 고립적 근력 강화를 제공하도록 특별히 설계되어 있다.

교정 운동 전문가는 직접적인 감독을 받지 않고도 이러한 기법을 스스로 수행하는 방법을 고객들에게 보여줄 수 있어야 한다. 프리 웨이트, 다양한 길이의 탄성 루프/밴드, 튜브, 스태빌리티 볼 및 기타 형태의 외부 저항이나 체중을 활용하여 원활하지 않은 근육을 우선적으로 활성화해야 한다. 이 섹션에서는 완전한 목록은 아니지만 대상 근육을 활성화하기 위한 몇 가지 운동 예시와 다양한 유형의 도구를 정리했다.

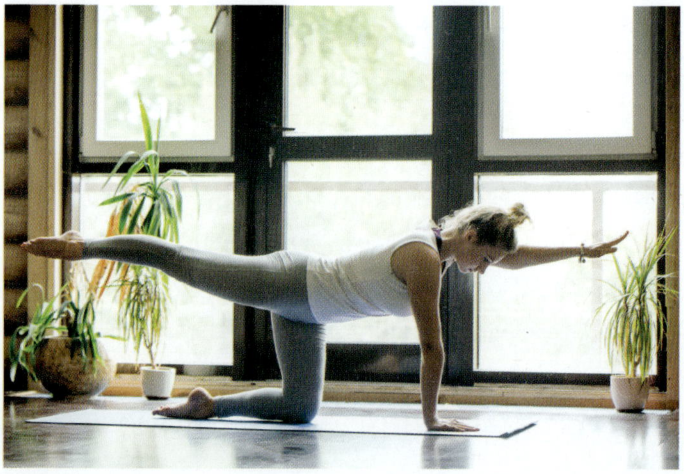

© Fizkes/Shutterstock

발과 발목(Foot and Ankle)

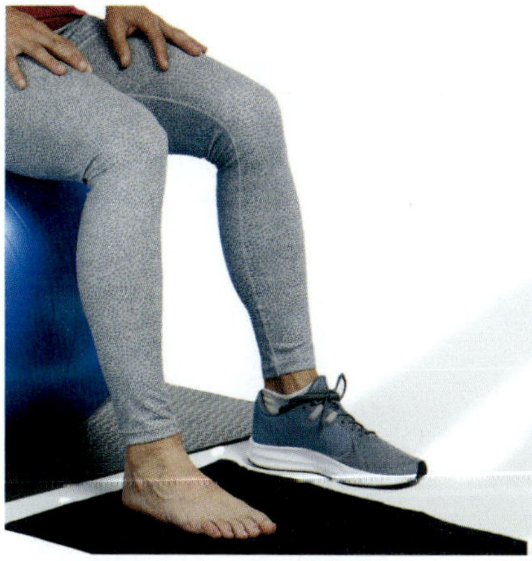

수건 끌어당기기–시작

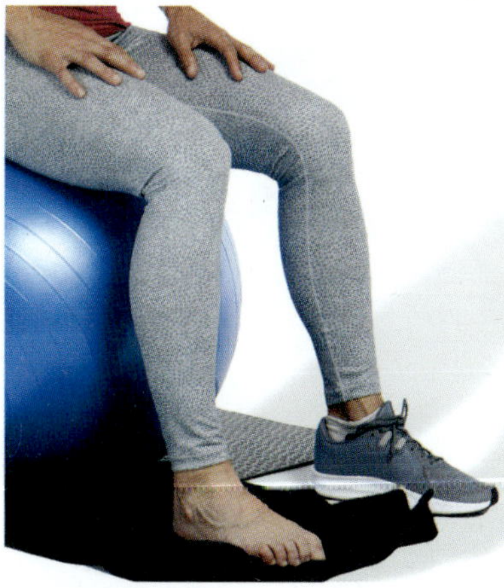

수건 끌어당기기–마무리

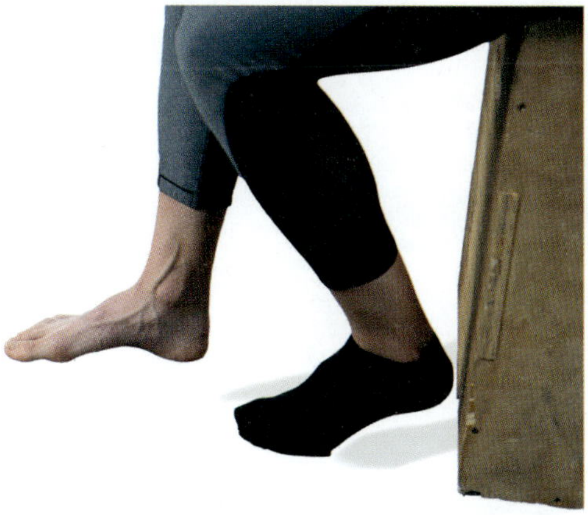

숏풋–시작

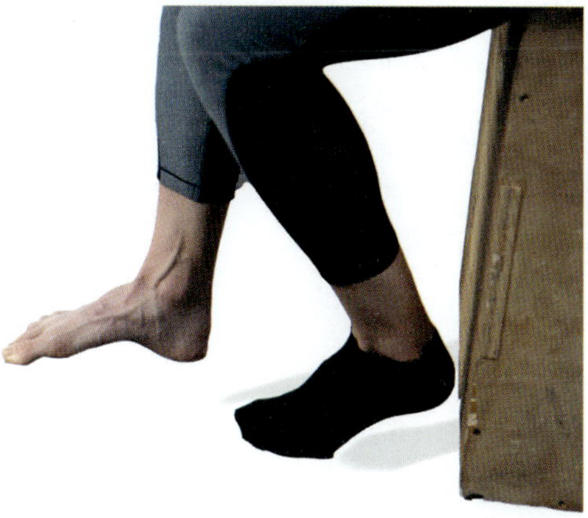

숏풋–마무리

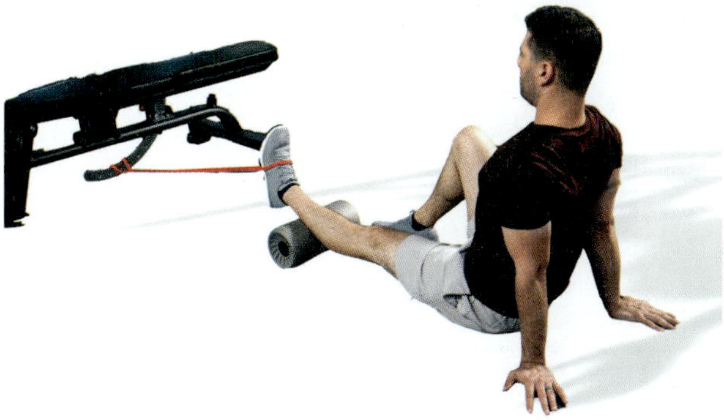

앞정강근–시작

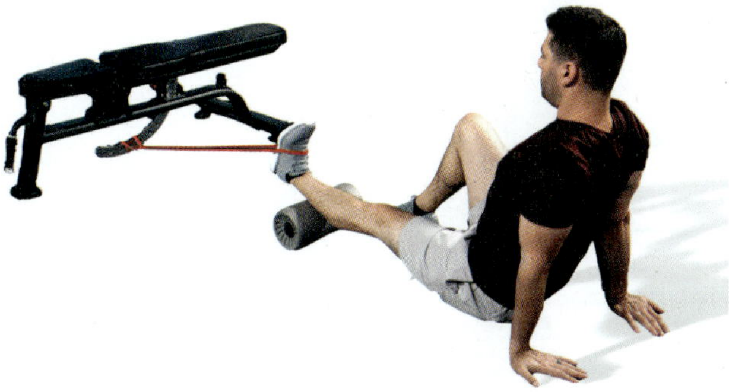

앞정강근–마무리

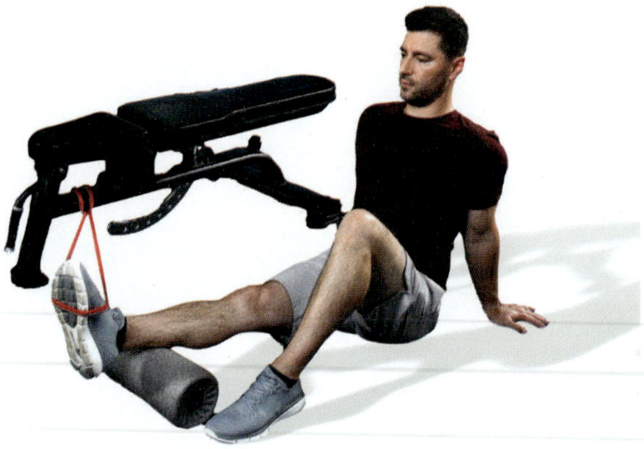

뒤정강근–시작

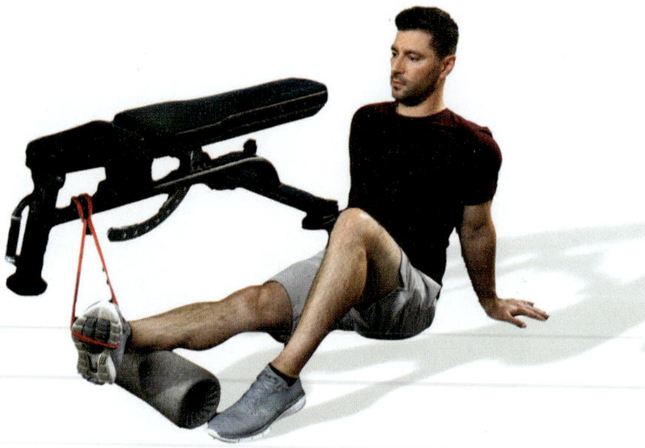

뒤정강근–마무리

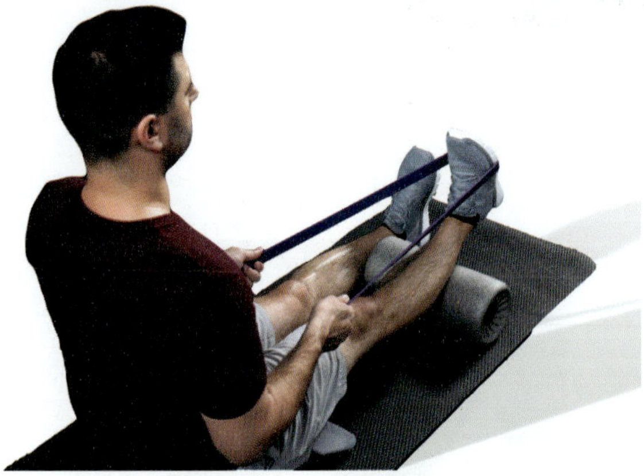

안쪽 장딴지근–시작

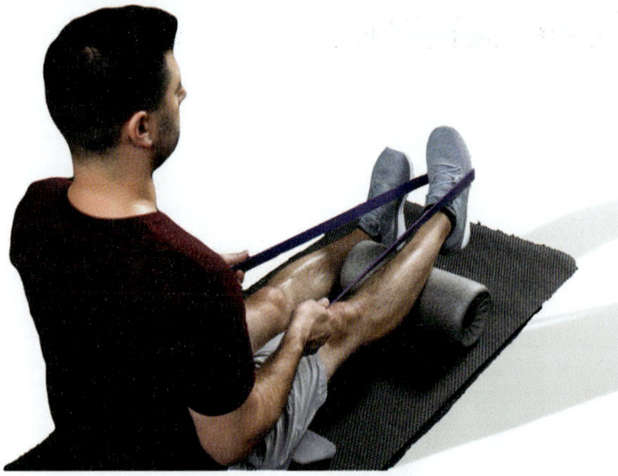

안쪽 장딴지근–마무리

엉덩이 및 무릎(Hip and Knee)

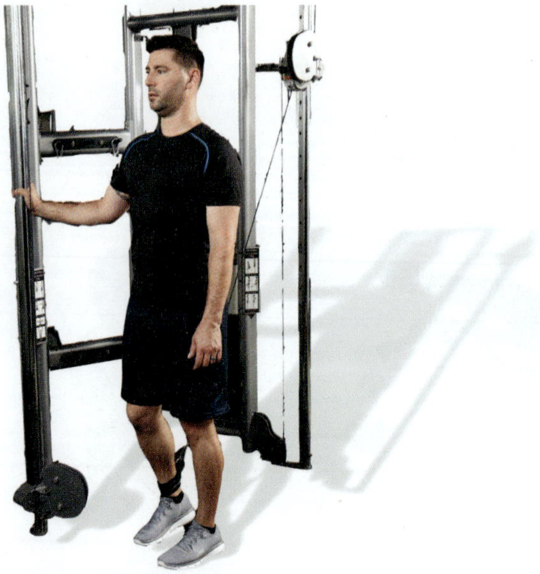

스탠딩 넙다리네갈래근–시작

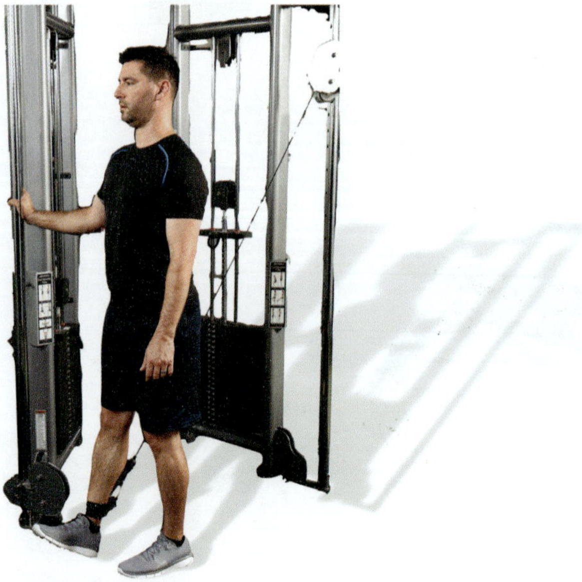

스탠딩 넙다리네갈래근–마무리

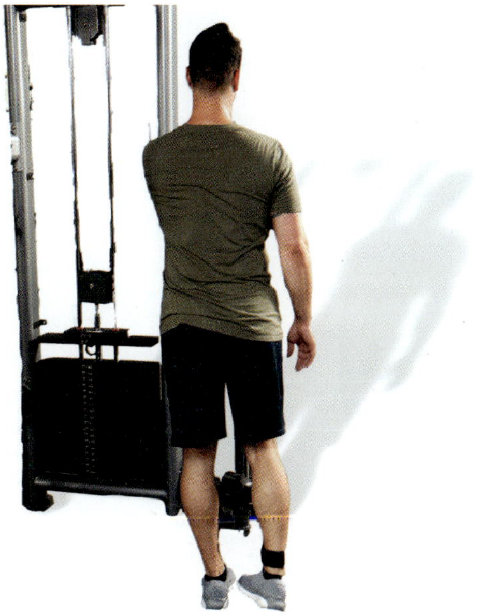

안쪽 햄스트링 복합체(무릎 굽힘)–시작

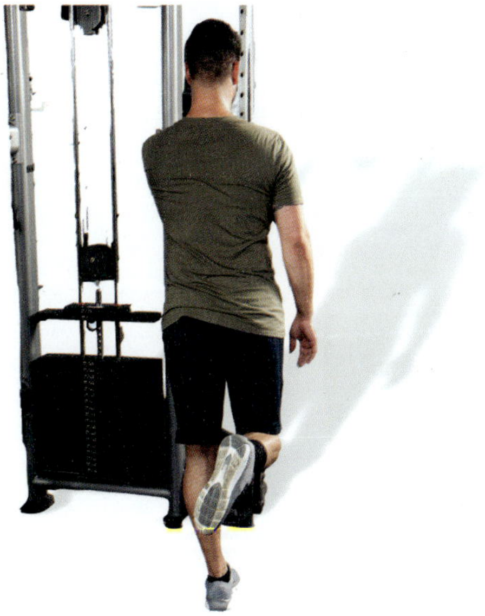

안쪽 햄스트링 복합체(무릎 굽힘)–마무리

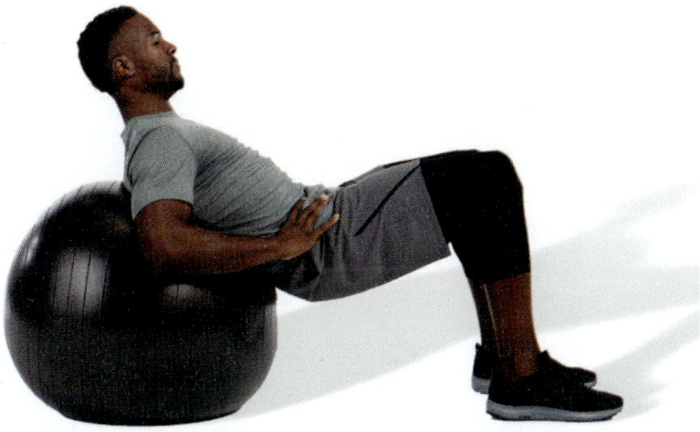

볼 브릿지–시작

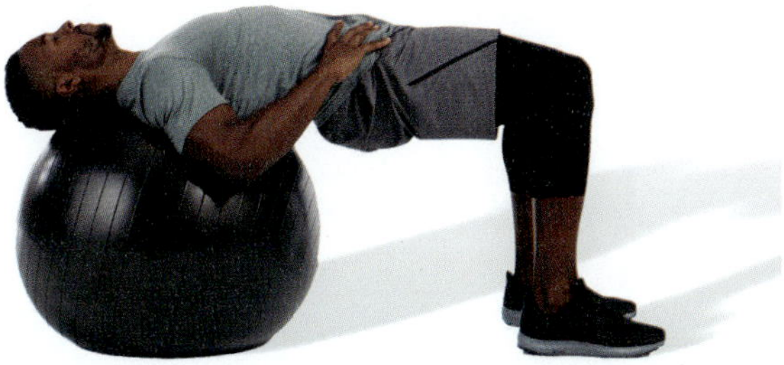

볼 브릿지–마무리

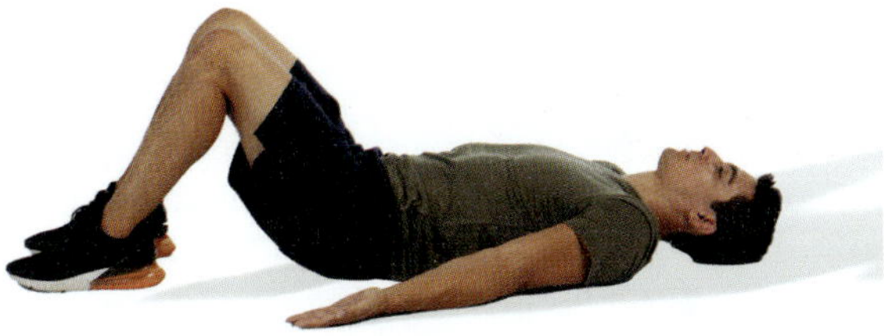

바닥 브릿지–시작

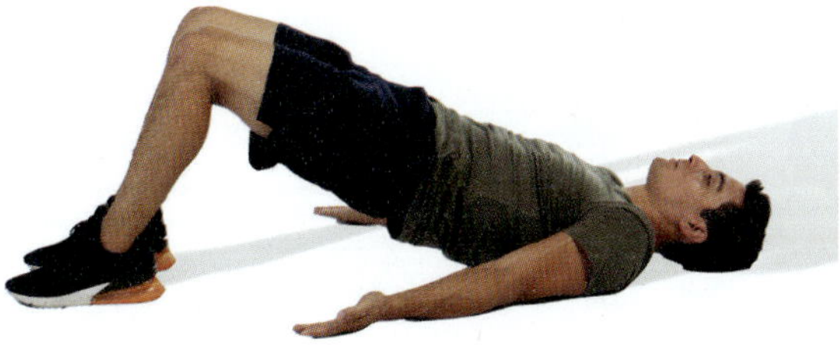

바닥 브릿지–마무리

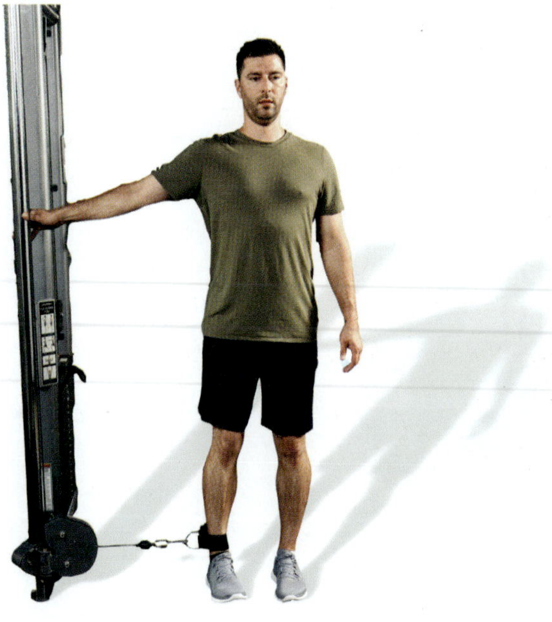

모음근–시작

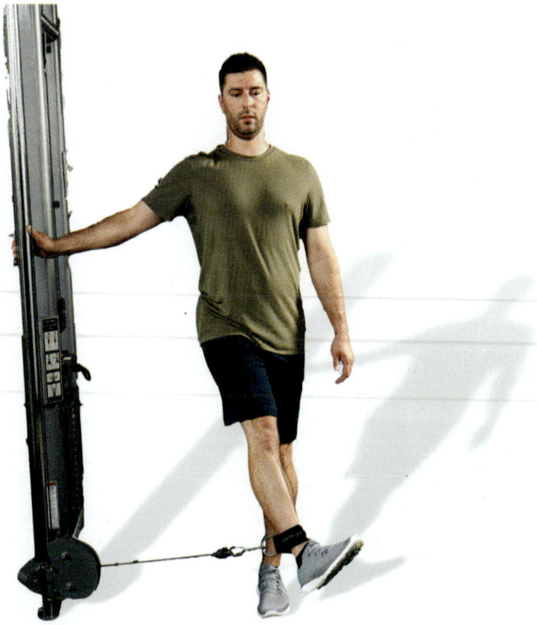

모음근–마무리

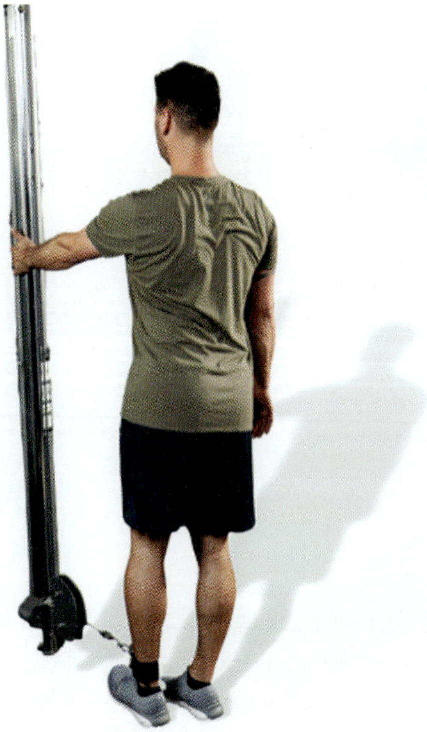

스탠딩 큰볼기근–시작

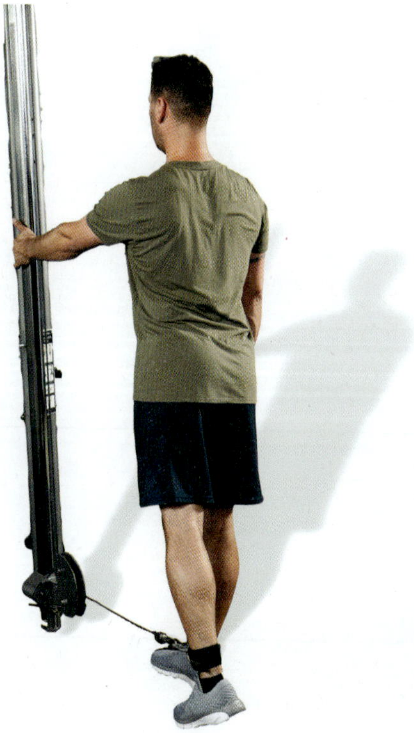

스탠딩 큰볼기근–마무리

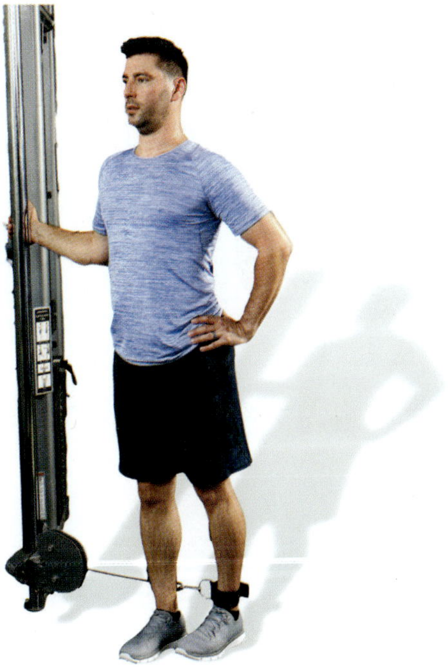

스탠딩 중간볼기근–시작

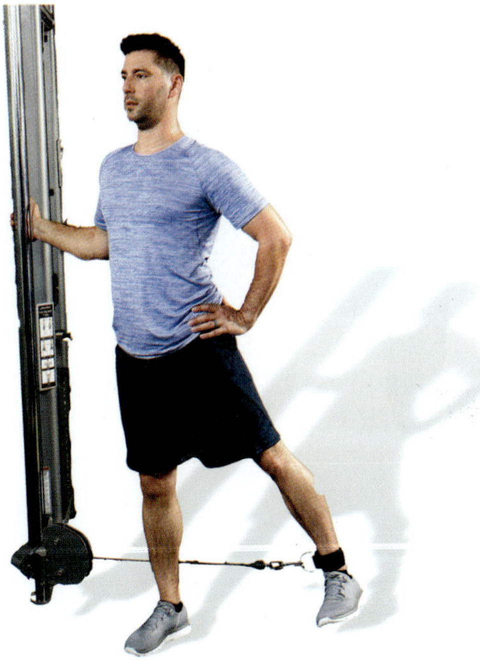

스탠딩 중간볼기근–마무리

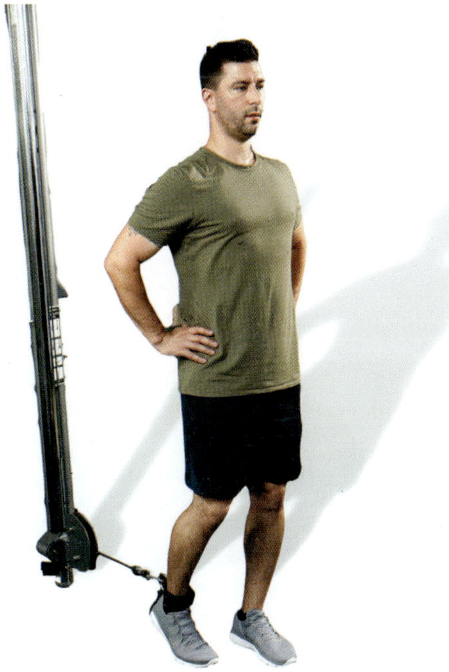

스탠딩 엉덩관절 굽힘근–시작

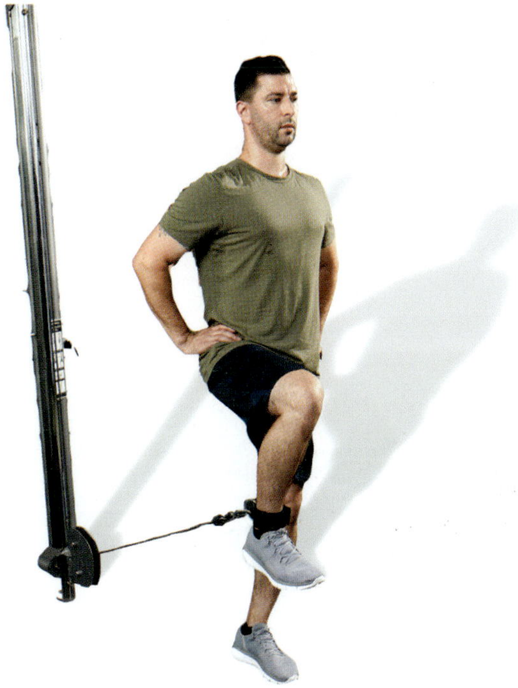

스탠딩 엉덩관절 굽힘근–마무리

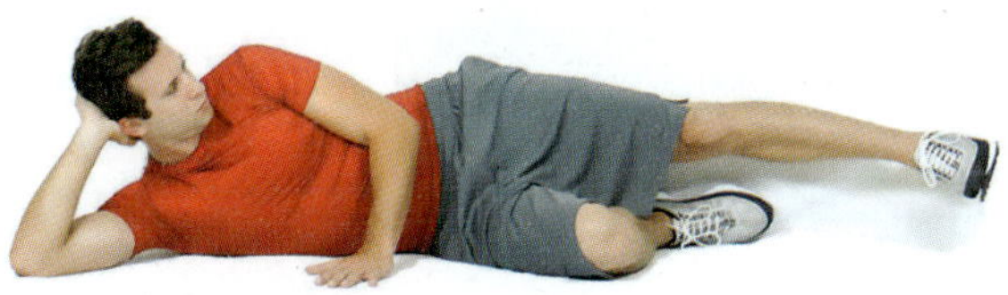

월 슬라이드–시작

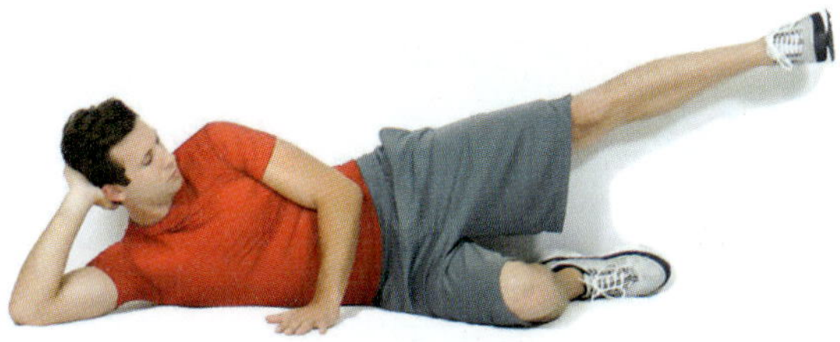

월 슬라이드–마무리

복부/심부 코어 안정근(Abdominals/Intrinsic Core Stabilizers)

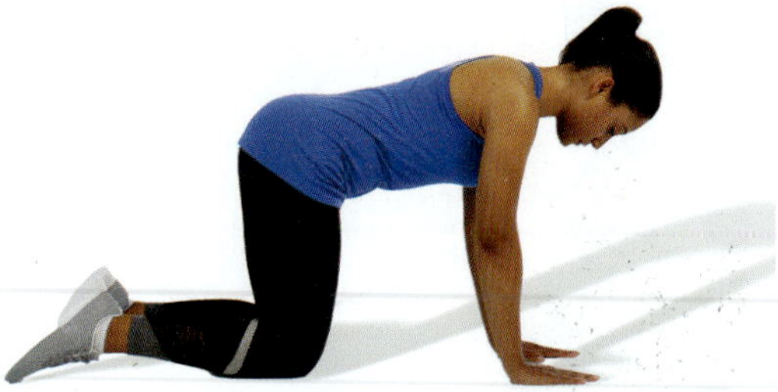

네 발 걷기–시작

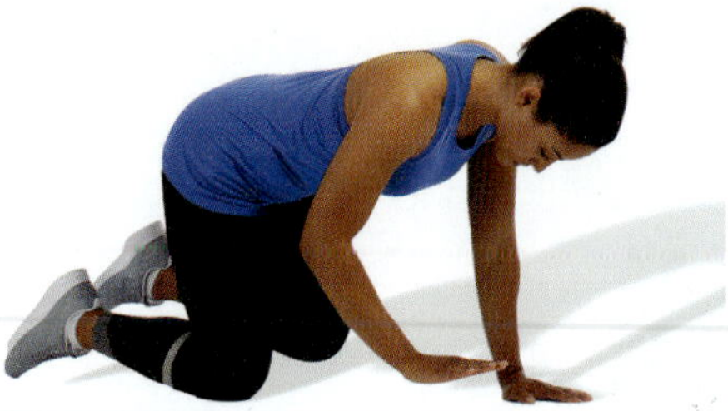

네 발 걷기–마무리

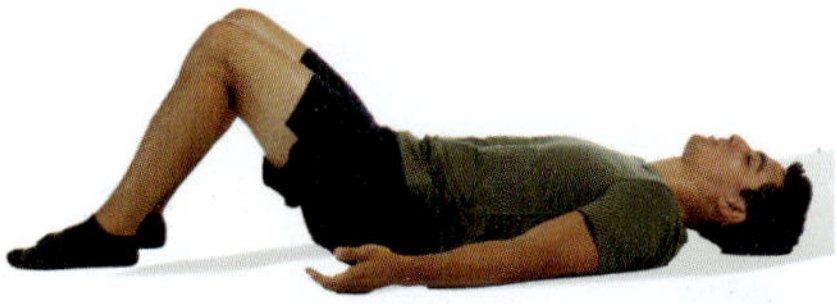

바로 누워 걷기–시작

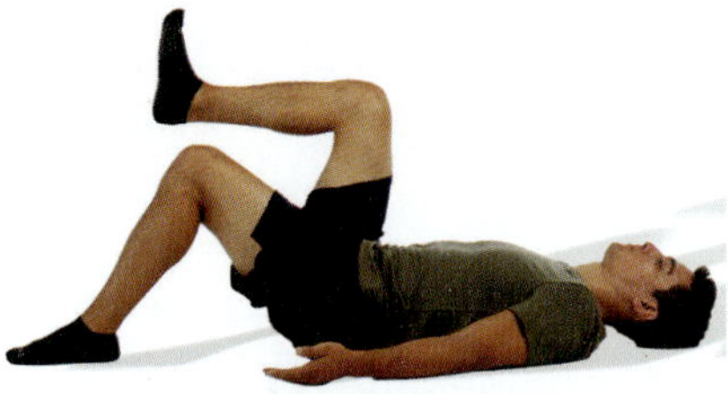

바로 누워 걷기–동작1

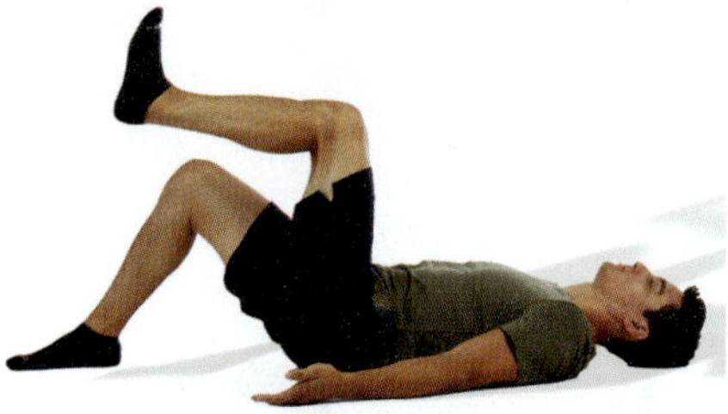

바로 누워 걷기–동작2

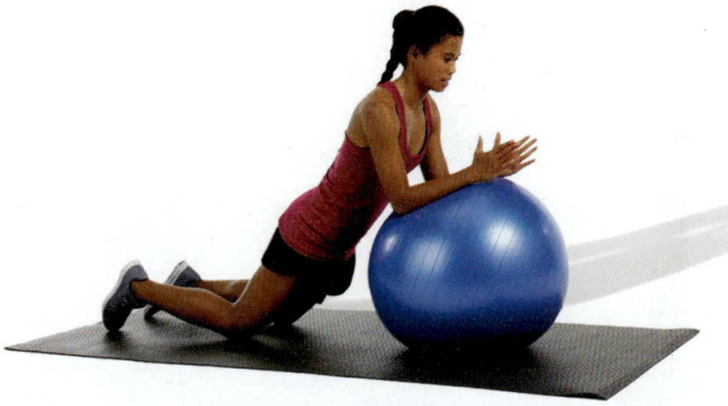

볼 롤 아웃–시작

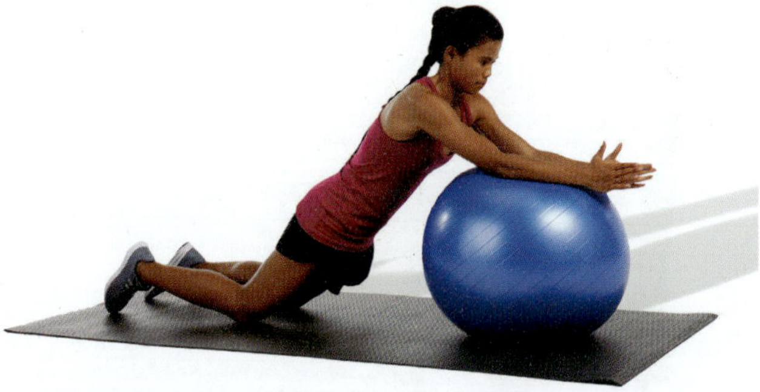

볼 롤 아웃–마무리

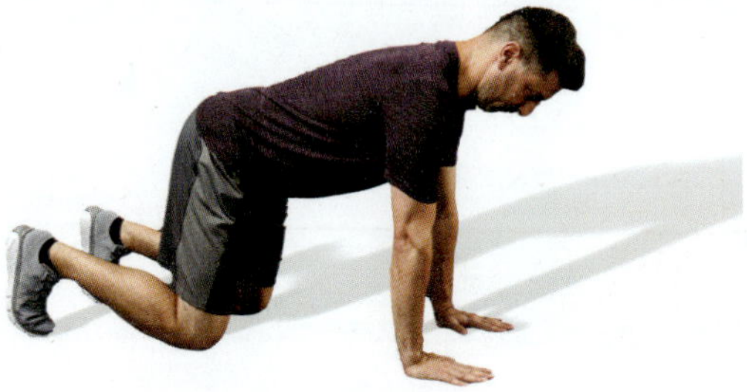

엎드려 반대 팔다리 들기–시작

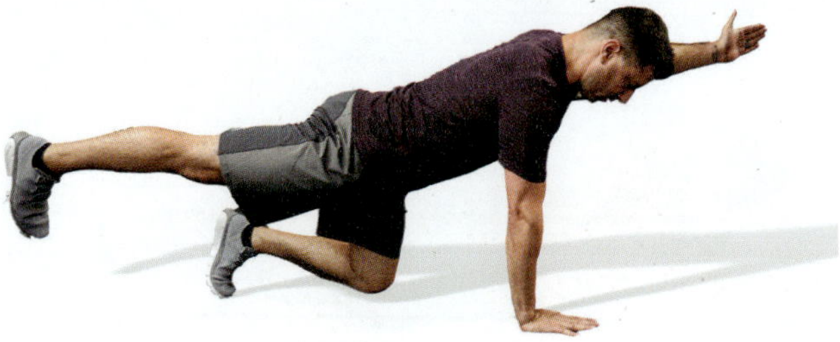

엎드려 반대 팔다리 들기–마무리

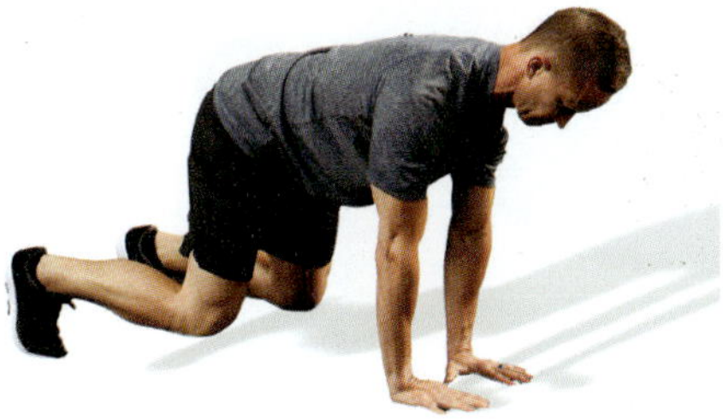

무릎 떼고 엎드려 반대 팔다리 들기–시작

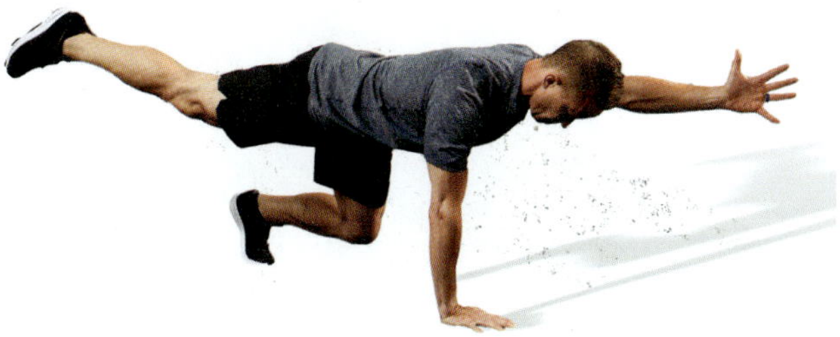

무릎 떼고 엎드려 반대 팔다리 들기–마무리

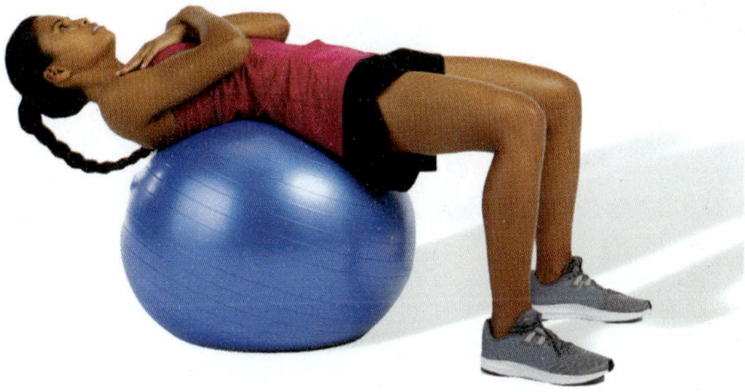

볼 크런치–시작

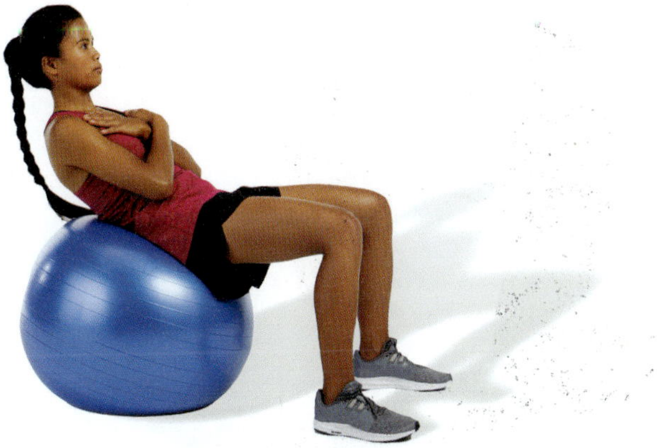

볼 크런치–마무리

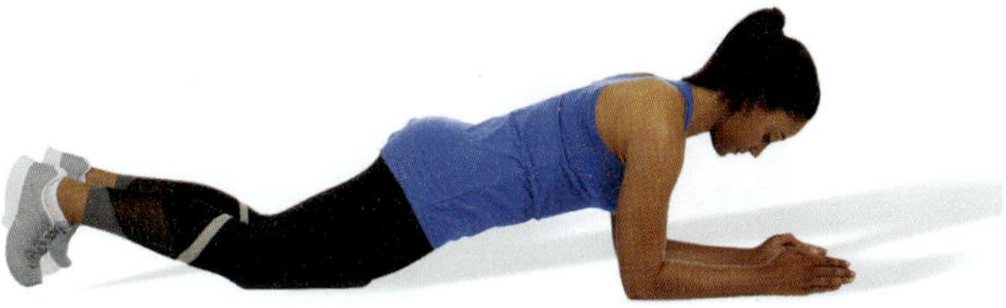

무릎 대고 플랭크

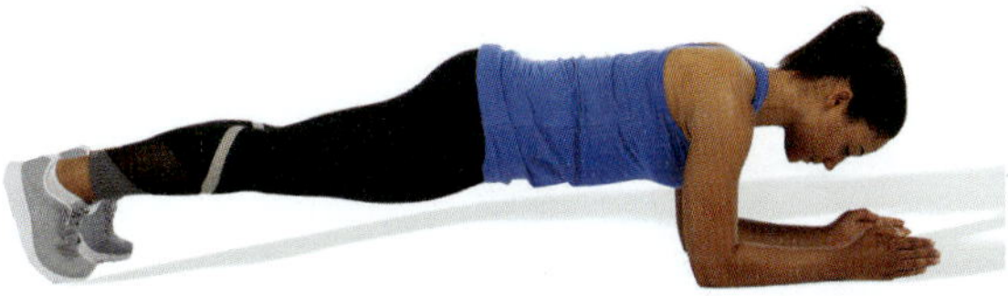

무릎 펴서 플랭크

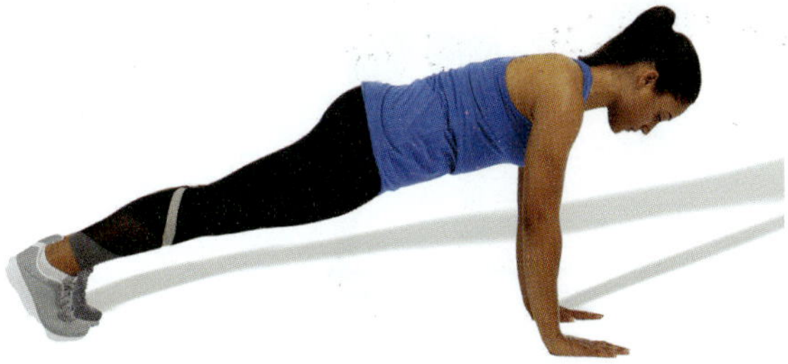

팔 펴서 플랭크

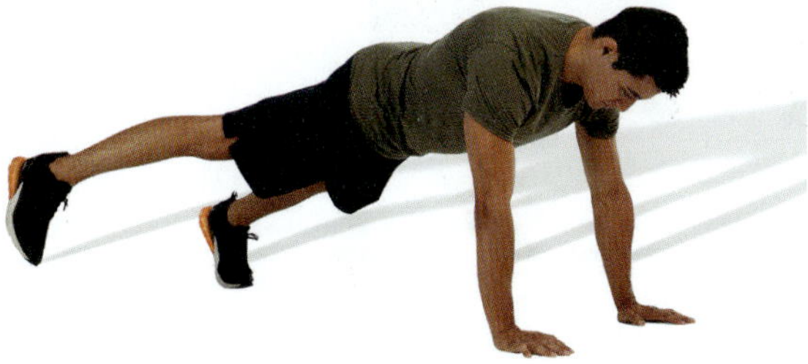

팔 펴서 플랭크, 엉덩관절 벌림으로 다리 옆으로 들기

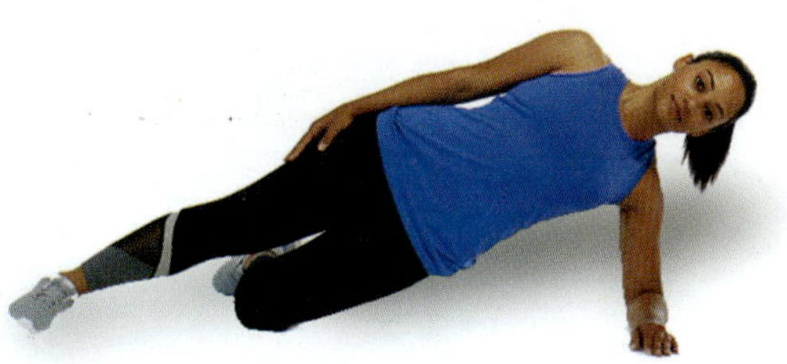

무릎 대고 사이드 플랭크

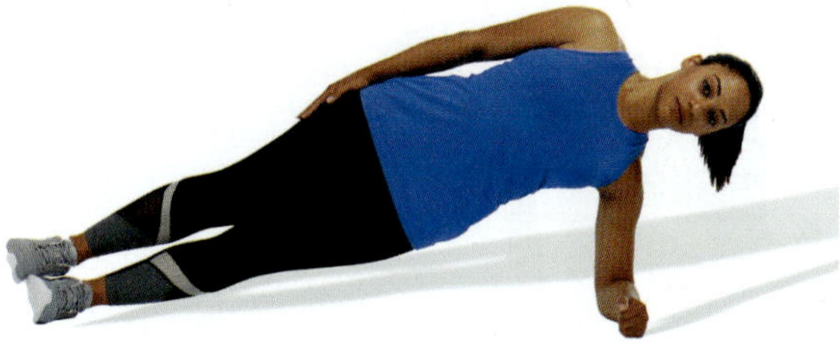

무릎 펴서 사이드 플랭크

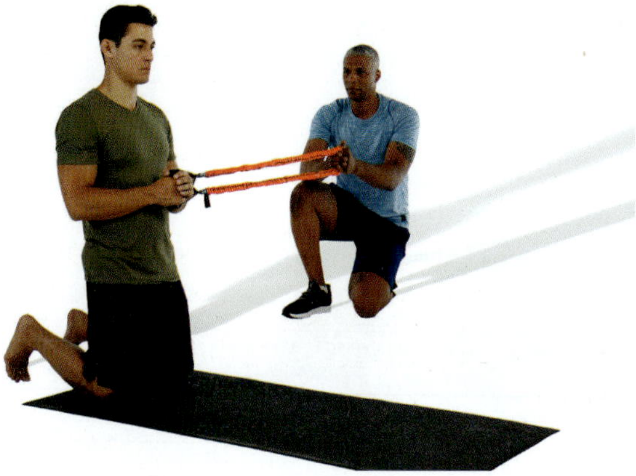

팔로프 프레스–시작

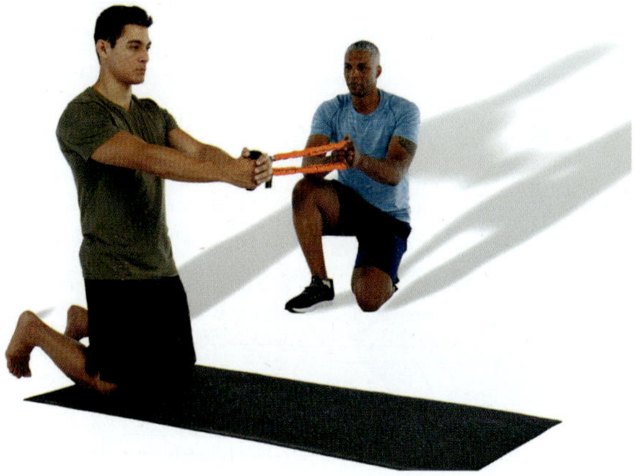

팔로프 프레스–마무리

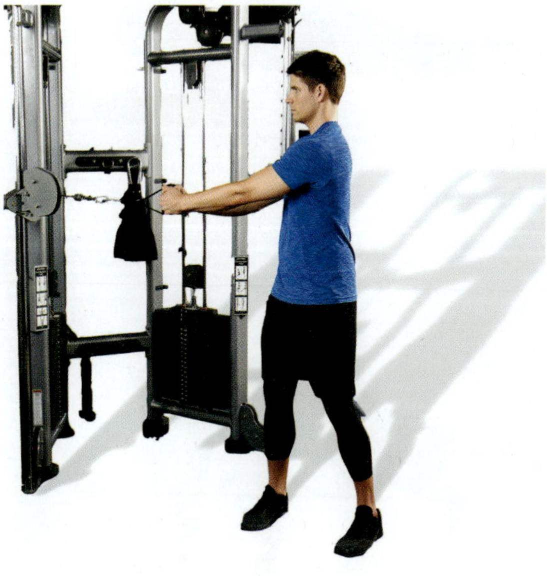

스탠딩 케이블 회전–시작

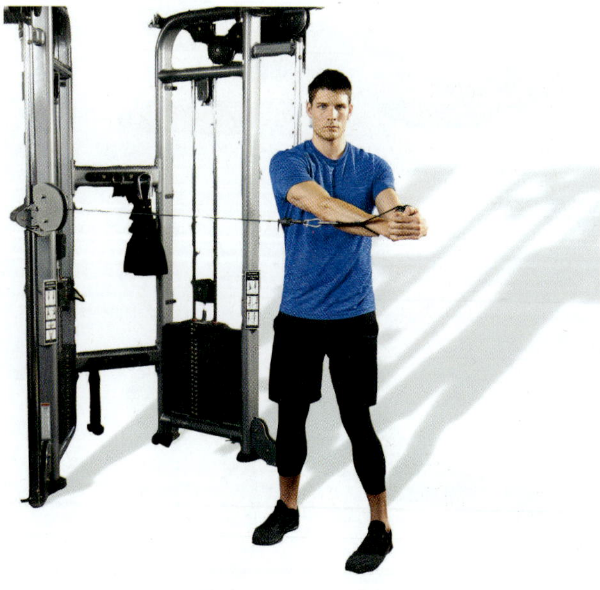

스탠딩 케이블 회전–마무리

확인하기

플랭크 최적화

Choi 등(2019)은 플랭크 시 발목 위치를 변경하여 요통이 있는 사람들의 복근에 차이가 있다는 것을 보여주었다. 전통적인 플랭크, 발목의 개입이 없는(정강이 아래 고정) 등척성 발바닥굽힘 플랭크를 수행하는 사람들과 비교하여 등척성 발등굽힘을 수행하는 사람들의 복근 활동이 유의미하게 증가했다. 플랭크 자세를 유지하는 동안 능동적인 발등굽힘을 유도하는 것이 코어 안정성과 전반적인 코어 근력이 약한 피트니스 고객에게 도움이 될 수 있다.

또 다른 연구에서는 지렛대의 길이가 플랭크를 하는 동안 글로벌 근육에 대한 부하를 증가시킨다는 것을 알아냈다(Schoenfeld et al., 2014). 이 연구는 또한 후방 경사를 수행할 때 코어 근육 활성화가 증가함을 보여주었다. 따라서 등척성 발등굽힘을 수행하는 동안 후방 경사 자세를 취하려는 시도가 일부 사람들이 느끼는 요추에 대한 부하를 최소화하면서 로컬 및 글로벌 근육 활성화를 증가시킬 수 있다.

어깨(Shoulder)

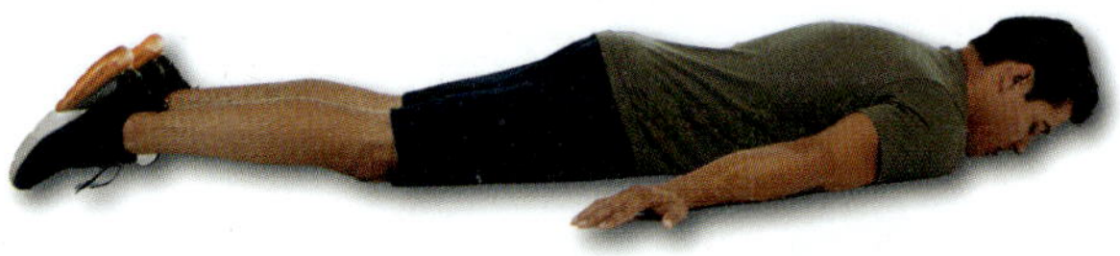

발바닥 코브라-시작

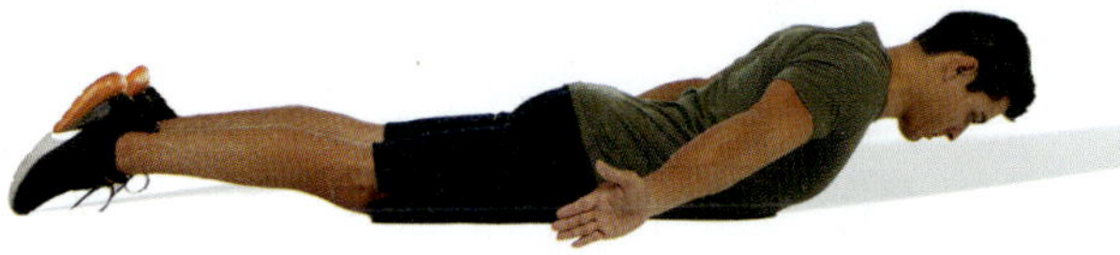

발바닥 코브라-마무리

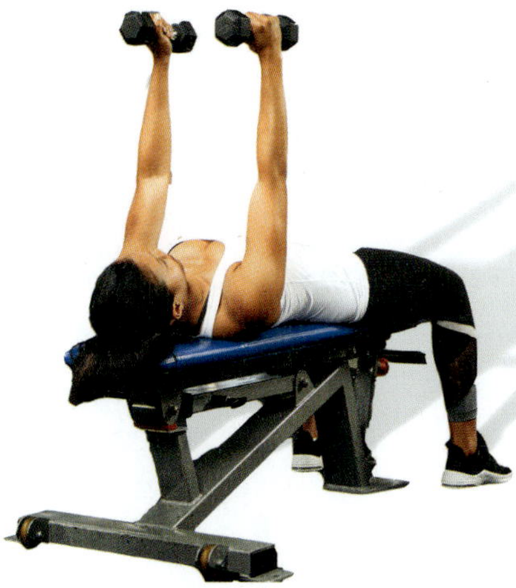

앞톱니근-시작

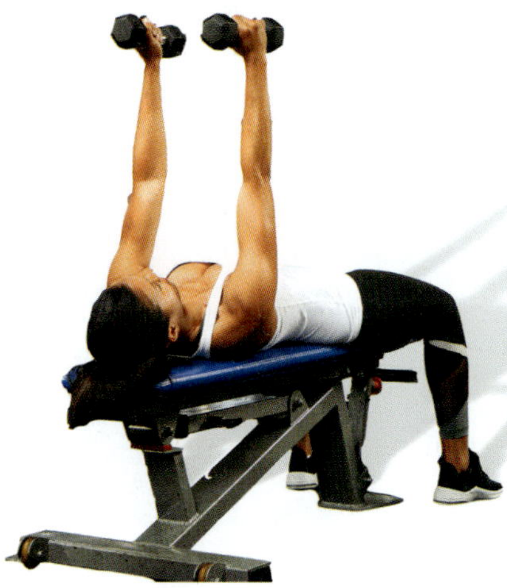

앞톱니근-마무리

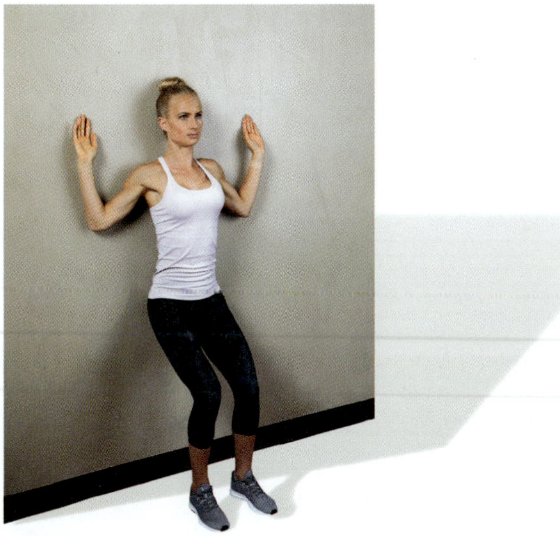

월 엔젤-시작

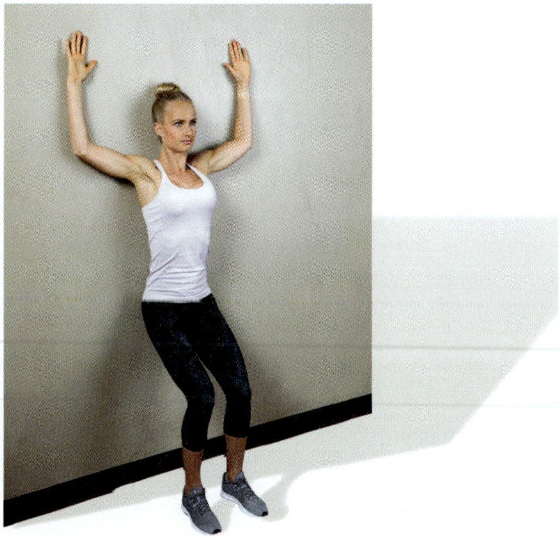

월 엔젤-마무리

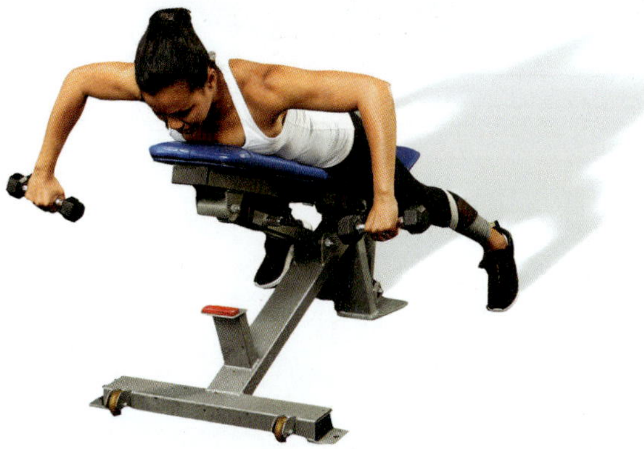

엎드려 어깨 바깥돌림-시작

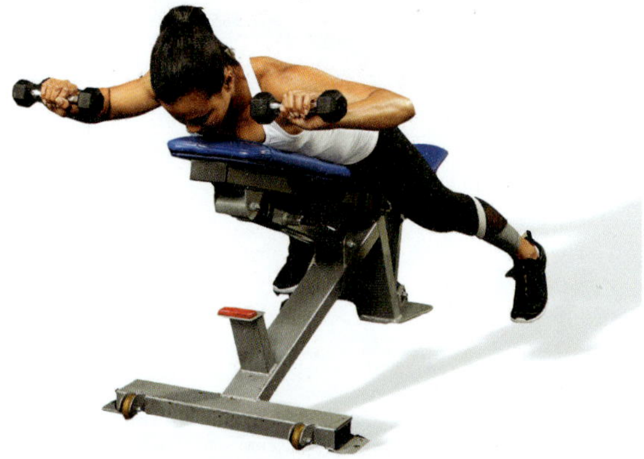

엎드려 어깨 바깥돌림-마무리

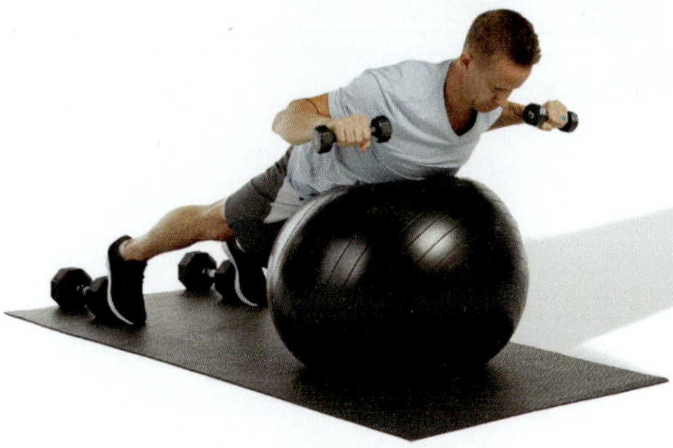

엎드려 밀리터리 프레스-시작

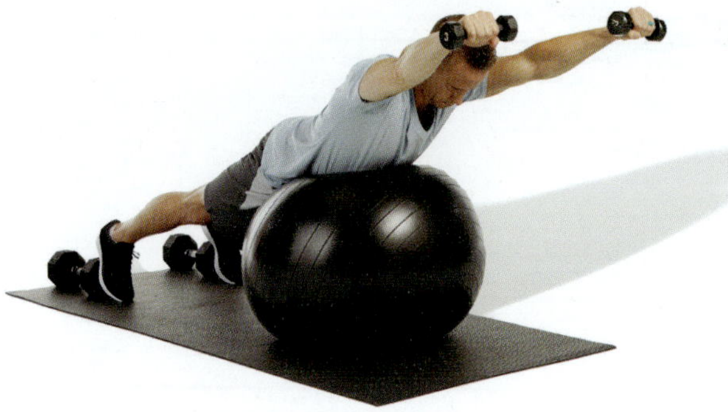

엎드려 밀리터리 프레스-마무리

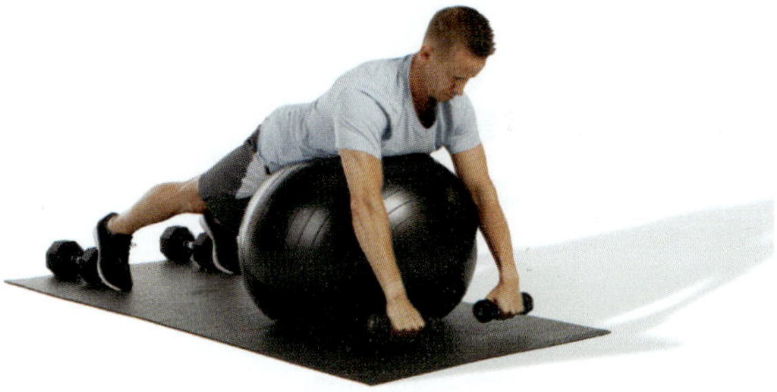

볼 콤보1 – 시작

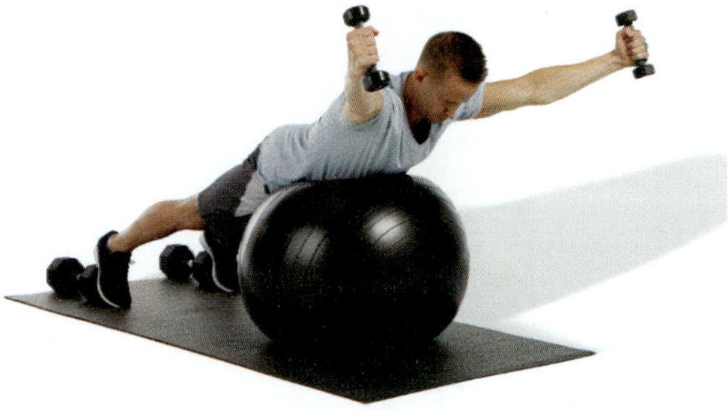

볼 콤보1 – 스캡션

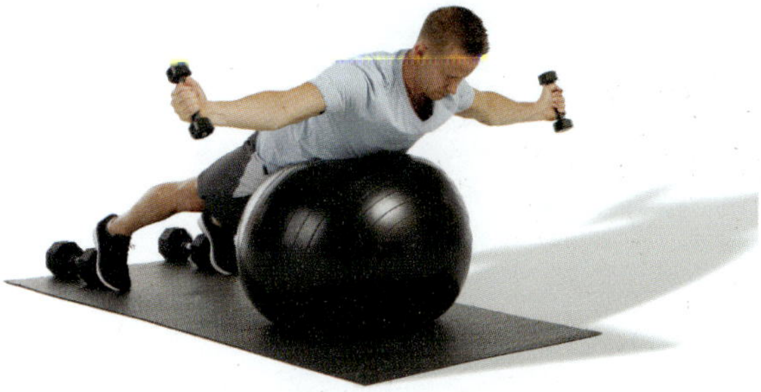

볼 콤보1 – 뒤당김

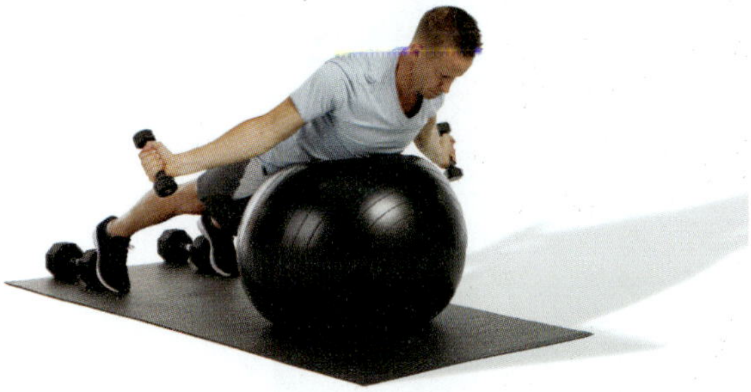

볼 콤보1 – 코브라(마무리)

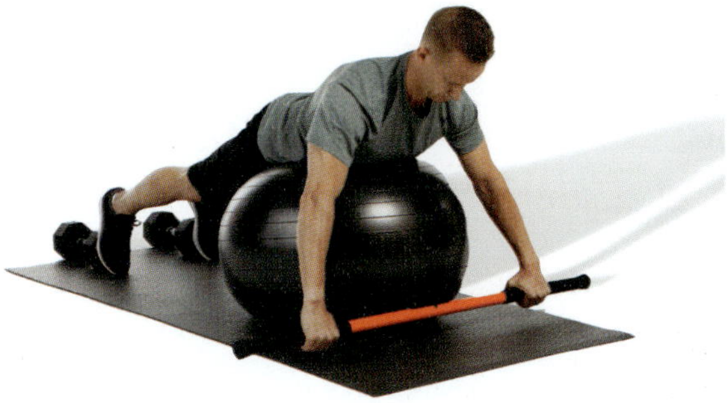

볼 콤보2 막대 사용 – 시작

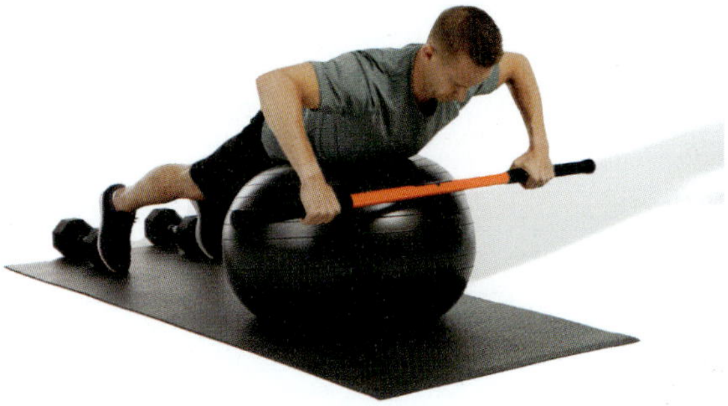

볼 콤보2 막대 사용 – 로우

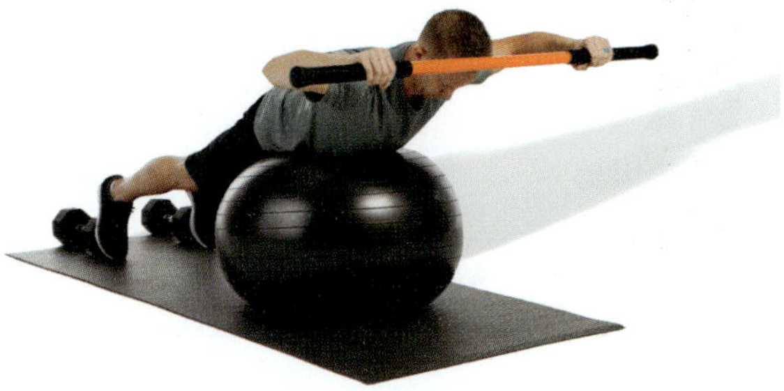

볼 콤보2 막대 사용 – 회전

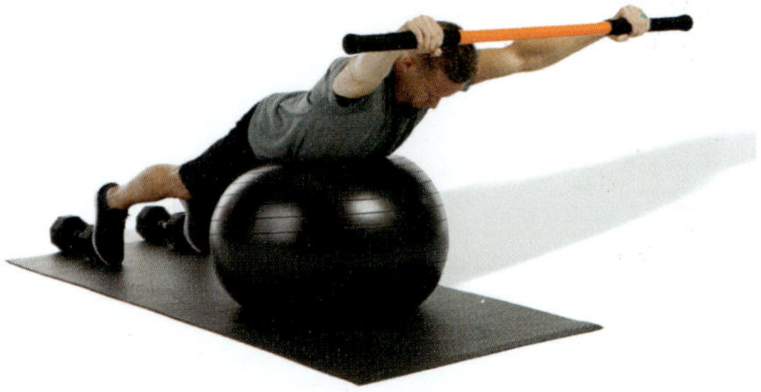

볼 콤보2 막대 사용 – 프레스

팔꿈치와 손목(Elbow and Wrist)

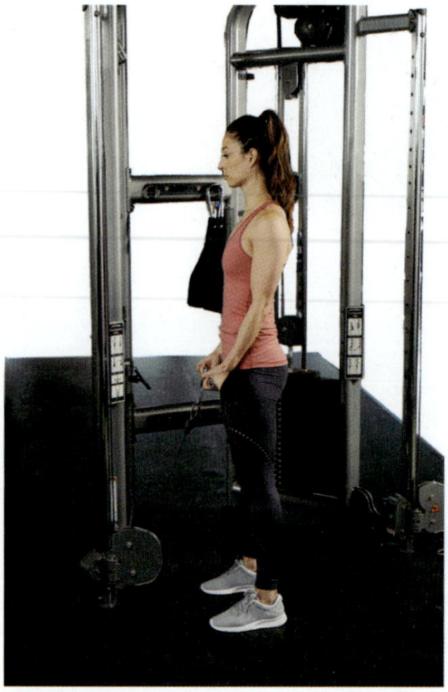

스탠딩 팔꿈치 굽힘–시작

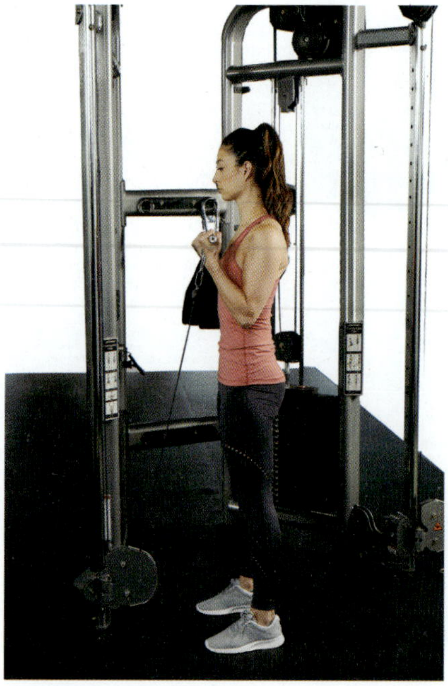

스탠딩 팔꿈치 굽힘–마무리

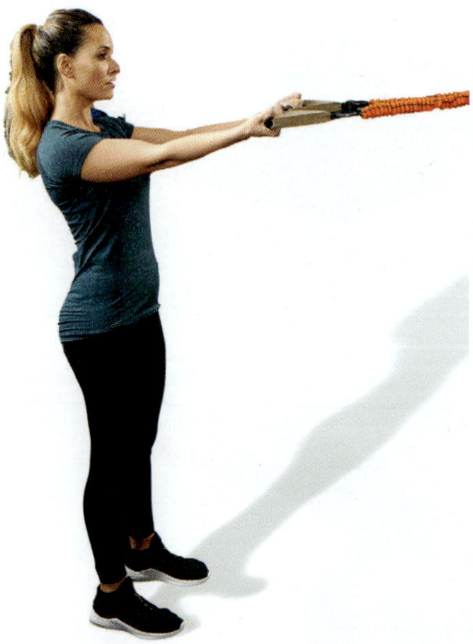

스탠딩, 어깨 굽힘 상태에서 팔꿈치 굽힘–시작

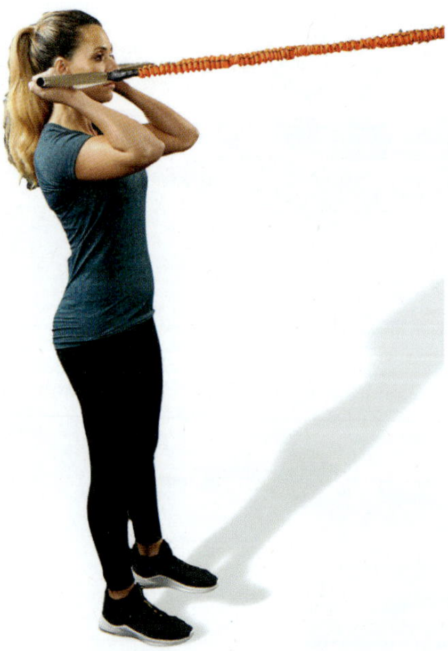

스탠딩, 어깨 굽힘 상태에서 팔꿈치 굽힘–마무리

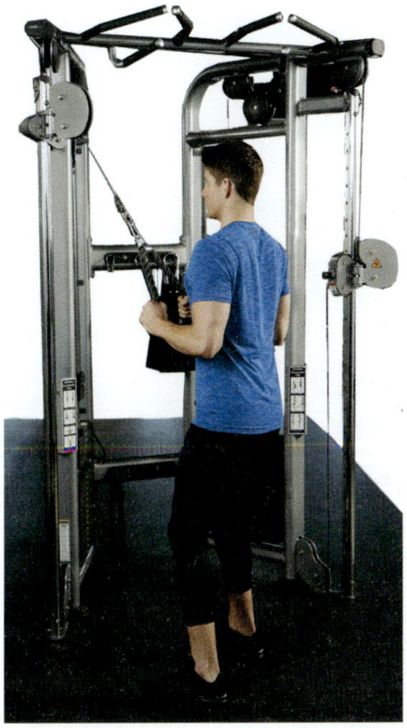

스탠딩 팔꿈치 폄–시작

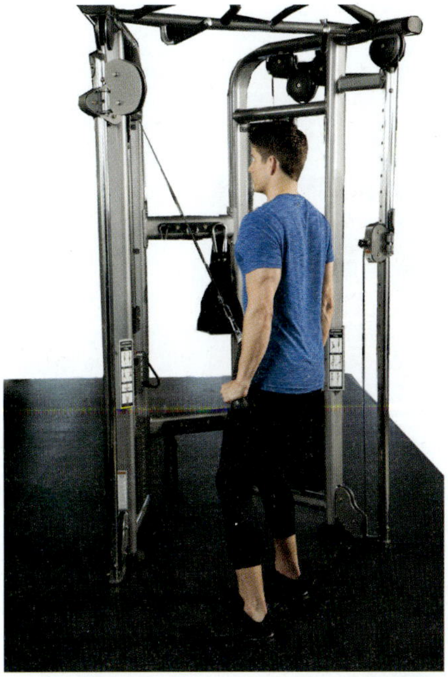

스탠딩 팔꿈치 폄–마무리

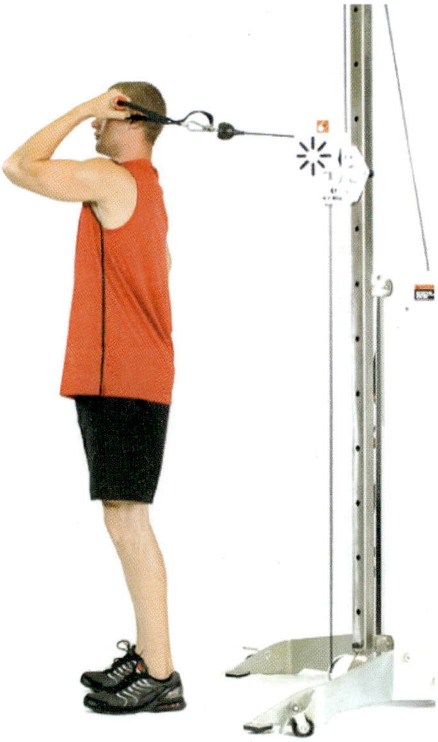

스탠딩, 어깨 굽힘 상태에서 팔꿈치 폄–시작

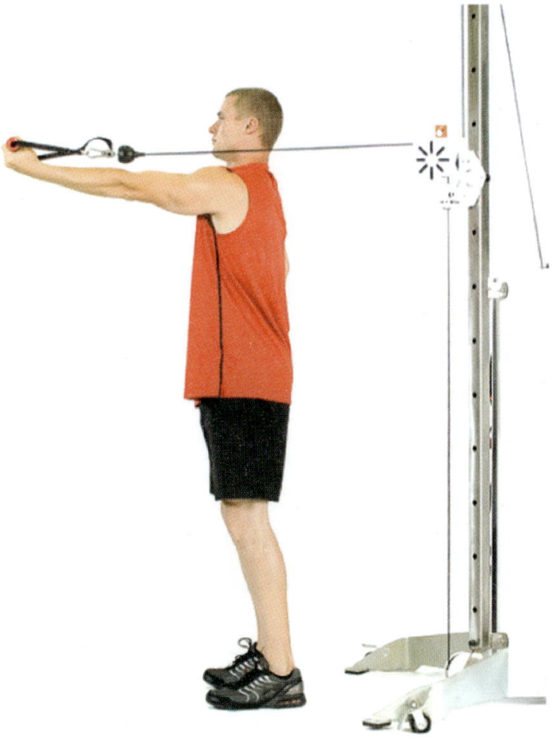

스탠딩, 어깨 굽힘 상태에서 팔꿈치 폄–마무리

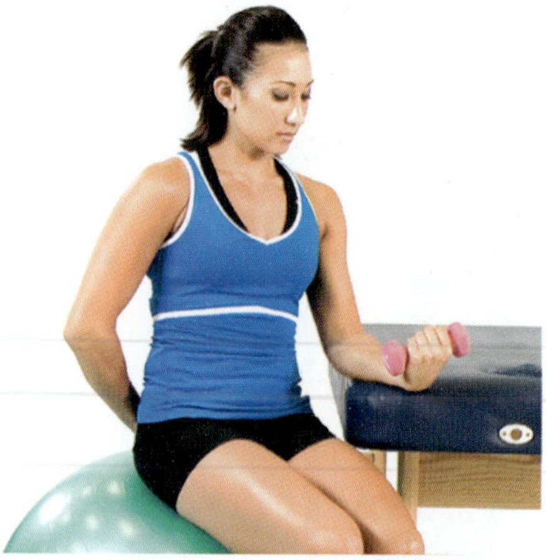

손목 굽힘

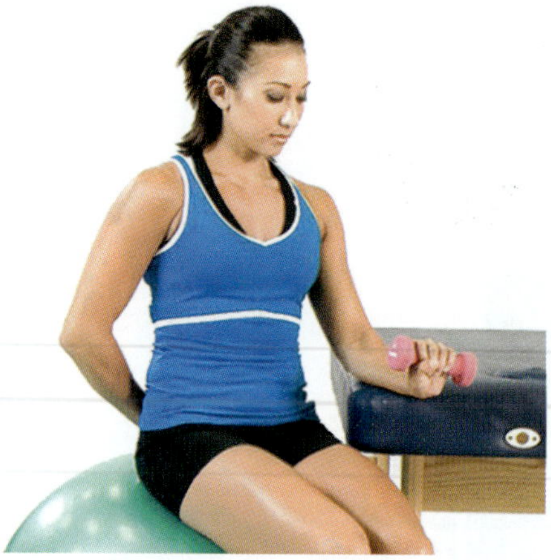

손목 폄

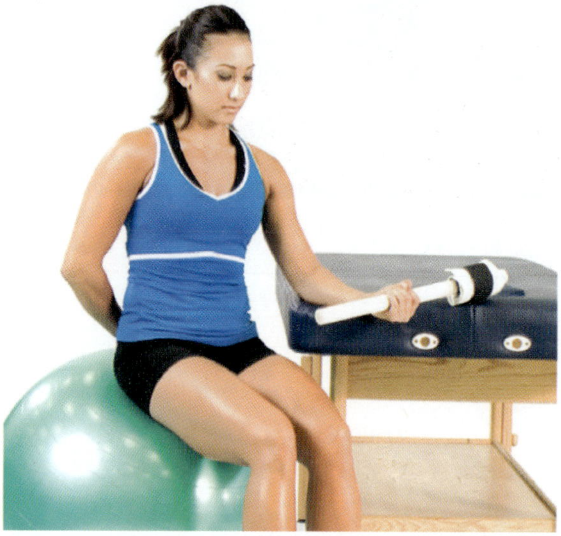

손목 뒤침

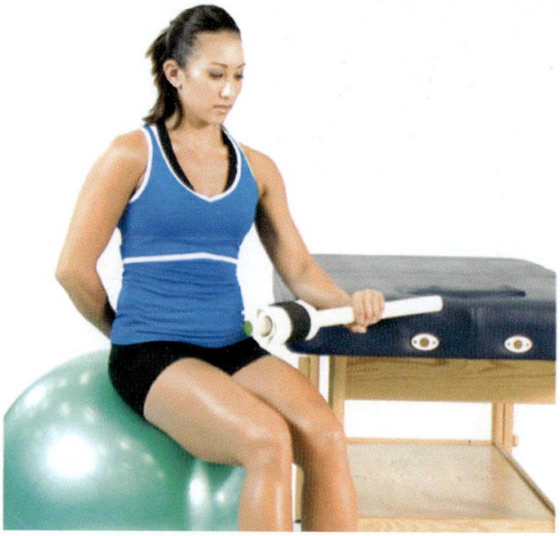

손목 엎침

목뼈(Cervical Spine)

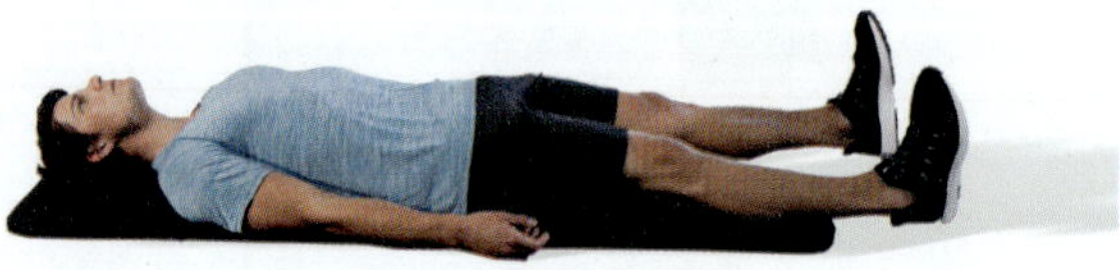

수파인 턱 당기기–시작

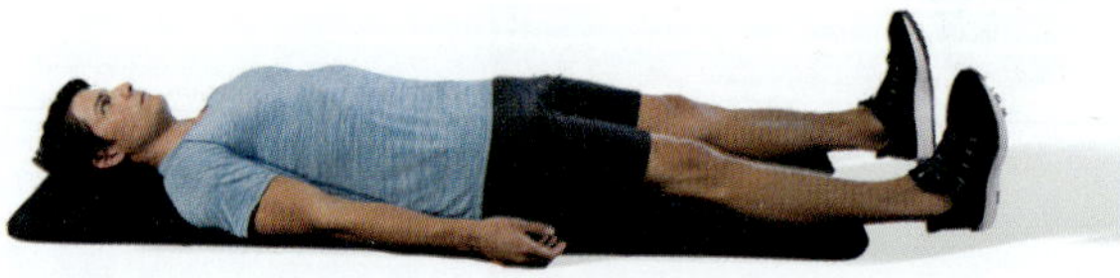

수파인 턱 당기기–마무리

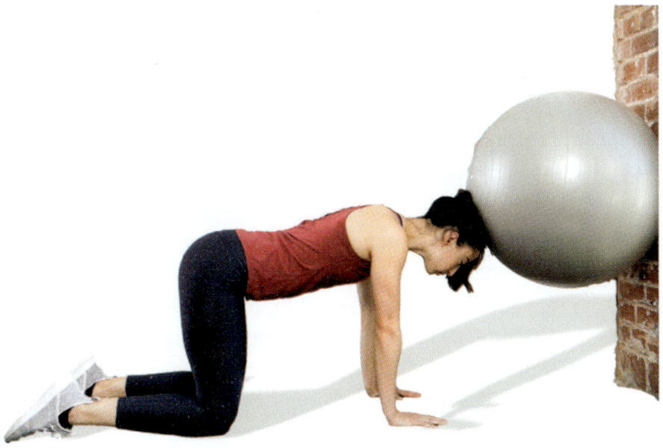

볼 이용해서 엎드려 턱 당기기-시작

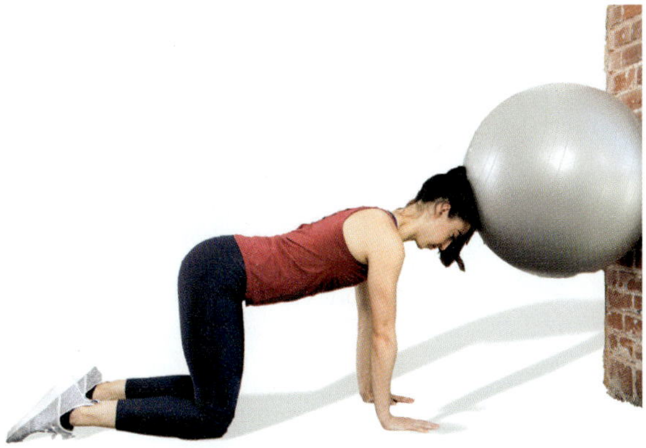

볼 이용해서 엎드려 턱 당기기-마무리

요약

평가 과정은 근육의 과활성과 저활성을 간파하는 데 도움이 된다. 교정 운동 연속체의 첫 두 단계를 통해 최적의 ROM을 제한하는 근육을 억제하고 늘이는 것이 우선이다. 그 다음에 활동성이 낮아서 불필요한 움직임을 안정화시키지 못하거나 신장성 감속을 못해주는 근육을 파악해서 강화해야 한다. 고립으로 근육을 선택해 활성화시켜 강화한다. 이러한 동작을 반복할 때는 신장성 움직임의 제어에 중점을 두고 느린 속도로 시행한다. 활성화될 대상 근육이 적절히 사용되지 않으면 협력 효과를 내는 근육들이 대신 주동근 역할을 해서 불균형이 지속된다. 대상 근육을 고립으로 활성화하면 근육 내 협응, 운동 단위 활성화, 동기화, 활성도를 증가시킨다. 저활성화되어 있던 근육이 새로운 ROM에 걸쳐서 힘을 낼 수 있게 된다면 교정 운동 전문가는 통합 훈련 단계로 넘어가서 움직임 패턴 전반에서 일어나는 근육 간 협응 및 개선을 위해 훈련할 수 있다.

참고 문헌

American College of Sports Medicine (ACSM). (2009). Progression models in resistance training for healthy adults. *Medicine & Science in Sports & Exercise*, *41*(3), 687–708. https://doi.org/10.1249/mss.0b013e3181915670

Bell, D. R., Oates, D. C., Clark, M. A., & Padua, D. A. (2013). Twoand 3-dimensional knee valgus are reduced after an exercise intervention in young adults with demonstrable valgus during squatting. *Journal of Athletic Training*, 48(4), 442–449. https://doi.org/10.4085/1062-6050-48.3.16

Bruhn, S., Kullmann, N., & Gollhofer, A. (2004). The effects of a sensorimotor training and a strength training on postural stabilisation, maximum isometric contraction and jump performance. *International Journal of Sports Medicine*, *25*(1), 56–60.

Choi, J. H., Kim, D. E., & Cynn, H. S. (2019). Comparison of trunk muscle activity between traditional plank exercise and plank exercise with isometric contraction of ankle muscles in subjects with chronic low back pain. *Journal of Strength and Conditioning Research*. https:doi.org/10.1519/JSC.0000000000003188

de Souza, R. V., & Araújo, V. L. (2016). The effect of eccentric training on tissue repair in individuals with Achilles tendinopathy: A literature review. *Manual Therapy, Posturology & Rehabilitation Journal, 14*, 1–8. https://doi.org/10.17784/mtprehabJournal.2016.14.378

Deasy, M., Leahy, E., & Semciw, A. I. (2016). Hip strength deficits in people with symptomatic knee osteoarthritis: A systematic review with meta-analysis. *Journal of Orthopaedic & Sports Physical Therapy, 46*(8), 629–639.

Deli, C. K., Fatouros, I. G., Paschalis, V., Georgakouli, K., Zalavras, A., Avloniti, A., Koutedakis, Y., & Jamurtas, A. Z. (2017). A comparison of exercise-induced muscle damage following maximal eccentric contractions in men and boys. *Pediatric Exercise Science, 29(3), 316–325. https://doi.org/10.1123/pes.2016-0185*

Douglas, J., Pearson, S., Ross, A., & McGuigan, M. (2017). Chronic adaptations to eccentric training: A systematic review. *Sports Medicine, 47*(5), 917. https://doi.org/10.1007/s40279-016-0628-4

Earl-Boehm, J. E., Bolgla, L. A., Emory, C., Hamstra-Wright, K. L., Tarima, S., & Ferber, R. (2018). Treatment success of hip and core or knee strengthening for patellofemoral pain: Development of clinical prediction rules. *Journal of Athletic Training, 53*(6), 545–552. https://doi.org/10.4085/1062-6050-510-16

Enoka, R. M. (2015). *Neuromechanics of human movement* (5th ed.). Human Kinetics.

Gois, M. O., Campoy, F. A., Alves, T., Ávila, R. P., Vanderlei, L. C., & Pastre, C. M. (2014). The influence of resistance exercise with emphasis on specific contractions (concentric vs. eccentric) on muscle strength and post-exercise autonomic modulation: a randomized clinical trial. *Brazilian Journal of Physical Therapy, 18*(1), 30–37.

Hody, S., Croisier, J.-L., Bury, T., Rogister, B., & Leprince, P. (2019). Eccentric muscle contractions: Risks and benefits. *Frontiers in Physiology, 10*, 536. https://doi.org/10.3389/fphys.2019.00536

Kollock, R. O., Andrews, C., Johnston, A., Elliott, T., Wilson, A. E., Games, K. E., & Sefton, J. M. (2016). A meta-analysis to determine if lower extremity muscle strengthening should be included in military knee overuse injury-prevention programs. *Journal of Athletic Training, 51*(11), 919–926. https://doi.org/10.4085/1062-6050-51.4.09

Lepley, L. K., & Butterfield, T. A. (2017). Shifting the current clinical perspective: isolated eccentric exercise as an effective intervention to promote the recovery of muscle after injury. *Journal of Sport Rehabilitation, 26*(2), 122–130. https://doi.org/10.1123/jsr.2017-0008

Lepley, L. K., Lepley, A. S., Onate, J. A., & Grooms, D. R. (2017). Eccentric exercise to enhance neuromuscular control. *Sports Health, 9*(4), 333–340. https://doi.org/10.1177/1941738117710913

Lepley, L. K., & Palmieri-Smith, R. M., (2014). Cross-education strength and activation after eccentric exercise. *Journal of Athletic Training, 49*(5), 582–589. https://doi.org/10.4085/1062-6050-49.3.24

Lorenz, D., & Reiman, M. (2011). The role and implementation of eccentric training in athletic rehabilitation: Tendinopathy, hamstring strains, and ACL reconstruction. *International Journal of Sports Physical Therapy, 6*(1), 27–44.

Maeo, S., Shan, X., Otsuka, S., Kanehisa, H., & Kawakami, Y. (2018). Neuromuscular adaptations to work-matched maximal eccentric versus concentric training. *Medicine & Science in Sports & Exercise, 50*(8), 1629–1640. https://doi.org/10.1249/MSS.0000000000001611

Mennell, J. M. (1964). *Joint pain: Diagnosis and treatment using manipulative techniques*. Little Brown & Co.

Mirzaie, G., Kajbafvala, M., Rahimi, A., Manshadi, F. D., & Kalantari, K. K. (2016). Altered hip mechanics and patellofemoral pain. A review of literature. *Ortopedia, Traumatologia, Rehabilitacja, 18*(3), 215–221.

Prasartwuth, O., Suteebut, R., Chawawisuttikool, J., Yavuz, U. S., & Turker, K. S. (2019). Using first bout effect to study the mechanisms underlying eccentric exercise induced force loss. *Journal of Bodywork and Movement Therapies, 23*(1), 48–53. https://doi.org/10.1016/j.jbmt.2017.11.008

Reidy, P. T., Lindsay, C. C., McKenzie, A. I., Fry, C. S., Supiano, M. A., Marcus, R. L., LaStayo, P. C., & Drummond, M. J. (2018, July). Aging-related effects of bed rest followed by eccentric exercise rehabilitation on skeletal muscle macrophages and insulin sensitivity. *Experimental Gerontology, 107*, 37–49. https://doi/10.1016/j.exger.2017.07.001

Roig, M., O'Brien, K., Kirk, G., Murray, R., McKinnon, P., Shadgan, B., & Reid, W. D. (2009). The effects of eccentric versus concentric resistance training on muscle strength and mass in healthy adults: A systematic review with meta-analysis. *British Journal of Sports Medicine, 43*(8), 556–568. https://doi/10.1136/bjsm.2008.051417

Schoenfeld, B. J., Contreras, B., Tiryaki-Sonmez, G., Willardson, J. M., & Fontana, F. (2014). An electromyographic comparison of a modified version of the plank with a long lever and posterior tilt versus the traditional plank exercise. *Sports Biomechanics, 13*(3), 296–306. https:doi.org/10.1080/14763141.2014.942355

Shadle, I. B., & Cacolice, P. A. (2017). Eccentric exercises reduce hamstring strains in elite adult male soccer players: A critically appraised topic. *Journal of Sport Rehabilitation, 26*(6), 573–577. https://doi.org/10.1123/jsr.2015-0196

Tyler, T. F., Schmitt, B. M., Nicholas, S. J., & McHugh, M. P. (2017). Rehabilitation after hamstring-strain injury emphasizing eccentric strengthening at long muscle lengths: Results of long-term follow-up. *Journal of Sport Rehabilitation, 26*(2), 131–140. https://doi.org/10.1123/jsr.2015-0099

CHAPTER 6

통합 기법

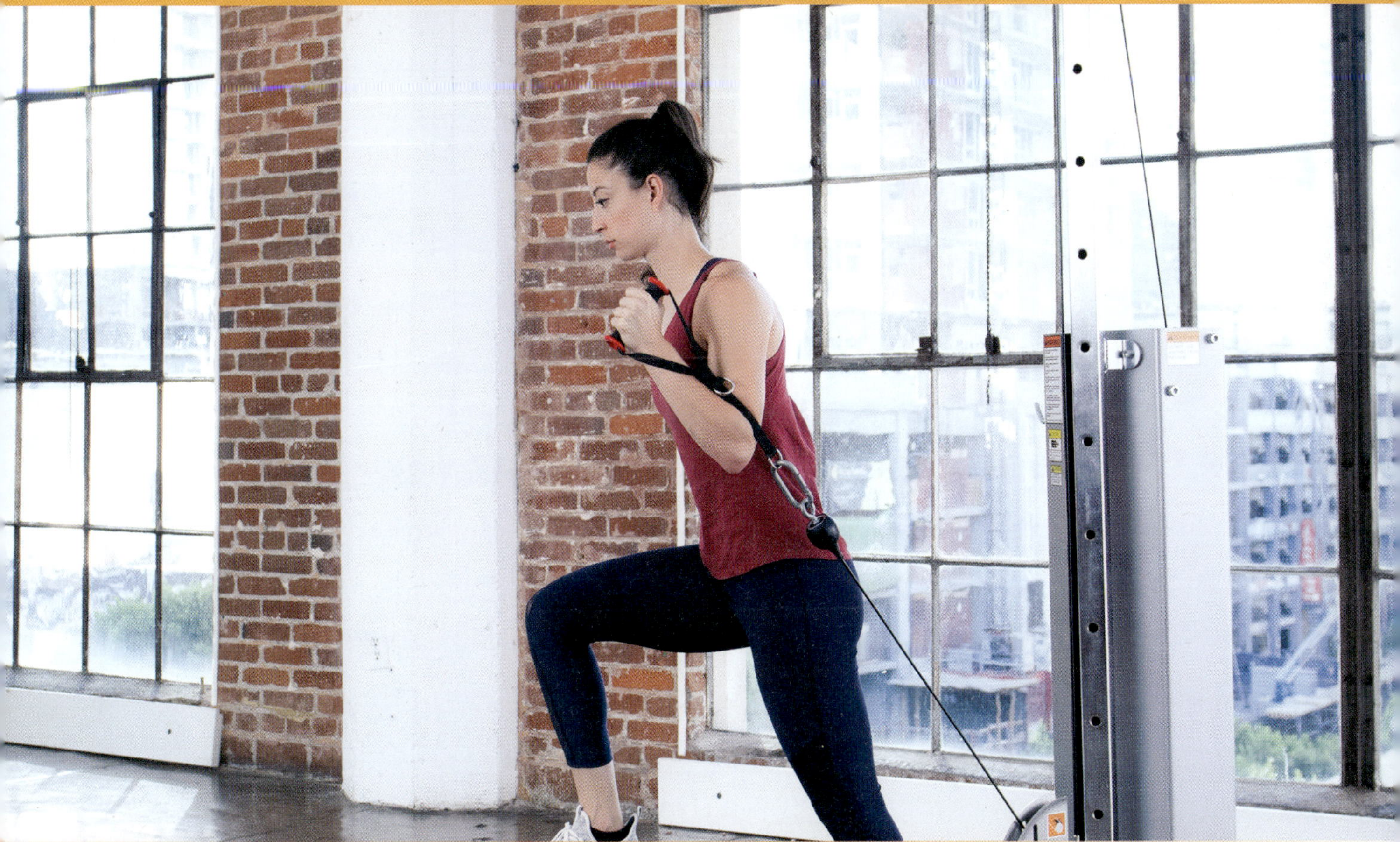

학습 목표

- 교정 운동 프로그램에서 통합 기법의 기능을 설명할 수 있다.
- 교정 운동 프로그래밍에 사용할 통합 기법을 구분할 수 있다.
- 통합 기법에 대한 적용 지침을 설명할 수 있다.

개요

교정 운동 연속체의 네 번째이자 마지막 단계는 통합 기법이다(그림 6-1). 통합 기법은 인체 움직임 시스템(HMS)을 기능적, 협력적 움직임 패턴으로 재교육하는 데 사용된다. 다중 관절 작용과 다중 근육 협력 효과는 신경근 조절을 재확립하는 데 도움이 되며, 관련된 근육의 조화로운 움직임을 증진한다. 교정 운동 연속체의 처음 세 단계는, 비유하자면 오케스트라에서 개인적으로 악기를 꺼내 공연의 재교육 및 개선을 위해 연습하는 것이다. 네 번째 단계에서는 개별 악기를 오케스트라에 합류시켜 통합된 단위로 다른 사람들과 조화롭게 연주하는 방법을 다시 배우는 단계이다.

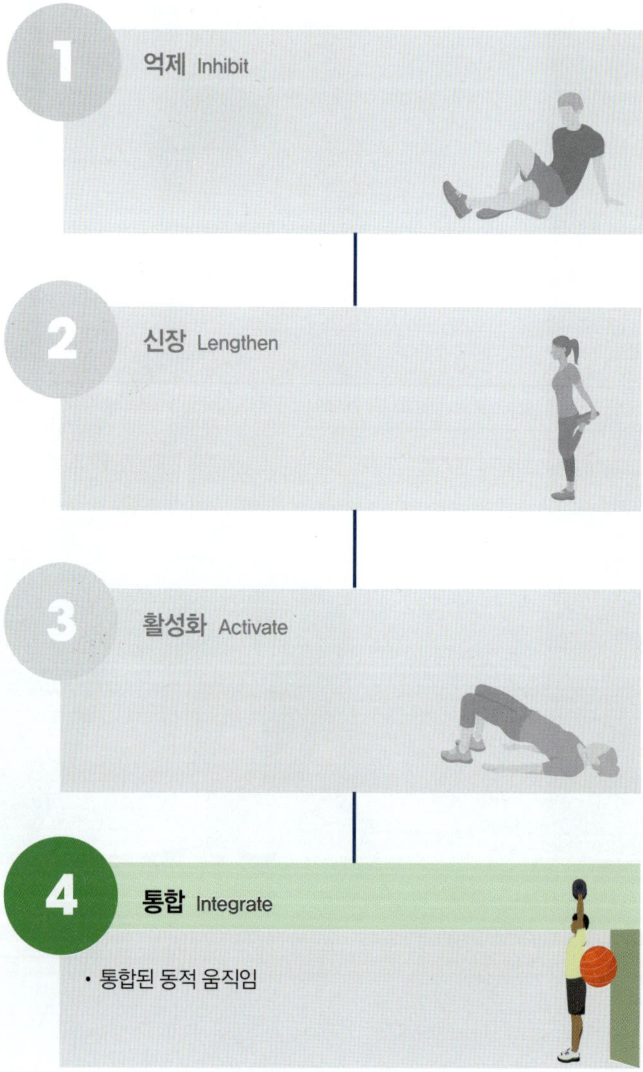

그림 6-1 교정 운동 연속체: 통합

회원 접수 및 평가 과정에서 교정 운동 전문가는 고객의 목표와 요구 사항에 대한 귀중한 정보를 얻는다. 가령, 고객의 목표는 전력 질주 속도를 높이는 것이지만 평가하는 동안 다리(하지) 역학이 좋지 않다는 것을 확인했다고 하자. 궁극적인 목표는 변함없이 전력 질주 속도를 높이는 것이지만, 훈련 초기에는 전력 질주 자체에 대한 훈련은 제한하고 오히려 구조적 통합성과 신경근 효율성을 확립하는 데 초점을 맞춰야 한다.

교정 운동 연속체의 초기 3단계는 개별 근육에 주의를 기울인다. 연속체 모델의 통합 운동 단계에서는 협응된 움직임 패턴을 통한 자유로운 조절 능력에 중점을 둔다. 움직임의 효율성은 처음에 제한된 저항, 느린 템포, 높은 반복으로 연습되어 고객은 복잡성이나 속도를 올리기 전에 질 높은 움직임을 연습하고 수정할 수 있다.

통합된 동적 움직임

일단 적절한 근육들이 억제 및 신장되고 다른 근육이 우선적인 고립적 근력 강화를 통해 활성화되고 나면 통합된 동적 움직임을 사용하여 통합 기법을 수행할 수 있다. 통합된 동적 움직임은 하체, 허리-골반-엉덩관절 복합체(LPHC) 및 상체가 각각 협응하는 일련의 동적 전신 운동이다. 종합적으로 보면 통합된 동적 움직임은 다평면 신경근 제어 능력을 증가시켜 HMS의 기능적 능력을 향상시킨다. 이것은 움직임 동안 주동근, 길항근, 협력근, 안정근 및 중립근(neutralizer muscles)의 협력 작용에 초점을 맞춘 운동을 통해 달성된다. 이 장의 나머지 부분에서는 통합된 동적 움직임에 대한 과학적 근거를 검토하고 통합된 동적 움직임 운동을 위한 적용 지침을 제시한다.

통합된 동적 움직임에 대한 과학적 근거

통제된 환경에서 집중적으로 움직임을 시행하면 동작을 취할 때 신장성 감속, 안정화 및 가속하는 능력에 대한 반복 숙달이 가능하다. 수행능력과 신경근 제어가 시간에 따라 향상되면 통합된 움직임은 속도, 저항, 충격력, 다변량 패턴 및 방향 패턴 등이 추가된, 더 역학적으로 복잡한 동작으로 발전된다. 연구들에 따르면 엉덩관절 근육 약화로 인해 이마면 및 수평면에서 엉덩관절, 무릎 및 몸통의 신장성 제어(감속) 문제로 다리 부상이 발생하는 것으로 나타났다(Boling & Padua, 2013). 통합 운동 초기에는 신장성 감속을 천천히 연습하여 움직임을 조정할 수 있도록 하는 데 중점을 둔다. 고립된 단축성 근육 활동에 비해 신장성 단계 동안 더 큰 폭의 근력 증가가 이루어지지만(Gois et al., 2014; Maeo et al., 2018; Roig et al., 2008), 대부분의 근육 손상, 염증, 근육 기능장애 및 근육통도 이때 발생한다. 따라서 특히 새로 운동을 시작하는 사람의 경우 세트 수를 제한하는 것이 좋다(Ives et al., 2017).

기억해야 할 점은 운동하는 동안 주동근은 단축성 또는 신장성 근육 작용에 관계없이 특정 관절 작용의 주작용근이라는 점이다. 예를 들어, 큰가슴근(대흉근)은 가슴에서 미는 체스트 프레스 동작을 취할 때 어깨 수평 모음에서 단축성 수축을 도맡은 주요 근육이다. 이 큰가슴근은 체스트 프레스의 신장성 부분에서 감속을 담당하고 있기도 한다. 협력근은 주동근을 도와주는 역할을 한다. 길항근은 특정 관절 작용에서 주동근과 반대 작용을 하는 근육이다. 안정근은 근육의 이는곳(기시점)에서 바람직하지 않은 움직임이 일어나지 않도록 제한하거나 바로잡는 근육이다. 중립근은 근육의 닿는곳(정지점)에서 바람직하지 않은 움직임이 일어나지 않도록 제한하거나 바로잡는다. 이 모든 근육들은 전신 통합 운동 동안 HMS의 근육 활동 범위 전반에 걸쳐 신경근 효율성과 인간 움직임을 최적화시켜 자유롭게 제어하게 된다.

근육 간 협응
Intermuscular coordination

신체의 여러 근육이 함께 협력하여 종합적이고 정제된 움직임을 가능하게 하는 능력

HMS에 대한 도전은 다양한 방식으로 일어난다. 다관절 운동은 원하는 결과를 얻기 위해서 더 큰 근육 간 협응(intermuscular coordination)을 촉진하고 요구하기 때문에 자주 사용된다(Enoka, 2015). 근육 간 협응은 신체의 여러 근육이 함께 협력하여 종합적이고 정제된 움직임을 가능하게 하는 능력이다. 한쪽 운동과 양쪽 운동 모두 수행 능력 측정치를 높이는 데 효과적이며 한쪽 운동은 한쪽의 수행 능력에 더 큰 영향을 미친다(McCurdy et al., 2005). 흥미롭게도 편측으로 한쪽을 강화했을 경우 반대쪽 사지의 근력도 증가한다(Manca et al., 2017). 이 사실을 적용할 방법은 많지만, 고객이나 운동선수의 경우 우세하지 않은 쪽 팔다리(사지)를 더 잘 준비하기 위한 방법의 일환으로 우세한 쪽 사지를 먼저 운동하는 방법이 있다. 오버헤드(통합된 동적 움직임에 자주 사용됨), 기립 자세의 운동, 한쪽 및 양쪽 운동은 코어 근육계에 부하를 증가시킨다(Saeterbakken & Fimland, 2012). 예를 들어, 한쪽 체스트 프레스 운동은 코어 근육을 더 많이 동원한다(Bray et al., 2010). 동적 운동의 일환으로 상체와 하체, 한쪽 및 양쪽 운동을 수행할 때 코어 근육은 상하 및 좌우를 통합하여 전반적인 근육 간 협응을 일으킨다.

모든 운동면에서 이루어지는 다관절 운동은 한쪽 및 양쪽 자세 모두에서 근육 간 협응을 증가시키고 신경근 시스템을 재훈련하여 기능적 활동 중에 적절한 자세 정렬을 유지하도록 한다. 따라서 통합된 동적 움직임의 목적은 고객의 기능적 요구에 맞춰 점진적인 방식으로 높은 수준의 근육 간 협응(신경근 효율성)을 촉진하는 것이다. 이렇게 함으로써 자세가 조절되고 부상에 대한 저항력이 증가한다.

통합된 동적 움직임은 이상적인 자세에서 낮은 부하를 가하면서 제어된 움직임으로 시행한다. 이렇게 할 때 동작 시작부터 관절이 적절한 정렬을 유지하고 근육은 적절한 길이-장력 관계로 기능하며 협력근 동원이 최적으로 이루어진다. 통합 기법은 운동 후반부에 고급 운동 프로그래밍을 위한 준비가 될 수도 있다. 통합된 동적 움직임의 예시로는 오버헤드 프레스와 함께 하는 볼 스쿼트가 있다(그림 6-2).

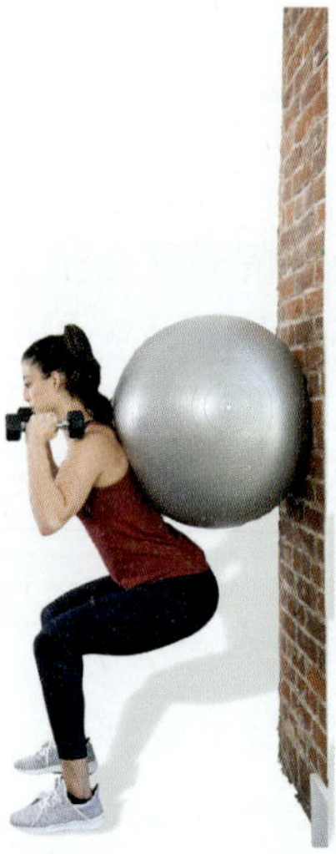

그림 6-2A 오버헤드 프레스와 함께 하는 볼 스쿼트-시작

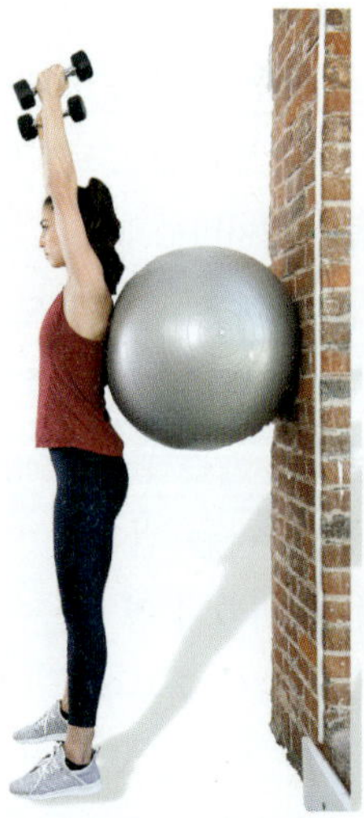

그림 6-2B 오버헤드 프레스와 함께 하는 볼 스쿼트-마무리

통합된 동적 움직임의 중요성은 움직임 패턴 자체뿐만 아니라 움직임 패턴의 더 잘할 수 있도록 하는 진전도 상승(progress) 과정에도 있다. 예를 들어, 기본 운동은 안정적인 자세에서 시행되는 양다리 운동(예: 덤벨 스쿼트)으로 구성된다. 여기에서 한 단계 진행하면 다리를 교대로 사용하거나 서서 다리를 교대로 딛는 운동(즉, 스텝 업)이 되고, 그 다음에 런지, 그 다음엔 한쪽 다리를 사용하는 지지 운동(예: 싱글 레그 스쿼트), 그 다음 단계에는 보다 동적인 움직임(폴짝 뛰는 동작 등)을 수행한다(**그림 6-3**부터 **6-5**까지). 이 진행은 먼저 시상면에서 수행한 다음 이마면(옆에서 옆으로) 및 수평면(회전)으로 단계를 올려서 진행할 수 있다. 상체 운동, 운동면 및 안정성에 대한 도전도 통합에 추가할 수 있다.

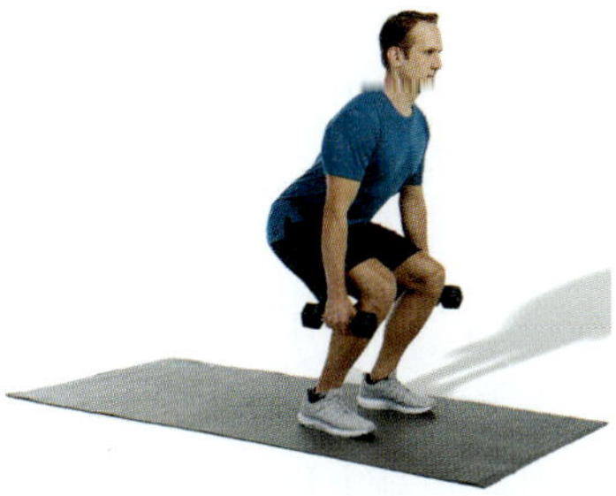

그림 6-3 통합된 동적 움직임 진행 샘플 –두 다리

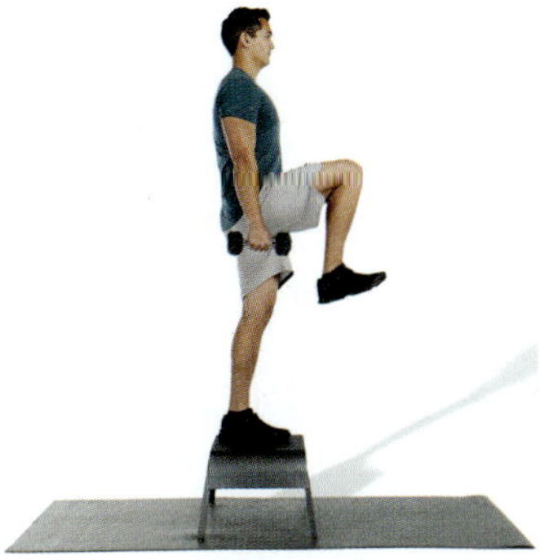

그림 6-4 통합된 동적 움직임 진행 샘플 –다리 교대

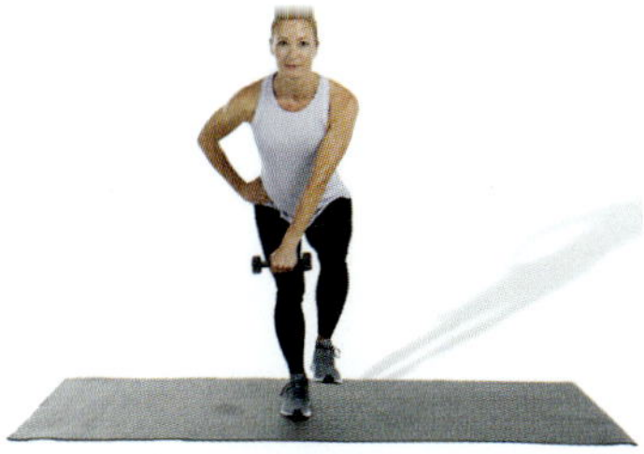

그림 6-5 통합된 동적 움직임 진행 샘플 –한쪽 다리

전문적으로 알아보기

불안정한 환경에서 저항 트레이닝의 활용

하프 폼 롤러, 워블 보드, 부드러운 매트 및 공기가 채워진 주머니와 같이 운동을 수행할 때 불안정한 표면을 제공하는 도구가 많다. 연구에 따르면 이러한 도구들은 근력이나 파워를 기르는 데 이상적이지 않지만 공동 활성화 및 자세 조정을 통해 운동 조절 능력을 증가시키는 것으로 나타났다. 길항적 동시 수축을 증가시키면 관절 강성을 증가시키는 데 도움이 되어 요통 및 기타 재활 응용 분야에서 적용할 수 있다(Behm & Colado, 2012). Behm 등(2015)의 메타 분석에 따르면 불안정한 상황에서 운동한 결과 연령에 따라 다양한 훈련 효과가 나타났다. 청소년과 젊은 성인은 근력, 근지구력 및 파워에서 서로 다른 개선 사항을 경험했다. 이와 대조적으로 노인들은 정적 및 동적 균형에서 가장 큰 개선을 보였다. 불안정한 환경이 강한 근력을 키우는 주요 수단이 되어서는 안 되지만 여러 인구를 위한 다양한 훈련 결과를 지원하는 데 도움이 될 수 있다. 물론 고객이 이런 운동을 수행할 요건을 충족해야 한다.

통합 기법에 대한 적용 지침

교정 운동 연속체의 처음 세 개의 구성 요소를 통해 ROM 증가에 초점을 맞춘 이후, 확장된 ROM에 근력을 쓰기 위해 고립된 근육을 강화한 뒤 통합 운동 패턴을 시작한다. 이를 통해 상체, LPHC 및 하체가 함께 동작하여 운동 효율성을 훈련하고 운동 학습 및 제어법을 익힌다. 보상 효과로 다리의 기능장애만 보인다면 문제되는 부위가 신체의 다른 부분과 잘 움직이는 연습을 할 수 있도록 전신 통합 운동을 시행하는 것이 여전히 중요하다. 팔 또는 LPHC도 마찬가지이다. 움직임 보상 효과가 어느 부위에서 나타나든 전체 시스템에서 움직임 효율성을 최적화하는 데 도움이 되도록 교정 운동 연속체를 따라야 한다.

주의 사항 및 금기 사항

통합된 동적 움직임 운동에 대한 주의 사항 및 금기 사항은 모든 운동에 대해 동일한 일반 지침을 따르며 표 6-1에서 볼 수 있다. 다시 말하지만, 선택한 운동이 적절하고 안전한지 확인하기 위해 통합된 동적 움직임 운동 전에 각 고객에 대한 평가를 수행하는 것이 중요하다.

표 6-1 통합된 동적 움직임에 대한 주의사항 및 금기 사항

주의 사항	금기 사항
■ 특수 인구 ■ 신경근 장애	■ 운동 중인 근육의 급성 손상이나 근육 좌상 또는 파열 ■ 영향을 받는 관절의 급성 류마티스 관절염 ■ 고객의 상태(임신, 관상동맥 질환 등)에 따른 운동 자세[엎드린 자세, 누운 자세, 머리가 아래로 경사지게 누운(decline) 자세] ■ 운동 중 관련된 관절의 급성 손상 ■ 통증

다리에 대한 통합적 고려 사항

점프 운동은 하체 통합 단계에서 진행된 운동으로 사용할 수 있다. 이를 위해 고객은 여러 평면에서 다양한 속도로 신경근 조절을 수행할 준비가 되었는지가 중요하다. 그러나 교정 프로그램에서 이 단계에 다다른 모든 사람이 점프 운동을 수행할 수 있는 신체적 능력을 가지고 있는 것은 아니다. 교정 운동 전문가는 고객을 수용하고 안전을 보장하기 위해 통합 움직임을 수정할 수도 있다. 이 섹션은 처음부터 점프 활동이 적합하지 않거나 장차 점프 운동을 원하는 고객을 위해 기능적 움직임을 제안하고 수행능력을 향상시키기 위한 코칭을 제시한다.

기능적 움직임 진행

점프 운동에 참여할 수 없는 고객을 위해서는 여러 면에서 전신 운동을 통합하는 기본적인 기능적 움직임을 통합된 동적 움직임으로 사용할 수 있다. 이러한 진행은 볼 스쿼트에서 시작하여 스텝 업, 런지, 싱글 레그 스쿼트(보다 안정적/정적 동작에서 보다 불안정한/동적 동작으로)로 발전시킬 수 있다. 각 운동에서 적절한 관절운동 및 신경근 제어를 위해 무릎을 발가락과 일직선으로 유지하고 무릎이 발에 대해 안쪽 또는 가쪽으로 돌아가지 않도록 고객에게 지시하는 것이 중요하다.

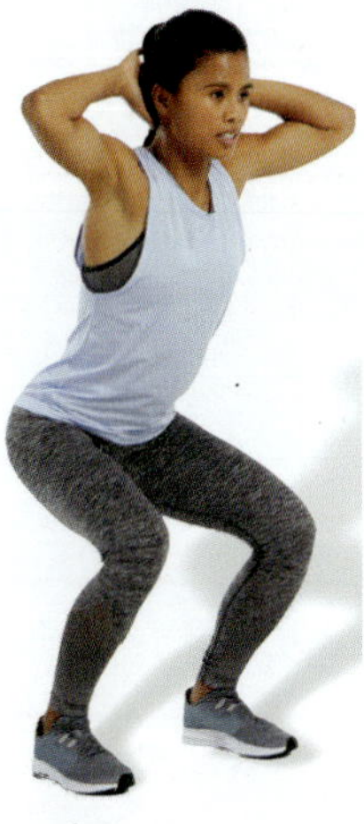
스쿼트

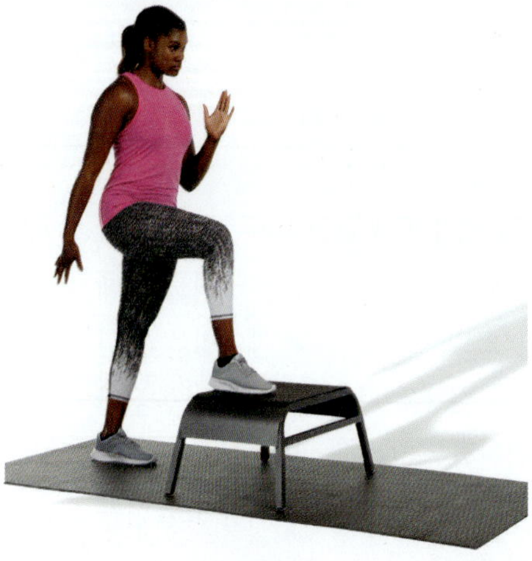
스텝 업

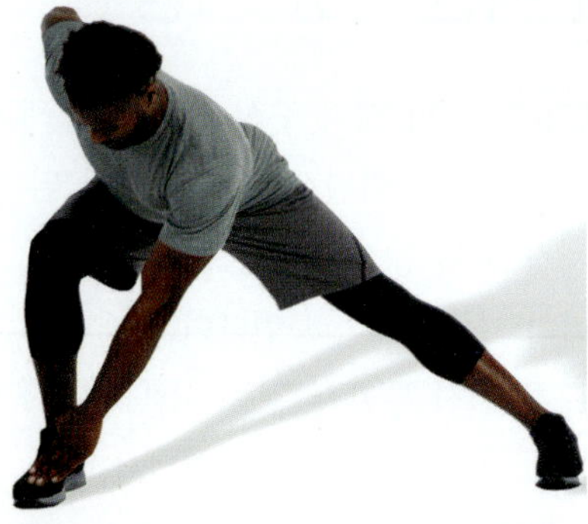
런지

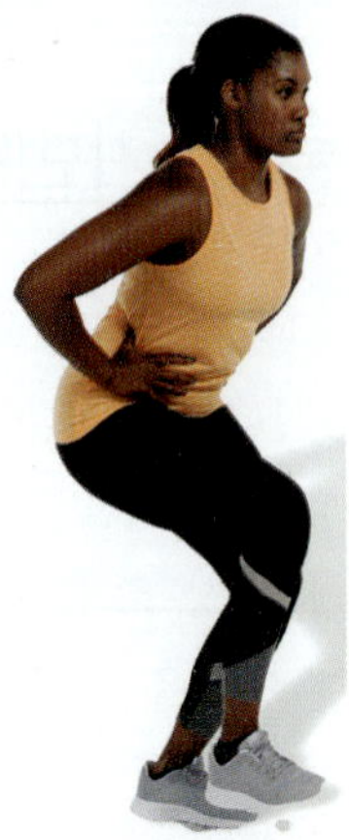
싱글 레그 스쿼트

다리 진전도 및 신경근골격 제어

신경근골격 제어 불균형은 **인대 우세(ligament dominance)**, **넙다리네갈래근 우세(quadriceps dominance)** 및 **다리 우세(leg dominance)**가 나타나는 운동을 하는 고객에게서 자주 보인다(Hewett & Bates, 2017; Padua et al., 2018). 이러한 용어는 불안정성, 부적절한 제어 및 비대칭적 근활성으로 인한 다리의 움직임을 나타낸다. 발과 발목, 무릎, LPHC의 적절한 통합을 강화하기 위해 상당히 다양한 움직임 유형들을 사용할 수 있으며 운동 자세 훈련에서 시작하여 여러 점프 훈련을 거쳐 커팅 훈련(cutting maneuver)까지 진행한다.

인대 우세로 인한 결손을 교정하기 위해 피트니스 전문가는 무릎을 외반(안쪽 변위) 및 내반(가쪽 변위) 동작이 아닌 굽힘과 폄을 할 수 있는 단일 평면(시상면) 경첩관절로 운동할 수 있도록 보여주면서 안내하고 지시해야 한다(Hewett & Bates, 2017; Padua et al., 2018). 전문가들은 또한 이마면에서 의도치 않는 무릎 움직임을 식별하고 교정할 수 있는 트레이닝 동작을 활용해야 한다.

시상면에서 무릎 움직임의 동적 제어는 신경근골격계에 자극을 주는 점진적 진행을 통해 가르칠 수 있다(Hewett & Bates, 2017; Padua et al., 2018). 인대 우세로 인한 결손을 교정하기 위해 피트니스 전문가는 먼저 개인이 적절한 자세와 기술을 인식하고 표 6-2에서 볼 수 있는 잘못되고 위험할 수 있는 자세를 인지하도록 가르쳐야 한다. 올바른 자세와 잘못된 자세를 구분하기 위해 개인은 태블릿, 스마트폰 카메라 또는 기타 기록 장치를 사용하여 영상으로 녹화하거나 거울 앞에서 운동하며 안쪽/가쪽 무릎 정렬을 인지해야 한다(Hewett & Bates, 2017; Padua et al., 2018; Taylor et al., 2017). 두 번째로 건강 및 피트니스 전문가는 바람직한 신경근골격 변화를 촉진하기 위해 올바른 자세와 기술에 대한 적절한 피드백을 부지런히 제공해야 한다. 피드백이 부적절하거나 부족하면 고객 또는 운동선수는 훈련 중 부적절한 기술을 강화할 수 있다(Hewett & Bates, 2017; Padua et al., 2018; Taylor et al., 2017).

인대 우세 Ligament dominance

다리의 이마면 안정성 감소로 인해 결합조직이 ROM을 제한하는 요인이 된다. 일반적으로 이런 현상은 자세의 외반이나 내반으로 확인할 수 있다.

넙다리네갈래근 우세 Quadriceps dominance

전방 사슬 근육에 비해 후방 사슬 근육의 근력 또는 동원 감소

다리 우세 Leg dominance

신경근골격 조절 또는 근육 동원에서 양다리 간의 비대칭. 동작을 취할 때 한쪽 다리를 선호하거나 부하를 더 주는 현상

표 6-2 신경근골격 조절 불균형 및 언어적 피드백

불균형	언어적 피드백 예시
인대 우세: 외반, 내반	▪ "무릎을 발의 두 번째, 세 번째 발가락과 일직선이 되도록 유지하세요."
무릎(네갈래근) 우세	▪ "착지할 때 무릎과 엉덩관절을 구부리세요." ▪ "무릎을 두 번째, 세 번째 발가락과 일직선이 되도록 유지하세요." ▪ "가볍게 착지하세요." ▪ "엉덩관절을 사용하면서 착지하여 충격을 흡수하세요."
다리 우세	▪ "착지할 때 양쪽 다리에 똑같이 무게를 실어주세요." ▪ "양발을 동시에 부드럽게 착지하세요."

운동선수의 기본 자세

동적 움직임 운동을 가르치기 전에 개인에게 적절한 운동 자세를 보여주어야 한다. 운동의 기본 자세를 취하기 위해서는 어깨는 뒤로 젖히고 시선을 높게 하며 발은 대략 어깨너비만큼 벌리고 무릎을 편안하게 구부리고 체중이 양발에 걸쳐 균형을 이루도록 하는데, 이러한 자세는 기능적으로 안정적인 자세이다. 무릎은 발볼 위에 있어야 하고 가슴은 무릎 위에 있어야 한다(Hewett et al., 1996; Myer et al., 2004). 이것은 개인의 준비 자세이며 운동 수행 중에 요구되는 대부분의 점프 운동을 위한 기능적 시작 자세이자 마무리 자세이다(그림 6-6).

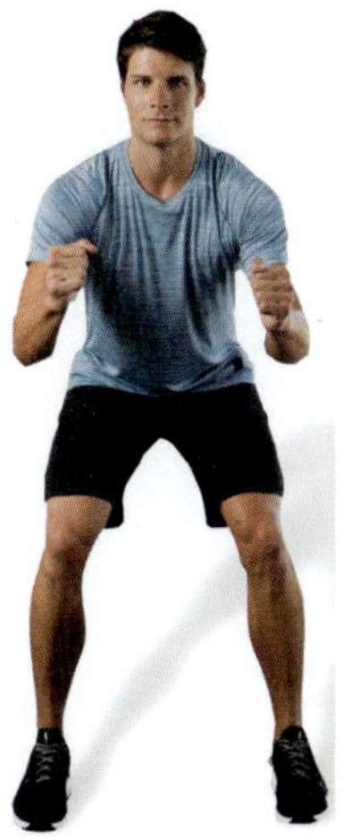

그림 6-6 운동선수의 기본 자세

월 점프

월 점프(wall jump)는 인대 우세 결손 수정을 위해 사용할 수 있는 통합된 동적 움직임 운동의 한 가지이다. 이 중저강도 점프 동작을 통해 피트니스 전문가는 운동선수의 무릎 외반 또는 내반 정도를 분석할 수 있다(Myer et al., 2005). 월 점프 동안 개인은 무릎 굽힘 각도를 크게 하지 않으며 대부분의 수직 운동은 발목 발바닥쪽 굽힘으로 한다(Myer et al., 2005). 상대적으로 곧게 펴진 무릎을 통해 무릎의 작은 안쪽이동 움직임도 시각적으로 쉽게 확인할 수 있다. 무릎의 안쪽이동 움직임이 관찰되면 피트니스 전문가는 이 중저강도 운동을 하는 동안 고객에게 말로써 피드백을 해주어야 한다. 이 피드백을 통해 운동선수는 수행하는 데 필요한 적절한 무릎 움직임을 인지하고 동작에 반영할 수 있다. 안쪽 무릎 움직임은 흔히 나타나는 부상 메커니즘이기 때문에 무릎 각도가 최대 신전에 가깝게 착지할 때 신경근골격 제어가 중요한다(Lopes et al., 2018).

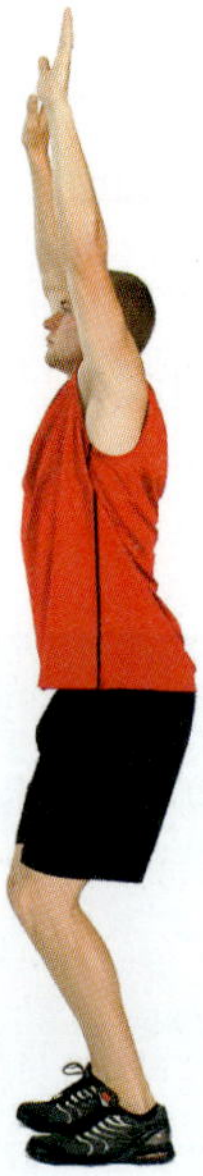

월 점프–시작
© Courtesy of National Academy of Sports Medicine

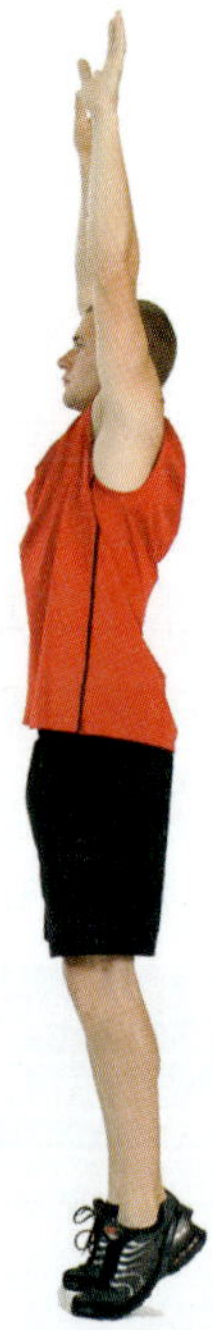

월 점프–마무리
© Courtesy of National Academy of Sports Medicine

턱 점프

인대를 많이 사용하는 운동선수에게 유용한 또 다른 운동은 턱 점프(tuck jump)이다. 이 운동은 때때로 평가로 사용되며, 월 점프와는 달리 고강도 운동으로 개인에게 높은 수준의 노력을 요구할 때 사용할 수도 있다. 턱 점프 운동을 할 때 피트니스 전문가는 점프할 때나 착지할 때 비정상적인 수준의 이마면 무릎 변위를 보이는 사람을 신속하게 파악할 수 있다. 일반적으로 사람들은 처음 몇 번 턱 점프를 반복할 때는 기술에 관심을 기울이지 않기 때문이다(Myer et al., 2005; Straube et al., 2013).

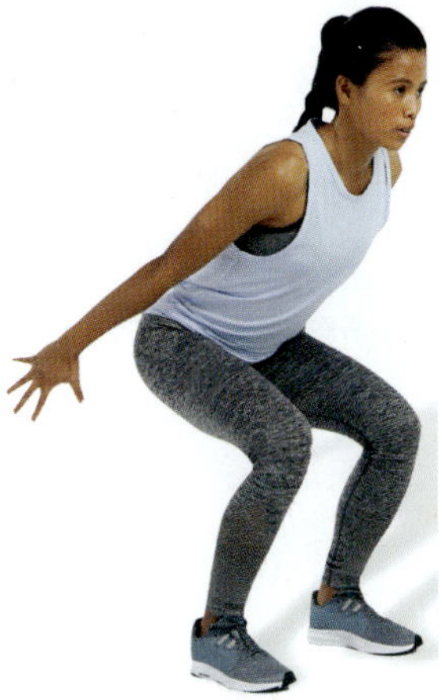

턱 점프–시작

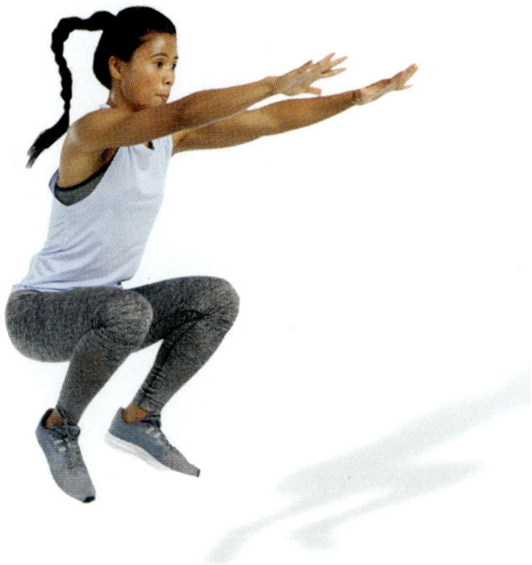

턱 점프–움직임

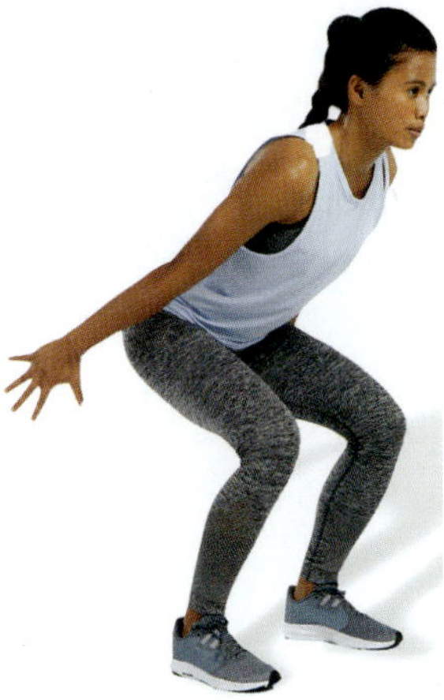

턱 점프–마무리

수평 점프 테스트

피트니스 전문가는 수평 점프 테스트 운동(양다리 멀리뛰기라고도 함)을 통해 개인이 시상면에서 움직임을 진행하는 동안의 무릎 움직임을 평가할 수 있다. 모든 움직임 평면에서 수행되는 동작에서 무릎의 동적 제어를 이루는 것은 경쟁적인 스포츠나 일상 활동에 적용할 수 있는 움직임상의 문제점을 해결하는 데서도 중요하다. 경기 중에 선수는 지면 반발력이 아닌 근육 활동의 결과로 엉덩관절 모음, 정강뼈 바깥돌림 및 발목 외번(가쪽번짐)이 나타나는 '동적 외반' 자세를 보일 수 있다(Hewett et al., 2005; Myer et al., 2005). 수평 점프는 중강도의 통합된 동적 움직임 운동으로 피트니스 전문가가 능동 외반을 평가하고 더 바람직한 기술에 대한 피드백을 제공할 수 있는 또 다른 기회가 된다. 이때의 피드백은 완벽한 기술로 점프할 때마다 개인이 인지할 수 있도록 돕는다. 수평 점프를 수행할 때 개인은 착지보다 점프에서 동적 외반을 보일 수 있다. 이러한 움직임 결함은 훈련 중에 확인하고 교정해야 한다. 또한 개인에게 5초 동안 착지(안정화) 자세를 유지하도록 지시해야 하는데, 이것은 더 긴 시간 동안 동적 무릎 제어를 하고 유지하도록 한다(Myer et al., 2005). 깊이 구부린 자세를 긴 시간 유지하면 피드백에 기반한 다리 정렬 조정을 돕고 궁극적으로 무릎의 이마면 정렬을 개선할 수 있다.

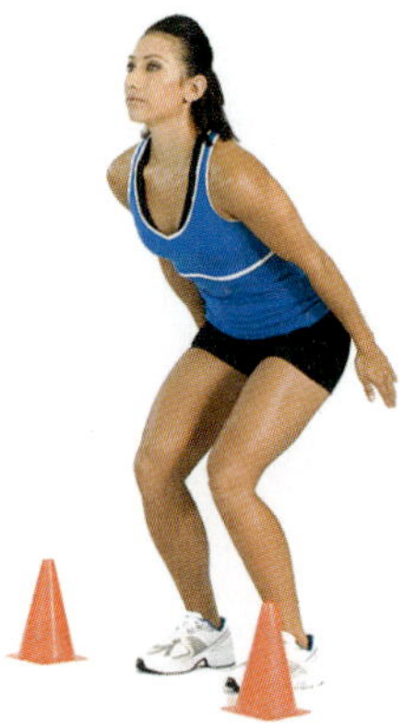

수평 점프 테스트–시작

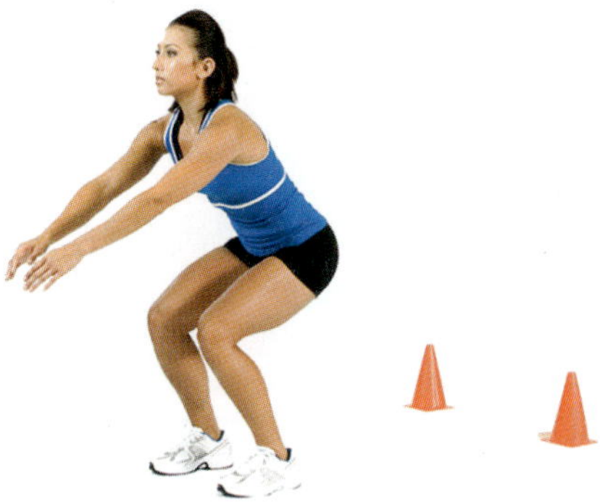

수평 점프 테스트–마무리

180도 점프

180도 점프는 신체가 수평면에서 회전함으로써 동적 신체 및 다리 제어를 가르치는 통합된 동적 움직임 운동이다. 180도 점프에서 만들어지는 회전력은 빠르게 흡수해서 반대 방향으로 전환해야 한다(Myer et al., 2005). 이 움직임은 위험할 수도 있는 회전력을 인지하고 제어하는 방법을 가르치는 데 있어 중요하며, 이 움직임을 통해 부상 위험을 줄이고 수행능력을 개선할 수 있다(Lopes et al., 2018; Padua et al., 2018).

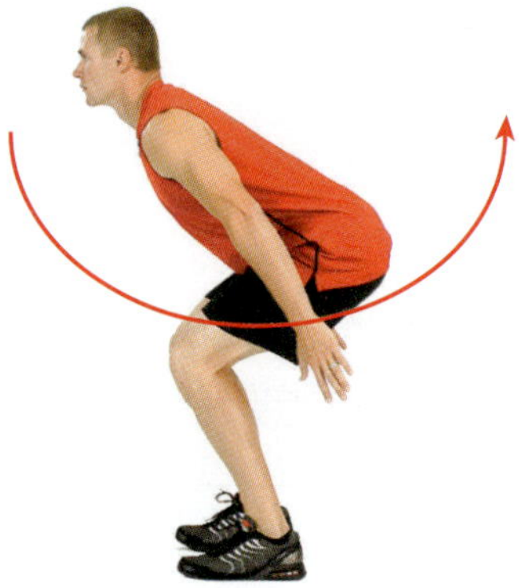

180도 점프－시작

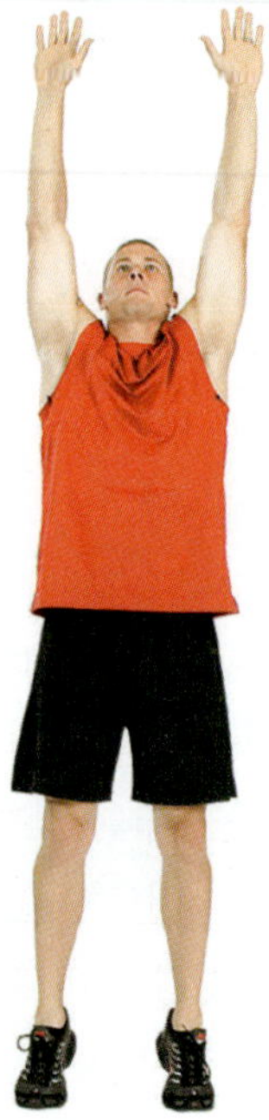

180도 점프－움직임

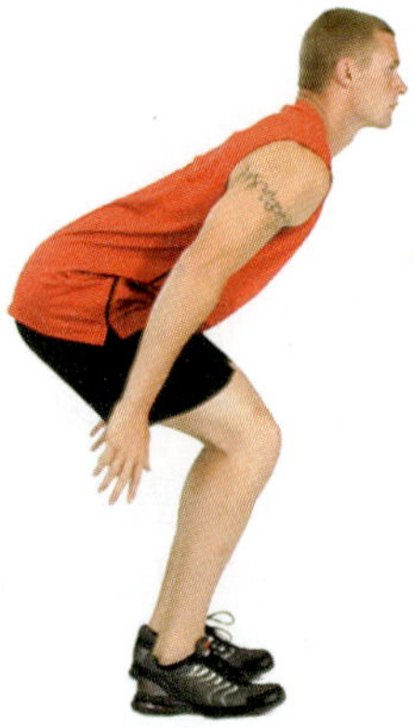

180도 점프－마무리

싱글 레그 수평 점프 테스트

개인이 양발 자세로 멀리뛰기 운동을 할 때 점프, 착지 및 유지하는 동안 올바른 무릎 정렬이 가능해지면, 싱글 레그 홉 앤 홀드(single-leg hop and hold) 운동을 훈련에 추가할 수 있다. 대부분의 비접촉 전방십자인대 손상은 한쪽 다리로 착지하거나 감속할 때 발생한다(Ford et al., 2006; Lopes et al., 2018; Myer et al., 2013; Paterno et al., 2010; Stroube et al., 2013; Taylor et al., 2017). 싱글 레그 홉 앤 홀드 운동은 경쟁 경기 중의 ACL 손상 메커니즘을 모방한다(Myer et al., 2005). 싱글 레그 홉 앤 홀드 운동을 시작할 때 피트니스 전문가는 개인에게 몇 인치만 점프하고 무릎을 깊게 구부린 자세로 착지하도록 지시해야 한다. 저강도 점프를 마스터하면 개인은 착지 시 깊은 무릎 굽힘을 계속 유지할 수 있게 되고, 무릎에서 원치 않는 이마면 움직임을 제어할 수 있는 선까지 거리를 점진적으로 늘릴 수 있다. 싱글 레그 홉 앤 홀드를 진행하기 위해서는 훈련 중 선수의 안전을 보장해야 한다. 전방십자인대 손상 위험을 감소시키기 위한 기술을 익히는 과정에서 손상이 생기면 안 되기 때문에 건강 및 피트니스 전문가는 이 점을 유의해야 한다.

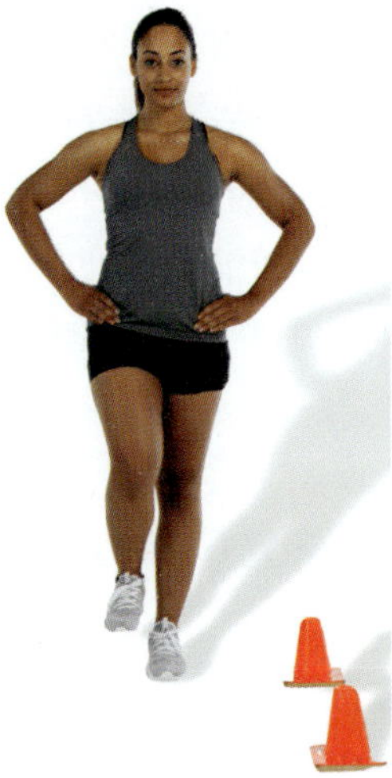

싱글 레그 수평 점프 테스트–시작

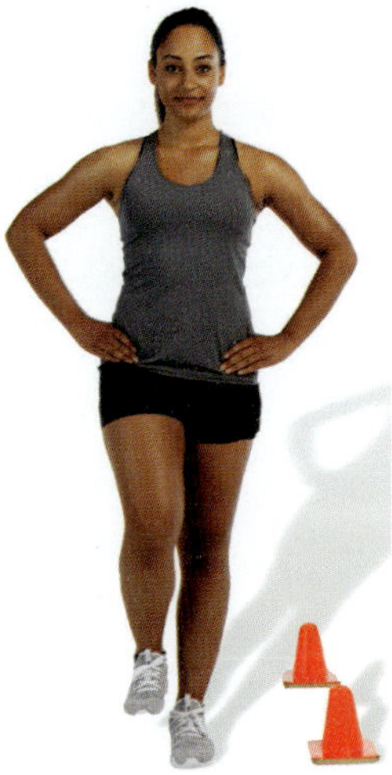

싱글 레그 수평 점프 테스트–마무리

커팅 훈련

인대 우세를 교정하기 위한 훈련의 마지막 단계에서는 무작위로 방향을 지시하는 커팅(cutting) 움직임을 사용한다. 커팅을 가르치기 전에 개인은 먼저 올바른 운동 자세를 능숙하게 취할 수 있어야 한다. 이 준비 자세는 방향 커팅을 시작하기 전에 달성해야 하는 목표 자세이다. 훈련에서 예상치 못한 방향 신호를 추가하는 방법은 손가락으로 가리키는 동작처럼 간단할 수도 있고, 파트너 흉내내기 또는 볼 회수 훈련을 사용하여 특정 스포츠에 특화된 훈련으로 할 수도 있다(Hewett et al., 2005; Myer et al., 2005).

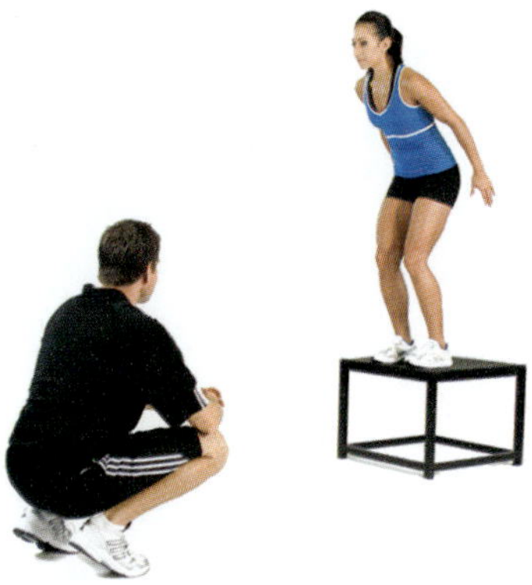

커팅 훈련–시작

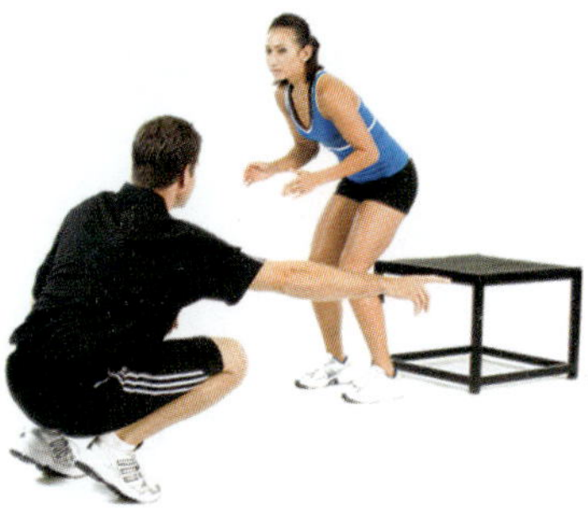

커팅 훈련–움직임

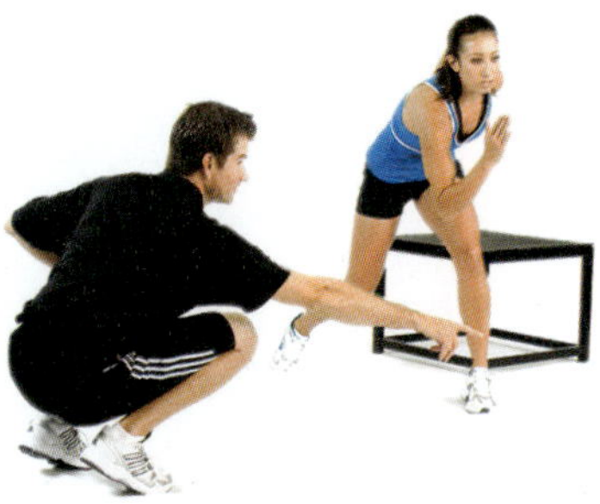

커팅 훈련–마무리

커팅 훈련 동작을 포함하지 않는 단면 시상면 훈련 및 컨디셔닝 프로토콜은 실제 스포츠에서 취하는 커팅 훈련 동작과 유사한 수준의 외부 내반, 외반, 또는 회전 부하를 제공하지 않는다. 안전한 수준의 측면 제어를 포함하는 훈련 프로그램은 더 많은 근육 우세 신경근골격 적응을 유도한다. 이러한 적응은 스포츠 경기 중에 발생하는 다방향 움직임에 대해 개인을 준비시킬 수 있으며, 이렇게 함으로써 수행능력을 향상시키고 다리 부상의 위험을 줄일 수 있다 (Ford et al., 2006; Hewett et al., 2006; Lopes et al., 2018; Myer et al., 2005, 2008; Paterno et al., 2010; Stroube et al., 2013; Taylor et al., 2017).

> **운동학적 조정**
> Kinematic adjustments
>
> 반복적이거나 새로운 조건에 대한 반응으로 수행되는 움직임 패턴의 작은 변경

최근 연구는 예상치 못한 움직임을 포함하는 훈련이 다리 부상 위험을 줄일 수 있다는 것을 보여주었다. 또한 착지 전에 근육조직을 사전 활성화하도록 훈련하면 운동학적 조정(kinematic adjustments)을 촉진할 수 있다(Hewett & Bates, 2017; Kajiwara et al., 2019; Padua et al., 2018). 예상치 못한 스포츠 상황이나 일상 활동에서 안전한 커팅 기술을 사용하도록 개인을 훈련시키면 기술적인 적응을 통해 경쟁적 상황에서 쓰이는 동작들을 스포츠 경기 중이나 일상 활동에서 자연스럽게 사용할 수 있게 된다. 선천적으로 인대가 우세한 개인이 근육 우세 운동 전략을 익히면 전방십자인대나 기타 무릎 부상 위험성이 줄어들 수 있다(Hewett & Bates, 2017; Kajiwara et al., 2019; Padua et al., 2018).

핵심 훈련 변수

통합된 동적 움직임에 대한 훈련 변수는 **표 6-3**에서 볼 수 있다(Voight & Cook, 2007). 이 운동은 사용하는 강도와 양에 따라 일주일에 3~5일 정도 어디서나 안전하게 수행할 수 있다. 일반적으로 하나의 통합된 동적 움직임만 필요하지만, 원하는 경우 다른 움직임을 통합할 수 있다. 예를 들어, 운동 준비의 일부로 교정 운동을 사용하는 경우 하나의 통합 운동으로 충분하다. 그러나 교정 운동 세션을 전체 운동으로 개발하는 경우 최대 3세트까지 수행하는 3~4개의 통합 운동으로 할 수 있다.

표 6-3 통합된 동적 움직임에 대한 핵심 훈련 변수

빈도	세트 수	횟수	반복 기간
주당 3~5일	1~3세트	10~15회	제어하면서

통합된 동적 움직임 운동

다관절 제어와 동작이 필요한 거의 모든 운동은 통합된 동적 움직임으로 생각할 수 있다. 교정 운동 전문가는 운동을 선택할 때 고객의 목표, 선호도, 현재 움직임 보상 및 운동 목표 등 여러 요소를 고려해야 한다. 통합된 동적 움직임을 선택할 때는 개인의 신체적 능력도 반영해야 한다. 완전한 목록은 아니지만 표시된 운동은 통합된 동적 움직임의 예시들이다.

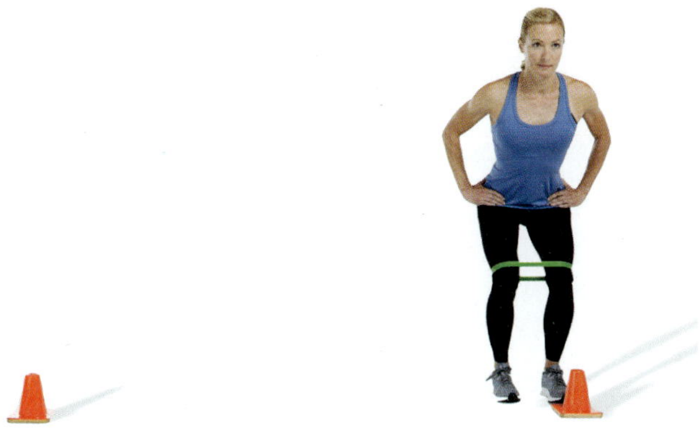

측면 튜브 걷기–시작

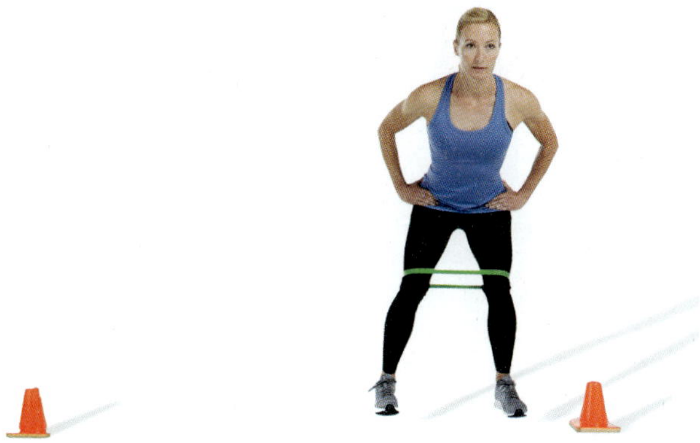

측면 튜브 걷기–움직임

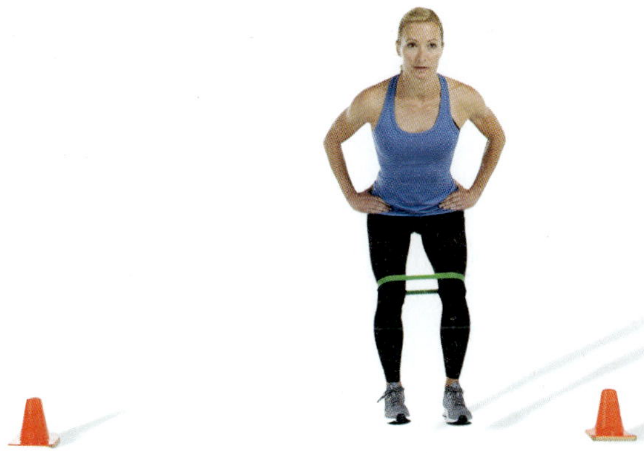

측면 튜브 걷기–마무리

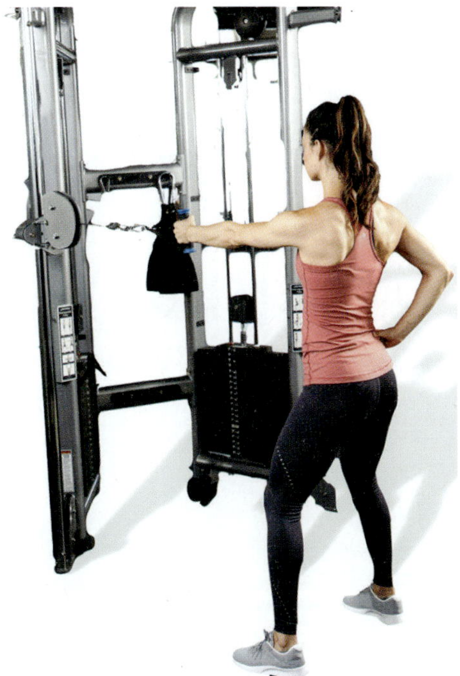

싱글 암 로우에서 활쏘기 자세–시작

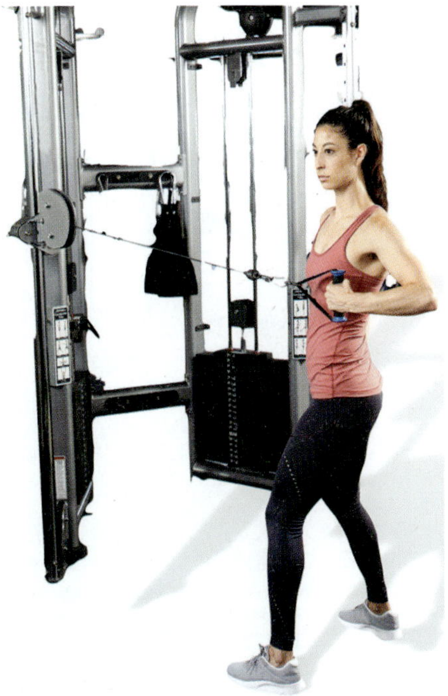

싱글 암 로우에서 활쏘기 자세–마무리

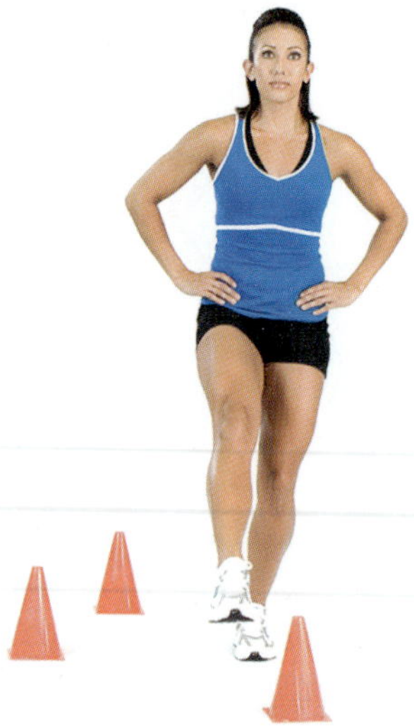

시상면: 다중 평면에 도달하는 싱글 레그 밸런스

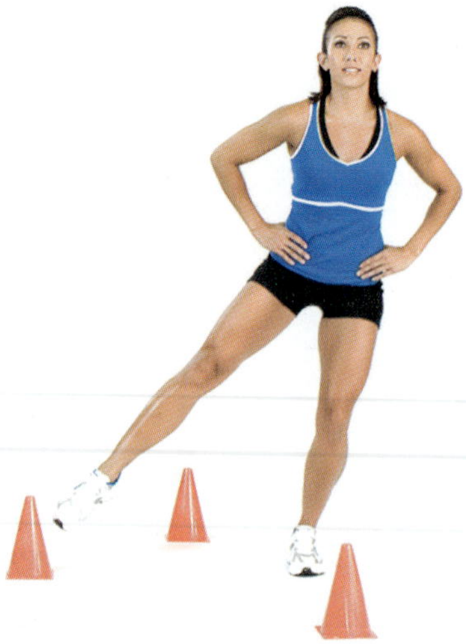

이마면: 다중 평면에 도달하는 싱글 레그 밸런스

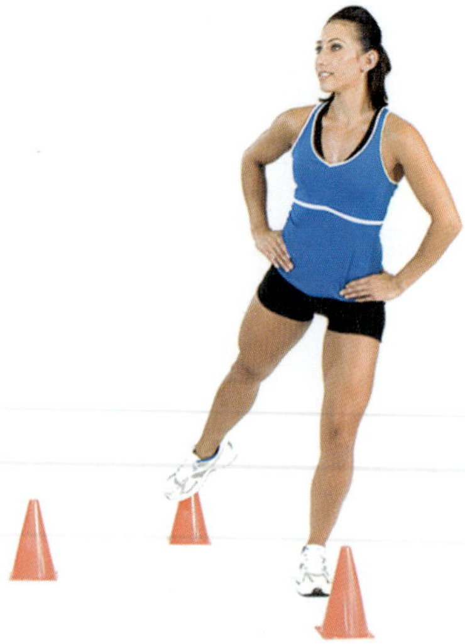

수평면: 다중 평면에 도달하는 싱글 레그 밸런스

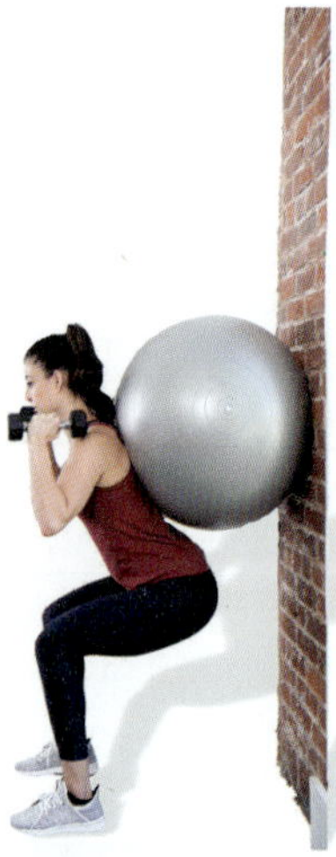

볼 스쿼트에서 오버헤드 프레스-시작

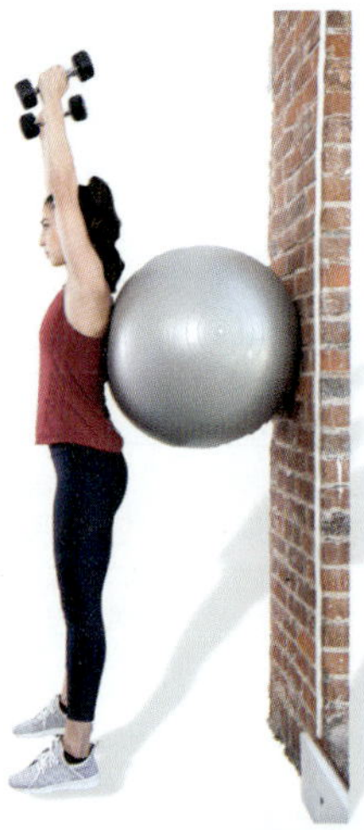

볼 스쿼트에서 오버헤드 프레스-마무리

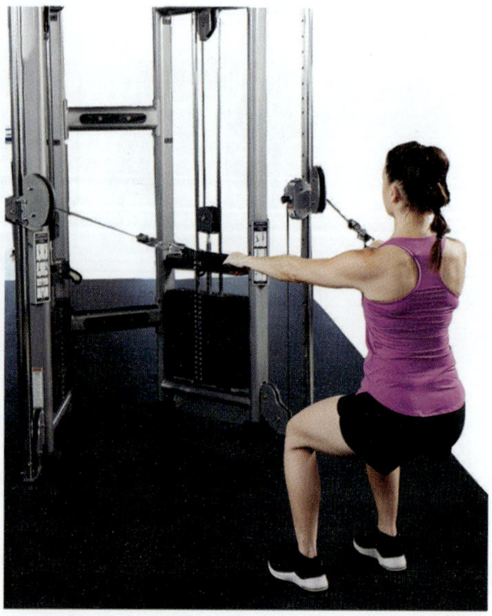

스쿼트에서 로우-시작

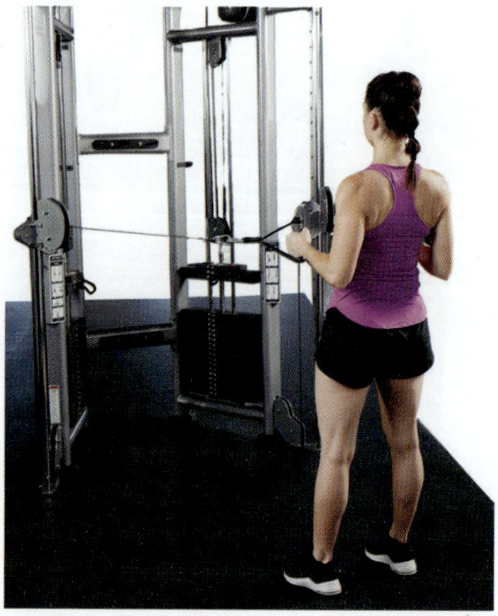

스쿼트에서 로우-마무리

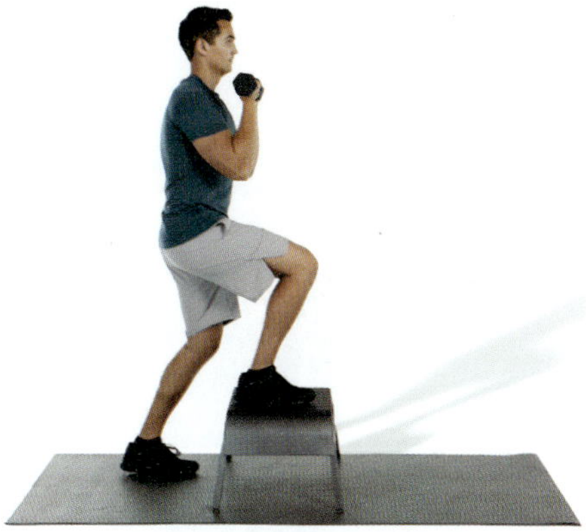

스텝 업에서 오버헤드 프레스–시작

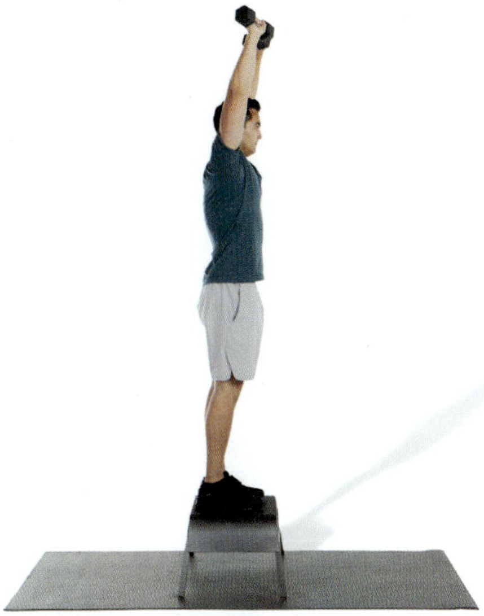

스텝 업에서 오버헤드 프레스–마무리

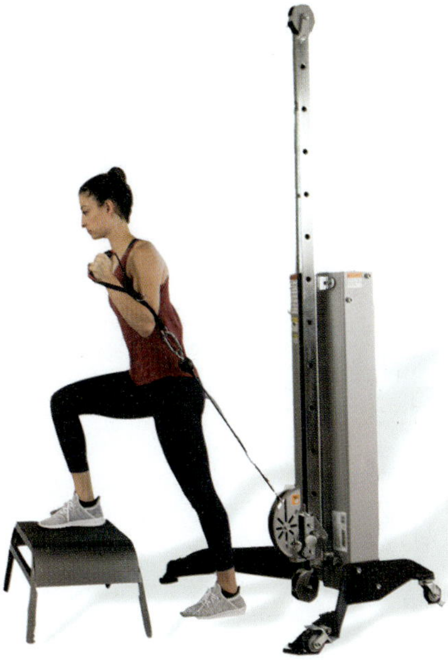

케이블 프레스와 함께 하는 스텝 업–시작

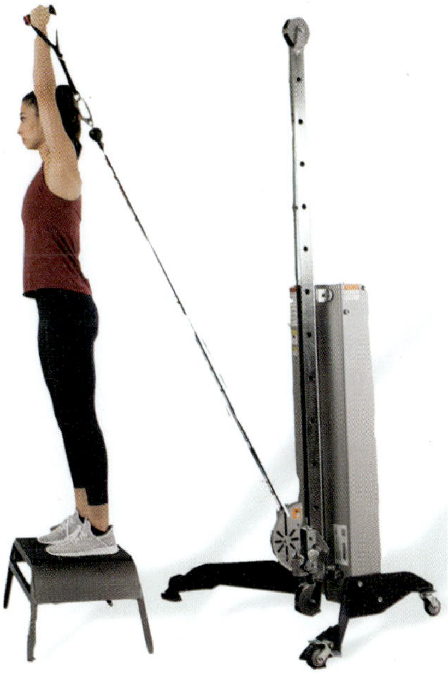

케이블 프레스와 함께 하는 스텝 업–마무리

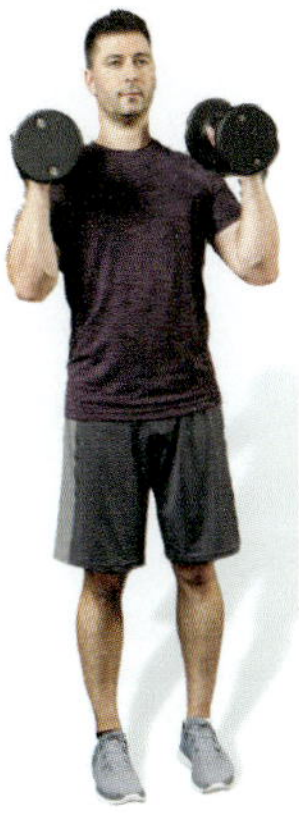

수평면 런지에서 오버헤드 프레스–시작

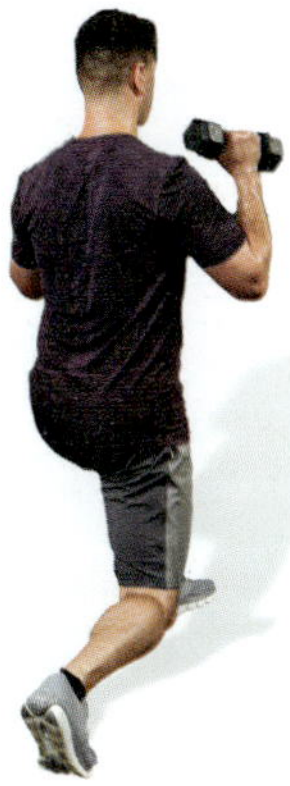

수평면 런지에서 오버헤드 프레스–움직임

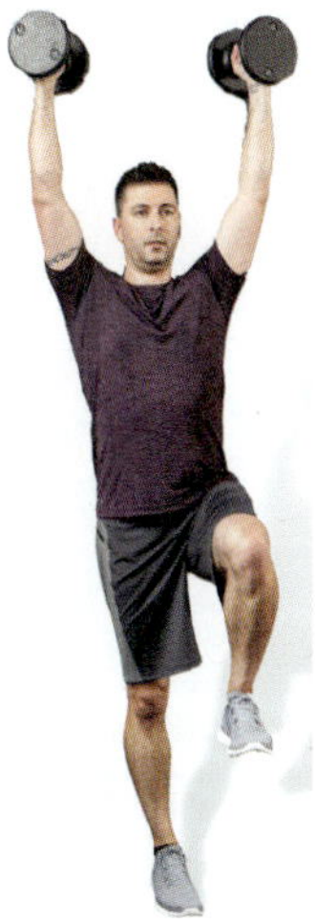

수평면 런지에서 오버헤드 프레스–마무리

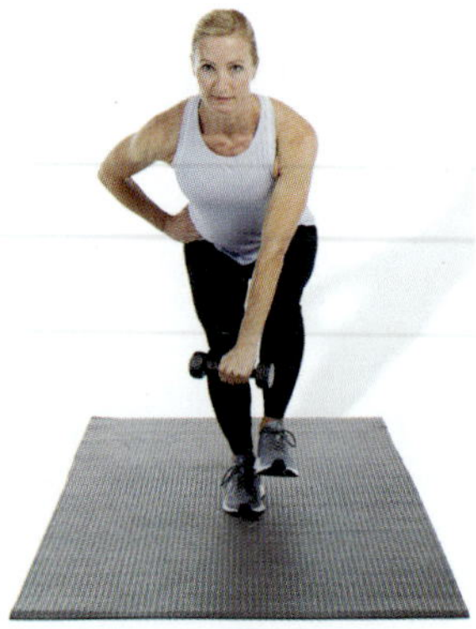

싱글 레그 스쿼트에서 오버헤드 프레스-시작

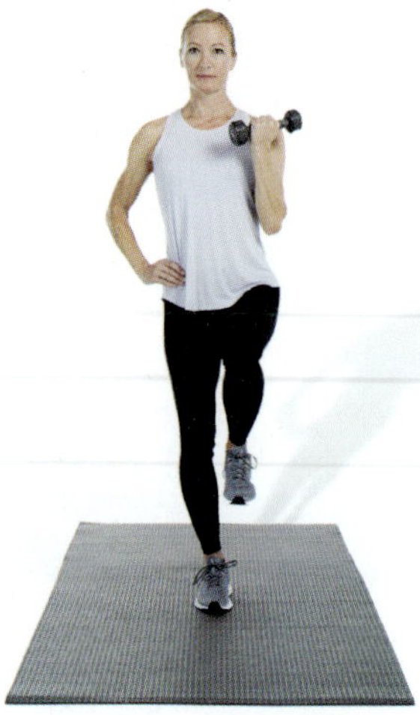

싱글 레그 스쿼트에서 오버헤드 프레스-움직임

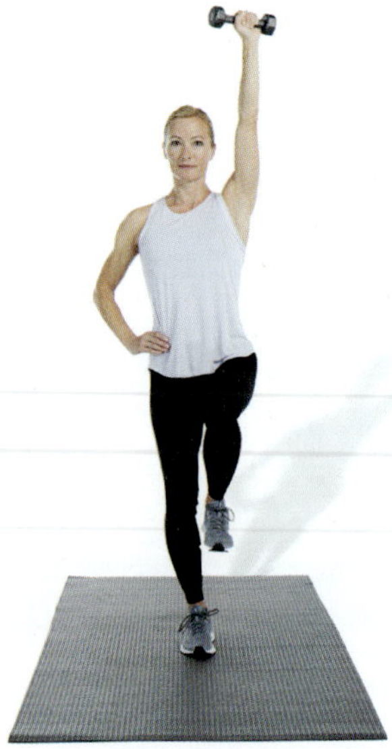

싱글 레그 스쿼트에서 오버헤드 프레스-마무리

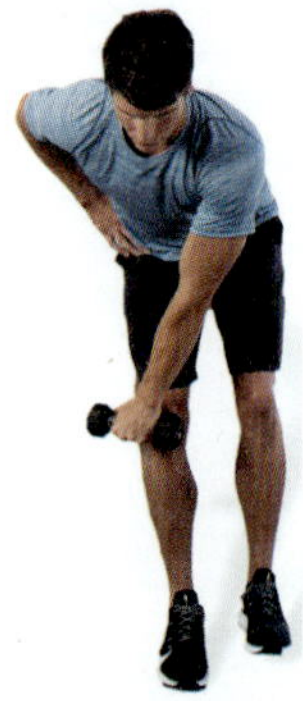

싱글 레그 루마니안 데드리프트에서 PNF 패턴-시작

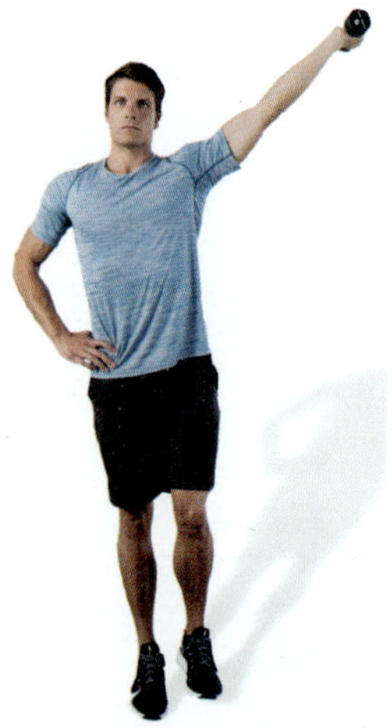

싱글 레그 루마니안 데드리프트에서 PNF 패턴-마무리

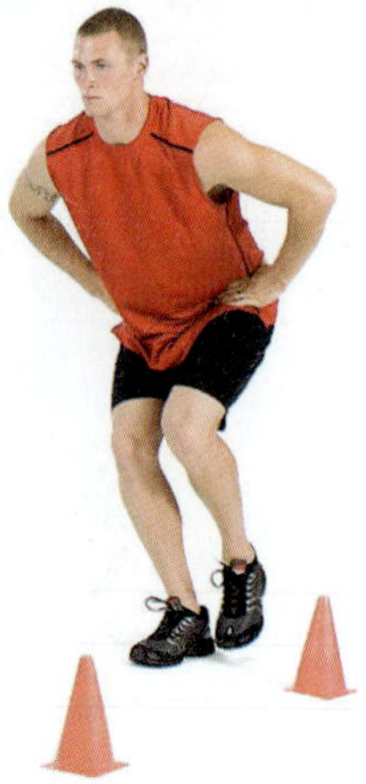

안정화된 상태에서 홉-시작

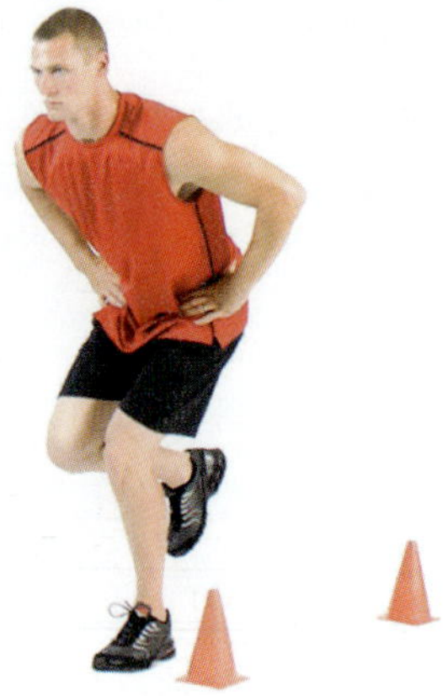

안정화된 상태에서 홉-마무리

요약

통합 단계는 교정 운동 연속체의 마지막 단계이다. 이 장에서는 근육에 대한 재훈련이 수행된 후 재통합을 위한 이론적 근거, 상호 검토 연구 및 다양한 기술에 대해 설명했다. 이것은 협력적, 기능적 움직임 패턴을 최적화하고 교정 운동과 NASM OPT® 모델과 같은 고급 훈련 모델 준비를 위한 포괄적인 프로그램을 완성한다. 교정 운동 연속체는 교정 운동 전문가가 현재 고객에게 더 큰 가치를 제공할 뿐만 아니라 잠재적으로 회원이 될 수 있는 일반 대중들에 대한 시장성을 높이는 데도 사용할 수 있다. 이 연속체는 반복성 때문에 하나의 시스템으로 다양한 신체 유형, 목표, 기술 및 활동 수준에서 성공적으로 활용할 수 있다. 이 모델은 간단하지만 적용하려면 평가 및 기능해부학에 대한 깊은 이해가 필요하다. 초보자가 프로그램을 최적화하려면 인내심과 연습이 필요하지만 어려움을 뛰어넘는 분명한 가치가 있다.

참고 문헌

Behm, D., & Colado, J. C. (2012). The effectiveness of resistance training using unstable surfaces and devices for rehabilitation. *International Journal of Sports Physical Therapy, 7*(2), 226–241.

Behm, D. G., Muehlbauer, T., Kibele, A., & Granacher, U. (2015). Effects of strength training using unstable surfaces on strength, power and balance performance across the lifespan: A systematic review and meta-analysis. *Sports Medicine, 45*(12), 1645–1669. https://doi.org/10.1007/s40279-015-0384-x

Boling, M., & Padua, D. (January 01, 2013). Relationship between hip strength and trunk, hip, and knee kinematics during a jumplanding task in individuals with patellofemoral pain. *International Journal of Sports Physical Therapy, 8*(5), 661–669.

Bray, W. P., Lake, J. P., & Shorter, K. (2010). Can muscle activation be increased when modifying the dumbbell chest press? An electromyographic comparison. *International Symposium on Biomechanics in Sports: Conference Proceedings Archive, 28*, 1–2. https://ojs.ub.uni-konstanz.de/cpa/article/view/4595

Enoka, R. M. (2015). *Neuromechanics of human movement* (5th ed.). Human Kinetics.

Ford, K. R., Myer G. D., Smith, R. L., Vianello, R. M., Seiwert, S. L., & Hewett, T. E. (2006). A comparison of dynamic coronal plane excursion between matched male and female athletes when performing single leg landings. *Clinical Biomechanics, 21*(1), 33–40.

Gois, M. O., Campoy, F. A., Alves, T., Ávila, R. P., Vanderlei, L. C., & Pastre, C. M. (2014). The influence of resistance exercise with emphasis on specific contractions (concentric vs. eccentric) on muscle strength and post-exercise autonomic modulation: A randomized clinical trial. *Brazilian Journal of Physical Therapy, 18*(1), 30–37. https://doi.org/10.1590/s1413-35552012005000141

Hewett, T. E., & Bates, N. A. (2017). Preventive biomechanics: A paradigm shift with a translational approach to biomechanics. *American Journal of Sports Medicine, 45*(11), 2654–2664. https://doi.org/10.1177/0363546516686080

Hewett, T. E., Ford, K. R., & Myer, G. D. (2006). Anterior cruciate ligament injuries in female athletes: Part 2, A meta-analysis of neuromuscular interventions aimed at injury prevention. *American Journal of Sports Medicine, 34*(3), 490–498.

Hewett, T. E., Myer, G. D., Ford, K. R., Heidt, R. S., Colosimo, A. J., McLean, S. G., van den Bogert, A. J., Paterno, M. V., & Succop, P. (2005). Biomechanical measures of neuromuscular control and valgus loading of the knee predict anterior cruciate ligament injury risk in female athletes: A prospective study. *American Journal of Sports Medicine, 33*(4), 492–501. 10.1177/0363546504269591

Hewett, T. E., Stroupe, A. L., Nance., T. A., & Noyes, F. R. (1996). Plyometric training in female athletes: Decreased impact forces and increased hamstring torques. *American Journal of Sports Medicine, 24*(6), 765–773.

Ives, S. J., Bloom, S., Matias, A., Morrow, N., Martins, N., Roh, Y., Ebenstein, D., O'Brien, G., Escudero, D., Brito, K., Glickman, L., Connelly, S., & Arciero, P. J. (2017). Effects of a combined protein and antioxidant supplement on recovery of muscle function and soreness following eccentric exercise. *Journal of the International Society of Sports Nutrition, 14*, 21. https://doi.org/10.1186/s12970-017-0179-6

Kajiwara, M., Kanamori, A., Kadone, H., Endo, Y., Kobayashi, Y., Hyodo, K., Takahashi, T., Arai, N., Taniguchi, Y., Yoshioka, T., & Yamazaki, M. (2019). Knee biomechanics changes under dual task during single-leg drop landing. *Journal of Experimental Orthopaedics, 6*(1).

Lopes, T. J. A., Ferrari, D., Ioannidis, J., Simic, M., M.colis de Azevedo, F., & Pappas, E. (2018). Reliability and validity of frontal plane kinematics of the trunk and lower extremity measured with 2-dimensional cameras during athletic tasks: A systematic review with meta-analysis. *The Journal of Orthopaedic and Sports Physical Ther apy, 48*(10), 812–822. https://doi.org/10.2519/jospt.2018.8006

Maeo, S., Shan, X., Otsuka, S., Kanehisa, H., & Kawakami, Y. (2018). Neuromuscular adaptations to work-matched maximal eccentric versus concentric training. *Medicine & Science in Sports & Exercise, 50*(8), 1629–1640. https://doi.org/10.1249/mss.0000000000001611

Manca, A., Dragone, D., Dvir, Z., & Deriu, F. (2017). Cross-education of muscular strength following unilateral resistance training: A meta-analysis. *European Journal of Applied Physiology, 117*(11), 2335–2354. https://doi.org/10.1007/s00421-017-3720-z

McCurdy, K. W., Langford, G. A., Doscher, M. W., Wiley, L. P., & Mallard, K. G. (2005). The effects of short-term unilateral and bilateral lower-body resistance training on measures of strength and power. *Journal of Strength and Conditioning Research, 19*(1), 9–15. https://doi.org/10.1519/14173.1

Myer, G. D., Ford, K. R., & Hewett, T. E. (2004). Rationale and clinical techniques for anterior cruciate ligament injury prevention among female athletes. *Journal of Athletic Training, 39*(4), 352–364.

Myer, G. D., Ford, K. R., Palumbo, J. P., & Hewett, T. E. (2005). Neuromuscular training improves performance and lowerextremity biomechanics in female athletes. *Journal of Strength and Conditioning Research, 19*(1), 51–60.

Myer, G. D., Paterno M. V., Ford, K. R., Hewett, T.E. (2008). Neuromuscular training techniques to target deficits before return to sport after anterior cruciate ligament reconstruction. *Journal of Strength and Conditioning Research, 22*(3), 987–1014.

Myer, G. D., Stroube, B. W., DiCesare, C. A., Brent, J. L., Ford, K. R., Heidt, R. S. J., & Hewett, T. E. (2013). Augmented feedback supports skill transfer and reduces high-risk injury landing mechanics: A double-blind, randomized controlled laboratory study. *American Journal of Sports Medicine, 41*(3), 669–677.

Padua, D. A., DiStefano, L. J., Hewett, T. E., Garrett, W. E., Marshall, S. W., Golden, G. M., Shultz, S. J., & Sigward, S. M. (2018). National Athletic Trainers' Association position statement: Prevention of anterior cruciate ligament injury. *Journal of Athletic Training, 53*(1), 5–19. https://doi.org/10.4085/1062-6050-99-16

Roig, M., Obrien, K., Kirk, G., Murray, R., Mckinnon, P., Shadgan, B., & Reid, W. D. (2008). The effects of eccentric versus concentric resistance training on muscle strength and mass in healthy adults: A systematic review with meta-analysis. *British Journal of Sports Medicine, 43*(8), 556–568. https://doi.org/10.1136/bjsm.2008.051417

Saeterbakken, A. H., & Fimland, M. S. (2012). Muscle activity of the core during bilateral, unilateral, seated and standing resistance exercise. *European Journal of Applied Physiology, 112*(5), 1671–1678. https://doi.org/10.1007/s00421-011-2141-7

Stroube, B. W., Myer, G. D., Brent, J. L., Ford, K. R., Heidt, R. S., & Hewett, T. E. (January 01, 2013). Effects of task-specific augmented feedback on deficit modification during performance of the tuck-jump exercise. *Journal of Sport Rehabilitation, 22*(1), 7–18.

Taylor, J. B., Nguyen, A. D., Paterno, M. V., Huang, B., & Ford, K. R. (2017). Real-time optimized biofeedback utilizing sport techniques (ROBUST): A study protocol for a randomized controlled trial. *BMC Musculoskeletal Disorders, 18*(1), 71. https://doi.org/10.1186/s12891-017-1436-1

Voight, M. L., & Cook, G. (2007). Impaired neuromuscular control: Reactive neuromuscular training. In M. L. Voight, B. J. Hoogenboom, & W. E. Prentice (Eds.), *Muscular skeletal interventions: Techniques for therapeutic exercise* (pp. 181–214). McGraw-Hill.

SECTION 3

고객 평가

CHAPTER 7

고객 접수 및 평가

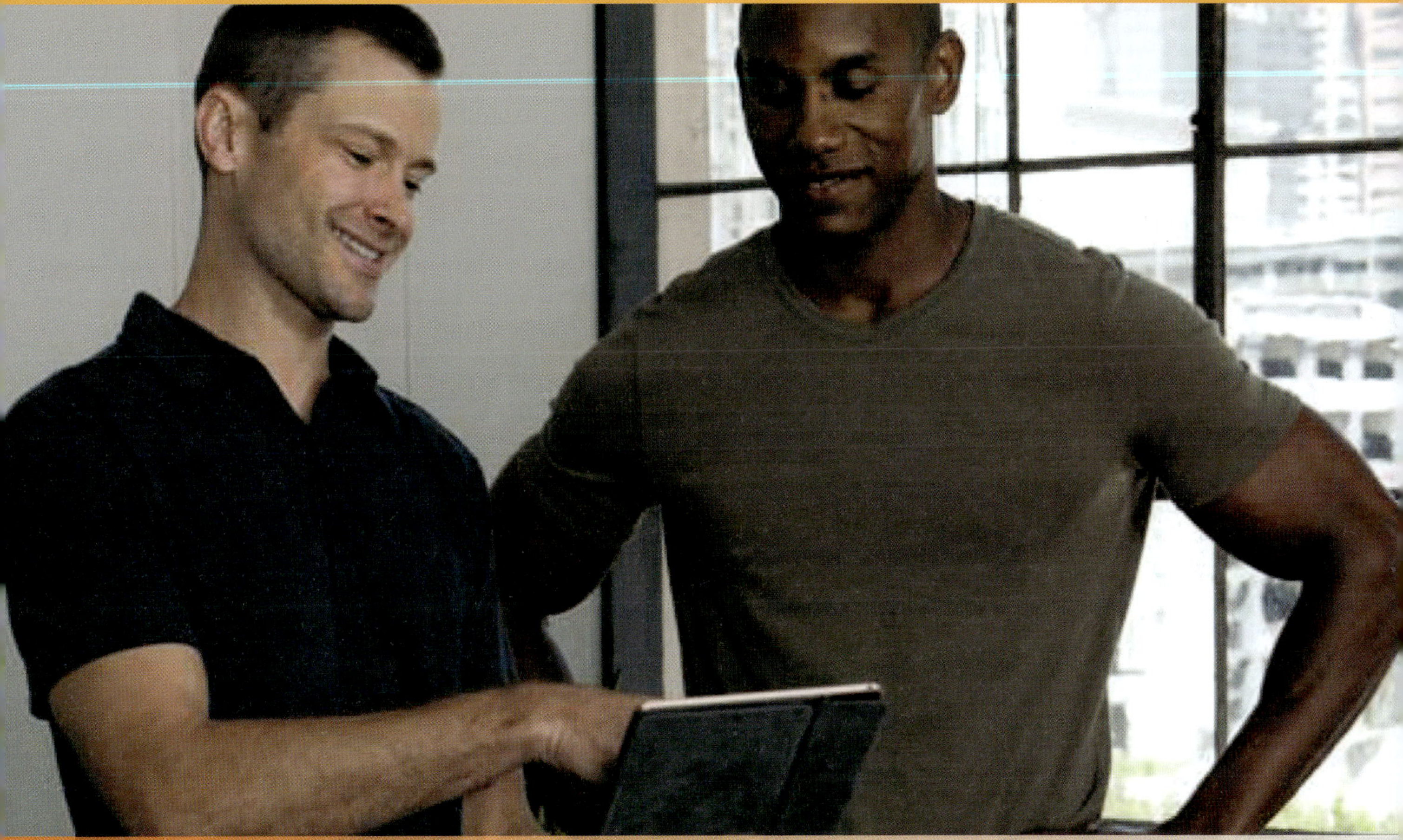

학습 목표

- 교정 운동 프로그래밍에 사용된 다양한 평가를 파악할 수 있다.
- 고객 유형을 토대로 한 적합한 평가 전략을 결정할 수 있다.
- 고객 접수 절차를 설명할 수 있다.
- 의료 전문가에게 의뢰해야 할 사례를 식별할 수 있다.
- 고객을 상대로 일하면서 고려해야 할 법적, 윤리적 사항을 준수할 수 있다.
- 고객 접수 및 그 이후 효율적이고 적합한 코칭 및 커뮤니케이션 전략을 설명할 수 있다.

개요

고객과의 첫 세션은 어쩌면 가장 중요하다고 할 수 있다. 이 첫 번째 만남에서 교정 운동 전문가는 신체 검사, 일반적인 생활 습관에 대한 정보, 병력, 목표, 기타 신체적·심리적 태도와 관련된 몇 가지 평가를 실시하게 된다. 또한 모든 법적, 윤리적 서류에 서명을 받고 관련 절차를 완료한다. 그러나 무엇보다 중요한 것은 최초 세션에서 고객과 래포(친밀감)를 형성하는 것이다. 이 래포는 전체 교정 운동 경험의 근간이 되기 때문이다.

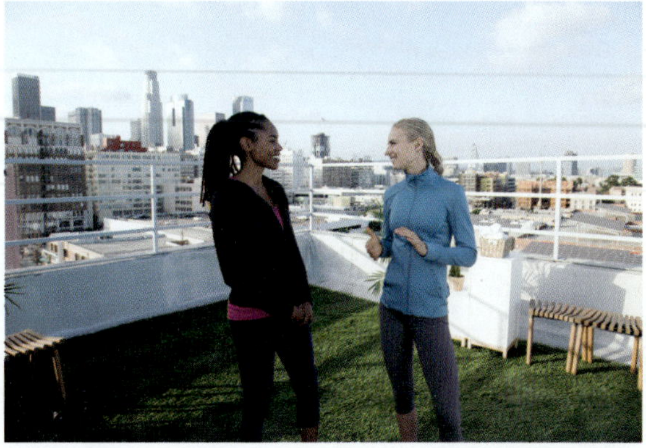

긍정적 래포를 형성하기 위해 고객은 자신이 프로세스의 일부라고 생각해야 하며, 이는 평가하기 전부터 시작되어야 한다. 고객이 능동적인 참여자가 되도록 독려하면 동기가 부여되고 변화에 열린 자세를 갖게 된다. 고객과 상호 유대가 형성되면 평가 절차를 시작할 수 있다.

평가는 개인별 교정 운동 프로그램을 안전하게 디자인하는 데 있어 매우 중요하며, 여기에는 고객 접수 사전 조사, 정적 자세 평가, 움직임 평가, 표적화한 가동성 평가가 포함된다. 이러한 절차에 대해 긍정적으로 의사소통하면 고객의 구매를 촉진하여 오래도록 관계를 지속할 수 있고, 수익성 있는 관계를 형성하는 데 도움이 된다.

고객과의 커뮤니케이션

근육 균형 개선이라는 목표를 최초로 발전시킨 이후에도 업계 전문가들이 시행하는 교정 운동 기법은 다양했다. 이 때문에 고객들은 교정 운동이 무엇이며 누구에게 필요한지에 대해 각자 다르게 이해할 수밖에 없었다. 고객과 교정 운동을 함에 있어 가장 중요한 부분은 프로세스와 그 이점에 대해 효율적으로 의사소통하는 방법이다.

교정 운동 전문가는 신뢰와 이해를 쌓기 위해 고객과의 첫 번째 만남에서 공감적 소통을 해야 하며, 이로써 시간에 따라 순응도를 강화해 나가야 할 책임이 있다. 전문가들은 개별 고객들에게 교정 운동 프로그래밍의 이점(즉, 무엇이 그들에게 도움이 되는지)과 시간을 가지고 최적의 움직임으로 운동하면 더 나은 결과를 얻을 수 있다는 점을 명확하게 설명해주어야 한다.

사실, 교정 운동 전문가는 고객과 소통하면서 '교정 운동'이라는 용어 사용을 자제해야 할 수도 있다. 왜냐하면 이 용어는 고객이 고쳐야 할 잘못된 점이 있다는 뉘앙스를 줄 수 있기 때문이다. 많은 고객은 이미 개선을 원하는 몇 가지 이슈를 생각해 놓은 채 피트니스 프로그램을 시작한 것이므로 추가로 더 수정해야 할 것이 있다고 하면 프로세스에 대한 흥분과 기대에 부정적 영향을 줄 수 있다. '보상', '손상', '기능장애'와 같은 용어는 피트니스 전문가들 사이에서는 흔하게 사용하지만 고객에게 사용하기에 가장 좋은 용어는 아니다.

교정 운동 연속체에 대한 논의는 평가에 대한 설명과 어떻게 교정 프로그램을 디자인할 것인지를 알리는 것으로 시작한다. 교정 운동 전문가는 일반적인 언어로 각 평가가 무엇인지 설명하고 비판하지 않는 환경을 만들어야 한다. 고객들은 종합적인 운동 계획이 개발되기 전에 자신의 신체가 선호하는 움직임에 대한 기본적인 이해가 필요하다는 것을 알아야 한다. 이상적인 움직임을 찾는 것은 기능, 가동성(mobility), 신체적 편안함의 향상을 위해 중요하지만,

완벽할 수 없다는 점도 강조되어야 한다. 모든 사람은 무엇인가를 개선하려고 노력한다. 움직임의 질을 개선하는 것은 체중을 감량하거나 근력을 얻는 것보다 더 어려운 일이 아니다.

고객이 교정 운동 연속체의 통합으로 운동 계획을 시작한다면 왜 자세 개선 프로그램이 목표를 달성하는 데 가장 안전하고 효과적인지 그 이유와 방법을 되새겨 주어야 한다. 아울러 프로그램이 움직임의 효율성을 다루기 때문에 적절한 때에 적절한 근육을 사용함으로써 목표를 성취할 수 있다는 것을 것도 이야기해 주어야 한다. 또한, 조건화된 이러한 형태(최소한 프로그램이 시작할 때 및 준비 운동 프로토콜에 대해)를 이용하면 과도하게 훈련할 가능성을 줄이고 NASM OPT®(최적의 운동 수행능력 트레이닝) 모델을 통해 최적의 진행을 위한 토대가 마련된다는 점을 설명해야 한다. 교정 운동 전문가는 아래와 같이 말함으로써 고객에게 이를 설명할 수 있다.

> "고객님의 몸이 움직이는 습관과 선호도를 이해하는 것이 먼저 필요합니다. 그래야 올바른 근육 집단이 적절한 타이밍에 작동하여 운동하도록 하는 운동 준비 파트를 디자인할 수 있습니다. 이렇게 하면 운동에 대한 신체 반응을 극대화하여 결과에 긍정적 영향을 미치며 더 격렬한 운동을 할 때도 안전하게 하실 수 있습니다."

평가 유형

고객을 위한 교정 운동 프로토콜을 디자인하기 전에 여러 가지 주관적, 객관적 평가를 시행해야 한다. 각 평가는 효율적이고 철저한 방식으로 실시되어야 한다. 표 7-1은 교정 운동 전문가가 사용하는 핵심 평가 유형의 간략한 개요를 보여준다.

표 7-1 평가 유형

평가 유형	설명
고객 접수 사전 조사	고객 접수 사전 조사는 전체적인 평가 프로세스의 첫 번째 단계이다. 이 사전 조사에서는 가치 있는 주관적 정보를 수집하고, 신체검사, 일반적인 생활 방식 및 병력과 관련된 '위험 요소'를 기록한다. 이 주관적 정보는 나중에 평가 과정에서 나타날 수 있는 잠재적 움직임 손상을 짐작할 수 있게 해준다.
정적 자세 평가	정적 자세 평가는 가만히 서 있을 때 고객의 자세를 시각적으로 관찰하는 것이다. 적절한 **정적 자세(static posture)**는 최적의 가동성 및 관절 운동을 허용하는 반면, 잘못된 자세는 구조적 문제 또는 잘못된 근골격계 동원 패턴을 나타낸다.
움직임 평가	움직임 평가는 신체가 움직일 때 근골격계의 구조적 정렬을 나타내는 **동적 자세(dynamic posture)**를 평가하기 위해 고안되었다. 오버헤드 스쿼트 평가 및 기타 제자리, 동적, 부하 움직임 평가와 같은 일련의 평가를 통해 **보상 움직임(compensatory movement)**을 관찰할 수 있다.
가동성 평가	가동성 평가는 관절가동범위의 결함을 파악하고 정적, 움직임 평가에서 발견된 사항들에 대한 개선을 돕는 데 이용된다. 인체의 움직임은 연부조직의 유연성, 관절가동범위, 신경근 조절을 복합적으로 요구한다. 신체 각 분절 가동성에 대한 신경근 조절이나 제한이 부족하면 움직임 패턴을 변화시키고 운동 사슬 전반에 손상을 초래한다.

정적 자세 Static posture

움직임이 시작되는 자세

동적 자세 Dynamic posture

기능적인 일을 하거나 움직이는 동안 바른 자세를 유지할 수 있는 능력

보상 움직임 Compensatory movement

원하는 움직임 패턴을 취하기 위해 운동 사슬이 취하는 이상적이지 않은 움직임 전략

효과적인 평가는 교정 운동 프로그래밍 절차에 있어 매우 중요하다. 이러한 평가를 통해 얻은 정보는 교정 운동 전문가를 위한 지침이 된다. 이상적인 세계에서는 각 고객이 관찰되는 위험 요소 없이 각 평가를 통과하겠지만, 현실 세계에서는 항상 그렇지는 않다. 따라서 프로그래밍 프로세스를 더욱 지원하기 위해 평가 프로세스를 구현하기 위한 체계적인 접근 방식이 필요하다.

교정 운동 전문가 평가 과정

교정 운동 전문가(CES) 평가 과정은 각 고객에 대한 종합적이고 개별화된 자세 및 움직임 평가에 대한 지침이다(그림 7-1). 모든 신규 피트니스 고객의 프로세스는 고객 접수 사전 조사부터 시작된다. 고객이 공식적으로 움직임을 늘릴 수 있는 단계로 넘어가도 된다는 확인을 받았다면, 다음 단계는 구조적인 배열의 이상 유무를 확인하는 정적 평가이다. 다음으로는 일반적인 움직임 패턴 동안 신체의 정렬을 평가하는 일련의 움직임 평가가 시행된다. 그 다음 정적 평가 및 움직임 평가의 결과를 바탕으로 특정 가동성 평가를 사용하여 교정 운동 연속체 내에서 운동할 때 **억제(1단계)**, **신장(2단계)**, **활성화(3단계)**가 필요한 근육을 정확히 찾아낸다.

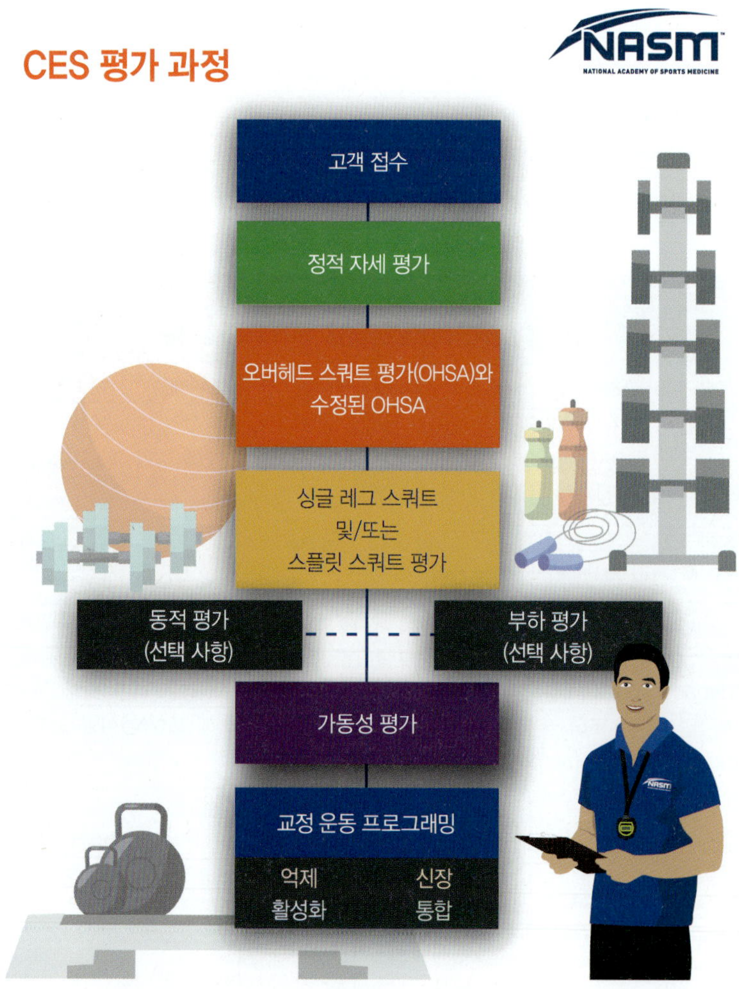

그림 7-1 CES 평가 과정

트레이닝 팁

전체 평가 과정을 고객 모두에게 시행할 필요가 있을까? 대답은 '아마도'이다. 평가 절차는 고객의 목표, 기능적인 능력, 손상, 고객의 보상 수준에 따라 개별화되어 진행되어야 한다. 일부 고객에게 정적 자세 관찰 및 오버헤드 스쿼트 평가는 교정 프로그램을 효과적으로 디자인하는 데 필요한 모든 정보를 제공해줄 수도 있다. 움직임 보상이 이런 초기 단계 평가에서 나타날 경우, 이후 단계의 테스트를 수행하는 것은 위험을 높일 수 있다. 그러나 비교적 효과적인 자세를 보이는 더 상급 단계의 고객은 더 어려운 테스트(예: 싱글 레그 스쿼트, 뎁스 점프 평가)를 시행할 필요가 있다.

따라서 고객이 필요로 하는 것과 달성하고자 하는 것을 토대로 고객의 평가 경로[정적 > 움직임 > 가동성(mobility)]를 계획하기 위해 CES 평가 과정을 이용하는 것은 매우 중요하다. 각 과정에서 관찰된 사항은 다음에 할 것을 알려줄 것이다.

고객 접수 사전 조사

고객 접수 사전 조사는 고객 평가 프로세스의 첫 번째 단계이다. 또한 고객의 동의를 얻어 장기적이고 수익성 있는 관계로 발전시키기 위한 가장 중요한 단계이기도 하다. 초기 세션 동안 교정 운동 전문가는 고객에 대해 알아가며 강한 래포를 형성할 기회를 많이 가지게 된다.

고객 접수 사전 조사는 최대한 철저하고 구체적으로 해야 한다. 교정 운동 전문가는 명확한 방향을 세우는 데 도움이 되도록 고객의 최초 평가에서 가능한 한 많은 정보를 얻어야 한다. 철저한 고객 접수 사전 조사의 핵심 요소는 신체활동 전 건강 검사 설문지(PAR-Q), 고객의 일반적인 생활 방식(예: 직업, 취미 등)에 대한 질문, 고객의 관련 병력 검토, 고객의 건강과 피트니스 목표에 대한 토론이 포함된다.

고객 접수 사전 조사(**그림 7-2**)는 종합적인 질문지로 진행될 수도 있고, 고객의 첫 방문 전, 또는 첫 번째 미팅 중에 대면으로 진행될 수도 있다. 어떤 방법을 선택하든 수집된 정보에 대해 논의하고 래포를 형성하며, 개인적인 연결고리를 만들고 평가 프로세스의 핵심 요소를 설명하기 위해 첫 번째 약속 중에 고객과 일대일 인터뷰를 수행하는 것이 중요하다. 이렇게 함으로써 교정 운동 전문가는 교정 운동 연속체 팀의 핵심 멤버인 고객 중심의 환경을 만들게 된다. 이는 고객이 변화하겠다는 동기를 갖고 행동을 다짐하는 데 도움이 된다.

활동 준비

어떤 운동 프로그램이라도 시작하기 전, 신규 고객은 신체활동을 허락 받아야 한다. 그렇게 하는 가장 쉬운 방법은 모두를 위한 신체활동 준비도 설문지(PAR-Q+)(**그림 7-3**; 전체 서식은 부록 B에 나와 있음)를 이용하는 것이다. 이 설문지는 낮은 수준에서 중간으로, 중간 수준에서 높은 활동순으로 진행할 준비가 되어 있는지를 판단하는 데 도움이 되도록 디자인되었다(Warburton et al., 2014). 더불어 특정 활동이 맞지 않는 사람이나 추가적인 의료적 도움이 필요한 사람을 식별하는 데도 도움을 준다.

모두를 위한 신체활동 준비도 설문지(PAR-Q+)
Physical Activity Readiness Questionnaire for Everyone

더 격렬한 신체활동을 수행할 준비가 되었는지를 판단하기 위해 고안된 질문들

PAR-Q+는 관상동맥 심장질환과 같은 심폐 기능장애를 알아보기 위한 것으로, 고객의 건강 상태에 관한 개인적 배경에 대한 정보를 모으는 데 좋은 시작점이 된다. PAR-Q+의 모든 질문에 하나라도 그렇다고 답한다면 운동 요법을 시작하기 전 허락을 받기 위해 자격 있는 의료 전문가에게 의뢰해야 한다. 그러나 PAR-Q+는 철저한 고객 접수 사전 조사에 의한 구성 요소일 뿐이다.

사전 조사에서 얻은 정보는 운동하기에 안전하다는 것을 보장하지만, 고객의 자세와 움직임 효율성에 영향을 미치는 생활 전반의 변수들을 알아내기 위해서는 다른 질문들을 해야 한다. 여기에는 개인의 일반적인 생활 방식과 병력에 대한 질문이 포함된다.

NASM

고객 접수 사전 조사

성명 ______________________ 날짜 __________

직업		
당신의 직업은 장시간 앉아서 일해야 합니까?	네	아니오
당신의 직업은 반복적인 움직임이 요구되고 있습니까? (그렇다면 자세히 설명하시오.) ______	네	아니오
당신은 직장에서 뒷굽이 높은 신발을 신어야 합니까? (예: 정장 구두)	네	아니오
당신은 직장에서 무거운 것을 들어야 합니까?	네	아니오
당신의 직업은 정신적 스트레스가 많습니까?	네	아니오

생활 방식		
당신의 삶에서 스트레스를 주는 것이 있습니까? (있다면 설명하시오.) ______	네	아니오
하루에 8시간 이상 수면합니까? (그렇지 않다면 설명하시오.)	네	아니오
당신은 하루 내내, 그리고 운동 전에 활기차다고 느낍니까? (아니라면 설명하시오.) ______	네	아니오
충분히 수분을 섭취하고 있다고 생각합니까?	네	아니오

취미		
취미로 하는 신체활동에 참여합니까? (골프, 스키 등) (그렇다면 설명하시오.) ______	네	아니오
당신은 다른 취미가 있습니까? (독서, 비디오 게임 등) (있다면 설명하시오.) ______	네	아니오

의료		
발목, 무릎, 등 또는 어깨에 부상을 입은 적이 있습니까? (그렇다면 설명하시오.) ______	네	아니오
수술을 받은 적이 있습니까? (있다면 설명하시오.) ______	네	아니오

그림 7-2 고객 접수 사전 조사

2020 PAR-Q+

모두를 위한 신체활동 준비도 설문지

규칙적인 신체활동의 건강적 이점은 분명합니다. 그러므로 매주 신체활동에 참여해야 합니다. PAR-Q+에 의거한 신체활동 참여는 대부분의 사람들에게 매우 안전합니다. 이 설문지는 신체적으로 활발한 활동을 하기 전에 의사 또는 자격을 갖춘 운동 전문가에게 조언을 구할 필요가 있는지를 알려줄 것입니다.

일반 건강 질문

아래 7개의 질문을 신중하게 읽고 정직하게 '예' 또는 '아니오'로 답하시오.	예	아니오
1) 의사가 심장 질환☐ **또는** 고혈압☐이 있다고 한 적이 있습니까?	☐	☐
2) 휴식 중이나 일상 **또는** 신체활동을 할 때 통증을 느낀 적이 있습니까?	☐	☐
3) 어지러움 때문에 균형을 잃거나 지난 12개월 이내에 의식을 잃은 적이 있습니까? 과호흡과 관련이 있는 어지러움이라면 **'아니오'**라고 답하시오.(격렬한 신체활동 포함)	☐	☐
4) 만성 질환으로 진단 받은 적이 있습니까?(심장 질환 또는 고혈압 외) **상태를 작성하시오:** ________________	☐	☐
5) 현재 만성 질환으로 처방약을 복용 중입니까? **상태와 약에 대해 작성하시오:** ________________	☐	☐
6) 현재(아니면 12개월 이내에) 신체활동으로 더 나빠질 수 있는 뼈, 관절, 또는 연부조직(근육, 인대 또는 힘줄) 문제를 가지고 있습니까? 만약 과거의 문제가 **현재 신체 능력과 관련이 없다면 '아니오'**라고 답하시오. **상태를 작성하시오:** ________________	☐	☐
7) 의사가 의학적 감독하에서만 신체활동을 해야 한다고 한 적이 있습니까?	☐	☐

☑ **만약 위의 모든 질문에 '아니오'라고 답했다면 당신은 신체활동을 할 수 있습니다. 참가신청서에 서명하십시오. 페이지 2와 3은 작성하지 마십시오.**

- 신체를 보다 더 활동적으로 사용하십시오
- 천천히 시작하고 점진적으로 진행하십시오.
- 연령에 맞는 글로벌 신체활동 지침을 따르십시오. (https://apps.who.int/iris/handle/10665/44399).
- 당신은 건강과 피트니스 평가에 참여할 수도 있습니다.
- 만약 45세 이상이고, 규칙적이고 활동적이며 최대의 노력을 필요로 하는 운동에 익숙하지 않다면 운동에 참여하기 전에 자격을 갖춘 운동 전문가와 상담하십시오.
- 추가 질문이 있다면 자격을 갖춘 운동 전문가와 상담하십시오.

참가서

동의에 필요한 법적 연령 미만이거나 보호자의 동의가 필요한 경우, 부모, 보호자 또는 이에 준하는 위탁자도 이 양식에 서명해야 합니다.

아래에 서명한 본인은 이 설문지를 충분히 이해하고 작성했습니다. 본인은 본 신체활동 허가증이 완료된 날부터 최대 12개월 동안 유효하며 본인의 상태가 변경될 경우 무효화됨을 이해하고 있습니다. 또한 커뮤니티/피트니스 센터에서 기록을 위해 이 양식의 사본을 보관할 수 있음을 잘 알고 있습니다. 이 경우, 해당 법률에 따른 동일한 기밀 유지 의무를 준수하게 됩니다.

이름 ________________ 날짜 ________________
서명 ________________ 증인 ________________
부모/보호자/위탁자 서명 ________________

● **만약 위의 질문 중 하나 또는 두 개의 질문에 '예'라고 대답했다면 페이지 2와 3을 완료하십시오.**

⚠ **만약 아래와 같은 상황이라면 신체활동을 미루십시오.**

V 감기나 열과 같이 일시적인 질병이 있을 경우: 증상이 나아질 때까지 쉬는 것이 좋습니다.
V 임신했다면 더 많은 신체활동 프로그램으로 진행하기 전에 의사나 자격을 갖춘 운동 전문가와 상담하고 www.eparmedx.com에서 ePARmed-X+를 완료하십시오.
V 당신의 건강에 이상이 있다면, 신체활동 프로그램을 계속하기 전에 이 질문지의 2~3페이지를 체크하고 의사나 자격을 갖춘 운동 전문가와 상담하십시오.

그림 7-3 PAR-Q+의 시작 페이지

일반적인 생활 방식 정보

직업 및 생활 방식과 관련된 매우 기본적인 몇 가지 질문을 하면 풍부한 정보를 얻을 수 있다. 급성 손상 외에도 현대 생활의 많은 상황이 신체를 만성적 보상 자세(예: 하루 종일 책상에 앉아 있는 것)를 취하게 하기 때문에 정적 자세 및 움직임 평가에서 나타나는 대부분의 보상은 고객의 일상 생활 습관에서 비롯된 것이다. 신체는 만성적으로 특정 자세를 유지하거나 같은 일을 반복적으로 수행하면 이런 패턴에 적응하고 익숙해진다. 고객의 일상 움직임 패턴(혹은 이러한 패턴의 결여)을 발견함으로써 피트니스 전문가는 첫눈에 고객의 자세를 손상시킨 버릇을 정확히 지적할 수 있다. 예리하게 행동 변화 코칭을 하는 피트니스 전문가는 고객과 협력하여 이러한 습관을 버리도록 돕고 피트니스 프로그램을 통해 모든 노력을 지원할 수 있다.

직업

고객의 직업을 파악하면 고객의 움직임 능력과 고객이 매일같이 반복하는 움직임 패턴의 종류에 대한 많은 통찰력을 얻을 수 있다. 이러한 정보를 통해 고객의 전반적인 기능에 대한 중요한 단서를 파악할 수 있다. 각 질문은 일일 움직임 패턴에 대한 관련 정보를 제공해주며 평가 프로세스의 다음 단계에서 발견할 수 있는 잠재적인 보상을 파악할 수 있게 한다. 일반적인 질문의 예는 **그림 7-4**에 나와 있다.

직업		
당신의 직업은 장시간 앉아서 일해야 합니까?	네	아니오
당신의 직업은 반복적인 움직임이 요구되고 있습니까? (그렇다면 자세히 설명하시오.) ______________________	네	아니오
당신은 직장에서 뒷굽이 높은 신발을 신어야 합니까? (예: 정장 구두)	네	아니오
당신은 직장에서 무거운 것을 들어야 합니까?	네	아니오
당신의 직업은 정신적 스트레스가 많습니까?	네	아니오

그림 7-4 고객 직업에 관한 설문

앉아 있는 시간의 증가

비활동적 생활 방식 또는 장시간 앉아 있는 것은 건강에 나쁜 결과를 초래하는 위험을 증가시킬 수 있다(Baker et al., 2018; Biswas et al., 2015; Cuéllar & Lanman, 2017; Fares et al., 2017; Page et al., 2010) 심혈관 질환, 암, 제2형 당뇨병, 비만, 고혈압 및 각 질환과 관련된 사망률은 비활동적 생활 방식에서 더 증가하는 것으로 나타났다(Baker et al., 2018; Biswas et al., 2015; Brown et al. 2003; Lee & Wong, 2015). 게다가 컴퓨터 앞에서 일하는 사람들처럼 하루의 대부분을 앉아 있어야 하는 고객은 척추 자세가 무너지고 근골격계의 불편함이 증가하는 등 근골격계 적응(musculo-skeletal adaptations) 경향이 있다(Baker et al., 2018; Mackenzie et al., 2018; Mörl & Bradl, 2013). 허리-골반-엉덩관절 복합체 내에서의 자세 불균형은 운동 사슬 전반에 강한 영향을 미친다.

반복적인 움직임

반복적인 움직임은 근육과 관절에 패턴 과부하를 일으킬 수 있고, 이는 결국 조직 손상으로 이어져 통증과 운동 사슬 기능장애까지 유발할 수 있다(Falla et al., 2017; Fares et al., 2017; Mlynarek et al., 2017; Page et al., 2010). 이것은 건설공이나 페인팅 작업과 같이 많은 오버헤드 작업이 필요한 운동이나 직업에서 볼 수 있다. 장시간 손을 머리 위로 들고 작업하면 넓은등근(광배근)과 가슴 근육이 타이트해지고, 회전근개 근육이 약해져 어깨 통증이 생길 수 있다. 이런 불균형으로 인해 어깨를 적절하게 움직일 수 없거나 안정화되지 못하면 어깨와 목의 통증을 유발할 수 있다.

정장 구두

굽이 있는 구두를 신으면 발목 복합체가 오랜 시간 동안 발바닥쪽 굽힘(족저굴곡) 위치에 놓이게 된다(Hapsari & Xiong, 2016). 이로 인해 장딴지근과 가자미근이 짧아지며, 보행 중 발의 과도한 엎침(회내)을 일으키거나 쪼그려 앉을 때 과도하게 상체가 앞으로 숙여지는 발목, 무릎, 엉덩관절의 움직임 손상을 유발할 수 있다(Barnish&Barnish, 2016; Moore et al., 2015).

무거운 물건 들기

반복적인 움직임과 유사하게 고객의 능력을 넘어서는 무거운 물건을 드는 것은 근골격계 장애 및 허리 부상으로 이어질 수 있다(Andersen et al., 2017; Jakobsen et al., 2018; Roy et al., 2016). 더 큰 하중 및 회전력과 결합된 지속적이고 반복적인 움직임은 허리에 과도한 부담을 준다. 이 반복되는 무게에 신체적으로 준비가 되어 있지 않다면 협력근 우세 현상을 통해 보상이 일어나 운동 사슬 전체에 걸쳐 일련의 불균형을 만든다.

업무 스트레스

업무 스트레스는 동료와의 갈등, 예상할 수 없는 불확실함, 연봉과 관련되어 있을 수 있으며 고객의 심신을 쇠약하게 할 수 있다. 미국 심리학회(American Psychological Association, 2017)에 따르면 미국인의 61%가 업무와 관련된 스트레스를 경험했다고 한다. 또한 업무 경력은 개인 정체성의 원천이기 때문에 업무 스트레스는 일상 생활에 영향을 미칠 수 있다.

생활 방식

개인의 생활 방식에 대한 질문으로 퇴근 후 자유시간에 하는 일을 알 수 있다. 이것은 일반적으로 여가 활동이나 취미 활동을 말한다. 일반적인 생활 방식 질문의 예시는 **그림 7-5**에 나와있다.

정신적 스트레스

정신적 스트레스는 일상 생활에서 보이지 않는 감정적 충격과 관련되어 있다. 정신적 스트레스가 많은 생활에서 나오는 가장 흔한 두 가지 반응은 불안과 우울증으로, 이 둘은 유사한 특징이 많지만 별개의 장애이다. 불안은 공황과 공포의 감정이 특징이다(Carek et al., 2011). 우울증은 슬픔의 감정이며 에너지 수준이 낮거나 즐거움의 부족과 관련이 있다(Carek et al., 2011).

생활 방식		
당신의 삶에서 스트레스를 주는 것이 있습니까? (있다면 설명하시오.) ______	네	아니오
하루에 8시간 이상 수면합니까? (그렇지 않다면 설명하시오.)	네	아니오
당신은 하루 내내, 그리고 운동 전에 활기차다고 느낍니까? (아니라면 설명하시오.) ______	네	아니오
충분히 수분을 섭취하고 있다고 생각합니까?	네	아니오

취미		
취미로 하는 신체활동에 참여합니까? (골프, 스키 등) (그렇다면 설명하시오.) ______	네	아니오
당신은 다른 취미가 있습니까? (독서, 비디오 게임 등) (있다면 설명하시오.) ______	네	아니오

그림 7-5 고객 생활 방식 설문

호흡 패턴 이상 Breathing pattern dysfunction (BPD)

보조 호흡근의 과활성화를 일으킬 수 있는 최적이 아닌 호흡 패턴

운동 사슬에 영향을 미치는 우울증의 특징은 구부정한 자세이다(Fossi et al., 1984). 구부정한 자세는 앞으로 굽은 어깨, 굽은등, 앞으로 내민 머리로 구별된다. 치료하지 않고 내버려 둔다면 이 자세는 전체 운동 사슬에 영향을 미친다. 불안을 유발하는 정신적 스트레스는 **호흡 패턴 이상(breathing pattern dysfunction, BPD)**을 일으킬 수 있다. BPD는 목갈비근(사각근)과 기타 보조 호흡근을 과활성화시켜 추가적인 자세 비틀림과 운동 사슬 기능장애로 이어질 수 있다(Chapman et al., 2016; Page et al., 2010).

중요

정신 건강은 고객의 동기와 전반적인 웰니스에 심각한 영향을 미칠 수 있다. 피트니스 전문가는 고객이 다음 증상 중 하나라도 나타낼 경우 추가 평가 및 치료를 위해 적절한 의료 전문가를 소개하는 것이 매우 중요하다(National Alliance on Mental Illness, 2019).

- 과도한 공포
- 과도한 걱정
- 과도한 슬픔 또는 기분 저하
- 집중력 문제 또는 혼란스러운 사고
- 과민 또는 분노
- 사회적 활동이나 친구를 피함
- 수면 패턴의 현저한 변화
- 저조한 활력
- 식습관의 변화
- 약물 남용
- 원인 모를 여러 가지 신체 질환
- 자살에 대한 생각 또는 이야기
- 일상적인 활동 수행의 어려움 또는 의욕 상실
- 외모에 대한 극심한 두려움 또는 염려

수면/휴식

고객의 수면 시간과 질은 신체활동 이후 생리학적, 심리적 회복에 큰 영향을 미친다. 수면 시간이나 질이 부족하면 누적된 효과가 나타나고, 궁극적으로는 피로나 번아웃으로 이어질 수도 있다(Fullagar et al., 2015; Ritland et al., 2019). 피로와 번아웃은 결국 앞으로 굽은 어깨, 굽은 등, 앞으로 내민 머리로 정의되는 구부정한 자세와 같이 나쁜 자세로 이어질 수 있다. 이렇게 변화된 자세는 시간이 흐를수록 운동학적인 변화로 이어진다. 성인은 하루에 8~9시간, 청소년은 8~10시간의 수면을 취하는 것이 좋다(Watson, 2017; Watson et al., 2015).

영양과 수분 섭취

영양 습관을 평가하면 피트니스 전문가들은 고객의 에너지 수준을 대략적으로 알 수 있다. 제한된 에너지와 열량은 피로를 유발하고 보상 움직임을 촉진하며, 더 나아가 자세 비틀림 및 운동 사슬 기능장애로 이어질 수 있다. 고강도 및 장시간 트레이닝에 참여하는 고객은 높은 수준의 기량을 유지하기 위해 충분한 열량이 필요하다. 활동 수준에 맞는 적절한 단백질 섭취와 함께 균형 잡힌 식단이 필요하다. 심하게 체중을 감량하는 운동이나 식단에서 일정 식품군을 제외시키는 일은 피해야 하는데, 이는 건강을 유지하는 데 필요한 미량 영양소를 부족하게 만들 수 있기 때문이다(Thomas et al., 2016).

수분섭취 습관의 평가는 영양 섭취 습관 평가만큼 중요하다. 수분 상태를 평가하는 가장 좋은 방법은 소변색을 보는 것이다. 몸에 수분이 충분할 때 소변은 레모네이드와 맑은 물의 중간 정도의 색이다. 고객은 땀 손실의 영향을 완화하기 위해 운동 전·중·후 충분한 양의 수분을 섭취하는 것이 권장되며 가장 간단하고 중요한 방법은 목이 마를 때마다 항상 손 닿는 거리에 물컵을 두고 원하는 만큼(ad libidum) 마시는 것이다. 또한 1시간 이상 지속되는 운동에는 전해질 보충에 도움이 되도록 수분을 섭취하는 것이 좋다(Thomas et al., 2016). 적절한 수화 수준에 미달하면 수행능력 및 전반적인 건강이 저하되고 피로가 발생하거나 잠재적 보상 운동이 더 심해진다.

> **원하는 만큼** Ad libidum
>
> 라틴어로 '원하는 만큼'으로 번역된다. 일반적으로 충동적으로 먹거나 마시는 것을 의미한다(즉, 의도적으로 많이 먹거나 적게 먹지 않고).

여가 활동

여가 활동은 업무 환경 밖에서의 신체적 활동을 말한다. 개인이 즐기는 여가 활동을 알아봄으로써 교정 운동 전문가는 고객의 필요에 맞는 프로그램을 더욱 잘 디자인할 수 있다. 예를 들어, 많은 사람이 여가 시간에 골프, 스키, 테니스 또는 다양한 기타 스포츠 활동에 참여하고 싶어한다. 운동의 결과로 나타날 수 있는 잠재적인 근육 불균형을 해결하면서 인체 움직임 시스템의 효율성을 최적화하는 방식으로 훈련이 이루어질 수 있도록 적절한 프로그램 전략이 통합되어야 한다.

예를 들어, 골퍼들은 나쁜 스윙 역학으로 인해 LPHC 및 어깨 보상이 발생하기 쉽다(Zouzias et al., 2018). 알파인 스키선수는 무릎에 외반력이 가해져 결과적으로 발목, 무릎, LPHC에 보상이 발생할 수 있다(Owens et al., 2018). 테니스 선수는 팔, 특히 팔꿈치와 어깨(예: 테니스 엘보)의 과도한 사용으로 인한 부상에 더 취약하다. 라켓 그립이나 라켓 특성의 변화, 스윙 동작을 반복하는 것은 운동 사슬의 생체역학을 변화시킬 수 있다(Abrams et al., 2012).

취미

취미는 정기적으로 참여하지만, 본질적으로 운동할 필요는 없는 활동들을 일컫는다. 예로는 정원 가꾸기, 자동차 정비, 독서, TV 시청, 비디오 게임 등이 있다. 앞서 말한 것처럼 반복된 움직임은 운동 사슬에서 장애를 일으킬 수 있다. 정원 가꾸기 및 자동차 정비는 구부정한 자세로 상당히 오랜 시간을 보내야 하는데, 손과 발목을 구부리거나 또는 너트와 볼트에 닿으려고 노력하다가 구부정해질 수 있다. 독서, TV 시청, 휴대폰 사용, 비디오 게임은 모두 고개를 앞으로 내밀고 어깨와 등을 둥글게 구부린 자세와 관련이 깊다. 이런 자세를 교정하지 않는다면 시간이 지날수록 부상 위험이 높아진다. 따라서 교정 운동 전문가는 조직 과부하에 따르는 보상 움직임 위험을 줄이기 위한 모든 활동을 평가해야 한다. 고객이 직장에서, 여가 활동 중에, 취미로 같은 움직임을 하게 된다면 누적된 효과로 인해 근육 불균형이 더 심화될 수 있다.

병력

고객의 병력을 아는 것은 교정 운동 과정에서 매우 중요하다. PAR-Q+는 운동을 위험하게 만들 수 있는 잠재적인 심폐 문제에 대한 정보를 제공해주면서 동시에 운동을 해도 되는지에 대한 명확한 기준이 될 수 있다. 교정 운동 전문가들은 과거 부상, 수술, 만성 질환 같은 중요한 의료 정보를 밝혀냄으로써 개인의 구조와 기능에 대한 정보도 추가로 얻을 수 있다. 고객의 병력에 대한 샘플 질문은 **그림 7-6**을 참고하라.

의료		
발목, 무릎, 등 또는 어깨에 부상을 입은 적이 있습니까? (그렇다면 설명하시오.) ______	네	아니오
수술을 받은 적이 있습니까? (있다면 설명하시오.) ______	네	아니오

그림 7-6 샘플 질문 – 고객의 병력

과거 부상

고객의 과거 부상에 대해 질문하면 발생 가능한 기능장애를 가늠해 볼 수 있다. 사실, 앞으로 발생할 부상에 대한 가장 좋은 예측 인자는 과거의 부상이다. 부상은 반복되어 누적된다는 점, 조직 손상이 적시에 적절히 치료되지 않으면 손상의 악순환으로 이어진다는 점을 기억해야 한다. 과거 부상이 인체 움직임 시스템의 기능에 미치는 영향을 보여주는 방대한 연구들이 있어 왔다(Barmherzig& Kingston, 2019; Chalmers et al., 2017; Cole & Grimshaw, 2016; De Ridder et al., 2017; DeJong et al., 2019; Fulton et al., 2014; Grindem et al., 2016; McCann et al., 2018; Northeast et al., 2018; Waldén et al., 2006; Webster & Gribble, 2013).

같은 부상을 반복해서 겪거나 완전히 재활하지 않은 부상에 대한 보상이 다른 부상(아마도 더 심각할)으로 이어질 위험 외에도 이전의 부상은 운동 사슬에 여러 가지 영향을 미칠 수 있다. **표 7-2**는 운동 사슬을 변화시킬 수 있는 부상의 예를 보여준다.

이 표의 내용이 모든 부상의 목록을 나타내는 것은 아니다. 아울러 고객이 본질적으로 심각한 부상을 입은 경우 피트니스 전문가는 평가 및 치료를 위해 항상 의료 전문가에게 의뢰해야 한다.

표 7-2 과거의 부상과 운동 사슬

부상	운동 사슬에 미치는 영향
발목 삠(염좌)	발목 삠(염좌)은 중간볼기근 및 큰볼기근에 대한 신경 조절을 감소시키는 것으로 나타났다. 또한 만성 발목 불안정성으로 인해 바닥을 디딜 때 변화된 무릎 굽힘(굴곡)으로 이어질 수 있다. 이것은 차례로 신경근 조절과 균형에 나쁜 영향을 주어 추가 부상을 초래할 수 있다(De Ridder et al., 2017; DeJong et al., 2019; McCann et al., 2018; Northeast et al., 2018; Webster & Gribble, 2013).
무릎 손상	무릎 손상은 무릎넙다리뼈(슬개대퇴) 관절과 정강넙다리뼈(경대퇴골) 관절을 안정화시키는 신경 조절을 감소시킬 수 있다. 비접촉성 무릎 손상은 대개 발목 또는 엉덩관절의 기능장애의 결과이다. 발목이나 엉덩관절이 제대로 기능하지 못하면 무릎의 움직임과 힘의 배분이 변경되어 나중에 추가 부상으로 이어질 수 있다(Fulton et al., 2014; Walden et al., 2006).
허리 손상	허리 손상은 요추의 가동성을 줄이고 움직임을 더 느리게 만들며 고유수용감각을 줄일 수 있다(Laird et al., 2014). 치료 받지 않으면 허리뼈의 가동성이 제한되는데, 이는 전체 척추가 기능 단위로 작동하기 때문에 운동 사슬에 영향을 미칠 수 있다. 요추의 제한된 가동성(mobility)은 등뼈의 가동성을 제한하며 어깨와 목뼈에 문제를 일으킬 수 있다.
어깨 손상	어깨 손상은 회전근개의 신경 조절를 변형시켜 기능적인 활동 중에 어깨관절의 불안정성을 유발할 수 있다. 과거의 부상과 관련된 어깨 기능장애는 등뼈 가동성과 연결되어 있다(Haik et al., 2014). 머리 위로 던지는 동작을 하는 선수들의 경우, 과거의 어깨 손상이 던지는 메커니즘을 변화시켜 추가 부상으로 이어질 수 있다(Chu et al., 2016).
기타 손상	인체 움직임 시스템 불균형으로 인한 손상은 반복된 햄스트링 복합체의 좌상(strain), 서혜부의 좌상(strain), 슬개건병증(jumper's knee), 족저근막염(족궁의 통증), 뒤정강근건염(shin splints), 위팔두갈래근힘줄염(어깨통증), 두통이 있다(Barm-herzig & Kingston, 2019; Chalmers et al., 2017; Franklyn-Miller et al., 2017; Mousavi et al., 2019; Opar et al., 2012; Phillips & McClinton, 2017; Van de Velde et al., 2017).

과거의 어떠한 부상이라도 평가 시 고려해야 한다. 왜냐하면 적절한 치료를 받지 않으면 근육 불균형은 시간이 지나면서 다시 나타나기 때문이다. 그러나 대부분의 사람은 과거 부상의 절반 정도만 기억하거나 가장 심각한 부상만 기억하는 경우가 많다. 따라서 고객이 제공하는 주관적인 정보에 더해 종합적이고 객관적인 평가 프로세스가 중요하다.

부상을 진단하는 것은 피트니스 전문가의 권한 밖임을 기억해야 한다. 병력은 이후에 일어날 수 있는 일을 예측하는 데만 이용되어야 한다. 정적 평가, 움직임 평가, 가동성 평가는 교정 운동 연속체 프로그램을 디자인하는 데 있어 객관적인 정보를 제공한다.

확인하기

수년 동안 고용인들은 건강과 웰니스를 추적하는 객관적인 수단으로 생체 정보 측정(biometric screening)을 광범위하게 사용하고 있다. 각 제품 브랜드마다 고유한 테스트 배터리를 가지고 있지만, 대부분의 생체 정보 측정 도구는 피고용인의 키, 체중, 체질량지수(BMI), 혈압, 때로는 체력 검사에 대한 데이터를 제공한다. 교정 운동 전문가들은 전반적인 건강에 대해 보다 정확하고 객관적인 평가를 제공하기 위해 고객 접수 프로세스에 병력뿐만 아니라 생체 정보 측정을 도입하는 것을 고려할 수 있다.

과거 수술 이력

수술은 신체에 상처를 남겨 부상과 비슷한 영향을 줄 수 있다. 수술 후 적절히 재활하지 않으면 기능장애가 생길 수 있다. 다음은 흔하게 이루어지는 수술의 몇 가지 사례이다:

- 발과 발목 수술
- 무릎 수술
- 척추 수술
- 어깨 수술

- 제왕절개(아기를 꺼내기 위해 복벽 절개)
- 맹장 수술(맹장을 제거하기 위해 복벽 절개)

각각의 경우 수술은 통증과 염증, 심리적, 생리적 영향을 일으킨다. 여기에는 근골격계 신경 제거, 근 위축, 우울증, 스트레스, 전반적인 가동성의 감소가 포함된다. 이러한 생리적, 심리적 영향은 적절히 재활하지 않는다면 운동 사슬에 직접적으로 영향을 미칠 수 있다. 예를 들어, 무릎 인공관절 수술(total knee arthroplasty 즉, 슬관절치환술)을 한 사람은 기능 및 근력 모두에서 수술 후 심각한 근육의 변화를 겪게 된다(Bragonzoni et al., 2019; Christensen et al., 2018; Li et al., 2013).

무릎 위아래의 근육도 근력과 기능을 잃는 것으로 나타났다(Judd et al., 2012). 이 예에 누적 손상주기를 적용하면 수술이 인간의 움직임에 얼마나 큰 영향을 미치는지 쉽게 알 수 있다(그림 7-7). 급성 손상과 마찬가지로 수술은 조직 손상과 염증을 일으킨다. 결과적으로 염증 부위를 보호하기 위해 근육 경련(muscle spasms)이 생길 수 있는데, 이는 지속적인 근수축을 통해 관절을 고정시키는 신체의 방식이다. 근육 경련과 관련된 통증을 피하기 위해 부상을 입은 신체 부위를 외부에서 고정시키면 손상 부위가 더 잘 이완되고 치유될 수 있다.

근육 경련 Muscle spasms

부상에 반응하여 관절이 움직이지 않도록 관절 주위의 근육이 비자발적으로 수축하는 현상

그러나 이런 고정은 불행히도 손상 주변의 근육을 수축하게 하고 흉터조직과 같은 근막 고착을 유발할 수 있으며, 그 결과 변형된 신경근 조절, 근육 불균형을 일으키며 결과적으로 더욱 부상 위험에 빠뜨리는 움직임 보상을 초래한다.

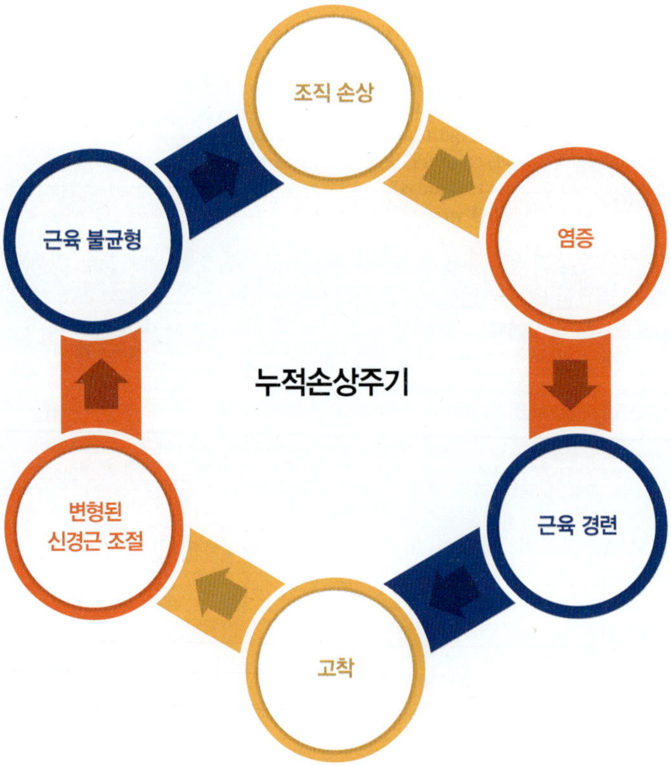

그림 7-7 누적손상주기

목표 설정

객관적 자세 평가 과정을 시작하기 전 마지막 단계는 목표를 설정하는 것이다. 교정 운동 전문가는 향후 노력의 토대가 될 명확하고 간결한 피트니스 목표를 파악할 수 있도록 고객과 함께 노력해야 한다. 이러한 목표는 교정 운동 프로세스가 얼마나 깊이 진행되어야 할지를 알려주는 데 도움이 된다. 예를 들어, 운동 경기에서 기량을 향상시키겠다는 목표를 가진 고객은 그렇게 하기 위해 고도로 최적화된 움직임이 필요하며, 그렇게 하기 위해 부하 및 동적 움직임 평가가 필요하다. 반대로 운동을 처음 하는 고령의 고객은 단지 조금 더 움직임이 나아지고 몸이 좋아지는 것을 목표로 할 수 있다. 이런 고객에게는 심층적인 평가 프로세스가 필요하지 않다. 많은 경우, 오버헤드 스쿼트 평가는 고객의 목표를 달성하는 데 매우 도움이 되는 프로그램 디자인를 위한 모든 정보를 제공해줄 것이다.

NASM은 피트니스 개선 계획의 토대로서 SMART 목표 개발을 항상 추천한다.

- S – 구체적(specific): 고객이 무엇을 달성하고 싶어하는가? 누가, 무엇을, 언제, 어디서, 왜, 어떻게를 고려하라.
- M – 측정 가능(measurable): 목표는 어떻게 측정할 것인가? 목표 달성 기준은 무엇인가?
- A – 달성 가능(attainable): 목표 달성이 가능한가? 목표를 달성하는 데 필요한 노력, 시간, 비용이 고려되어야 한다.
- R – 현실적(realistic): 목표가 개인의 생활 방식 및 피트니스 요구 사항과 관련된 것인가? 합리적으로 달성할 수 있다고 기대할 수 있는가?
- T – 시기적절(timely): 목표 완수 기간은 얼마인가? 목표 달성일은 언제인가?

SMART 목표를 이용하는 것은 고객에게 있어 결과를 추적하는 효과적인 방법이며, 고객 접수 사전 조사와 관련된 모든 프로세스에 통합되어야 한다(그림 7–8). 그런 다음, 자세 평가 및 움직임 평가와 함께 주기적으로 측정하고 재평가하며 고객의 개선 사항에 따라 조정해 나가야 한다.

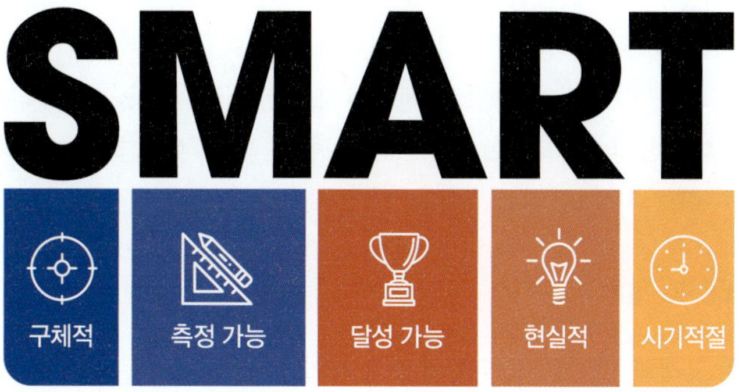

그림 7–8 SMART 목표

윤리적 및 법적 고려사항

교정 운동 전문가를 포함한 피트니스 종사자들은 이 직업에 대한 모든 법령과 규제를 준수해야 한다. 주 정부에서는 현재 피트니스 종사자를 규제하거나 면허를 부여하고 있지 않기 때문에 판단은 개인의 몫으로 남아있다. 피트니스 종사자들이 윤리적, 법적으로 최고 수준의 기준에서 일하고 있는지 확인하기 위해 실무 범위 및 직업윤리강령(code of professional conduct)을 철저히 검토하고 이해해야 한다. 또한 다른 협력 의료 종사자들에게 언제 고객을 의뢰해야 하는지를 알고 고객 동의서를 받는 것이 좋다.

실무 범위

실무 범위 Scope of practice

주법 및 연방법에 따라 피트니스 종사자들이 행할 수 있는 절차와 행위

실무 범위(scope of practice)는 피트니스 종사자들이 주법과 연방법에 따라 관리할 수 있는 절차 및 행동으로 정의된다(Abbott, 2012). 과거 몇 년간, 피트니스와 운동 종사자들은 만성 질환 예방을 위해 역할을 확장했다(Abbott, 2012). 관련 건강 산업계 내에서 중요성이 높아짐에 따라 피트니스 종사자들은 근거에 기반한 가이드라인을 이용하여 고객에게 안전한 양질의 프로그램을 제공하는 것이 필수적인 업무가 되었다. 교정 운동 전문가는 NASM 공인 퍼스널 트레이너(CPTs)와 동일한 실무 범위를 준수하는 것이 좋다. NASM CPTs는 평가 및 개별화된 운동 프로그램 디자인 범위 내에서 일하도록 되어 있다. 게다가 프로그램은 과학적이며 근거에 기반해야 한다. 퍼스널 트레이너는 통증이나 질병을 진단 또는 치료하지 않으며, 질병이나 통증이 있는 고객은 의료 전문가의 진료를 받도록 해야 한다(NASM, 2016).

교정 운동 전문가는 고객과의 신체 접촉에 있어 모호한 영역이 있다는 점을 알고 있어야 한다. 예를 들어, 면허가 있는 마사지 치료사(LMTs)는 그들의 실무 범위 내에서 도수 치료(고객의 신체 접촉이 요구되는)를 다루는 명확한 언어를 가지고 있다. 그러나 피트니스 전문가가 신체 접촉 기술을 사용할 수 있는지 여부는 LMTs 및 기타 관련 의료 종사자들을 둘러싼 각 규정에 따라 주마다 차이가 있다. 일부 주에서는 도수 치료를 LMTs, 물리치료사, 의사로 제한하는 반면, 다른 주에서는 신체 접촉에 대한 동의를 개별 고객에게 맡긴다. 따라서 파트너의 도움이 필요한 신경근 스트레칭 및 연부조직 움직임 같은 운동은 피트니스 전문가의 실무 범위에서 벗어날 수 있다. 그러므로 고객을 직접적으로 트레이닝하기 전에 주정부 및 지역 규제를 잘 숙지하는 것이 중요하다.

더군다나 많은 피트니스 전문가는 건강 상태, 식이 보충제 및 영양 관련 조언을 요청하는 고객들을 분명히 만날 것이다. 소송 가능성을 피하기 위해 추가 자격증을 따지 않는 한 이러한 주제에 대한 조언, 의견 또는 권장 사항을 제공하지 않는 것이 좋다. 이러한 경우, 피트니스 전문가는 고객의 질문에 답하기 위해 의사나 공인 영양사 등 가장 적절한 전문가에게 고객을 소개하는 것이 좋다.

직업윤리강령

직업윤리강령은 고객의 안전을 극대화하고 조직의 전문성 표준을 통합하기 위해 개발된 일련의 정책과 절차이다. 이는 국가 승인 단체, 국가 기관, 주정부 기관, 또는 민간 기업에 부합되게 만들어졌다. NASM을 통해 인가된 모든 피트니스 전문가는 NASM 공인 개인 트레이너 지망생 핸드북(NASM Certified Personal Trainer Candidate Handbook)에 나와 있는 NASM의 직업 윤리를 준수해야 한다.

고객 동의 및 기록 보관

고객 동의 또는 정보에 입각한 동의는 피트니스 전문가와 고객 사이의 법적인 합의이다. 정보에

입각한 동의에는 교정 운동 프로그래밍의 목적과 설명, 관련 위험, 언제든지 행사할 수 있는 철회권, 혜택/기대 결과와 관련한 일반적인 정보를 요약하고 개인 데이터/정보의 기밀 유지 및 이용에 대한 정책/절차에 대한 논의가 포함된다. 동의서에 대해 고객과 구두로 논의하되, 고객에게 테스트하거나 프로그램에 대해 질문할 기회를 주어야 한다. 모든 질문이나 우려 사항은 답변과 함께 일정 양식으로 문서화해야 한다(ACSM et al., 2018). 영리적 피트니스 사업에서는 이 같은 법적 서식이 이미 신규회원 계약 및 등록 절차의 일부로 포함되어 있어야 한다. 이러한 상황에서 피트니스 전문가는 센터를 위해 최선이라고 생각되는 관례에 대해 상사와 항상 의견을 나누어야 한다. 독립적으로 일하는 피트니스 전문가는 개별 환경에 맞는 고객 동의서를 개발하기 위해 변호사와 상의하는 것이 좋다.

중요

정보에 입각한 동의서는 고객과 함께 사용하기 전에 항상 법률 전문가의 검토를 받아야 한다.

자료 보관은 피트니스 전문가와 고객 모두를 보호하는 데 있어 똑같이 중요하다. 고객 접수 사전 조사, 객관적인 평가, 기타 개인 정보는 고객 파일에 기밀로 유지되어야 한다. 이러한 파일은 공개 접근을 금지하고 민감한 개인 정보를 보호하는 방식으로 보관되어야 한다. 추가로 이러한 정보는 NASM 행동 규범에 따라 정확하고 진실되게 유지되어야 한다.

언제 의뢰할까: 징후, 증상, 기타 고려사항

평가나 트레이닝 세션 중 언제라도 고객의 통증이나 부상 상태가 의심된다면 피트니스 전문가는 세션을 즉시 중단하고 고객을 자격 있는 의료 전문가의 안내를 받도록 조언해야 한다. 지역 및 국가법에 따라 피트니스 전문가는 고객에게 기존의 의학적 문제나 최근의 건강 상태에 이상이 나타나는 경우, 항상 자격 있는 의료 전문가에게 의뢰해야 한다. 표 7-3은 의료진에게 보내야 할 필요가 있는 세 가지 예를 보여준다. 이 같은 예시가 고객이 겪을 수 있는 모든 가능한 문제들을 대표할 수는 없다. 피트니스 전문가는 고객이 프로그램에 참가하기 전에 고객의 안전을 위해 고객 접수 사전 조사를 완벽하게 완료하도록 해야 한다.

표 7-3 의료진 의뢰가 필요하다는 징후

징후 또는 증상	내용
부기	관절 또는 다른 신체 부위의 부기는 내부 손상을 나타낸다. 피트니스 전문가가 어떤 형태든 부기를 감지하거나 고객이 이를 알릴 경우, 운동 프로그램을 계속하기 전에 먼저 의료 전문가의 허락을 받도록 하는 것이 가장 좋다.
급성 통증	예리한(즉, 급성) 통증을 호소하는 고객이 있다면, 특히 통증이 뼈 돌출부, 관절 내, 복부 내에 있는 경우에는 의료 전문가의 진찰을 받도록 권해야 한다. 낙상 또는 다른 직접적 충격 같은 외상 사건을 당한 이후 통증이 발생했다면 더욱 그러하다.
의심되는 때	윤리적, 법적 실수를 막기 위한 가장 좋은 방법 중 하나는 피트니스 전문가가 실무적 한계를 이해하고 여러 분야의 전문가 네트워크를 개발해 항상 '의심스러울 때'에 참고하는 것이다. 이 네트워크에는 의사, 척추 지압사, 운동 트레이너, 물리치료사, 면허 있는 마사지 치료사, 공인 영양사가 포함되어야 한다. 이러한 네트워크는 특히 프로그램을 계속할지 의문이 생길 경우 피트니스 전문가에게 질문이나 우려에 대한 방향을 제시해줄 수 있다.

요약

교정 운동 전문가의 첫 번째 책임은 고객이 목표를 성공적으로 수행할 수 있도록 안전하고 효과적으로 고객을 안내하는 것이다. 이를 위해서는 고객의 배경과 신체적 능력, 욕구, 건강 및 피트니스 산업의 법적, 윤리적 관례에 대한 종합적 이해가 필요하다. 고객 접수 사전 조사는 고객에 대한 주관적 정보를 수집하는 첫 번째 단계이다. 고객 사전 조사가 완료되면 교정 운동 전문가는 정적 자세 효율성에 대한 첫 번째 객관적 평가로 진행할 수 있다. 교정 운동 프로그램은 정보가 허락된 만큼 좋아질 수 있으므로 고객의 정보가 교정 운동 요구와 목표를 충족하기에 충분히 구체적인지 확인하기 위해서는 평가 과정의 모든 측면을 중요하게 다루어야 한다는 것을 기억해야 한다.

참고 문헌

Abbott, A. A. (2012). The legal aspects. *ACSM's Health & Fitness Journal*, *16*(1), 31–34. https://doi.org/10.1249/FIT.0b013e31823d0452

Abrams, G. D., Renstrom, P. A., & Safran, M. R. (2012, June). Epidemiology of musculoskeletal injury in the tennis player. *British Journal of Sports Medicine*, *46*(7), 492–498. https://doi.org/10.1136/bjsports-2012-091164

American College of Sports Medicine (ACSM), Riebe, D., Ehrman, J. K., Liguori, G., & Magal, M. (2018). *ACSM's guidelines for exercise testing and prescription* (10th ed.). Wolters Kluwer.

American Psycological Association. (2017). Stress in America: The state of our nation. https://www.apa.org/news/press/releases/stress/2017/state-nation.pdf

Andersen, L. L., Fallentin, N., Zielinski, J., Ajslev, N., Jakobsen, M. D., & Sundstrup, E. (2017). Association between occupational lifting and day-to-day change in low-back pain intensity based on company records and text messages. *Scandinavian Journal of Work, Environment & Health*, *43*(1), 68–74. httsps://doi.org/pmid:27611578

Baker, R., Coenen, P., Howie, E., Williamson, A., & Straker, L. (2018). The short term musculoskeletal and cognitive effects of prolonged sitting during office computer work. *International Journal of Environmental Research and Public Health*, *15*(8), E1678. https://doi.org/10.3390/ijerph15081678

Barmherzig, R., & Kingston, W. (2019). Occipital neuralgia and cervicogenic headache: Diagnosis and management. *Current Neurology and Neuroscience Reports*, *19*(5), 20. https://doi.org/10.1007/s11910-019-0937-8

Barnish, M. S., & Barnish, J. (2016). High-heeled shoes and musculoskeletal injuries: A narrative systematic review. *BMJ Open*, *6*(1), e010053. https://doi.org/10.1136/bmjopen-2015-010053

Biswas, A., Oh, P. I., Faulkner, G. E., Bajaj, R. R., Silver, M. A., Mitchell, M. S., & Alter, D. A. (2015). Sedentary time and its association with risk for disease incidence, mortality, and hospitalization in adults: A systematic review and meta-analysis. *Annals of Internal Medicine, 162*(2), 123–132. https://doi.org/10.7326/m14-1651

Bragonzoni, L., Rovini, E., Barone, G., Cavallo, F., Zaffagnini, S., & Benedetti, M. G. (2019). How proprioception changes before and after total knee arthroplasty: A systematic review. *Gait & Posture, 72*, 1–11. https://doi.org/10.1016/j.gaitpost.2019.05.005

Brown, W. J., Miller, Y. D., & Miller, R. (2003). Sitting time and work patterns as indicators of overweight and obesity in Australian adults. *International Journal of Obesity and Related Metabolic Disorders*, *27*(11), 1340–1346. https://doi.org/10.1038/sj.ijo.0802426

Carek, P. J., Laibstain, S. E., & Carek, S. M. (2011). Exercise for the treatment of depression and anxiety. *International Journal of Psychiatry in Medicine*, *41*(1), 15–28. https://doi.org/10.2190/PM.41.1.c

Chalmers, P. N., Wimmer, M. A., Verma, N. N., Cole, B. J., Romeo, A. A., Cvetanovich, G. L., & Pearl, M. L. (2017). The relationship between pitching mechanics and injury: A review of current concepts. *Sports Health*, *9*(3), 216–221. https://doi.org/10.1177/1941738116686545

Chapman, E. B., Hansen-Honeycutt, J., Nasypany, A., Baker, R. T., & May, J. (2016). A clinical guide to the assessment and treatment of breathing pattern disorders in the physically active: Part 1. *International Journal of Sports Physical Therapy*, *11*(5), 803–809.

Christensen, J. C., Mizner, R. L., Foreman, K. B., Marcus, R. L., Pelt, C. E., & LaStayo, P. C. (2018). Quadriceps weakness preferentially predicts detrimental gait compensations among common impairments after total knee arthroplasty. *Journal of Orthopaedic Research*, *36*(9), 2355–2363. https://doi.org/10.1002/jor.23894

Chu, S. K., Jayabalan, P., Kibler, W. B., & Press, J. (2016). The kinetic chain revisited: New concepts on throwing mechanics and injury. *PM & R*, *8*(3 Suppl.), S69–S77. https://doi.org/10.1016/j.pmrj.2015.11.015

Cole, M. H., & Grimshaw, P. N. (2016). The biomechanics of the modern golf swing: Implications for lower back injuries. *Sports Medicine*, *46*(3), 339–351. https://doi.org/10.1007/s40279-015-0429-1

Cu.llar, J. M., & Lanman, T. H. (2017). "Text neck": An epidemic of the modern era of cell phones? *The Spine Journal*, *17*(6), 901–902. https://doi.org/10.1016/j.spinee.2017.03.009

De Ridder, R., Witvrouw, E., Dolphens, M., Roosen, P., & Van Ginckel, A. (2017). Hip strength as an intrinsic risk factor for lateral ankle sprains in youth soccer players: A 3-season prospective study. *American Journal of Sports Medicine*, *45*(2), 410–416. https://doi.org/10.1177/0363546516672650

DeJong, A. F., Mangum, L. C., & Hertel, J. (2019). Gluteus medius activity during gait is altered in individuals with chronic ankle instability: An ultrasound imaging study. *Gait Posture*, *71*, 7–13. https://doi.org/10.1016/j.gaitpost.2019.04.007

Falla, D., Cescon, C., Lindstroem, R., & Barbero, M. (2017). Muscle pain induces a shift of the spatial distribution of upper trapezius muscle activity during a repetitive task: A mechanism for perpetuation of pain with repetitive activity? *Clinical Journal of Pain*, *33*(11), 1006–1013. https://doi.org/10.1097/ajp.0000000000000513

Fares, J., Fares, M. Y., & Fares, Y. (2017). Musculoskeletal neck pain in children and adolescents: Risk factors and complications. *Surgical Neurology International*, *8*, 72. https://doi.org/10.4103/sni.sni_445_16

Fossi, L., Faravelli, C., & Paoli, M. (1984). The ethological approach to the assessment of depressive disorders. *Journal of Nervous and Mental Disease*, *172*(6), 332–341. https://doi.org/10.1097/00005053-198406000-00004

Franklyn-Miller, A., Richter, C., King, E., Gore, S., Moran, K., Strike, S., & Falvey, E. C. (2017). Athletic groin pain (part 2): A prospective cohort study on the biomechanical evaluation of change of direction identifies three clusters of movement patterns. *British Journal of Sports Medicine*, *51*(5), 460–468. https://doi.org/10.1136/bjsports-2016-096050

Fullagar, H. H., Skorski, S., Duffield, R., Hammes, D., Coutts, A. J., & Meyer, T. (2015). Sleep and athletic performance: The effects of sleep loss on exercise performance, and physiological and cognitive responses to exercise. *Sports Medicine*, *45*(2), 161–186. https://doi.org/10.1007/s40279-014-0260-0

Fulton, J., Wright, K., Kelly, M., Zebrosky, B., Zanis, M., Drvol, C., & Butler, R. (2014). Injury risk is altered by previous injury: A systematic review of the literature and presentation of causative neuromuscular factors. *Interntional Journal of Sports Physical Therapy*, *9*(5), 583–595.

Grindem, H., Snyder-Mackler, L., Moksnes, H., Engebretsen, L., & Risberg, M. A. (2016). Simple decision rules can reduce reinjury risk by 84% after ACL reconstruction: The Delaware-Oslo ACL cohort study. *British Journal of Sports Medicine*, *50*(13), 804–808. https://doi.org/10.1136/bjsports-2016-096031

Haik, M. N., Alburquerque-Send.n, F., Silva, C. Z., Siqueira-Junior, A. L., Ribeiro, I. L., & Camargo, P. R. (2014). Scapular kinematics pre- and post-thoracic thrust manipulation in individuals with and without shoulder impingement symptoms: A randomized controlled study. *Journal of Orthopaedic & Sports Physical Therapy*, *44*(7), 475–487. https://doi.org/10.2519/jospt.2014.4760

Hapsari, V. D., & Xiong, S. (2016). Effects of high heeled shoes wearing experience and heel height on human standing balance and functional mobility. *Ergonomics*, *59*(2), 249–264. https://doi.org/10.1080/00140139.2015.1068956

Jakobsen, M. D., Sundstrup, E., Brandt, M., Persson, R., & Andersen, L. L. (2018). Estimation of physical workload of the low-back based on exposure variation analysis during a full working day among male blue-collar workers. Cross-sectional workplace study. *Applied Ergonomics*, *70*, 127–133. https://doi.org/10.1016/j.apergo.2018.02.019

Judd, D. L., Eckhoff, D. G., & Stevens-Lapsley, J. E. (2012). Muscle strength loss in the lower limb after total knee arthroplasty. *American Journal of Physical Medicine & Rehabilitation*, *91*(3), 220–226; quiz 227-230. https://doi.org/10.1097/PHM.0b013e3182411e49

Laird, R. A., Gilbert, J., Kent, P., & Keating, J. L. (2014). Comparing lumbo-pelvic kinematics in people with and without back pain: A systematic review and meta-analysis. *BMC Musculoskeletal Disorders*, *15*, 229. https://doi.org/10.1186/1471-2474-15-229

Lee, P. H., & Wong, F. K. (2015). The association between time spent in sedentary behaviors and blood pressure: A systematic review and meta-analysis. *Sports Medicine*, *45*(6), 867–880. https://doi.org/10.1007/s40279-015-0322-y

Li, K., Ackland, D. C., McClelland, J. A., Webster, K. E., Feller, J. A., de Steiger, R., & Pandy, M. G. (2013). Trunk muscle action compensates for reduced quadriceps force during walking after total knee arthroplasty. *Gait Posture*, *38*(1), 79–85. https://doi.org/10.1016/j.gaitpost.2012.10.018

Mackenzie, K., Such, E., Norman, P., & Goyder, E. (2018). The development, implementation and evaluation of interventions to reduce workplace sitting: A qualitative systematic review and evidence-based operational framework. *BMC Public Health*, *18*(1), 833. https://doi.org/10.1186/s12889-018-5768-z

McCann, R. S., Bolding, B. A., Terada, M., Kosik, K. B., Crossett, I. D., & Gribble, P. A. (2018). Isometric hip strength and dynamic stability of individuals with chronic ankle instability. *Journal of Athletic Training*, *53*(7), 672–678. doi.org/10.4085/1062-6050-238-17

Mlynarek, R. A., Lee, S., & Bedi, A. (2017). Shoulder injuries in the overhead throwing athlete. *Hand*

Clinics, *33*(1), 19–34. https://doi.org/10.1016/j.hcl.2016.08.014

Moore, J. X., Lambert, B., Jenkins, G. P., & McGwin, G., Jr. (2015). Epidemiology of high-heel shoe injuries in U.S. women: 2002 to 2012. *Journal of Foot and Ankle Surgery*, *54*(4), 615–619. https://doi.org/10.1053/j.jfas.2015.04.008

Mörl, F., & Bradl, I. (2013, April). Lumbar posture and muscular activity while sitting during office work. *Journal of Electromyography and Kinesiology*, *23*(2), 362–368. https://doi.org/10.1016/j.jelekin.2012.10.002

Mousavi, S. H., Hijmans, J. M., Rajabi, R., Diercks, R., Zwerver, J., & van der Worp, H. (2019). Kinematic risk factors for lower limb tendinopathy in distance runners: A systematic review and meta-analysis. *Gait Posture*, *69*, 13–24. https://doi.org/10.1016/j.gaitpost.2019.01.011

National Academy of Sports Medicine (NASM). (2016). Personal trainers: Scope of practice. In *CPT candidate handbook*. https://www.nasm.org/docs/default-source/pdf/2016-pdf/nasm-candidate-handbook.pdf

National Alliance on Mental Illness. (2019). Know the warning signs. https://www.nami.org/learn-more/know-the-warning-signs

Northeast, L., Gautrey, C. N., Bottoms, L., Hughes, G., Mitchell, A. C. S., & Greenhalgh, A. (2018). Full gait cycle analysis of lower limb and trunk kinematics and muscle activations during walking in participants with and without ankle instability. *Gait Posture*, *64*, 114–118. https://doi.org/10.1016/j.gaitpost.2018.06.001

Opar, D. A., Williams, M. D., & Shield, A. J. (2012). Hamstring strain injuries: Factors that lead to injury and re-injury. *Sports Medicine*, *42*(3), 209–226. https://doi.org/10.2165/11594800-000000000-00000

Owens, B. D., Nacca, C., Harris, A. P., & Feller, R. J. (2018). Comprehensive review of skiing and snowboarding injuries. *Journal of the American Academy of Orthopaedic Surgeons*, *26*(1), e1–e10. https://doi.org/10.5435/jaaos-d-16-00832

Page, P., Frank, C. C., & Lardner, R. (Eds.). (2010). *Assessment and treatment of muscle imbalance: The Janda approach*. Human Kinetics.

Phillips, A., & McClinton, S. (2017). Gait deviations associated with plantar heel pain: A systematic review. *Clinical Biomechanics*, *42*, 55–64. https://doi.org/10.1016/j.clinbiomech.2016.12.012

Ritland, B. M., Simonelli, G., Gentili, R. J., Smith, J. C., He, X., Mantua, J., Balkin, T. J., & Hatfield, B. D. (2019). Effects of sleep extension on cognitive/motor performance and motivation in military tactical athletes. *Sleep Medicine*, *58*, 48–55. https://doi.org/10.1016/j.sleep.2019.03.013

Roy, T. C., Piva, S. R., Christiansen, B. C., Lesher, J. D., Doyle, P. M., Waring, R. M., Irrgang, J. J., Moore, C. G., Bringinger, T. L., & Sharp, M. A. (2016). Heavy loads and lifting are risk factors for musculoskeletal injuries in deployed female soldiers. *Military Medicine*, *181*(11), e1476–e1483. https://doi.org:10.7205/milmed-d-15-00435

Thomas, D. T., Erdman, K. A., & Burke, L. M. (2016). Position of the Academy of Nutrition and Dietetics, Dietitians of Canada, and the American College of Sports Medicine: Nutrition and athletic performance. *Journal of the Academy of Nutrition and Dietetics*, *116*(3), 501–528. https://doi.org/10.1016/j.jand.2015.12.006

Van de Velde, M., Matricali, G. A., Wuite, S., Roels, C., Staes, F., & Deschamps, K. (2017). Foot segmental motion and coupling in stage II and III tibialis posterior tendon dysfunction. *Clinical Biomechanics*, *45*, 38–42. https://doi.org/10.1016/j.clinbiomech.2017.04.007

Waldén, M., Hägglund, M., & Ekstrand, J. (2006). High risk of new knee injury in elite footballers with previous anterior cruciate ligament injury. *British Journal of Sports Medicine*, *40*(2), 158–162; discussion 158–162. https://doi.org/10.1136/bjsm.2005.021055

Warburton, D. E., Jamnik, V. K., Bredin, S. S., & Gledhill, N. (2014). The physical activity readiness questionnaire for everyone (PAR-Q+) and electronic physical activity readiness medical examination (ePARmed-X+). *Health & Fitness Journal of Canada*, *4*(2), 3–17.

Watson, A. M. (2017). Sleep and athletic performance. *Current Sports Medicine Reports*, *16*(6), 413–418. https://doi.org/10.1249/jsr.0000000000000418

Watson, N. F., Badr, M. S., Belenky, G., Bliwise, D. L., Buxton, O. M., Buysse, D., Dinges, D. F., Gangwisch, J., Grandner, M. A., Kushida, C., Malhotra, R. K., Martin, J. L., Patel, S. R., Quan, S. F., & Tasali, E. (2015). Joint Consensus Statement of the American Academy of Sleep Medicine and Sleep Research Society on the recommended amount of sleep for a healthy adult: Methodology and discussion. *Sleep*, *38*(8), 1161–1183. https://doi.org/10.5665/sleep.4886

Webster, K. A., & Gribble, P. A. (2013). A comparison of electromyography of gluteus medius and maximus in subjects with and without chronic ankle instability during two functional exercises. *Physical Therapy in Sport*, *14*(1), 17–22. https://doi.org/10.1016/j.ptsp.2012.02.002

Zouzias, I. C., Hendra, J., Stodelle, J., & Limpisvasti, O. (2018). Golf injuries: Epidemiology, pathophysiology, and treatment. *Journal of the American Academy of Orthopaedic Surgeons*, *26*(4), 116–123. https://doi.org/10.5435/jaaos-d-15-00433

CHAPTER 8

정적 평가

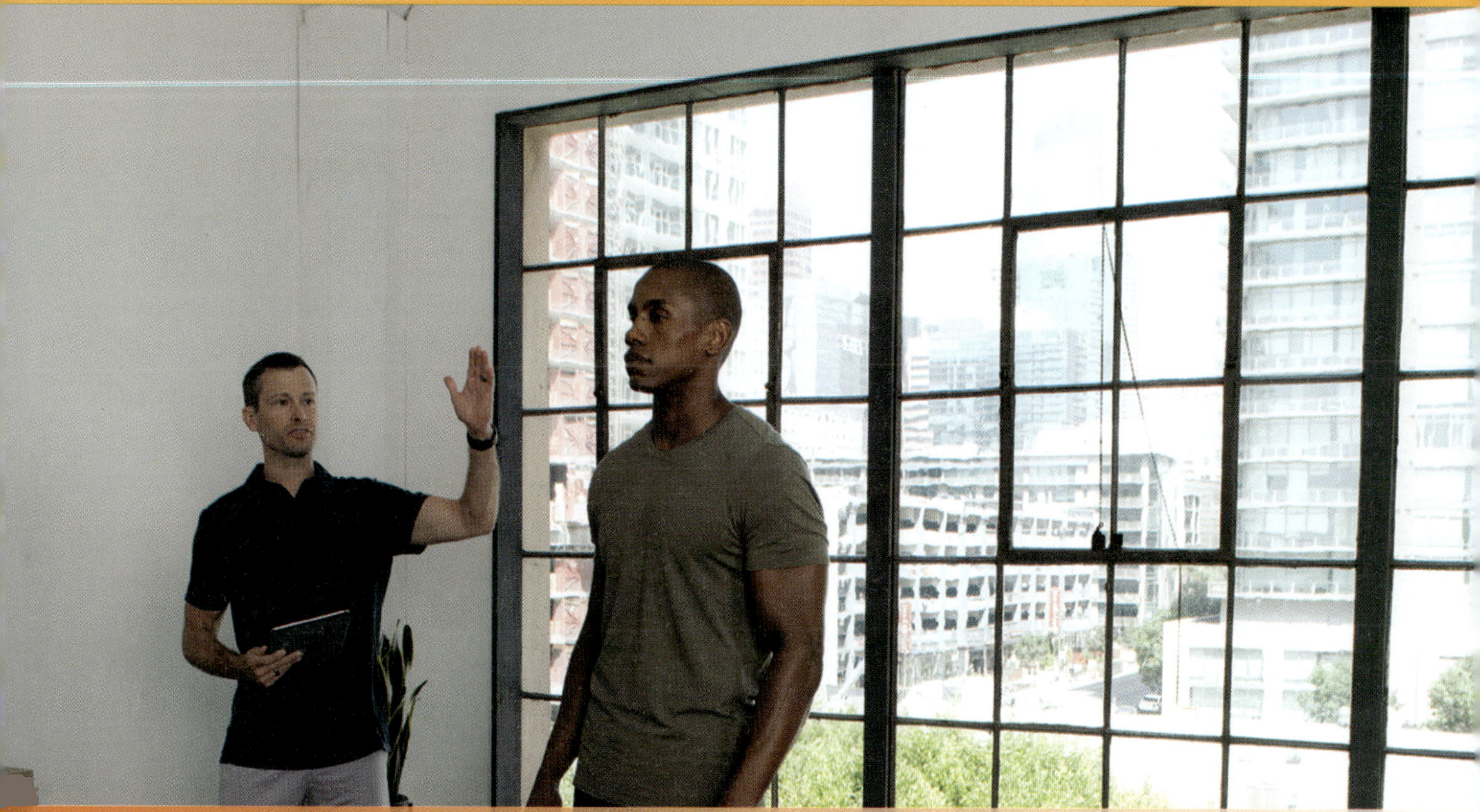

학습 목표

- 정적 자세 평가의 기능을 설명할 수 있다.
- 자세 정렬, 신경근 기능, 운동 수행능력 간의 관계에 대해 설명할 수 있다.
- 생활 방식 요인과 자세 정렬 간의 역학 관계에 대해 설명할 수 있다.
- 정적 자세 평가를 수행하는 단계를 파악할 수 있다.
- 정적 자세 평가에 기초한 일반적인 자세 상태를 분류할 수 있다.
- 일반적인 자세 상태를 근육 불균형과 연결시킬 수 있다.

개요

고객 접수 이후, 교정 운동 평가 프로세스의 첫 번째 파트는 자세 분석이다(그림 8-1). 자세는 고객이 자신의 몸을 다른 위치에서 어떻게 배치시키는지에 대한 시각적 관찰 평가이다(Lee et al., 2017). 자세는 정적 자세(예: 서 있거나 앉아 있을 때) 또는 동적 움직임(예: 상자 들기)을 취하는 동안 관찰된다. 정적 자세는 움직임 없이 신체적으로 자신을 표현하는 방법이며 신체 정렬에 대한 기준이 된다. 정적 자세는 움직임의 기초로 간주하는데, 특정 자세나 근육 유지하기 위해 여러 다른 근육의 등척성 수축이 필요하기 때문이다(Bokaee et al., 2016; Oliveira & Silva, 2016). 움직임은 정적 자세에서 비롯되며 이는 전반적인 가동성 및 신경근 조절 능력에 대한 종합적인 이해를 위한 첫 번째 단서를 제공한다. 정적인 상태일 때 고객의 운동 사슬 경향은 이후 평가 단계에서 관찰될 가능성이 높다.

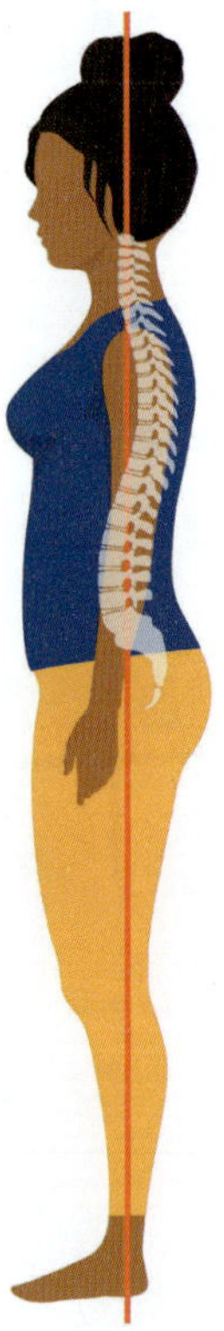

이상적 자세

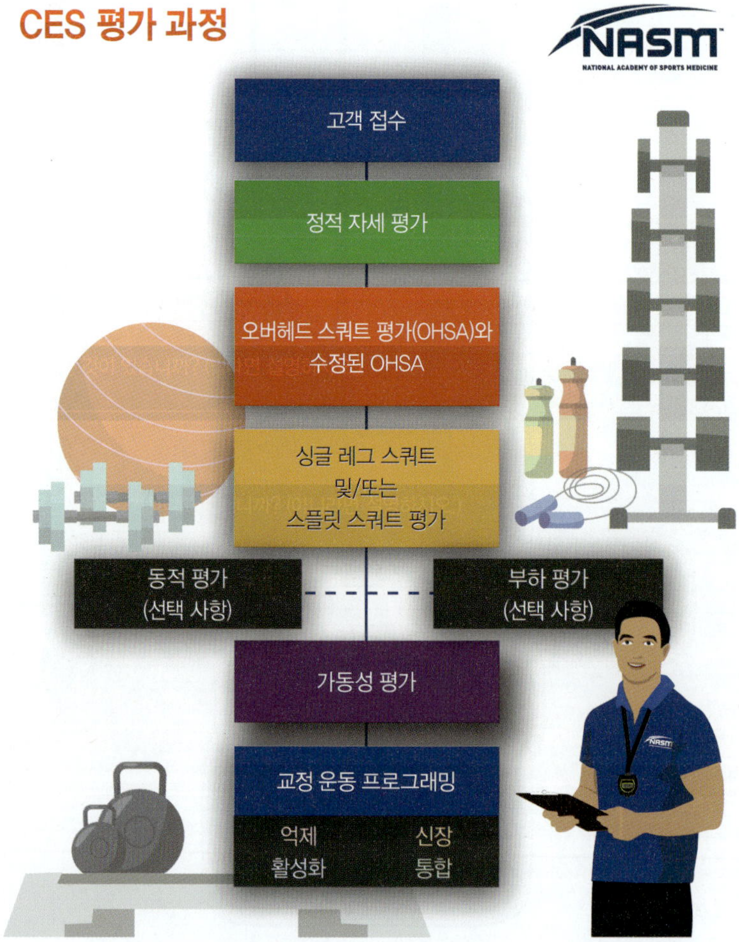

그림 8-1 CES 평가 과정

부상과 관련한 자세의 중요성

정적인 자세 평가는 몸 전체의 근육 불균형[변형된 길이-장력 관계(altered length-tension relationships)]을 파악하는 첫 번째 단계이다. 정적 평가로 움직임 손상의 근본적인 원인을 구체적으로 파악할 수는 없지만, 이 평가는 어떤 근육이 만성적으로 단축되거나 길어진 위치에 유지되고 있는지에 대한 통찰력을 제공하고, 기능장애에 기여할 수 있는 신체 다른 영역의 관련 손상(신체 부위의 상호 의존성 모델에 따라)에 대한 정보를 제공한다.

변형된 길이-장력 관계
Altered length-tension relationships

근육의 휴식길이가 최적의 힘을 만들어 내기에 너무 짧거나 길어질 때 발생한다.

한 사람에게 나타나는 둥근 어깨 자세와 앞으로 내민 머리 자세 사이에는 긴밀한 관계가 있다(Kim & Kim, 2016). 이 상관관계는 얀다(Janda)의 상부교차증후군(upper crossed syndrome)으로 식별되었고, 이것은 궁극적으로 교정되지 않으면 근골격계 손상으로 이어질 수 있다(Arshadi et al., 2019). 교정 운동 전문가는 주관적 보고서(예: 불편한 부위)와 잠재적인 원인(예: 하루 종일 책상 앞에 앉아 있기)을 연결 짓는 데 도움이 되도록 종합적인 평가를 하면서 원인이 되는 요인을 찾도록 해야 한다. 이것은 피트니스 시설에서 수행하는 작업 외에 고객이 일상생활 습관을 바꾸도록 하는 더욱 효과적인 교정 프로그램을 만드는 데 도움이 된다.

유용한 힌트

신체 부위의 상호 의존성(RI) 모델을 항상 염두하고 신체는 상호의존적 시스템(즉, 운동 사슬)의 하나라는 것을 기억하라. 신체 한 부분의 손상은 해당 부분의 위아래 모두에 영향을 미칠 수 있다(Sueki et al., 2013). 정적 자세 평가 시에 이러한 생각으로 움직임의 질이나 사용 가능한 가동성을 평가하는 다음 단계에서, 신체의 다른 부분에서 무엇을 찾을지를 결정하는 데 도움이 된다.

예를 들어, 정적 자세 평가 시에 고객이 평발임이 드러나고 엉덩이와 무릎이 안쪽돌림(내회전) 위치에 있는 상태로 서 있다면 다리의 만성적인 안쪽돌림이 평발에 기여하는 요인일 수도 있고, 그 반대일 수도 있다. 이 단계의 프로세스에서는 알 수 있는 방법이 없으므로, 가만히 서 있을 때와 움직일 때 모두 자세 정렬을 평가하는 것이 중요하다.

근육 불균형

여러 요소들로 인해 관절 정렬, 근막의 가동성, 근육의 기능이 변할 수 있다. 이유가 무엇이든 신체는 중추신경계에서 요구하는 기능적 결과(즉, 상대적 유연성)를 생성하기 위해 지속적으로 적응해 나간다. 그런데 이러한 부상은 종종 패턴 과부하(pattern overload)의 결과로 발생한 연부조직의 손상 이후에 나타난다(Verhagen et al., 2013). 예를 들어, 사무직 근로자는 장시간 컴퓨터 작업을 하면서 머리를 앞으로 내미는 자세로 인해 목 통증을 겪을 수 있다. 컴퓨터 모니터가 최적의 위치에 있는 것이 아니므로 사람이 머리를 앞으로 내밀어야 한다. 불행히도

패턴 과부하 Pattern overload

신체의 한 부분이 같은 방식으로 반복적으로 움직이거나 만성적으로 같은 자세를 취하면 근육이 과활성 상태로 이어지면서 발생한다.

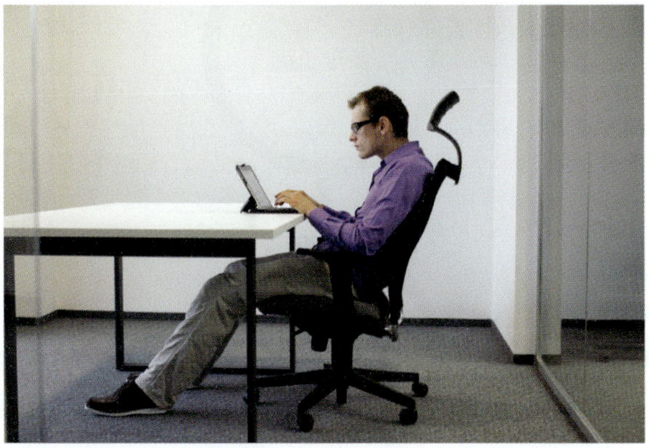

© Marcin Balcerzak/Shutterstock

이런 적응성은 기능장애를 넘어 조직 손상으로 진행될 수 있는 근육 불균형으로 이어진다. 근육이 이러한 만성적 자세에 적응하기 때문에 근막 시스템(예: 근육 및 연결 조직)은 증가하는 스트레스 요구에 따라 단축되거나 신장된다(Page et al., 2010). 이로 인해 목뼈 안정화 근육(cervical stabilizer muscles)이 최적의 정렬에서 빠져 나와 효율성을 떨어뜨리는 결과를 낳는다.

근육 불균형은 관절 주위 근육들 사이의 균형이 부족한 상태이며(Mersmann et al., 2017) 변형된 상호억제, 협력근 우세, 관절운동학적 기능장애 및/또는 전체적인 신경근 조절 감소에 의해 발생할 수 있다(그림 8-2). 그러나 원인에 관계없이 근육 불균형은 관절을 최적이 아닌 위치에 놓이게 하는 관절을 둘러싼 근육 내 변형된 길이-장력 관계를 나타낸다(즉, 근육이 관절의 한 쪽에서는 과활성/단축되고, 다른 쪽에서는 저활성/신장된다) 이렇게 왜곡된 관절 위치는 정상

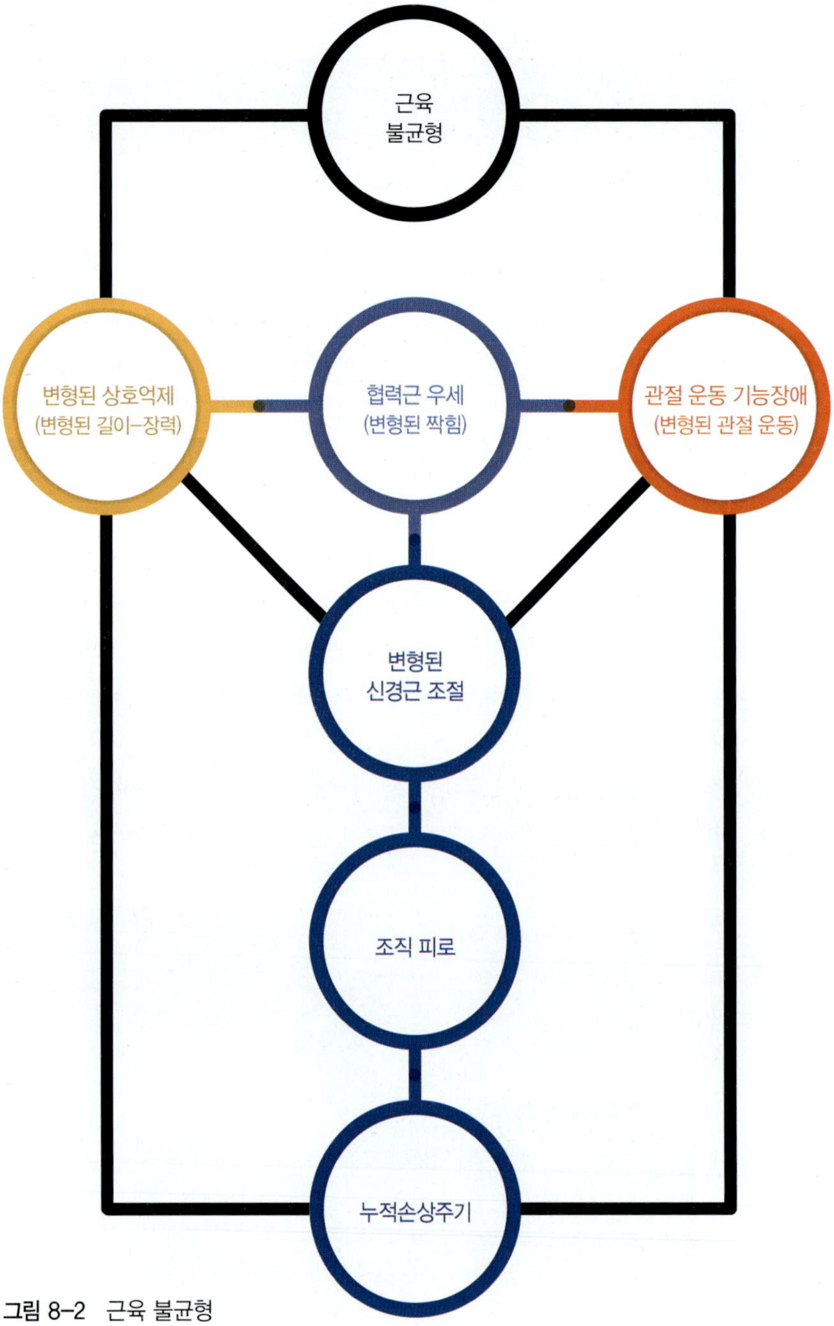

그림 8-2 근육 불균형

표 8-1 불균형이 되기 쉬운 근육

과활성/단축	저활성/신장
상체	
목뼈 폄근 Cervical extensors	깊은목뼈 굽힘근[긴목근(경장근) Longus coli, 긴머리근(두장근) Longus capitis]
넓은등근(광배근) Latissimus dorsi	중간 및 아래등세모근 Middle and lower trapezius
어깨올림근(견갑거근) Levator scapulae	마름근(능형근) Rhomboids
가슴근(큰가슴근, 작은가슴근) Pectorals	앞톱니근(전거근) Serratus anterior
목갈비근(사각근) Scalene	
목빗근(흉쇄유돌근) Sternocleidomastoid	
위등세모근(상부승모근) Upper trapezius	
LPHC 및 하체	
장딴지근(비복근) Gastrocnemius	큰볼기근(대둔근) Gluteus maximus, 중간볼기근(중둔근) Gluteus medius
넙다리뒤근육(햄스트링) Hamstring	종아리근(비골근) Fibularis (peroneal) muscles
엉덩관절 모음근 Hip adductor	배곧은근(복직근) Rectus abdominis
궁둥구멍근(이상근) Piriformis	앞정강근(전경골근) Tibialis anterior, 뒤정강근(후경골근) Tibialis posterior
허리근(요근) Psoas	배가로근(복횡근) Transverse abdomini
허리네모근(요방형근) Quadratus lumborum	안쪽넓은근(내측광근) Vastus medialis, 가쪽넓은근(외측광근) Vastus lateralis
넙다리곧은근(대퇴직근) Rectus femoris	
가자미근 Soleus	
넙다리근막긴장근(대퇴근막장근) Tensor fascia latae	

적인 짝힘(force-couples)이 최적의 기능에서 벗어나도록 하여 전체 운동 사슬에 걸쳐 연쇄적 효과를 가져온다.

특정 근육은 과활성/단축되는 경향이 있는 반면, 다른 근육은 일반적으로 활동이 부족하거나 길어진다는 사실이 증명되었다(표 8-1)(Kendall et al., 2014; Page et al., 2010). 이런 공통점은 일반적으로 현대 사회에서 대부분의 사람이 매일 접하는 만성적인 자세와 반복적인 동작으로 인해 발생하는데, 예를 들면, 책상 앞에 온종일 앉아 있거나, 핸드폰을 보거나, 하이힐을 신거나, 한쪽으로 가방을 메는 것 등이 그렇다(Tegtmeier, 2018). 이 때문에 얀다(Vladimir Janda)의 상하부 교차증후군, 층상교차증후군(Upper, Lower, and Layered crossed syndromes) 및 켄달(Florence Kendall)이 설명한 다양한 일반적 자세 유형과 같은 자세 비틀림(postural distortion)패턴이 확인되었다(Kendall et al., 2014; Page et al., 2010).

자세 비틀림 Postural distortion

관절에 과도한 스트레스를 주는 신체 부분의 잘못된 정렬. 예를 들면, 운동 사슬 체크포인트의 하나 이상에서 나타나는 나쁜 자세가 있다.

자세 불균형과 관련된 요인

수많은 요인이 근육 불균형 및 자세 손상으로 이어질 수 있다. 다음은 자세에 영향을 미치는 주요 요인들이다.

- 최적이 아닌 자세를 만성적으로 취하는 것
- 습관적이고 반복적인 움직임
- 급성 손상

- 수술 후 회복
- 완전하게 회복하지 못한 과거 부상

최적 상태가 아닌 만성적 자세로부터 나타나는 변형된 움직임 패턴

교정 운동 전문가는 자세와 자세가 삶에서 갖는 중요성에 대해 이해해야 한다. 사람들은 미처 인식하지도 못한 채 나쁜 자세 습관을 키울 수 있다. 사무직 근로자들은 특히 책상에서 오랜 시간 근무하며 컴퓨터 모니터를 지속적으로 바라보기 때문에 특히 더 취약하다(Intolo et al., 2019; Shiri & Falah-Hassani, 2015). 집과 사무실의 업무 공간은 주로 목과 팔의 기능장애의 원인이 된다. 컴퓨터 모니터, 키보드, 의자의 잘못된 위치는 모두 편향된 자세를 키우는 환경을 만드는 데 일조한다(Bruno Garza & Young, 2015; Intolo et al., 2019).

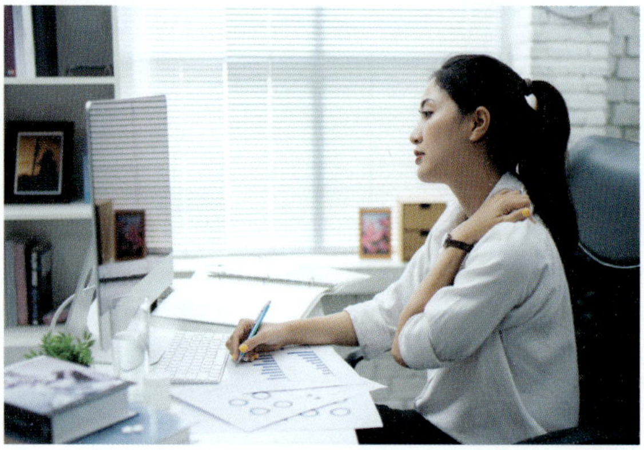

© Torwaistudio/Shutterstock

습관적이고 반복적인 움직임으로 인한 변형된 움직임 패턴

반복적인 움직임은 만성적인 과사용을 일으키고 결국에는 부상으로 이어질 수 있다. 이는 근막 가동성의 변화를 가져올 수 있다(Clark et al., 2010). 나쁜 자세와 일상적인 움직임 부족도 여기에 기여하는 요인이다(Tegtmeier, 2018). 앉아 있을 때의 엉덩관절 굽힘근처럼 근육을 단축하는 자세를 반복적으로 취하다 보면 때의 근육은 결국에는 근육이 단축된 상태로 적응하고 그 상태를 유지하게 된다. 반복적인 움직임은 특정 근육 그룹에 더 우세한 요구를 가함으로써 불균형을 유발할 수 있다. 수영 선수 같은 운동 선수를 보면 이 점을 명확히 알 수 있다. 거의 모든 영법에서 사용되는 반복된 수평 모음(horizontal adduction)으로 인해 수영 선수들은 어깨당김근(scapular retractors)과 관련해 가슴 근육이 과도하게 발달해 굽은 어깨 자세를 보이는 경우가 많다(Lynch et al., 2010; Struyf et al., 2017).

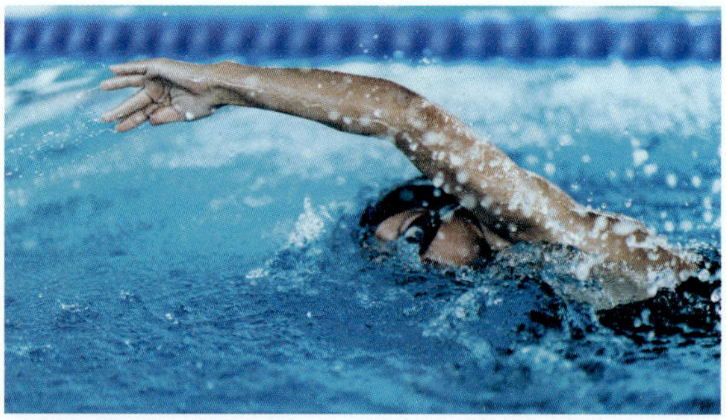

© Microgen/Shutterstock

운동선수들만 그런 것은 아니다. 반복된 움직임은 매일 같은 손으로 망치질을 하는 건설 노동자와 같은 일상생활 속의 사람들에게도 영향을 미친다. 식당 종업원들은 같은 손으로 큰 접시를 옮기고, 학생들은 백팩을 같은 어깨에 계속 메는 경향이 있다. 부모는 주로 아이를 안을 때 동일한 한쪽 골반만 사용한다.

또한 자세 불균형은 체육관에서 특정 근육 그룹에 집중하는 사람들에게서도 볼 수 있다. 가슴, 어깨, 두갈래근(이두근) 운동에 과하게 집중하는 사람들에게서 확연히 드러난다. 이는 종종 굽은 어깨, 앞으로 내민 머리, 어깨관절의 안쪽돌림(내회전)을 일으킨다(Kolber et al., 2014, 2017).

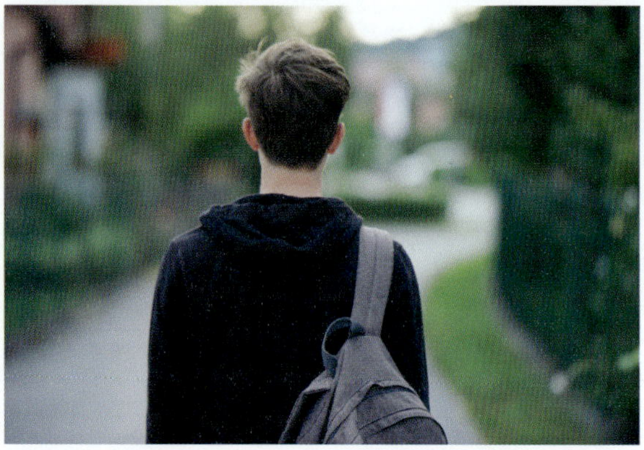

© Nejc Vesel/Shutterstock

급성 손상으로 인한 변형된 움직임 패턴

급성 손상은 또한 만성 근육 불균형을 일으킨다. 부상이 치료된 후에도 사람들은 통증을 피하고 일상 업무에 상대적 유연성을 갖기 위해 적응 자세를 취할 수 있다(Trulsson et al., 2016). 그러나 통증이 진정되고 움직임 제약이나 근력이 회복된 이후에도 보다 효율적인 움직임 패턴으로 돌아가야 한다는 점을 상기시켜주지 않는 한, 적응된 움직임을 고수할 수 있다. 보상 패턴을 계속 사용하면 부상과 관련 없는 근육을 계속 사용하게 되고, 관절 전반에 가해지는 부하를 변경하여 자세 변화를 발생시키는 근육 불균형을 초래한다.

연부조직 손상은 조직이 만성적으로 제한되는 결과로 이어질 수 있다. 부목으로 고정하는 행위나 통증으로 인한 자가 고정(self-immobilization, 즉 보호 행동)은 관련 조직을 단축되게 만들 수 있다. 가동성을 회복하지 않으면 단축된 조직이 제대로 기능하지 않아, 부상 부위의 위 또는 아래 영역에서 보상 근육 활동이나 움직임이 일어날 수 있다. 예를 들어, 오른발 통증이 있는 고객은 걸을 때 절뚝거리고 엉덩관절 근육 움직임을 더 많이 사용할 수 있다. 이것은 부상을 입지 않은 쪽 다리에 비정상적으로 부하를 주며 교정하지 않으면 새로운 근육 불균형과 누적된 부상을 일으킬 수 있다.

수술 후 변형된 움직임 패턴

수술 후, 신체는 상처 조직을 스스로 복구한다. 수술로 인한 상처는 기능장애를 일으킬 수 있고 보상적인 변형된 움직임 패턴 및 자세 변화로 이어질 수 있다. 상처를 치유하기 위한 콜라겐 섬유는 대개 무작위로 발생하며 국소 근막에 결합하여 관절 및 근육 기능을 변형할 수 있다(Alvira-Lechuz et al., 2017). 적절한 움직임과 도수 치료(예: 마사지), 스트레칭을 통한 상처 치료는 적절한 가동성이 유지되도록 치유 과정 전반에 걸쳐 수행되어야 한다(Alvira-Lechuz et al., 2017).

완전하게 회복하지 못한 과거 부상으로 인한 변형된 움직임 패턴

때로 부상을 입은 고객들은 보험 한도, 직장 문제, 재정적 문제 같은 여러 이유로 재활을 완료하지 못할 수도 있다. 이런 사람은 완전히 회복되지 않았거나 관련된 모든 문제(예: 근육 불균형)가 완벽히 교정되지 않으면 다시 부상을 입을 위험이 더 높아진다. 예를 들어, 체육관으로 돌아가서 스스로 재활하고 싶어 하는 고객은, 자격 있는 의료 전문가에게 제대로 안내 받지 않으면 위험할 수 있다. 이런 고객과 훈련하기 전에 교정 운동 전문가는 적절한 안내와 확인을 받기 위해 고객의 재활 전문가나 의료진에게 진단을 받도록 해야 한다. 이러한 상황에서는 고객의 안전이 최우선이다.

정적 자세를 평가하기 위한 체계적 접근

정적 자세 평가를 위해 실무가들은 뛰어난 시각적 관찰 기술을 가져야 한다. 이러한 기술은 시간과 노력을 통해 개발할 수 있다. 일반적으로 정적 자세 평가는 발에서 시작해서 머리 쪽으로 진행된다. 대개 하체에서 관찰되는 변형이나 편향은 운동 사슬의 위쪽에서 더 잘 나타난다. 이러한 손상의 대부분은 포괄적인 정적 자세 평가를 통해 발견할 수 있다(그림 8-3).

NASM CES 평가 과정

1 고객 접수

2 **정적 자세 평가**

3 오버헤드 스쿼트 평가(OHSA) 및 수정된 OHSA

4 싱글 레그 스쿼트 및/또는 스플릿 스쿼트 평가

4a 동적 평가
선택 사항

4b 부하 평가
선택 사항

5 가동성 평가

6 교정 운동 프로그래밍
억제·신장
활성화·통합

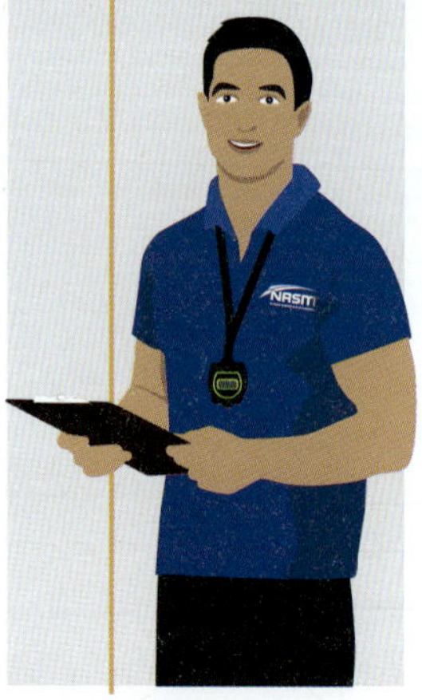

정적 자세 평가

Static Postural Assessment

아래 운동 사슬 체크포인트에 초점을 맞춘 정적 자세를 관찰해보자.

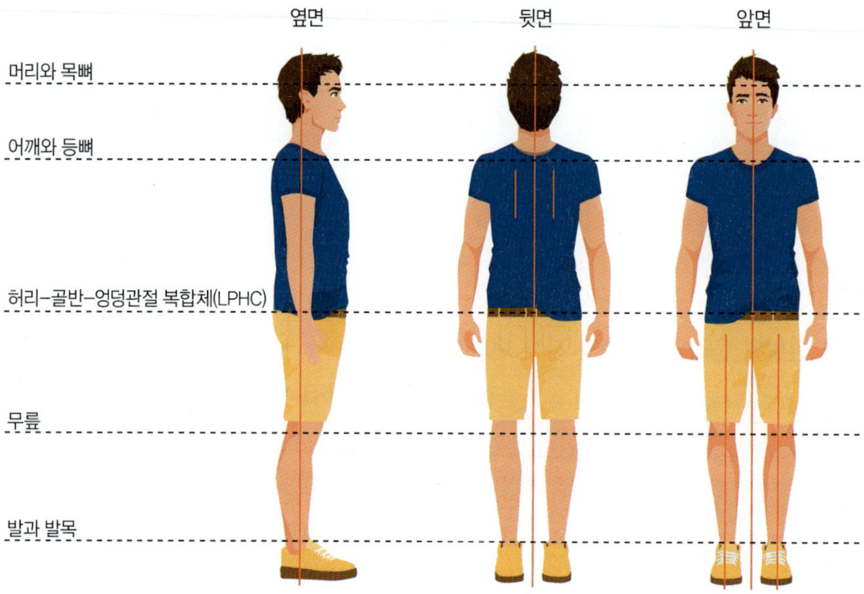

고객의 자세를 아래의 왜곡된 자세 패턴과 비교해보자.

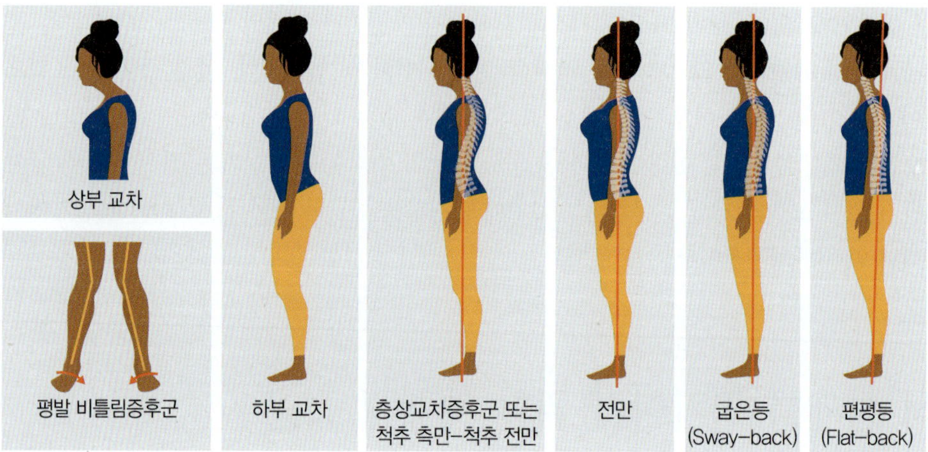

고객의 자세와 가장 가까운 자세 패턴을 기초로 잠재적으로 과활성화된 근육과 저활성화된 근육을 파악한다.

그림 8-3A CES 평가 과정: 정적 자세 평가

NASM

정적 자세 평가

성명 ______________________ 날짜 ____________

관찰 결과

체크포인트	정적 자세		잠재적 과활성/단축된 근육	잠재적 저활성/신장된 근육
발과 발목	□ 발: 똑바른/평행 □ 발: 바깥돌림 □ 아치: 중립 □ 아치: 편평함[평발(pes planus)] □ 아치: 올라감[오목발(pes cavus)] □ 아래 다리가 수직이다 □ 아래 다리가 뒤쪽으로 위치해 있다[발바닥쪽 굽힘(plantar flexed)]			
무릎	□ 두 번째, 세 번째 발가락과 정렬 □ 외반(X다리) □ 내반(O다리) □ 중립(정렬) □ 굽힘 □ 괴디폄			
LPHC	□ 골반: 수평 □ 골반: 전방경사 □ 골반: 후방경사 □ 엉덩관절: 중립 □ 엉덩관절: 폄 □ 엉덩관절: 굽힘	□ 허리: 정상 곡선 □ 허리: 과도한 전만(exc. lordosis) □ 허리: 완화된 전만(red. lordosis) □ 허리: 가쪽 이동(lateral shift)		
어깨와 등뼈	□ 어깨: 수평 □ 어깨: 올라감 □ 어깨: 엉덩관절 & 귀와 정렬 □ 어깨: 둥글고 앞으로 굽음 □ 등뼈: 정상 곡선 □ 등뼈: 과도한 후만증			
머리와 목뼈	□ 머리: 중립(기울어지거나 돌아가지 않음) □ 머리: 목뼈 폄된 상태에서 앞으로 내민 머리 □ 목뼈: 정상 곡선			
평발 비틀림	□ 예 □ 아니오			

추가 사항

____

____

____

그림 8-3B 정적 자세 평가 관찰 양식

정적 자세 평가를 실시하기 위해 교정 운동 전문가는 고객에게 신발을 벗게 한 뒤, 고객이 가장 중립적이고 편하다고 생각하는 자세로 서게 한다. 고객의 서 있는 자세가 정적 자세이다. 헐렁한 옷은 중요한 세부 사항을 감출 수 있기 때문에 고객은 다소 붙는 옷을 입는 것이 좋다(고객이 편하게 느끼는 범위 내에서). 그런 다음 앞(전방), 옆(측면), 뒤(후방)에서 고객을 관찰한다. 관찰된 자세는 이상적인 자세와 비교해 본다. 이상적인 자세와의 편차는 정적 자세 손상을 의미한다.

유용한 힌트

CES 평가 과정의 모든 요소를 완료한 후 과활성/단축된 것으로 파악된 근육은 교정 운동 연속체의 처음 두 단계에서 억제되거나 신장된다. 저활성신장된 것으로 파악된 근육은 3단계에서 활성화된다. 새롭게 균형이 잡힌 길이-장력 관계는 4단계에서 기능적 움직임 패턴으로 통합되어 신체 전반에 걸쳐 최적의 짝힘(force-couples)을 회복하게 된다. 정적 자세 평가는 종합적인 교정 운동 프로세스의 첫 번째 부분일 뿐임을 주지하기 바란다.

중요

신발을 벗는 것은 가장 자연스러운 환경에서 고객의 자세를 정확하게 보는 데 필수적이다. 특히 발과 발목의 손상과 관련해서 그렇다. 일부 시설에서 신발로 인한 오류를 방지하기 위해 특정 복장 규정을 마련해 놓은 것이 이해된다. 또한 일부 고객은 신발 벗기를 별다른 이유 없이 불편하게 느낄 수도 있다.

가장 중요한 것은 한 평가 세션에서 다음 세션까지 이어지는 일관성이다. 최초 평가에서 고객이 신발을 신고 있었다면 이후의 모든 재평가도 신발을 신은 채 진행해야 한다는 것이다. 이렇게 하면 혼란스러운 변수 없이 변화를 정확하게 추적할 수 있다.

운동 사슬 체크포인트

자세 평가에서는 운동 사슬의 관찰이 필요하다. 이런 관찰을 구조화하기 위해 NASM은 전문가가 동작 중 고객의 신체를 체계적으로 볼 수 있도록 운동 사슬 체크포인트 사용을 고안했다. 운동 사슬 체크포인트는 다음을 포함한 신체의 주요 관절 부위를 일컫는다.

- 발과 발목
- 무릎
- 허리-골반-엉덩관절 복합체(LPHC)
- 어깨와 등뼈(흉추)
- 머리와 목뼈

전방 관찰

고객을 정면에서 관찰할 때 각 운동 사슬 체크포인트에서 이상적인 자세를 나타낸다. '중립(neutral)'이라는 단어는 다양한 의미와 주관성을 내포할 수 있다는 점을 양지해야 한다. 교정운동 전문가는 각 운동 사슬 체크포인트에서 설명한 이상적인 자세를 중립적 자세의 기준점으로 사용하기 바란다. 이상적인 자세와의 편차는 정적 자세의 손상을 나타낸다.

- **발과 발목**: 편평하거나 바깥돌림되어 있지 않고 곧고 평행하다.
- **무릎**: 두 번째 및 세 번째 발가락과 정렬되어 있으며 외반이나 내반되지 않았다.
- LPHC: 골반이 수평을 이룬다.
- **어깨**: 양쪽 높이가 같으며 올라가거나 굽어 있지 않다.
- **머리**: 기울어지거나 회전하지 않은 중립 위치이다.

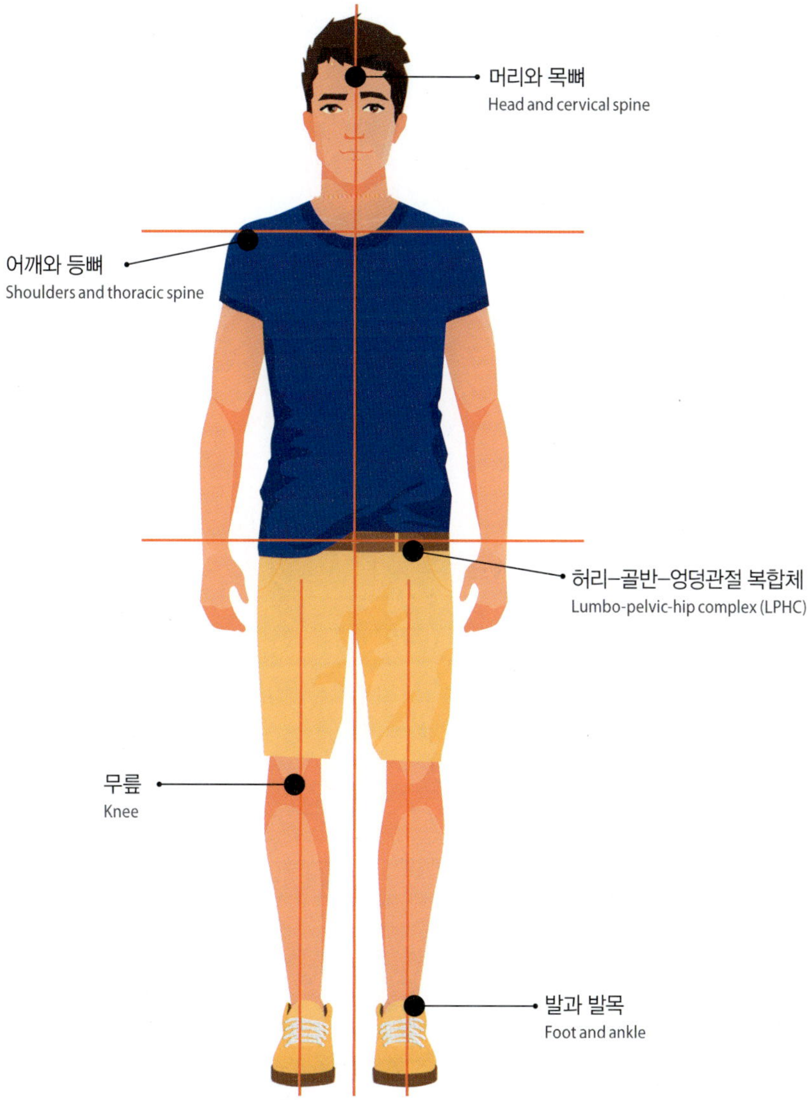

운동 사슬 체크포인트-전방 관찰

측면 관찰

측면에서 이상적인 자세를 보면 가상의 선이 발목부터 넙다리, 엉덩관절, 어깨 중앙, 귀 중앙을 지나게 된다. 다섯 군데의 운동 사슬 체크포인트에서의 구체적인 측면 자세는 다음과 같다.

- **발과 발목**: 중립적인 위치, 다리는 발바닥과 직각을 이룬다.
- **무릎**: 굽힘 또는 과다폄이 없는 중립 위치이다.
- **LPHC**: 골반이 전후방으로 회전되지 않고 중립 위치에 있다.
- **어깨**: 엉덩관절 및 귀와 일직선을 이룬다.
- **머리**: 중립적인 자세에 있으며 목뼈 폄(거북목)이 아님

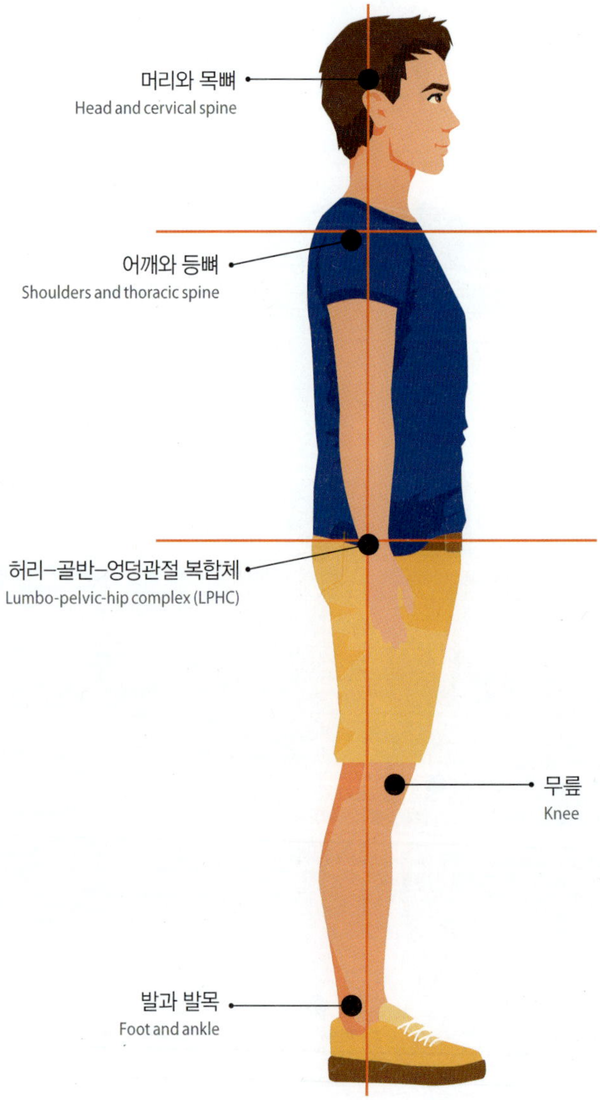

운동 사슬 체크포인트 – 측면 관찰

후방 관찰

정적 자세는 후방에서도 평가되어야 한다. 후방에서 볼 때 이상적인 자세는 다음과 같다.

- **발과 발목**: 발뒤꿈치는 일직선이며 평행하고 과하게 엎침(편평)되지 않았다.
- **무릎**: 외반이나 내반되지 않고 중립적이다.
- **LPHC**: 골반이 수평을 이룬다.
- **어깨/어깨뼈**: 양쪽 높이가 같으며 올라가거나 굽은 어깨가 아니다.
- **머리**: 기울어지거나 회전하지 않은 중립 위치이다.

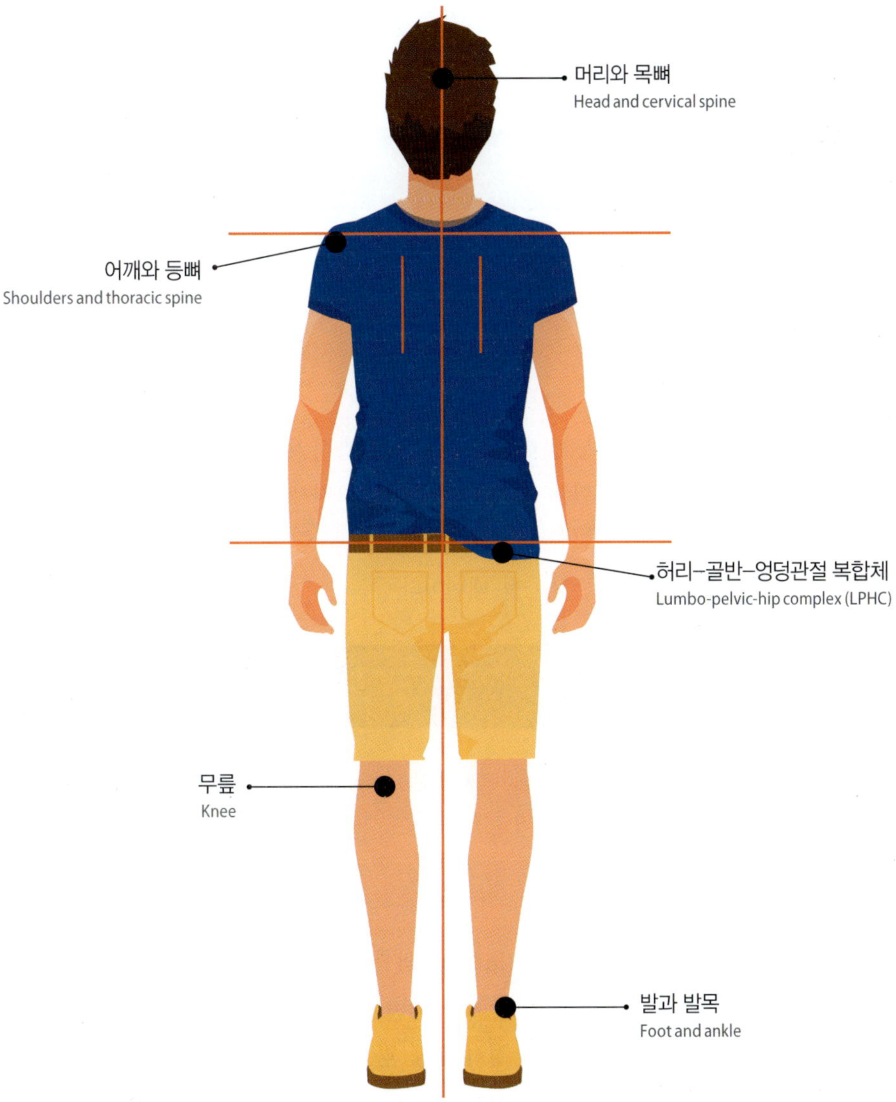

운동 사슬 체크포인트-후방 관찰

자세 비틀림의 일반적 패턴

신체의 모든 것이 연결되어 있기 때문에 정적 자세 손상은 한 번에 하나씩 나타나지 않는 경향이 있다. 이런 이유로 정적 자세 손상은 일반적으로 관련 방식에 따라 패턴별로 분류된다. 예를 들어, 골반전방경사가 있는 사람은 거의 확실히 요추전만증이 있을 것이다(과도한 허리 아치). 더욱이 사람들의 생활 습관과 직업의 공통성으로 인해 자세 비틀림의 몇 가지 일반적인 패턴이 나타나므로 정적 평가 중에는 무엇을 찾아야 하는지에 대한 기초를 얻을 수 있다. 이러한 관찰은 이후 움직임 평가에서 관찰할 수 있는 잠재적 기능장애에 대한 통찰력을 제공한다(Kendall et al., 2014).

이 패러다임들만 존재하는 건 아니지만, 가장 흔하게 참조되는 자세 분류 패러다임 중 두 가지는 얀다(Janda)의 자세 비틀림증후군과 켄달(Kendall)의 자세 분류이다(Kendall et al., 2014; Page et al., 2010). 두 가지 모두 관찰된 자세 비틀림 패턴과 관련된 특정 근육 또는 근육 그룹 불균형을 식별했으며(Kendall et al., 2014; Page et al., 2010) 교정 운동을 위한 정적 자세 평가 과정에서 식별할 자세 유형으로 사용된다.

트레이닝 팁

각 고객은 고유의 특징이 있으며 한 가지 공통 패러다임에만 속하지 않을 수 있다. 교정 운동 전문가는 움직임에 대한 정적 자세 관찰 및 목표 가동성 평가를 개선해 가능한 가장 명확한 그림을 그리고 가장 효과적인 운동을 선택하도록 해야 한다.

가장 널리 사용되는 자세 분류는 얀다증후군으로 세 가지 비틀림 패턴에 대해 설명한다(Page et al., 2010). 두 번째로 널리 사용되는 패러다임은 켄달의 자세로, 네 가지 비틀림 패턴에 대해 밝히고 있다(Kendall et al., 2014). 추가로, 평발 비틀림증후군은 임상 현장과 피트니스 시설 모두에서 자주 관찰되는 또 다른 근육 불균형 패턴이다.

유용한 힌트

얀다와 켄달의 흔한 자세 비틀림 패턴은 모두 측면에서 관찰 시 발견되는 것이다.

얀다증후군

1979년, 블라디미르 얀다(Vladimir Janda) 의학 박사는 상하부교차증후군과 층상교차증후군을 정의했다. 그의 분류법은 수년간 소아마비 및 여러 만성통증증후군 환자들을 치료하면서 얻은 결과였다. 얀다의 접근법은 정적 자세 평가, 움직임 기반 테스트, 보행 역학 평가를 통해 신경의 불균형을 식별하고 해결하는 데 초점을 맞추었다(Page et al., 2010).

확인하기

척추후만증(척추뒤굽음증, kyphosis)과 **척추전만증(척추앞굽음증, lordosis)**은 척추의 자연스러운 굽힘에 대한 기술적인 용어이다. 몸 앞쪽으로 향하는 허리뼈의 정상적인 굽힘은 전만증, 뒤로 향하는 등뼈의 정상적인 굽힘은 후만증이라고 한다. 많은 자세 손상은 과도하거나 축소된 척추의 전만, 후만 휘어짐과 관련되어 있다. '과도한 요추전만증'은 허리가 과도하게 휘어진 것을 말하며, '과도한 흉추후만증'은 위쪽 등이 둥글게 말리는 것을 말한다. 감소된 전만 또는 후만은 자연스러운 허리 또는 등뼈의 휘어짐이 평평함을 의미한다.

하부교차증후군

오랜 시간 앉아 있는 사람은 엉덩관절의 만성적인 전방 자세로 인해 종종 하부교차증후군(LCS)이 나타난다(Key, 2010). 얀다의 하부교차증후군이 있는 사람은 과도한 요추전만증과 골반전방경사가 복합적으로 나타난다. 하부교차증후군이 있는 사람은 또한 가쪽 허리뼈 이동, 무릎이 약간 굽힘 또는 과다폄이 나타나며 발바닥 굽힘이 나타날 수 있다. LCS 자세 비틀림 패턴은 심부 안정화 근육을 억제할 수 있으므로 척수분절의 안정화를 돕기 위해 표면적 근육의 보상적 활성화가 필요하다.

척주후만증(척주뒤굽음증)
Kyphosis

등뼈가 몸의 뒤쪽으로 굽은 자연 만곡

척주전만증(척주앞굽음증)
Lordosis

허리뼈 또는 목뼈가 몸의 앞쪽으로 굽은 자연 만곡

확인하기

얀다의 상부 및 하부교차증후군에서 '교차'라는 말은 신체를 측면에서 볼 때 과활성/단축된 근육과 저활성/신장된 근육이 영향을 받는 관절에서 어떻게 교차하는지 교차 방식에서 비롯된 것이다. 예를 들어, 하부교차증후군에서 엉덩관절 굽힘근 및 허리 폄근이 과활성화(앞쪽 바닥에서 뒤쪽 위쪽으로 엉덩이를 지나서 대각선을 그린다)되는 반면, 복부 및 큰볼기근/중간볼기근은 저활성화되고(앞쪽 위쪽에서 뒤쪽 아래쪽으로 엉덩이를 가로지르는 대각선을 그린다), 이를 선으로 연결하면 X자가 된다. 상부교차증후군에서도 위쪽 등, 가슴, 목을 이용해서 동일하게 적용된다.

LCS 역시 엉덩관절 위아래의 신체 운동 사슬에 영향을 미친다. 척추는 요추전만증에 반응하여 흉추후만과 경추전만 증상이 심해진다. 일부 사람의 경우 위쪽 등을 굽게 하고 머리를 앞으로 내미는 자세로 이어진다. 반면 하지는 때로 무릎의 과다폄 및 만성적으로 발바닥 쪽으로 굽은 발을 만들며 골반 경사에 대응한다(Page et al., 2010).

전문적으로 알아보기

골반 앞 기울기가 LCS에서 필수적으로 다루는 정적 부정렬이라 하더라도 허리뼈 가동성에 개인의 차가 있기 때문에 얀다는 운동 사슬이 골반 기울기에 반응하는 방식에 따라 LCS를 두 가지 하위 유형인 LCS-A 및 LCS-B로 나누어 추가로 자세히 설명했다. 이런 하위 유형은 LCS 환자의 엉덩이 위아래에서 잠재적으로 나타날 수 있는 관련 정적 부정렬(예: 과도하게 폄된 무릎, 발바닥 쪽이 굽힘된 발, 굽은 어깨, 앞으로 내민 머리)을 설명한다.

LCS-A에서는 무릎과 목뼈 배열에 시각적인 영향 없이 요추전만증(즉, 과도한 허리 아치)이 상당히 심해지고 흉부-요추후만증(즉, 중간 등에서 위쪽 등까지의 굽음)이 심해지면서 골반 앞 기울기에 대한 보상을 한다(Page et al., 2010). LCS-B를 가진 사람들은 허리와 복부가 더 움직일 수 있다. 따라서 허리뼈는 덜 두드러진 요추전만증과 위쪽 등, 머리, 목, 무릎에서 더 눈에 띄는 보상적 부정렬로 골반전방경사에 반응하여 등뼈, 무릎 과다폄(즉, 전반슬) 및 머리가 앞으로 나온 자세에서 더 큰 후만증을 나타낸다(Page et al., 2010).

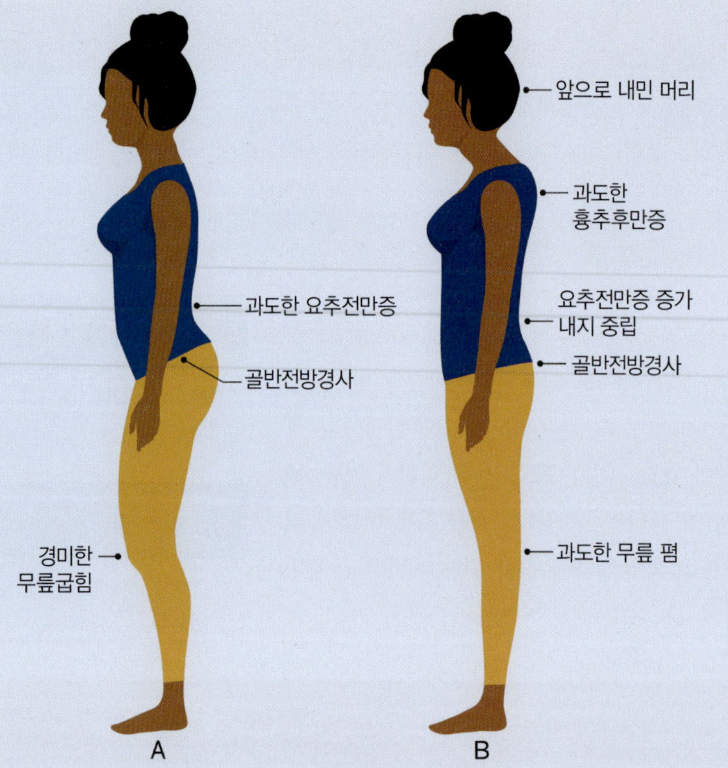

하부교차증후군

정적 자세

- **머리**: 앞으로 나옴
- **목뼈**: 정상 내지 폄
- **등뼈**: 정상 내지 굽음
- **어깨**: 중립 내지 굽음
- **허리뼈**: 중립 내지 과도한 전만, 가쪽 이동 가능성
- **골반**: 전방경사
- **엉덩관절**: 굽힘 또는 중립
- **무릎관절**: 굽힘 또는 과다폄
- **발목관절**: 중립 또는 발바닥 쪽 굽힘

근육 활성화

과활성/단축

- 엉덩관절 굽힘근육
- 허리 폄근
- 장딴지근/가자미근

저활성/신장

- 배곧은근
- 큰볼기근 및 중간볼기근
- 햄스트링

확인하기

누군가는 가만히 서 있을 때 발바닥쪽 굽힘(저측굴곡)이 뒤꿈치를 들어올리는 것을 의미한다고 생각할지도 모른다. 무릎관절 정열이 올바른 사람들에게는 이 말이 맞다! 그러나 무릎이 과도하게 폄되면 땅에 발을 대고 섰을 때 정강뼈/종아리뼈의 뒤쪽 이동으로 인해 발목이 만성적으로 되고, 평발로 서면서 약간 발바닥굽힘 자세가 된다. 뼈의 뒤쪽 이동이 발목에 만성적이며 미세한 발바닥 쪽 구부림의 자세를 취하게 한다. 똑바로 서 있을 때 측면에서 보면 아래쪽 다리가 발바닥과 직각을 이루지 않는다.

상부교차증후군

얀다의 상부교차증후군(UCS)이 있는 사람은 머리가 앞으로 나와 있고, 목뼈가 과다폄이 되어 있으며, 어깨가 굽어 있을 수 있다. 상부교차증후군이 있는 사람은 과도한 흉추후만증, 올라간 어깨, 회전되거나 벌어진 어깨뼈, 날개어깨뼈(익상견갑) 증상이 나타날 수 있다. UCS는 고리뒤통수관절(환추후두관절)(목뼈 C1), 목뼈 C4~C5까지, 목뼈-가슴뼈관절, 오목위팔관절 T4~T5까지의 분절에서 기능장애를 일으킬 수 있다(Page et al., 2010).

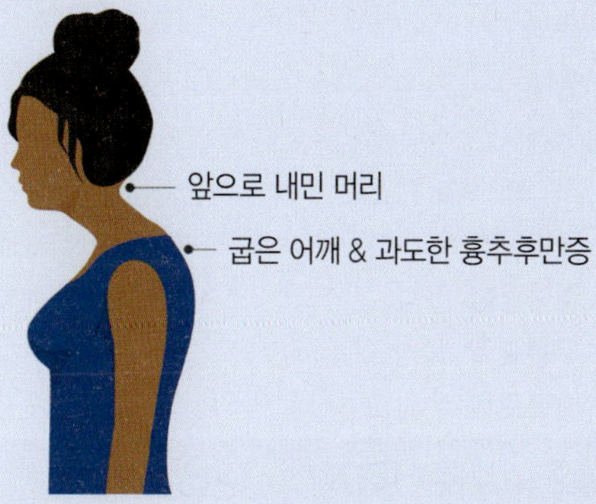

상부교차증후군

정적 자세

- **머리**: 앞으로 나옴
- **목뼈**: 폄
- **등뼈**: 과도한 후만증
- **어깨**: 굽었거나 올라감(날개어깨뼈)
- **허리뼈**: 정상적인 곡선 또는 폄
- **골반**: 중립
- **엉덩관절**: 중립 또는 경미한 굽힘
- **무릎관절**: 중립 또는 경미한 굽힘
- **발목관절**: 중립

근육 활성화

과활성/단축

- 목뼈 폄근
- 큰가슴근, 작은가슴근(대소흉근)
- 위등세모근
- 어깨올림근

저활성/신장

- 깊은목뼈굽힘근
- 마름근, 가운데/아래 등세모근
- 앞톱니근

전문적으로 알아보기

UCS 자세는 앞톱니근(전거근)의 활동성 저하로 인해 관절와(Glenoid fossa joint)가 더 수직이 되면서 어깨관절(오목위팔)의 안정성을 감소시키며, 어깨뼈 벌림, 돌림 및 날개어깨뼈(익상견갑)으로 이어질 수 있다. 안정성이 감소됨에 따라 최적의(중심의) 어깨관절 위치를 유지하기 위해 어깨올림근 및 위등세모근을 활성화를 증가시킨다. 이것은 종종 목을 불편하게 만들고 어깨 손상을 일으킬 수 있다(Page et al., 2010).

층상교차증후군

얀다의 층상교차증후군이 있는 사람은 UCS와 LCS(하위형 A 또는 B) 둘 다의 요소를 가지고 있을 수 있다. 상체에서는 다음과 같은 특징들이 나타날 수 있다: 앞으로 내민 머리, 과도한 굽은등, 굽은어깨와 올라간 어깨, 어깨뼈 돌림 또는 벌림, 날개어깨뼈. 하체에서는 다음과 같은 주된 특징들이 나타난다: 과도한 요추전만증, 골반전방경사, 허리뼈 가쪽 이동, 다리 가쪽 돌림, 굽힘된 엉덩관절, 무릎의 과다폄, 발목 발바닥 쪽 굽힘(Page et al., 2010). 층상교차증후군이 있는 사람들은 시간이 지남에 따라 가동성 기능장애, 운동 기능장애가 나타날 수 있다.

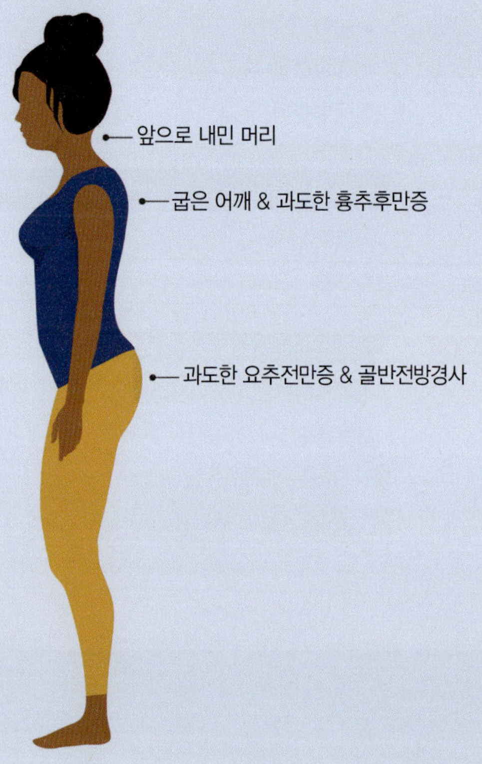

층상교차증후군

정적 자세

- **머리**: 앞으로 나옴
- **목뼈**: 펴짐
- **등뼈**: 과도한 후만증
- **어깨**: 굽었거나 올라가거나 어깨뼈의 날개 모양 가능성 있음
- **허리뼈**: 과도한 전만, 가쪽 이동 가능성 있음
- **골반**: 전만
- **엉덩관절**: 굽힘
- **무릎관절**: 굽힘 또는 과다폄
- **발목관절**: 중립 또는 발바닥 쪽 굽힘

근육 활성화

과활성/단축

- 목뼈 폄근
- 큰가슴근, 작은가슴근
- 위등세모근
- 어깨올림근
- 엉덩관절 굽힘근
- 허리 폄근
- 장딴지근/가자미근

저활성/신장

- 깊은 목뼈 굽힘근
- 마름근, 중간/아래 등세모근
- 앞톱니근
- 앞 복부
- 엉덩관절 폄근(햄스트링)
- 큰볼기근/중간볼기근

트레이닝 팁

얀다가 구분한 자세손상증후군 사이에는 중복되는 부분이 많다는 점에 유의해야 한다. 이는 신체 부위의 상호 의존성의 개념 및 운동 사슬의 한 지점에서의 손상이 몸 전체에 걸쳐 연쇄적인 효과를 가져올 수 있는 방식 때문이다.

고객의 정적 자세를 관찰할 때 먼저 가장 눈에 띄는 정적 부정렬을 찾아보기 바란다. 예를 들어, 골반전방경사가 과도하고 엉덩관절 위쪽이나 아래쪽의 관련 부정렬이 눈에 덜 띄지만 여전히 나타나는 고객은 LCS(추가 부정렬이 LCS-A나 LCS-B를 향하도록 함)와 가장 잘 일치한다.

어깨, 목, 머리의 부정렬이 등뼈 아래 부위의 부정렬보다 더 눈에 띈다면 고객은 UCS가 가장 적합하다. 동시에 심한 LCS와 UCS 모두에서 똑같이 눈에 띄는 부정렬을 보인다면 층상교차증후군을 나타낸다. 자세 비틀림증후군이 있는 고객을 '진단'하는 것은 피트니스 전문가의 역할이 아님을 기억하라. 그보다는 고객의 정적 자세를 가장 가까운 증후군에 매칭함으로써 과활성화되거나 저활성화된 관계를 찾아낼 수 있고, 기본적인(광범위한) 정보를 제공하여 움직임(더 구체적인)과 관절 가동성(더 구체적으로) 평가로 개선하는 것이 피트니스 전문가의 역할이다.

전문적으로 알아보기

성인의 경우, 얀다는 근육 불균형이 골반 원위부distally에서 시작하여 어깨와 목 부위 근위부proximally로 계속된다고 주장한다. 이 사실은 오랜 시간 책상에 나쁜 자세로 앉아 있는 사람들에게는 명백하게 들어맞는다. 그러나 청소년과 십대의 경우, 근위부 근육 불균형이 원위부 사시로 향하면서 이 진행이 거꾸로 진행된다(Page et al., 2010). 이것은 비디오 게임을 하거나 흔히 거북목증후군(text neck)이라고 불리는 나쁜 자세로 스마트폰을 사용하는 사람들에게서 명확하게 나타난다(Cuellar & Lanman, 2017; Fares et al., 2017)..

켄달의 자세 유형

물리치료사인 플로렌스 켄달(Florence Kendall)은 1949년 근육 불균형, 자세 비틀림, 통증의 연결 고리를 알아보는 교재를 출판했다. 켄달은 이 분야의 선구자였고, 얀다와 같은 다른 훌륭한 사람들에게도 영향을 주었다. 그 덕분에 얀다증후군과 켄달이 밝힌 네 가지 자세 사이에는 유사성이 많다. 차이점이라면 켄달은 척추의 모양과 관련해서만 자세를 보았으나 얀다의 새로운 증후군 분류법은 척추 면관절(예: LCS-B 환자의 무릎 과신전)을 고려했다는 것이다. 그럼에도 불구하고 켄달의 네 가지 자세 유형은 아직도 여전히 운동 과학계에서 자주 참조되고 있다. 켄달의 자세 유형에는 다음이 포함된다:

- 전만 자세
- 편평등 자세
- 굽은등 자세
- 후만-전만 자세

전만 자세

켄달이 분류한 전만 자세(lordotic posture)의 사람들은 과도한 요추전만증 및 골반전방경사가 나타날 수 있다. 또한 가쪽 허리뼈 이동, 가쪽 다리 돌림, 무릎의 경미한 굽힘이나 과다폄 같은 보상 움직임도 예상할 수 있다. 켄달의 전만 자세에는 얀다의 LCS와 같은 구성 요소가 있다. 상체는 일반적으로 머리는 중립 자세이며 목뼈는 정상적이고 가슴뼈는 구부림이 있다 (Kendall et al., 2014).

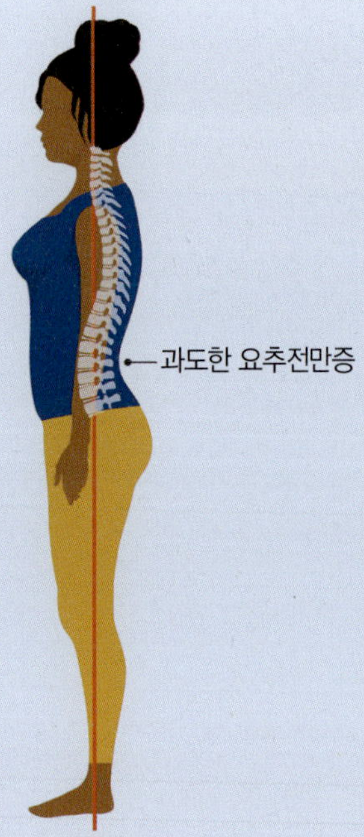

전만 자세

정적 자세

- **머리**: 중립적 자세
- **목뼈**: 정상 굴곡(만곡)
- **등뼈**: 정상 굴곡
- **허리뼈**: 과도한 전만
- **골반**: 전방경사
- **엉덩관절**: 굽힘
- **무릎관절**: 경미한 굽힘 또는 과다폄
- **발목관절**: 경미한 발바닥 쪽 굽힘

근육 활성화

과활성/단축

- 엉덩관절 굽힘근
- 배속빗근(위쪽)
- 허리 폄근

저활성/신장

- 배근육(배바깥빗근)
- 엉덩관절 폄근(햄스트링)

편평등 자세

켄달의 편평등 자세(flat-back posture)에 해당하는 사람은 상하체 자세 문제를 모두 가지고 있을 수 있다. 상체의 경우, 머리는 앞으로 나오고, 목뼈는 과다폄이 되며, 위쪽 흉추후만증(둥글게), 아래쪽 흉추후만증(평평함) 및 어깨는 굽은 모습을 보일 수 있다. 하체의 경우에는 요추전만(편평), 골반후방경사, 엉덩이 폄, 무릎 폄이 나타나고 발목은 경미하게 발바닥 쪽 굽힘이 되어 있을 수 있다(Kendall et al., 2014; Key, 2010).

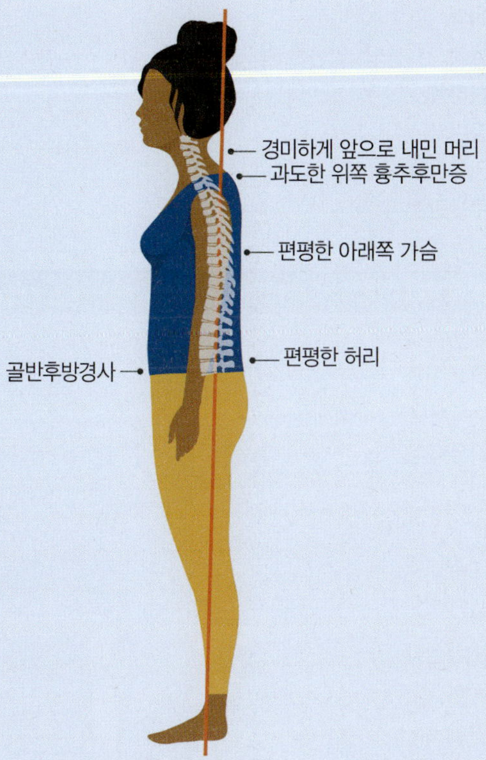

편평등 자세

정적 자세

- **머리**: 앞으로 나옴
- **목뼈**: 폄
- **등뼈**: 과도한 흉추후만증(위쪽), 편평(아래쪽)
- **허리뼈**: 감소된 전만증 또는 편평
- **골반**: 후방경사
- **엉덩관절**: 폄
- **무릎관절**: 과다폄
- **발목관절**: 중립 또는 발바닥 쪽 굽힘

근육 활성화

과활성/단축

- 목뼈 폄근
- 작은가슴근
- 어깨모음근
- 위등세모근 및 어깨올림근
- 앞쪽 배 근육 및 갈비사이근
- 배속빗근(위쪽 및 가쪽섬유)
- 엉덩관절 폄근(햄스트링)

저활성/신장

- 목뼈 굽힘근
- 가슴 폄근
- 등세모근(중간 및 아래)
- 허리 폄근
- 엉덩관절 굽힘근(엉덩허리근)

굽은등 자세

굽은등 자세(sway-back posture)를 보이는 사람은 상체와 하체 자세 문제가 모두 나타날 수 있다. 상체의 경우, 앞으로 내민 머리, 목뼈의 폄, 과도한 흉부후만(후방 변위)이 나타난다. 하체의 경우, 요추전만(편평), 골반후방경사, 엉덩관절 폄, 무릎의 과다폄 및 발목의 중립이 나타난다(Kendall et al., 2014). 기타 근육 불균형이 나타날 수 있으므로 전문가들은 이를 고려해야 한다.

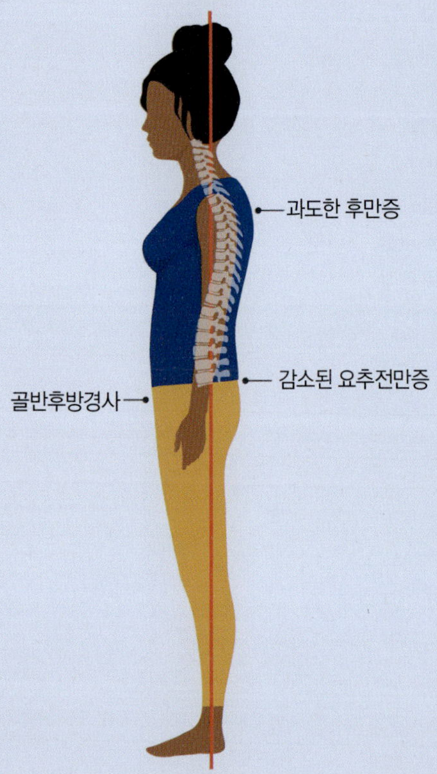

굽은등 자세

정적 자세

- **머리**: 앞으로 나옴
- **목뼈**: 폄
- **등뼈**: 뒤쪽으로 이동한 과도한 후만증
- **허리뼈**: 감소된 전만증(편평)
- **골반**: 후방경사
- **엉덩관절**: 폄
- **무릎관절**: 과다폄
- **발목관절**: 중립

근육 활성화

과활성/단축
- 목뼈 폄근
- 위등세모근 및 어깨올림근
- 작은가슴근
- 갈비사이근
- 배 근육(위쪽섬유)
- 배속빗근(위쪽섬유)
- 엉덩관절 폄근(햄스트링)

저활성/신장
- 목뼈 굽힘근
- 가슴 폄근
- 등세모근(중간 및 아래)
- 배 근육(배바깥빗근)
- 엉덩관절 굽힘근(엉덩허리근)

후만–전만 자세

켄달의 후만–전만 자세(kyphosis–lordosis posture)를 가진 사람은 상하체 자세 문제를 모두 나타낼 수 있다. 상체의 경우, 앞으로 내민 머리, 과도한 흉추후만증, 굽은 어깨와 올라간 어깨가 나타날 수 있다. 하체와 LPHC의 경우에는 과도한 요추전만증, 가쪽 허리뼈 이동, 골반 전방경사, 엉덩관절 굽힘, 무릎의 과다폄 또는 굽힘, 발목의 발바닥 쪽 굽힘이 있다(Kendall et al., 2014).

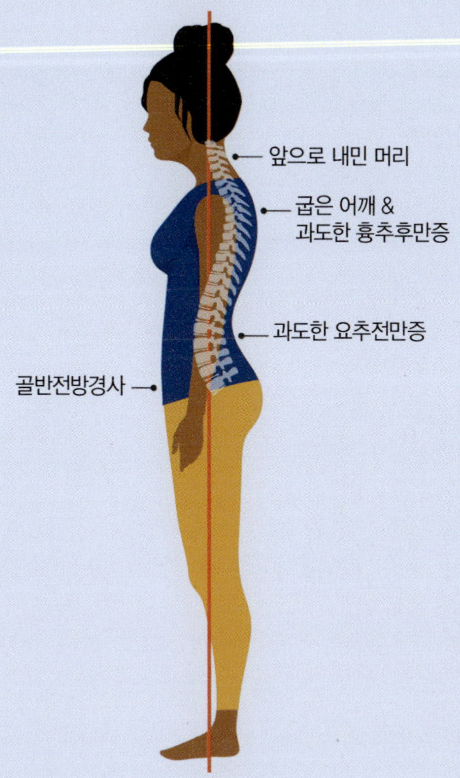

후만–전만 자세

정적 자세

- **머리**: 앞으로 나옴
- **목뼈**: 폄
- **등뼈**: 과도한 후만증
- **어깨**: 굽고 올라감
- **허리뼈**: 과도한 전만, 가쪽 이동 가능성
- **골반**: 전방경사
- **엉덩관절**: 굽힘
- **무릎관절**: 굽힘 또는 과다폄
- **발목관절**: 중립 또는 발바닥 굽힘

근육 활성화

과활성/단축
- 목뼈 폄근
- 위등세모근 및 어깨올림근
- 어깨 모음근
- 갈비사이근
- 작은가슴근
- 배속빗근(위쪽 및 가쪽)
- 엉덩관절 굽힘근(엉덩허리근)
- 허리 폄근

저활성/신장
- 목뼈 굽힘근
- 가슴 폄근
- 등세모근(중간 및 아래)
- 전방 복부(배바깥빗근)
- 엉덩관절 폄근(햄스트링)

트레이닝 팁

얀다의 증후군과 같은 방식으로 켄달의 자세 유형을 이용한다. 고객에게 있을 수 있는 근육 불균형에 대한 광범위한 그림을 얻기 위해 가장 근접한 유형과 고객의 정적 자세를 비교해본다. 그런 다음 이어지는 움직임 평가 및 가동성 평가를 통해 어떤 근육이 과활성/단축 또는 저활성/신장되었는지를 더욱 구체적으로 이해하기 위한 관점에 초점을 둔다.

평발 비틀림증후군

> **평발 비틀림증후군**
> Pes planus distortion syndrome
>
> 평발, 무릎 외반(바깥굽음) 및 골반전방경사를 특징으로 하는 자세 비틀림 패턴

정적 자세 손상에서 더 많은 사람에게 나타나는 또 다른 흔한 패턴은 평발 비틀림이다. 얀다의 LCS에서 나타나는 손상과 비슷하게 평발 비틀림증후군(pes planus distortion syndrome)이 있는 사람은 과도한 평발, 무릎 굽힘(무릎 폄 ROM 감소), 엉덩관절 및 무릎 안쪽돌림(내회전), 무릎 외반(X다리), 골반전방경사가 복합적으로 나타날 수 있다(Barwick et al., 2012; Fritz, 2013). 기본적으로 평발 비틀림증후군은 평발이 운동 사슬에 미치는 연쇄 효과를 나타낸다. 평발

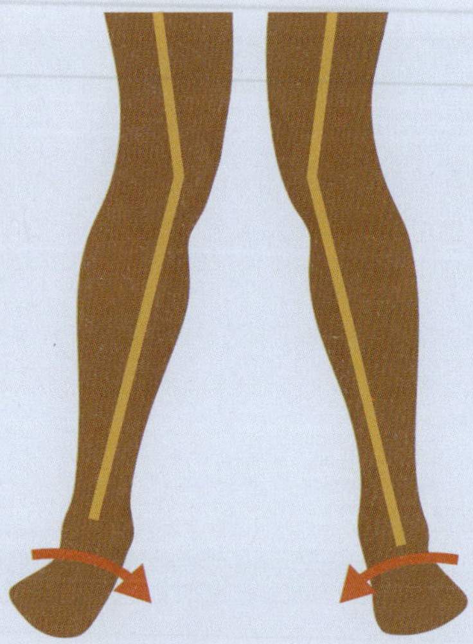

평발 비틀림증후군 자세

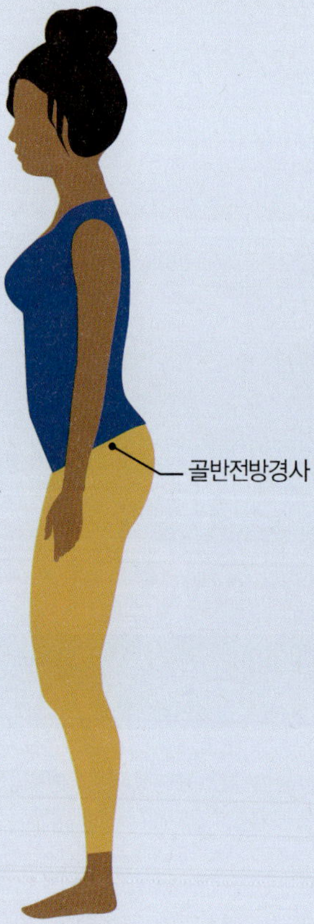

골반전방경사

정적 자세

- **골반**: 전방경사 전만
- **엉덩관절**: 안쪽돌림
- **무릎관절**: 외반, 굽힘
- **발목관절**: 엎침(편평함, 평발)

근육 활성화

과활성/단축

- 장딴지근, 가자미근
- 종아리근
- 모음근
- 엉덩정강띠(장경대)
- 엉덩허리근(장요근)
- 햄스트링

저활성/신장

- 앞뒤정강근
- 안쪽넓은근
- 큰볼기근/중간볼기근
- 엉덩관절 바깥돌림근
- 엉덩관절 굽힘근
- 등허리세움근(척추기립근)

비틀림증후군은 엄지발가락, 발목관절, 엉치엉덩관절 및 허리뼈에서 관절 기능장애를 일으킬 수 있다. 이 자세를 보이는 사람은 족저근막염, 안쪽정강뼈 스트레스증후군(스프린터 정강이), 슬개건병증, 허리통증 등의 부상을 유발할 수 있다(Barwick et al., 2012; Chuter & Janse de Jonge, 2012; Neal et al., 2014; Okunuki et al., 2019).

중요

정적 자세 비틀림의 다양하고 흔한 패턴은 진단 목적으로 사용하기 위한 것이 아니다. 이것들은 교정 운동 프로그래밍을 통해 개선될 수 있는 잠재적 근육 불균형을 판단하는데 도움이 되는 참고 자료로만 사용되어야 한다. 고객이 이러한 자세 불균형의 흔한 패턴을 보인다면 이러한 관찰을 이용하여 평가 과정의 다음 단계에서 어떤 자세가 나타날 수 있는지 알려준다. .

운동 체크포인트 및 자세 비틀림증후군

교정 운동 전문가는 정적 자세 평가를 실시하면서 각 운동 체크포인트에서 이상적인 정적 자세에서 벗어난 편차를 기록한다. 그리고 이렇게 관찰된 사항을 종합하여 자세 비틀림 패턴에 맞춰보아야 한다. 전문가는 고객이 한 가지 자세 분류에 속할 수도, 속하지 않을 수도 있음을 고려해야 한다. 또한 여러 가지 분류의 구성 요소를 갖고 있을 수도 있다. 자세 비틀림 분류는 움직임 기반 평가 같은 다른 테스트와 측정을 시작하기 전에 피트니스 전문가에게 출발점과 틀을 제공해준다. 표 8-2와 8-3은 각 자세 비틀림 패턴에 대한 일반적인 근육 불균형의 내용을 간략하게 보여준다.

표 8-2 안다증후군

	하부교차증후군	상부교차증후군	층상교차증후군
발과 발목	**과활성**: 장딴지근/가자미근 **저활성**: NC	**과활성**: NC **저활성**: NC	**과활성**: 장딴지근/가자미근 **저활성**: NC
무릎	**과활성**: 발과 발목 참고 **저활성**: NC	**과활성**: NC **저활성**: NC	**과활성**: 발과 발목 참고 **저활성**: NC
허리-골반-엉덩관절 복합체	**과활성**: 엉덩관절 굽힘근, 허리 폄근 **저활성**: 배 근육, 엉덩관절 폄근, 큰볼기근, 중간볼기근	**과활성**: NC **저활성**: NC	**과활성**: 엉덩관절 굽힘근 허리 폄근 **저활성**: 배 근육, 엉덩관절 폄근, 큰볼기근, 중간볼기근
어깨와 등뼈	**과활성**: NC **저활성**: NC	**과활성**: 큰가슴근, 위등세모근, 어깨올림근 **저활성**: 등세모근(중간/아래), 마름근, 앞톱니근	**과활성**: 큰가슴근, 위등세모근, 어깨올림근 **저활성**: 등세모근(중간/아래), 마름근, 앞톱니근
머리와 목뼈	**과활성**: NC **저활성**: NC	**과활성**: 목뼈 폄근 **저활성**: 목뼈 굽힘근	**과활성**: 목뼈 폄근 **저활성**: 목뼈 굽힘근

NC=자세 비틀림에서 분류되어 있지 않음

표 8-3 켄달의 자세 유형

	전만 자세	편평등 자세	굽은등 자세	후만-전만 자세
발과 발목	**과활성**: NC **저활성**: NC	**과활성**: NC **저활성**: NC	**과활성**: NC **저활성**: NC	**과활성**: NC **저활성**: NC
무릎	**과활성**: NC **저활성**: NC	**과활성**: NC **저활성**: NC	**과활성**: NC **저활성**: NC	**과활성**: NC **저활성**: NC
허리-골반-엉덩관절 복합체	**과활성**: 엉덩관절 굽힘근, 배속빗근, 허리 폄근 **저활성**: 배 근육, 엉덩관절 폄근	**과활성**: 배 근육, 갈비사이근, 배속빗근, 엉덩관절 폄근 **저활성**: 허리 폄근, 엉덩관절 굽힘근	**과활성**: 배 근육(위쪽섬유), 배속빗근, 엉덩관절 폄근 **저활성**: 배바깥빗근, 엉덩관절 굽힘근	**과활성**: 배속빗근, 엉덩관절 굽힘근, 허리 폄근 **저활성**: 배바깥빗근, 엉덩관절 폄근
어깨와 등뼈	**과활성**: NC **저활성**: NC	**과활성**: 작은가슴근, 어깨 모음근, 등세모근, 위어깨올림근 **저활성**: 가슴 폄근, 등세모근(중간/아래)	**과활성**: 위등세모근, 어깨올림근, 작은가슴근, 갈비사이근 **저활성**: 가슴 폄근, 등세모근(중간/아래)	**과활성**: 위등세모근, 어깨올림근, 어깨모음근, 갈비사이근, 작은가슴근 **저활성**: 가슴 폄근, 등세모근(중간/아래)
머리와 목뼈	**과활성**: NC **저활성**: NC	**과활성**: 목뼈 폄근 **저활성**: 목뼈 굽힘근	**과활성**: 목뼈 폄근 **저활성**: 목뼈 굽힘근	**과활성**: 목뼈 폄근 **저활성**: 목뼈 굽힘근

NC=자세 비틀림에서 분류되어 있지 않음

요약

정적 자세 평가는 교정 운동 전문가가 수행하는 종합적인 고객 평가 프로세스의 첫 단계이다. 자세란 서 있거나 앉아 있거나 움직이는 동안 고객이 자신의 신체를 위치시키는 방법에 대해 관찰할 수 있는 평가이다(Lee et al., 2017). 교정 운동 전문가는 정적 자세 평가에 대한 세 가지 주요 개념을 고려해야 한다. 첫째, 제시되어 있는 자세 비틀림이 모든 문제를 나타내는 것은 아니다. 나쁜 자세를 보이는 고객은 관련된 근육 불균형이 있거나 없을 수 있고, 가만히 있을 때 드러나지 않는 다른 불균형이 있을 수 있다. 둘째, 자세는 움직임의 기본이다. 자세 비틀림이 나타나는 고객은 움직임 기반 평가 시에 관찰할 수 있는 문제가 있을 수 있다. 셋째, 전문가는 항상 자세 평가 시 항상 신체 부위의 상호 의존성 접근법을 이용해야 한다. 관찰 가능한 고객의 손상은 원위 부위의 기능장애에 의한 것일 수 있다. 예를 들어, 만성적인 발목 불안정은 엉덩관절 벌림근 근육을 약화시키고(McCann et al., 2017) 목의 병리학적 현상(예: 추간판탈출증)은 어깨나 팔꿈치 기능장애의 원인이 될 수 있다(Bokshan et al., 2016).

정적 자세 평가는 고객에게 영향을 미치는 생체역학적, 신경근적 문제를 평가하는 첫걸음이다. 전문가는 고객의 정적 자세 비틀림을 정확하게 분류하고 관찰 능력을 키우기 위해 이 주제에 대해 더 많이 연습하고 추가로 연구하도록 해야 한다. 그렇게 함으로써 교정 운동 프로그램의 결과를 향상시킬 수 있다.

참고 문헌

Alvira-Lechuz, J., Espiau, M. R., & Alvira-Lechuz, E. (2017). Treatment of the scar after arthroscopic surgery on a knee. *Journal of Bodywork and Movement Therapies*, *21*(2), 328–333. https://doi.org/10.1016/j.jbmt.2016.07.013

Arshadi, R., Ghasemi, G. A., & Samadi, H. (2019). Effects of an 8-week selective corrective exercises program on electromyography activity of scapular and neck muscles in persons with upper crossed syndrome: Randomized controlled trial. *Physical Therapy in Sport*, *37*, 113–119. https://doi.org/10.1016/j.ptsp.2019.03.008

Barwick, A., Smith, J., & Chuter, V. (2012). The relationship between foot motion and lumbopelvic-hip function: A review of the literature. *Foot (Edinburgh)*, *22*(3), 224–231. https://doi.org/10.1016/j.foot.2012.03.006

Bokaee, F., Rezasoltani, A., Manshadi, F. D., Naimi, S. S., Baghban, A. A., & Azimi, H. (2016). Comparison of isometric force of the craniocervical flexor and extensor muscles between women with and without forward head posture. *Cranio*, *34*(5), 286–290. https://doi.org/10.1080/08869634.2016.1169616

Bokshan, S. L., DePasse, J. M., Eltorai, A. E., Paxton, E. S., Green, A., & Daniels, A. H. (2016). An evidence-based approach to differentiating the cause of shoulder and cervical spine pain. *American Journal of Medicine*, *129*(9), 913–918. https://doi.org/10.1016/j.amjmed.2016.04.023

Bruno Garza, J. L., & Young, J. G. (2015). A literature review of the effects of computer input device design on biomechanical loading and musculoskeletal outcomes during computer work. *Work*, *52*(2), 217–230. https://doi.org/10.3233/wor-152161

Chuter, V. H., & Janse de Jonge, X. A. (2012). Proximal and distal contributions to lower extremity injury: A review of the literature. *Gait Posture*, *36*(1), 7–15. https://doi.org/10.1016/j.gaitpost.2012.02.001

Clark, M., Lucett, S., & National Academy of Sports Medicine. (2010). *NASM essentials of corrective exercise training*. Wolters Kluwer Health/Lippincott Williams & Wilkins.

Cuellar, J. M., & Lanman, T. H. (2017). "Text neck": An epidemic of the modern era of cell phones? *Spine Journal*, *17*(6), 901–902. https://doi.org/10.1016/j.spinee.2017.03.009

Fares, J., Fares, M. Y., & Fares, Y. (2017). Musculoskeletal neck pain in children and adolescents: Risk factors and complications. *Surgical Neurology International*, *8*, 72. https://doi.org/10.4103/sni.sni_445_16

Fritz, S. (2013). *Sports & exercise massage: Comprehensive care in athletics, fitness, & rehabilitation* (2nd ed.). Mosby.

Intolo, P., Shalokhon, B., Wongwech, G., Wisiasut, P., Nanthavanij, S., & Baxter, D. G. (2019). Analysis of neck and shoulder postures, and muscle activities relative to perceived pain during laptop computer use at a low-height table, sofa and bed. *Work*, *63*(3), 361–367. https://doi.org/10.3233/wor-192942

Kendall, F. P., McCreary, E. K., Provance, P. G., Rodgers, M., & Romani, W. (2014). *Muscles: Testing and function, with posture and pain* (5th ed.). Wolters Kluwer Health.

Key, J. (2010). The pelvic crossed syndromes: A reflection of imbalanced function in the myofascial envelope; a further exploration of Janda's work. *Journal of Bodywork and Movement Therapies*, *14*(3), 299–301. https://doi.org/10.1016/j.jbmt.2010.01.008

Kim, E. K., & Kim, J. S. (2016). Correlation between rounded shoulder posture, neck disability indices, and degree of forward head posture. *Journal of Physical Therapy Science*, *28*(10), 2929–2932. https://doi.org/10.1589/jpts.28.2929

Kolber, M. J., Cheatham, S. W., Salamh, P. A., & Hanney, W. J. (2014). Characteristics of shoulder impingement in the recreational weight-training population. *Journal of Strength & Conditioning Research*, *28*(4), 1081–1089. https://doi.org/10.1519/jsc.0000000000000250

Kolber, M. J., Hanney, W. J., Cheatham, S. W., Salamh, P. A., Masaracchio, M., & Liu, X. (2017). Shoulder joint and muscle characteristics among weight-training participants with and without impingement syndrome. *Journal of Strength & Conditioning Research*, *31*(4), 1024–1032. https://doi.org/10.1519/jsc.0000000000001554

Lee, C. H., Lee, S., & Shin, G. (2017). Reliability of forward head posture evaluation while sitting, standing, walking and running. *Human Movement Science*, *55*, 81–86. https://doi.org/10.1016/j.humov.2017.07.008

Lynch, S. S., Thigpen, C. A., Mihalik, J. P., Prentice, W. E., & Padua, D. (2010). The effects of an exercise intervention on forward head and rounded shoulder postures in elite swimmers. *British Journal of Sports Medicine*, *44*(5), 376–381. https://doi.org/10.1136/bjsm.2009.066837

McCann, R. S., Crossett, I. D., Terada, M., Kosik, K. B., Bolding, B. A., & Gribble, P. A. (2017). Hip strength and star excursion balance test deficits of patients with chronic ankle instability. *Journal of Science and Medicine in Sport*, *20*(11), 992–996. https://doi.org/10.1016/j.jsams.2017.05.005

Mersmann, F., Bohm, S., & Arampatzis, A. (2017). Imbalances in the development of muscle and tendon as risk factor for tendinopathies in youth athletes: A review of current evidence and concepts of prevention. *Frontiers in Physiology*, *8*, 987. https://doi.org/10.3389/fphys.2017.00987

Neal, B. S., Griffiths, I. B., Dowling, G. J., Murley, G. S., Munteanu, S. E., Franettovich Smith, M. M., Collins, N. J., & Barton, C. J. (2014). Foot posture as a risk factor for lower limb overuse injury: A systematic review and meta-analysis. *Journal of Foot and Ankle Research*, *7*(1), 55. https://doi.org/10.1186/s13047-014-0055-4

Okunuki, T., Koshino, Y., Yamanaka, M., Tsutsumi, K., Igarashi, M., Samukawa, M., Saitoh, H.,

& Tohyama, H. (2019). Forefoot and hindfoot kinematics in subjects with medial tibial stress syndrome during walking and running. *Journal of Orthopaedic Research*, *37*(4), 927–932. https://doi.org/10.1002/jor.24223

Oliveira, A. C., & Silva, A. G. (2016). Neck muscle endurance and head posture: A comparison between adolescents with and without neck pain. *Manual Therapy*, *22*, 62–67. https://doi.org/10.1016/j.math.2015.10.002

Page, P., Frank, C. C., & Lardner, R. (2010). *Assessment and treatment of muscle imbalance: The Janda approach*. Human Kinetics.

Shiri, R., & Falah-Hassani, K. (2015). Computer use and carpal tunnel syndrome: A meta-analysis. *Journal of the Neurological Sciences*, *349*(1–2), 15–19. https://doi.org/10.1016/j.jns.2014.12.037

Struyf, F., Tate, A., Kuppens, K., Feijen, S., & Michener, L. A. (2017). Musculoskeletal dysfunctions associated with swimmers' shoulder. *British Journal of Sports Medicine*, *51*(10), 775–780. https://doi.org/10.1136/bjsports-2016-096847

Sueki, D. G., Cleland, J. A., & Wainner, R. S. (2013). A regional interdependence model of musculoskeletal dysfunction: Research, mechanisms, and clinical implications. *Journal of Manual & Manipulative Therapy*, *21*(2), 90–102. https://doi.org/10.1179/2042618612y.0000000027

Tegtmeier, P. (2018). A scoping review on smart mobile devices and physical strain. *Work*, *59*(2), 273–283. https://doi.org/10.3233/wor-172678

Trulsson, A., Miller, M., Gummesson, C., & Garwicz, M. (2016). Associations between altered movement patterns during singleleg squat and muscle activity at weight-transfer initiation in individuals with anterior cruciate ligament injury. *BMJ Open Sport & Exercise Medicine*, *2*(1), e000131. https://doi.org/10.1136/bmjsem-2016-000131

Verhagen, A. P., Bierma-Zeinstra, S. M., Burdorf, A., Stynes, S. M., de Vet, H. C., & Koes, B. W. (2013). Conservative interventions for treating work-related complaints of the arm, neck or shoulder in adults. *The Cochrane Database of Systematic Reviews,* (12), Cd008742. https://doi.org/10.1002/14651858.CD008742.pub2

CHAPTER 9

움직임 평가

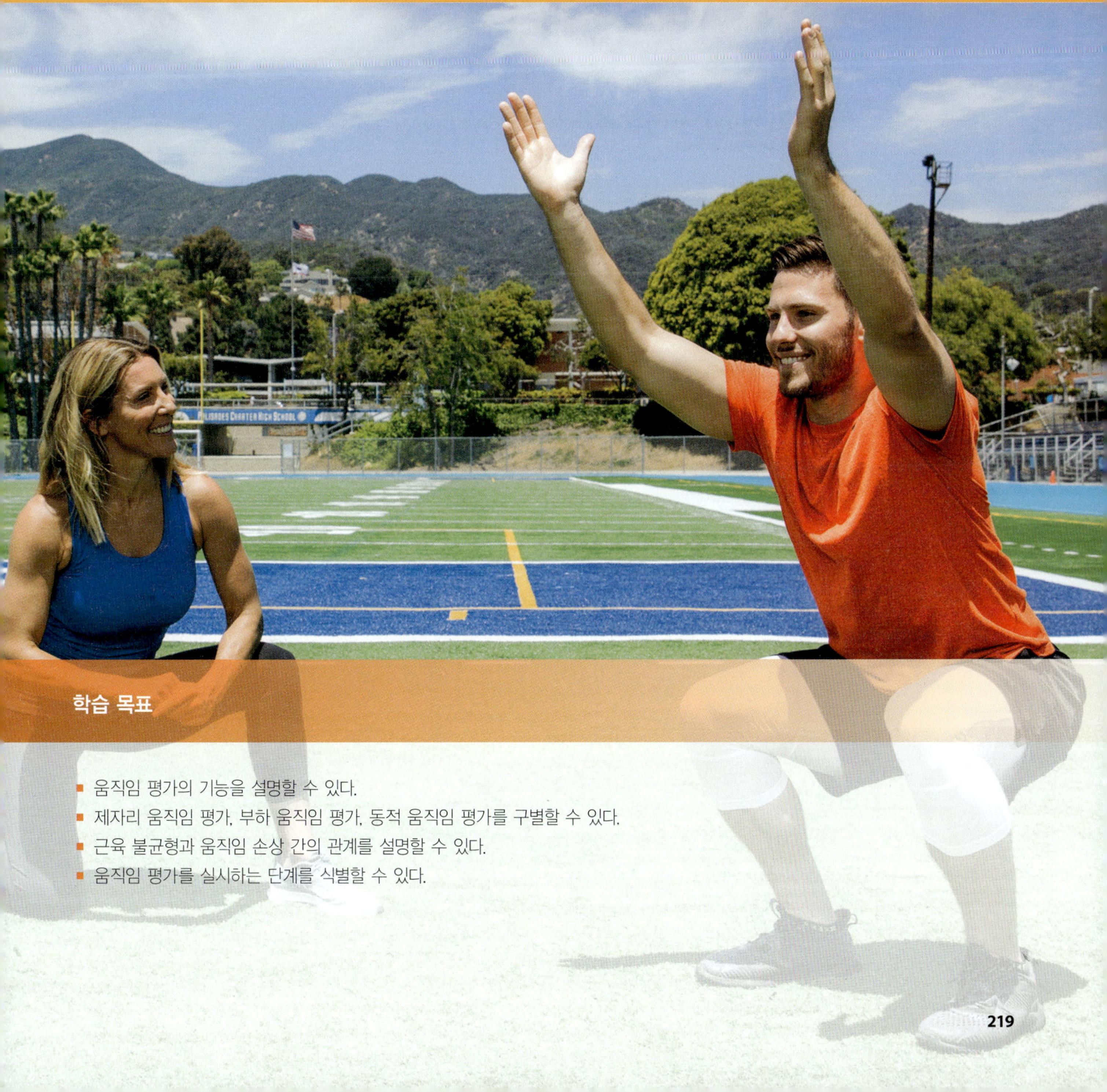

학습 목표

- 움직임 평가의 기능을 설명할 수 있다.
- 제자리 움직임 평가, 부하 움직임 평가, 동적 움직임 평가를 구별할 수 있다.
- 근육 불균형과 움직임 손상 간의 관계를 설명할 수 있다.
- 움직임 평가를 실시하는 단계를 식별할 수 있다.

개요

정적 평가에서 관찰하는 자세는 가만히 서 있는 동안의 근골격계 자세이다. 동적 자세는 몸이 움직일 때 나타나는 정렬을 보여준다. 정적 자세에서 확인되는 잠재적인 근육 불균형은 움직이는 동안에도 나타날 수 있지만, 정적 자세에 문제가 없다고 해서 근육 불균형이 없는 것은 아니다. 가만히 서 있을 때 고객은 모든 운동 사슬 체크포인트에서 완벽한 정렬을 보일 수 있지만, 일반적인 움직임 패턴에서 움직임 손상이 나타날 수 있다.

움직임은 일상 생활에서부터 업무, 취미 활동에 이르기까지 모든 활동을 할 수 있는 수단이다. 최적의 동적 자세 정렬을 이해하면 근육 불균형을 나타낼 수 있는 비정상적 움직임(즉, 움직임 손상)을 구별할 수 있게 된다.

움직임 평가에 대한 과학적 근거

움직임 평가는 종합적이고 통합적인 평가 프로세스의 초석이다(dos Santos Bunn et al., 2018; Greenberg et al., 2019; Nakagawa et al., 2012b). 최적의 움직임을 위해서는 전반적인 인체 움직임 시스템(HMS)의 통합적인 기능이 필요하다. 정확한 관절 운동을 유지하고 궁극적으로 신체에 가해지는 과도한 스트레스를 줄이기 위해서는 정상적인 근육 기능 및 짝힘을 최적으로 동원하는 것이 필수적이다(Barton et al., 2013; Bolgla et al., 2008; Souza & Powers, 2009).

이 모든 것은 상호 연결된 관절을 가속, 감속, 안정화시키기 위한 힘의 효율적인 전환으로 해석되며 여기서 운동 사슬이라는 용어가 나오게 되었다. 운동(kinetic)이라는 말은 신경계와 근육계에 의한 힘의 발달을 의미하고, 사슬(chain)은 신체의 모든 관절이 상호 연결되었다는 것을 의미한다. 기본적으로 각 관절이나 분절은 움직이는 동안 다른 부분에 영향을 주고 한 부위의 가동성 또는 근력을 다루는 교정 운동 계획은 다른 부위의 개선으로 이어질 가능성이 높다(Sueki et al., 2013).

그러나 반복적인 움직임 패턴, 부상, 질병, 또는 비활동적 생활 방식으로 인해 한 곳 이상의 신체 부위나 시스템에 기능장애가 발생할 수 있다(Nakagawa et al., 2012b; Sueki et al., 2013). 기능장애가 발생하면 근육의 균형, 근육의 동원 또는 관절 움직임이 변하게 되어 구조적인 정렬, 신경근 조절(협응력), 움직임 패턴의 변화로 이어질 수 있다.

움직임 평가의 유형

움직임 평가는 체계적인 순서로 완료되어야 한다. 어렵지 않으면서 전체적인 움직임에서 시작해서 고객의 능력에 맞춰 진행해야 한다. 개인의 기능, 관찰된 보상의 심각도, 개인적인 피트니스 목표는 모두 움직임 평가를 결정하는 데 중요한 정보이다. 움직임 평가는 세 가지 카테고리로 나눌 수 있다.

- 제자리 움직임 평가
- 부하 움직임 평가
- 동적 움직임 평가

제자리 움직임 평가

제자리 움직임 평가
Transitional movement assessments
지지 기반의 변화 없이 움직임을 포함하는 평가

제자리 움직임 평가(transitional movement assessments)는 움직임 평가 프로세스의 기초이며 지지 기반의 변화가 없는 움직임과 관련되어 있다(예: 두 발로 땅을 디딘 닫힌 사슬) 제자리 움직임을 통해 특정 움직임 패턴에서 동적 자세, 움직임의 질과 조절 능력, 관절의 정렬을 평가할 수 있다. 고객이 이런 동작들을 할 때 교정 운동 전문가는 다섯 가지 운동 사슬 체크포인트에서 발생하는 모든 움직임 손상을 관찰하고 구별해 내야 한다.

다섯 가지 운동 사슬 체크포인트는 다음과 같다.

- 발과 발목
- 무릎
- 허리-골반-엉덩관절 복합체(LPHC)
- 어깨와 등뼈
- 머리와 목뼈

관찰된 각 움직임 손상에서 과활성/단축 및 저활성/신장된 근육을 식별한다. 과활성/단축된 것으로 파악된 근육은 교정 운동 연속체의 1, 2단계에서 억제하고 길어지게 하는 반면, 저활성/신장된 것으로 파악되는 근육은 3단계에서 활성화한다. 제자리 움직임 평가는 고객의 체중만을 이용하며 다음의 평가가 있다.

- 오버헤드 스쿼트(OHSA)
- 수정된 오버헤드 스쿼트
- 싱글 레그 스쿼트(SLS)
- 스플릿 스쿼트

트레이닝 팁

고객은 각자 특정 평가를 실시해야 하거나 다른 평가를 실시하기 어렵게 만드는 여러 다른 목표와 기능적 능력을 갖고 있다. 움직임 평가를 실시할 때는 항상 오버헤드 스쿼트(OHSA) 평가부터 시작하는 것이 좋다. 그런 다음 고객이 더 효율적인 움직임을 보이면 보다 어려운 평가를 시작한다. 오버헤드 스쿼트 평가에서 보상 움직임이 거의 없고 평가가 쉬워 보인다면 고객은 더 난이도가 높은 평가를 받을 준비가 되어 있다는 것이다.

예를 들어, OHSA를 실시하는 동안 무릎에서 움직임 손상이 있는 것이 명백히 보인다면 싱글 레그 스쿼트 평가는 아무 의미가 없다. 이런 경우, OHSA는 고객의 근육 불균형을 개선시키는 데 필요한 모든 것을 알려주기 때문에 여기서 더 어려운 움직임을 수행하는 것은 오히려 부상 위험을 높일 수도 있다.

부하 움직임 평가

부하 움직임 평가
Loaded movement assessment
추가적인 저항하에서 고객의 자세를 관찰하는 것

기초 움직임 패턴
Primary movement patterns
모든 사람이 행하는 기능적 움직임으로 이루어진 일반적인 패턴

부하 움직임 평가(loaded movement assessment)는 저항을 추가하여(부하를 주고) 고객의 동적 자세를 관찰하는 것을 말하며 모든 사람이 일상적으로 사용하는 기초 움직임 패턴(primary movement patterns)과 관련되어 있다. 여기에는 다음과 같은 것들이 있다.

- 밀기
- 당기기
- 오버헤드 프레스
- 몸통 돌림
- 스쿼트
- 힌지
- 스플릿 자세
- 한 다리 서기 및 걷기

이러한 움직임 패턴을 올바르게 수행하면 고객이 일반적인 운동과 활동에서 바른 자세를 유지할 수 있다. 기초적인 움직임 패턴은 모든 운동에서 관찰되어야 하며 운동 사슬 정렬을 평가해야 한다. 스쿼트, 밀기, 당기기, 오버헤드 프레스 같은 특정 패턴은 CES 평가 과정의 일부로 포함된 별도의 공식 부하 평가로서 수행할 수 있다. 추가적으로, 고객이 필수 제자리 움직임 평가를 거부하거나 수행할 수 없다면 고객의 운동 프로그램 내에 이런 특정 부하 움직임 평가를 포함시킬 수 있다. 그 세트 내에서 움직임의 질과 전반적인 능력을 평가하면 된다. 게다가 이런 부하 움직임은 고객이 각 동작을 안전하게 수행할 수 있는 경우에는 초기 '운동'의 역할을 할 수 있다. 부하 움직임 평가에는 다음과 같은 것들이 있다.

- 부하 스쿼트
- 서서 밀기
- 서서 당기기
- 스탠딩 오버헤드 덤벨 프레스

동적 움직임 평가

동적 움직임 평가 Dynamic movement assessments
지지 기반이 변하는 움직임과 관련된 평가

동적 움직임 평가(dynamic movement assessments)는 지지 기반이 변하는 움직임과 관련 있다. 여기에는 걷기나 점프 같은 움직임이 있다. 부하 움직임 평가와 마찬가지로 동적 움직임 평가는 교정 운동 평가 프로세스에서 선택된 상위 단계의 구성 요소로 볼 수 있으며 다음과 같은 것들이 있다.

- 보행(걷기) 평가
- 뎁스 점프 평가
- 데이비스 테스트

동적 평가는 두 가지 방식으로 사용할 수 있다. 첫 번째는 제자리 움직임 평가에서 관찰된 사항을 개선하고 확인하는 수단으로 사용할 수 있다. 이것은 보행 평가의 최우선 목표이다. 예를 들어, 걷기와 달리기를 즐기는 고객에게서 과도한 엎침이 관찰되었다면 보행 평가를 통해 보

상이 어떻게 일상 생활로 이어지고 기능 수행에 영향을 미치는지 확인할 수 있다.

동적 움직임 평가의 또 다른 용도는 좀 더 상위 단계의 고객을 위해 움직임 평가 프로세스에 도전 과제를 추가하는 것이다. 교정 운동 과정을 진행하다 보면 고객의 발전으로 제자리 움직임 평가가 더 이상 새롭거나 활동적인 정보를 주지 못할 수 있다. 움직임 손상이 비교적 개선되면 고객은 움직임 패턴에서 보상이 거의 또는 전혀 없는 OHSA를 수행할 수 있다. 뎁스 점프 평가와 데이비스 테스트는 모두 이러한 선택적 요구에 알맞다. 또한 뎁스 점프 평가와 데이비스 테스트처럼 더 높은 강도의 운동은 근골격계에 더 큰 부담을 주기 때문에 플라이오메트릭 또는 특별한 스포츠 활동에 준비가 된 고객에게 적합하다.

중요

뎁스 점프 평가와 데이비스 테스트는 근골격계에 요구하는 것이 많은 상위 단계의 움직임이다. 이러한 동적 평가는 대개 더 빠른 템포로 수행되므로 복합적 움직임에 대한 준비가 되어 있지 않은 고객에게는 부상 위험을 높일 수 있다. 고객은 항상 안전하게 제어할 수 있고 부주의하게 움직임을 서두르지 않도록 억제할 수 있는 선에서 가장 빠른 방식으로 동적 평가를 수행하도록 해야 한다.

운동 사슬 체크포인트

정적 자세 평가를 할 때와 마찬가지로 움직임 평가는 다양한 관점에서 다섯 가지 운동 사슬 체크포인트를 관찰해야 한다. 신체 각 부위는 개별적으로 평가되지만, 교정 운동 전문가는 항상 신체 부위의 상호 의존성 모델(RI)과 관련해서 몸을 생각해야 한다: 우리 몸은 상호 연결된 시스템이기 때문에 어느 한 관절이나 부위의 문제는 다른 곳에도 영향을 미친다(Sueki et al., 2013).

어떤 관절에 움직임 손상이 나타나면 실제 손상의 원인은 완전히 다른 부위의 가동성이나 근력 부족 때문일 수 있다(Sueki et al., 2013). 예를 들어, 고객 평가에서 외반슬이 나타나면 움직임 손상의 원인은 엉덩관절 모음 및 안쪽돌림 증가나 과도한 발과 발목의 엎침 탓일 수 있다.

각 관절 또는 신체 부위는 그 구조와 기능뿐만 아니라 위아래 관절에 따라 만들어지는 특정 생체역학적 움직임이 있다(Nakagawa et al., 2012a, 2012b; Powers, 2010; Sueki et al., 2013). 특정 움직임이 정상적인 경로에서 벗어나면 움직임 손상으로 간주하고 근육 불균형 또는 관절 기능장애가 있다고 추정할 수 있다(Bolgla et al., 2008; Nakagawa et al., 2012b; Powers, 2010). 각 움직임을 효과적으로 평가하려면 다음과 같은 관점에서 관찰해야 한다.

- **앞면**: 앞면 관찰은 정면 및 수평면에서 평가할 때(모음, 벌림, 올림, 돌림) 사용된다(그림 9-1).
- **옆면**: 옆면 관찰은 시상면 움직임(굽힘과 폄)을 평가할 때 이용된다(그림 9-2).
- **뒷면**: 뒷면 관찰은 발과 발목 엎침, 비대칭적 체중 이동, 어깨뼈 올림을 평가할 때 이용된다(그림 9-3).

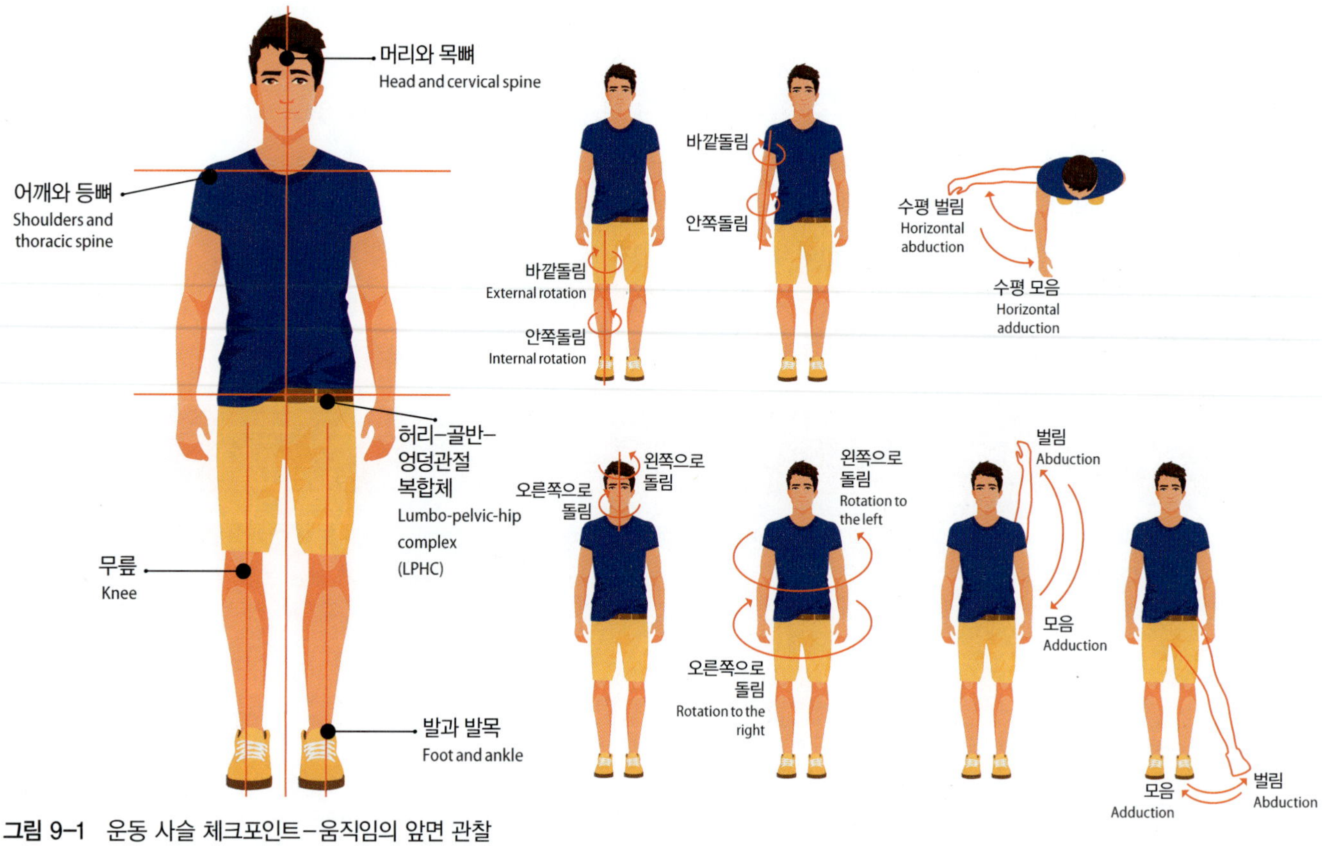

그림 9–1 운동 사슬 체크포인트–움직임의 앞면 관찰

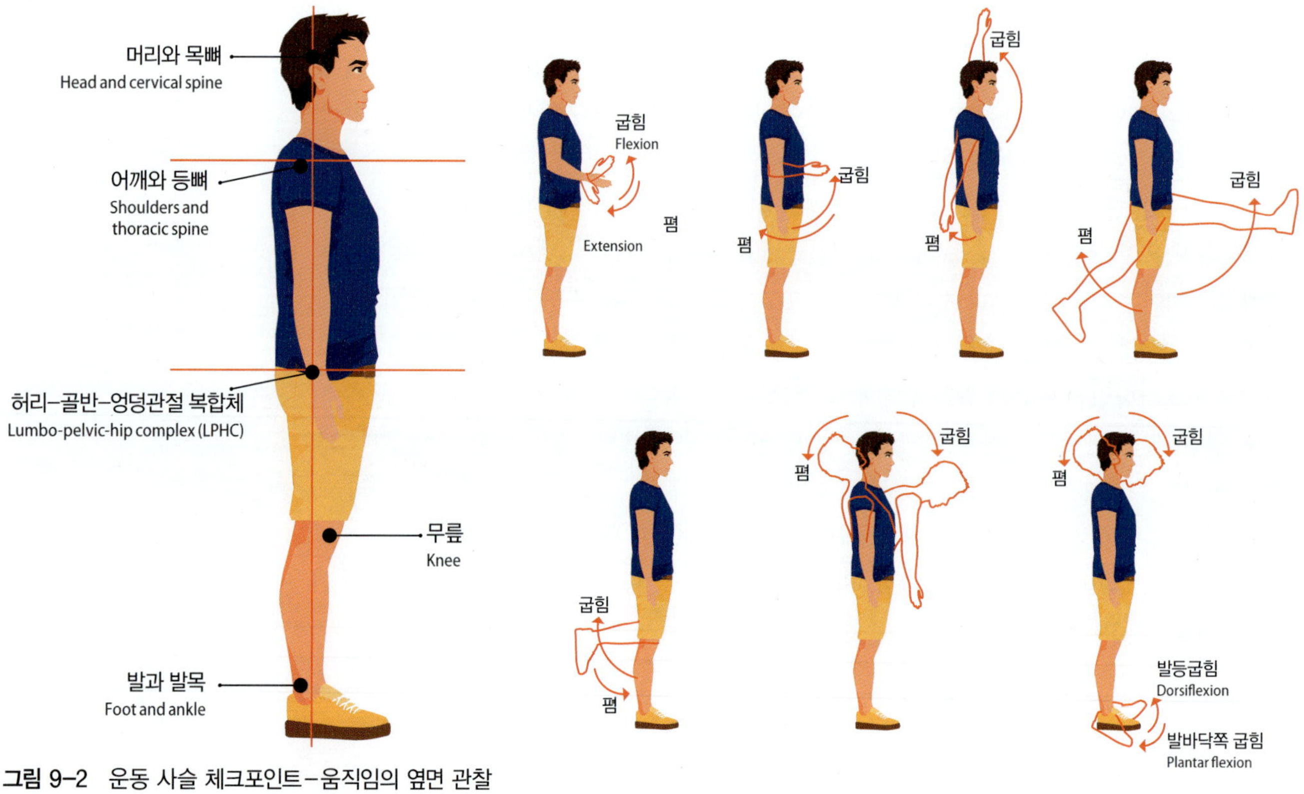

그림 9–2 운동 사슬 체크포인트–움직임의 옆면 관찰

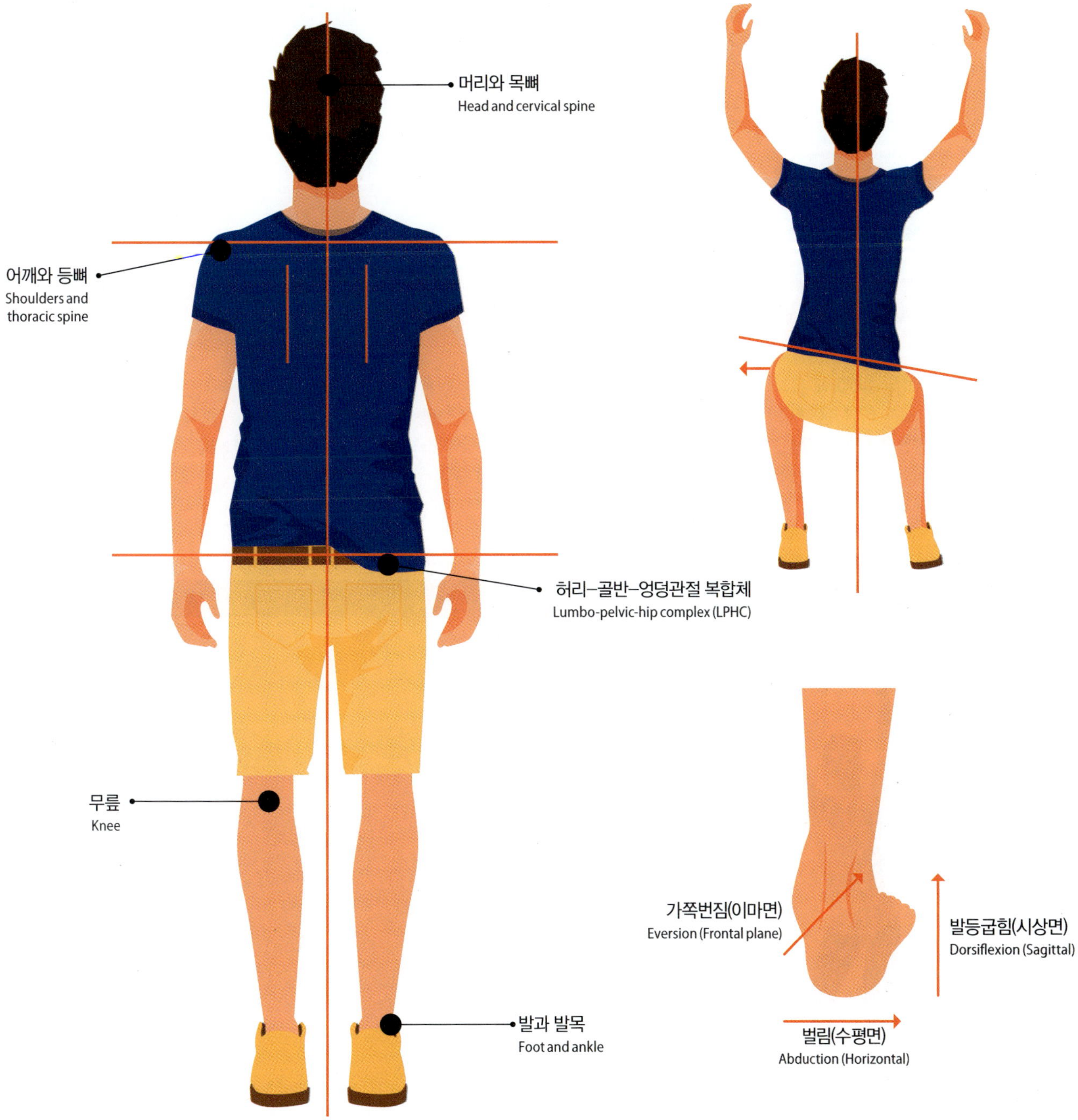

그림 9-3 운동 사슬 체크포인트-움직임의 뒷면 관찰

흔한 움직임 손상

어떤 움직임 평가를 실시하든 운동 사슬 전체에서 나타날 수 있는 일반적인 움직임 손상들이 있다. 다음의 움직임 손상들은 신체 부위의 상호 의존성 개념에 따라 다른 움직임 손상 때문이거나 그것과 관련된 것일 수 있음을 주의하자.

'움직임 손상(movement impairment)'이라는 용어는 단순히 최적의 동적 자세에서 벗어나는 고객의 움직임 전략을 설명하기 위해 사용된다는 것에 유의해야 한다. 이렇게 관찰 가능한 손상은 근육 불균형이 나타날 때 기능적 움직임 패턴을 달성하기 위한 신체의 보상 전략을 의미한다. 그 관계는 다음과 같은 특징이 있다.

근육 불균형 → 보상 전략 → 관찰 가능한 움직임 손상

표 9-1은 교정 운동을 통해 개선할 수 있는 가장 흔한 움직임 손상을 보여준다.

중요

피트니스 전문가는 고객에게 움직임 손상을 설명할 때 주의해야 한다. 전문 용어는 피해야 하며 결과에 대해서는 고객을 실망시키지 않는 방식으로 전달해야 한다. 움직임의 질, 관찰된 손상, 교정 운동 계획에 대해 친절하게 소통한다면 고객은 프로그램을 성공적으로 해낼 수 있는 용기를 얻을 수 있다. 보상, 기능장애, 손상과 같은 용어는 고객에게 부정적으로 들릴 수 있으므로 보상을 '움직임 전략'이나 '몸이 선호하는 습관'이라고 하는 것이 좋다. 이렇게 할 때 고객은 더 이해를 잘할 뿐만 아니라 지나치게 부정적이거나 임상적이거나 심각하게 받아들이는 일이 없게 된다.

표 9-1 흔한 움직임 손상

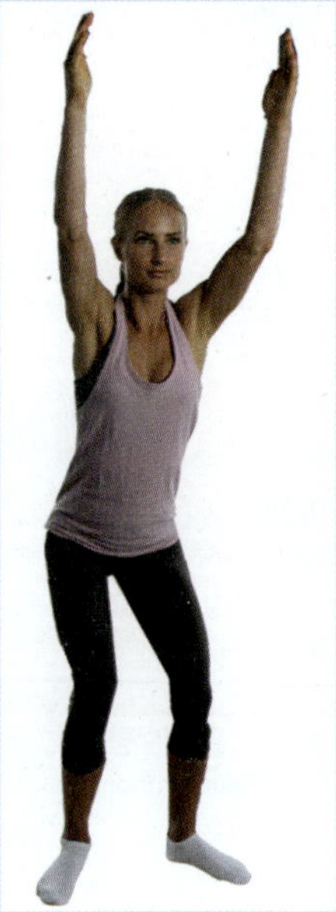	**과도한 엎침** Excessive pronation	발의 아치가 무너지고 평평해지는지, 발뒤꿈치 벌림이나 아킬레스건의 부정렬이 있는지 확인한다.

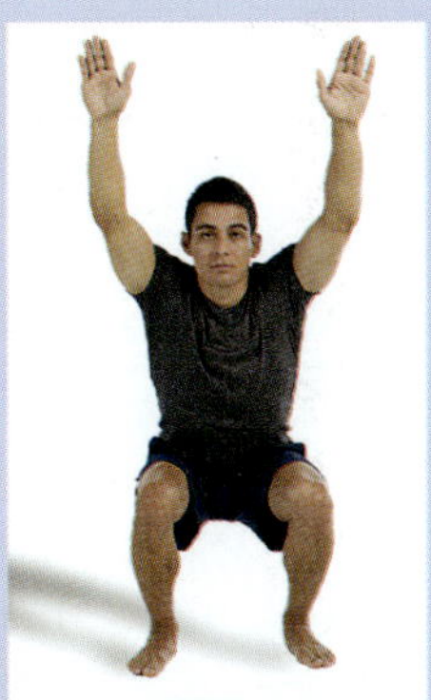	**발이 바깥으로 돌아감** Feet turn out	움직이는 동안 발가락이 가쪽으로 돌아가는지 (일명, 발 벌림) 확인한다.
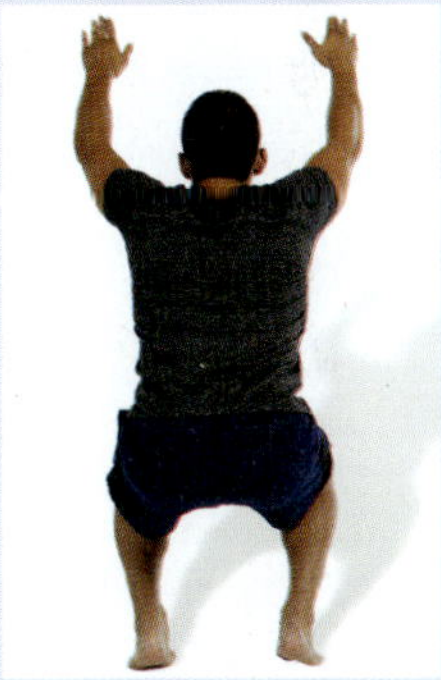	**발뒤꿈치 들림** Heel rise	움직이는 동안 발뒤꿈치가 땅에서 떨어지는지 확인한다.
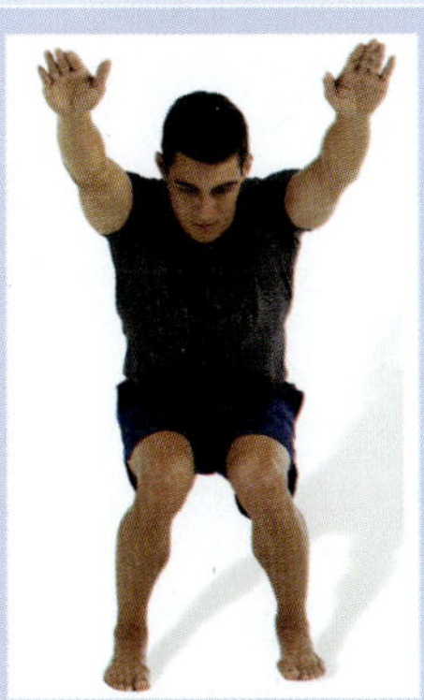	**무릎 외반** Knee valgus **(가쪽휜무릎)**	무릎이 안쪽으로 무너지는지 확인한다.
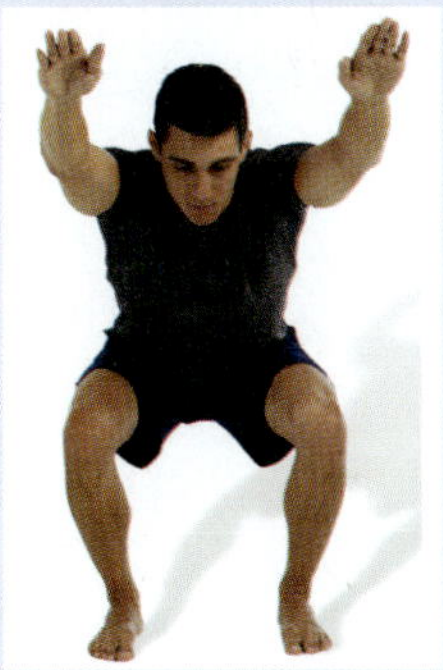	**무릎 내반** Knee varus **(안쪽휜무릎)**	무릎이 바깥쪽으로 구부러지는지 확인한다.

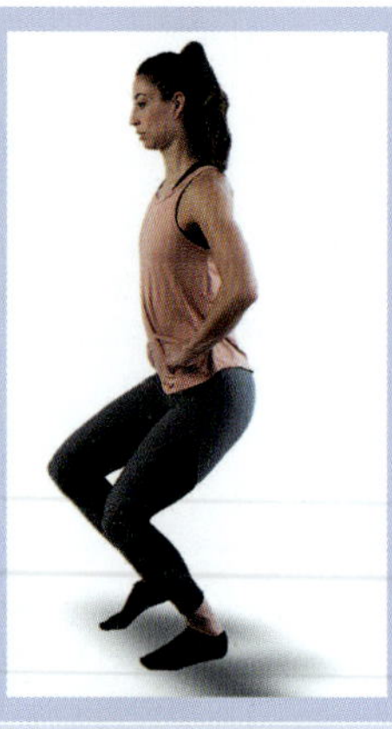	**무릎 우세** Knee dominance	몸통을 세웠을 때 무릎이 발가락 앞으로 나오는지, 엉덩관절 후방 이동에 비해 무릎 전방 이동이 보이는지 확인한다. 즉, 엉덩이가 뒤로 움직이는 것보다 무릎이 더 앞으로 움직인다. 또한 발뒤꿈치가 들릴 수도 있다.
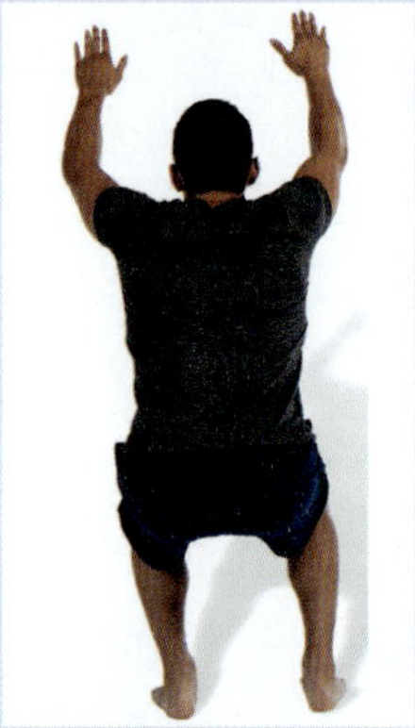	**비대칭적 체중 이동** Asymmetric weight shift	엉덩관절이 한쪽 또는 다른 쪽으로 이동하는지 확인한다. 이마면에서 측면 이동된 반대쪽 엉덩이가 아래로 떨어지는 모습이 나타날 수 있다.
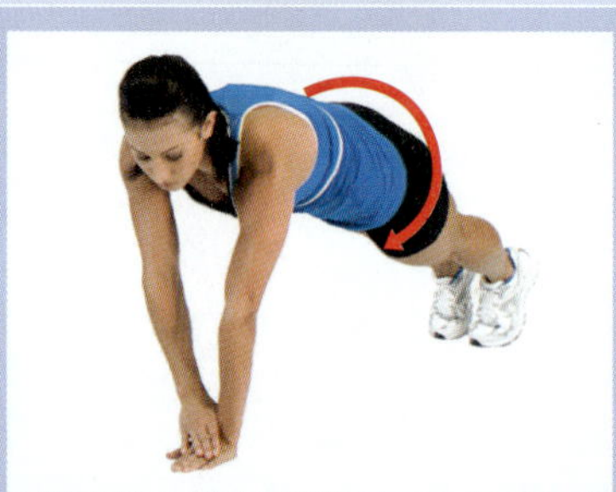	**과도한 몸통 움직임** Excessive trunk movement	푸시업 자세에서 몸통의 불안정성이 보이는지 확인한다(특히 동적 데이비스 테스트를 할 때).
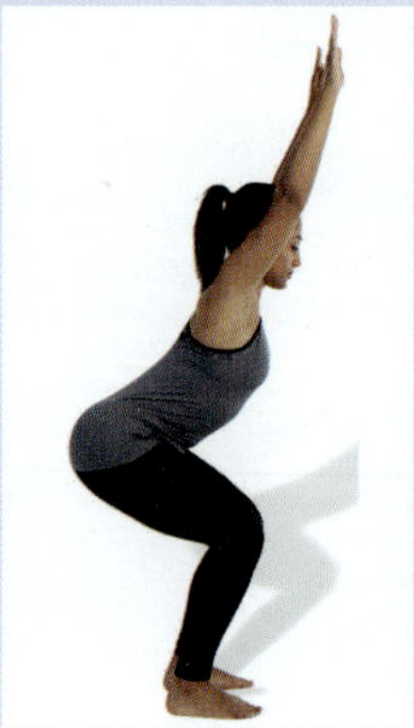	**과도한 골반전방경사** Excessive anterior pelvic tilt	골반이 앞쪽으로 경사지며 허리가 지나치게 펴되어 허리 아치를 만드는지 확인한다.

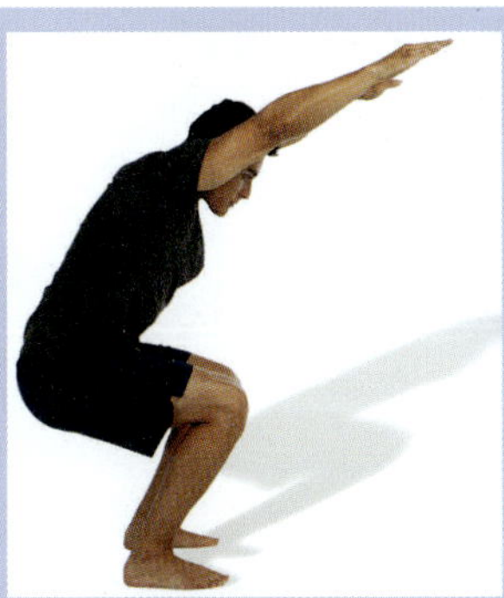	**과도한 골반후방경사** Excessive posterior pelvic tilt	골반이 뒤쪽으로 경사지며 허리가 굽힘되어 평평해지거나 둥글어지는지 확인한다.
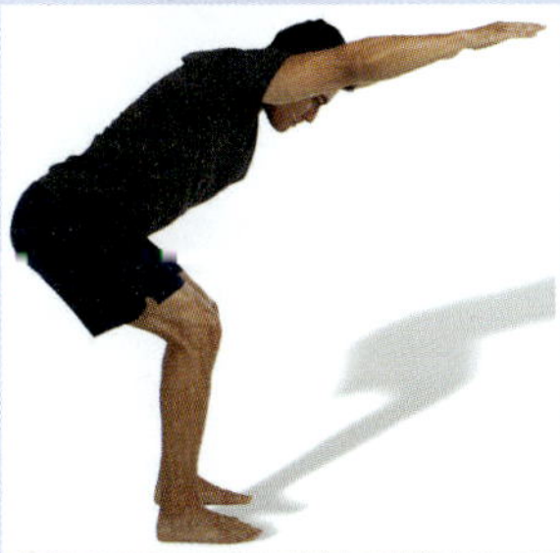	**과도한 몸통 전방 기울임** Excessive forward trunk lean	몸통이 앞쪽으로 기울어져서 정강이와 평행한 이상적 배열을 벗어나는지 확인한다.
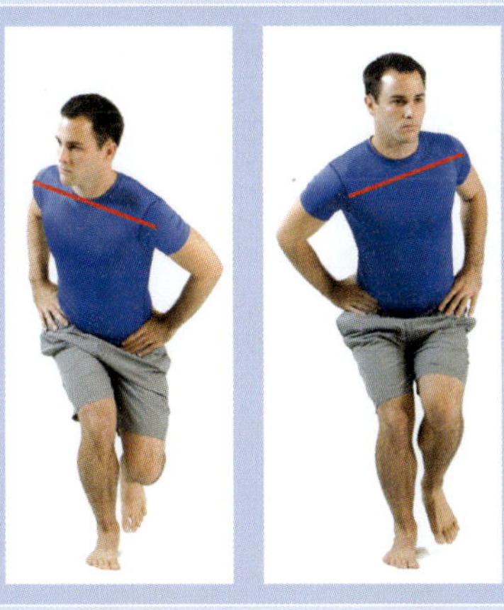	**몸통 돌림** Trunk rotation	싱글 레그 스쿼트를 할 때 몸통이 안쪽 또는 바깥쪽으로 돌아가는지 확인한다.
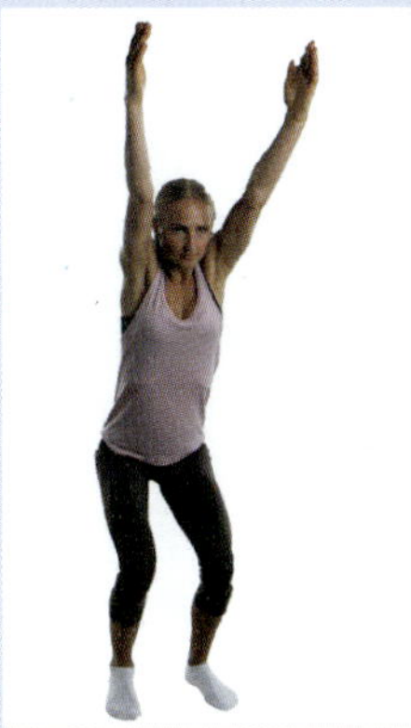	**어깨뼈 올림** Scapular elevation	어깨가 귀쪽을 향해 올라가는지 확인한다.

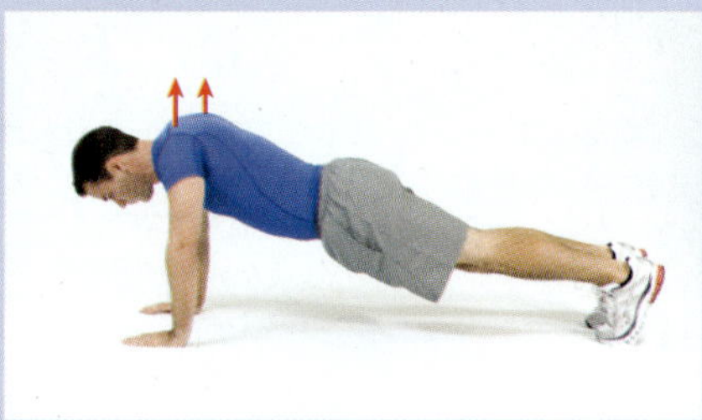	**어깨뼈 돌출(익상)** Scapular winging	푸시업 자세에서 어깨뼈가 등 뒤로 과도하게 돌출되는지를 확인한다(특히, 동적 데이비스 테스트 또는 밀기를 할 때).
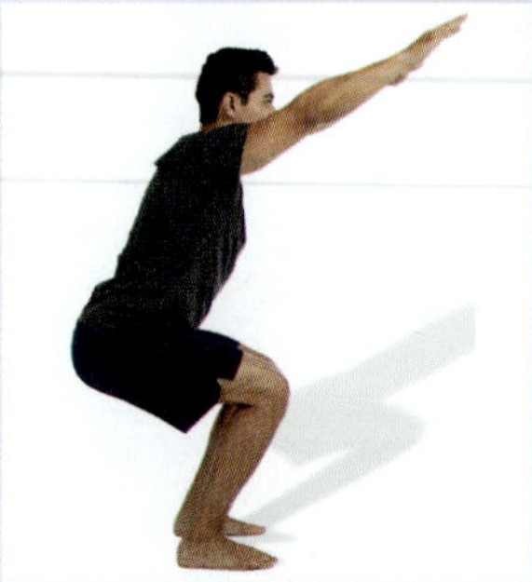	**팔이 앞으로 떨어짐** Arms fall forward	팔이 몸통과 귀와 일직선을 이루지 못하고 앞으로 떨어지는지 확인한다.
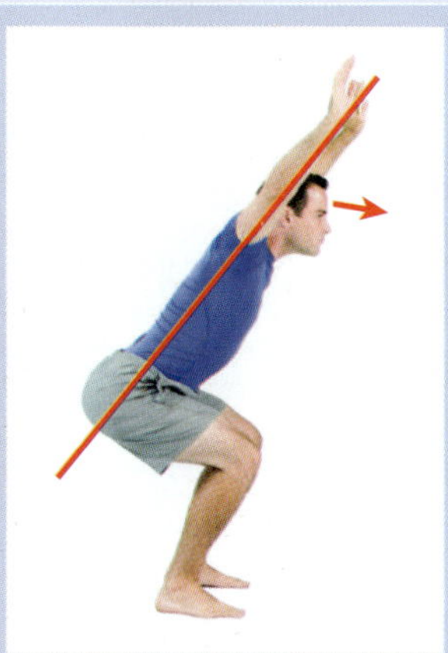	**과도한 목뼈 폄** Excessive cervical extension **(앞으로 내민 머리)** (forward head)	머리가 앞으로 나와 어깨와의 정렬에서 귀가 벗어나는지 확인한다.

관찰 가능한 각 움직임 손상에 대해 표 9-2를 이용하여 어떤 근육이 잠재적으로 과활성/단축되고 어떤 근육이 저활성/신장되어 움직임 손상이 발생하는지 구별할 수 있다. 아울러 이 표는 관찰된 각 움직임 손상과 관련한 가동성 평가 기준을 제공하며 교정 운동 프로세스에서 모든 움직임 평가의 해결책으로 참조할 수 있다.

표 9-2 움직임 평가 해결책

체크포인트	관찰포인트	움직임 손상	잠재적 원인	권장되는 가동성 평가*
발과 발목	앞면	발이 바깥으로 돌아감	**과활성/단축(짧아짐)** ■ 넙다리두갈래근(짧은갈래) ■ 장딴지근(가쪽) ■ 가자미근 **저활성/신장(길어짐)** ■ 앞정강근 ■ 장딴지근(안쪽) ■ 큰볼기근 ■ 중간볼기근 ■ 햄스트링 복합체(안쪽) ■ 뒤정강근	■ 능동적 무릎 폄 ■ 발목 발등굽힘 ■ 엉덩관절 벌림 및 바깥돌림 ■ 수정된 토마스 테스트 ■ 앉아서 엉덩관절 안쪽돌림 및 바깥돌림
	옆면	발뒤꿈치 들림	**과활성/단축** ■ 넙다리네갈래근 복합체 ■ 가자미근 **저활성/신장** ■ 앞정강근 ■ 큰볼기근	■ 능동적 무릎 굽힘 ■ 발목 발등굽힘
	뒷면	과도한 엎침	**과활성/단축** ■ 종아리(비골)근 복합체 ■ 장딴지근(가쪽) ■ 넙다리근막긴장근 **저활성/신장** ■ 앞정강근 ■ 장딴지근(안쪽) ■ 큰볼기근 ■ 중간볼기근 ■ 발 내재근 ■ 뒤정강근	■ 발목 발등굽힘 ■ 수정된 토마스 테스트 ■ 앉아서 엉덩관절 안쪽돌림 및 바깥돌림
무릎	앞면	외반 (가쪽휜무릎, X다리)	**과활성/단축** ■ 모음근 복합체 ■ 넙다리두갈래근(짧은갈래) ■ 장딴지근 ■ 가자미근 ■ 넙다리근막긴장근 ■ 가쪽넓은근 **저활성/신장** ■ 앞정강근 ■ 큰볼기근 ■ 중간볼기근 ■ 햄스트링 복합체(안쪽) ■ 뒤정강근 ■ 안쪽사선넓은근(VMO)	■ 능동적 무릎 폄 ■ 발목 발등굽힘 ■ 엉덩관절 벌림 및 바깥돌림 ■ 수정된 토마스 테스트 ■ 앉아서 엉덩관절 안쪽돌림 및 바깥돌림

체크포인트	관찰포인트	움직임 손상	잠재적 원인	권장되는 가동성 평가*
무릎 (계속)	앞면	내반 (안쪽휜무릎, O다리)	**과활성/단축** ■ 큰모음근(뒤쪽섬유) ■ 앞정강근 ■ 넙다리두갈래근(긴갈래) ■ 궁둥구멍근 ■ 뒤정강근 ■ 넙다리근막긴장근 **저활성/신장** ■ 모음근 복합체 ■ 큰볼기근 ■ 햄스트링 복합체(안쪽)	■ 활성화된 무릎 폄 ■ 허리 굽힘 ■ 수정된 토마스 테스트 ■ 수동 엉덩관절 안쪽돌림 ■ 앉아서 엉덩관절 안쪽돌림 및 바깥돌림
	옆면	무릎 우세	**과활성/단축**** ■ 큰모음근 ■ 궁둥구멍근 ■ 넙다리네갈래근 복합체 ■ 가자미근 **저활성/신장**** ■ 코어 안정근 ■ 큰볼기근	■ 능동적 무릎 폄 ■ 발목 발등굽힘 ■ 엉덩관절 벌림 및 바깥돌림 ■ 수정된 토마스 테스트 ■ 수동적 엉덩관절 안쪽돌림
LPHC	앞면 또는 뒷면	비대칭적 체중 이동	**과활성/단축** ■ 같은 쪽으로 이동 • 모음근 복합체 • 넙다리근막긴장근 ■ 반대쪽으로 이동 • 넙다리두갈래근 • 장딴지근/가자미근 • 궁둥구멍근 **저활성/신장** ■ 코어 안정근 ■ 같은 쪽으로 이동 • 중간볼기근 ■ 반대쪽으로 이동 • 모음근 복합체	■ 능동적 무릎 폄 ■ 발목 발등굽힘 ■ 엉덩관절 벌림 및 바깥돌림 ■ 수정된 토마스 테스트 ■ 앉아서 엉덩관절 안쪽돌림 및 바깥돌림
	앞면 또는 뒷면	테스트 중 과도한 몸통 움직임 (데이비스 테스트)	**과활성/단축** ■ 해당 사항 없음 **저활성/신장** ■ 국소 코어 안정근	해당 사항 없음

체크포인트	관찰포인트	움직임 손상	잠재적 원인	권장되는 가동성 평가*
LPHC (계속)	옆면	과도한 골반전방경사 (증가된 허리 폄)	**과활성/단축** ■ 모음근 복합체(앞쪽섬유) ■ 넓은등근 ■ 허리근 ■ 넙다리곧은근 ■ 척추 폄근 복합체(척주세움근, 허리네모근) ■ 넙다리근막긴장근 **저활성/신장** ■ 배바깥빗근 ■ 큰볼기근 ■ 햄스트링 복합체 ■ 국소 코어 안정근 ■ 배곧은근	■ 능동적 무릎 굽힘 ■ 엉덩관절 벌림 및 바깥돌림 ■ 허리뼈 굽힘 및 폄 ■ 수정된 토마스 테스트 ■ 어깨 굽힘
	옆면	과도한 골반후방경사 (증가된 허리 굽힘)	**과활성/단축** ■ 큰모음근 ■ 배바깥빗근 ■ 햄스트링 복합체 ■ 궁둥구멍근 ■ 배곧은근 **저활성/신장** ■ 큰볼기근 ■ 넓은등근 ■ 국소 코어 안정근 ■ 허리근 ■ 넙다리곧은근 ■ 척추 폄근 복합체(척주세움근, 허리네모근) ■ 넙다리근막긴장근	■ 활성화된 무릎 굽힘 ■ 엉덩관절 벌림 및 바깥돌림 ■ 허리 굽힘 및 폄 ■ 앉아서 엉덩관절 안쪽돌림 및 바깥돌림
	옆면	과도한 몸통 전방 기울임	**과활성/단축** ■ 모음근 복합체(앞쪽섬유) ■ 배바깥빗근(허리 굽힘과 함께 관찰되는 경우) ■ 장딴지근 ■ 허리근 ■ 배곧은근(허리 굽힘과 함께 관찰되는 경우) ■ 넙다리곧은근 ■ 가자미근 ■ 넙다리근막긴장근 **저활성/신장** ■ 앞정강근 ■ 큰볼기근 ■ 햄스트링 복합체 ■ 국소 코어 안정근 ■ 척추 폄근 복합체(척주세움근, 허리네모근)	■ 능동적 무릎 굽힘 ■ 발목 발등굽힘 ■ 수정된 토마스 테스트

체크포인트	관찰포인트	움직임 손상	잠재적 원인	권장되는 가동성 평가*
LPHC (계속)	앞면	안쪽으로 몸통 돌림 (싱글 레그 및 스플릿 스쿼트)	**과활성/단축** ■ 모음근 복합체 ■ 넙다리근막긴장근 **저활성/신장** ■ 큰볼기근 ■ 중간볼기근 ■ 국소 코어 안정근	■ 엉덩관절 벌림 및 바깥돌림 ■ 수정된 토마스 테스트 ■ 앉아서 엉덩관절 안쪽돌림 및 바깥돌림
	앞면	바깥쪽으로 몸통 돌림 (싱글 레그 및 스플릿 스쿼트)	**과활성/단축** ■ 큰모음근(뒤쪽섬유) ■ 햄스트링 복합체(가쪽) ■ 궁둥구멍근 **저활성/신장** ■ 모음근 복합체(앞쪽섬유) ■ 큰볼기근 ■ 중간볼기근 ■ 국소 코어 안정근	■ 엉덩관절 벌림 및 바깥돌림 ■ 수정된 토마스 테스트 ■ 앉아서 엉덩관절 안쪽돌림 및 바깥돌림
어깨와 등뼈	앞면 또는 뒷면	어깨뼈 올라감	**과활성/단축** ■ 어깨뼈올림근 ■ 작은가슴근 ■ 위등세모근 **저활성/신장** ■ 아래등세모근 ■ 앞톱니근	■ 목뼈 굽힘 및 폄 ■ 목뼈 측면 굽힘 ■ 목뼈 돌림 ■ 앉아서 가슴 돌림 ■ 어깨 뒤당김 ■ 가슴 폄
	옆면	어깨뼈 돌출 (데이비스 테스트 및 밀기 평가)	**과활성/단축** ■ 넓은등근 ■ 작은가슴근 ■ 위등세모근 **저활성/신장** ■ 아래등세모근 ■ 중간등세모근 ■ 앞톱니근	■ 앉아서 가슴 돌림 ■ 어깨 굽힘 ■ 어깨 뒤당김 ■ 가슴 폄
	옆면	팔이 앞으로 떨어짐	**과활성/단축** ■ 넓은등근 ■ 큰가슴근 ■ 작은가슴근 ■ 큰원근 **저활성/신장** ■ 가시아래근 ■ 아래등세모근 ■ 중간등세모근 ■ 뒤어깨세모근 ■ 마름근 ■ 작은원근	■ 목뼈 굽힘 및 폄 ■ 목뼈 돌림 ■ 목뼈 가쪽 굽힘 ■ 어깨 폄 ■ 어깨 굽힘 ■ 어깨 안쪽돌림 및 바깥돌림 ■ 어깨 뒤당김 ■ 앉아서 가슴 바깥돌림 ■ 가슴 폄

체크포인트	관찰포인트	움직임 손상	잠재적 원인	권장되는 가동성 평가*
머리와 목뼈	옆면	과도한 목뼈 폄 (앞으로 내민 머리)	**과활성/단축** ■ 목뼈 폄근(후두하근) ■ 어깨올림근 ■ 목빗근 ■ 위등세모근 **저활성/신장** ■ 깊은 목뼈 굽힘근 ■ 아래등세모근 ■ 중간등세모근 ■ 마름근	■ 목뼈 굽힘 및 폄 ■ 목뼈 측면 굽힘 ■ 목뼈 돌림

* 각 움직임 손상과 관련해 위에서 열거된 모든 가동성 평가를 실시할 필요는 없다. 제시된 가동성 평가는 출발점이며, OHSA, 수정된 OHSA, 기타 움직임 평가 결과를 토대로 좁혀 나간다. 가동성 평가 중 몇 개만 필요할 수도 있다.

** 움직임 능력, 통증 회피, 또는 균형 전략은 무릎 우세에 기여하는 원인이기 때문에 과활성 및 저활성 근육을 가정하기 전에 배제해야 한다.

중요

표 9-2에 나온 움직임 평가 해결책은 완전한 것이 아니다. 상급 또는 임상 전문가들은 여기에 열거되지 않은 근육 그룹도 포함시킬 수 있다. 과활성/단축, 저활성/신장된 근육들은 다음 조건에 가장 잘 맞는 근육들이다.

- 생체역학적 특성(즉, 근육에 의해 만들어지거나 허용되는 움직임)
- 근육 그룹 활동의 경향(예: 큰볼기근은 보통 저활성화되어 있다)
- 대부분의 환경에서 적용할 수 있는 해결책(예: 비임상 환경에서 어깨밑근을 억제하는 프로그램은 비현실적이다)
- 대부분의 상황에서 효율적인 프로그래밍(예: 안쪽 햄스트링의 활성화 프로그램은 다른 정강뼈 안쪽돌림근도 포함한다)

위에 소개한 움직임 손상과 근육군을 이용하는 교정 운동 프로그램은 이후 평가 단계에서 더 정교해질 때 모든 고객과 운동선수의 움직임 질과 부상 저항성을 최적화한다.

트레이닝 팁

정지해 있을 때 평발 비틀림증후군과 유사하게 엎침 비틀림증후군(pronation distortion syndrome, PDS)은 OHSA 및 SLS를 사용하는 피트니스 전문가들 사이에서 흔하게 알려진 추가적인 움직임 손상 패턴이다(Post et al., 2017; Räisänen et al., 2016). PDS가 있는 고객은 움직일 때 발/발목의 과도한 엎침, 무릎 외반, 엉덩관절 모음 및 안쪽돌림이 복합적으로 나타난다.

제자리 움직임 평가

정적 자세 평가를 완료한 이후, CES 평가 과정의 다음 단계는 제자리 움직임 평가 단계이며 여기서는 동적 자세를 평가한다. 제자리 움직임 평가는 지지 기반이 변하지 않는 움직임을 이용한 평가이다. 교정 운동 전문가는 고객이 각 움직임에서 상승 및 하강 운동을 하는 동안 앞, 옆, 뒤에서 고객의 자세 및 정렬을 관찰하고 파악된 움직임 손상을 기록한다.

교정 운동 전문가는 먼저 올바른 자세를 설정하고 수행 방법을 설명해준 다음 고객에게 피드백을 하지 않고 동작을 수행하도록 해야 한다. 이렇게 하면 고객이 자연스럽게 움직임을 수행하는 능력을 파악할 수 있다. 제자리 움직임 평가는 천천히, 통제된 방식으로, 고객이 큰 힘을 들이지 않고 이루어져야 한다.

트레이닝 팁

평가 중에 고객은 자신감, 경험, 운동 조절 능력, 가동성에 따라 움직임을 다르게 수행하려고 할 수도 있다. 개인차가 있기 때문에 NASM은 일관성이 가장 높고 시간이 지나도 직접 비교가 가능하도록 각 평가에서 표준화된 순서를 이용할 것을 권장한다(McMillian et al., 2016; Warner et al., 2019). 이 테스트 절차는 각 움직임 평가에 대해 자세히 설명되어 있다.

중요

신경근 시스템은 실시간으로 적응할 수 있으므로 현재 근육 불균형이 있는 고객이라도 이상적인 자세가 어떤 것인지를 알면 여러 번 반복해서 좋은 자세를 취할 수 있다.

그렇기 때문에 고객은 처음에 이상적인 자세가 어떤 자세인지에 대해서 최소한의 정보로 각각의 움직임 평가를 수행하는 방법에 대해 교육을 받아야 한다. 그리고 교정 운동 전문가는 평가를 진행하는 동안 고객의 자세를 수정하기 위한 어떠한 신호도 주어서는 안 된다. 이렇게 할 때 고객은 의도적으로 피드백에 따라 동작을 수정하려고 하지 않으며, '테스트 통과'를 위해 억지로 자세를 조정하지 않고 자연스럽게 일상적 보상 움직임을 드러내게 된다.

오버헤드 스쿼트 평가

오버헤드 스쿼트 평가(OHSA)는 스쿼트 동작을 할 때 몸 전체의 동적 자세, 코어 안정성, 가동성, 신경근 조절을 평가하도록 디자인되었다(Post et al., 2017; Rabin & Kozol, 2017). 이것은 모든 고객에게 사용되는 첫 번째 평가이며 어떤 추가적인 움직임 평가가 필요한지를 판단하는 결정적 역할을 한다(**그림 9-4** 참고).

OHSA는 테스트를 실시하는 한 명 이상의 전문가가 필요하며, 움직임 손상에 대한 신뢰할 수 있고 타당하며 반복 가능한 제자리 움직임 평가인 것으로 나타났다(Post et al., 2017; Rabin & Kozol, 2017). 즉, 고객이 다른 피트니스 전문가에게 훈련을 받더라도 OHSA는 지속적으로 진행 상황을 평가할 수 있는 신뢰할 수 있는 척도라는 것이다. OHSA 평가는 생체역학 및 고객 사이에서 평가할 여러 관절가동범위를 고려하는 집중적인 교정 운동 계획을 세우는 데도 필수적이다(Mauntel et al., 2015; Vidal et al., 2018).

트레이닝 팁

NASM은 모든 움직임 평가를 오버헤드 스쿼트로 시작할 것을 권장한다. 오버헤드 스쿼트는 운동 사슬 체크포인트가 전신의 움직임에서 서로 어떻게 작용하는지를 전체적으로 관찰할 수 있게 한다(Post et al., 2017; Rabin & Kozol, 2017). 교정 운동 전문가는 RI 모델을 기억해야 하며, 움직이는 동안 모든 체크포인트가 어떻게 작동하고, 체크포인트 한 곳에서 발생한 손상이 몸의 다른 부위에 어떻게 영향을 미치는지 여부를 고려해야 한다. 고객이 OHSA에서 비교적 효율적인 자세를 보인다면, 나머지 불균형을 정확히 찾아내고 고객의 움직임을 더욱 최적화하기 위해 상위 단계의 움직임 평가를 실시할 수 있다.

NASM CES 평가 과정

1 고객 접수

2 정적 자세 평가

3 **오버헤드 스쿼트 평가(OHSA) 및 수정된 OHSA**

4 싱글 레그 스쿼트 및/또는 스플릿 스쿼트 평가

4a 동적 평가 선택 사항

4b 부하 평가 선택 사항

5 가동성 평가

6 교정 운동 프로그래밍 억제·신장 활성화·통합

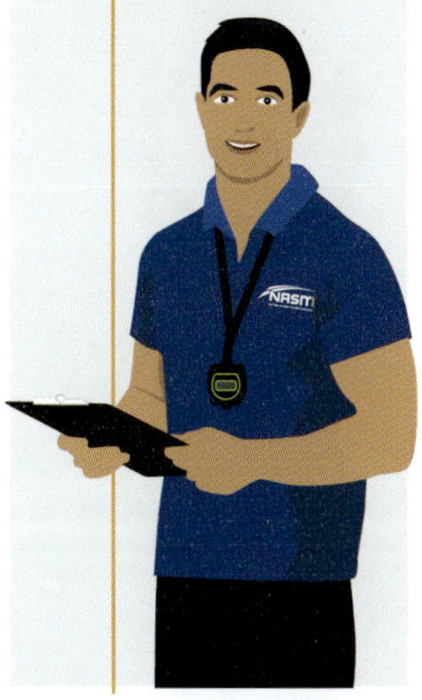

오버헤드 스쿼트 평가

Overhead Squat Assessment (OHSA)

OHSA를 실시하고 앞, 뒤, 옆에서 관찰하며 움직임 보상을 기록한다.

다음이 관찰된다면..

- 발이 바깥으로 돌아감
- 발뒤꿈치가 들림
- 무릎 외반
- 과도한 골반전방경사
- 비대칭적 체중 이동
- 과도한 몸통 전방 기울임

그러면

뒤꿈치를 들어올려 수정한다

자세가 개선된다면
발과 발목 복합체 프로그램을 실시한다.

자세가 개선되지 않는다면
LPHC에 대해 다룬다.

다음이 관찰된다면..

- 과도한 골반전방경사
- 팔이 앞으로 떨어짐

그러면

엉덩관절에 손을 얹어 수정한다

자세가 개선된다면
어깨 복합체 프로그램,
특히 **넓은등근**을 위한 프로그램을 실시한다.

자세가 개선되지 않는다면
코어 안정성에 대해 다룬다.

만일..

- 고객에게 아무런 보상이 나타나지 않았다면

→ 다음 평가

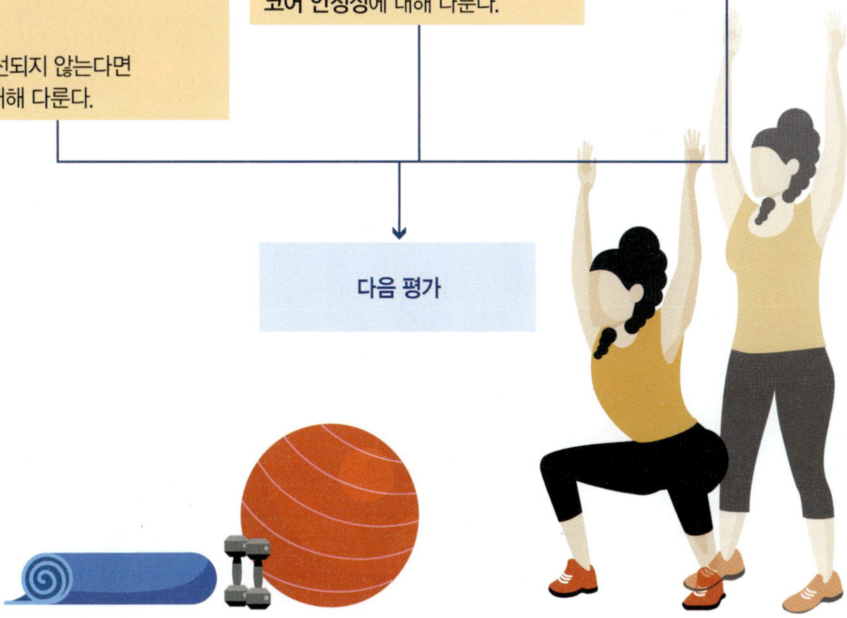

그림 9-4 CES 평가 과정: 오버헤드 스쿼트 평가

절차

시작 자세

1. 다리를 어깨너비로 벌리고 정면을 바라보며 양발을 평행이 되도록 선다. 발과 발목 복합체는 중립적인 자세여야 한다. 평가 시에는 발과 발목 복합체를 가장 잘 관찰할 수 있도록 가능하면 신발을 벗도록 한다.
2. 팔을 머리 위로 들어올려 몸통과 일직선이 되도록 편다.

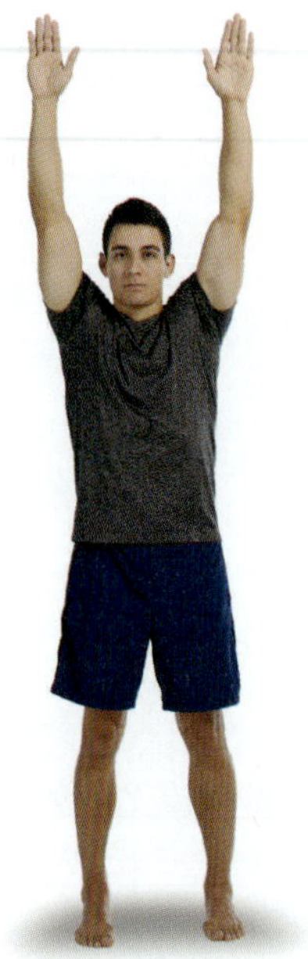

OHSA 시작 자세-앞면 관찰

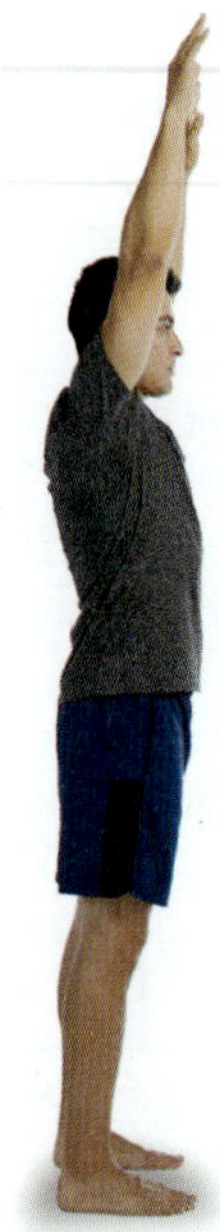

OHSA 시작 자세-옆면 관찰

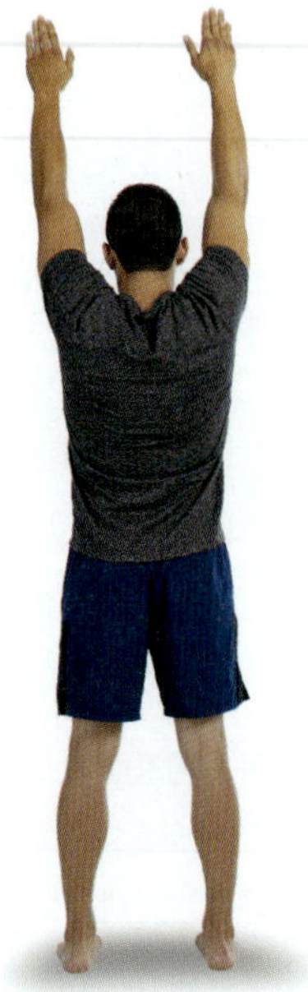

OHSA 시작 자세-뒷면 관찰

움직임

1. 넙다리뼈가 지면과 평행이 되는 깊이까지 스쿼트한 다음(의자 높이와 비슷하게) 시작 자세로 돌아간다. 더 깊이 앉는 것을 불편해한다면 스쿼트 깊이를 줄일 수도 있다.
2. 고객에게 스쿼트를 5회 반복하게 하면서 앞면, 옆면, 뒷면에서 관찰한다(각 관찰 지점별로 5회씩).

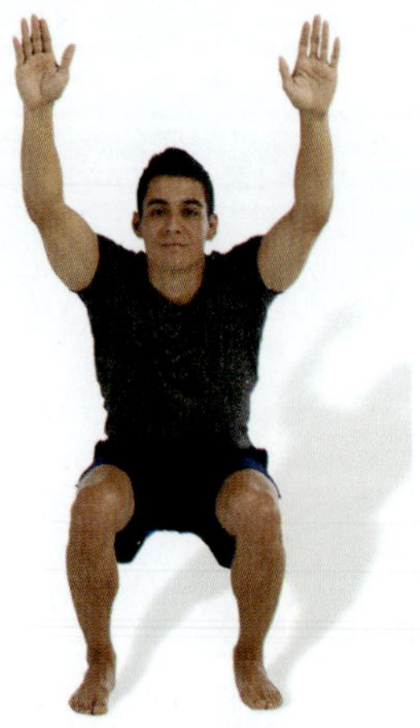

OHSA 앉은 자세-앞면 관찰

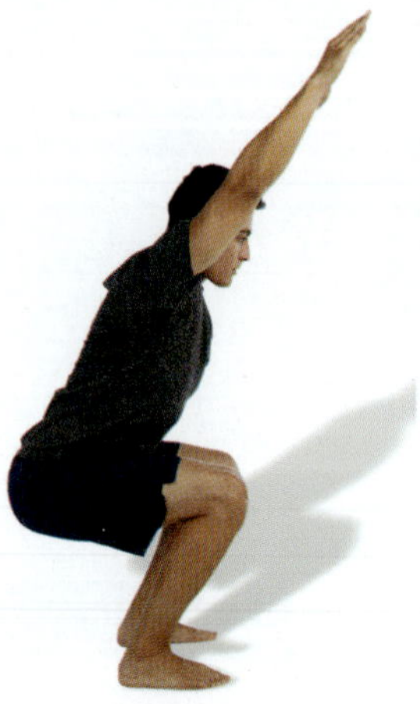

OHSA 앉은 자세-옆면 관찰

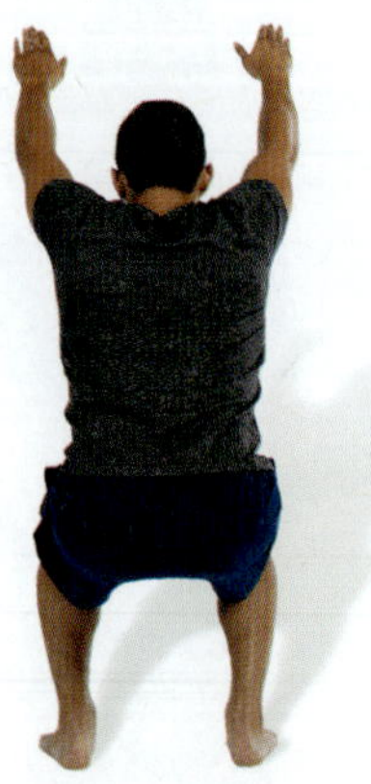

OHSA 앉은 자세-뒷면 관찰

관찰

각 관찰포인트마다 집중해야 하는 특정 운동 사슬 체크포인트가 있다. 일부 손상은 하나 이상의 관찰포인트에서 발견될 수도 있다. 각각에서 이상적인 OHSA 실시법은 다음과 같다.

- **앞면**: 앞에서 발, 무릎, LPHC를 관찰한다. 발과 엉덩관절은 무릎이 발(두 번째, 세 번째 발가락)과 일직선이 되도록 시상면에 있어야 한다. LPHC는 좌우로 움직이거나 돌아가서는 안 된다.
- **옆면**: 발, 발목, 무릎, LPHC, 어깨, 머리를 옆에서 관찰한다. 발뒤꿈치는 바닥에 붙어 있고 골반과 척추는 중립 자세를 유지해야 한다. 몸통은 정강뼈와 평행을 유지하고 팔은 몸통과 일직선을 이루도록 해야 한다. 머리는 중립을 유지한다.
- **뒷면**: 발과 발목(신발을 신지 않았다면), 어깨를 뒤에서 관찰한다. 발의 아치와 발뒤꿈치(즉, 종골)는 중립 자세를 유지해야 한다. 어깨/어깨뼈는 중립이어야 한다.

앞면에서는 다음과 같은 움직임 손상이 나타날 수 있다.

- **발과 발목**: 발이 바깥으로 돌아감
- **무릎**: 외반 또는 내반
- LPHC: 비대칭적 체중 이동
- **어깨**: 어깨뼈 올라감

옆면에서는 다음과 같은 움직임 손상이 나타날 수 있다.

- **발과 발목**: 발뒤꿈치 들림
- **무릎**: 무릎 우세
- LPHC:
  - 과도한 골반전방경사
  - 과도한 골반후방경사
  - 과도한 몸통 전방 기울임
- **어깨**: 팔이 앞으로 떨어짐
- **머리와 목뼈**: 앞으로 내민 머리

뒷면에서 관찰할 때 다음과 같은 움직임 손상이 나타날 수 있다.

- **발과 발목**: 과도한 발의 엎침
- LPHC: 비대칭적 체중 이동
- **어깨**: 어깨뼈 올라감

평가를 실시할 때 **오버헤드 스쿼트 관찰 결과** 양식에 모든 파악된 점을 기록한다. 그런 다음 표 9-2를 참조하여 집중 교정 운동 프로그램을 이용해서 교정될 수 있는 움직임 손상의 잠재적 원인을 파악한다. 이것은 세 가지 제자리 움직임 평가(오버헤드 스쿼트, 스플릿 스쿼트, 싱글 레그 스쿼트) 모두에서 사용된다.

다음의 움직임 손상은 운동 사슬에 있는 각 관절의 영향을 받았거나 다른 움직임 손상으로 인해 발생하거나 이와 관련될 수 있다. 움직임 평가로 특정 움직임 손상과 관련된 과활성 및 저활성된 근육 그룹을 알 수 있다. 다음 단계의 가동성 평가는 근육 그룹 내 어떤 특정 근육이 움직임 손상의 일차적인 원인인지를 더 자세히 파악할 수 있도록 한다. 그리고 과활성/저활성이 손상의 원인인지를 추가적으로 구별해 낼 수 있다. 이러한 정밀한 관찰을 통해 교정 운동 전문가는 고객의 운동 패턴 또는 손상을 다루는 데 있어 최고의 해결책이 될 수 있는 운동을 선택해야 한다.

오버헤드 스쿼트 관찰 결과			
체크포인트	**관찰포인트**	**움직임 손상**	**결과**
발과 발목	**앞면**	• 발이 바깥으로 돌아감	• 오른쪽 • 왼쪽 • 양쪽
	옆면	• 발뒤꿈치 들림	• 오른쪽 • 왼쪽 • 양쪽
	뒷면	• 과도한 엎침	• 오른쪽 • 왼쪽 • 양쪽
무릎	**앞면**	• 외반	• 오른쪽 • 왼쪽 • 양쪽
		• 내반	• 오른쪽 • 왼쪽 • 양쪽
	옆면	• 무릎 우세	• 오른쪽 • 왼쪽 • 양쪽
LPHC	**앞면 또는 뒷면**	• 비대칭적 체중 이동	*방향:* • 오른쪽 • 왼쪽
	옆면	• 과도한 골반전방경사	• 그렇다 • 아니다
		• 과도한 골반후방경사	• 그렇다 • 아니다
		• 과도한 몸통 전방 기울임	• 그렇다 • 아니다
어깨와 등뼈	**앞면 또는 뒷면**	• 어깨뼈 올라감	• 오른쪽 • 왼쪽 • 양쪽
	옆면	• 팔이 앞으로 떨어짐	• 오른쪽 • 왼쪽 • 양쪽
머리와 목뼈	**옆면**	• 과도한 목뼈 폄/앞으로 내민 머리	• 그렇다 • 아니다
움직임 손상이 나타난 팔다리를 기준으로 **오른쪽**, **왼쪽**, **양쪽**을 표시한다. 비대칭적 체중 이동이 발생한 경우 이동 방향을 표시한다.			
수정			
발뒤꿈치 올림	스쿼트 동작이 개선되었는가?		• 그렇다 • 아니다
엉덩관절에 손을 올림	스쿼트 동작이 개선되었는가?		• 그렇다 • 아니다

오버헤드 스쿼트 관찰 결과

오버헤드 스쿼트 평가의 수정

OHSA 동안 특정 움직임 손상이 관찰되면 다른 운동 사슬 영역에 있는 잠재적인 원인에 대한 명확한 정보를 얻기 위해 평가를 수정해서 사용해야 한다. 수정 사항에는 발꿈치를 들어올리고 (머리 위가 아닌) 허리에 손을 얹고 스쿼트를 수행하는 것이다. 연구자들은 이렇게 수정한 OHSA는 고객의 수행능력을 향상시킨다고 논문에서 밝혔다(Richards et al., 2016).

RI 모델의 맥락에서 수정된 동작의 자세가 개선되면 손상의 근본 원인을 더 잘 파악할 수 있다. 대개 근본 원인은 원래 손상이 관찰되었던 부위가 아닌 다른 부위에서 발견된다. 발뒤꿈치를 들어올리는 수정 동작은 운동이나 트레이닝 기술의 변형이 아닌 동적 자세 평가를 수정한 것으로 의도된 것임을 주지하기 바란다.

발뒤꿈치를 들어올린 수정 동작

발과 발목 복합체, 무릎, 또는 LPHC에서 움직임 손상이 나타나면 근본 원인은 대개 발, 발목 복합체, 또는 LPHC에서 찾을 수 있다. 예를 들면, 무릎 외반은 발목 발등굽힘의 부족 또는 과활성된 모음근 및 저활성된 볼기근같이 엉덩관절의 근육 불균형 때문일 수 있다. 스쿼트를 하는 동안 발뒤꿈치를 들면(그림 9-5) 발목이 발바닥쪽 굽힘 위치에 놓이게 되고 이것은 발바닥 굽힘근(가자미근, 장딴지근)에서 요구하는 신장성을 감소시켜 '인공적인' 발등굽힘을 효과적으로 만들어낸다. 무릎 외반(바깥으로 굽음)이 발목 발등굽힘의 한계와 관련되어 있는 경우, 발뒤꿈치를 올리면 무릎의 정렬이 개선된다. 그러나 무릎 외반이 발목 발등굽힘의 제한과 관련 없다면 발뒤꿈치를 들어도 무릎 정렬이 개선되지 않는다.

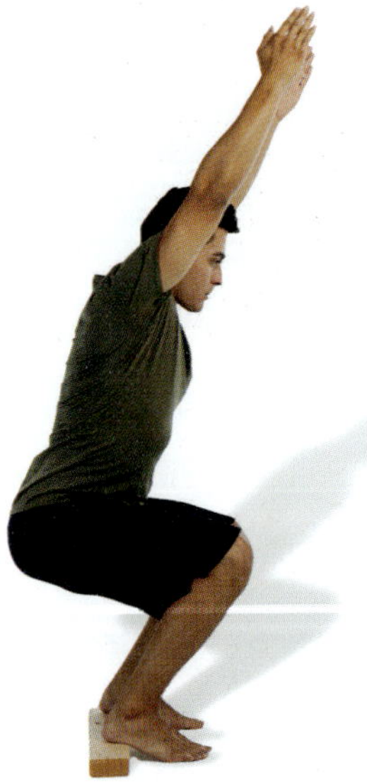

그림 9-5 발뒤꿈치를 들어올린 OHSA

몸통을 과도하게 앞으로 기울이는 것은 발과 발목 또는 LPHC 제한과 관련될 수 있는 또 다른 보상이다. 발목 발등굽힘 제약이 나타나는 경우, 고객은 스쿼트할 때 LPHC에 보상 움직임을 만들 수 있다. 그러나 움직임 손상은 과활성화된 엉덩관절 굽힘근 및 저활성화된 엉덩관절 폄근과 같은 LPHC의 근육 불균형과 관련되어 있을 수 있다. 발뒤꿈치를 들어올리도록 수정된 동작이 스쿼트를 개선시키는 경우, 교정 운동 전문가는 발과 발목 복합체에 집중해야 한다. 그러나 동작을 수정해도 스쿼트가 개선되지 않는다면 LPHC에 대한 추가적인 평가를 실시해야 한다.

발뒤꿈치를 들어올리면 더 똑바로 앉을 수 있으므로 고객의 무게중심이 변한다. 앞으로 덜 기울이면 스쿼트에 사용되는 무릎 운동을 늘리고 엉덩관절 굽힘이 감소하기 때문에 중요하다. 이렇게 하면 LPHC 부분에 더 적은 부담을 주게 된다.

이런 수정된 동작을 통해 교정 운동 전문가는 개인의 발목 차이에 따른 영향을 알 수 있다(Richards et al., 2016). 오버헤드 스쿼트를 할 때 발뒤꿈치를 들어올린 후 움직임 손상이 개선되었다면 발목 발등굽힘을 개선하는 쪽으로 교정 운동 계획을 세울 수 있다. 그러나 발뒤꿈치를 올려도 개선되지 않는다면 관찰된 움직임 손상이 발목의 기능장애와 관련이 없을 가능성이 크다.

트레이닝 팁

손바닥 방향: 손바닥은 OHSA 동안 서로 마주보거나 앞을 향한다. 손바닥 위치는 팔을 머리 위로 들어올릴 때 어깨의 편안함과 ROM에 영향을 미칠 수 있는데, 이는 각 위치에서의 근육 긴장의 차이 때문이다. 궁극적으로 손바닥 방향은 고객과 운동 전문가의 선호도에 달려 있으나 후속 평가를 위해 일관성은 유지해야 한다.

신발: 신발은 발목을 만성적인 발바닥쪽 굽힘 자세로 만들기 때문에 정적 및 동적 자세에 영향을 미칠 수 있다. 신발을 신지 않고 편안한 상태에서 OHSA를 수행하는 것이 중요하다(피트니스 시설에서 허용한다면).

엉덩관절에 손을 올린 수정 동작

OHSA에서 엉덩관절에 손을 올린 수정 동작을 취할 때 상체에서 RI 모델이 입증된다. 거의 모든 근육의 하부조직이 엉덩관절을 지나기 때문에 과도한 골반전방경사가 관찰되면 근본 원인은 보통 LPHC 위나 아래에 있는 근육에 있다. 이같이 특정한 경우, 골반전방경사는 후방 엉덩관절을 위로 잡아당기는 넓은등근 또는 전방 엉덩관절을 아래쪽으로 잡아당기는 엉덩관절 굽힘근 복합체(넙다리곧은근 또는 허리근)의 과활성이 원인일 수 있다.

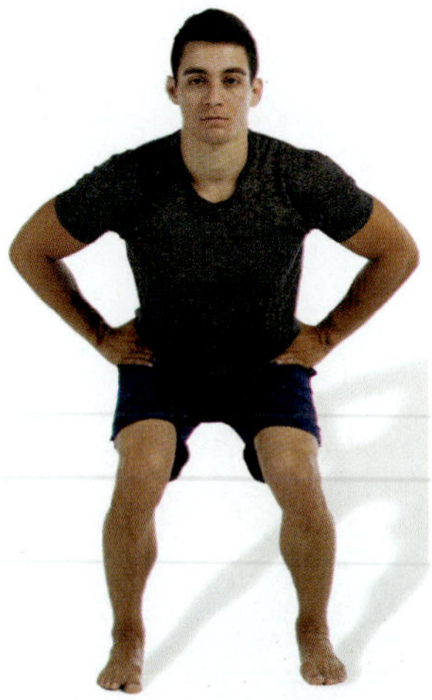

그림 9-6 엉덩관절에 손을 올린 OHSA

엉덩관절에 손을 직접 올려놓으면 넓은등근 및 기타 어깨 폄근에 가해지는 신전이 줄어들고 코어 안정근에 대한 요구가 줄어든다(그림 9-6). 이를 통해 교정 운동 전문가는 상체가 손상에 미치는 영향을 알 수 있다(McMillan et al., 2016). OHSA를 수행하는 동안 허리가 펴지지만(과도한 골반전방경사), 손을 엉덩관절에 얹고 스쿼트할 때 손상이 교정되면 가장 해결이 필요한 일차적인 부위는 넓은등근이다. 엉덩관절에 손을 얹어도 손상이 개선되지 않는다면 가장 해결이 필요한 일차적인 부위는 LPHC 또는 다리이다.

싱글 레그 스쿼트 평가

싱글 레그 스쿼트(SLS)는 OHSA로 진행하기 전에 해볼 수 있는 한 단계 위의 제자리 움직임 평가로써 보다 발전된 평가이며, 한 다리를 들고 서서, 동적 자세, 근력, 균형 및 전반적인 신경근 제어를 평가한다. 연구자들은 오버헤드 스쿼트와 유사하게 싱글 레그 스쿼트 검사는 무릎 외반(knee valgus) 같은 움직임 손상을 파악하는 유효한 방법이라고 소개했다(Mauntel et al., 2014; Räisänen et al., 2016; Ugalde et al., 2015). 싱글 레그 스쿼트 평가는 테스트를 실시하는 전문가들이 여러 사람이라도 신뢰할 수 있고 유효한 움직임 평가로 평가된다(Garrick et al., 2018; Ressman et al., 2019)(그림 9-7 참고).

이런 자세는 한쪽 팔다리의 힘과 균형을 평가하기 때문에 다리의 제자리 움직임 평가에서 가장 어려운 자세이다(Agresta et al., 2017; Gianola et al., 2017). 이 테스트를 잘 수행하는 사람은 엉덩관절 벌림근의 근력이 더 뛰어나며 더 활성화가 잘 되는 것으로 나타났다(Crossley et al., 2011; Garrick et al., 2018). 이 테스트는 최적의 자세로 OHSA를 하는 고객에게 실시해야 한다. 몸통 돌림에 문제(OHSA에서는 보통 나타나지 않음)가 있는지를 평가하거나 또는 고객에게 싱글 레그 운동을 고려할 때(싱글 레그 움직임에 대한 준비가 되었는지를 테스트하기 위해) 사용된다.

SLS는 또한 균형 능력을 평가하기에 좋은데, 이 운동은 일상 활동 및 운동 프로그래밍에서 중요하게 생각해야 하는 기능적 고려 사항이다. 그러나 이 평가는 낙상 위험이 있거나 균형 감각이 상실된 고객 또는 무릎 부상에서 회복 중인 고객에게는 실시해서는 안 된다. 무릎 통증을 호소하는 고객은 이 평가를 끝낸 후 다른 관절에서 상당한 보상 움직임 손상이 나타날 것으로 예상해야 한다(Nakagawa et al., 2012a).

절차

시작 자세

1. 엉덩관절에 손을 얹고 한 다리로 서서 시선은 앞을 향한다.
2. 디디고 선 발은 정면을 향하도록 하고 발, 발목, 무릎, LPHC는 중립적인 자세를 취한다.
3. 무게가 실리지 않은 무릎은 디디고 서 있는 발의 종아리 옆에서 구부리되 닿지 않도록 한다.

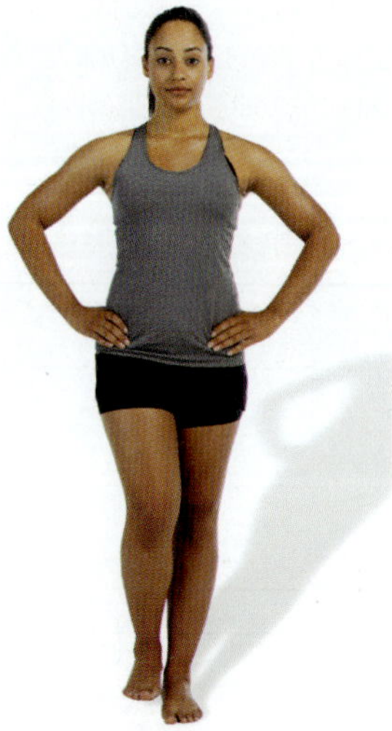

싱글 레그 스쿼트 평가
–시작 자세

움직임

1. 편하고 통제 가능한 만큼 깊이 앉은 후 다시 시작 자세로 돌아온다.
2. 각 관찰포인트마다 5회씩 반복 실시한 다음 반대쪽 다리로 실시한다. 하체를 바운스하면서 얻은 반동을 이용하지 않고 편안한 속도로 실시한다.

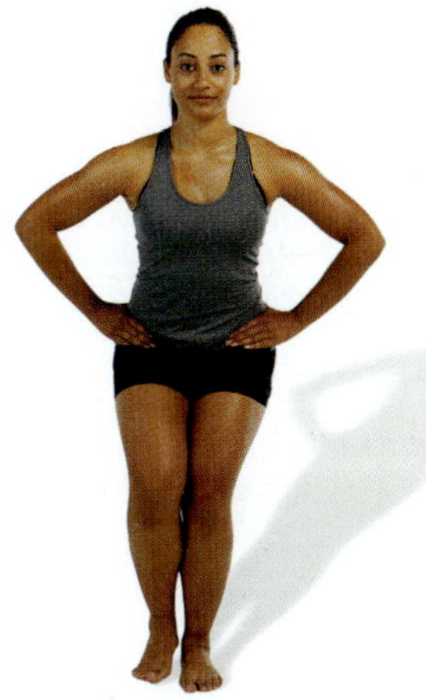
싱글 레그 스쿼트 평가 –앉은 자세

관찰

각 관찰포인트마다 집중해야 할 특정 운동 사슬 체크포인트가 있다. 각 체크포인트마다 이상적인 싱글 레그 스쿼트의 실시 모습은 다음과 같다.

- **앞면**: 앞에서 발, 무릎, LPHC를 살펴본다. 발과 엉덩관절은 무릎과 발(두 번째, 세 번째 발가락)이 일직선상에 있도록 시상면에 있어야 한다. LPHC는 수평을 유지해야 하며 처음에 균형을 잡는 데 필요한 정도를 넘어서 좌우로 돌리거나 이동해서는 안 된다.
- **옆면**: 옆에서 발, 발목, 무릎, LPHC를 살펴본다. 발뒤꿈치는 땅 위에 붙어 있어야 한다. 골반과 척추는 중립 자세를 유지한다. 몸통은 정강뼈와 평행을 이루도록 한다.
- **뒷면**: 뒤에서 발과 발목을 살펴본다. 발의 아치와 발꿈치뼈는 중립 자세를 유지해야 한다.

앞면 관찰에서 발생 가능한 다음의 움직임 손상을 찾아야 한다:

- **무릎**: 외반 또는 내반
- LPHC:
  - 비대칭적 체중 이동
  - 안쪽으로 몸통 돌림
  - 바깥쪽으로 몸통 돌림

옆면 관찰에서 발생 가능한 다음의 움직임 손상을 찾아야 한다.

- **발과 발목**: 발뒤꿈치 들림
- **무릎**: 우세
- LPHC:
  - 과도한 골반전방경사
  - 과도한 골반후방경사
  - 과도한 몸통 전방 기울임

뒷면 관찰에서 발생 가능한 다음의 움직임 손상을 찾아야 한다.

- **발과 발목**: 과도한 발의 엎침(회내, pronation)

평가를 실시할 때 **싱글 레그 스쿼트 관찰 결과** 양식에 모든 사항들을 기록해야 한다. 그런 다음 표 9–2를 참조하여 움직임 손상의 원인을 파악하고 다음 단계의 가동성 평가를 수행한다.

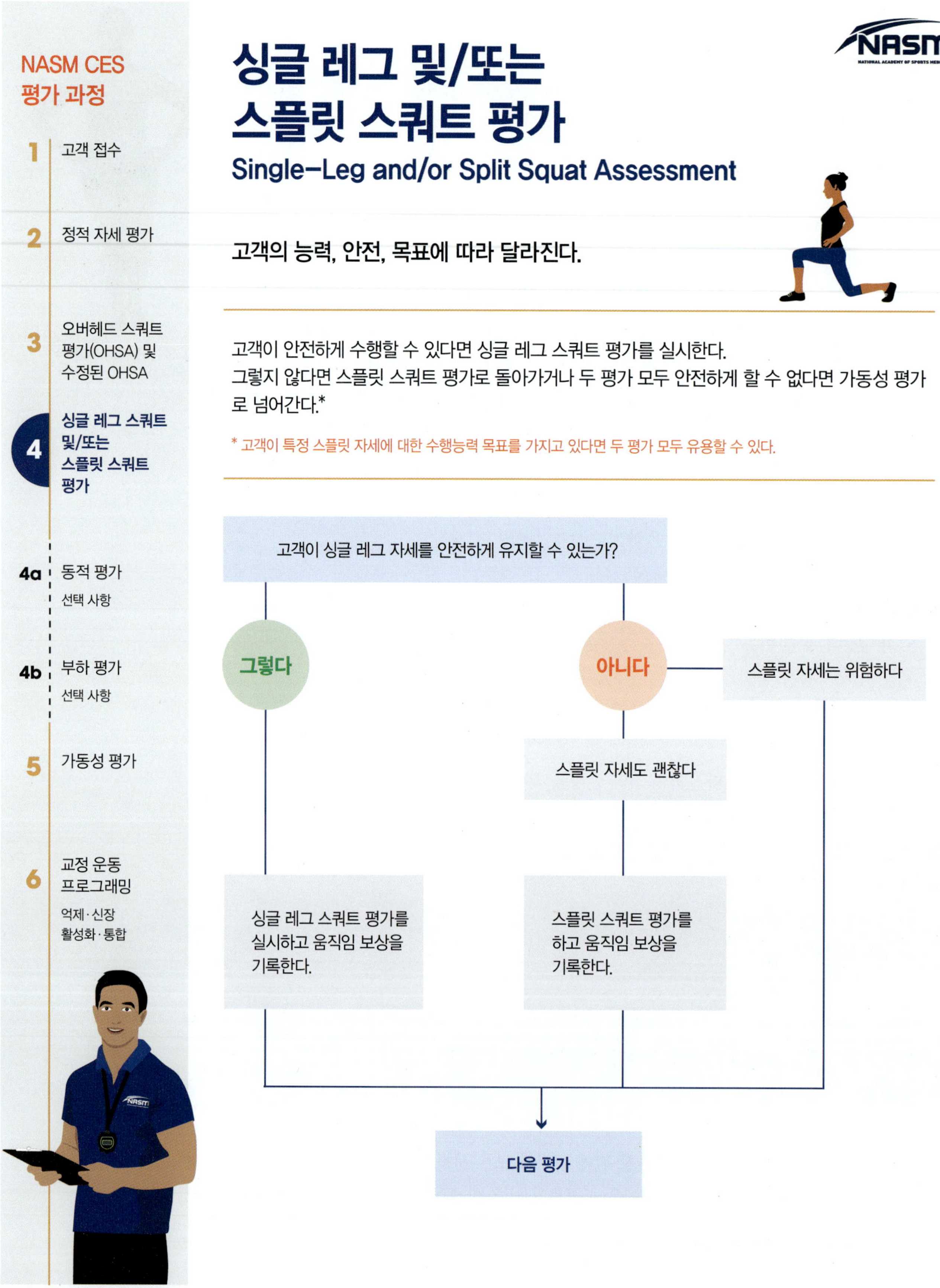

그림 9-7 CES 평가 과정: 싱글 레그 스쿼트 및/또는 스플릿 스쿼트 평가

싱글 레그 및/또는 스플릿 스쿼트 관찰 결과			
체크포인트	관찰포인트	움직임 손상	결과
발과 발목	옆면	• 발뒤꿈치 들림	• 오른쪽 • 왼쪽 • 양쪽
	뒷면	• 과도한 엎침(회내)	• 오른쪽 • 왼쪽 • 양쪽
무릎	앞면	• 외반	• 오른쪽 • 왼쪽 • 양쪽
		• 내반	• 오른쪽 • 왼쪽 • 양쪽
	옆면	• 무릎 우세	• 오른쪽 • 왼쪽 • 양쪽
LPHC	앞면	• 비대칭적 체중 이동	*방향:* • 오른쪽 • 왼쪽
		• 안쪽으로 몸통 돌림	• 오른쪽 • 왼쪽 • 양쪽
		• 바깥쪽으로 몸통 돌림	• 오른쪽 • 왼쪽 • 양쪽
	옆면	• 과도한 골반전방경사	• 그렇다 • 아니다
		• 과도한 골반후방경사	• 그렇다 • 아니다
		• 과도한 몸통 전방 기울임	• 그렇다 • 아니다

오른쪽/왼쪽/양쪽은 손상이 발생했을 때 앞으로 나간 자세 또는 다리를 말하는 것이다.
움직임 손상이 관찰된 쪽의 발을 기준으로 **오른쪽**, **왼쪽**, **양쪽**을 표시한다. 비대칭적 체중 이동의 경우 이동이 발생한 방향에 표시한다.

싱글 레그 스쿼트 관찰 결과

스플릿 스쿼트 평가

스플릿 스쿼트는 좁은 자세에서 동적 자세, 안정성, 전반적인 신경근 제어를 평가하는 데 이용된다. 이 움직임은 걷기 및 달리기뿐만 아니라 일상 생활의 여러 가지 다른 활동들을 하는 데 요구되는 자세를 모방한 것이다(McMillian et al., 2016).

이 평가는 두 가지 방식으로 사용할 수 있다. 첫 번째는 싱글 레그 스쿼트로 돌아가게 하는 것이다. 많은 고객이 싱글 레그 스쿼트를 완료하기 위한 기능적 근력을 갖고 있지 않기 때문에 스플릿 스쿼트는 OHSA를 할 때 나타나는 일방적 보상을 개선하기 위한 한 단계 낮은 등급으로 사용할 수 있다. 동일한 관점에서 스플릿 스쿼트는 고객이 싱글 레그 스쿼트를 할 수 없을 때 몸통 돌림 문제를 파악하는 데 도움을 줄 수 있다.

스플릿 스쿼트의 다양한 변형들 역시 스플릿 자세 움직임(예: 워킹 런지, 스플릿 점프, 올림픽 리프팅 등)과 관련된 프로그램을 계획하는 데 더 많은 정보를 제공한다. 워킹 런지와 스텝 런지가 때로 평가로 사용되지만, 정적 스플릿 스쿼트가 무릎에 스트레스를 덜 주고, 고객, 특히 무릎 부상에서 회복 중인 고객에게 더 안전하다는 이론이 있다(Escamilla et al., 2010; Jalali et al., 2015). 이런 움직임은 균형 및 엉덩관절, 무릎 폄근의 근력을 평가하는 데도 효과적이다(Jönhagen et al., 2009). 고객은 처음에는 한쪽 다리를 앞으로 위치하고 다른 쪽 다리는 뒤로 해서 스플릿 스쿼트를 실시해야 한다. 그런 다음 다리를 바꿔서 반대쪽 스플릿 스쿼트를 실시한다.

절차

시작 자세

1. 발을 평행하게 해서 좁은 보폭의 스플릿 자세로 서서(엉덩관절 너비보다 넓지 않게) 똑바로 앞을 향한다. 스텝의 길이는 뒤쪽 무릎이 앞발 뒤의 지면에 닿을 정도로 충분해야 한다.
2. 몸을 똑바로 세우고 엉덩관절에 손을 얹는다.

움직임

1. 뒤쪽 무릎이 지면에 접촉하지 않을 만큼의 깊이로 몸이 내려갔다가 시작 자세로 돌아오도록 가르친다. 뒷발의 발뒤꿈치가 들리도록 하되, 앞발은 지면에서 떨어지면 안 된다.
2. 각 관찰포인트마다 관찰하면서 5회씩 움직임을 반복한다(관찰포인트마다 5회 반복). 하체를 바운스하면서 얻는 반동을 이용하지 않고 편안한 속도로 실시한다.

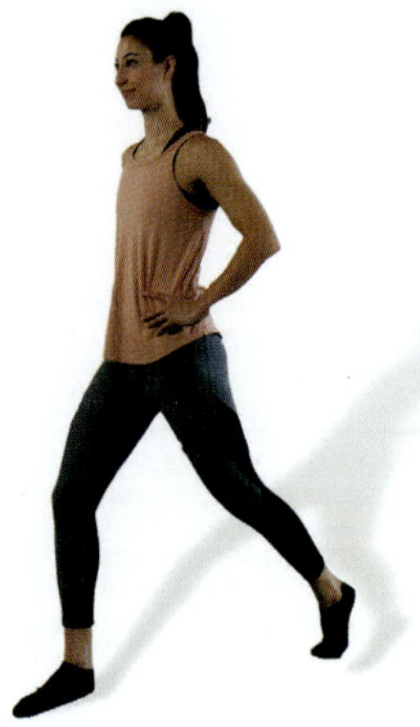

스플릿 스쿼트 평가–시작 자세

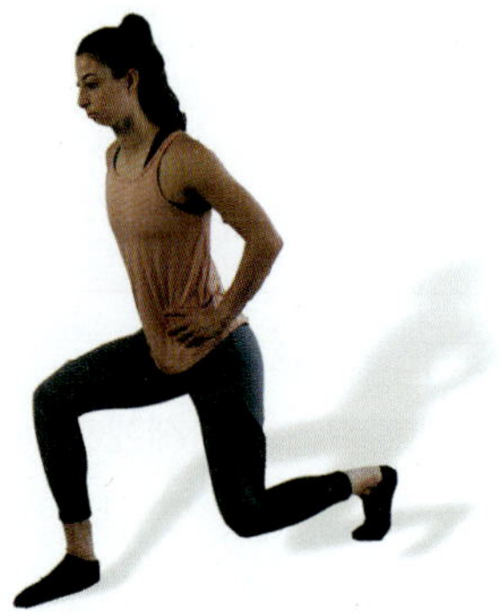

스플릿 스쿼트 평가–앉은 자세

관찰

각 관찰포인트마다 집중을 요하는 특정 운동 사슬 체크포인트가 있다. 각각의 경우, 스플릿 스쿼트의 이상적인 움직임은 다음과 같다.

- **앞면**: 앞에서 발, 발목, LPHC를 관찰한다. 발과 엉덩관절은 무릎이 발과 일직선상(두 번째, 세 번째 발가락)에 있도록 시상면에 머물러 있어야 한다. LPHC는 좌우로 이동하거나 돌아가서는 안 된다.
- **옆면**: 옆에서 발과 발목, 무릎, LPHC를 관찰한다. 앞발의 발뒤꿈치는 지면에 붙어 있어야 하고 앞발의 무릎은 발가락 앞으로 나와서는 안 된다. 골반과 척추는 중립 자세를 유지해야 한다.
- **뒷면**: 뒤에서 발과 발목을 관찰한다. 발의 아치와 발꿈치뼈는 중립 자세를 유지해야 한다.

앞면 관찰에서 발생 가능한 다음의 움직임 손상을 찾아야 한다.

- **무릎**: 외반 또는 내반
- LPHC:
  - 비대칭적 체중 이동
  - 안쪽으로 몸통 돌림
  - 바깥쪽으로 몸통 돌림

옆면 관찰에서 발생 가능한 다음의 움직임 손상을 찾아야 한다.

- **발목**: 발뒤꿈치 들림(앞쪽 발)
- **무릎**: 무릎 우세(앞쪽 무릎)
- LPHC:
  - 과도한 골반전방경사
  - 과도한 골반후방경사

뒷면 관찰에서 발생 가능한 다음의 움직임 손상을 찾아야 한다.

- **발과 발목**: 과도한 발목 엎침

평가를 실시할 때 **스플릿 스쿼트 관찰 결과** 양식에 모든 사항들을 기록해야 한다. 그런 다음 표 9-2를 참조하여 움직임 손상의 잠재적 원인을 파악하고 가동성 평가를 위해 다음 단계를 결정한다.

싱글 레그 및/또는 스플릿 스쿼트 관찰 결과

체크포인트	관찰포인트	움직임 손상	결과
발과 발목	옆면	• 발뒤꿈치 들림	• 오른쪽 • 왼쪽 • 양쪽
	뒷면	• 과도한 엎침	• 오른쪽 • 왼쪽 • 양쪽
무릎	앞면	• 외반	• 오른쪽 • 왼쪽 • 양쪽
		• 내반	• 오른쪽 • 왼쪽 • 양쪽
	옆면	• 무릎 우세	• 오른쪽 • 왼쪽 • 양쪽
LPHC	앞면	• 비대칭적 체중 이동	*방향:* • 오른쪽 • 왼쪽
		• 안쪽으로 몸통 돌림	• 오른쪽 • 왼쪽 • 양쪽
		• 바깥쪽으로 몸통 돌림	• 오른쪽 • 왼쪽 • 양쪽
	옆면	• 과도한 골반전방경사	• 그렇다 • 아니다
		• 과도한 골반후방경사	• 그렇다 • 아니다
		• 과도한 몸통 전방 기울임	• 그렇다 • 아니다

오른쪽/왼쪽/양쪽은 손상이 발생했을 때 앞으로 나간 자세 또는 다리를 말하는 것이다.
움직임 손상이 관찰된 쪽의 발을 기준으로 **오른쪽**, **왼쪽**, **양쪽**을 표시한다. 비대칭적 체중 이동의 경우 이동이 발생한 방향에 표시한다.

스플릿 스쿼트 관찰 결과

트레이닝 팁

스플릿 스쿼트 평가를 하는 동안 뒷발 관찰

인라인 런지를 성공적으로 수행하기 위해서는 뒷다리 발허리발가락(MTP)관절(즉, 뒷발의 발가락)은 발등굽힘(신전)이 90도 이상 되어야 한다. MTP 폄(신전)이 안 되는 고객의 경우, 뒷발은 런지에서 내려가기 위해 밖으로 돌아갈 수 있다. 이것은 OHSA를 할 때 발목의 발등굽힘 부족이 몸을 앞쪽으로 과도하게 기울어지게 하는 원인이 되는지와 밀접한 관련이 있다.

발목 발등굽힘 부족이 발견되었다면 스플릿 스쿼트를 할 때 뒷발을 관찰하면 일차적 문제가 발목 관절의 위인지 아래인지를 알아내는 데 도움이 된다. 뒷발이 바깥으로 돌지 않는다면 발등굽힘 부족이 종아리근육 조직의 불균형 때문이라고 더욱 합리적으로 추정해 볼 수 있다.

그러나 뒷발이 돌아간다면 MTP 폄(신전)의 부족(일차적으로 첫 번째 MTP, 또는 엄지발가락)도 원인이 될 수 있다. 이런 현상이 보인다면 교정 운동 전문가는 가동성 평가 프로세스 과정에 첫 번째 MTP 관절가동범위에 대한 평가를 포함시켜야 한다.

부하 움직임 평가

부하 평가는 이름에서 알 수 있듯, 고객이 외부적 부하를 받을 때 자세 제어를 얼마나 잘하는지를 관찰하는 데 사용한다. 그러나 이러한 평가는 반드시 별도의 공식적인 자세 테스트로 사용하도록 의도된 것은 아니다. 오히려 이 평가는 교정 운동 전문가가 훈련 세션 동안 고객이 일반적인 운동을 수행할 때 고객의 자세를 관찰하는 프레임워크를 제공한다. 밀기, 당기기, 오버헤드 프레스, 몸통 돌림, 스쿼트, 힌지, 스플릿 자세, 싱글 레그 패턴 같은 기초적인 움직임은 고객의 트레이닝 세션 중에 모두 평가되어야 한다. 기본적으로 고객과 함께하는 모든 운동은 교정 운동 전문가가 고객의 동적 자세를 관찰하고 평가하는 기회를 의미한다(**그림 9-8** 참고).

즉, 다음의 부하 움직임 평가는 고객에 대한 추가적인 정보를 얻기 위해 개인별 맞춤형 공식 평가로 자체적으로 선택해 사용할 수 있다. 또한 제자리 움직임 평가를 거부하거나 할 수 없는 고객에게도 사용할 수 있다. 그러한 고객의 경우, 교정 운동 전문가는 고객의 운동에 다음의 공식 부하 움직임 평가를 포함시킬 수 있다. 일반적으로 사용되는 운동은 스쿼트, 밀기, 당기기, 오버헤드 프레스와 같은 신체의 네 가지 기초 움직임 패턴과 관련이 있다.

중요

부하 평가는 부상 위험이 증가하기 때문에 고객이 통제하에 제자리 움직임 평가를 받을 수 있는 경우에만 실시한다. 무게 역시 움직임 중에 고객의 안전을 보장하면서 적절한 도전 의식을 줄 수 있도록 신중하게 선택해야 한다.

NASM CES 평가 과정

1 고객 접수

2 정적 자세 평가

3 오버헤드 스쿼트 평가(OHSA) 및 수정된 OHSA

4 싱글 레그 스쿼트 및/또는 스플릿 스쿼트 평가

4a 동적 평가
선택 사항

4b **부하 평가**
선택 사항

5 가동성 평가

6 교정 운동 프로그래밍
억제·신장
활성화·통합

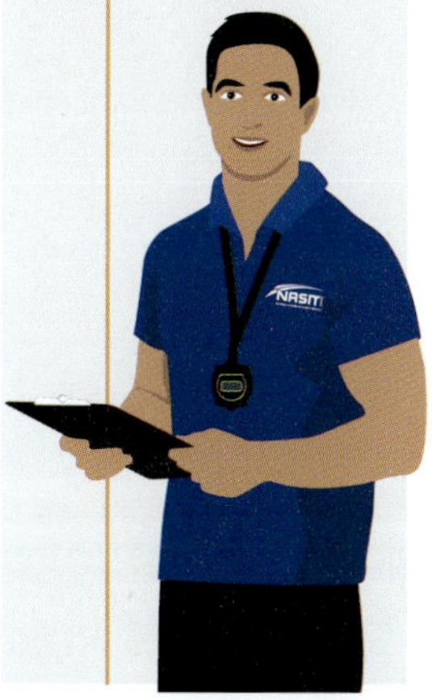

부하 평가(선택 사항)

Loaded Assessments (Optional)

고객이 처음 운동을 할 때, 또는 운동 사슬 보상을 확인하기 위한 별도의 평가에서 아래와 같은 주요 움직임 패턴을 관찰한다.

밀기

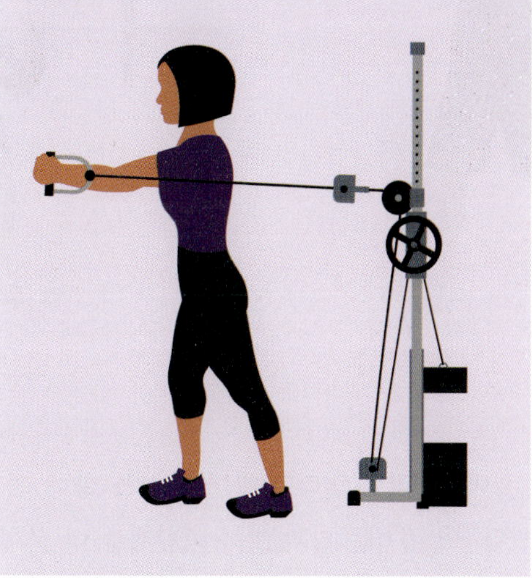

당기기

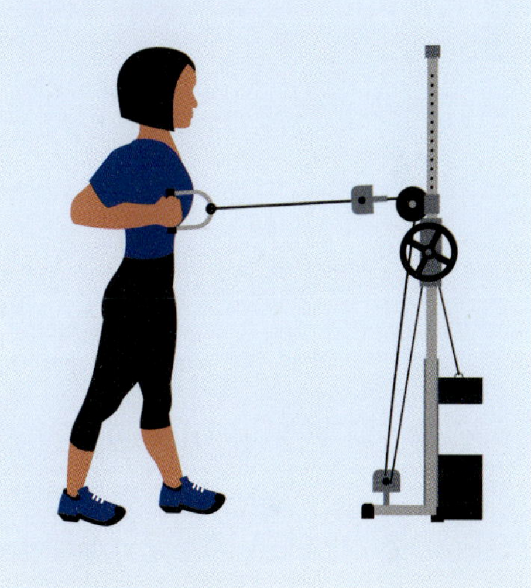

오버헤드 프레스

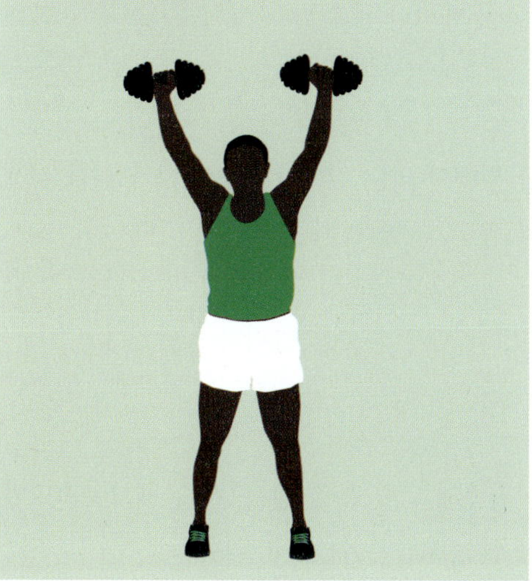

부하 스쿼트

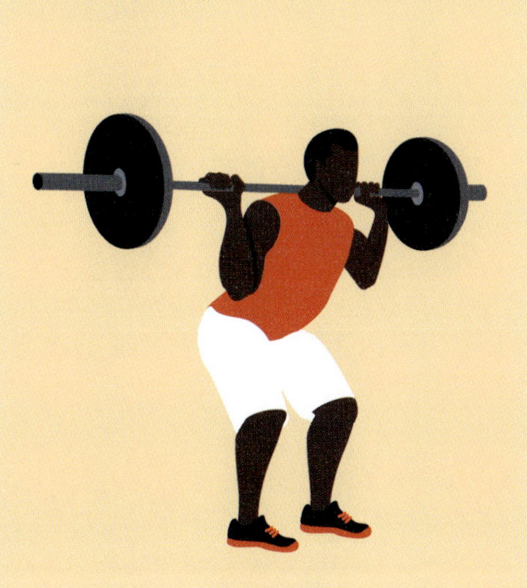

그림 9-8 CES 평가 과정: 부하 평가

부하 스쿼트 평가

부하 스쿼트 평가는 외부의 부하가 가해지는 동안 동적 자세, 코어 안정성, 전반적인 신경근 조절 능력을 평가하기 위해 고안된 것이다. 부하 스쿼트는 교정 운동 전문가가 고객이 외부 부하 및 무게(예: 앞뒤, 또는 고블릿)에 어떻게 대처하는지, 이 스쿼트가 자세 제어에 어떻게 영향을 미치는지를 관찰할 수 있게 해준다(Glass & Albert, 2018; Richards et al., 2016). 또한 고객이 운동 중 할 수 있는 부하 스쿼트의 유형이 어떤 것인지를 결정하는 데에도 도움이 된다.

절차

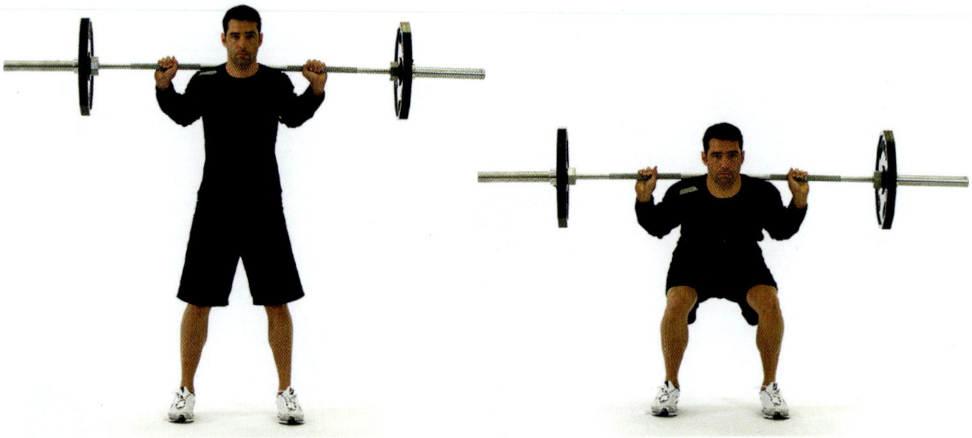

부하 스쿼트 평가

시작 자세

1. 발을 엉덩이 또는 어깨너비로 벌리고 똑바로 앞을 향해 선다. 발과 발목 복합체는 중립 자세에 있어야 한다. 이 평가는 발과 발목 복합체를 더 잘 관찰할 수 있도록 신발을 벗은 상태에서 실시할 수 있다.
2. 운동 프로그램에 적합한 무게를 배치할 때(앞뒤, 고블릿 등) 고객들이 지치지 않으면서 도전이 되는 저항을 선택한다.

움직임

1. 허벅지를 지면과 평행이 되는 깊이만큼 앉았다가 시작 자세로 돌아오도록 지시한다.
2. 2-0-2(미디엄) 템포로 총 15회 반복하게 한다.
3. 고객을 관찰하면서 스쿼트를 5회 반복하게 하고(관찰 지점별로 5회씩), 완벽하게 관찰하기 위해 필요한 만큼 반복 횟수를 늘리거나 줄인다.

관찰

각 관찰포인트마다 집중해야 할 특정 운동 사슬 체크포인트가 있다. 각 체크포인트마다 이상적인 부하 스쿼트의 실시 모습은 다음과 같다.

- **앞면**: 앞에서 발, 발목, LPHC를 관찰한다. 발과 엉덩관절은 발과 무릎이 일직선상(두 번째, 세 번째 발가락)에 놓이도록 시상면에 머물러 있어야 한다. LPHC는 좌우로 이동하거나 돌아가서는 안 된다.

- **옆면**: 옆면에서 발과 발목, 무릎, LPHC를 관찰한다. 발뒤꿈치는 지면에 붙어 있어야 하며 무릎은 발가락 앞으로 나와서는 안 된다. 골반과 척추는 중립 자세를 유지해야 한다. 몸통은 정강뼈와 평행을 유지해야 한다.
- **뒷면**: 뒤에서 발과 발목을 관찰한다. 발의 아치와 발꿈치뼈는 중립 자세를 유지해야 한다.

앞면 관찰에서 발생 가능한 다음의 움직임 손상을 찾아야 한다.

- **발과 발목**: 발이 바깥으로 돌아감
- **무릎**: 외반 또는 내반
- LPHC: 비대칭적 체중 이동

옆면 관찰에서 발생 가능한 다음의 움직임 손상을 찾아야 한다.

- **발과 발목**: 발뒤꿈치 들림
- **무릎**: 무릎 우세
- LPHC:
  - 과도한 골반전방경사
  - 과도한 골반후방경사
  - 과도한 몸통전방기울임

뒷면 관찰에서 발생 가능한 다음의 움직임 손상을 찾아야 한다.

- **발과 발목** : 과도한 발의 엎침

평가를 실시할 때 **부하 스쿼트 관찰 결과** 양식에 모든 사항들을 기록해야 한다. 그런 다음 표 9-2를 참조하여 움직임 손상의 잠재적 원인을 확인하고 가동성 평가의 다음 단계를 결정한다.

부하 스쿼트 관찰 결과

체크포인트	관찰포인트	움직임 손상	결과
발과 발목	앞면	• 발이 바깥으로 돌아감	• 오른쪽 • 왼쪽 • 양쪽
	옆면	• 발뒤꿈치 들림	• 오른쪽 • 왼쪽 • 양쪽
	뒷면	• 과도한 엎침	• 오른쪽 • 왼쪽 • 양쪽
무릎	앞면	• 외반	• 오른쪽 • 왼쪽 • 양쪽
		• 내반	• 오른쪽 • 왼쪽 • 양쪽
	옆면	• 무릎 우세	• 오른쪽 • 왼쪽 • 양쪽
LPHC	앞면 또는 뒷면	• 비대칭적 체중 이동	*방향:* • 오른쪽 • 왼쪽
	옆면	• 과도한 골반전방경사	• 그렇다 • 아니다
		• 과도한 골반후방경사	• 그렇다 • 아니다
		• 과도한 몸통전방기울임	• 그렇다 • 아니다

오른쪽/왼쪽/양쪽은 손상이 발생했을 때 앞으로 나간 자세 또는 다리를 말하는 것이다.
움직임 손상이 관찰된 쪽의 발을 기준으로 **오른쪽**, **왼쪽**, **양쪽**을 표시한다. 비대칭적 체중 이동의 경우 이동이 발생한 방향에 표시한다.

부하 스쿼트 관찰 결과

스탠딩 푸시 평가

스탠딩 푸시 평가는 양팔로 부하를 수평으로 미는 동작을 평가하는 부하 평가이다. 교정 운동 전문가는 스탠딩 푸시 평가로 어깨뼈와 어깨 역학, 팔 근육 활성화 패턴, LPHC와 목뼈, 머리의 안정성을 관찰할 수 있다. 하중을 주는 스탠딩 푸시 평가는 일반적으로 신체가 만들어내는 근육의 힘, 척추와 관절의 생체역학적 부하, 인체 움직임 시스템의 움직임 효율성을 측정하는 데 사용된다(de Looze et al., 2000; Knapik & Marras, 2009).

앞서 언급한 바와 같이 이러한 유형의 평가는 고객이 푸시 유형의 운동을 할 때마다 전체적으로 사용하기 위한 것이다. 그러나 부하가 있는 동적 자세에 대해 더 구체적인 평가가 필요한 고객에게도 사용할 수 있다. 고객이 적절한 자세로 시작했다가 평가가 진행되면서 피로해지면 움직임 손상을 보일 수 있기 때문에 교정 운동 전문가는 모든 반복을 주의 깊게 평가해야 한다. 이 평가는 일반적으로 케이블 머신이나 저항 밴드를 이용해서 실시된다.

절차

시작 자세

1. 복부를 안쪽으로 당기고, 발은 스플릿 자세에서 발가락이 앞을 향하게 하여 양발이 평행이 되도록 선다.
2. 양손으로 핸들을 잡는다.

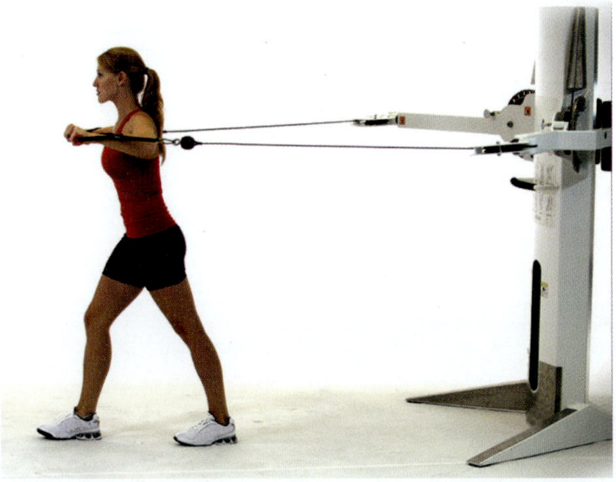

부하가 있는 밀기 평가–시작

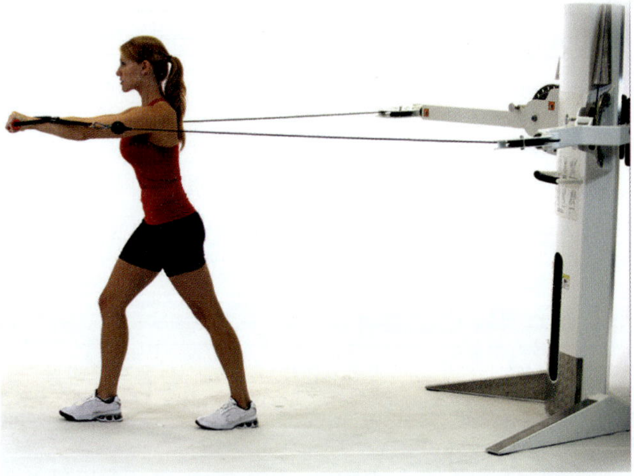

부하가 있는 밀기 평가–마무리

움직임

1. 고객이 지치지 않으면서 도전이 되는 정도의 저항을 선택한다.
2. 2–0–2(미디엄) 템포로 10회 반복 실시한다.
3. 고객에게 스탠딩 푸시(체스트 프레스)를 5회 반복하도록 한다.
4. 발을 바꿔서 다시 5회 반복하도록 한다.

고객이 좁은 스플릿 자세로 스탠딩 푸시 움직임을 수행할 수 없다면 다음 중 하나의 수정 동작을 이용한다.

- **옵션 1**: 더 넓게 스플릿 자세를 취한다. 이러한 테스트 자세는 팔과 목뼈 및 머리를 평가하는 것이긴 하나, LPHC와 밸런스에 가해지는 부담을 줄인다.
- **옵션 2**: 업라이트 체스트 프레스 머신에 앉아서 푸시 움직임을 실시한다.

관찰

부하가 있는 밀기 움직임은 옆면에서 관찰하게 되어 있다. 부하가 있는 스탠딩 푸시 평가의 이상적인 동작은 다음과 같다.

- **옆면**: 옆에서 LPHC, 어깨, 목뼈, 머리를 관찰한다. 팔은 머리와 척추가 중립에 있는 상태에서 함께 움직여야 한다.

옆면 관찰에서 발생 가능한 다음의 움직임 손상을 찾아야 한다.

- LPHC:
  - 과도한 골반전방경사
  - 과도한 골반후방경사
  - 몸통 돌림
- **어깨**: 어깨뼈 올라감 또는 어깨뼈 돌출(익상)
- **목뼈와 머리**: 과도한 목뼈 폄/앞으로 내민 머리

평가를 실시할 때 **부하가 있는 밀기 및 당기기 관찰 결과** 양식에 모든 사항들을 기록해야 한다. 그런 다음 표 9-2를 참조하여 움직임 손상의 원인을 파악하고 다음 단계의 가동성을 결정할 수 있다.

부하가 있는 밀기 및/또는 당기기 관찰 결과			
체크포인트	**관찰포인트**	**움직임 손상**	**결과**
LPHC	옆면	• 과도한 골반전방경사	• 그렇다 • 아니다
		• 과도한 골반후방경사	• 그렇다 • 아니다
		• 몸통 돌림	• 그렇다 • 아니다
어깨와 등뼈	옆면	• 어깨뼈 올라감	• 그렇다 • 아니다
		• 어깨뼈 돌출(밀기 평가에서만)	• 그렇다 • 아니다
머리와 목뼈	옆면	• 과도한 목뼈 폄/앞으로 내민 머리	• 그렇다 • 아니다
푸시 평가에서 **날개어깨뼈(익상견갑)**가 관찰되면 약간 사선 방향에서 고객을 관찰해야 한다.			

부하가 있는 밀기 및/또는 당기기 관찰 결과

스탠딩 풀(당기기) 평가

스탠딩 풀(standing pull) 평가는 양팔을 수평으로 잡아당기는 움직임을 측정하는 부하 평가이다. 교정 운동 전문가는 스탠딩 풀 평가로 어깨뼈와 어깨 역학, 팔 근육 활성화 패턴, LPHC와 목뼈 및 머리의 안정성을 관찰할 수 있다. 부하가 있는 당기기 평가는 일반적으로

신체가 만들어내는 근육의 힘, 척추와 관절에 가해지는 생체역학적 부하, 신체 운동 사슬의 움직임 효율성을 평가하는 데 이용된다(de Looze et al., 2000; Knapik & Marras, 2009).

밀기 평가처럼 고객이 당기기 유형의 운동을 할 때마다 실시되어야 한다. 부하가 있는 동적 자세에 대한 좀 더 구체적인 평가를 요하는 상위 단계의 고객에게도 실시할 수 있다. 고객이 적절한 자세로 시작했다가 평가가 진행되면서 피로해져 움직임 손상을 보일 수 있기 때문에 교정운동 전문가는 모든 반복을 주의 깊게 평가해야 한다. 이 평가는 일반적으로 케이블 머신이나 저항 밴드를 이용해서 실시된다.

절차

시작 자세

1. 스플릿 자세로 발가락이 앞을 향하게 하여 선다. 오른쪽 발을 앞으로, 왼쪽 발을 뒤로 한다.
2. 양손으로 핸들을 잡는다.

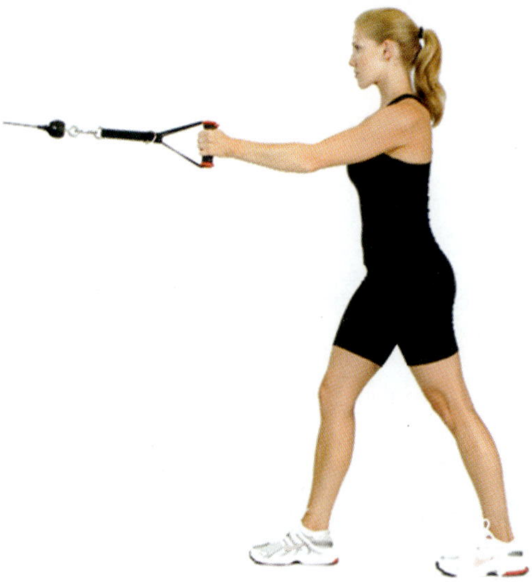

부하가 있는 당기기 평가-시작

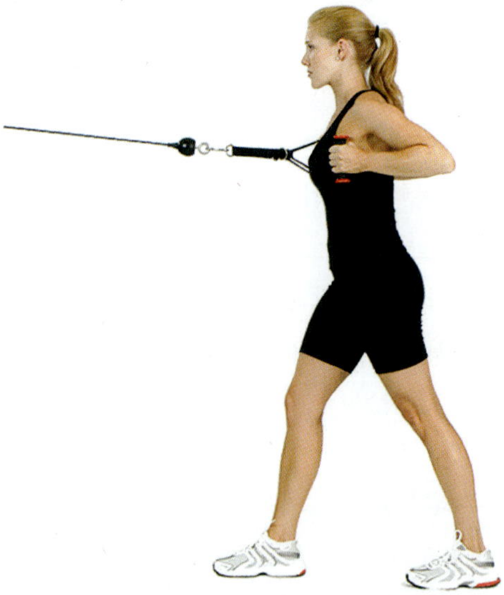

부하가 있는 당기기 평가-마무리

움직임

1. 고객이 지치지 않으면서 도전이 되는 정도의 저항을 선택한다.
2. 2-0-2(미디엄) 템포로 10회 반복 실시한다.
3. 스탠딩 풀[로우(row)]을 5회 반복하도록 한다.
4. 발을 바꿔서 다시 5회 반복하도록 한다.

고객이 좁은 스플릿 자세로 스탠딩 풀 움직임을 수행할 수 없다면 다음 중 하나의 수정 동작을 이용한다.

- **옵션 1**: 지지 기반을 늘리기 위해 더 넓게 스플릿 자세를 취한다. 이러한 테스트 자세는 팔, 목뼈 및 머리를 평가하는 것이긴 하나 LPHC와 밸런스에 가해지는 도전을 줄여준다.
- **옵션 2**: 포워드 로우 머신(forward row machine)에 앉아서 당기기 움직임을 실시한다.

관찰

부하가 있는 당기기 평가는 옆면에서 관찰하게 되어 있다. 부하 스탠딩 풀 평가의 이상적인 동작은 다음과 같다.

- 0: 옆에서 LPHC, 어깨, 목뼈, 머리를 관찰한다. 어깨는 수평을 유지하고 허리와 목뼈는 중립을 유지한다. 몸통은 평가 내내 앞으로 정렬해 있어야 한다.

옆면 관찰에서 발생 가능한 다음의 움직임 손상을 찾아야 한다.

- LPHC:
  - 과도한 골반전방경사
  - 과도한 골반후방경사
  - 몸통 돌림
- **어깨**: 어깨뼈 올라감
- **목뼈와 머리**: 과도한 목뼈 폄/앞으로 내민 머리

평가를 실시할 때 **부하가 있는 밀기 및/또는 당기기 관찰 결과** 양식에 모든 사항을 기록해야 한다. 그런 다음 표 9-2를 참조하여 움직임 손상의 원인을 파악하고 다음 단계의 가동성 평가를 결정한다.

부하가 있는 밀기 및/또는 당기기 관찰 결과			
체크포인트	관찰포인트	움직임 손상	결과
LPHC	옆면	• 과도한 골반전방경사	• 그렇다 • 아니다
		• 과도한 골반후방경사	• 그렇다 • 아니다
		• 몸통 돌림	• 그렇다 • 아니다
어깨와 등뼈	옆면	• 어깨뼈 올라감	• 그렇다 • 아니다
		• 어깨뼈 돌출(밀기 평가에서만)	• 그렇다 • 아니다
머리와 목뼈	옆면	• 과도한 목뼈 폄/앞으로 내민 머리	• 그렇다 • 아니다
푸시 평가에서 날개어깨뼈(익상견갑)가 관찰되면 약간 사선 방향에서 고객을 관찰해야 한다.			

부하가 있는 밀기 및/또는 당기기 관찰 결과

스탠딩 오버헤드 덤벨 프레스 평가

스탠딩 오버헤드 덤벨 프레스 평가는 고객의 운동 프로그램에서 수직 밀기 움직임을 하는 동안 고객의 능력과 자세에 대한 정보를 주는 부하 평가이다. 다른 부하 평가에서와 마찬가지로 별도 평가로 운동 전에 실시하거나 운동 세션의 일부로 실시할 수 있다.

스탠딩 오버헤드 덤벨 프레스는 여러 스포츠와 유사한 방식으로 팔 근력과 LPHC, 어깨뼈, 목뼈 및 머리의 안정성을 평가한다(Saeterbakken & Fimland, 2012, 2013). 고객은 평가가 진행되면서 피로해지면 움직임 손상을 보일 수 있기 때문에 교정 운동 전문가는 모든 반복을 주의 깊게 평가해야 한다.

절차

시작 자세

1. 발을 엉덩이 또는 어깨너비로 벌린 다음 발가락이 앞을 향하도록 선다.
2. 고객이 지치지 않을 정도로, 그러나 도전이 될 만한 덤벨 무게를 선택한다.
3. 양팔은 수평으로 90도 벌리고 팔꿈치를 90도로 굽혀서 시작한다.

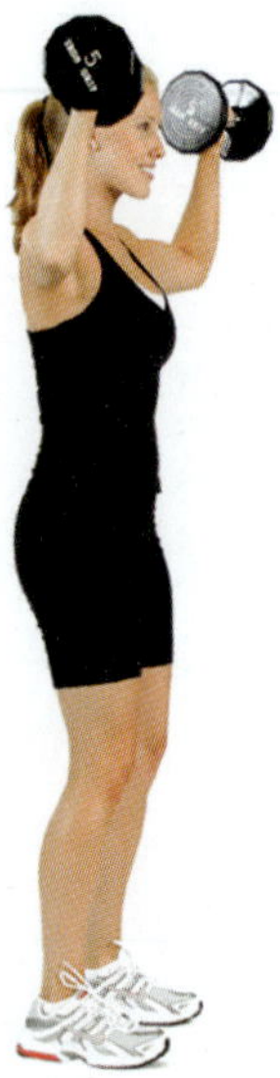

스탠딩 오버헤드 덤벨 프레스 평가-시작

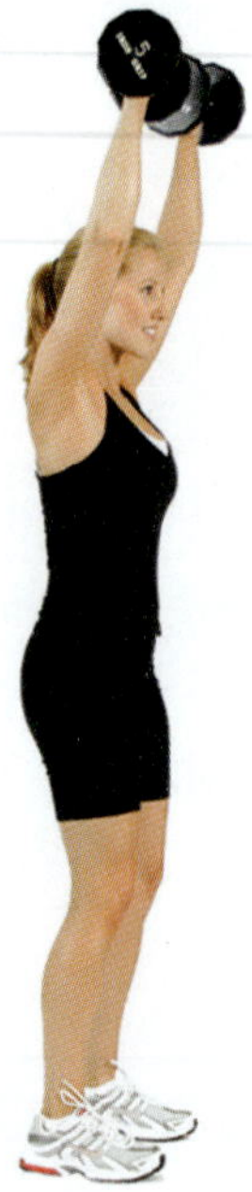

스탠딩 오버헤드 덤벨 프레스 평가-마무리

움직임

1. 어깨를 충분히 벌리고 팔을 충분히 편 다음, 양손의 덤벨을 머리 위로 동시에 들어올리고 원위치로 돌아온다.
2. 2-0-2(미디엄) 템포로 10회 반복 실시한다.

관찰

부하가 있는 오버헤드 덤벨 프레스 평가는 옆에서 관찰하게 되어 있다. 이 평가의 이상적인 동작은 다음과 같다.

- **옆면**: 옆에서 LPHC, 어깨, 목뼈, 머리를 관찰한다. 어깨는 수평을 유지하고 허리와 목뼈는 중립을 유지해야 한다. 팔꿈치를 완전히 편 상태에서 덤벨을 머리 위로 올릴 때 팔은 귀의 중간에 위치해야 한다.

옆면 관찰에서 발생 가능한 다음의 움직임 손상을 찾아야 한다.

- LPHC:
  - 과도한 골반전방경사
  - 과도한 골반후방경사

- **어깨:**
  - 어깨뼈 올라감
  - 팔이 앞으로 떨어짐
- **목뼈와 머리:** 과도한 목뼈 폄/앞으로 내민 머리

평가를 실시할 때 **스탠딩 오버헤드 덤벨 프레스 관찰 결과** 양식에 모든 사항을 기록해야 한다. 그런 다음 **표 9-2**를 참조하여 움직임 손상의 원인을 파악하고 다음 단계의 가동성 평가를 결정한다.

스탠딩 오버헤드 덤벨 프레스 관찰 결과			
체크포인트	관찰포인트	움직임 손상	결과
LPHC	옆면	• 과도한 골반전방경사	• 그렇다 • 아니다
		• 과도한 골반후방경사	• 그렇다 • 아니다
어깨와 등뼈	옆면	• 어깨뼈 올라감	• 오른쪽 • 왼쪽 • 양쪽
		• 팔이 앞으로 떨어짐	• 오른쪽 • 왼쪽 • 양쪽
머리와 목뼈	옆면	• 과도한 목뼈 폄/앞으로 내민 머리	• 그렇다 • 아니다

스탠딩 오버헤드 덤벨 프레스 관찰 결과

동적 움직임 평가

동적 움직임 평가는 제자리 움직임 평가, 부하 움직임 평가에서 관찰된 사항을 개선하고 확인하는 또 다른 선택 단계이다. 이 평가는 높은 강도에서 제대로 된 동적 자세를 유지할 수 있는지를 확인하기 위한 평가로 스포츠 트레이닝을 준비하는 상위 단계의 고객에게도 사용할 수 있다(그림 9-9 참고).

보행 평가는 실생활에서 움직임 평가 결과를 확인하기 위해 모든 고객에게 실시할 수 있는 반면, 뎁스 점프와 데이비스 테스트는 안전을 담보하기 위해 평가 시 주의가 필요하다. 동적 움직임 평가를 실시하기 전에 고객은 손상이 거의 또는 전혀 없는 제자리 움직임 평가를 수행할 수 있어야 하며 부하가 있는 기초 움직임 패턴에서 적합한 동적 자세를 보여야 한다.

뎁스 점프 및 데이비스 테스트를 하면서 고객에게 역동적 움직임을 장려하기 위해 움직임의 속도 및/또는 수행능력에 중점을 두어야 한다. 또한 교정 운동 전문가는 움직임의 질에 초점을 유지해야 하며 평가 내내 발생하는 모든 움직임 손상을 주의 깊게 찾아야 한다.

보행 평가

교정 운동 전문가가 수행하는 보행 평가는 실제 시나리오에서 이전의 움직임 평가 결과를 명확히 하고 검증하는 데 사용되는 동적 자세 평가이다(Birch et al., 2013; Brunnekreef et al., 2005; Tas et al., 2015). 그러나 이것은 생체역학 과학자들 또는 상급 기술을 가르치는 코치들에 의해 실시되는 보행 분석과 동의어는 아니다. 보행 분석의 임상적 적용에는 완전한 보행 주기의 여러 단계를 통해 근육 활성화와 움직임 패턴을 상세하게 분석하는 것이 포함된다.

NASM CES 평가 과정

1 고객 접수

2 정적 자세 평가

3 오버헤드 스쿼트 평가(OHSA) 및 수정된 OHSA

4 싱글 레그 스쿼트 및/또는 스플릿 스쿼트 평가

4a **동적 평가** 선택 사항

4b 부하 평가 선택 사항

5 가동성 평가

6 교정 운동 프로그래밍 억제·신장 활성화·통합

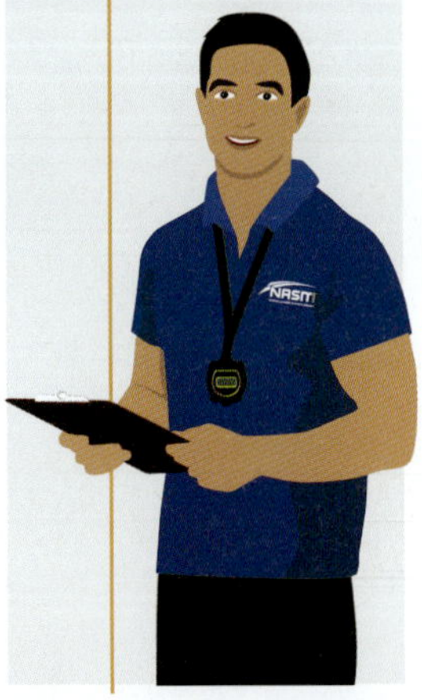

동적 평가(선택 사항)

Dynamic Assessments (Optional)

일상 생활에서 나타나는 저강도 과제를 이용해서 동적 자세와 신경근 조절을 평가하기 위해 실시한다.

보행 평가

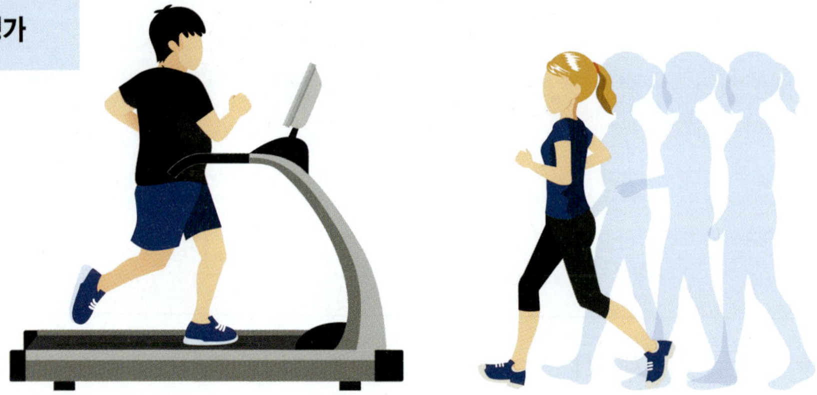

더 높은 수준의 신경근 조절과 수행능력 관련 목표를 보여준 고객에게 이 평가를 실시한다.

뎁스 점프 평가

데이비스 테스트

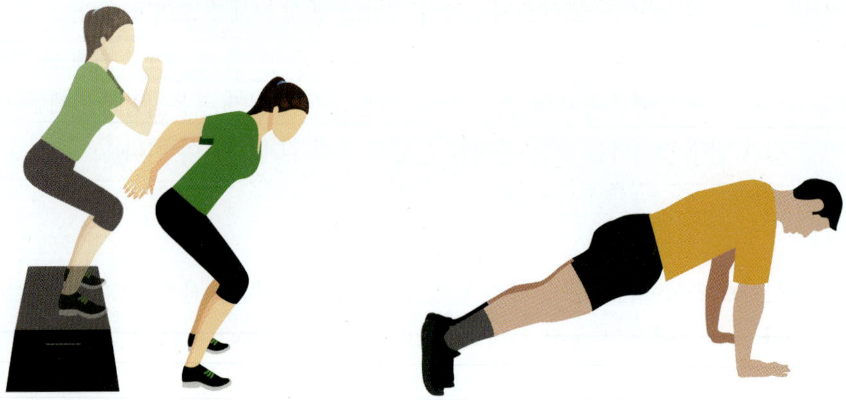

그림 9-9 CES 평가 과정: 동적 평가

대신, 교정 운동 전문가는 정상적인 보행 중에 다른 곳에서 움직임 보상이 드러나는지를 관찰하는 데 관심을 둔다. 이것은 고객의 교정 운동 프로그램의 초점을 개인별로 달리하는 데 도움을 준다. 예를 들어, 달리기와 관련된 운동 경기에서 경쟁심이 있는 고객은 자신의 보행이 움직임 손상에 의해 얼마나 영향을 받고 있는지를 파악하면 상당히 도움이 될 수 있다. 이러한 사람들을 대하는 교정 운동 전문가는 고객의 보행 관찰을 피드백에 통합하여 최적의 기량을 위한 적절한 자세를 코칭할 수 있다.

뎁스 점프나 데이비스 테스트와 달리 보행 평가는 수행능력 평가로 간주하지 않는다. 따라서 고객에게 일상생활활동과 동일한 속도로 걷도록 지시해야 한다.

트레이닝 팁

모든 운동 사슬 체크포인트가 보행 평가 중에 움직이는 상태이기 때문에 각 관찰포인트마다 비디오로 녹화하는 것이 유용하다. 이렇게 하면 교정 운동 전문가는 화면을 느리게 재생하고, 정지 또는 반복하면서 모든 사항을 빠짐없이 관찰할 수 있다.

절차

시작 자세

1. 고객은 1도 경사로 세팅된 트레이드밀 위에 선다.

움직임

1. 편안한 속도로 걷도록 지시한다.

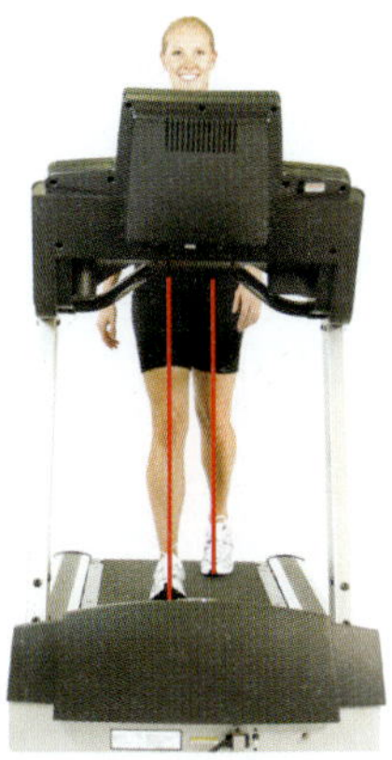

보행 평가–앞면

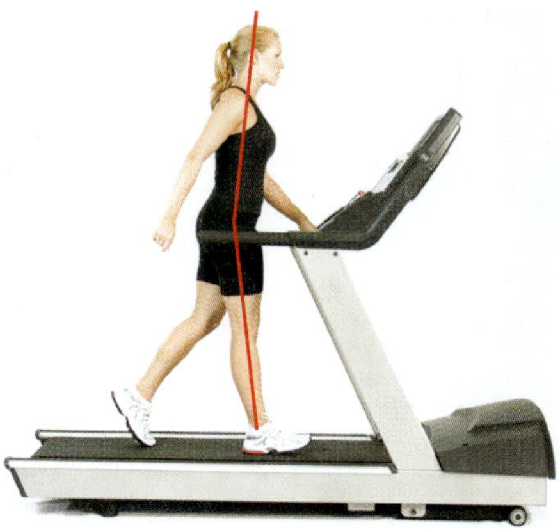

보행 평가–옆면

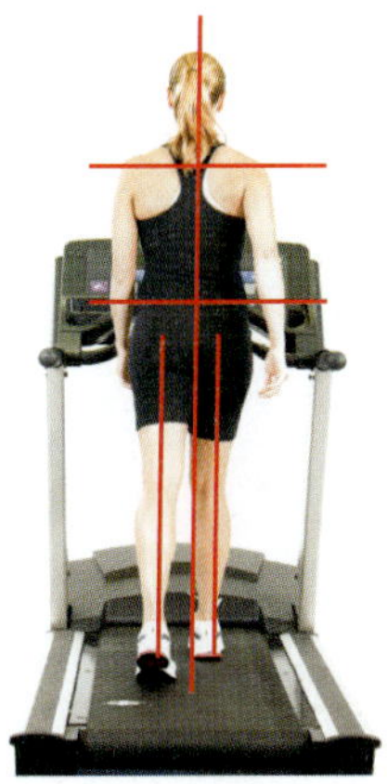

보행 평가–뒷면

관찰

보행 평가는 세 가지 관찰포인트에서 관찰하도록 되어 있다. 보행 평가의 이상적인 동작은 다음과 같다.

- **앞면**: 앞면에서 발, 무릎, LPHC를 관찰한다. 발은 평행을 유지하고 시상면에 있어야 하며 무릎은 발과 일직선상(두 번째, 세 번째 발가락)에 있어야 한다. LPHC는 좌우로 이동하거나 돌아가서는 안 된다.
- **옆면**: 옆에서 LPHC를 관찰한다. 골반과 척추는 중립 자세를 유지한다.
- **뒷면**: 뒤에서 발과 발목을 관찰한다. 발의 아치와 발꿈치뼈는 걸음마다 중립 위치를 유지해야 한다.

앞면 관찰에서 발생 가능한 다음의 움직임 손상을 찾아야 한다.

- **발과 발목**: 발이 바깥으로 돌아감
- **무릎**: 외반 또는 내반
- LPHC: 비대칭적 체중 이동

옆면 관찰에서 발생 가능한 다음의 움직임 손상을 찾아야 한다.

- LPHC:
  - 과도한 골반전방경사
  - 과도한 골반후방경사

뒷면 관찰에서 발생 가능한 다음의 움직임 손상을 찾아야 한다.

- **발과 발목**: 과도한 발의 엎침

평가를 실시할 때 **보행 평가 관찰 결과** 양식에 모든 사항을 기록해야 한다. 그런 다음 표 9-2를 참조하여 움직임 손상의 원인을 파악하고 다음 단계의 가동성 평가를 결정한다.

보행 평가 관찰 결과

체크포인트	관찰포인트	움직임 손상	결과
발과 발목	앞면	• 발이 바깥으로 돌아감	• 오른쪽 • 왼쪽 • 양쪽
	뒷면	• 과도한 엎침	• 오른쪽 • 왼쪽 • 양쪽
무릎	앞면	• 외반	• 오른쪽 • 왼쪽 • 양쪽
		• 내반	• 오른쪽 • 왼쪽 • 양쪽
LPHC	앞면	• 비대칭적 체중 이동	*방향:* • 오른쪽 • 왼쪽
	옆면	• 과도한 골반전방경사	• 그렇다 • 아니다
		• 과도한 골반후방경사	• 그렇다 • 아니다

움직임 손상이 관찰된 쪽의 발을 기준으로 **오른쪽**, **왼쪽**, **양쪽**을 표시한다. 비대칭적 체중 이동의 경우 이동이 발생한 방향에 표시한다.

보행 평가 관찰 결과

트레이닝 팁

동적 평가를 피해야 할 경우

동적 움직임 평가는 움직임 손상을 발견하는 데 매우 유용함에도 불구하고 모든 사람에게 적절한 것은 아니다. 주관적 평가, 정적 자세, 제자리 움직임 평가는 동적 평가를 하기 전에 수행되어야 하는데, 이러한 첫 단계를 성공적으로 완료해야 고객이 동적 평가를 수행할 수 있기 때문이다.

예를 들어, 싱글 레그 스쿼트 평가를 하는 데 어려움을 겪는다면 뎁스 점프 평가는 적합하지 않다. 밀기 평가를 하면서 어깨뼈 안정성이 나빠 보이는 경우에는 효율적인 자세로 부하가 있는 밀기를 할 수 있을 때까지 데이비스 테스트를 피해야 한다.

이런 예시들에서 제자리 움직임 평가는 교정 운동 전략 개발을 시작하는 데 필요한 모든 대답을 제공해준다. 고객이 점진적으로 나아짐에 따라 향후 더 복잡하고 역동적인 평가를 통해 더 높은 요구 사항을 사용하여 고객의 능력을 계속 테스트할 수 있다.

뎁스 점프 평가

뎁스 점프 평가는 점프 및 착지 동작을 할 때 움직임 손상을 평가하는 동적 움직임 평가이다. 이 평가는 일반적으로 임상 환경, 재활, 스포츠 수행능력을 위한 환경에서 사용된다. 뎁스 점프 평가는 기본적으로 오버헤드 스쿼트와 동일한 생체역학적 움직임 패턴을 이용하며 보다 수행능력 중심적인 환경에서 열린 사슬, 동적 설정으로 진행하며 고객을 관찰한다.

자세 평가와 함께 이 테스트는 무릎 외반, 무릎 우세, 엉덩관절 안쪽돌림을 보이는 사람의 반복되는 전방십자인대(ACL) 손상을 예측할 수 있는 수단이었다(Paterno et al., 2010; Pollard et al., 2017). 잘 계획된 교정 운동 프로그램은 점프와 착지 동작과 관련된 움직임 손상을 줄이는 데 효과적이라는 연구도 있다(DiStefano et al., 2009; Ford et al., 2011).

이런 평가는 수행능력 평가이며, 고객에게 움직임에 대해 설명할 때는 최대 수직 점프를 권장해야 한다. 그러나 교정 운동 전문가는 교정 운동 계획을 개발하는 데 도움이 되도록 평가하는 동안 움직임의 질과 제어 능력에 집중해야 한다. 점프 또는 착지 단계에서 움직임 손상이 발생하는지 여부에 대해 표시함으로써 교정 운동 전문가는 교정 운동 프로그램에서 해당되는 움직임에 집중할 수 있다.

트레이닝 팁

고객은 뎁스 점프 평가를 하는 동안 빠르게 움직인다. 따라서 교정 운동 전문가는 각 관찰포인트에서 비디오 녹화를 하는 것이 좋다. 이렇게 하면 화면을 느리게 재생하거나 정지 또는 반복하면서 모든 사항을 빠짐없이 관찰할 수 있다.

절차

시작 자세

1. 고객은 12인치(30cm) 상자 위에 올라선다.
2. 상자 앞 12인치 떨어진 바닥에 착지선을 긋는다.

움직임

1. 상자 위에서 뛰어내려 착지선 바로 뒤에 두 발로 착지하도록 지시한다.
2. 최초 착지를 하자마자 최대 높이까지 빠르게 점프해야 한다.
3. 그런 다음 통제하에 두 번째 착지를 한다.
4. 반복 횟수는 고객이 피로를 느끼면서 동작을 실시할 수 있는 능력에 따라 달라질 수 있다. 시범을 보인 후 동작을 연습할 기회를 주고 관찰포인트마다 1~3회 반복하는 것이 좋다.

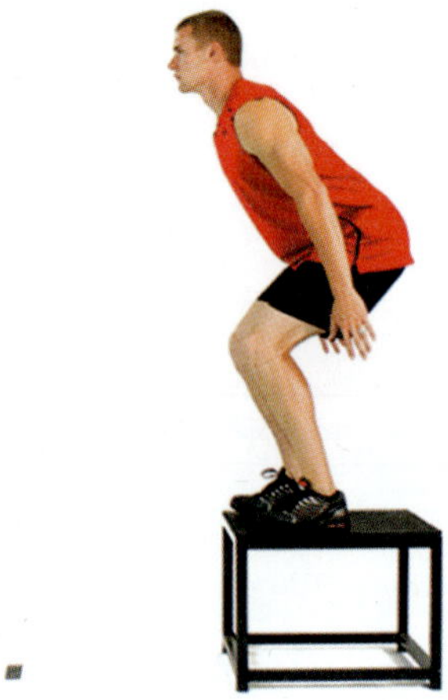

뎁스 점프 평가–동작 A

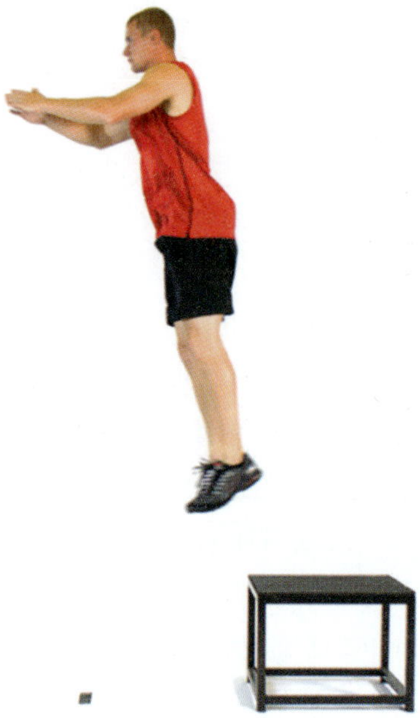

뎁스 점프 평가–동작 B

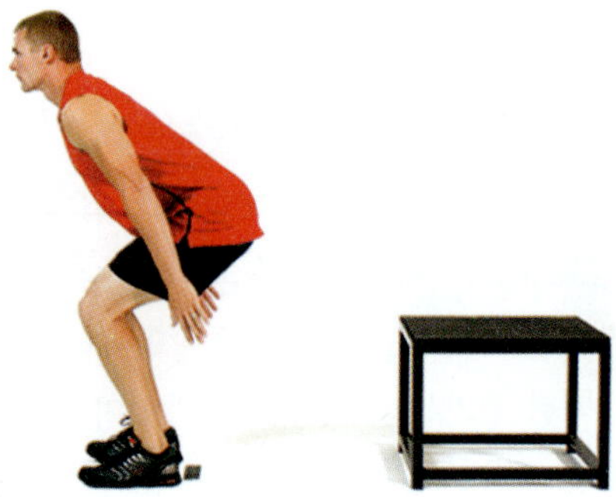

뎁스 점프 평가–동작 C

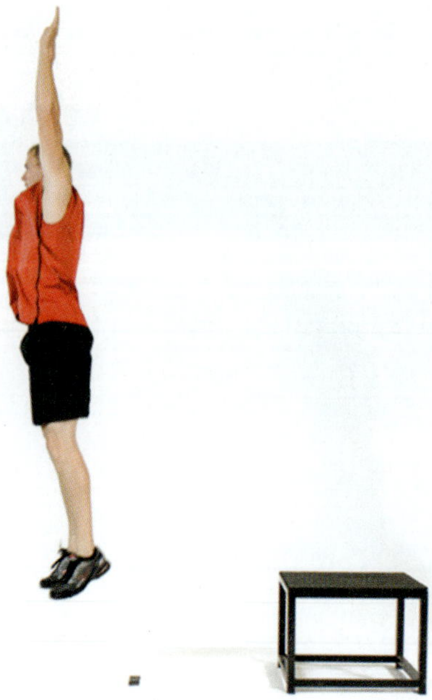

뎁스 점프 평가–동작 D

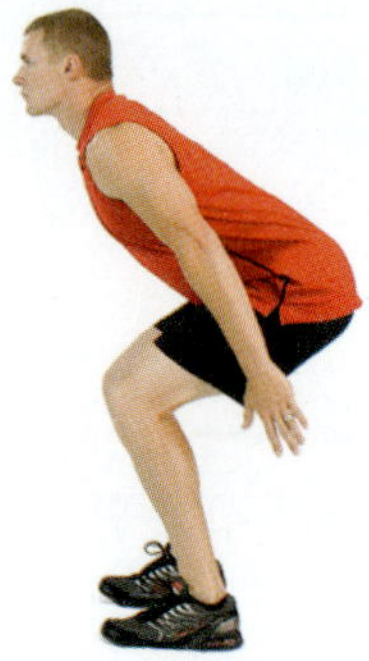

뎁스 점프 평가–동작 E

트레이닝 팁

고객은 움직임 평가를 하기 전에 뎁스 점프 평가를 1~2회 연습할 수 있도록 한다.

관찰

뎁스 점프는 앞면 및 옆면에서 관찰해야 한다. 각 관찰포인트마다 집중해야 하는 특정 운동사슬 체크포인트가 있다. 각각에서 이상적인 뎁스 점프 실시법은 다음과 같다.

- **앞면**: 앞에서 발, 무릎, LPHC를 관찰한다. 발과 엉덩관절은 무릎과 발(두 번째, 세 번째 발가락)이 일직선이 되도록 시상면에 있어야 한다. 발은 평행해야 하고 동시에 지면에 붙어 있어야 한다. LPHC는 좌우로 이동하거나 돌아가서는 안 된다.
- **옆면**: 옆에서는 발, 발목, 무릎, LPHC를 관찰한다. 골반과 척추는 중립 자세를 유지해야 한다. 몸통은 정강뼈와 평행을 유지한다. 엉덩관절, 무릎, 발목은 부드러운 착지를 위해 적절한 관절가동범위 안에서 움직여야 한다.

앞면 관찰에서 발생 가능한 다음의 움직임 손상을 찾아야 한다.

- **발과 발목**:
  - 발이 바깥으로 돌아감
  - 과도한 엎침
  - 비대칭적 체중 이동
- **무릎**: 외반 또는 내반
- LPHC: 비대칭적 체중 이동

옆면 관찰에서 발생 가능한 다음과 같은 움직임 손상을 찾아야 한다.

- **무릎**:
  - 무릎 우세
  - 뻣뻣한 착지
- LPHC:
  - 과도한 골반전방경사
  - 과도한 골반후방경사
  - 과도한 몸통 전방 기울임

평가를 실시할 때, **뎁스 점프 관찰 결과** 양식에 모든 사항들을 기록해야 한다. 그런 다음 표 9-2를 참조하여 움직임 손상의 원인과 가동성 평가를 통해 관찰한 것을 보다 구체화하기 위한 다음 단계를 결정해야 한다.

뎁스 점프 관찰 결과

체크포인트	관찰포인트	움직임 손상	결과
발과 발목	앞면	• 과도한 엎침	• 오른쪽 • 왼쪽 • 양쪽
		• 발이 바깥으로 돌아감	• 오른쪽 • 왼쪽 • 양쪽
		• 비대칭적 착지/지면 접촉	• 오른쪽 먼저 • 왼쪽 먼저 • 없음
무릎	앞면	• 외반	• 오른쪽 • 왼쪽 • 양쪽
		• 내반	• 오른쪽 • 왼쪽 • 양쪽
	옆면	• 무릎 우세	• 오른쪽 • 왼쪽 • 양쪽
		• 뻣뻣한 착지	• 그렇다 • 아니다
LPHC	앞면	• 비대칭적 체중 이동	*방향:* • 오른쪽 • 왼쪽
	옆면	• 과도한 골반전방경사	• 그렇다 • 아니다
		• 과도한 골반후방경사	• 그렇다 • 아니다
		• 과도한 몸통 전방 기울임	• 그렇다 • 아니다

움직임 손상이 관찰된 쪽의 발을 기준으로 **오른쪽**, **왼쪽**, **양쪽**을 표시한다. 비대칭적 체중 이동의 경우 이동이 발생한 방향에 표시한다.

뎁스 점프 관찰 결과

트레이닝 팁

착지 대 점프

착지와 점프는 같은 관절 움직임이 사용되며, 반대쪽 근육 활성화와 관련되어 있다. 착지는 신장성 수축을 통해 중력을 거스르는 체중의 감속과 관련 있는 반면, 점프는 단축성 수축을 통해 가속된다. 점프를 평가할 때 착지는 더 많은 하중이 실리고 점프보다 더 어렵다는 것을 알아야 한다. 따라서 착지와 점프 중 손상을 관찰하는 것이 더 유익할 수 있다.

전문적으로 알아보기

연구자들은 엉덩관절과 무릎 굽힘 각도가 깊어지면 무릎에 가해지는 생체역학적 부담이 줄어들고(Tsai et al., 2017) 관절보다 연부조직에서 착지의 충격을 흡수할 수 있다고 말했다. 뎁스 점프 평가를 하는 동안, 교정 운동 전문가는 일부 고객이 엉덩관절과 무릎이 적절히 구부러지지 않아(예: 무릎 < 90도) 뻣뻣한 착지를 하는 것을 볼 수 있다. 이것은 움직임 약화, 나쁜 자세, 또는 하체 운동 사슬에서의 가동성 결여와 같은 문제 때문일 수 있지만, 그것이 전부는 아니다. 고객은 비대칭적으로 지면과 접촉하면서 착지할 수 있고 한 발이 다른 발보다 먼저 닿는 경향을 보일 수 있다. 이는 움직임 약화, 나쁜 자세, 가동성 결여, 또는 이전의 부상 때문일 수도 있다(Paterno et al., 2011; Powell et al., 2018). 두 경우 모두 근육 불균형을 정확히 찾아내기 위해 다리의 가동성 테스트가 필요하다.

데이비스 테스트

데이비스 테스트(Davies test) 평가는 팔에 대한 반복적인 플라이오메트릭 활동 중에 움직임 손상을 파악하기 위한 동적 움직임 평가이다. 데이비스 테스트는 팔의 민첩성, 근력과 안정성, 몸통과 LPHC의 안정성이 있어야 한다(Tucci et al., 2014). 이 평가는 고객이 쉽게 스탠딩 푸시 평가를 할 수 있고 팔의 플라이오메트릭 활동을 안전하게 할 수 있는 상태를 확인한 후에만 실시해야 한다. 데이비스 테스트는 어깨 안정성이 부족하거나 현재 어깨 통증이 있거나(Tucci et al., 2017) 푸시업을 할 기능적 근력이 부족한 사람에게는 맞지 않을 수 있다.

이 평가는 수행능력 테스트로 간주되며 15초 간의 테스트 시간 동안 반복할 수 있는 최대 횟수를 하도록 설명한다. 그리고 교정 운동 전문가는 교정 운동 계획을 세우기 위해 평가 중에 움직임의 질과 제어에 계속해서 집중해야 한다.

절차

시작 자세

1. 바닥에 36인치(약 90센티미터) 간격으로 테이프 두 개를 붙인다.
2. 각각의 테이프에 양팔을 각각 붙이고 푸시업 자세를 취한다.

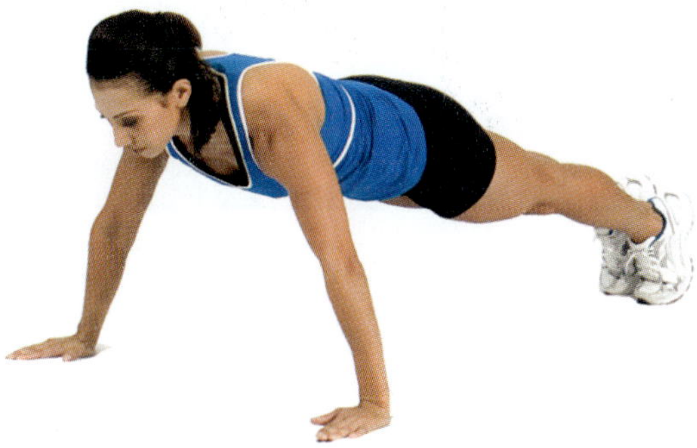

팔 데이비스 테스트 자세

움직임

1. 오른손으로 왼손을 재빨리 치고 다시 왼손으로 오른손을 터치한다.
2. 자세를 제어하게 하고 불필요한 몸통 움직임(예: 과도한 돌림)을 최소화하면서 다른 쪽 손을 칠 때 지지하고 있는 손으로 체중을 옮겨야 한다.
3. 15초간 양쪽을 번갈아 터치하고 양쪽 손으로 선을 건드린 횟수와 관찰된 움직임 손상을 기록한다.
4. 3회 수행한다.

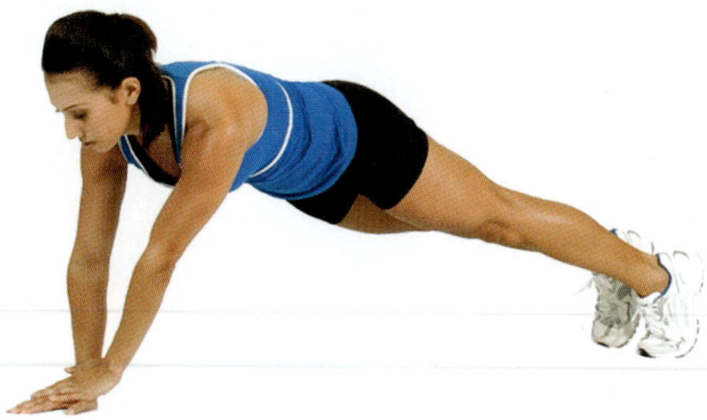
데이비스 테스트 – 움직임 A

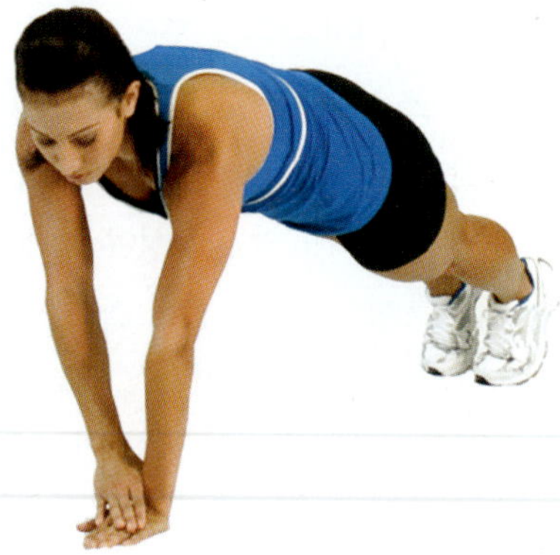
데이비스 테스트 – 움직임 B

관찰

데이비스 테스트는 측면에서 관찰해야 한다. 그러나 교정 운동 전문가는 고객이 정확하게 반복 횟수를 셀 수 있도록 고객 앞쪽에 있어야 한다. 이상적인 데이비스 테스트 실시법은 다음과 같다.

- **옆면**: 옆에서 LPHC, 어깨, 목뼈, 머리를 관찰한다. 몸통은 중립적인 척추와 안정적인 어깨뼈로 지면과 평행을 유지해야 한다.

트레이닝 팁

데이비스 테스트의 시간과 반복 횟수를 체크하기 위한 도우미가 있으면 매우 도움이 된다. 도우미가 스톱워치를 조작하고 횟수를 세는 동안 피트니스 전문가는 고객의 자세와 수행능력에 집중할 수 있기 때문이다.

옆면 관찰에서 발생 가능한 다음의 움직임 손상을 찾아야 한다.

- LPHC:
  - 과도한 골반전방경사
  - 과도한 골반후방경사
  - 과도한 몸통 돌림
- **어깨**:
  - 어깨뼈 올라감
  - 어깨뼈 돌출
- **목뼈와 머리**: 과도한 목뼈 폄/앞으로 내민 머리

평가를 실시할 때 **데이비스 테스트 관찰 결과** 양식에 모든 사항을 기록해야 한다. 그런 다음 표 9-2를 참조하여 움직임 손상의 원인을 파악하고 관찰된 사항을 바탕으로 다음 단계의 가동성 평가를 결정한다.

데이비스 테스트 관찰 결과		
체크포인트	움직임 손상	결과
LPHC	• 과도한 골반전방경사	• 그렇다 • 아니다
	• 과도한 골반후방경사	• 그렇다 • 아니다
	• 과도한 몸통 움직임	• 그렇다 • 아니다
어깨와 등뼈	• 어깨뼈 올라감	• 그렇다 • 아니다
	• 어깨뼈 돌출(익상)	• 그렇다 • 아니다
머리와 목뼈	• 과도한 목뼈 폄/앞으로 내민 머리	• 그렇다 • 아니다

시행 차례	시간	반복 수(터치 횟수)
1	15초	
2	15초	
3	15초	

데이비스 테스트 관찰 결과

평가 시행 옵션

움직임 평가는 움직임 효율성과 잠재적인 부상 위험을 결정하는 핵심 요소이다. 정적인 자세 및 이어지는 가동성 평가와 함께 이 평가는 기능성과 전반적인 수행능력을 향상시켜 부상 위험을 줄이며, 특정 교정 운동 프로그램을 디자인하는 데 필수적인 요소이다.

교정 운동 전문가가 모든 고객에게 시행해야 하는 첫 번째 움직임 평가는 오버헤드 스쿼트다. 이 평가를 통해 비교적 짧은 시간 안에 고객의 기능적인 상태에 대한 대부분의 정보를 파악할 수 있다. 나머지 팔다리 부하 및 동적 평가는 선택 사항이며, 시간이 허락되고 고객이 더욱 도전적인 평가로 나아갈 수 있는 능력을 보일 경우에 실시할 수 있다.

고려해야 할 두 번째 선택지는 이 장에서 다룬 포괄적인 종합 테스트가 고객의 첫 번째 운동이 될 수 있다는 점이다. 교정 운동 전문가는 이 첫 번째 운동으로부터 고객의 움직임 능력에 대한 최적의 정보를 얻는다. 고객은 운동하고 있다고 생각하지만, 교정 운동 전문가는 고객의 요구에 맞는 교정 운동 프로그램을 디자인하고 시행하는 데 도움이 되는 구조적 통합성에 대한 정보를 얻게 되는 것이다. 그러나 고객의 신체 능력에 따라 모든 평가가 적합한 것은 아니라는 사실을 알아야 한다. 교정 운동 전문가는 고객이 안전하게 수행할 수 있는 평가만 선택해야 한다.

세 번째, 프로모션 목적으로 움직임 평가를 실시하는 것은 교정 운동 전문가에게는 고객층을 넓히는 방법이기도 하다. 30~45분 정도의 무료 평가 세션을 제공한다면 신규 고객을 유치하고 확보하여 수익을 창출하는 훌륭한 방법이 될 것이다.

요약

움직임 평가는 통합 평가 프로세스의 초석이다. 모든 평가 세션은 제자리 움직임 평가가 뒤따르는 정적 자세 평가에서 시작해야 한다. 오버헤드 스쿼트 평가는 고객에게 시행하는 첫 번째 평가가 되어야 하며, 이후에 준비가 되면 스플릿 스쿼트와 싱글 레그 스쿼트 평가가 이루어져야 한다. 움직임 평가는 일상생활활동 및 운동 움직임에 상응하는 다양한 자세와 부하, 속도로 고객에게 도전을 준다.

고객의 기능적 움직임 능력이 허락한다면 움직임 평가는 부하가 있는 테스트 및 동적 테스트로 진행할 수 있다. 부하 평가는 팔다리를 평가하는 동안 외부에서 부하를 가하면서 제대로 된 자세를 유지할 수 있는지를 판단하는 데 사용한다. 이상적으로 고객의 모든 운동은 부하 움직임 평가로 기능해야 하며, 스쿼트, 밀기, 당기기, 오버헤드 프레스를 할 때면 언제라도 자세와 기능을 관찰해야 한다.

동적 움직임 평가는 지지 기반에 변화를 주어 빠른 움직임이나 폭발적인 점프를 하도록 하는 것이다. 교정 운동 전문가는 제자리 움직임 평가에서 나타난 움직임 손상을 개선하고 고객이 안전하게 상위 단계의 플라이오메트릭 움직임을 할 수 있는지 확인한 이후에만 동적 평가를 실시해야 한다.

각 움직임 평가는 기능적 능력을 변화시키고 부상에 취약하게 만드는 움직임 손상을 밝히는 데 사용된다. 체계적으로 관절 움직임의 손상을 알아내기 위해 인체 움직임 시스템을 철저히 이해하고 운동 사슬 체크포인트를 이용함과 동시에, 포괄적인 교정 운동 전략을 개발하여 기능장애의 근본적인 원인을 해결할 수 있다.

움직임 손상은 일반적으로 관절가동범위의 감소 및/또는 운동 조절 손상(또는 그 반대)으로 이어지는 과활성 또는 저활성된 근육에 의해 발생한다. 교정 운동 전문가는 어느 한 곳의 관절 또는 한 부위의 움직임 손상이 다른 부위의 기능적 움직임에 어떻게 영향을 미치는지를 항상 고려해야 한다. 움직임 평가를 끝내고 고객의 근육 불균형을 파악한 후, 목표가 되는 부위의 가동성 평가를 사용하여 기능장애의 원인을 더 정확히 찾아내면 고객의 구조적 효율성, 신경근 효율성에 대해 진정으로 종합적인 평가를 제공할 수 있다.

참고 문헌

Agresta, C., Church, C., Henley, J., Duer, T., & O'Brien, K. (2017). Single-leg squat performance in active adolescents aged 8–17 years. *Journal of Strength & Conditioning Research*, *31*(5), 1187–1191.

Barton, C. J., Lack, S., Malliaras, P., & Morrissey, D. (2013). Gluteal muscle activity and patellofemoral pain syndrome: A systematic review. *British Journal of Sports Medicine*, *47*(4), 207–214.

Birch, I., Raymond, L., Christou, A., Fernando, M. A., Harrison, N., & Paul, F. (2013). The identification of individuals by observational gait analysis using closed circuit television footage. *Science & Justice*, *53*(3), 339–342. https://doi.org/10.1016/j.scijus.2013.04.005

Bolgla, L. A., Malone, T. R., Umberger, B. R., & Uhl, T. L. (2008). Hip strength and hip and knee kinematics during stair descent in females with and without patellofemoral pain syndrome. *Journal of Orthopedic and Sports Physical Therapy*, *38*(1), 12–18.

Brunnekreef, J. J., van Uden, C. J. T., van Moorsel, S., & Kooloos, J. G. M. (2005). Reliability of videotaped observational gait analysis in patients with orthopedic impairments. *BMC Musculoskeletal*

Disorders, 6(17). https://doi.org/10.1186/1471-2474-6-17

Crossley, K. M., Zhang, W. J., Schache, A. G., Bryant, A., & Cowan, S. M. (2011). Performance on the single-leg squat task indicates hip abductor muscle function. *American Journal of Sports Medicine, 39*(4), 866–873.

de Looze, M. P., van Greuningen, K., Rebel, J., Kingma, I., & Kuijer, P. P. (2000). Force direction and physical load in dynamic pushing and pulling. *Ergonomics, 43*(3), 377–390. https://doi.org/10.1080/001401300184477

DiStefano, L. J., Padua, D. A., DiStefano, M. J., & Marshall, S. W. (2009). Influence of age, sex, technique, and exercise program on movement patterns after an anterior cruciate ligament injury prevention in youth soccer players. *American Journal of Sports Medicine, 37*(3), 495–505.

dos Santos Bunn, P., de Paula Silva, G., & da Silva, E. B. (2018). Performance in the deep squat test and musculoskeletal injuries: A systematic review. *Fisioterapia em Movimento, 31*, 1–7. https://doi.org/10.1590/1980-5918.031.ao26

Escamilla, R. F., Zheng, N., Macleod, T. D., Imamura, R., Edwards, W. B., Hreljac, A., Fleisig, G., Wilk, K., Moorman, C., Paulos, L., & Andrews, J. R. (2010). Cruciate ligament forces between shortstep and long-step forward lunge. *Medicine & Science in Sports & Exercise, 42*(10), 1932–1942. https://doi.org/10.1249/MSS.0b013e3181d966d4

Ford, K. R., Myer, G. D., Schmitt, L. C., Uhl, T. L., & Hewett, T. E. (2011). Preferential quadriceps activation in female athletes with incremental increases in landing intensity. *Journal of Applied Biomechanics, 27*(3), 215–222.

Garrick, L. E., Alexander, B. C., Schache, A. G., Pandy, M. G., Crossley, K. M., & Collins, N. J. (2018). Athletes rated as poor single-leg squat performers display measurable differences in single-leg squat biomechanics compared with good performers. *Journal of Sport Rehabilitation, 27*(6), 546–553. https://doi.org/10.1123/jsr.2016-0208

Gianola, S., Castellini, G., Stucovitz, E., Nardo, A., & Banfi, G. (2017). Single leg squat performance in physically and non-physically active individuals: A cross-sectional study. *BMC Musculoskeletal Disorders, 18*(1), 299. https://doi.org/10.1186/s12891-017-1660-8

Glass, S. C., & Albert, R. W. (2018). Compensatory muscle activation during unstable overhead squat using a water-filled training tube. *Journal of Strength and Conditioning Research, 32*(5), 1230–1237. https://doi.org/10.1519/jsc.0000000000002000

Greenberg, E., Dabbous, M., Leung, A., Marinaccio, G., Ruley, B., Karl, M., Dyke, J., Lawrence, T., & Ganley, T. J. (2019). Less than half of youth young athletes can achieve 90% limb symmetry on a battery of single leg hop tests. *Orthopaedic Journal of Sports Medicine, 7*(3 Suppl.), 1–3. https://doi.org/10.1177/2325967119S00052

Jalali, M., Farahmand, F., Mousavi, S. M., Golestanha, S. A., Rezaeian, T., Broujeni, S. S., Rahgozar, M., & Esfandiarpour, F. (2015). Fluoroscopic analysis of tibial translation in anterior cruciate ligament injured knees with and without bracing during forward lunge. *Iranian Journal of Radiology, 12*(3), e17832. https://doi.org/10.5812/iranjradiol.17832v2

Jönhagen, S., Ackermann, P., & Saartok, T. (2009). Forward lunge: A training study of eccentric exercises of the lower limbs. *Journal of Strength and Conditioning Research, 23*(3), 972–978. https://doi.org/10.1519/JSC.0b013e3181a00d98

Knapik, G. G., & Marras, W. S. (2009). Spine loading at different lumbar levels during pushing and pulling. *Ergonomics, 52*(1), 60–70. https://doi.org/10.1080/00140130802480828

Mauntel, T. C., Frank, B. S., Begalle, R. L., Blackburn, J. T., & Padua, D. A. (2014). Kinematic differences between those with and without medial knee displacement during a single-leg squat. *Journal of Applied Biomechanics, 30*(6), 707–712. https://doi.org/10.1123/jab.2014-0003

Mauntel, T. C., Post, E. G., Padua, D. A., & Bell, D. R. (2015). Sex differences during an overhead squat assessment. *Journal of Applied Biomechanics, 31*(4), 244–249.

McMillian, D. J., Rynders, Z. G., & Trudeau, T. R. (2016). Modifying the functional movement screen deep squat test: The effect of foot and arm positional variations. *Journal of Strength and Conditioning Research, 30*(4), 973–979. https://doi.org/10.1519/jsc.0000000000001190

Nakagawa, T. H., Moriya, É. T., Maciel, C. D., & Serrão, A. F. (2012a). Frontal plane biomechanics in males and females with and without patellofemoral pain. *Medicine & Science in Sports & Exercise, 44*(9), 1747–1755. https://doi.org/10.1249/MSS.0b013e318256903a.

Nakagawa, T. H., Moriya, É. T., Maciel, C. D., & Serrão, F. V. (2012b). Trunk, pelvis, hip, and knee kinematics, hip strength, and gluteal muscle activation during a single-leg squat in males and females with and without patellofemoral pain syndrome. *Journal of Orthopaedic & Sports Physical Therapy, 46*(2), 491–501. https://doi.org/10.2519/jospt.2012.3987

Paterno, M. V., Schmitt, L. C., Ford, K. R., Rauh, M. J., Myer, G. D., Huang, B., & Hewett, T. E. (2010). Biomechanical measures during landing and postural stability predict second anterior cruciate ligament injury after anterior cruciate ligament reconstruction and return to sport. *American Journal of Sports Medicine, 38*(10), 1968–1978. https://doi.org/10.1177/0363546510376053

Paterno, M. V., Schmitt, L. C., Ford, K. R., Rauh, M. J., Myer, G. D., & Hewett, T. E. (2011). Effects of sex on compensatory landing strategies upon return to sport after anterior cruciate ligament reconstruction. *Journal of Orthopaedic & Sports Physical Therapy, 41*(8), 553–559. https://doi.org/10.2519/jospt.2011.3591

Pollard, C. D., Sigward, S. M., & Powers, C. M. (2017). ACL injury prevention training results in modification of hip and knee mechanics during a drop-landing task. *Orthopaedic Journal of Sports Medicine, 5*(9), 1–7.

Post, E. G., Olson, M., Trigsted, S., Hetzel, S., & Bell, D. R. (2017). The reliability and discriminative ability of the overhead squat test for observational screening of medial knee displacement. *Journal of Sport Rehabilitation, 26*(1). https://doi.org/10.1123/jsr.2015-0178

Powell, H. C., Silbernagel, K. G., Brorsson, A., Tranberg, R., & Willy, R. W. (2018). Individuals post Achilles tendon rupture exhibit asymmetrical knee and ankle kinetics and loading rates during a drop countermovement jump. *Journal of Orthopaedic & Sports Physical Therapy, 48*(1), 34–43. https://doi.org/10.2519/jospt.2018.7684

Powers, C. M. (2010). The influence of abnormal hip mechanics on knee injury: A biomechanical perspective. *Journal of Orthopaedic & Sports Physical Therapy, 40*(2), 42–51.

Rabin, A., & Kozol, Z. (2017). Utility of the overhead squat and forward arm squat in screening for limited ankle dorsiflexion. *Journal of Strength and Conditioning Research, 31*(5), 1251–1258. https://doi.org/10.1519/jsc.0000000000001580

Räisänen, A., Pasanen, K., Krosshaug, T., Avela, J., Perttunen, J., & Parkkari, J. (2016). Single-leg squat as a tool to evaluate young athletes' frontal plane knee control. *Clinical Journal of Sport Medicine, 26*(6), 478–482.

Ressman, J., Grooten, W. J. A., Rasmussen, B. E., & Grooten, W. J. A. (2019). Visual assessment of movement quality in the single leg squat test: A review and meta-analysis of inter-rater and intrarater reliability. *BMJ Open Sport and Exercise Medicine, 5*(1), e000541.

Richards, J., Selfe, J., Sinclair, J., May, K., & Thomas, G. (2016). The effect of different decline angles on the biomechanics of double limb squats and the implications to clinical and training practice. *Journal of Human Kinetics, 52*, 125–138. https://doi.org/10.1515/hukin-2015-0200

Saeterbakken, A. H., & Fimland, M. S. (2012). Muscle activity of the core during bilateral, unilateral, seated and standing resistance exercise. *European Journal of Applied Physiology, 112*(5), 1671–1678. https://doi.org/10.1007/s00421-011-2141-7

Saeterbakken, A. H., & Fimland, M. S. (2013). Effects of body position and loading modality on muscle activity and strength in shoulder press. *Journal of Strength and Conditioning Research, 27*(7), 1824–1831. https://doi.org/10.1519/JSC.0b013e318276b873

Souza, R. B., & Powers, C. M. (2009). Differences in hip kinematics, muscle strength, and muscle activation between subjects with and without patellofemoral pain. *Journal of Orthopedic & Sports Physical Therapy, 39*(1), 12–19. https://doi.org/10.2519/jospt.2009.2885

Sueki, D. G., Cleland, J. A., & Wainner, R. S. (2013). A regional interdependence model of musculoskeletal dysfunction: Research, mechanisms, and clinical implications. *Journal of Manual and Manipulative Therapy, 21*(2), 90–102. https://doi.org/10.1179/2042618612Y.0000000027

Tas, S., Guneri, S., Kaymak, B., & Erden, Z. (2015). A comparison of results of 3-dimensional gait analysis and observational gait analysis in patients with knee osteoarthritis. *Acta Orthopaedica et Traumatologica Turcica, 49*(2), 151–159. https://doi.org/10.3944/aott.2015.14.0158

Tsai, L. C., Ko, Y. A., Hammond, K. E., Xerogeanes, J. W., Warren, G. L., & Powers, C. M. (2017). Increasing hip and knee flexion during a drop-jump task reduces tibiofemoral shear and compressive forces: Implications for ACL injury prevention training. *Journal of Sports Sciences, 35*(24), 2405–2411. https://doi.org/10.1080/02640414.2016.1271138

Tucci, H. T., Felicio, L. R., McQuade, K. J., Bevilaqua-Grossi, D., Camarini, P. M., & Oliveira, A. S. (2017). Biomechanical analysis of the closed kinetic chain upper-extremity stability test. *Journal of Sport Rehabilitation, 26*(1), 42–50. https://doi.org/10.1123/jsr.2015-0071

Tucci, H. T., Martins, J., Sposito, G. C., Camarini, P. M., & de Oliveira, A. S. (2014). Closed kinetic chain upper extremity stability test (CKCUES test): A reliability study in persons with and without shoulder impingement syndrome. *BMC Musculoskeletal Disorders, 15*(1), 1–9. https://doi.org/10.1186/1471-2474-15-1

Ugalde, V., Brockman, C., Bailowitz, Z., & Pollard, C. D. (2015). Single leg squat test and its relationship to dynamic knee valgus and injury risk screening. *PM & R, 7*(3), 229–235; quiz 235. https://doi.org/10.1016/j.pmrj.2014.08.361

Vidal, A. D., Nakajima, M., Wu, W. F. W., & Becker, J. (2018). Movement screens: Are we measuring movement dysfunction or movement skill? *International Journal of Sports Science & Coaching, 13*(5), 771–778. https://doi.org/10.1177/2F1747954118760225

Warner, M. B., Wilson, D. A., Herrington, L., Dixon, S., Power, C., Jones, R., Heller, M. O., Carden, P., & Lewis, C. L. (2019). A systematic review of the discriminating biomechanical parameters during the single leg squat. *Physical Therapy in Sport, 36*, 78–91. https://doi.org/10.1016/j.ptsp.2019.01.007

CHAPTER 10

가동성 평가

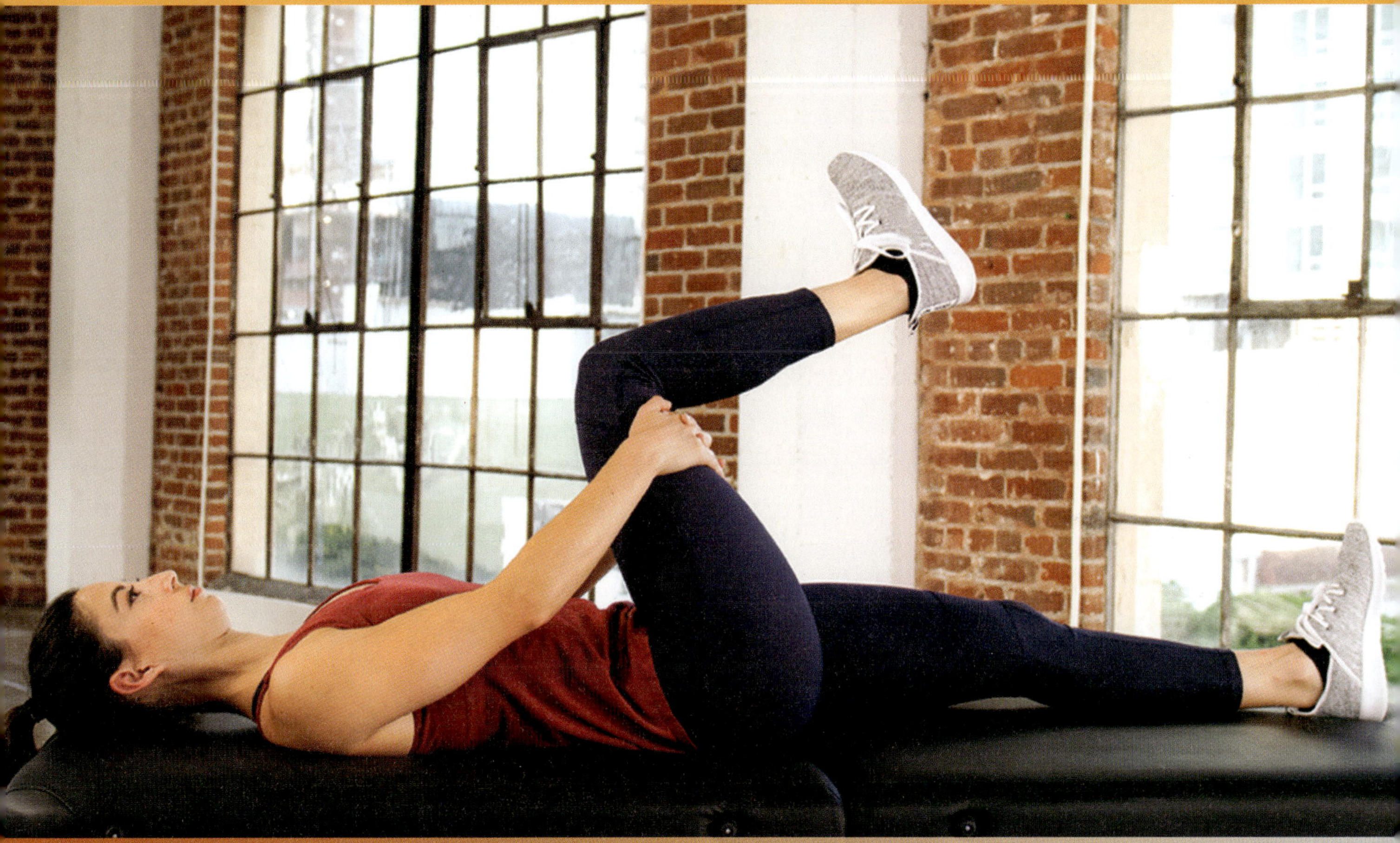

학습 목표

- 인간의 움직임에서 최적의 유연성과 관절가동범위 달성의 중요성을 설명할 수 있다.
- 근육, 골격 및 신경계의 통합 기능이 어떻게 유연성과 전체 관절가동범위를 통해 움직이는 능력에 영향을 미치는지 설명할 수 있다.
- 일반적인 유연성과 관절가동범위를 파악할 수 있다.
- 선택된 유연성과 관절가동범위 평가를 수행하는 방법을 설명할 수 있다.

개요

관절가동범위
Range of motion (ROM)

특정 관절에서 사용할 수 있는 동작의 범위

유연성 Flexibility

관절가동범위를 통해 움직일 수 있는 관절의 현재 상태 또는 능력

가동성 Mobility

관절에서 사용할 수 있는 전체 관절가동범위와 해당 동작에 대한 신경근 조절

최적화된 인간의 움직임은 적절한 연부조직의 신장성과 **관절가동범위**(range of motion, ROM)의 조합을 통한 적절한 가동성을 필요로 한다. **유연성**(flexibility)은 관절의 전체 관절가동범위를 허용하는 모든 연부조직의 정상적인 신장성(즉, 근육 길이)으로 정의된다. 그러나 **가동성**(mobility)은 단순한 유연성 그 이상으로 운동 중 신체의 신경근 조절(즉, 근육 길이 및 신경 활성화 상태)뿐만 아니라 관절에서 사용 가능한 전체 관절가동범위를 설명한다. 이러한 이유로 주요 신체 부분에 대해 선택적으로 실시하는 가동성 평가는 정적 평가와 움직임 평가 모두에서 관찰한 내용에 집중하여 확인해야 한다.

정상적인 가동성에 영향을 미치는 요인에는 자세, 패턴 과부하 운동(예: 컴퓨터 작업 및 반복적인 들기), 관절 구조, 연령, 통증, 부상, 성별 및 심리사회적 영향(예: 스트레스)(Cuellar & Lanman, 2017; Fares et al., 2017; Page et al., 2010)이 있다. 변경된 가동성을 파악하고 움직임 기능장애와의 상관관계를 찾을 수 있는 능력은 고객을 위해 안전하고 효과적인 교정 전략을 개발하는 데 필수적이다.

가동성 평가

초기 평가 단계에서 특정 운동 사슬의 움직임 손상은 과활성/단축된 근육과 저활성/신장된 근육이 모두 원인이 된다. 교정 운동 전문가에게 다음 질문에 답할 때 가동성 평가에서 추가 단서를 얻을 수 있다.

1. 과활성/단축된 근육 또는 저활성/신장된 근육이 움직임 손상에 더 큰 영향을 미치는가?
2. 열거된 과활성/단축된 근육 중에서 움직임 손상에 더 두드러진 역할을 하는 특정 근육이 있는가?
3. 교정 운동 프로그램이 시간이 지남에 따라 고객이나 운동선수의 가동성을 향상시키고 있는가?

흔히 관찰되는 움직임 손상은 유연성 제한(과활성/단축된 근육 또는 연부조직 단축으로 인한) 또는 신경근 조절 제한(저활성/신장된 근육으로 인한)으로 인해 발생할 수 있다. 가동성 평가는 운동 프로그램에서 해당 손상에 대한 유연성 또는 강화 전략을 추진하는 데 직접적인 도움이 된다. 예를 들어, 정적 평가와 움직임 평가 단계에서 움직임 손상이 관찰되지만, 가동성 평가의 관련 운동 사슬 체크포인트에서 유연성(ROM) 제한을 나타내지 않는다면 신경근 조절 제한과 저활성/신장된 근육이 잠재적 원인일 가능성이 더 크다. 즉, 관절 한쪽의 근육 저활성이 다른 쪽 근육의 과활성보다 손상에 더 큰 원인이 되는 것이다. 그렇다면 교정 운동 전문가는 프로그램을 디자인할 때 그러한 근육에 대한 고립적 근력 강화 및 움직임 패턴 통합에 집중할 수 있다. 이것은 또한 이미 적절한 신장성을 가지고 있는 근육에 대한 불필요한 스트레칭 기법을 피하는 데도 도움이 된다.

운동 사슬의 가동성을 관찰할 때 정적 자세 및 움직임 손상과 마찬가지로 항상 신체 부위의 상호 의존성(RI) 모델을 고려해야 한다. 가동성 테스트를 통해 교정 운동 전문가는 기능장애 부위가 위아래의 다른 부위에 영향을 미치는지 여부를 결정하는 데 도움이 되는 특정 관절 운

동을 살펴본다. 교정 운동 과정에 사용되는 가동성 평가는 척추(Giesche et al., 2019; Hirsch et al., 2014; Schafer et al., 2018), 팔(Luria et al., 2015; Terwee et al., 2005) 및 다리(Holm et al., 2000; Rachkidi et al., 2009)에 대한 신뢰할 수 있는 평가로 실시한다.

정기적인 가동성 평가는 고객을 위한 전문적인 교정 운동 프로그램 효과에 대한 피드백 역할을 한다. 일반적으로 가동성 제한이 나타나는 특정 운동 사슬 체크포인트를 정기적으로 재평가한다면 고객의 운동과 움직임의 질을 지속적으로 개선하는 데 도움이 된다.

전문적으로 알아보기

신뢰성 보장

평가를 수행할 때, 특히 한 사람 이상의 전문가가 시간의 경과에 따라 반복적으로 테스트할 때는 모든 고객에게 일관성을 유지하는 것이 중요하다. 연구와 통계에서는 이를 검사-재검사 신뢰도(test-retest reliability)라고 한다. 교정 운동 과정 전반에 사용되는 평가는 부분적으로 반복되는 세션에서 고객을 정확하게 측정할 수 있는 능력 때문에 선택되었다(Koo & Li, 2016).

가동성 테스트의 과학적 근거

유연성 결핍은 수축성 조직(즉, 골격근)의 단축과 비수축성 조직(예: 힘줄, 인대)의 변화로 인해 발생할 수 있으며, 이는 가동성에 영향을 미칠 수 있는 현대인의 공통적인 문제이다. 유연성 결핍의 원인이 될 수 있는 여러 가지 변수에는 대사 요인(Chang et al., 2015; Tojima et al., 2016), 심리적 요인(예: 변연계 과활성)(Bhimani & Carney-Anderson, 2017; Bhimani et al., 2017), 기존 부상(Fasuyi et al., 2017; Jandre et al., 2015), 신경근 요인(Bonser et al., 2017; Castellote-Caballero et al., 2013; Mills et al., 2015; Sharma et al., 2016) 및 근막 기능장애(예: 통증유발점)(Quinn et al., 2016) 등이 있다. 가동성 평가에서 고객이 제한된 움직임을 보이는 경우, 교정 운동 전문가는 수축된 연부조직이나 근육이 존재할 수 있음을 짐작해야 한다.

상체 가동성 테스트

목과 가슴 부위의 경우, 정적인 평가에서 자세 비틀림이 나타나거나 움직임 평가에서 움직임 손상이 나타나면 어깨, 머리와 목, 즉 등뼈와 목뼈의 가동성 평가를 수행해야 한다. 단축된 목 폄근(cervical extensors), 굽힘근(flexors) 및 돌림근(rotators)은 특정 동작에 대한 가동성 장애를 일으킬 수 있다. 굽힘, 폄, 돌림 및 가쪽굽힘은 고객의 능동적 움직임을 통해 평가할 수 있으며, 이때 한 사람 이상의 전문가가 관찰할 때 더 신뢰할 수 있다(Jonsson & Rasmussen-Barr, 2018; Rondoni et al., 2017).

어깨뼈와 오목위팔관절의 경우, 단축된 큰가슴근(pectoralis major), 작은가슴근(pectoralis minor) 및 넓은등근(latissimus dorsi)이 종종 오버헤드 스쿼트 평가(OHSA)를 할 때 손상의 원인이 된다. 고객은 과도한 골반전방경사와 팔이 앞으로 떨어지는 현상을 보일 수 있다. 단축된 작은가슴근은 얀다(Jabda)의 상부교차증후군에서 종종 발견될 수 있으며 어깨뼈 뒤당김으로 평가할 수 있다(작은가슴근 테스트)(Page et al., 2010). 넓은등근의 유연성 감소는 어깨 굽힘으로 평가할 수 있다(넓은등근 테스트). 가슴근과 넓은등근에 대한 유연성 테스트는 한 사람의 전문가가 관찰하거나 줄자 또는 각도계를 사용하여 수행할 때 신뢰할 수 있다

(Dawood et al., 2018; Rosa et al., 2016; Struyf et al., 2014; Weber et al., 2016).

오목위팔뼈의 안쪽돌림 및 바깥돌림 감소 또한 OHSA 중에 팔이 앞으로 떨어지는 원인이 되거나 기본적인 기능 활동(예: 머리 위로 상자 들어올리기 또는 공 던지기) 중에 팔의 움직임을 제한할 수 있다. 단축된 회전근개근(rotator cuff muscles), 큰가슴근, 작은가슴근, 큰원근(teres major) 및 넓은등근은 손상된 ROM의 원인이 될 수 있다. 안쪽돌림 및 바깥돌림의 유연성은 고객이 동작을 통해 능동적으로 움직이게 함으로써 평가할 수 있으며, 이는 한 사람 이상의 전문가가 관찰하거나 각도계로 측정할 때 신뢰할 수 있다(Kolber & Hanney, 2012; Piotte et al., 2007).

팔꿈치, 팔뚝 및 손목의 경우, 단축된 근육은 전반적인 팔 기능에 영향을 미칠 수 있고, 그 반대도 마찬가지이다. 팔꿈치와 손목 굽힘근 및 폄근의 단축은 손상의 원인이 될 수 있다. 유연성 테스트는 고객이 모든 동작을 능동적으로 움직이게 함으로써 평가할 수 있는데, 이는 한 사람 이상의 전문가가 관찰하거나 각도계로 측정했을 때 신뢰할 수 있다(Cools et al., 2014; Pourahmadi et al., 2017; van Rijn et al., 2018). 상체 가동성 평가 섹션에서는 더 상세한 테스트 절차와 각 움직임과 관련해 잠재적으로 단축된 근육 목록을 제공한다.

하체 가동성 테스트

허리-골반-엉덩관절 복합체(LPHC), 무릎관절 및 발목관절의 단축된 연부조직 또는 근육은 일반적으로 OHSA에서 볼 수 있는 손상의 원인이 된다. 고객은 몸통의 과도한 전방 기울임, 전방 및 후방 골반의 과도한 기울임, 비대칭 체중 이동, 무릎 외반, 발의 외반 및 발목/발의 엎침을 보일 수 있다.

LPHC, 엉덩허리근, 넙다리곧은근 및 넙다리근막긴장근(TFL)/IT 밴드 복합체의 경우 유연성은 반듯이 누운 엉덩관절과 무릎 폄(수정된 토마스 테스트)으로 테스트할 수 있다. 테스트는 한 사람 이상의 전문가가 합격-불합격 기준을 사용하여 수행할 때 신뢰할 수 있다. 엉덩관절 모음근(큰모음근, 짧은모음근, 긴모음근, 두덩정강근 및 두덩근)의 유연성은 엉덩관절 벌림 및 바깥돌림(모음근 유연성 테스트)을 사용하여 테스트할 수 있다. 이 테스트는 한 사람의 전문가가 수행할 때 신뢰할 수 있지만, 두 사람 이상의 전문가가 수행한 테스트의 신뢰도는 연구자에 의해 보고된 적이 없다(Cejudo et al., 2015).

무릎관절의 경우, 넙다리네갈래근의 유연성은 엎드려서 하는 무릎 굽힘을 사용하여 테스트할 수 있다(Duncan-Ely 테스트) 이 테스트는 한 사람 이상의 전문가가 합격-불합격 기준을 사용하거나 관절 ROM을 측정하기 위해 각도계를 사용할 때 신뢰할 수 있다. 햄스트링의 유연성도 능동적 무릎 폄 테스트(AKE)를 사용하여 평가할 수 있으며, 한 사람 이상의 전문가가 수행할 때 신뢰할 수 있다(Hamid et al., 2013; Malliaropoulos et al., 2015; Neto et al., 2015; Reurink et al., 2013).

발목관절의 경우, 장딴지근과 가자미근의 유연성은 체중을 실은 발목 발등굽힘(체중 지지 런지 테스트)을 사용하여 테스트할 수 있으며, 이는 한 사람 이상의 전문가가 수행할 때 신뢰할 수 있다(Baumbach et al., 2016; Munteanu et al., 2009; Powden et al., 2015). 하체 가동성 평가 섹션에서는 더 상세한 테스트 절차와 각 움직임과 관련한 잠재적 단축 근육의 목록을 제공한다.

> **중요**
>
> 가동성 평가는 교정 운동 전문가가 관찰하는 동안 고객이 수행하는 **능동적 움직임(active motions)**과 **수동적 움직임(passive motions)**을 결합한 것이다. 완전하고 통증이 없는 움직임은 정상적인 가동성으로 본다. 제한된 움직임은 유연성 부족으로 인해 발생할 수 있는 가동성 문제로 간주한다. 단축된(과활성화) 근육과 연부조직은 유연성 감소의 일반적인 원인으로, 이는 가동성에 영향을 줄 수 있다. 이러한 변수는 후속 섹션에 자세히 설명하는 각 움직임에서도 고려된다.

능동적 움직임
Active motion
자발적인 수축을 통해서만 얻어지는 움직임

가동성 평가 절차

정적 평가와 움직임 평가는 잠재적으로 과활성 또는 저활성 근육을 식별하는 데 도움이 되는 반면, 가동성 평가는 이러한 결과를 확인하여 교정 운동 전문가가 주의를 기울여야 하는 영역을 더 정확히 파악하는 데 사용된다(그림 10-1). 관절 가동성 평가에 사용되는 테스트는 움직임 평가보다 더 안정적인 위치에서 수행되므로 고객의 신경 운동 조절이 덜 필요하다. 따라서 연구 결과는 움직임 손상이 관절 가동성 제한 때문인지 신경근 조절 장애 때문인지에 대한 정보를 제공해준다. 다시 말해서 가동성 평가는 "움직임 손상이 주로 과활성/단축된 근육 때문인가, 저활성/신장된 근육 때문인가?"라는 질문에 답을 제시해준다. 그림 10-2를 참조한다.

수동적 움직임
Passive motion
외력의 도움 없이 관찰되는 움직임

가동성 제한(mobility restriction)은 전체 ROM을 통해 관절을 움직일 수 없는 것이다. 고객이 가동성 제한이 있다면 제한적인 움직임을 보이는 곳의 반대쪽에 있는 과활성/단축된 근육과 연부조직이, 관절이 계속 움직일 수 있는 거리를 감소시키는 원인이라는 것을 의미한다. 짝힘의 원리를 염두에 두면, 예컨대 관절이 굽힘에 제한이 있는 경우, 과활성/단축된 폄근이 ROM을 제한하고 있는 것이다. 또는 오른쪽 분절의 돌림이 제한되는 경우, 관절 왼쪽의 근육이 과활성/단축되어 움직임을 제한하고 있다는 의미이다. 고객이 전체 ROM을 달성할 수 있다면 해당 관절의 가동성은 정상으로 판단한다.

가동성 제한
Mobility restriction
전체 관절가동범위를 통해 관절을 움직일 수 없음

움직임 평가 중에 무릎 외반으로 보상하는 고객은 엉덩관절 모음근이 잠재적으로 과활성/단축된 것으로 파악할 수 있고 벌림근은 저활성/신장된 것으로 확인할 수 있다. 이러한 움직임 손상이 있는 사람의 경우, 대부분 가동성 평가에서 엉덩관절 벌림(모음의 반대 동작)에 제한이 나타나는 모음근의 과활성을 확인할 수 있다. 그러나 고객이 가동성 평가 중에 무릎 외반을 보이지만 다리에서 정상 ROM을 갖는다면 움직임 손상은 유연성 개선이 필요한 모음근보다는 저활성/신장된 엉덩관절 벌림근(즉, 신경근 조절 부족)으로 인한 것일 가능성이 높다.

> **유용한 힌트**
>
> 다음은 가동성 평가가 프로그래밍을 개선하는 방법을 보여주는 유용한 예이다.
>
> 무릎 외반 관찰 → 엉덩관절 모음근이 잠재적으로 과활성/단축됨 → 벌림(반대 동작)을 관찰하여 모음근의 가동성을 평가함
> → 제한이 있는 경우 → 과활성/단축된 엉덩관절 모음근이 무릎 외반의 원인이 됨 → 엉덩관절 모음근의 억제 및 신장 프로그램
> → 가동성이 정상인 경우 → 저활성/신장된 엉덩관절 벌림근이 무릎 외반의 원인이 됨 → 엉덩관절 벌림근의 고립적 근력 강화 프로그램

NASM CES
평가 과정

1 고객 접수

2 정적 자세 평가

3 오버헤드 스쿼트 평가(OHSA) 및 수정된 OHSA

4 싱글 레그 스쿼트 및/또는 스플릿 스쿼트 평가

4a 동적 평가
선택 사항

4b 부하 평가
선택 사항

5 가동성 평가

6 교정 운동 프로그래밍
억제·신장
활성화·통합

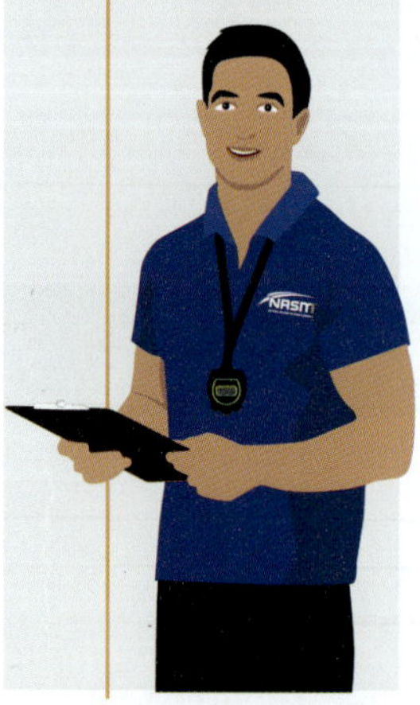

가동성 평가

Mobility Assessments

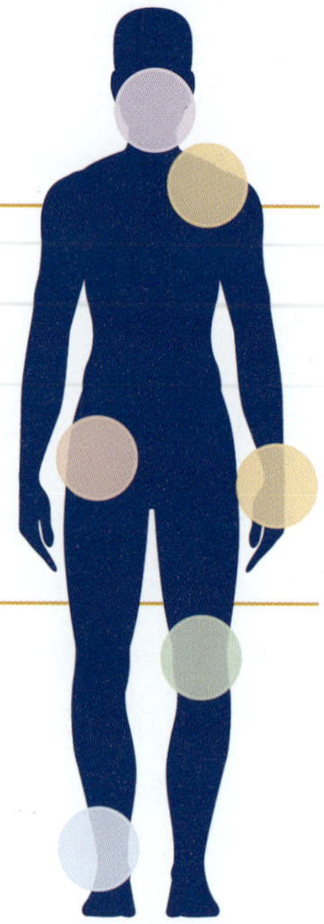

이전 평가에서 운동 사슬 체크포인트에 나타난 모든 움직임 손상은 해당 체크포인트에 특정한 가동성 평가를 실시하여 추가적으로 개선할 수 있다. 고객에게 보상 움직임이 없으면 운동 프로그램을 진행한다.

발과 발목	첫 번째 발허리 발가락관절(MTP)	체중 부하 런지			
무릎	무릎 굽힘 및 폄				
허리-골반-엉덩관절 복합체 (LPHC)	수정된 토마스 테스트	엉덩관절 안쪽돌림 및 바깥돌림	허리 굽힘 및 폄	엉덩관절 벌림 및 바깥돌림	
어깨와 등뼈	가슴 폄	가슴 돌림	어깨 굽힘 및 폄	어깨 안쪽돌림 및 바깥돌림	작은가슴근 평가
머리와 목뼈	목 굽힘 및 폄	목 가쪽굽힘	목 돌림		

어깨와 등뼈 제한이 있을 경우:

팔꿈치와 손목	팔꿈치 굽힘 및 폄	손목 굽힘 및 폄

그림 10-1 CES 평가 과정: 가동성 평가

NASM

가동성 평가

성명 ______________________ 날짜 __________

관찰 결과		
가동성 평가	가동성이 제한 되어 있는가?	제한이 있을 경우 – 과활성/단축된 근육
	네 아니오	
	네 아니오	
	네 아니오	
	네 아니오	
	네 아니오	
	네 아니오	
	네 아니오	
	네 아니오	
	네 아니오	

OHSA 평가, 수정된 OHSA 평가, 혹은 추가적인 제자리 움직임 평가, 부하 및 동적 움직임 평가에서 관찰된 움직임 손상을 기반으로 적절한 가동성 평가를 선택한다. 평가 해결책 표에 나열된 제안된 가동성 평가는 범위를 좁혀야 하는 시작점이다. 교정 운동 전문가는 재량에 따라 재평가의 목적으로 가동성 평가를 선택할 수도 있다.

추가 사항

____

____

____

그림 10–2 가동성 평가 관찰

가동성 평가는 5개의 운동 사슬 체크포인트에서 전체적인 움직임 패턴의 맥락으로 접근해야 한다. 즉, 고객은 정적 평가와 움직임 평가(수정된 OHSA 포함)에서 제한이 확인되는 경우에만 관절에 대해 보다 구체적인 가동성 테스트를 필요로 한다. 고객이 운동 사슬 체크포인트에서 정적인 부정렬이나 움직임 손상을 보이지 않는 경우, 해당 체크포인트에 대한 특정 가동성 테스트는 필요하지 않다. 예를 들어, 고객이 어깨에 움직임 손상이 있지만, 다리의 동적 자세가 정상적이라면 해당 고객은 팔 가동성 평가만 수행해야 한다.

트레이닝 팁

가동성 평가는 다양한 능동적, 수동적 움직임, 정상 동작 값, 특정 표식(landmark) 및 잠재적 유연성 부족을 중점적으로 본다(Norkin & White, 2016). 이러한 값을 평가하는 한 가지 전통적인 방법은 측각법으로, 이것은 연합 보건 전문가들이 관절 ROM을 정량화하는 데 사용하는 관절 각도 측정 기법이다. 일부 교정 운동 전문가는 각도계와 같은 측정 장치를 사용할 수 있지만, 많은 사람은 이러한 장치에 접근할 수 없다. 모든 교정 운동 전문가가 쉽게 사용하고 해석할 수 있도록 NASM은 신체에서 관찰 가능한 표식(landmark)를 기반으로 가동성 평가를 수행할 것을 권장한다.

여기에 제시된 평가를 통해 고객은 스스로 움직임을 수행할 수 있다. 움직임을 수행한 후 그저 관찰된 관절의 가동성이 정상인지 제한인지만 결정하면 되는 것이다. 제한된 움직임은 전체 ROM을 통해 움직일 수 없거나 실행 중 움직임 보상(예: 발목 발등굽힘 가동성 평가 중 앞쪽 발이 평평해지거나 바깥쪽으로 돌아감)이 일어나는 것을 말한다. 과활성/단축된 근육은 확인된 각각의 제한된 동작과 관련이 있다.

발과 발목 검사

OHSA 중에 발이 바깥쪽으로 돌아가거나 과도한 엎침, 무릎 외반을 보이고, 몸이 과도하게 앞으로 기울어지는 고객은 발과 발목 복합체에서 가동성 제한을 드러낼 수 있다. 발목에 대한 추가 테스트는 특정 제한을 파악하는 데 도움이 될 수 있으므로, 이를 통해 교정 운동 전문가는 각 고객에 맞는 더욱 개별적인 하체 교정 운동 프로그램을 만들 수 있다. 발과 발목 복합체를 더 자세히 조사하려면 발목 발등굽힘을 테스트한 다음 첫 번째 발허리발가락관절(MTP)의 폄 테스트를 한다.

발과 발목 검사	설명
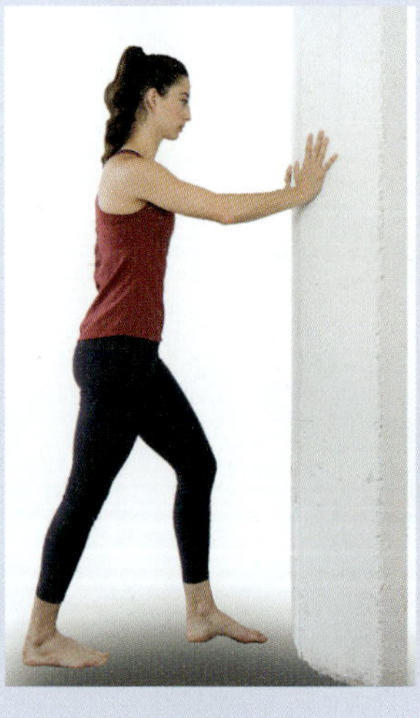 발목 발등굽힘 (체중 지지 런지 테스트)–시작 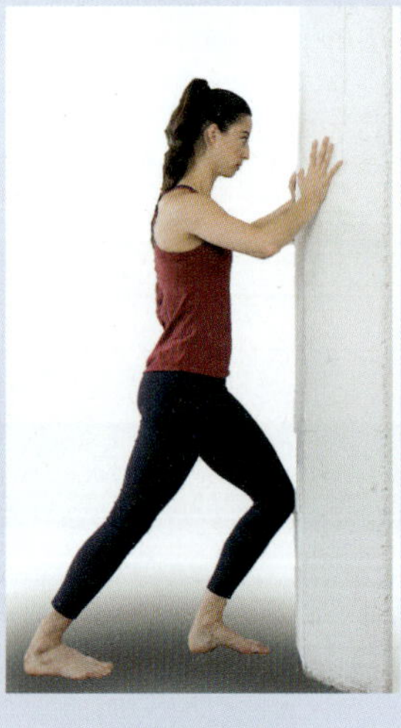 발목 발등굽힘 (체중 지지 런지 테스트)–마무리	**발목 발등굽힘(체중 지지 런지 테스트)** **고객 자세**: 신발을 벗은 채 발을 곧게 펴고 발뒤꿈치를 땅에 단단히 고정하며 발가락은 벽에서 약 2인치 떨어진 곳에 둔 상태에서 런지 자세를 취한다. **동작 유형**: 수동적(앞쪽 테스트하는 다리가 이완됨) **목표 동작**: 발목과 발이 말단 범위에 도달할 때까지 손을 사용하여 지탱하면서 고객의 앞다리(테스트 다리)로 벽을 민다. 뒷발은 전체적인 자세를 지탱할 수 있도록 위치시킨다. **구두 안내**: "앞발을 곧게 펴고 발뒤꿈치를 땅에 단단히 붙인 다음, 앞다리 뒤쪽에서 첫 번째 스트레칭 감각이 느껴질 때까지 앞으로 밉니다. 뒤쪽 다리/발로는 밀지 마십시오." **평가**: ▪ **정상적인 가동성**: 보상 없이 앞으로 구부린 무릎이 벽에 닿는다. ▪ **발목 발등굽힘 제한**: 무릎이 벽에 닿지 않거나 발뒤꿈치 들기, 발바깥돌림, 아치(arch) 붕괴 또는 무릎 외반과 같은 보상을 보인다. • **과활성/단축**: 장딴지근과 가자미근

발과 발목 검사	설명

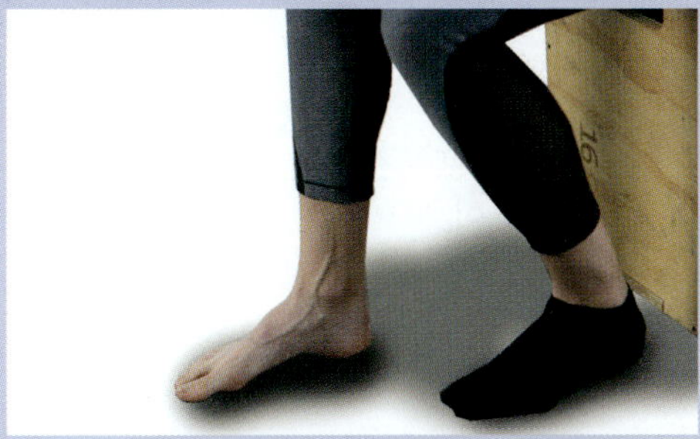

첫 번째 MTP(엄지발가락) 폄–시작

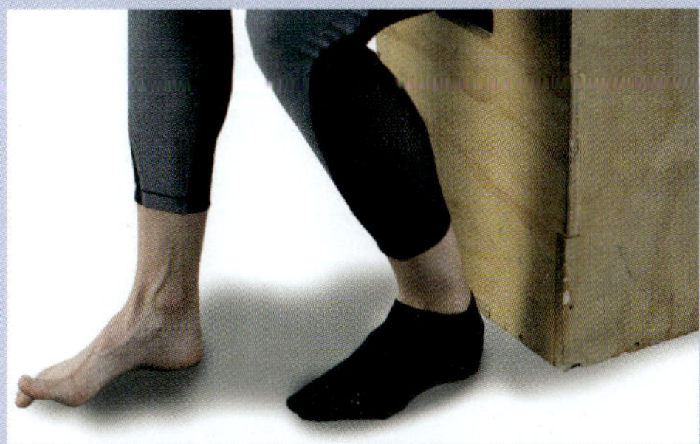

첫 번째 MTP(엄지발가락) 폄–마무리

첫 번째 MTP(엄지발가락) 폄

고객 자세: 서 있거나 앉음

동작 유형: 능동적

목표 동작: 고객은 다른 발가락과 발을 안정적으로 유지하면서 오른쪽 엄지발가락을 최대한 위로(폄) 움직인 다음, 왼쪽 엄지발가락으로 같은 동작을 수행한다.

구두 안내: "오른쪽 엄지발가락을 최대한 위로 움직이되 나머지는 움직이지 않도록 합니다. 그런 다음 왼쪽도 반복합니다."

평가:

- **정상적인 가동성**: 보상 없이 엄지발가락을 다른 발가락 위로 뻗을 수 있다.
- **MTP 폄 제한**: 엄지발가락을 다른 발가락 위로 뻗을 수 없거나 다른 발가락을 통한 움직임 또는 발 및/또는 정강뼈의 부수적인 움직임과 같은 보상을 보인다.
  - **과활성/단축**: 긴엄지굽힘근(flexor hallucis longus)

확인하기

첫 번째 발허리발가락관절(MTP) 폄 가동성, 즉 엄지발가락의 폄은 정상적인 걷기와 달리기에서 중요한 부분이다. 달리기나 걷기의 보행 주기 동안, 사람은 앞으로 나아가기 위해 발가락으로 밀어낸다. 밀어내는 동안 정상적인 첫 번째 MTP 폄은 발바닥 근막을 조여 더욱 단단한 지렛대를 만드는데, 이를 윈들라스(windlass) 메커니즘이라고 한다. 이 메커니즘은 발이 몸을 앞으로 나아가게 하는 더 큰 힘을 생성하는 데 도움을 준다. 첫 번째 MTP 가동성의 부족은 하부 운동 사슬과 LPHC를 통한 보상과 부상 가능성으로 이어질 수 있다(Çinar-Medeni et al., 2016; Cusack et al., 2014). 또한 첫 번째 MTP 신장성이 부족하면 피벗(pivoting), 런지(lunging) 또는 다리 돌림이 필요한 움직임에서 보상이 일어날 수 있다.

무릎 검사

발목, 무릎 및 LPHC에서 정적인 부정렬 및 움직임 손상이 관찰될 경우 추가로 무릎 가동성 테스트를 수행해야 한다. 특히 OHSA 중에 골반전방경사, 과도한 몸통 전방 기울임, 무릎 외반 또는 무릎 우세 자세(knee dominance posture)를 보이는 고객은 무릎의 유연성과 ROM 제한을 드러낼 수 있다. 무릎관절을 검사하면 특정 제한을 확인하는 데 도움이 되므로 이를 통해 교정 운동 전문가는 각 고객에 맞게 보다 개별화된 하체 교정 운동 프로그램을 만들 수 있다.

무릎 검사	설명
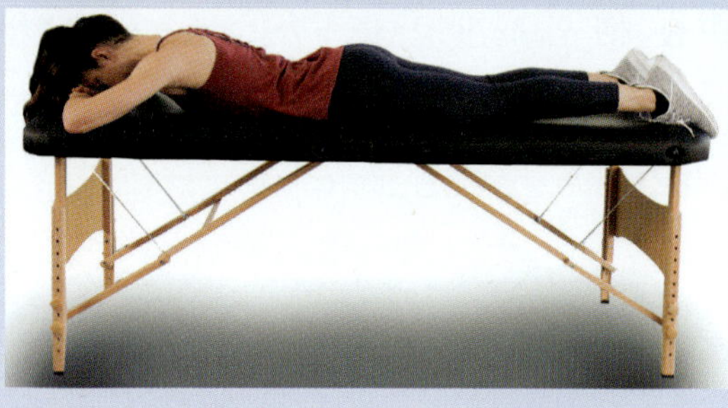 능동적인 무릎 굽힘 테스트(Duncan–ely 테스트*)–시작 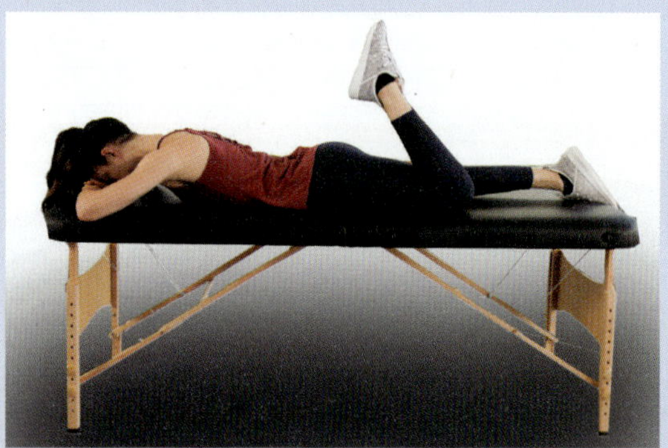 능동적인 무릎 굽힘 테스트(Duncan–ely 테스트*)–마무리	**능동적인 무릎 굽힘 테스트(Duncan–ely 테스트*)** **고객 자세**: 테이블 위에 엎드린다. **동작 유형**: 능동적 **목표 동작**: 오른쪽 무릎을 견딜 수 있는 범위까지 능동적으로 구부린 다음 왼쪽 무릎도 수행한다. **구두 안내**: "오른쪽 무릎을 최대한 구부린 상태로 유지한 다음 왼쪽에서도 반복합니다." **평가**: ■ **정상적인 가동성**: 보상 없이 발을 엉덩이에 가까이 하거나 닿을 수 있다. ■ **무릎 굽힘 제한**: 원하는 ROM 목표에 도달할 수 없거나 테이블에서 테스트하는 쪽의 엉덩이가 들리는 보상을 보인다. • **과활성/단축**: 넙다리네갈래근 복합체

<table>
<tr><th>무릎 검사</th><th>설명</th></tr>
<tr><td>

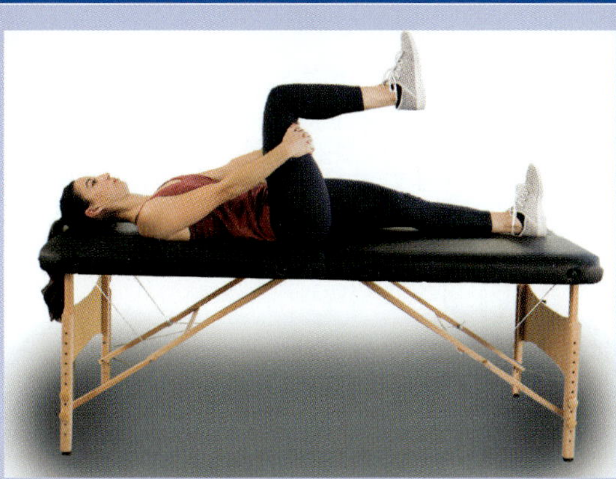

능동적인 무릎 폄 테스트–시작

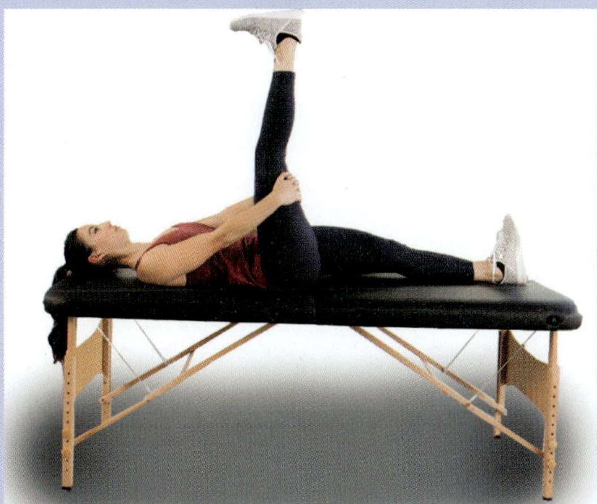

능동적인 무릎 폄 테스트–마무리

</td><td>

능동적 무릎 폄 테스트

고객 자세: 테이블 위에 반듯이 눕는다.

동작 유형: 능동적

목표 동작: 고객은 엉덩관절 굽힘과 무릎 굽힘을 90도로 하여 테스트하는 다리를 유지한다. 골반이 뒤쪽으로 돌아가거나 허리뼈가 평평해지지 않아야 한다. 엉덩이를 안정적으로 유지하면서 능동적으로 무릎을 뻗는다. 다른 쪽 다리는 곧게 펴서 테이블 위에 편안하게 놓는다.

구두 안내: "오른쪽 허벅지를 90도로 들어 올리고 무릎 뒤에서 두 손으로 다리를 잡습니다. 그런 다음 무릎을 최대한 곧게 펴십시오. 왼쪽에서도 반복합니다."

평가:

- **정상적인 가동성**: 보상 없이 무릎을 거의 또는 완전히 곧게 뻗을 수 있다.
- **무릎 폄 제한**: 원하는 ROM까지 무릎을 뻗을 수 없거나 테스트하는 허벅지가 폄(다시 테이블 쪽으로 이동)되거나 반대쪽 다리의 움직임과 같은 보상을 보인다.
    - **과활성/단축**: 햄스트링 복합체

</td></tr>
</table>

*Hamid et al., 2013; Malliaropoulos et al., 2015; Neto et al., 2015; Reurink et al., 2013

트레이닝 팁

일부 근육 그룹은 엉덩관절과 무릎에 상당한 영향을 미친다는 것을 기억하라. 예를 들어, 넙다리곧은근은 엉덩관절과 무릎을 모두 가로지르기 때문에 2관절 근육으로 분류된다. 따라서 엉덩관절과 무릎의 기능 및 ROM에 모두 영향을 미친다. 이러한 이유로 무릎 손상에 대한 포괄적인 전략에는 엉덩관절 가동성 테스트도 포함되어야 한다.

허리-골반-엉덩관절 복합체 검사

LPHC 또는 무릎에서 정적인 부정렬이나 움직임 손상이 관찰되는 경우 몸통의 가동성 테스트가 필요하다. 과도한 전후방 골반 경사, 비대칭 체중 이동, 무릎 외반이나 내반 또는 OHSA 중에 몸통의 과도한 전방 기울임을 보이는 고객은 신체의 LPHC 부위에서 가동성 제한을 나타낼 수 있다. 허리뼈와 엉덩관절에 대한 가동성 테스트는 특정 LPHC 한계를 확인하는 데 도움이 되므로, 이를 통해 교정 운동 전문가는 각 고객에 맞게 보다 개별화된 코어 및 하체 교정 운동 프로그램을 만들 수 있다. 등뼈도 허리뼈와 함께 움직이며 전체 척추와 엉덩관절의 전반적인 ROM에 기여한다는 것도 유의해야 한다. 따라서 허리뼈 가동성 손상이 확인되면 추가 가슴 가동성 평가를 수행하는 것이 도움이 될 수 있다. 허리뼈와 엉덩관절 가동성을 더 자세히 조사하기 위해 교정 운동 전문가는 허리뼈 검사로 시작한 다음 엉덩관절까지 평가를 진행해야 한다.

허리뼈

허리뼈 검사	설명
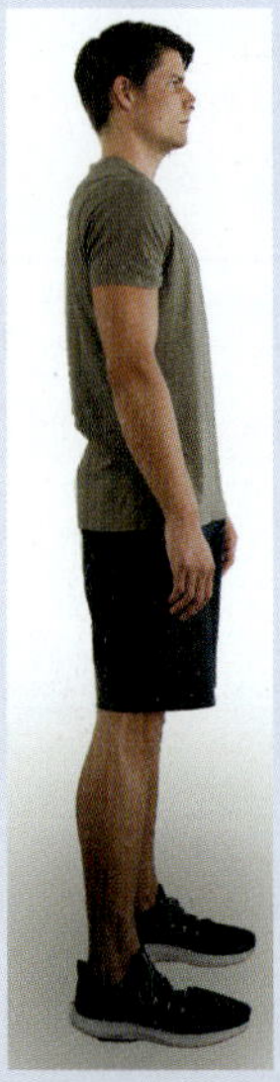 시작 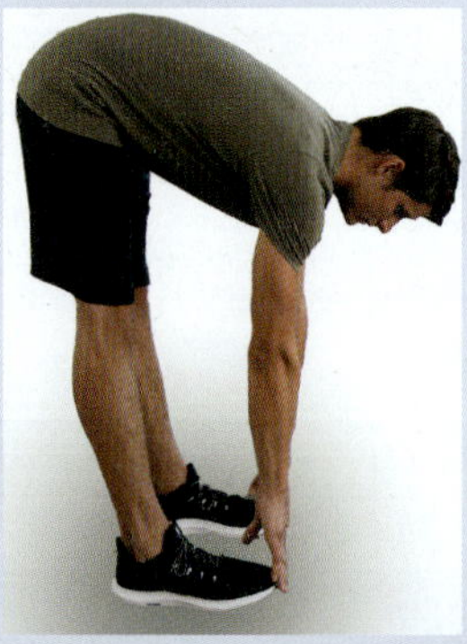 허리 굽힘 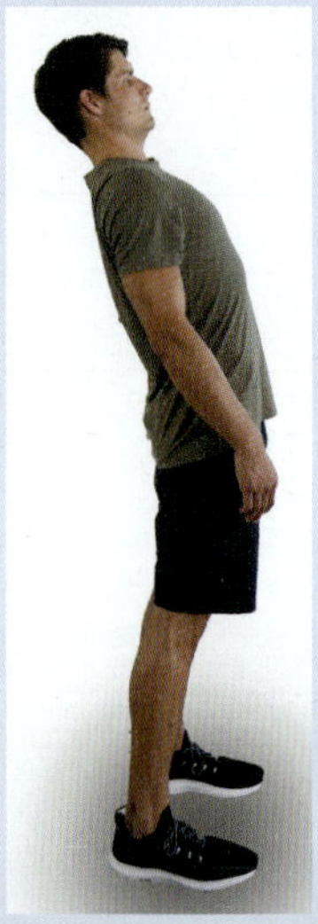 허리 폄	**허리 굽힘 및 폄** **고객 자세**: 무릎을 곧게 펴고 발을 엉덩이 너비로 하여 선다. **동작 유형**: 능동적 **목표 동작**: 허리를 앞으로 굽혀(굽힘) 발가락을 터치한 다음, 목을 중립 위치로 유지하면서 최대한 등을 뒤로 젖혀 아치를 만든다(폄). **구두 안내**: "몸통을 최대한 앞으로 굽혀 발가락에 닿도록 합니다. 그런 다음 머리와 목을 곧게 유지하고 무릎을 곧게 펴며 발을 제자리에 유지하면서 최대한 등을 뒤로 젖혀 아치형으로 만들어 봅니다." **평가**: ■ **정상적인 가동성**: • 굽힘: 보상 없이 발가락이나 바닥을 만질 수 있다. • 폄: 보상 없이 어깨가 엉덩관절을 지나갈 정도로 충분히 등을 아치형으로 만든다. ■ **굽힘 제한**: 발가락이나 바닥에 손이 닿지 않거나 다리의 보조 동작과 같은 보상(예: 무릎 굽힘)을 보인다. • **과활성/단축**: 척주세움근 ■ **폄 제한**: 목표 ROM에 도달할 수 없거나 목 폄과 같은 척추의 다른 부위에서 보조 동작과 같은 보상을 보인다. • **과활성/단축**: 배곧은근(rectus abdominis), 배속빗근(internal obliques) 및 배바깥빗근(external obliques)

엉덩관절 복합체

트레이닝 팁

수정된 토마스 테스트(Thomas test)는 고객의 어떤 근육이 엉덩관절 폄을 제한하는 주요 인자인지를 (즉, 어떤 근육이 과활성/단축된 것인지) 결정하는 데 특히 유용하다. 이것은 교정 운동 전문가가 교정 운동 연속체의 처음 두 단계에서 허리근(psoas), 넙다리근막긴장근 및/또는 넙다리곧은근에 초점을 맞추는 데 도움이 된다.

엉덩관절 검사	설명

엉덩관절 검사

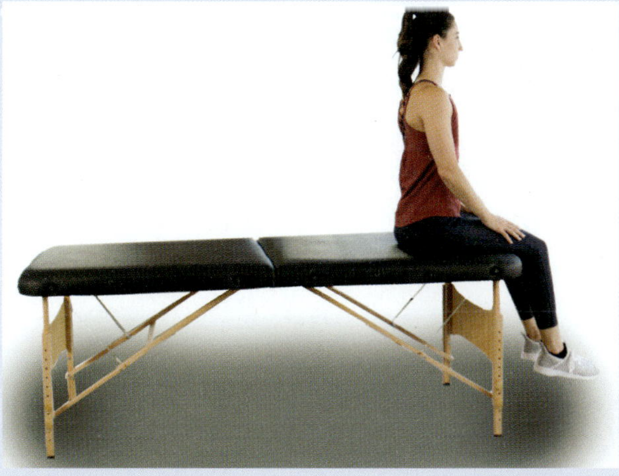

수정된 토마스 테스트–시작

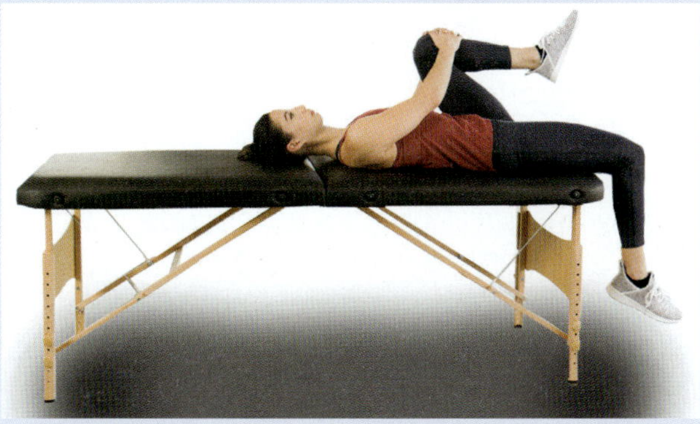

수정된 토마스 테스트–마무리

설명

엉덩관절 폄, 엉덩관절 모음 및 무릎 굽힘(수정된 토마스 테스트[11])

고객 자세: 테이블 끝에 반듯이 누워 양 무릎을 테이블 가장자리 아래로 구부린다.

동작 유형: 수동적

목표 동작: 테스트하지 않는 무릎을 가슴에 대고 엉덩이를 최대한 구부린 자세로 둔다. 허리뼈와 골반은 테이블 위에 평평하게 한다. 테스트하는 다리는 테이블 위에서 이완되어 있다. 교정 운동 전문가는 테스트 다리의 세 가지 움직임을 포착한 다음 반대쪽에서도 반복한다.

- **엉덩관절 폄**: 허리근 길이를 평가한다.
- **엉덩관절 벌림 각도**: 넙다리근막긴장근의 길이를 평가한다.
- **무릎 굽힘**: 넙다리곧은근 길이를 평가한다.

구두 안내: "테이블 가장자리에 앉은 다음, 양 무릎을 구부린 채 뒤로 눕습니다. 왼쪽 다리의 무릎을 잡고 가슴 쪽으로 당기며 오른쪽 다리를 테이블 위에서 충분히 이완시킵니다. 다른쪽 다리에서 이 순서를 반복합니다."

평가:

- **정상적인 가동성**:
  - **엉덩관절 폄**: 테스트하는 쪽 엉덩이와 허벅지는 보상 없이 몸통과 일직선으로 테이블에 평평하게 눕는다.
  - **엉덩관절 모음**: 넙다리뼈는 보상 없이 몸통과 일직선으로 놓인다(벌림되지 않음).
  - **무릎 굽힘**: 무릎은 보상 없이 테이블 가장자리에서 90도로 자연스럽게 떨어진다.
- **엉덩관절 폄 제한**: 테스트하는 허벅지가 테이블에서 들린다.
  - **과활성/단축**: 허리근 및 넙다리곧은근
- **엉덩관절 모음 제한**: 테스트하는 넙다리가 벌림되고 몸통과 일직선이 되지 않는다.
  - **과활성/단축**: 넙다리근막긴장근
- **무릎 굽힘 제한**: 테스트하는 무릎이 약간 신장되고 90도가 아니다.
  - **과활성/단축**: 넙다리곧은근

엉덩관절 검사	설명

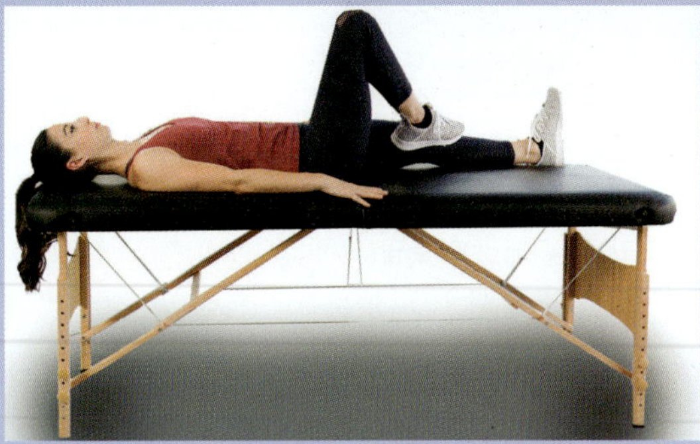

엉덩관절 벌림 및 바깥돌림(모음근 테스트) – 시작

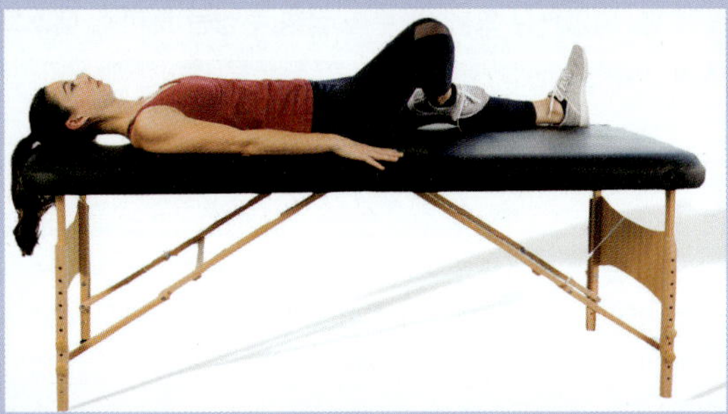

엉덩관절 벌림 및 바깥돌림(모음근 테스트) – 마무리

엉덩관절 벌림 및 바깥돌림(모음근 테스트)

고객 자세: 테이블 위에 반듯이 눕는다.

동작 유형: 수동적

목표 동작: 테스트하는 엉덩관절과 무릎을 45도로 구부린 채 반듯이 눕고, 정확한 각도를 얻기 위해 필요에 따라 반대쪽 다리의 중간 부분, 즉 허벅지와 정강이 사이에 발을 올려놓는다. 테스트하지 않는 다리는 곧게 편다. 테스트하는 다리가 테이블 쪽으로 떨어지도록 수동적으로 이완시킨다. 이것을 반대쪽에서도 반복한다.

구두 안내: "오른쪽 다리를 엉덩관절과 무릎에서 구부려 발을 반대편 정강이로 가져간 다음, 다리를 수동적으로 이완시킵니다. 반대쪽에서도 반복합니다."

평가:

- **정상적인 가동성**: 테스트하는 쪽 엉덩관절과 무릎이 보상 없이 테이블 위에 평평하게 놓인다.
- **벌림 제한**: 테스트하는 다리를 테이블 위에 평평하게 놓을 수 없거나 골반의 반대편에서 보조 동작(예: 테이블에서 들림)과 같은 보상이 보인다.
  - **과활성/단축**: 엉덩관절 모음근 복합체

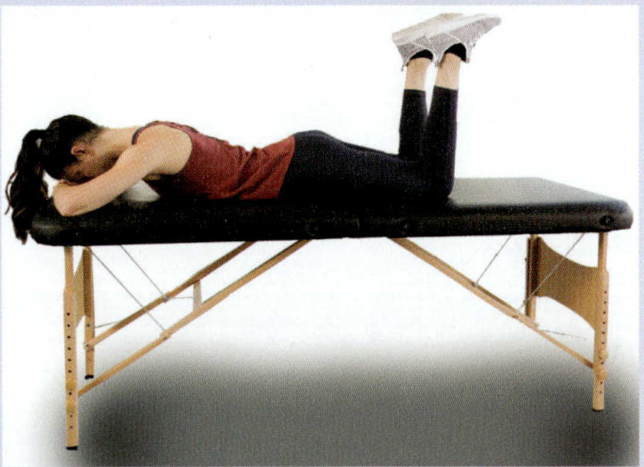

수동적 엉덩관절 안쪽돌림 – 시작

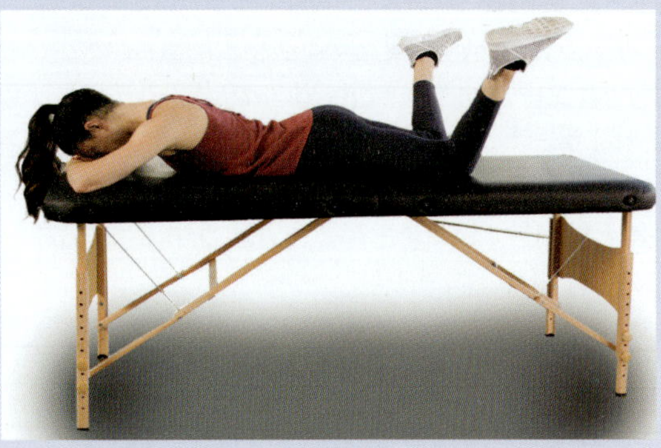

수동적 엉덩관절 안쪽돌림 – 마무리

수동적 엉덩관절 안쪽돌림

고객 자세: 다리를 모으고 테이블 위에 엎드린다.

동작 유형: 수동적

목표 동작: 두 다리를 모으고 엎드려서 무릎이 엉덩이와 일직선이 되고 90도로 구부러지게 한다. 그런 다음 수동적으로 발을 벌리고(구부린 무릎을 유지하면서) 엉덩관절을 안쪽돌림으로 움직인다.

구두 안내: "엎드려서 무릎을 90도로 구부립니다. 그런 다음 긴장을 풀고 발목을 서로 떨어뜨려 테이블 쪽으로 내려놓습니다."

평가:

- **정상적인 가동성**: 정강뼈(정강이)가 보상 없이 테이블과 45도 각도가 될 때까지 엉덩관절을 안쪽으로 돌릴 수 있다.
- **안쪽돌림 제한**: 한쪽 엉덩관절에서 목표 가동성 기준에 도달할 수 없거나 무릎 폄, 엉덩이 들어올리기 또는 벌림과 같은 보상을 보인다.
  - **과활성/단축**: 궁둥구멍근(piriformis), 넙다리네갈래근(quadratus) 및 큰볼기근(gluteus maximus)

엉덩관절 검사	설명
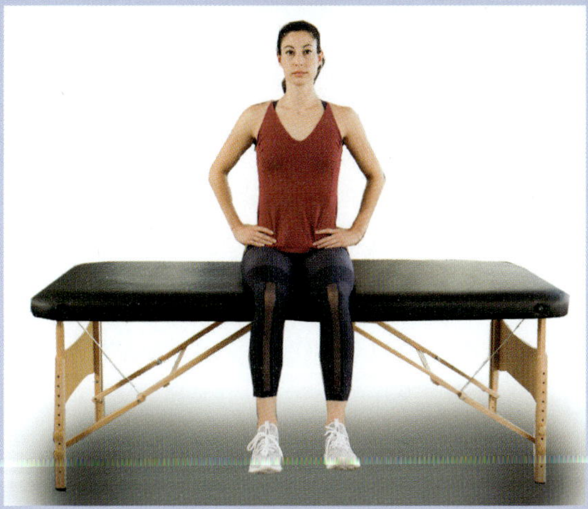 앉은 상태에서 엉덩관절 안쪽돌림 및 바깥돌림–시작 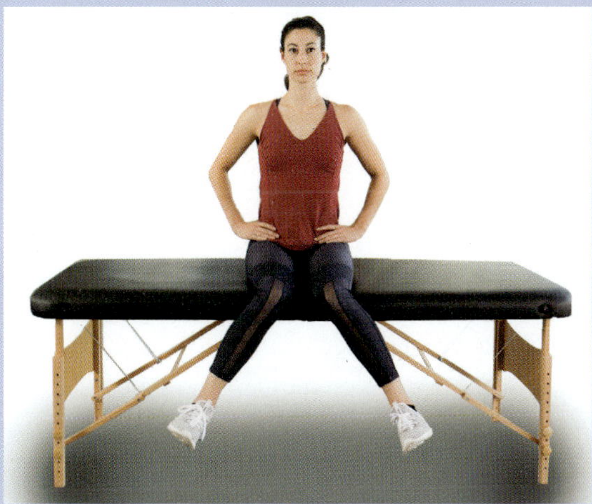 앉은 상태에서 엉덩관절 안쪽돌림 및 바깥돌림–마무리	**앉은 상태에서 엉덩관절 안쪽돌림 및 바깥돌림** **고객 자세**: 테이블 가장자리에 앉아 양 다리를 테이블 옆으로 늘어뜨린다. **동작 유형**: 능동적 **목표 동작**: 똑바른 자세로 앉아 엉덩이에 손을 얹고 양 다리는 테이블 측면으로 늘어뜨린다. LPHC를 통한 보상 없이 한쪽 다리를 최대한 안쪽으로 돌린다. 그런 다음, 다리를 최대한 멀리 바깥으로 돌린다(다른 쪽 다리는 동작을 가능하게 하기 위해 안쪽으로 돌려야 한다). 이것을 반대쪽에서도 반복한다(안쪽돌림은 양쪽으로 수행할 수 있음). **구두 안내**: "똑바른 자세로 테이블 가장자리에 앉아 손을 엉덩이에 얹습니다. 발을 반대쪽 다리에서 멀어지도록 오른쪽 엉덩이를 안쪽으로 돌립니다. 그런 다음 발을 위로 움직여 반대쪽 다리 쪽을 향하여 오른쪽 엉덩이를 바깥쪽으로 돌립니다. 골반을 수평으로 유지하고 등을 곧게 폅니다. 이것을 왼쪽에서도 반복합니다." **평가**: ■ **정상적인 가동성**: 안쪽돌림과 바깥돌림에 대한 보상 없이 정강뼈(정강이)가 벤치나 테이블에 대략 45도 각도가 될 때까지 엉덩관절에서 다리를 능동적으로 돌릴 수 있다. ■ **안쪽돌림 제한**: 한쪽 엉덩관절에서 목표 가동성 기준에 도달할 수 없거나 척추에서 가쪽굽힘 증가, 엉덩관절 올림, 엉덩관절 벌림 또는 척추 굽힘이나 폄과 같은 보상을 보인다. • **과활성/단축**: 궁둥구멍근, 위쌍둥이근(gemellus superior), 아래쌍둥이근(gemellus inferior), 속폐쇄근(obturator internus), 바깥폐쇄근(obturator externus), 넙다리네모근(quadratus femoris) 및 큰볼기근 ■ **바깥돌림 제한**: 한쪽 엉덩관절에서 목표 가동성 기준에 도달할 수 없거나 척추의 가쪽굽힘 증가, 엉덩관절 올림, 엉덩관절 벌림 또는 척추 굽힘이나 폄과 같은 보상을 보인다. • **과활성/단축**: 넙다리근막긴장근, 작은볼기근(gluteus minimus), 중간볼기근(앞쪽섬유) 및 엉덩관절 모음근

*Ferber et al., 2010; Harvey, 1998; Peeler & Anderson, 2008b

트레이닝 팁

모든 환경에서 평가를 수행하기 적합한 치료 테이블에 접근할 수 있는 것은 아니다. 어깨 굽힘과 같은 일부 평가는 서 있는 동안 수행할 수 있다. 무릎 굽힘/폄 또는 수동적 안쪽돌림과 같은 다른 평가는 바닥에 있는 운동 매트에서도 쉽게 수행할 수 있다. 수정된 토마스 테스트와 같은 평가를 위해서는 두 개의 플라이오메트릭 상자 또는 벤치를 함께 배치하여 평평하고 솟아오른 표면을 만들면 된다.

어깨-팔꿈치-손목 검사

어깨의 움직임 손상은 팔의 운동 제한과 종종 관련이 있다. 넙다리네갈래근과 햄스트링 복합체에 무릎과 엉덩관절을 가로지르는 부분이 있는 것과 마찬가지로, 위팔두갈래근(biceps brachii)과 위팔세갈래근(triceps brachii)에는 어깨뼈에서 시작하여 팔이음뼈와 팔꿈치를 가로지르는 갈래(각각 2개와 1개)가 있다. 어깨, 팔꿈치, 손목의 건강은 서로 연관되어 있다.

어깨-팔꿈치 가동성 평가는 어깨와 머리/목 운동 사슬 체크포인트에서 움직임 보상을 보이는 고객을 대상으로 수행해야 한다. 고객은 OHSA 중에 어깨뼈 올림, 어깨뼈 돌출을 보이거나 팔이 앞으로 떨어질 경우 상체에 움직임 제한이 있을 수 있다. 어깨이음뼈, 오목위팔관절, 팔꿈치 및 손목에 대한 가동성 테스트는 특정 제한을 식별하는 데 도움이 될 수 있으므로 교정 운동 전문가는 각 고객에 맞는 보다 개별화된 상체 교정 운동 프로그램을 만들 수 있다. 어깨, 팔꿈치 및 손목의 가동성을 가장 잘 살펴보기 위해 교정 운동 전문가는 어깨 테스트로 시작한 다음 어깨에서 제한이 발견되면 팔꿈치와 손목으로 진행해야 한다.

또한 일부 고객은 오버헤드 덤벨 프레스를 할 때와 같이 머리 위로 팔을 완전히 펴지 못할 수도 있다. 고객이 주요 움직임 패턴 중에 팔을 곧게 펼 수 없다면 팔꿈치와 손목의 가동성이 원인일 수 있으므로 과활성/단축되어 팔꿈치가 완전히 펴지지 못하도록 방해하는 근육을 식별하기 위해 평가를 수행해야 한다.

어깨 복합체

어깨 검사	설명
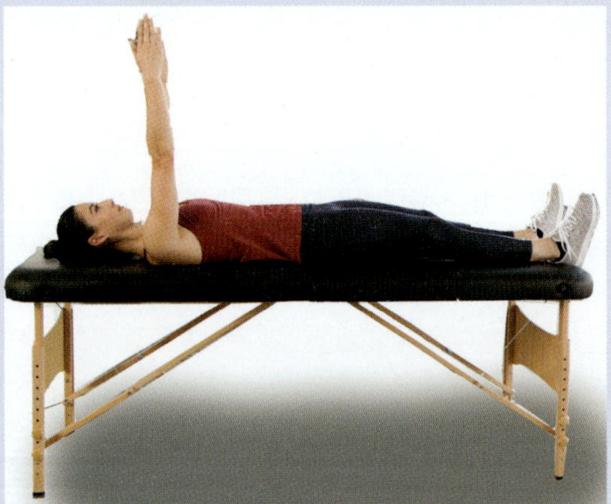 어깨 굽힘–시작 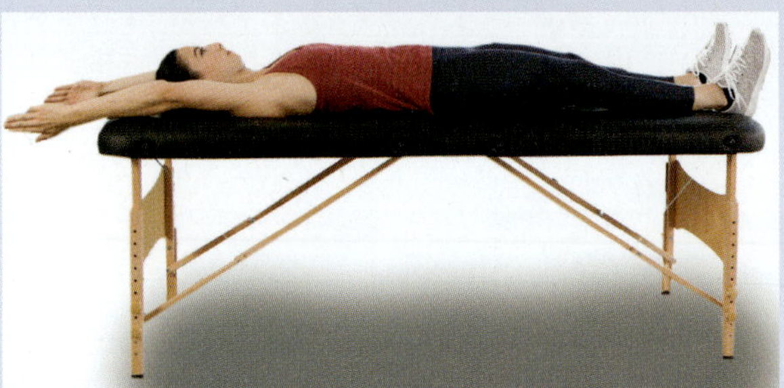 어깨 굽힘–마무리	**어깨 굽힘(넓은등근 길이 테스트)** **고객 자세**: 벽에 기대어 서거나 바닥이나 테이블에 반듯이 누워 엉덩이와 다리를 곧게 편다. 또는 더 편하다면 엉덩관절을 구부리고 무릎을 굽히며 발을 평평하게 하고 손바닥을 마주 보게 한다. **동작 유형**: 수동적(눕기), 능동적(서기) **목표 동작**: 양팔을 머리 위로 가능한 멀리 올린(굽힘) 다음 그 자세에서 수동적으로 이완한다. **구두 안내**: "양팔을 머리 위로 가능한 한 멀리 올리고 그 자세를 유지하면서 긴장을 풉니다." **평가**: ■ **정상적인 가동성**: 위팔을 보상 없이 몸통의 가쪽 정중선과 일직선으로 머리 위로 뻗는다. ■ **어깨 굽힘 제한**: 몸통과 일직선으로 팔을 뻗을 수 없거나 팔꿈치 굽힘, 허리뼈 폄, 흉곽 확장(flaring) 또는 어깨 올림(어깨를 으쓱함)과 같은 보상을 보인다. • **과활성/단축**: 넓은등근, 큰원근 및 큰가슴근(하부 섬유)

어깨 검사	설명
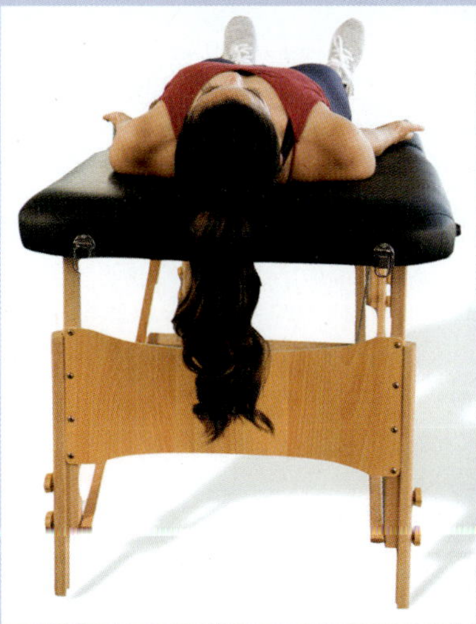 어깨 뒤당김 평가	**어깨 뒤당김(작은가슴근 테스트)** **고객 자세**: 테이블 위에 다리를 뻗고 똑바로 눕는다. **동작 유형**: 수동적 **목표 동작**: 팔꿈치를 펴고 손바닥이 위로 향한 채 양팔을 몸의 측면에 놓는다. **구두 안내**: "팔꿈치를 펴고 손바닥이 위로 향한 채 양팔을 몸의 측면에 놓습니다. **평가**: ▪ **정상적인 가동성**: 다른 운동 사슬 체크포인트에서 보상 없이 테이블에 어깨를 평평하게 놓을 수 있다. ▪ **어깨 뒤당김 제한**: 어깨가 테이블에서 떨어진 높이에 놓이거나 허리뼈 폄, 목 폄, 흉곽 확장 또는 양팔의 보조 동작과 같은 보상을 보인다. • **과활성/단축**: 들린 어깨와 같은 쪽의 작은가슴근 또는 보상
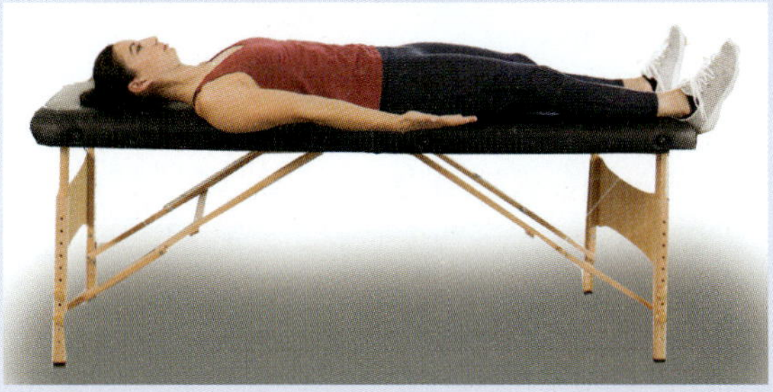 어깨 폄–시작 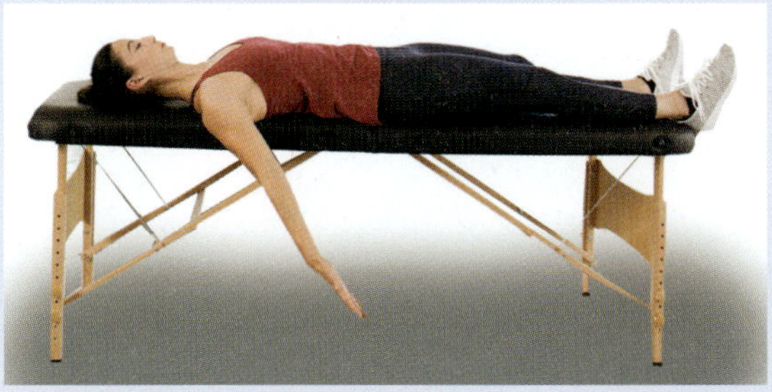 어깨 폄–마무리	**어깨 폄** **고객 자세**: 서 있거나 테이블 위에 반듯이 눕는다. **동작 유형**: 수동적(눕기), 능동적(서기) **목표 동작**: 팔꿈치와 손목을 곧게 편 상태에서 편안하게 팔을 뒤로 뻗는다. **구두 안내**: "팔을 최대한 뒤로 뻗은 다음 다른 팔도 반복합니다." **평가**: ▪ **정상적인 가동성**: 보상 없이 약 45도(수평선과 벽 사이의 중간) 이상의 폄에 다다를 수 있다. ▪ **어깨 폄 제한**: 목표 가동성 기준에 도달할 수 없거나 팔꿈치 굽힘, 어깨 들림 또는 테스트 어깨의 어깨뼈가 위로 기울어지고 내미는 것과 같은 보상을 보인다. • **과활성/단축**: 앞어깨세모근(anterior deltoid), 큰가슴근(상부 섬유), 부리위팔근(coracobrachialis), 위팔두갈래근

어깨 검사	설명
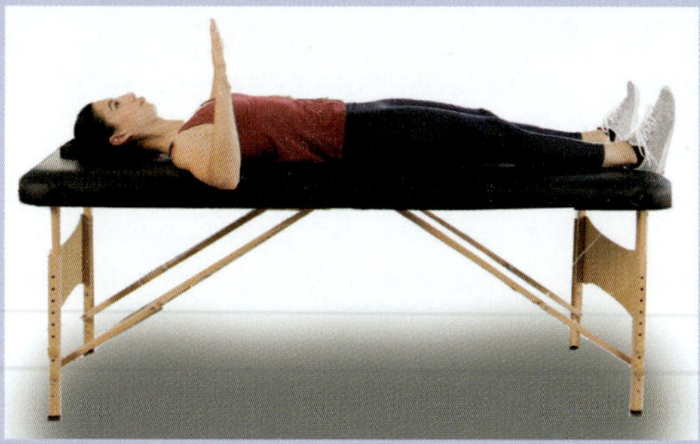 시작 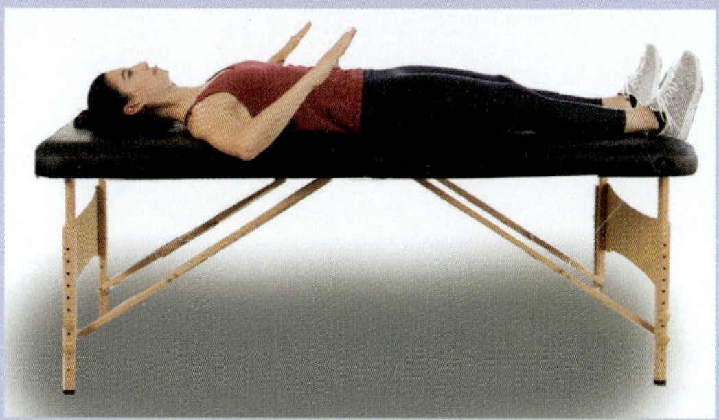 어깨 안쪽돌림 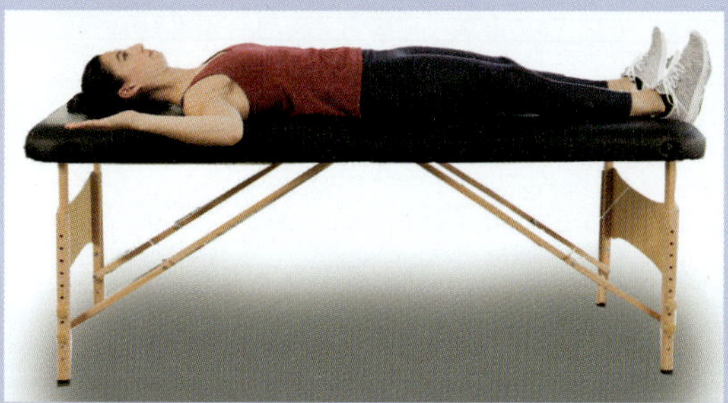 어깨 바깥돌림	**어깨 안쪽돌림 및 바깥돌림** **고객 자세**: 벽에 기대어 서거나 바닥이나 테이블에 반듯이 누워 엉덩관절과 다리를 곧게 편다. 또는 더 편하다면 엉덩관절을 구부리고 무릎을 굽히며 발을 평평하게 한다. **동작 유형**: 능동적 **목표 동작**: 어깨와 팔꿈치를 벌림하고 90도로 구부린 상태에서 팔을 테이블이나 바닥으로 향해 아래쪽으로 돌린다. 돌림은 오목위팔관절에서만 발생한다. 그런 다음 팔을 뒤로 돌려 손등을 테이블 평면이나 바닥에 닿게 하려고 시도한다. **구두 안내**: "팔을 옆으로 뻗고 팔꿈치를 구부린 상태에서 팔과 손을 테이블 쪽으로 앞으로 돌립니다. 그런 다음 팔과 손을 테이블 쪽으로 뒤로 돌립니다." **평가**: ■ **정상적인 가동성**: • **안쪽돌림**: 보상 없이 테이블 근처(약 45도와 테이블 사이의 중간)까지 아래팔/손을 앞으로 돌릴 수 있다. • **바깥돌림**: 보상 없이 테이블의 평면에 거의 닿거나 팔뚝/손을 뒤로 돌릴 수 있다. ■ **안쪽돌림 제한**: 고객이 목표 가동성 기준에 도달할 수 없거나, 테스트하는 어깨가 테이블에서 올라가거나 내밀어지며 팔꿈치 굽힘의 변화 또는 손목 굽힘과 같은 보상을 보인다. • **과활성/단축**: 작은원근(teres minor) 및 가시아래근(infraspinatus) ■ **바깥돌림 제한**: 목표 가동성 기준에 도달할 수 없거나 팔꿈치 굽힘, 어깨 들림, 흉곽 확장 또는 손목 폄 등의 변화와 같은 보상을 보인다. • **과활성/단축**: 어깨밑근(subscapularis), 큰원근, 넓은등근 및 큰가슴근

팔꿈치와 손목

팔꿈치와 손목 검사	설명

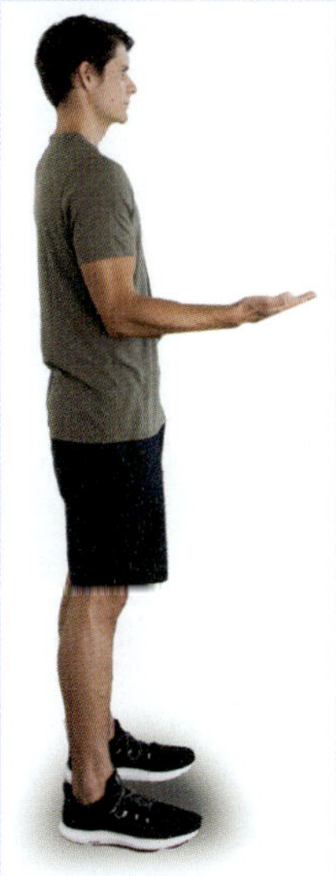

시작

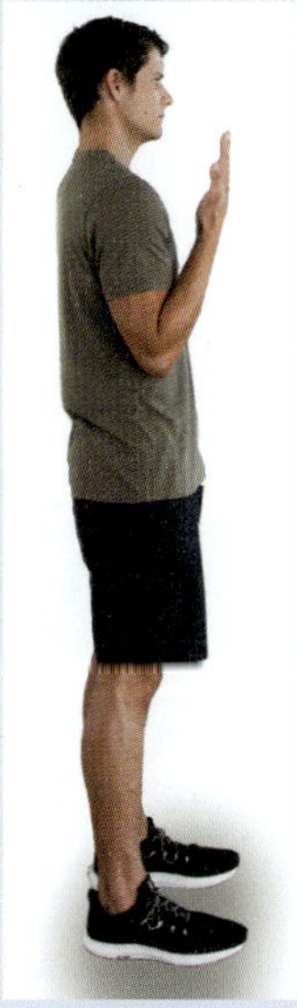

팔꿈치 굽힘

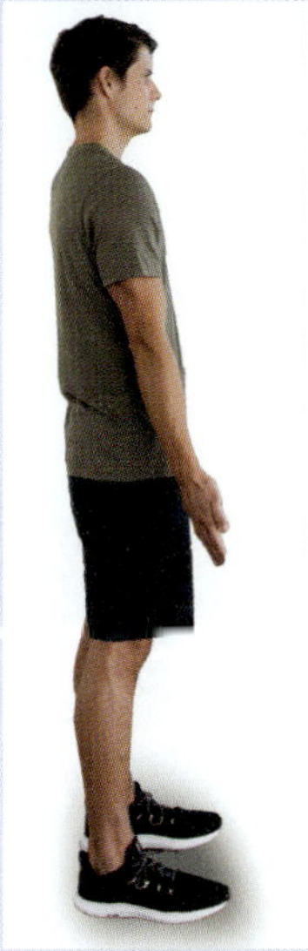

팔꿈치 폄

팔꿈치 굽힘 및 폄

고객 자세: 앉거나 선다.

동작 유형: 능동적

목표 동작: 팔을 옆으로 하고 똑바로 서서 손목을 중립으로 유지하면서 팔꿈치를 구부렸다가(굽힘) 편다(폄).

구두 안내: "팔꿈치를 옆으로 하고 손목을 똑바로 유지한 상태에서 팔꿈치를 최대한 구부린 다음 최대한 곧게 폅니다."

평가:

- **정상적인 가동성**:
  - **굽힘**: 손이 보상 없이 거의 어깨 전면에 닿는다.
  - **폄**: 팔꿈치가 보상 없이 완전히 펴진다.
- **팔꿈치 굽힘 제한**: 목표 가동성 기준에 도달할 수 없거나 손목 굽힘과 같은 보상을 보인다.
  - **과활성/단축**: 세갈래근(triceps) 그룹
- **팔꿈치 폄 제한**: 목표 가동성 기준에 도달할 수 없거나 손목 폄과 같은 보상을 보인다.
  - **과활성/단축**: 위팔두갈래근(biceps brachii), 위팔근(brachialis), 위팔노근(brachioradialis) 및 원엎침근(pronator teres)

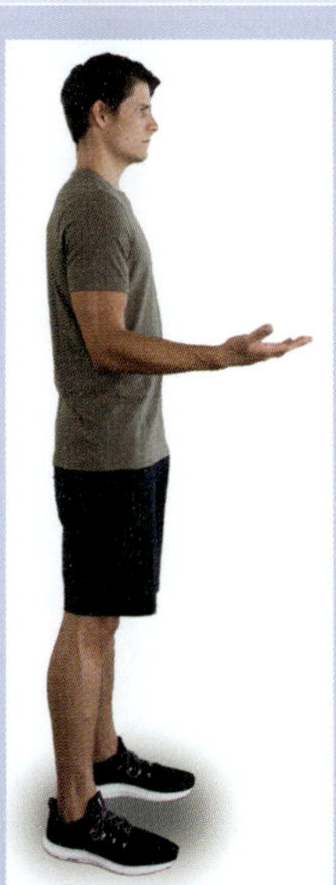

시작

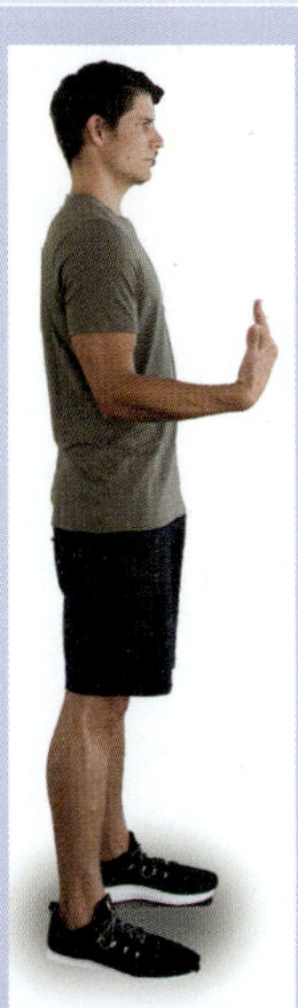

손목 굽힘

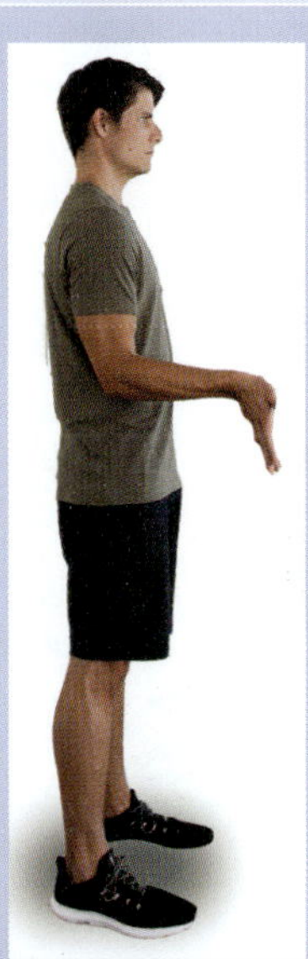

손목 폄

손목 굽힘 및 폄

고객 자세: 앉거나 선다.

동작 유형: 능동적

목표 동작: 팔꿈치를 몸에 대어 90도로 구부리고 손바닥을 위로 향하게 한 상태에서 손목을 아래로 구부렸다가(폄) 위로 구부린(굽힘) 다음 다른 쪽 팔에서 반복한다.

구두 안내: "팔꿈치를 구부린 상태에서 손목을 아래로 구부린 다음 위로 구부립니다. 다른 쪽 팔로도 반복합니다."

평가:

- **정상적인 가동성**:
  - **굽힘**: 손목이 보상 없이 거의 90도로 구부러진다.
  - **폄**: 손목이 보상 없이 90도 가까이 구부러진다.
- **굽힘 제한**: 목표 가동성 기준에 도달할 수 없거나 손가락과 팔꿈치에 보조 동작과 같은 보상을 보인다.
  - **과활성/단축**: 손목 폄근[긴노쪽손목폄근(extensor carpi radialis longus), 짧은노쪽손목폄근(extensor carpi radialis brevis), 자쪽손목폄근(extensor carpi ulnaris)]
- **폄 제한**: 고객이 목표 가동성 기준에 도달할 수 없거나 손가락과 팔꿈치의 보조 동작과 같은 보상을 보인다.
  - **과활성/단축**: 손목 굽힘근[노쪽손목굽힘근(flexor carpi radialis), 자쪽손목굽힘근(flexor carpi ulnaris) 및 긴손바닥근(palmaris longus)]

목가슴 가동성

엉덩관절 위에서 정적인 부정렬이 관찰되거나 어깨나 머리/목에서 움직임 보상이 관찰되는 경우 목가슴 가동성 평가를 수행해야 한다. OHSA 중에 거북목 자세, 어깨뼈 들림 또는 팔이 앞으로 떨어지는 현상을 보이는 고객은 상체의 유연성과 ROM 제한을 드러낼 수 있다. 목과 가슴(목가슴; cervicothoracic) 부위에 대한 추가 테스트는 특정 제한을 식별하는 데 도움이 될 수 있으므로 교정 운동 전문가는 각 고객에 맞춰 보다 개별화된 상체 교정 운동 프로그램을 만들 수 있다. 목가슴 유연성과 ROM 탐색을 가장 잘하기 위해 교정 운동 전문가는 목뼈 테스트에서 시작하여 등뼈까지 진행해야 한다.

유용한 힌트

교정 운동 전문가는 원하는 동작에 대한 지침을 명확히 제공하는 것이 좋다. 해석의 편의를 위해 각 가동성 평가는 신체에서 관찰할 수 있는 표식(landmark)으로 설명되는 표준 정상 ROM 값과 돌림 각도의 대략적인 시각 추정치를 보여준다. ROM 제한이 있는 사람은 보상 없이 영향을 받는 관절에서 통증이 없는 완전한 ROM을 통해 움직일 수 없다. 관찰된 관절의 가동성은 정상 또는 제한으로 표시할 수 있다.

목뼈

목뼈 검사	설명
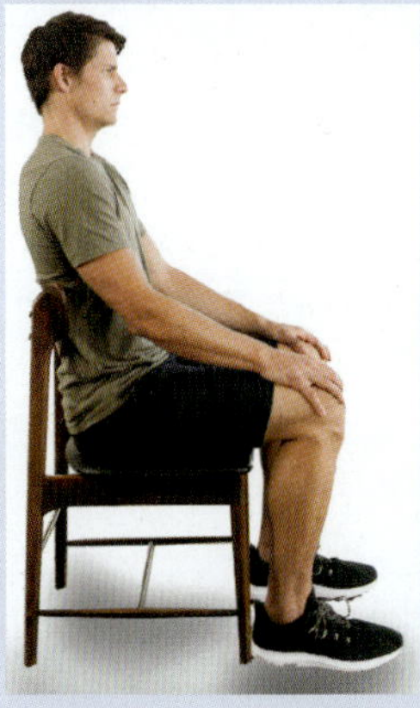 시작 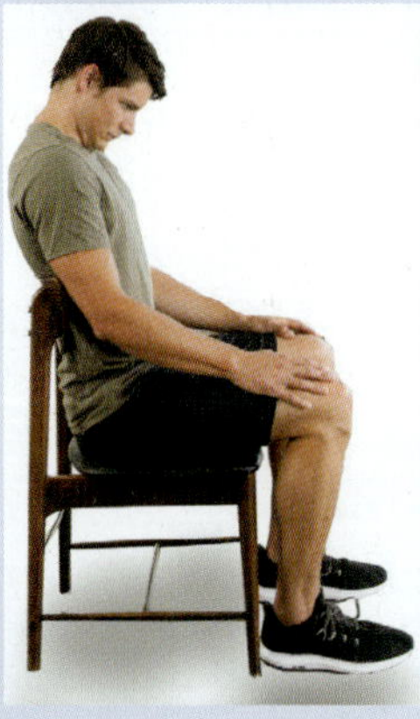 목 굽힘 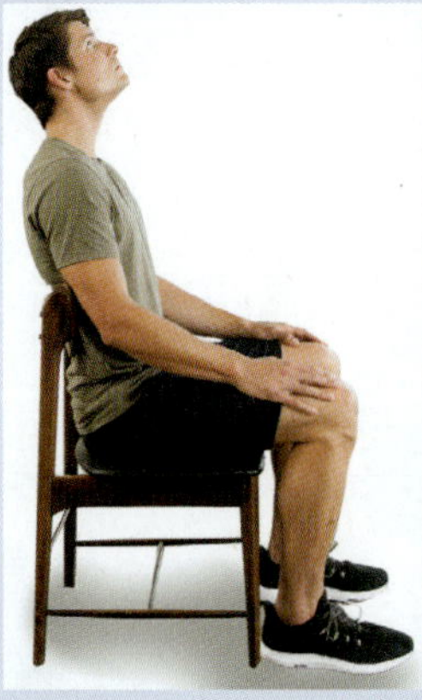 목 폄	**목 굽힘 및 폄** **고객 자세**: 서 있거나 앉는다. **동작 유형**: 능동적 **목표 동작**: 앉아서 목을 가슴 쪽으로 구부렸다가(굽힘) 천장을 향해 위로 들어올린다(폄). **구두 안내**: "턱을 복장뼈까지 내렸다가 입을 다물고 가능한 한 멀리 목을 들어 천장을 올려다봅니다." **평가**: ■ **정상적인 가동성**: • **굽힘**: 턱이 아무런 보상 없이 복장뼈에 닿는다. • **폄**: 얼굴이 보상 없이 수평선과 거의 평행하다. ■ **굽힘 제한**: 목표 가동성 기준에 도달할 수 없거나 어깨를 통한 움직임 또는 목 돌림과 같은 보상을 보인다. • **과활성/단축**: 척주세움근, 깊은 목폄근 및 위등세모근 ■ **폄 제한**: 목표 가동성 기준에 도달할 수 없거나 어깨를 통한 움직임 또는 목 돌림과 같은 보상을 보인다. • **과활성/단축**: 목빗근(sternocleidomastoid) 및 깊은 목 굽힘근

목뼈 검사	설명

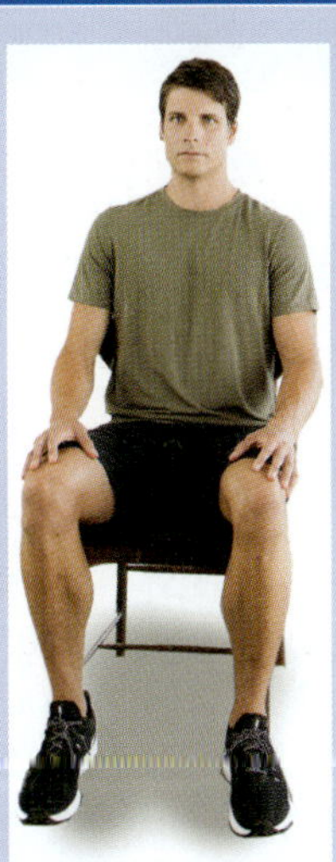

목 돌림–시작

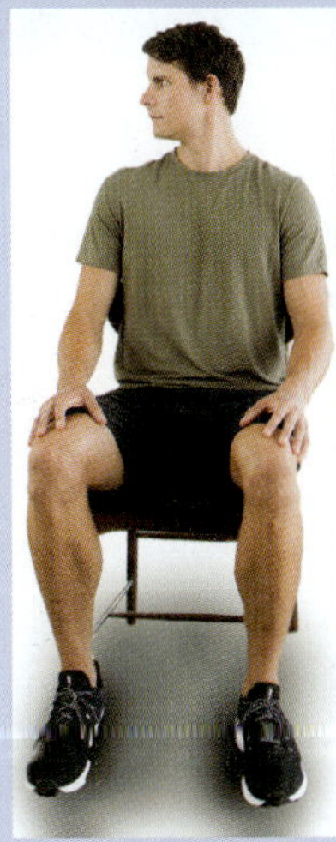

목 돌림–운동1

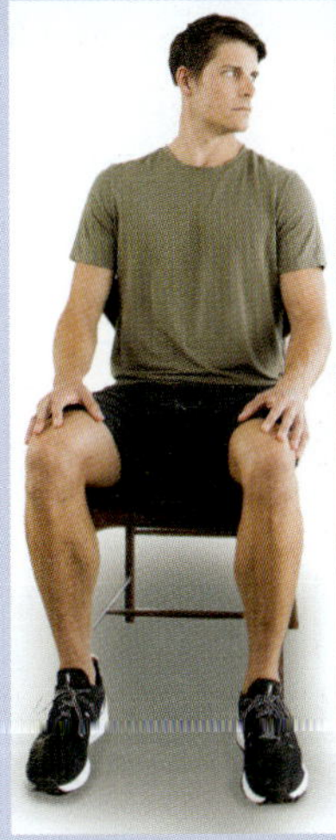

목 돌림–운동2

목 돌림

고객 자세: 서 있거나 앉는다.

동작 유형: 능동적

목표 동작: 앉아서 목을 돌려 오른쪽과 왼쪽 어깨 너머로 본다.

구두 안내: "가능한 한 편안하게 목을 돌려 오른쪽 어깨와 왼쪽 어깨 너머로 바라봅니다."

평가:

- **정상적인 가동성**: 코가 보상 없이 쇄골 위에서 어깨 끝까지 정렬된다.
- **돌림 제한**: 목표 가동성 기준에 도달할 수 없거나 어깨 또는 목 폄, 굽힘 또는 가쪽굽힘과 같은 보상을 보인다.
  - **과활성/단축**: 관찰된 제한의 반대편에 있는 목빗근 및 목갈비근(scalenes)

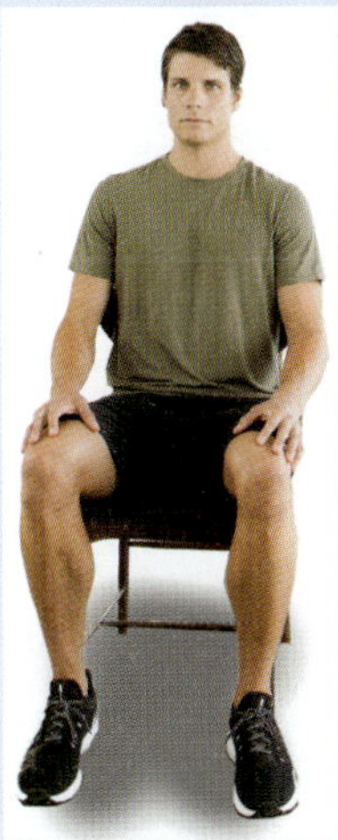

목 가쪽굽힘–시작

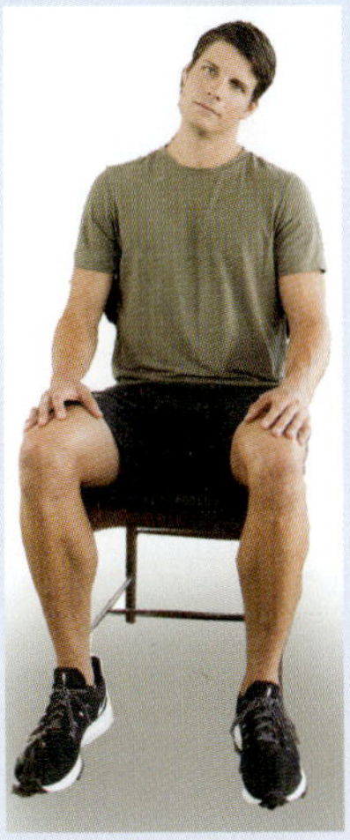

목 가쪽굽힘–운동1

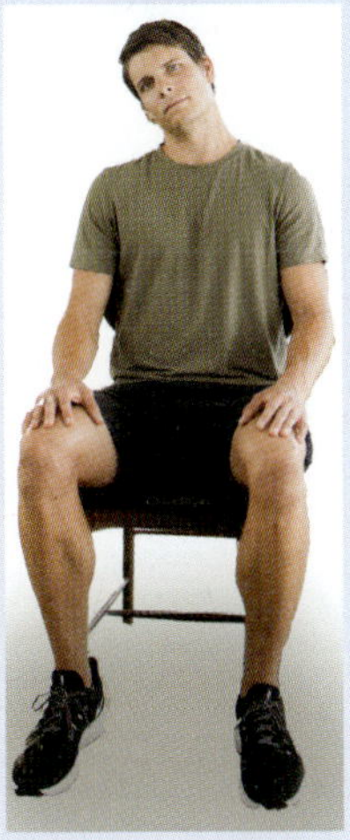

목 가쪽굽힘–운동2

목 측면 굽힘(가쪽굽힘)

고객 자세: 서 있거나 앉는다.

동작 유형: 능동적

목표 동작: 앉아서 보상 없이 목을 좌우로 최대한 멀리 굽힌다(가쪽굽힘).

구두 안내: "귀를 가능한 한 편안하게 오른쪽 어깨 쪽으로 가져간 다음 다시 왼쪽으로 가져갑니다."

평가:

- **정상적인 가동성**: 머리를 보상 없이 양쪽에서 대략 45도 각도로 기울일 수 있다.
- **측면 굽힘 제한**: 목표 가동성 기준에 도달할 수 없거나 목 돌림과 같은 보상을 보인다.
  - **과활성/단축**: 관찰된 제한의 반대편에 있는 목빗근 및 목갈비근, 척주세움근

유용한 힌트

관절 가동성을 평가할 때 항상 짝힘의 개념을 염두에 둔다. 관절이 사용 가능한 전체 ROM을 달성하고 최적으로 기능하기 위해서는 모든 측면의 근육이 올바른 길이-장력 관계와 균형을 이루어야 한다. 따라서 가동성이 한 방향으로 제한될 경우, 관찰된 제한의 반대쪽 근육이 과활성/단축되어 해당 관절이 계속 움직일 수 있는 범위를 제한한다. 예를 들어, 머리를 왼쪽으로 돌릴 때 가동성이 제한되는 사람이 있다면 목의 오른쪽 근육이 해당 ROM을 억제하고 있다는 것을 의미하며, 그 반대도 마찬가지이다. 이 개념은 신체의 모든 관절의 움직임에 적용될 수 있다.

등뼈

등뼈 검사	설명

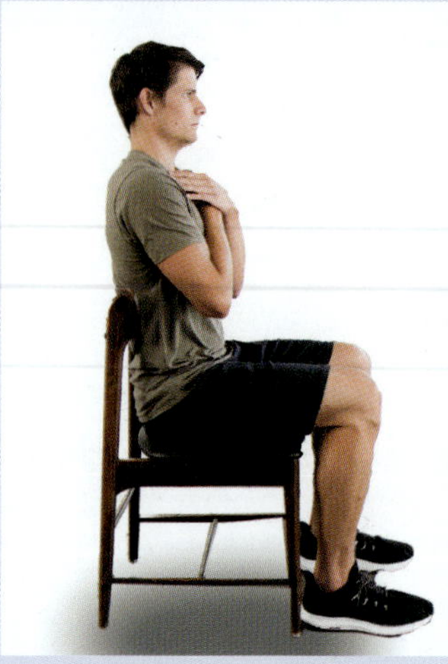

가슴 폄–시작

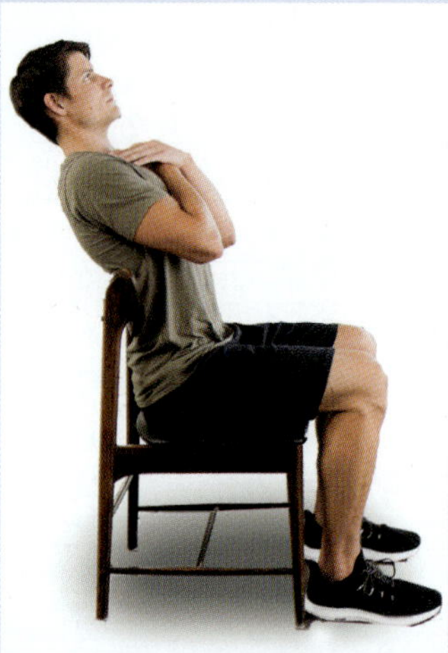

가슴 폄–마무리

가슴 폄

고객 자세: 등받이가 낮은 표준 의자에 앉아서 손과 팔을 가슴 위로 교차하고 허리뼈와 목뼈는 전체적으로 중립으로 둔다. 의자 등받이는 어깨뼈 바로 아래에 오는 높이로 한다.

동작 유형: 능동적

목표 동작: 가능한 한 편안하게 의자 위로 등 중앙을 아치형으로 만든다.

구두 안내: "팔을 가슴 위로 교차시킵니다. 갈비뼈와 허리를 제자리에 두고 목을 몸통과 일직선으로 유지하면서 의자를 기울이지 않고 가능한 한 등 중앙을 의자 등받이 위로 기울여 아치를 만듭니다."

평가:

- **정상적인 가동성**: 등 상부와 머리가 뒤로 기울어져 어깨 위쪽이 의자 등받이를 지나 펴지고(가슴은 약 25도로 폄) 복장뼈는 보상 없이 수평선과 거의 평행하다.
- **가슴 폄 제한**: 목표 가동성 기준에 도달할 수 없거나 목 폄, 갈비뼈 확장 또는 허리 폄 등의 보상을 보인다.
    - **과활성/단축**: 배곧은근, 배속빗근 및 배바깥빗근

등뼈 검사	설명
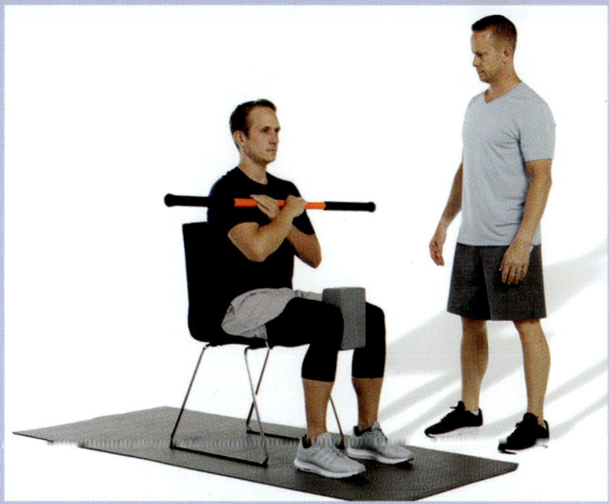 앉은 상태에서 가슴 돌림–시작 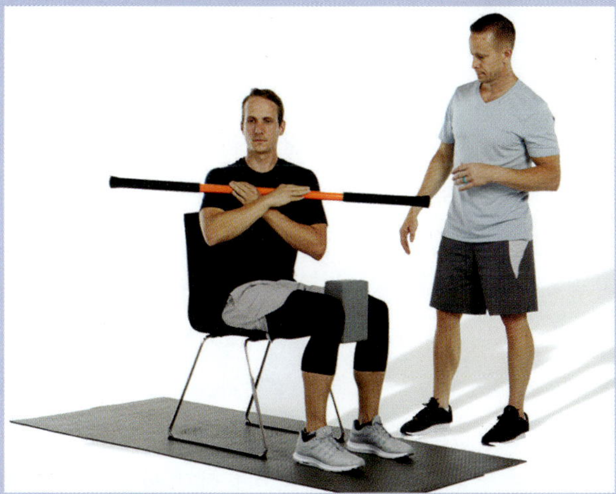 앉은 상태에서 가슴 돌림–운동1 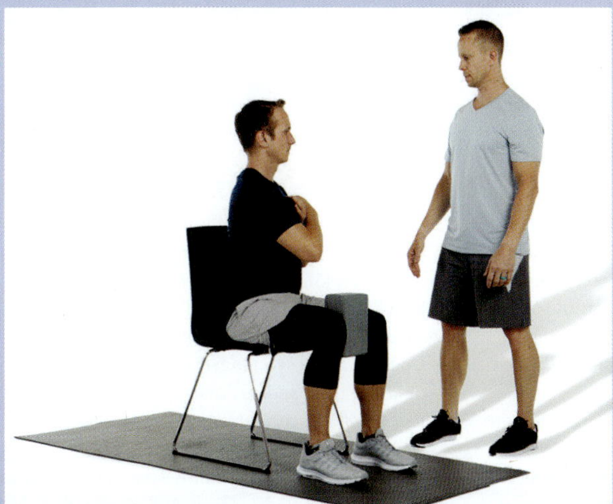 앉은 상태에서 가슴 돌림–운동2	**앉은 상태에서 가슴 돌림** **고객 자세**: 막대기나 맞춤 봉을 잡고 손을 몸 앞에 교차시키는 자세로 앉는다. 무릎 사이에 메디신볼 또는 폼 롤러를 끼워 하체를 안정시킨다. 어깨뼈가 뒤당김되고 내림되어 있는지 확인한다. **동작 유형**: 능동적 **목표 동작**: 고객은 무릎 사이에 볼이나 폼 롤러를 끼고 제자리에 앉아 목뼈를 중립적으로 유지한다. 그런 다음 가능한 한 상체를 양쪽으로 돌린다. **구두 안내**: "막대기를 팔짱 낀 팔과 가슴 사이에 댑니다. 무릎 사이에 폼 롤러를 끼고 앞을 보며 코를 복장뼈와 일직선으로 유지한 채 몸통을 최대한 오른쪽으로 돌린 다음 왼쪽으로 돌립니다." **평가**: ■ **정상적인 가동성**: 복장뼈(또는 막대기)가 보상 없이 시작 위치에서 양쪽으로 약 45도 돌아간다. ■ **가슴 돌림 제한**: 목표 가동성 기준에 도달할 수 없거나 척추의 가쪽굽힘, 전방 또는 후방으로 기울어짐, 어깨 내밂과 같은 보상을 보인다. • **과활성/단축**: 배곧은근, 배속빗근, 배바깥빗근 및 제한 반대쪽의 척주세움근

트레이닝 팁

고객이 특별한 움직임을 보이며, 현저한 가동성의 제한을 보이는 경우에는 잠재적으로 과활성/단축된 것으로 확인된 근육을 억제하고 신장하는 것(교정 운동 연속체의 1단계와 2단계)이 좋다. 그러나 고객이 이러한 테스트에서 정상적인 가동성을 보이는 경우에는 이전의 정적 평가와 움직임 평가에서 잠재적으로 저활성/신장된 것으로 확인된 근육을 활성화하는 데 중점을 두어야 한다.

요약

가동성 평가를 통해 교정 운동 전문가는 잠재적인 유연성 제한을 보다 포괄적으로 살펴볼 수 있다. 이 평가 단계는 정적 평가와 움직임 평가 중에 관찰된 사항을 개선하고, 교정 운동 프로그램에 초점을 맞추며 지속적인 재평가를 통해 프로그램 효과를 모니터링하는 방법을 제공하기 위한 것이다. 기본적으로 이전 평가에서 운동 사슬 체크포인트에서 정적 부정렬 또는 움직임 손상이 확인된 경우, 해당 체크포인트에서 표적 가동성 평가를 수행하여 손상이 주로 과활성의 결과인지 저활성 근조직의 결과인지를 결정해야 한다. 가동성 제한이 발견되면 영향을 받는 관절의 한쪽에 과활성/단축된 근육이 있다는 것을 의미하며, 이는 관절이 계속해서 움직일 수 있는 범위를 제한한다. 반대로, 가동성 제한이 발견되지 않았지만 움직임 평가 중에 손상이 발견된 경우, 이는 움직임 손상이 주로 저활성/신장된 것으로 확인된 근육의 신경근 조절 결핍 때문이라는 것을 의미한다.

교정 운동 프로세스에서 사용하기 위해 선택한 가동성 평가는 가장 좋은 근거를 제공하며 교정 운동 전문가가 흔히 사용할 수 있다. NASM은 쉽게 해석할 수 있도록 관찰 가능한 신체 표식(landmark)을 사용하도록 권장한다. 다른 테스트 및 측정 방법이 존재하지만, 뒷받침할 만한 좋은 근거가 없거나 전문 장비와 교육이 필요할 수 있다. 교정 운동에서는 고객의 정적 자세, 움직임 및 가동성을 평가한 후 운동 중에 교정 운동 연속체를 적용하기 시작하여 1단계와 2단계에서 과활성/단축된 것으로 확인된 근육을 억제 및 신장하고, 3단계에서 저활성/신장된 근육을 활성화한 다음, 4단계에서 이러한 교정 단계를 기능적 운동 패턴으로 통합한다.

참고 문헌

Baumbach, S. F., Braunstein, M., Seeliger, F., Borgmann, L., Böcker, W., & Polzer, H. (2016). Ankle dorsiflexion: What is normal? Development of a decision pathway for diagnosing impaired ankle dorsiflexion and M. gastrocnemius tightness. *Archives of Orthopaedic and Trauma Surgery, 136*(9), 1203–1211. https://doi.org/10.1007/s00402-016-2513-x

Behm, D. G., Blazevich, A. J., Kay, A. D., & McHugh, M. (2016). Acute effects of muscle stretching on physical performance, range of motion, and injury incidence in healthy active individuals: A systematic review. *Applied Physiology, Nutrition, and Metabolism, 41*(1), 1–11. https://doi.org/10.1139/apnm-2015-0235

Bhimani, R., & Carney-Anderson, L. (2017). Lived experiences of muscle tightness symptoms from patients' perspectives. *Journal of Neuroscience Nursing, 49*(5), 280–285. https://doi.org/10.1097/jnn.0000000000000302

Bhimani, R. H., Gaugler, J. E., & Skay, C. (2017). Understanding symptom experiences of muscle tightness from patients' and clinicians' perspectives. *Journal of Clinical Nursing, 26*(13–14), 1927–1938. https://doi.org/10.1111/jocn.13506

Bonser, R. J., Hancock, C. L., Hansberger, B. L., Loutsch, R. A., Stanford, E. K., Zeigel, A. K., Baker, R. T., May, J., Nasypany, A., & Cheatham, S. (2017). Changes in hamstring range of motion after neurodynamic sciatic sliders: A critically appraised topic. *Journal of Sport Rehabilitation*, *26*(4), 311–315. https://doi.org/10.1123/jsr.2015-0166

Caravaggi, P., Pataky, T., Goulermas, J. Y., Savage, R., & Crompton, R. (2009). A dynamic model of the windlass mechanism of the foot: Evidence for early stance phase preloading of the plantar aponeurosis. *Journal of Experimental Biology*, *212*(Pt 15), 2491–2499. https://doi.org/10.1242/jeb.025767

Castellote-Caballero, Y., Valenza, M. C., Martín-Martín, L., Cabrera-Martos, I., Puentedura, E. J., & Fernández-de-Las-Peñas, C. (2013). Effects of a neurodynamic sliding technique on hamstring flexibility in healthy male soccer players. A pilot study. *Physical Therapy in Sport*, *14*(3), 156–162. https://doi.org/10.1016/j.ptsp.2012.07.004

Cejudo, A., Ayala, F., De Baranda, P. S., & Santonja, F. (2015). Reliability of two methods of clinical examination of the flexibility of the hip adductor muscles. *International Journal of Sports Physical Therapy*, *10*(7), 976–983.

Chang, K. V., Hung, C. Y., Li, C. M., Lin, Y. H., Wang, T. G., Tsai, K. S., & Han, D. S. (2015). Reduced flexibility associated with metabolic syndrome in community-dwelling elders. *PLoS One*, *10*(1), e0117167. https://doi.org/10.1371/journal.pone.0117167

Çinar-Medeni, Ö., Atalay Guzel, N., & Basar, S. (2016). Mild hallux valgus angle affects single-limb postural stability in asymptomatic subjects. *Journal of Back and Musculoskeletal Rehabilitation*, *29*(1), 117–121. https://doi.org/10.3233/bmr-150606

Cools, A. M., De Wilde, L., Van Tongel, A., Ceyssens, C., Ryckewaert, R., & Cambier, D. C. (2014). Measuring shoulder external and internal rotation strength and range of motion: Comprehensive intra-rater and inter-rater reliability study of several testing protocols. *Journal of Shoulder and Elbow Surgery*, *23*(10), 1454–1461. https://doi.org/10.1016/j.jse.2014.01.006

Cuellar, J. M., & Lanman, T. H. (2017). "Text neck": An epidemic of the modern era of cell phones? *The Spine Journal*, *17*(6), 901–902. https://doi.org/10.1016/j.spinee.2017.03.009

Cusack, J., Shtofmakher, G., Kilfoil, R. L., Jr., & Vu, S. (2014). Improved step length symmetry and decreased low back pain with the use of a rocking-soled shoe in a patient with unilateral hallux rigidus. *BMJ Case Reports*, *2014*. https://doi.org/10.1136/bcr-2014-206408

Dawood, M., Van, R. A. J., Bekker, P. J., & Korkie, E. (2018). Inter- and intra-rater reliability of a technique assessing the length of the latissimus dorsi muscle. *South African Journal of Physiotherapy*, *74*(1), 1–7.

Earl-Boehm, J. E., Bolgla, L. A., Emory, C., Hamstra-Wright, K. L., Tarima, S., & Ferber, R. (2018). Treatment success of hip and core or knee strengthening for patellofemoral pain: Development of clinical prediction rules. *Journal of Athletic Training*, *53*(6), 545–552. https://doi.org/10.4085/1062-6050-510-16

Fares, J., Fares, M. Y., & Fares, Y. (2017). Musculoskeletal neck pain in children and adolescents: Risk factors and complications. *Surgical Neurology International*, *8*, 72. https://doi.org/10.4103/sni.sni_445_16

Fasuyi, F. O., Fabunmi, A. A., & Adegoke, B. O. A. (2017). Hamstring muscle length and pelvic tilt range among individuals with and without low back pain. *Journal of Bodywork and Movement Therapies*, *21*(2), 246–250. https://doi.org/10.1016/j.jbmt.2016.06.002

Ferber, R., Kendall, K. D., & McElroy, L. (2010). Normative and critical criteria for iliotibial band and iliopsoas muscle flexibility. *Journal of Athletic Training*, *45*(4), 344–348.

Giesche, F., Krause, F., Niederer, D., Wilke, J., Engeroff, T., Vogt, L., & Banzer, W. (2019). Visual and instrumental diagnostics using chromokinegraphics: Reliability and validity for low back pain stratification. *Journal of Back and Musculoskeletal Rehabilitation*, *32*(2), 345–353. https://doi.org/10.3233/bmr-181203

Hamid, M. S., Ali, M. R., & Yusof, A. (2013). Interrater and intrarater reliability of the active knee extension (AKE) test among healthy adults. *Journal of Physical Therapy Science*, *25*(8), 957–961. https://doi.org/10.1589/jpts.25.957

Harvey, D. (1998). Assessment of the flexibility of elite athletes using the modified Thomas test. *British Journal of Sports Medicine*, *32*(1), 68–70. https://doi.org/10.1136/bjsm.32.1.68

Hirsch, B. P., Webb, M. L., Bohl, D. D., Fu, M., Buerba, R. A., Gruskay, J. A., & Grauer, J. N. (2014). Improving visual estimates of cervical spine range of motion. *American Journal of Orthopedics*, *43*(11), E261–E265.

Holm, I., Bolstad, B., Lütken, T., Ervik, A., Røkkum, M., & Steen, H. (2000). Reliability of goniometric measurements and visual estimates of hip ROM in patients with osteoarthrosis. *Physiotherapy Research International*, *5*(4), 241–248.

Jandre Reis, F. J., & Macedo, A. R. (2015). Influence of hamstring tightness in pelvic, lumbar and trunk range of motion in low back pain and asymptomatic volunteers during forward bending. *Asian Spine Journal*, *9*(4), 535–540. https://doi.org/10.4184/asj.2015.9.4.535

Jonsson, A., & Rasmussen-Barr, E. (2018). Intra- and inter-rater reliability of movement and palpation tests in patients with neck pain: A systematic review. *Physiotherapy Theory and Practice*, *34*(3), 165–180. https://doi.org/10.1080/09593985.2017.1390806

Kolber, M. J., & Hanney, W. J. (2012). The reliability and concurrent validity of shoulder mobility measurements using a digital inclinometer and goniometer: A technical report. *International Journal of Sports Physical Therapy*, *7*(3), 306–313.

Koo, T. K., & Li, M. Y. (2016). A guideline of selecting and reporting intraclass correlation coefficients for reliability research. *Journal of Chiropractic Medicine*, *15*(2), 155–163. https://doi.org/10.1016/j.jcm.2016.02.012

Luria, S., Apt, E., Kandel, L., Bdolah-Abram, T., & Zinger, G. (2015). Visual estimation of pro-supination angle is superior to wrist or elbow angles. *The Physician and Sportsmedicine*, *43*(2), 155–160. https://doi.org/10.1080/00913847.2015.1037230

Malliaropoulos, N., Kakoura, L., Tsitas, K., Christodoulou, D., Siozos, A., Malliaras, P., & Maffulli, N. (2015). Active knee range of motion assessment in elite track and field athletes: Normative values. *Muscle, Ligaments and Tendons Journal*, *5*(3), 203–207. https://doi.org/10.11138/mltj/2015.5.3.203

Mills, M., Frank, B., Goto, S., Blackburn, T., Cates, S.,

Clark, M., Aguilar, A., Fava, N., & Padua, D. (2015). Effect of restricted hip flexor muscle length on hip extensor muscle activity and lower extremity biomechanics in college-aged female soccer players. *International Journal of Sports Physical Therapy, 10*(7), 946–954.

Munteanu, S. E., Strawhorn, A. B., Landorf, K. B., Bird, A. R., & Murley, G. S. (2009). A weightbearing technique for the measurement of ankle joint dorsiflexion with the knee extended is reliable. *Journal of Science and Medicine in Sport, 12*(1), 54–59. https://doi.org/10.1016/j.jsams.2007.06.009

Neto, T., Jacobsohn, L., Carita, A. I., & Oliveira, R. (2015). Reliability of the active-knee-extension and straight-leg-raise tests in subjects with flexibility deficits. *Journal of Sport Rehabilitation, 24*(4). https://doi.org/10-1123/jsr.2014-0220

Norkin, C. C., & White, D. J. (2016). *Measurement of joint motion: A guide to goniometry* (5th ed.). F.A. Davis. Page, P., Frank, C. C., & Lardner, R. (2010). *Assessment and treatment of muscle imbalance: The Janda approach.* Human Kinetics.

Peeler, J., & Anderson, J. E. (2008a). Reliability of the Ely's test for assessing rectus femoris muscle flexibility and joint range of motion. *Journal of Orthopaedic Research, 26*(6), 793–799. https://doi.org/10.1002/jor.20556

Peeler, J. D., & Anderson, J. E. (2008b). Reliability limits of the modified Thomas test for assessing rectus femoris muscle flexibility about the knee joint. *Journal of Athletic Training, 43*(5), 470–476. https://doi.org/10.4085/1062-6050-43.5.470

Piotte, F., Gravel, D., Nadeau, S., Moffet, H., & B.dard, C. (2007). Reliability of arthrometric measurement of shoulder lateral rotation movement in healthy subjects. *Physiotherapy Theory and Practice, 23*(3), 169–178. https://doi.org/10.1080/09593980701209121

Pourahmadi, M. R., Ebrahimi Takamjani, I., Sarrafzadeh, J., Bahramian, M., Mohseni-Bandpei, M. A., Rajabzadeh, F., & Taghipour, M. (2017). Reliability and concurrent validity of a new iPhone(R) goniometric application for measuring active wrist range of motion: A cross-sectional study in asymptomatic subjects. *Journal of Anatomy, 230*(3), 484–495. https://doi.org/10.1111/joa.12568

Powden, C. J., Hoch, J. M., & Hoch, M. C. (2015). Reliability and minimal detectable change of the weight-bearing lunge test: A systematic review. *Manual Therapy, 20*(4), 524–532. https://doi.org/10.1016/j.math.2015.01.004

Quinn, S. L., Olivier, B., & Wood, W. A. (2016). The short-term effects of trigger point therapy, stretching and medicine ball exercises on accuracy and back swing hip turn in elite, male golfers: A randomised controlled trial. *Physical Therapy in Sport, 22*, 16–22. https://doi.org/10.1016/j.ptsp.2016.04.002

Rachkidi, R., Ghanem, I., Kalouche, I., El Hage, S., Dagher, F., & Kharrat, K. (2009). Is visual estimation of passive range of motion in the pediatric lower limb valid and reliable? *BMC Musculoskeletal Disorders, 10*, 126. https://doi.org/10.1186/1471-2474-10-126

Reurink, G., Goudswaard, G. J., Oomen, H. G., Moen, M. H., Tol, J. L., Verhaar, J. A., & Weir, A. (2013). Reliability of the active and passive knee extension test in acute hamstring injuries. *The American Journal of Sports Medicine, 41*(8), 1757–1761. https://doi.org/10.1177/0363546513490650

Rondoni, A., Rossettini, G., Ristori, D., Gallo, F., Strobe, M., Giaretta, F., Battistin, A., & Testa, M. (2017). Intrarater and inter-rater reliability of active cervical range of motion in patients with nonspecific neck pain measured with technological and common use devices: A systematic review with meta-regression. *Journal of Manipulative and Physiological Therapeutics, 40*(8), 597–608. https://doi.org/10.1016/j.jmpt.2017.07.002

Rosa, D. P., Borstad, J. D., Pires, E. D., & Camargo, P. R. (2016). Reliability of measuring pectoralis minor muscle resting length in subjects with and without signs of shoulder impingement. *Brazilian Journal of Physical Therapy, 20*(2), 176–183. https://doi.org/10.1590/bjpt-rbf.2014.0146

Schäfer, A., Lüdtke, K., Breuel, F., Gerloff, N., Knust, M., Kollitsch, C., Laukart, A., Matej, L., Müller, A., Schöttker-Königer, T., & Hall, T. (2018). Validity of eyeball estimation for range of motion during the cervical flexion rotation test compared to an ultrasound-based movement analysis system. *Physiotherapy Theory and Practice, 34*(8), 622–628. https://doi.org/10.1080/09593985.2017.1423523

Sharma, S., Balthillaya, G., Rao, R., & Mani, R. (2016). Short-term effectiveness of neural sliders and neural tensioners as an adjunct to static stretching of hamstrings on knee extension angle in healthy individuals: A randomized controlled trial. *Physical Therapy in Sport, 17*, 30–37. https://doi.org/10.1016/j.ptsp.2015.03.003

Struyf, F., Meeus, M., Fransen, E., Roussel, N., Jansen, N., Truijen, S., & Nijs, J. (2014). Interrater and intrarater reliability of the pectoralis minor muscle length measurement in subjects with and without shoulder impingement symptoms. *Manual Therapy, 19*(4), 294–298. https://doi.org/10.1016/j.math.2014.04.005

Sueki, D. G., Cleland, J. A., & Wainner, R. S. (2013). A regional interdependence model of musculoskeletal dysfunction: Research, mechanisms, and clinical implications. *Journal of Manual & Manipulative Therapy, 21*(2), 90–102. https://doi.org/10.1179/2042618612y.0000000027

Terwee, C. B., de Winter, A. F., Scholten, R. J., Jans, M. P., Devillé, W., van Schaardenburg, D., & Bouter, L. M. (2005). Interobserver reproducibility of the visual estimation of range of motion of the shoulder. *Archives of Physical Medicine and Rehabilitation, 86*(7), 1356–1361.

Tojima, M., Noma, K., & Torii, S. (2016). Changes in serum creatine kinase, leg muscle tightness, and delayed onset muscle soreness after a full marathon race. *Journal of Sports Medicine and Physical Fitness, 56*(6), 782–788.

van Rijn, S. F., Zwerus, E. L., Koenraadt, K. L., Jacobs, W. C., van den Bekerom, M. P., & Eygendaal, D. (2018). The reliability and validity of goniometric elbow measurements in adults: A systematic review of the literature. *Shoulder & Elbow, 10*(4), 274–284. https://doi.org/10.1177/1758573218774326

Weber, C., Enzler, M., Wieser, K., & Swanenburg, J. (2016). Validation of the pectoralis minor length test: A novel approach. *Musculoskeletal Science & Practice, 22*, 50–55. https://doi.org/10.1016/j.math.2015.09.015

SECTION 4

프로그래밍 전략

CHAPTER 11

발과 발목의 교정 전략

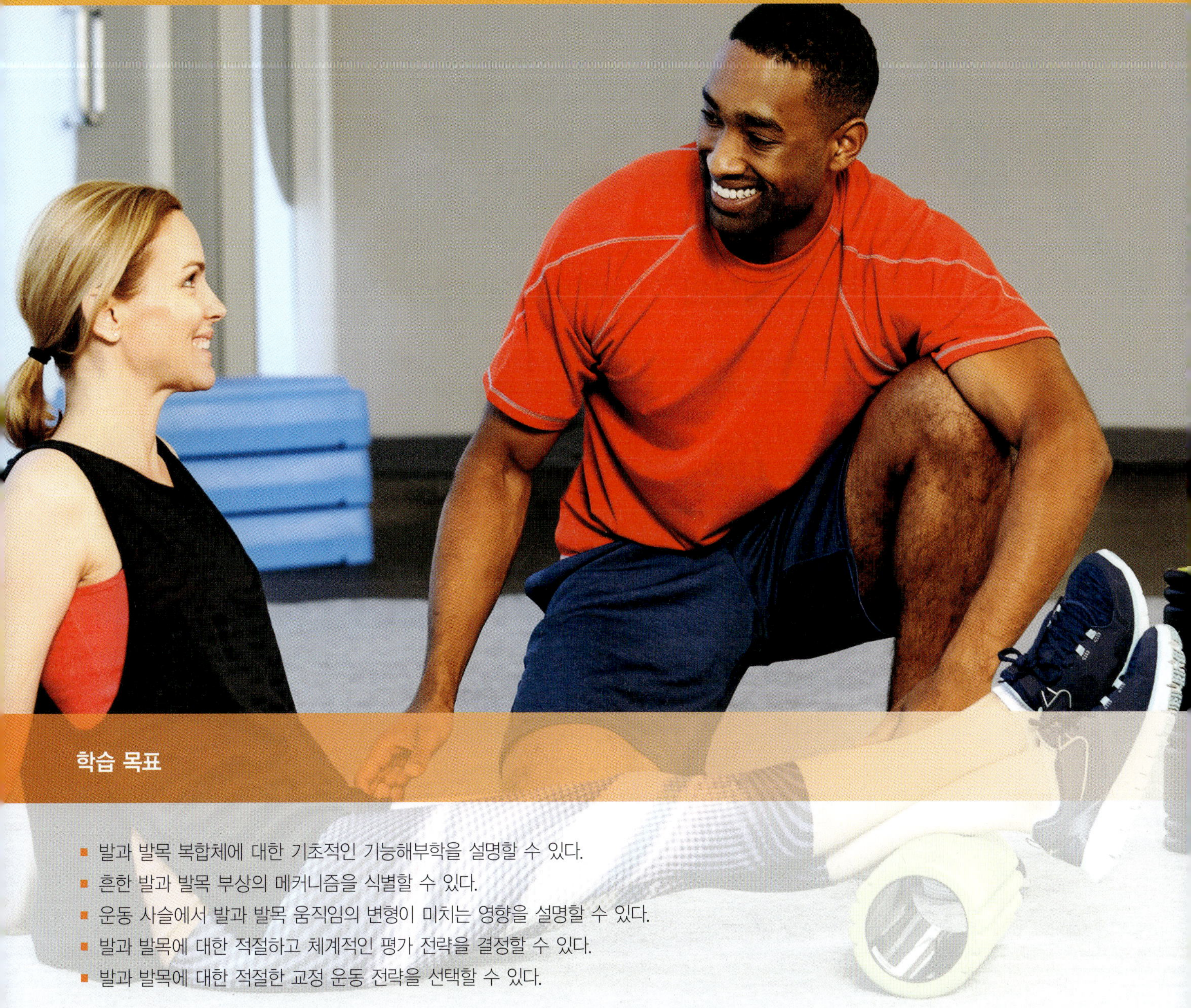

학습 목표

- 발과 발목 복합체에 대한 기초적인 기능해부학을 설명할 수 있다.
- 흔한 발과 발목 부상의 메커니즘을 식별할 수 있다.
- 운동 사슬에서 발과 발목 움직임의 변형이 미치는 영향을 설명할 수 있다.
- 발과 발목에 대한 적절하고 체계적인 평가 전략을 결정할 수 있다.
- 발과 발목에 대한 적절한 교정 운동 전략을 선택할 수 있다.

개요

신체의 움직임은 감각 자극, 신경근 조절, 생체역학적 안정성의 복잡한 균형으로 일어난다. 모든 닫힌 사슬의 인체 움직임은 발과 땅 사이의 관계에서 시작된다. 땅에 닿은 신체의 부위는 지지 기반을 나타내는 플랫폼이며 신체와 지면 사이의 유일한 접촉점이다. 발은 걸음마다 반복적으로 지면의 반작용력 형태로 가해지는 강한 힘을 견뎌야 한다.

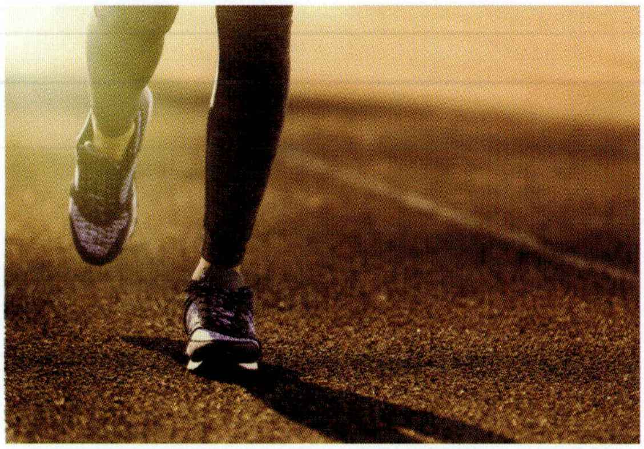
© Africa Studio/Shutterstock

신체 부위의 상호 의존성(RI) 모델에서 알 수 있듯 신체는 서로 연결된 운동 사슬로서, 한 부위의 보상 또는 손상은 다른 부위의 손상으로 이어질 수 있다(Rath et al., 2016; Riskowski et al. 2013). 이러한 개념은 특히 발과 발목 복합체에서 잘 드러나며 이곳의 기능장애는 전체적인 하지 움직임에 직접적인 영향을 미친다. 이 장에서는 발과 발목 복합체의 기초적인 기능해부학과 움직이는 동안 발과 발목 복합체와 다른 신체 부분과의 관계, 발과 발목의 움직임 손상을 개선하는 데 도움이 되는 교정 전략에 대해 검토하고자 한다.

발과 발목의 기능해부학에 대한 검토

발과 발목 구조는 인체 움직임 시스템(HMS)의 나머지 부분에 영향을 미칠 수 있는 엄청난 잠재력을 가지고 있는 복합체이다. 여기서는 발과 발목 해부학에 대한 검토이기 때문에 모든 해부학적 구조를 자세히 다루지는 않는다. 그러나 하지 보상 패턴과 관련해서 가장 중요한 구조는 논의될 것이다. 발과 발목에 대한 좀 더 고급 교육이 필요하다면 전문가들은 자신들의 커리어를 더 성장시키기 위해 이러한 사항들을 알고 있어야 한다.

뼈와 관절

발과 발목 복합체는 발뒤부, 발중간부, 발앞부의 세 가지 주요 부위로 나눌 수 있다. 발뒤부는 먼쪽 구조(발중간부와 발앞부와 같이)와 몸쪽 구조(무릎과 엉덩관절)에 직접적인 영향을 미친다. **그림 11-1**은 다리와 발 사이의 연결 지점인 발뒤부를 보여주고 있다. 발뒤부는 두 개의 아랫다리뼈(정강이뼈, 종아리뼈)와 두 개의 발뼈[목말뼈(거골)와 발꿈치뼈(종골)] 및 두 개의 관절(목말밑관절과 발목관절)로 이루어져 있다. 두 개의 아랫다리뼈 중 정강이뼈는 체중을 더 많이 지탱한다. 이 정강이뼈는 첫 번째 발뼈 목말뼈에 바로 연결되어 있으며 발꿈치뼈는 지면에 바로 접촉해 있다. 동적인 움직임 동안, 하지의 위치 에너지가 무릎과 넙다리뼈를 통해 골반으로 올라갈 때 지면의 반작용력을 전달하는 것은 지면과 발꿈치뼈, 목말뼈, 정강뼈 사이의 이러한 관계에서 일어난다.

발목(거퇴)관절

발목관절은 정강뼈, 종아리뼈, 목말뼈로 형성되어 있는 발뒤부 첫 번째 관절이며, 거퇴관절[talocrural(ankle) joint]이라고도 한다(**그림 11-2**). 열린 사슬 움직임 시 발목관절은 일반적

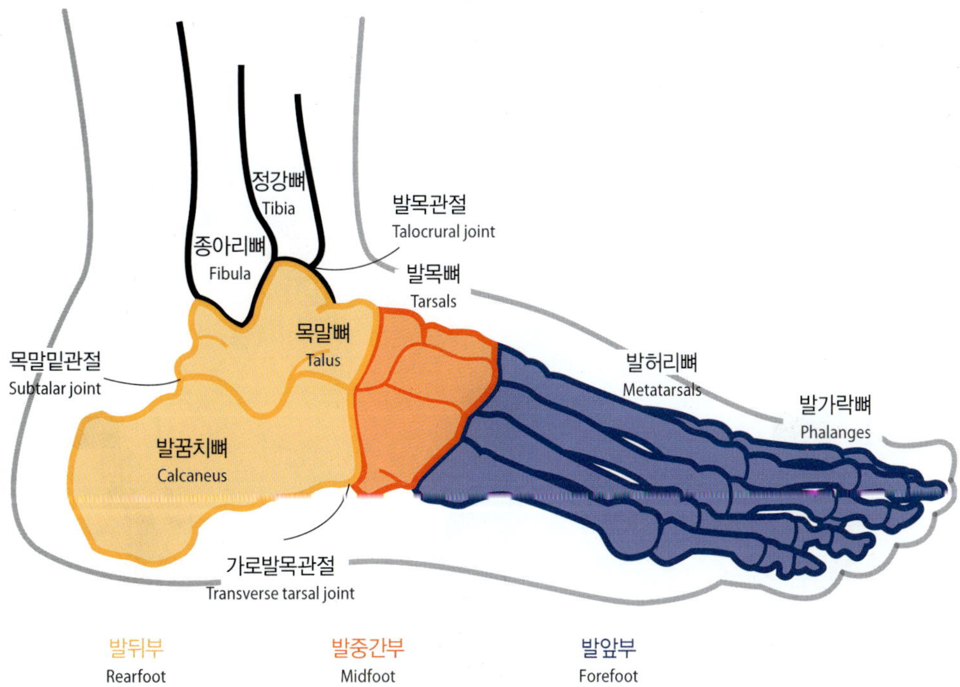

그림 11–1 발과 발목의 구조

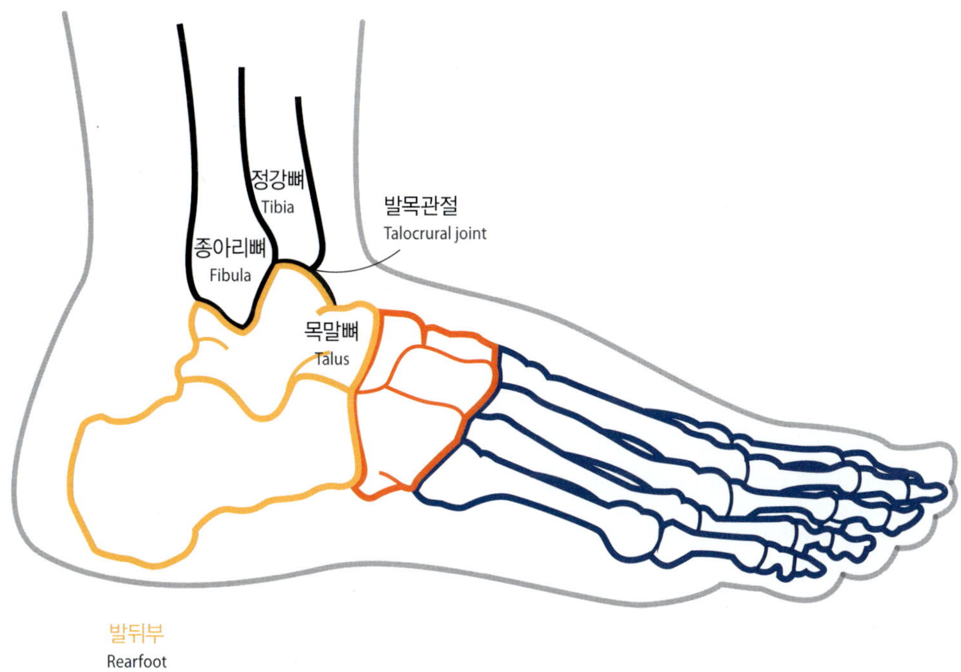

그림 11–2 발목(거퇴)관절

으로 시상면의 발등굽힘 및 발바닥쪽 굽힘과 관련이 있다. 열린 사슬 운동에서 발등굽힘은 발등이 정강뼈(배측면)에 더 가깝게 움직이는 특징이 있다. 닫힌 사슬 발바닥 굽힘 시에는 발이 지면에 접촉해 있으므로 앞정강뼈가 발등 측면 부위와 가깝다.

스쿼트 시 하강하는 동안 무릎이 전방으로 이동하기 때문에 닫힌 사슬의 발등굽힘이 필요하다(그림 11–3). 열린 사슬 운동에서는 발바닥(발바닥 표면)이 정강뼈의 후면 부위에 가깝게 움직일 때 발바닥쪽 굽힘이 발생한다. 닫힌 사슬의 발바닥쪽 굽힘 시에 발은 다시 지면에 접촉하고 발바닥이 정강뼈의 뒤 부위에 가까워지는 것이 명확하게 보이지는 않는다. 스쿼트에서 올라가는 움직임일 때 무릎이 이동하기 때문에 발목의 발바닥쪽 굽힘은 중립적인 시작 자세로 돌아간다(그림 11-4). 닫힌 사슬 운동을 할 때 손상이 가장 명백하게 나타난다. 발등굽힘은 근육의 길이 및 가동성이 결여되면 제한을 받는데, 이것은 오버헤드 스쿼트 평가(OHSA)를 할 때 발, 발목, 무릎, LPHC의 보상으로 이어진다.

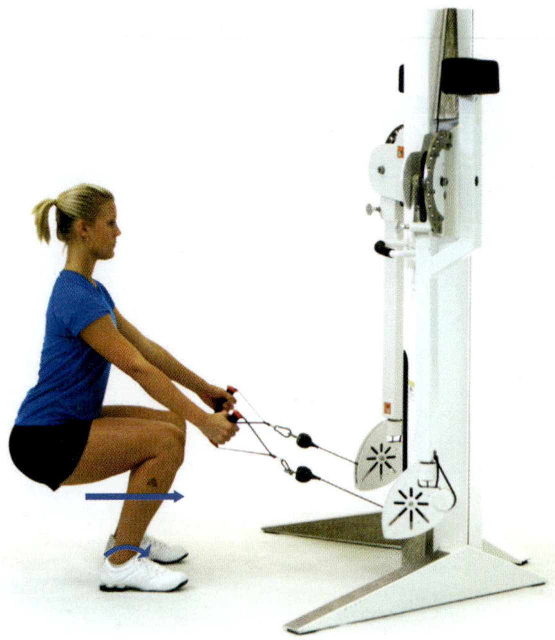

그림 11-3 스쿼트에서 내려가기와 닫힌 사슬 발등굽힘

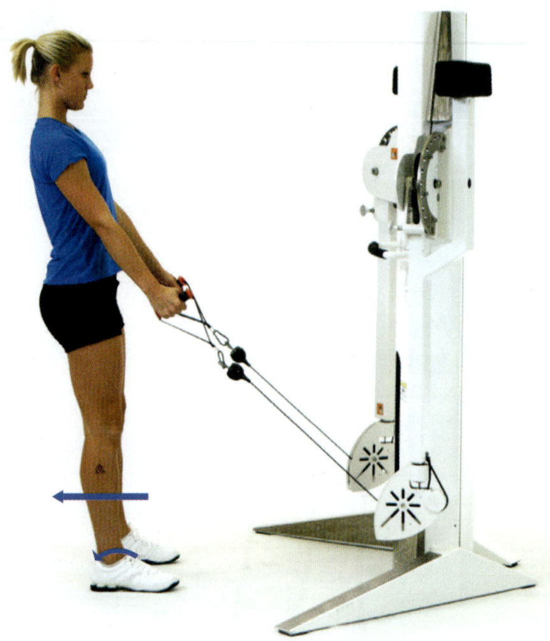

그림 11-4 스쿼트에서 올라가기와 닫힌 사슬 발바닥쪽 굽힘

발목의 움직임은 종종 시상면에서 발생하는 것처럼 설명되지만, 발목의 방향 역시 필수적이고, 수평면 운동을 작게 유발한다는 것도 알아두는 것이 중요하다. 가쪽 복사뼈가 안쪽 복사뼈 바로 뒤에 위치하기 때문에(즉, 바깥쪽 발목뼈가 안쪽 발목뼈의 살짝 뒤쪽에 있을 때), 발등굽힘 역시 벌림(abduction)(발가락이 발의 중심선에서 멀어지며 바깥쪽을 향한다. 발의 바깥돌림이라고도 한다)으로 알려진 발의 바깥쪽 수평 운동과 관련된다. 반대로, 발바닥쪽 굽힘은 모음(adduction)(발가락이 발의 중심선을 향해 움직이며 발의 안쪽돌림이라고 한다)으로 알려진 발의 안쪽 수평 운동과 관련이 있다.

벌림 Abduction

신체의 일부가 신체의 중심선에서 멀어지도록 움직이는 것

모음 Adduction

신체의 일부가 신체의 중심선 쪽으로 움직이는 것

유용한 힌트

발목관절의 연합 움직임

발등굽힘+벌림=발목이 풀림(unlock) 또는 부하된 자세

발바닥쪽 굽힘+모음=발목이 잠김(lock) 또는 부하가 없는 자세

목말밑관절

목말밑관절(subtalar joint, STJ)은 목말뼈와 발꿈치뼈로 이루어진 발뒤부의 두 번째 관절이다. 목말밑관절, 또는 STJ는 이마면 관절(그림 11-5)로 열린 사슬 운동 및 닫힌 사슬 운동 모두에서 안쪽번짐(내번)과 가쪽번짐(외번)으로 움직인다. 목말밑관절(STJ)의 움직임은, 발뒤부가 소위 말해 가동성 연결부(또는 발의 풀림)와 강한 지렛대(또는 발의 잠김) 사이를 번갈아 가며 움직일 수 있게 하고 동적 움직임 동안 에너지 전달을 가능하게 한다.

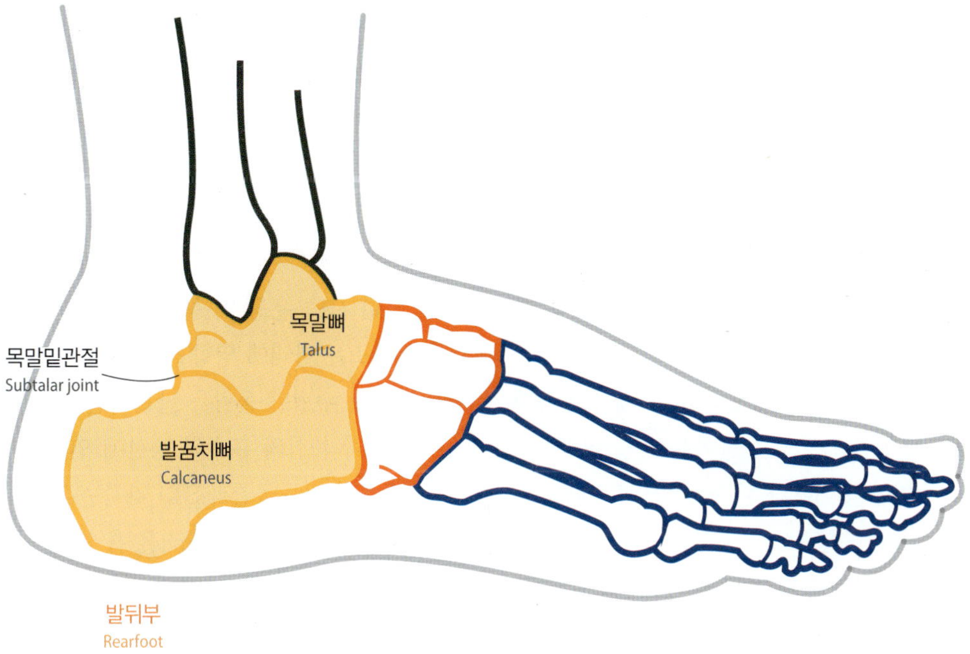

그림 11-5 목말밑관절

STJ의 통합 기능을 더 잘 이해하려면 걷기 같은 동적 움직임을 하는 동안 양발이 필수적으로 취하는 안쪽번짐과 가쪽번짐에 대해 생각해보아야 한다. 안쪽번짐(그림 11-6) 또는 잠긴 STJ는 발의 안정성 또는 밀어낼 때의 에너지 전환에 필요한 자세이다. 반면, 가쪽번짐(그림 11-7) 또는 풀린 STJ는 발의 가동성 또는 충격 흡수에 필요한 자세와 관련된다.

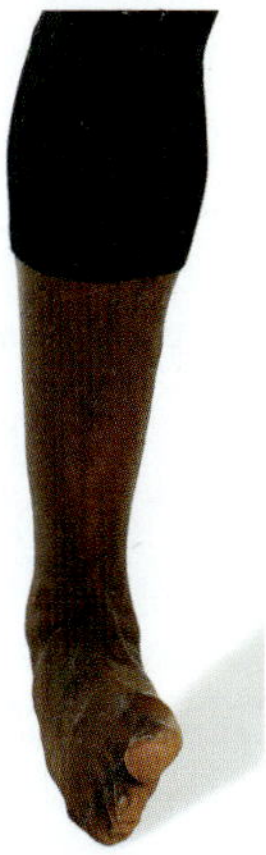

그림 11-6 안쪽번짐(내번)

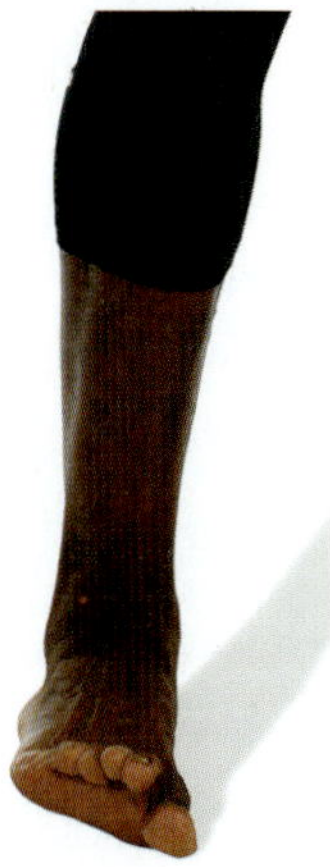

그림 11-7 가쪽번짐(외번)

발목관절과 목말밑관절의 관계

발목관절의 모든 동작은 STJ에 영향을 미치며 STJ 역시 발목관절에 영향을 준다. 발과 발목 복합체에서 관찰되는 보상 패턴과 관련된 것은 발목관절과 STJ 사이의 이러한 관계에서 비롯된다.

발목관절의 발등굽힘은 STJ 가쪽번짐과 관련된다. 따라서 저장 또는 충격 단계에서 발목은 발등굽힘되며 STJ는 가쪽번짐되거나 또는 풀리게 된다. 이것은 발과 발목이 충격을 효과적으로 흡수하는 능력을 향상시킨다. 반대로 발목관절의 발바닥쪽 굽힘은 STJ 안쪽번짐과 관련 있다.

따라서 힘을 주지 않거나 발을 밀어내는 단계에서 발목의 발바닥쪽이 구부러지면서 STJ가 안쪽번짐되거나 잠기게 된다. 이런 자세는 단단한 지렛대를 만들어내어 움직이는 동안 발가락을 효과적으로 지면에서 떼는 능력을 높여준다.

정강뼈 돌림

발뒤부(후족부)를 기능과 움직임 보상에 대한 영향력을 이해하는 마지막 단계는 발뒤부가 수평면에서 정강뼈에 미치는 영향을 인식하는 것이다. 닫힌 사슬 운동 시 목말뼈와 정강뼈 사이의 관계 때문에 STJ와 발목관절의 모든 동작이 정강뼈 또는 다리에 영향을 미치게 된다.

닫힌 사슬 운동 시 STJ의 각 이마면 동작은 다리를 통해 수평면 돌림을 만들어낸다. 정강뼈의 수평면 움직임은 안쪽돌림 및 바깥돌림이며, 이것은 각각 힘의 흡수와 생산에 연관되어 있다. 연합을 이룬다는 관점에서 정강뼈의 안쪽돌림은 발목의 발등굽힘과 STJ 가쪽번짐과 관련이 있다. 종합적으로 이러한 동작들은 발, 발목, 아랫다리가 효과적으로 충격을 흡수하는 능력을 강화시켜 준다. 여기서 종종 보상이 관찰되는데, 힘을 흡수하는 단계의 조절이 부족하기 때문이다. 정강뼈의 안쪽돌림, 발목 발등굽힘과 가쪽번짐이 동시에 일어나는 것이 정상이지만, 이런 동작이 조절되지 않는 현상은 손상이 관찰될 때(즉, 너무 많은 동작이 너무 빨리 발생한다)이다. 반대로 정강뼈의 바깥돌림은 발목의 발바닥쪽 굽힘과 STJ의 안쪽번짐과 관련이 있다. 종합적으로 이런 움직임은 움직이는 동안 발, 발목, 아랫다리가 효과적으로 힘을 생산하는 능력을 강화시켜 준다.

엎침과 뒤침

발목관절과 STJ의 연결로 발뒤부의 움직임이 세 개 면에서 일어난다는 것을 인식해야 한다. 따라서 움직임은 항상 세 개 면에서 발생하며, 이를 엎침과 뒤침이라고 한다. **엎침(pronation)**은 발목의 발등굽힘(시상면), 발 벌림(수평면), 가쪽번짐(이마면)과 관련된 움직임이다. 엎침은 감속(즉, 신장성 근육 작용) 시 가장 빈번하게 발생하며, 스쿼트 자세에서 앉을 때처럼 힘의 흡수에 가장 적합하도록 발뒤부를 푼다. **뒤침(supination)**은 발목 발바닥쪽 굽힘, 발의 모음, 안쪽번짐과 관련된 움직임이다. 뒤침은 가속(즉, 단축성 근육 작용) 시 가장 빈번하게 발생하며, 스쿼트 자세에서 일어날 때나 점프할 때 발가락이 바닥을 밀고 떨어질 때처럼 힘을 생산하기에 가장 적합하도록 발뒤부를 잠근다(lock).

스쿼트, 걷기, 달리기 같은 동작을 할 때 엎침과 뒤침이 발생한다는 점을 알고 있어야 한다. 그러나 정적 관찰에서는 평발과 오목발이라는 용어를 더 흔히 사용한다. **평발(편평족, pes planus)**은 무게를 견딜 때 안쪽 아치가 평평해지는 것이 특징이다(그림 11-8). 반대로 **오목발(요족,**

엎침 Pronation

힘의 감소와 관련된 3차원 면에서의 움직임

뒤침 Supination

힘의 생산과 관련된 3차원 면에서의 움직임

평발(편평족) Pes planus

무게를 견디는 동안 안쪽 아치가 편평해지는 것

유용한 힌트

세 면에서의 발뒤부의 움직임

발등굽힘+발 벌림+가쪽번짐=엎침=발뒤부 풀림=힘의 흡수

발바닥쪽 굽힘+발 모음+안쪽번짐=뒤침=발뒤부 잠김=힘의 생산

가쪽번짐 또는 발바닥쪽 굽힘 같은 동작은 그것들을 고립된 상태로, 명백한 관절가동범위의 말단에서 보여준다는 것을 명심해야 한다. 관절 동작이 결합하여 실생활에서 움직임을 만들어낼 때 특히 발과 발목 복합체에서 움직임의 모양은 섬세해야 하고 늘 적절한 운동 사슬 정렬 범위 내에서 움직여야 한다. 과도한 엎침과 뒤침은 보상 움직임으로 간주한다.

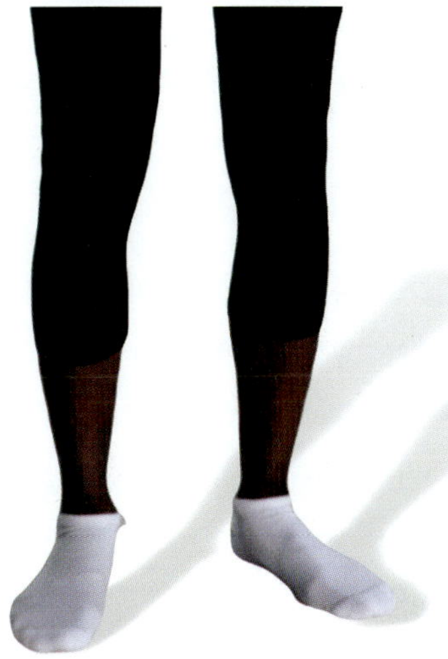

그림 11-8 평발

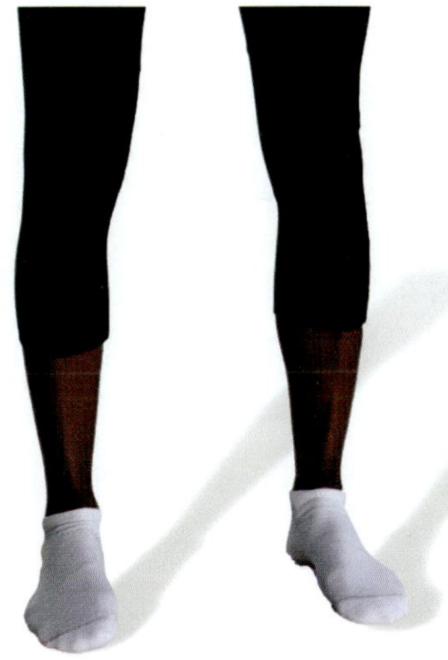

그림 11-9 오목발

pes cavus)은 무게를 견딜 때 안쪽 아치가 높은 것이 특징이다(그림 11-9). 이러한 용어들은 정적 평가를 할 때 손상을 설명하는 데 있어서 중요하다.

근육

발과 발목에서 중요한 두 가지 근육은 내재근과 외재근이다. 외재근(extrinsic muscles)은 아랫다리에서 시작해서 힘줄을 지나 발로 들어가며, 반대로 내재근(intrinsic muscles)은 발에서 시작하고 발로 들어간다. 이 두 근육의 관계는 움직임에서 중요하며, 내재근은 안정근(stabilizer)에 외재근은 가동근(mobilizer)에 더 가깝다.

최적의 발 기능과 보상 패턴을 이해하기 위해서는 6개의 외재근에 초점을 맞춰야 한다. 이 근육들은 발뒤부에서의 작용, 즉 목말밑관절과 정강뼈 돌림에 따라 두 그룹으로 나눌 수 있다. 걷기, 스쿼트 같은 닫힌 사슬 운동에서 특정 근육은 목말밑 안쪽번짐(subtalar inversion)을 만들어내고 단축성 가속 시 발의 뒤침(supination of the foot)에 기여한다. 반면, 다른 근육들은 목말밑 가쪽번짐(subtalar eversion)을 만들어내며 신장성 감속 시 발의 엎침(pronation of the foot)에 기여한다(표 11-1).

오목발(요족) Pes cavus

무게가 실린 동안 안쪽 아치가 높아지는 것

외재근(외부근) Extrinsic muscles

아래 다리에서 시작해서 힘줄을 지나 발로 들어가는 발의 근육

내재근(내부근) Intrinsic muscles

구조의 심층부에 위치하는 근육

목말밑 안쪽번짐 Subtalar inversion

발뒤꿈치 바닥(아래 발꿈치뼈)이 안쪽으로 회전(스윙)할 때 발생한다.

발의 뒤침 Supination of the foot

단축성 근육 기능과 함께 발생하는 다중면의 혼합된 관절 움직임. 목말밑 안쪽번짐, 발바닥쪽 굽힘, 모음의 조합

목말밑 가쪽번짐 Subtalar eversion

발뒤꿈치 바닥(아래 발꿈치뼈)이 가쪽으로 회전(스윙)할 때 발생한다.

발의 엎침 Pronation of the foot

신장성 근육 기능과 함께 발생하는 다중면의 혼합된 관절 움직임. 목말밑 가쪽번짐, 발등 굽힘, 벌림의 조합

표 11-1 발과 발목 복합체의 핵심 외재근

안쪽번짐근	가쪽번짐근
• 앞정강근(전경골근) • 뒤정강근(후경골근) • 가자미근(비장근)	• 짧은종아리근(단비골근) • 긴종아리근(장비골근) • 장딴지근(비복근)

세 개의 안쪽번짐 근육은 힘을 생산하는 동안(예: 보행에서 단축성 무부하 단계) 발뒤부에서 엉덩관절에 이르기까지 안정적이고 고정된 자세를 유지하는 데 중요한 역할을 하는 반면, 세 가지 가쪽번짐 근육은 충격을 흡수하고(예: 보행의 신장성 부하 단계) 감속할 수 있도록 발과 엉덩관절을 풀리게 하는 역할을 한다. 안쪽번짐 근육과 가쪽번짐 근육은 마치 핸들 위의 두 손처럼 발목의 정렬을 유지하기 위해 걸음마다 함께 작용한다.

변형된 발과 발목의 움직임

운동과 일상 생활에서 가장 흔히 부상을 입게 되는 관절이 발목이다. 몇 가지 연구에서 엉덩관절의 조절 능력이 발목에서의 제어를 유지하는 데 필수적이라는 것이 밝혀졌다(Emery et al., 2007). 허리-골반-엉덩관절 복합체(LPHC) 근육의 약화, 특히 이마면과 수평면에서의 근육 약화와 같은 몸쪽 원인은 다리의 변형에 기여하고 발의 엎침을 증가시키는 것으로 밝혀졌다(그림

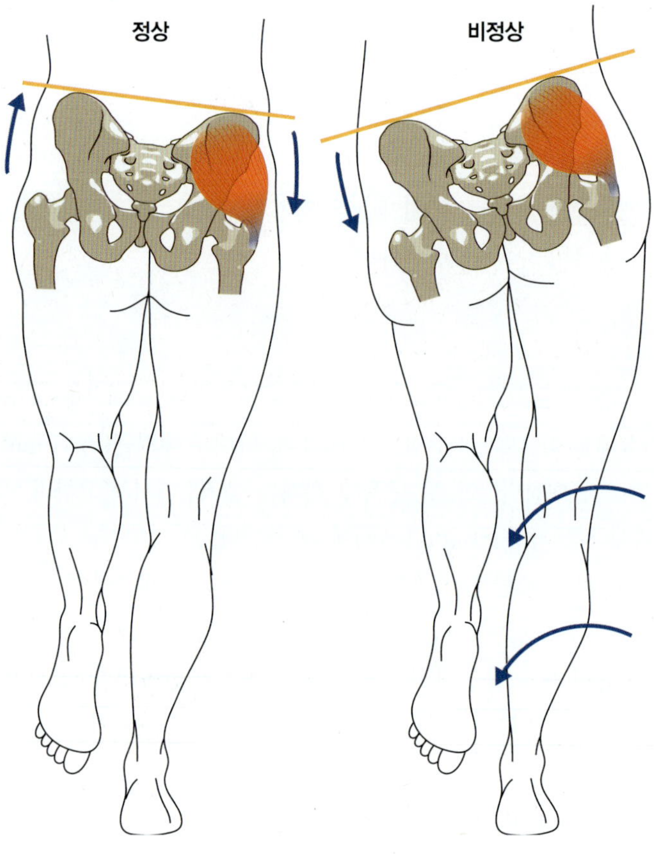

그림 11-10 LPHC 약화가 다리에 미치는 영향

11-10). 무게를 지탱하는 기능적 활동을 하는 동안 엉덩관절의 이마면과 수평면에서의 동적 안정성이 결여되면 넙다리뼈가 모음 및 안쪽돌림하는 반면 정강뼈는 바깥돌림되고 발은 과도하게 엎침될 수 있다. 이러한 정적인 부정렬(변형된 길이 장력 관계 및 관절 운동형상학), 비정상적인 근육 활성화 패턴, 동적 부정렬은 신경근 조절을 변형시키고 족저근막염, 무릎뼈-넙다리뼈 통증, 엉덩정강띠 건염(장경인대염)을 발생시킬 수 있으며, 전방십자인대(ACL)의 파열 위험을 높일 수 있다(Chou, 2014; Riskowski et al., 2013).

정적 부정렬

발과 발목의 정적 부정렬에는 평발이 있는데, 평발은 종아리근과 가쪽 장딴지근의 과활성화, 앞정강근과 뒤정강근의 저활성화, 첫 번째 발허리발가락관절(MTP)과 목말뼈의 관절 움직임 저하(감소된 후방 미끄러짐)로 인해 발생한다. 발목 가동성이 정상적인 특징인 후방 미끄러짐은 발목이 발등굽힘할 때 목말뼈가 약간 후방으로 움직이는 것이다. 목말뼈의 감소된 후방 미끄러짐이 발목에서 발등굽힘을 감소시킨다는 가설이 있다. 통계적으로, 이러한 고객들은 일어설 때 발목에서 약간 발바닥이 구부러진 자세를 보일 수 있다. 일부 연구에서는 가쪽 발목 염좌가 있었던 사람들에게서 목말뼈의 후방 미끄러짐이 감소한 사실을 알아냈다. 수동적으로 목말뼈의 후방 미끄러짐 치료를 받았던 발목 염좌 환자들에게서 보행이 정상화되고 발등굽힘이 더욱 빨리 회복되었다는 연구들도 있다(Lewit, 2010; Riskowski et al., 2013). 미끄러짐을 개선하기 위한 목말밑 관절가동술은 자격 있는 전문가가 수행하는 기술임을 알아야 한다.

비정상적 근육 활성화 패턴

한쪽 발목에 만성 염좌가 있는 피실험자는 같은 쪽 엉덩관절 가쪽 벌림 근력이 더 약하고 다중평면 자세 기울기(postural sway)(스웨이)가 증가하는 것으로 밝혀졌다(Cornwall & Murrell, 1991; Lentell et al., 1995). 자세 기울기가 늘어난 피실험자들은 또한 자세 기울기 점수가 더 좋은 피실험자들에 비해 발목 염좌 발생률이 7배나 높은 것으로 나타났다(McGuine et al., 2000; Tropp et al., 1985). 게다가 무릎과 엉덩관절(시상면과 이마면) 근육군의 피로는 자세 흔들림을 더 증가시킨다(Gribble & Hertel, 2004a, 2004b). Cerny(1984)는 중간볼기근 같은 LPHC의 안정화된 근육이 약화되고 자세 안정성이 감소되면 보행 중 목말밑관절 움직임에서 편차가 발생할 수 있다는 것을 발견했다. 발의 자세는 보행의 스윙 단계 동안 발생하는 엉덩관절 벌림 및 모음의 순간에 따라 달라지며, 엉덩관절 모음근의 과활성에 수반되는 안쪽 발 위치의 오류로 인해 그 후속으로 목말밑관절 안쪽번짐이 발생할 수 있다(Herzog et al., 2019). 이러한 현상을 통해 엉덩관절 몸쪽의 안정성과 근력 부족이 발목 부상으로 이어질 수 있다는 결론을 이끌어내게 되었다(Chou, 2014; Emery et al., 2007; Michaud, 2011).

> **자세 기울기** Postural sway
>
> 주로 서 있는 동안의 자세 안정성과 조절의 수단. 균형을 유지하기 위해 중력의 중심 부근에서 만들어내는 반사적 움직임을 일컫는다.

동적 부정렬

무게를 지탱하는 운동을 하는 동안 발의 과도한 엎침은 정강뼈, 넙다리뼈, 다리이음뼈의 정렬을 변형시켜 다리와 골반에 안쪽돌림(내회전) 스트레스를 유발할 수 있다. 이로 인해 연부조직(아킬레스건, 족저근막, 슬개건, 골반정강인대)에 피로가 증가하고 관절(목말밑관절, 무릎뼈-넙다리관절, 정강넙다리관절, 엉덩넙다리관절, 엉치엉덩관절)에 압박이 가해질 수 있다. Khamis와

Yizhar(2007)는 LPHC 정렬이 양쪽 발의 과도한 엎침으로 인해 직접적인 영향을 받는다고 했다. 발의 과도한 엎침은 LPHC의 골반전방경사를 유도한다. 발이 2~3도 더 엎침되면 서 있을 때 골반 부정렬이 20~30% 증가하며 걷는 동안 골반전방경사가 50~75% 증가한다. 골반전방경사는 허리굽이(요추만곡)가 심해지는 것과 상관 관계가 있기 때문에 발의 정렬 변화는 허리 자세에도 영향을 미칠 수 있다. 또한 발 정렬에서 비대칭적 변화(한쪽 발목 염좌에서 발생할 수 있는 것처럼)는 다리, 골반, 허리 정렬의 비대칭 원인이 될 수 있고, 이로 인해 증상이 나타나거나 기능장애가 늘어날 수 있다(Emery et al., 2007; Michaud, 2011).

발과 발목의 기능장애 및 신체 부위의 상호 의존성 모델

발과 발목의 기능장애는 전체 HMS에 심각한 부정적 영향을 줄 수 있다. 발과 발목의 움직임은 발, 발목, 정강뼈, 넙다리뼈, 엉덩관절 사이의 자연스러운 짝힘(연합)을 방해하여 몸쪽 구조에 영향을 미친다. STJ의 움직임은 발의 벌림 및 정강뼈 돌림에 영향을 미치며, 이는 무릎에 직접 영향을 주고 무릎의 기능장애와 밀접한 관련이 있다(Kerr et al., 2019). 또한 스쿼트 동작에서 발등굽힘이 감소하면 무릎 외반과 넙다리네갈래근의 활성화를 증가시킨다. 이는 무릎뼈-넙다리뼈관절 통증이 있는 사람들에게서 관찰되는 변화와 일치한다(Macrum et al., 2012). 나아가 평발인 사람들은 발의 아치가 정상적인 사람들과 비교했을 때 엉덩관절의 근력이 약한데(Zahran et al., 2017), 이러한 현상은 LPHC와 팔에서 관찰되는 많은 손상에서 나타날 수 있다.

Chuter와 Janse de Jonge(2012)는 짝힘의 결합이 파괴된 것은 분명하지만, 기능장애의 방향은 잘 알려져 있지 않다고 지적했다. 예를 들면, 엉덩관절 벌림근의 약화는 넙다리뼈와 정강뼈의 안쪽돌림을 유발하여 과도한 엎침으로 이어질 수 있다. 그러나 과도한 엎침은 쉽게 정강뼈와 넙다리뼈의 안쪽돌림을 일으켜 엉덩관절 벌림근을 만성적으로 늘어나게 한다.

과도한 엎침

닫힌 사슬에서 동적 움직임을 하는 동안 발이 과도하게 엎침되면 고객의 기초적인 안정성에 관련된 균열이 발생한다. 역학적 또는 관절의 짝힘 관점에서 과도한 엎침은 내부 정강뼈 돌림, 넙다리뼈 모음, 무릎 외반을 유발한다(RaghavaNeelapala et al., 2016). 근육 불균형과 억제는 대개 과도한 엎침 자세와 관련된다. 무릎 외반과 관련 있는 과도하게 엎침된 발에서 고려해야 할 취약점은 발과 무릎을 중립 자세로 유지하게 해주는 근육들, 이른바 발 안쪽번짐근(앞정강근, 뒤정강근) 및 엉덩관절 바깥돌림근(큰볼기근 및 중간볼기근)에 있다. 또한 발의 지연된 과도한 엎침과 움직임에 따른 무릎 외반 자세는 측면 장딴지근, 종아리근 복합체(비골근), 넙다리근막긴장근(TFL)의 과활성과 관련될 수 있다.

과도한 뒤침

과도하게 엎침된 발과 대조적으로 과도하게 뒤침된 발은 닫힌 사슬의 동적 움직임 동안 발바닥쪽 굽힘과 안쪽번짐을 증가시킨다. 발바닥쪽 굽힘과 안쪽번짐은 정강뼈 바깥돌림과 짝을 이루어 발, 발목, 엉덩관절에 긴장을 유발할 뿐만 아니라 가동성을 제한한다. 과도하게 뒤침된 발에서 균형을 잡기 위한 핵심은 가동성이다. 이를 위해 목표로 하는 근육의 자가근막롤링(SMR)과 발바닥 근육, 발 안쪽번짐근, 엉덩관절 바깥돌림근(중간볼기근, 큰볼기근)까지의 스트레칭이 핵심이다. 심각하게 과도한 뒤침은 교정 운동 프로그램을 진행하기 전에 의료적 평가가 필요하다.

전문적으로 알아보기

과도한 뒤침과 오목발(cavus)은 정적 관찰과 동적 관찰에서 더 드물게 나타나지만, 그래도 교정 운동 전문가는 현장에서 이러한 사람을 만날 수 있다. 훈련 받지 않은 사람이 부하가 없는 자세에서만 발을 보면 일반적으로 오목발을 의심하게 된다. 그러므로 부하 자세에서 발을 관찰하는 것이 필수적이다. 심각한 오목발은 근본적으로 신경 장애의 결과일 수 있으므로 추가 연구가 필요하다. 과도한 뒤침은 경직된 안쪽 아치(즉, 안쪽 아치가 스쿼트하는 동안 낮아지지 않음) 또는 스쿼트할 동안 올라가는 안쪽 아치가 특징이다(즉, 발의 바깥쪽으로 무게를 이동시킨다). 과도한 뒤침은 대개 발과 발목의 경직으로 발생한다. 교정 운동 전문가는 허용되는 가동범위 내에서만 운동하도록 하며 원인을 진단하지 않도록 한다. 이 상황에서는 의료진의 확인을 받게 한 다음 승인되면 자가근막기법을 통해 발바닥 표면의 연부조직을 동원하도록 하는 솔루션이 권장된다.

발과 발목에 대한 평가 결과

맨발로 다리 평가를 실시하면 실제 발과 발목 복합체의 기능을 더욱 잘 볼 수 있다. 일부 고객들의 경우에는 신발이 움직임 패턴에 미치는 영향을 알아보기 위해, 또는 시설에서 신발을 벗고 테스트하는 것을 금지하는 경우에는 신발을 신고 평가를 반복할 수 있다.

움직임 손상은 통합 평가 프로세스(즉, CES 평가 과정)를 통해 식별하는데, 여기에는 정적 자세, 움직임, 가동성 평가가 있다. 교정 운동 전문가는 통합 평가 프로세스를 통해 가동성 제한, 근육 불균형, 잘못된 움직임 패턴을 찾아내야 한다. 여기서 손상이 확인되면 교정 운동 전략을 개발할 수 있다. 발과 발목 복합체의 교정 전략 시행으로 나타날 수 있는 평가 결과는 표 11-2에 나타나 있다.

표 11-2 발과 발목 평가 결과

평가	결과
정적 자세 평가	바깥돌림된 발 후방으로 위치한 아랫다리(발바닥쪽 굽힘) 오목발 평발 평발 비틀림
제자리 움직임 및 부하 움직임 평가	과도한 엎침 발이 바깥쪽으로 돌아감 발뒤꿈치 들림 상체가 과도하게 앞으로 기울어짐 발뒤꿈치를 들면 스쿼트가 개선됨
동적 움직임 평가	과도한 엎침 발이 바깥으로 돌아감
가동성 평가 발목 발등굽힘(무게 싣고 런지 테스트) 첫 번째 MTP(발허리발가락관절) 폄	제한된 발등굽힘 ROM 제한된 첫 번째 MTP 신장성

발과 발목의 정적 자세

교정 운동 전문가는 정적 자세 평가를 하면서 고객의 자세를 Janda의 자세 비틀림증후군, Kendall의 척추 자세, 평발 비틀림증후군에서 설명하는 전형적인 자세와 비교한다. 발목과 관련된 핵심 자세 손상은 평발 비틀림증후군으로, 이는 편평한 발과 무릎 외반이 특징이다(그림 11-11). 이런 무릎 자세는 동적 움직임 시 발목관절과 관련된 근육과 연결조직에 과도한 스트레스를 가할 수 있다.

고려해야 할 또 다른 자세 손상은 발목 발바닥쪽 굽힘인데, 이것은 보통 무릎의 과다폄(즉, 아랫다리가 뒤로 위치함)에서 관찰된다. 무릎과 발목의 위치는 주로 Janda의 자세증후군에서 말하는 것과 일치한다. 다리의 관절 자세는 LPHC 자세 또는 발목 가동성 결여의 영향을 받을 수 있으며 이것은 보다 구체적인 움직임(수정된 OHSA) 및 가동성 테스트로 판단할 수 있다.

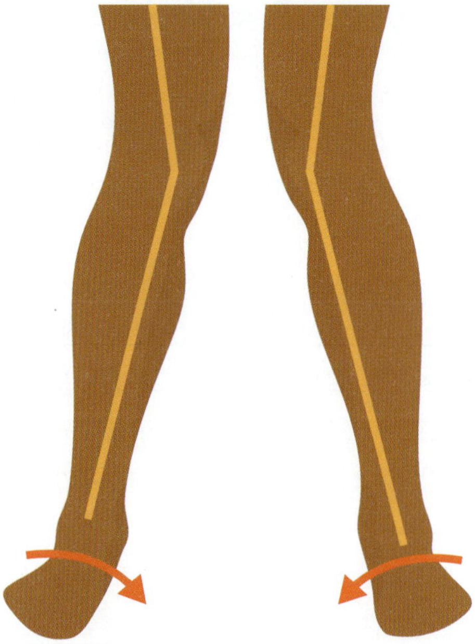

그림 11-11 평발 비틀림증후군

확인하기

보조 기구

과도한 엎침과 같은 특정한 발의 자세는 발과 발목 복합체를 중립 자세로 배열하거나 완충 역할을 하도록 디자인된 보조 기구나 신발 깔창이 도움이 될 수 있다. 보조 기구는 처방전 없이 구입할 수 있으며, 일반적으로 적당한 조절 기능을 제공하거나 개인의 발 형태와 잠재적인 생체역학적 불균형에 맞게 맞춤 제작된다.

의료진이 제작하는 맞춤식 보조 기구는 부드럽거나 반경화 또는 경화된 것일 수 있으며, 발 형태를 더욱 잘 지지하고 조절하기 위해 발뒤꿈치와 아치를 수정할 수도 있다(Gross, 1995).

제자리 움직임 평가

정적 자세 평가에서 얻은 교정 정보에 기초해서 교정 운동 전문가는 어느 근육이 과활성/단축될 수 있는지, 어떤 근육이 저활성/신장될 수 있는지에 대한 수준 높은 평가를 하게 된다. 정적 자세와 마찬가지로 RI 모델은 발과 발목에서 관찰된 움직임 손상이 LPHC에서의 근육 불균형 때문일 가능성이 매우 크다는 점을 강조한다. 고객들은 대개 비교적 손상이 없는 정적인 자세를 취하겠지만, 움직이는 동안에는 정적 평가 중에 볼 수 없었던 활성화된 근육의 불균형을 드러낼 수 있다.

오버헤드 스쿼트 평가

스쿼트는 최적의 발목 가동성을 요하기 때문에 OHSA 중 관찰된 흔한 움직임 손상은 발목의 발등굽힘 부족과 관련된다. 과도한 엎침은 종종 무릎 외반과 함께 관찰되며, 때로는 내려가는 스쿼트 자세에서 발뒤꿈치 들림으로 나타나기도 한다. 엎침과 무릎 외반은 발목관절 안에서 시상면 가동성이 불충분해 발을 바깥쪽으로 돌리는 보상 움직임을 유발하기 때문에 나타날 수 있다. 발이 바깥쪽으로 돌아가는 경우, 고객은 이러한 움직임으로 제한된 발목관절을 우회할 수 있게 된다. 발은 또한 종아리 복합체가 과활성된 경우에도 바깥쪽으로 돌아갈 수 있다(그림 11–12).

발뒤꿈치 들림의 보상은 과활성/단축된 종아리 복합체, 구조적으로 짧은 아킬레스건 및/또는 높은 아치의 발에서 나타날 수 있다(그림 11–13). 몸통이 과도하게 기울어지는 움직임 손상은 지면에서 발뒤꿈치가 들리는 경우에 빈번하게 관찰된다. 이런 보상에서는 발목관절을 통해 충분히 움직일 수 없으며(충분히 발등굽힘을 할 수 없음) 엉덩관절을 더 굽혀 상대적 유연성을 사용하여 스쿼트를 수행한다(그림 11–14).

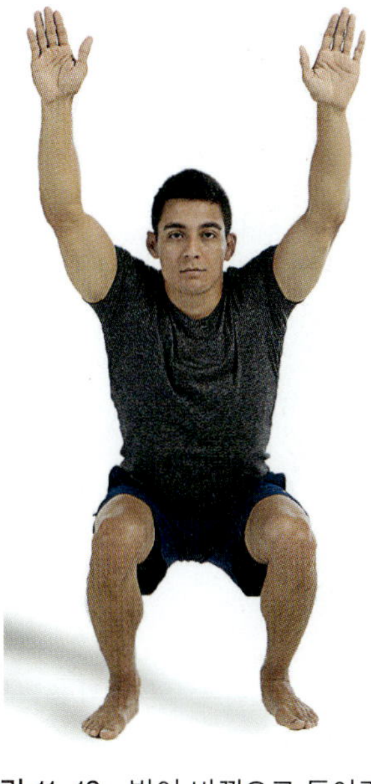

그림 11–12 발이 바깥으로 돌아감

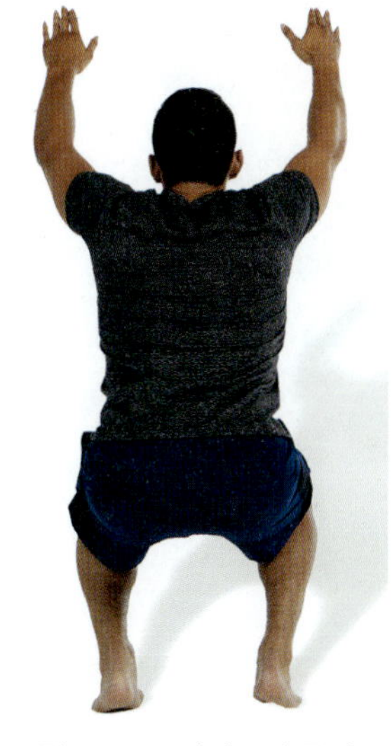

그림 11–13 발뒤꿈치 들림

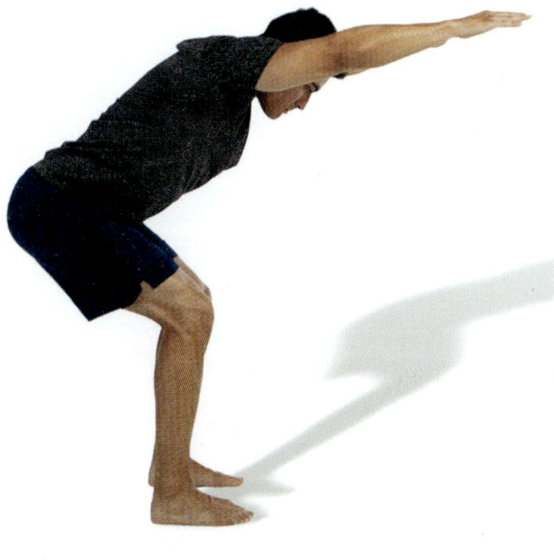

그림 11–14 과도한 몸통 전방 기울임

이 평가에서 얻은 교정 정보를 종합하여 교정 운동 전문가는 잠재적 근육 불균형을 식별하고 관절가동범위(ROM)의 부족을 해결해 나갈 수 있다. 제자리 움직임 평가에서 낮은 수행능력은 여러 관절의 복합적인 요인 때문일 수 있다. 이럴 때는 표적 가동성 평가를 통해 몇몇 운동 사슬 체크포인트의 문제를 해결해야 한다.

발뒤꿈치를 들어올린 수정 동작

발과 발목의 경우, 많은 움직임 손상이 발바닥쪽 굽힘근과 아킬레스건의 길이 단축과 연관되어 있다. 발이 바깥으로 돌아가고 발뒤꿈치가 들리고, 몸통이 과도하게 앞으로 기울어지는 발목 관련 손상의 경우에는 발뒤꿈치의 높이를 수정함으로써 발, 발목 복합체, LPHC 등 어느 영역에 손상의 원인이 있는지를 정확히 찾아낼 수 있다. 단축된 종아리근육은 발목에서 발등굽힘의 ROM을 감소시킨다.

발뒤꿈치 높이를 수정했을 때 OHSA 중에 나타나는 움직임 손상이 개선되는 경우 손상의 근본적인 원인은 발바닥쪽 굽힘근 및 아킬레스건의 신장성(즉, 발등굽힘의 ROM의 결여)으로 발생하는 발목의 시상면 가동성 부족 때문이다. 그러나 발뒤꿈치를 들어도 OHSA 수행능력이 변하지 않는다면 근본 원인은 다른 운동 사슬 부위에 있을 가능성이 크다. 이 경우에는 LPHC의 근육에 원인이 있을 가능성이 높다. 예를 들어, 과활성화된 복근 및 엉덩관절 굽힘근은 몸통이 앞으로 과도하게 기울어지는 것과 같은 손상의 원인일 수 있다.

싱글 레그 스쿼트 평가

싱글 레그 스쿼트 평가(SLSA) 역시 안전하게 실시할 수 있고, 추가 정보가 필요한 경우라면 해보아야 할 중요한 제자리 움직임 평가이다(그림 11-15, 11-16). 한 다리로 스쿼트하는 것은 두 발로 스쿼트할 때 명확하지 않았던 기능장애를 나타낼 수 있다. SLSA를 수행할 때 발과 발목에서 찾아야 하는 핵심 보상은 과도한 엎침과 발뒤꿈치 들림이다.

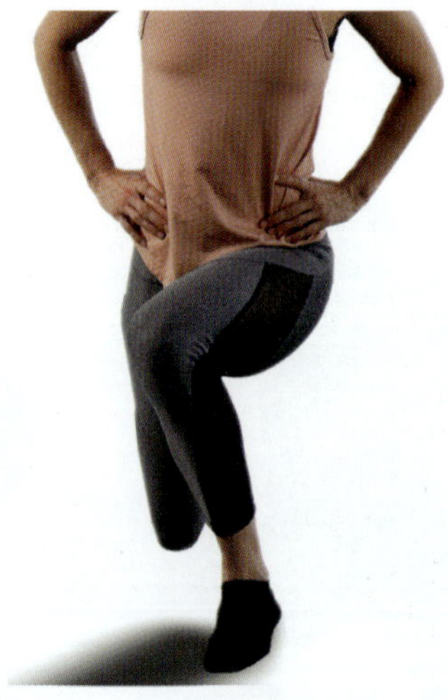

그림 11-15 스플릿 스쿼트: 과도한 발의 엎침

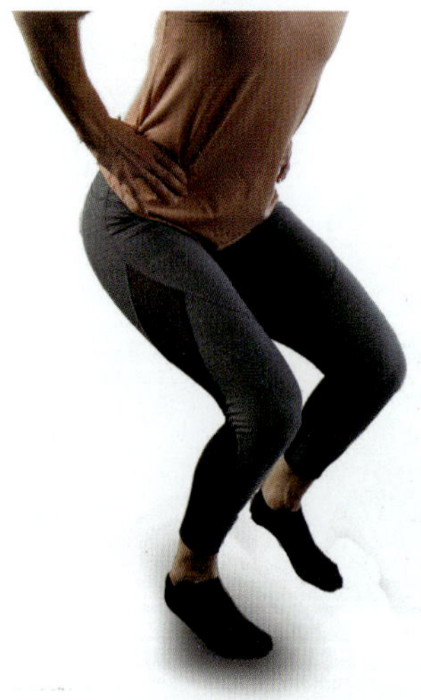

그림 11-16 싱글 레그 스쿼트: 발뒤꿈치 들림

스플릿 스쿼트 수정

고객에게 SLSA가 너무 어렵거나 스플릿 자세가 필요한 운동에 대한 특정 수행 목표를 가지고 있는 경우, 스플릿 스쿼트 수정으로 SLSA 대신 한쪽의 동적 자세를 평가하는 데 사용할 수 있다. 두 발을 지면에 대고 좁게 선 자세는 더 큰 안정성을 제공하지만, OHSA를 하는 도중에 정확하게 관찰되지 않는 한쪽(unilateral) 손상에 대한 통찰력을 제공한다.

부하 움직임 평가

체중만을 견디면서 적절한 정적 자세 및 동적 자세를 보여주는 고객은 기초적 움직임 패턴에 부하를 변형하여 진행할 수 있다. 이는 근육에 더 많은 도전을 주고 관절에 남아 있는 불균형에 집중하도록 도와줄 수 있다.

부하 스쿼트는 신체의 운동 전 평가 시점에서 발과 발목 움직임을 관찰하는 데 매우 도움이 된다. 부하가 있는 스쿼트를 하는 동안 드러나는 움직임 손상은 중요한 발과 발목 근육의 저활성화와 관련되어 있다. 예를 들어, 고객이 OHSA와 SLSA 동안 최적의 발과 발목 자세를 유지할 수 있고 발과 발목 복합체 가동성 제약이 없지만, 부하 스쿼트 평가 동안 과도한 엎침을 보인다면 내재근 활성화는 고객의 프로그램에서 우선순위가 되어야 한다. 그러나 특정 근육을 목표로 하는 가동성 평가는 제자리 움직임 평가 동안 이루어진 관찰 사항을 확인하거나 제외시키는 데 사용해야 한다는 점을 기억해야 한다.

동적 움직임 평가

동적 움직임 평가는 걷기처럼 더 동적인 움직임을 수행하는 동안 발과 발목의 움직임이 부족한지 여부를 판단하는 데 도움이 된다. 보행 평가 시 바깥돌림(벌림) 또는 과도한 엎침이 없는지 관찰해야 한다. OHSA와 같이 무릎 외반이 수반되거나 수반되지 않을 수 있다.

대부분의 손상을 관찰할 수 있는 보행 단계는 발이 지면에 닿아 있는 동안(입각중기)의 후반부나, 발이 완전 뒤쪽에 있을 때, 또는 지면을 밀어서 발이 땅에서 떨어져 발을 옮기려고 할 때이다. 발이 지면에 닿아 있는 동안(입각중기) 발 뒤꿈치가 바닥에서 들어올려질 때 이러한 손상이 많이 발생하는 이유는 이 지점이 최대 발목 가동성이 요구되는 보행 지점이기 때문이다. 발목 발등굽힘이 제한된 고객들에게서 더 손상이 나타나기 쉽다. 가장 흔하게 관찰되는 보행 손상은 과도한 발의 엎침과 바깥돌림이다. 제자리 움직임 평가와 같이 각 보상 패턴에 대한 이유는 동일하며, 제자리 움직임 평가에서 관찰되었던 사항들을 확인할 수 있다.

또 다른, 더 진전된 동적 움직임 평가는 뎁스 점프 평가이다. 뎁스 점프는 고도의 신장성 속도 저하를 요구하기 때문에 이전의 평가에서 나타나지 않았던 움직임 손상을 드러낼 수 있으며(Tsai et al., 2017), OHSA 및 SLSA에서 비교적 손상이 나타나지 않았던 고객에게 사용하기에 매우 유용하다. 이전 평가에서 움직임 손상을 보인 사람들은 뎁스 점프 평가를 시행할 필요가 없다. 제자리 움직임에서 명백한 손상을 드러내면 동적 움직임 동안 반드시 다시 손상이 나타난다. 추가로, 적절한 운동 사슬 조절이 결여된 동적 움직임을 수행하는 것은 잠재적으로 위험할 수 있다.

가동성 평가

고객이 정적 자세 평가, 움직임 평가, 또는 두 평가 모두에서 발과 발목과 관련된 손상을 보인다면 발과 발목에 대한 가동성 평가를 수행하여 교정 운동 연속체로 교정할 수 있도록 근육 불균형을 더 정확히 찾아내야 한다. 발바닥쪽 굽힘 근육군의 제한된 유연성(발바닥굽힘근의 ROM의 제한) 및 첫 번째 MTP(즉, 엄지발가락관절)의 제한된 신전성은 전체 운동 사슬에 파급 효과를 가진다.

교정 운동 전문가는 발뒤꿈치를 들어올리는 OHSA 수정의 결과도 고려해야 한다. 발뒤꿈치를 들었을 때 발과 발목에서 기능장애를 나타내는 스쿼트의 수행능력이 향상된다면 교정 운동 전문가는 관련 가동성 평가를 수행해야 한다. 이 평가는 교정 운동 프로그램의 효과를 평가하기 위해 시간을 두고 반복할 수 있다.

발과 발목의 교정 전략

CES 평가 과정은 발과 발목 복합체의 교정 프로그램으로 수정할 수 있는 움직임 보상 패턴이 드러나게 되며, 가장 일반적인 것이 과도한 엎침이다. 정적 평가, 움직임 평가 및 가동성 평가를 실시하고 손상이 확인되었다면 NASM의 교정 운동 연속체를 이용하여 교정 운동 전략을 개발할 수 있다. 예방 및 재활 프로그램은 활동적인 사람의 발과 발목 부상 가능성을 줄여주고 발목 기능을 개선시켜 주는 효과가 있는 것으로 입증되었다(Hale et al., 2007). 대부분의 프로그램은 기능적 움직임이 포함되거나 혹은 포함되지 않은 고유수용성 트레이닝 또는 밸런스 훈련을 매일 또는 주에 여러 번 실시한다.

표 11-3은 이 부위에 대한 프로그램을 짤 때 일반적인 운동 프로그램과 기법들을 보여준다. 특정 운동을 선택하는 것은 고객별 평가 결과나 필요성, 능력에 따라 달라진다.

표 11-3 발과 발목을 위한 일반적인 교정 운동 프로그램 선택

단계	양상	근육/운동	핵심 훈련 변수
억제	자가근막 롤링	넙다리두갈래근(짧은갈래) 종아리근복합체(비골근) 장딴지근 넙다리네갈래근가자미근 넙다리근막긴장근	불편한 부위에서 30~60초 동안 유지 능동적 관절 움직임을 4~6회 반복 실시
신장	정적 스트레칭 또는 신경근 스트레칭	넙다리두갈래근(짧은갈래) 장딴지근 넙다리네갈래근 가자미근 넙다리근막긴장근	정적: 30초간 유지 신경근: 7~10초 등척성 수축, 30초 정적 유지
활성화	고립적 근력 강화	앞정강근 중간볼기근 안쪽 햄스트링 뒤정강근 숏풋(내재근)	4초간 신장성 수축, 관절가동범위 끝 지점에서 2초간 등척성 수축, 1초간 단축성 수축으로 10~15회 반복
통합*	통합된 동적 움직임	밸런스 런지(lunge to balance progression) 한발 균형 잡기 싱글 레그 스쿼트 밸런스 스텝업	제어하면서 10~15회 반복

*NOTE: 고객 능력, 운동 역량, 필요성에 맞게 진전도 상향(progressive) 또는 진전도 하향(regressive)

발과 발목을 위한 일반적인 운동 선택

발과 발목 교정 운동은 발이 바깥으로 돌아가고, 발뒤꿈치가 들리며, 과도한 엎침(과회내) 같이 흔하게 관찰되는 움직임 손상을 개선시키는 것으로 보인다. 대개 복합적인 움직임 손상이 함께 발생하며(과도한 엎침 및 발이 바깥으로 돌아감), 통합 평가 프로세스에 따라 두 가지 모두를 해결하는 운동이 도움이 된다. 따라서 교정 운동 전문가는 여러 가지 손상을 효과적으로 해결하는 프로그램을 만들 수 있다.

억제: 자가근막 롤링

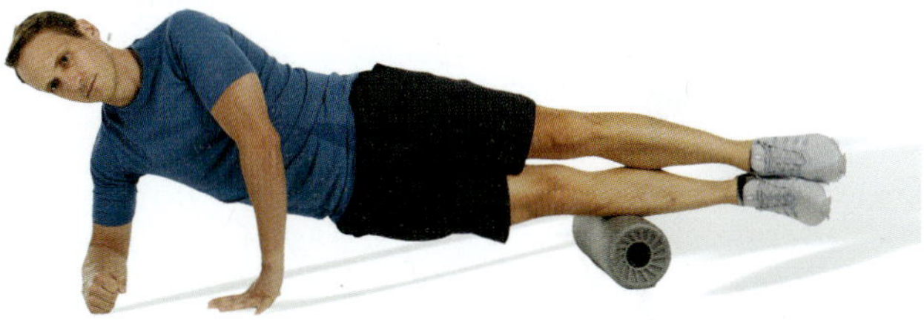

종아리근복합체(비골근)

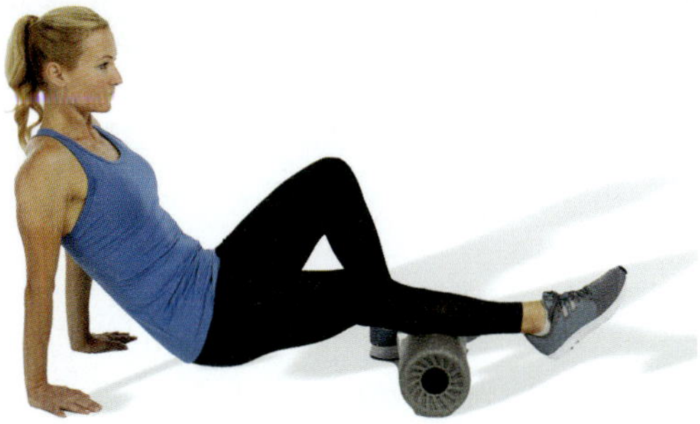

장딴지근/가자미근

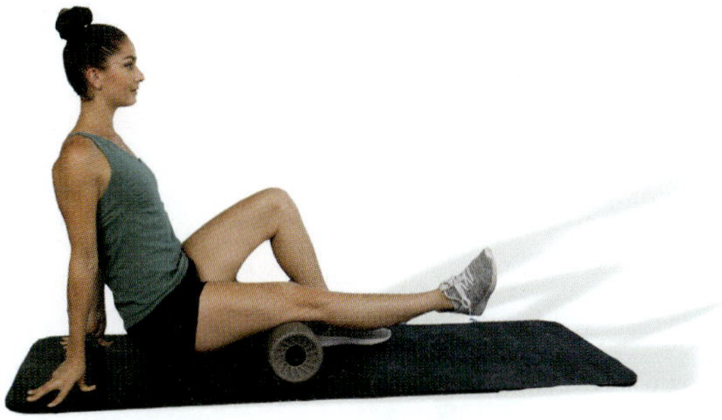

넙다리두갈래근

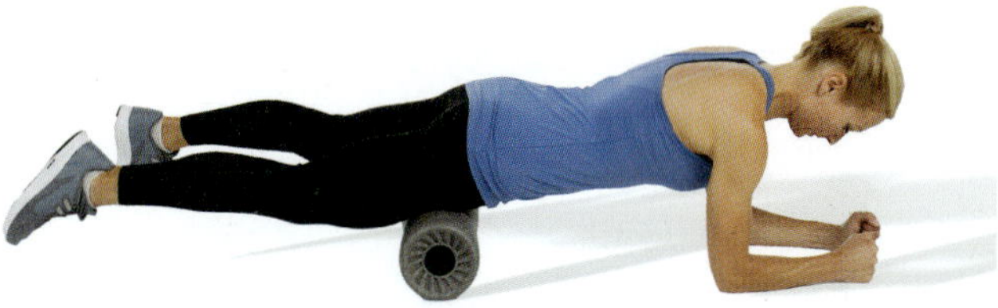

넙다리네갈래근

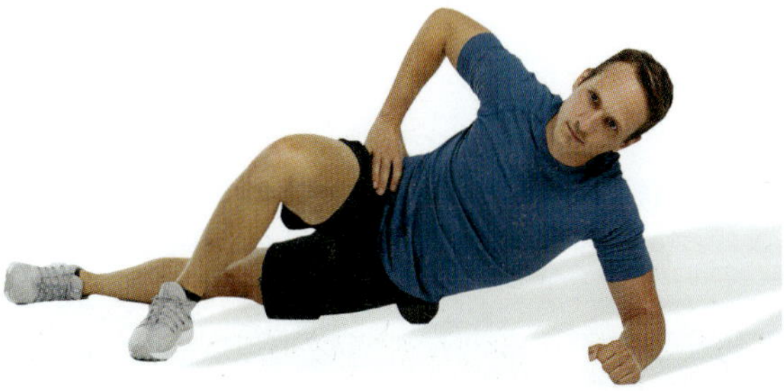

넙다리근막긴장근

신장: 정적 스트레칭 및/또는 신경근 스트레칭(NMS)

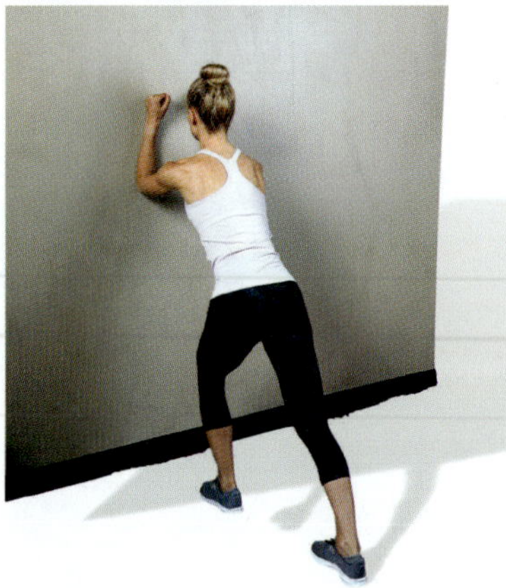

정적 장딴지근 스트레칭

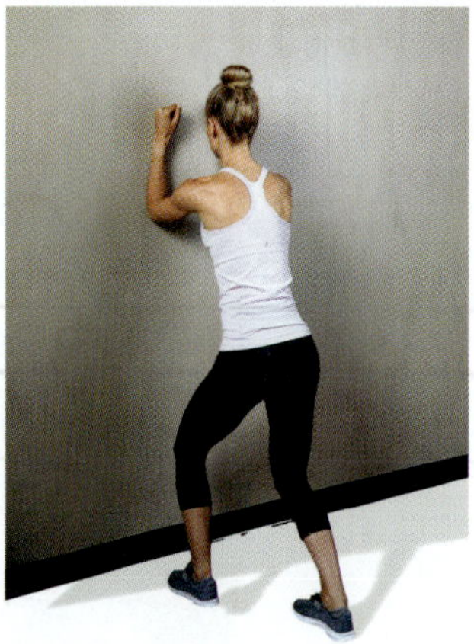

정적 가자미근 스트레칭

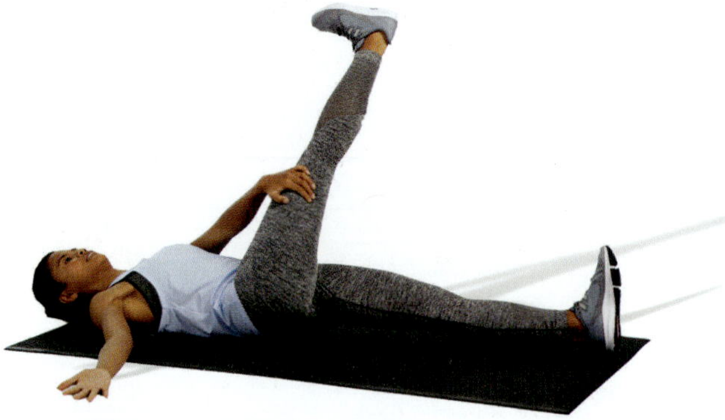

정적 누운 자세 넙다리두갈래근 스트레칭

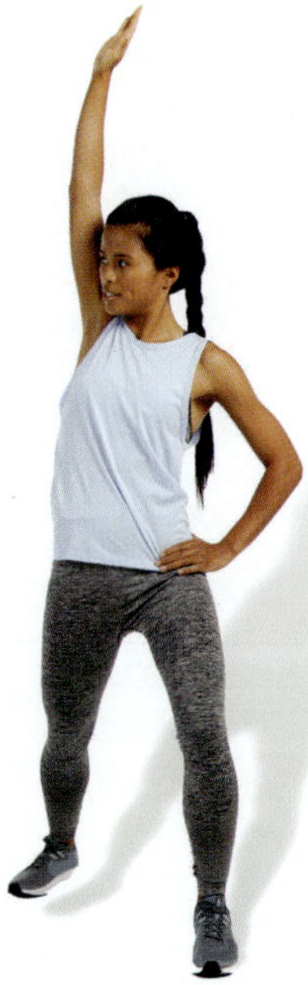

정적 넙다리근막긴장근 스트레칭

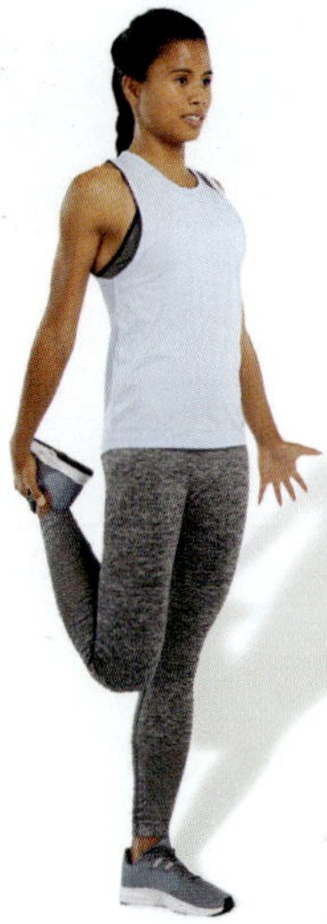

정적 스탠딩 넙다리네갈래근 스트레칭

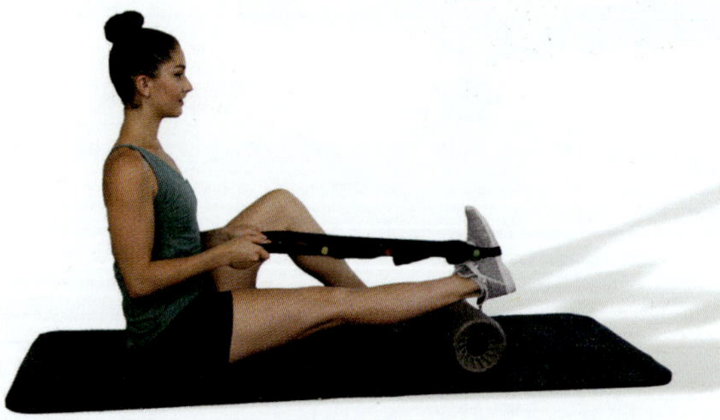

자가 NMS 장딴지근/가자미근

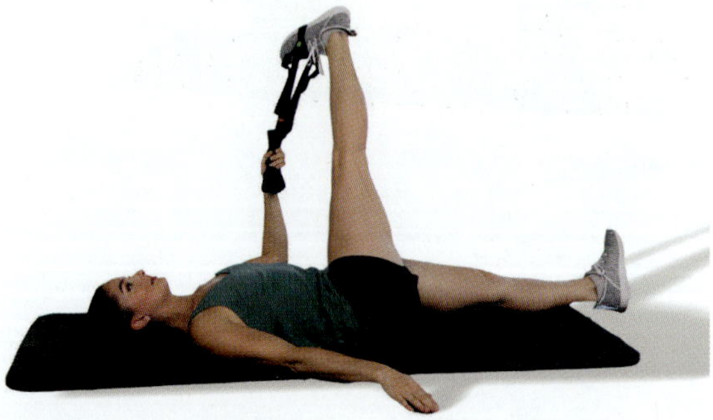

자가 NMS 넙다리두갈래근

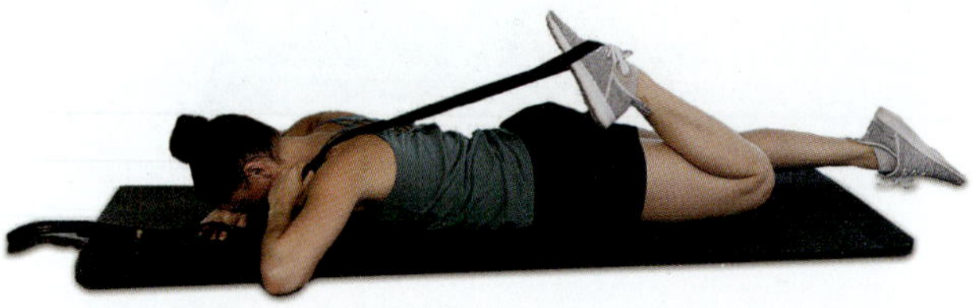

엎드린 자세 자가 NMS넙다리네갈래근

활성화: 고립적 근력 강화

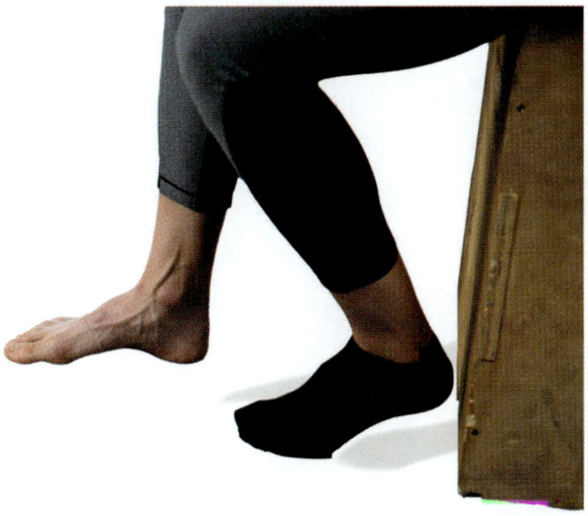

숏풋-시작

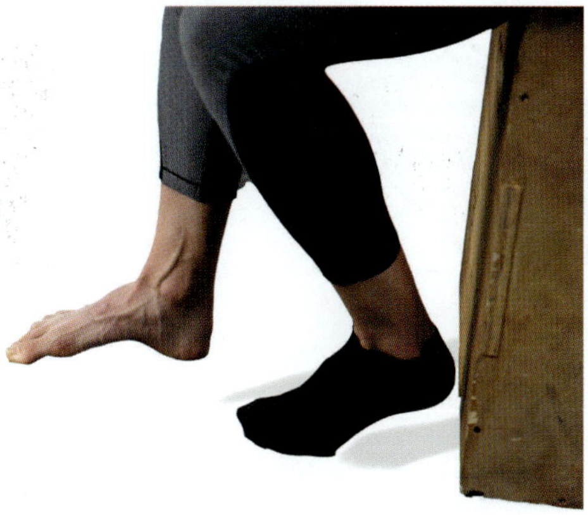

숏풋-마무리

트레이닝 팁

숏풋 운동은 발의 아치를 세로 방향으로 활성화되게 만들어서 발의 내재근을 활성화시키고 강화하기 위한 운동이다(Jung et al., 2011). 먼저 지면에 발을 대고 숏풋 운동을 실시한다. 그런 다음, 발 중앙을 발뒤꿈치뼈에 가깝게 당기면서 발의 아치를 올린다. 이 동작은 발가락을 이완시킨 상태로 수행해야 한다. 이 운동은 난이도를 높이기 위해 앉거나 선 자세로 조정된 런지/스플릿 자세로 실시할 수 있다.

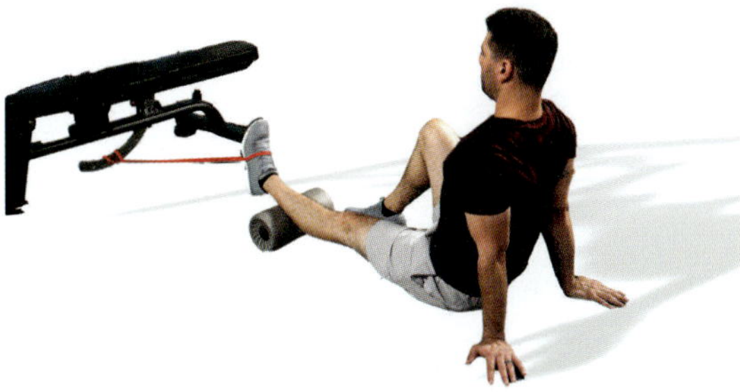

앞정강근-시작

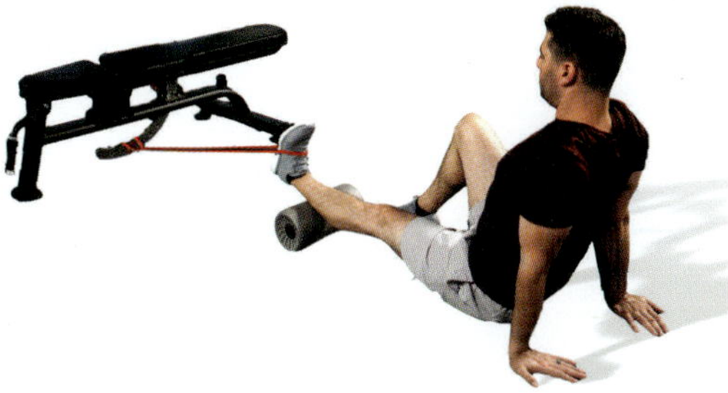

앞정강근-마무리

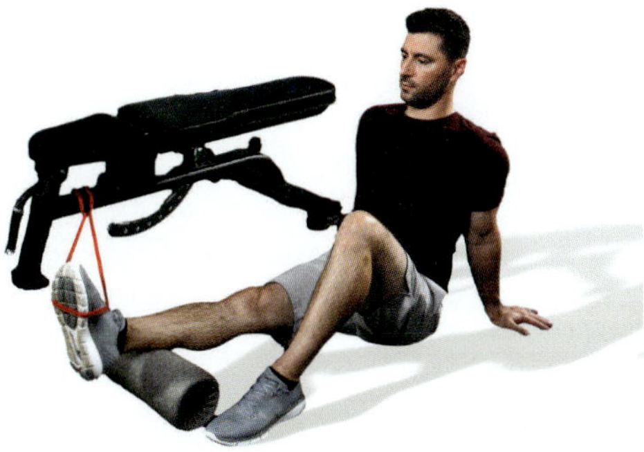

뒤정강근-시작

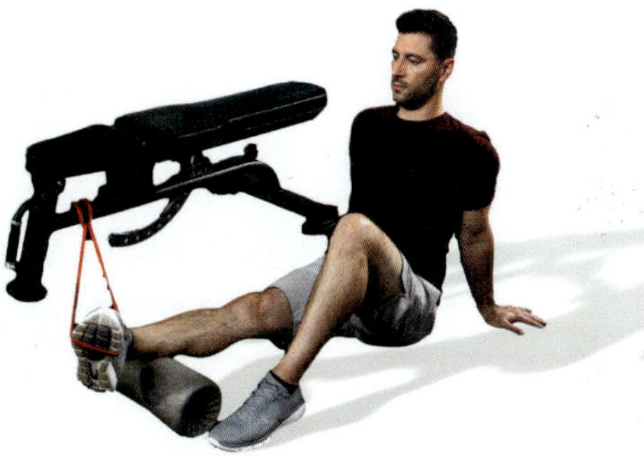

뒤정강근-마무리

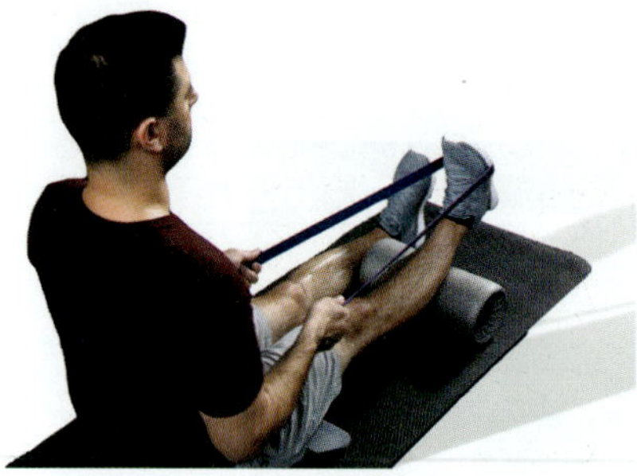
안쪽 장딴지근–시작

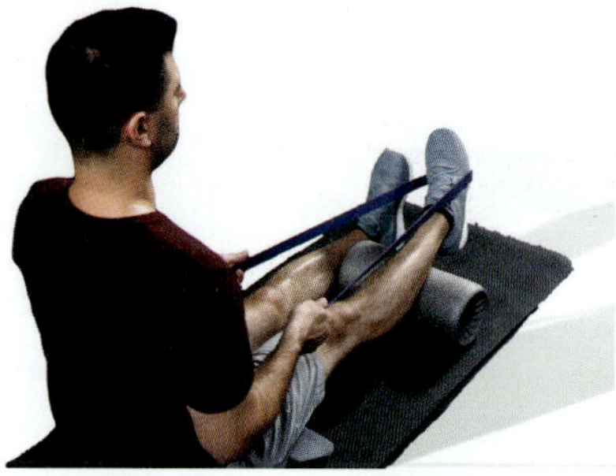
안쪽 장딴지근–마무리

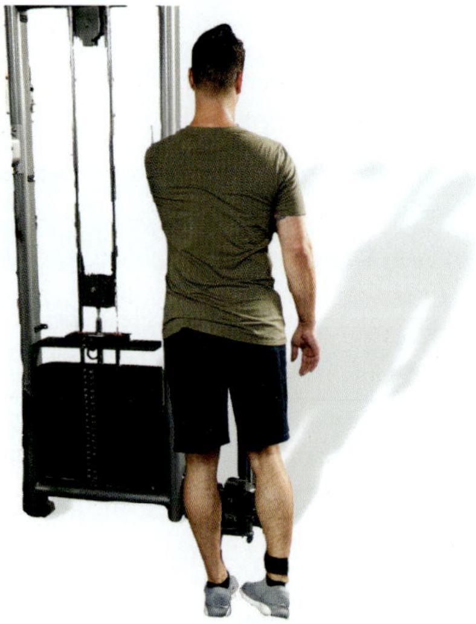
안쪽 햄스트링 복합체(무릎 굽힘)–시작

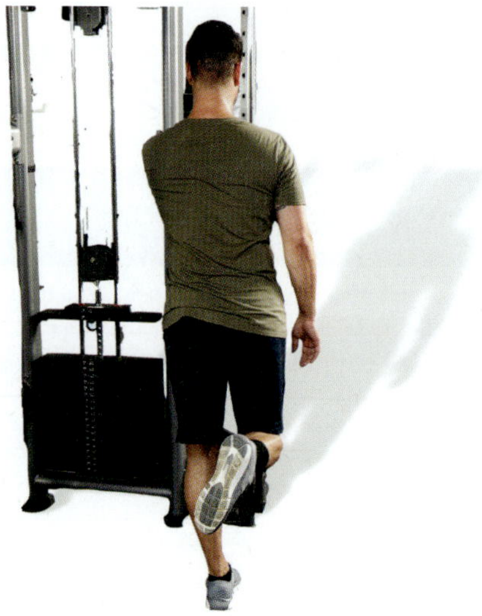
안쪽 햄스트링 복합체(무릎 굽힘)–마무리

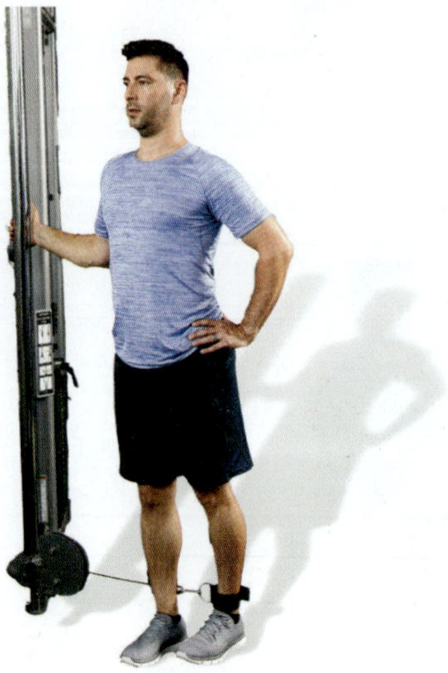
중간볼기근–시작

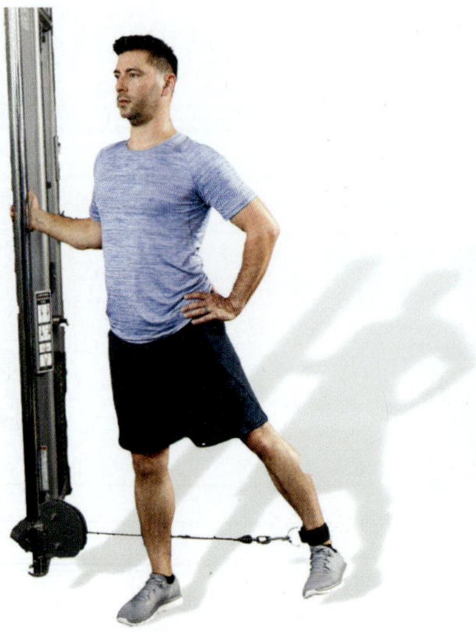
중간볼기근–마무리

통합: 동적 움직임 진전도 향상

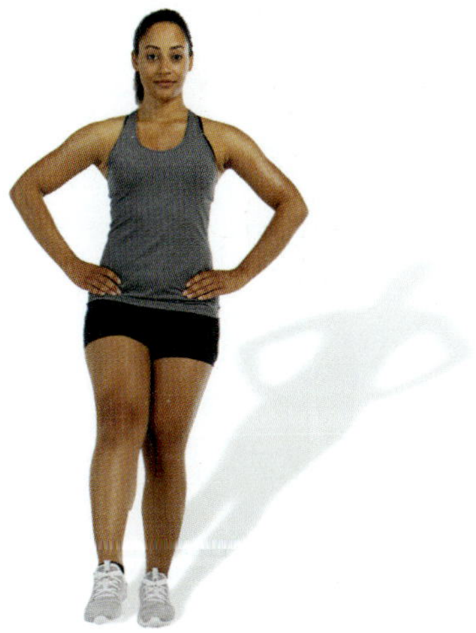
한발 균형 잡고 다리 뻗기–시상면

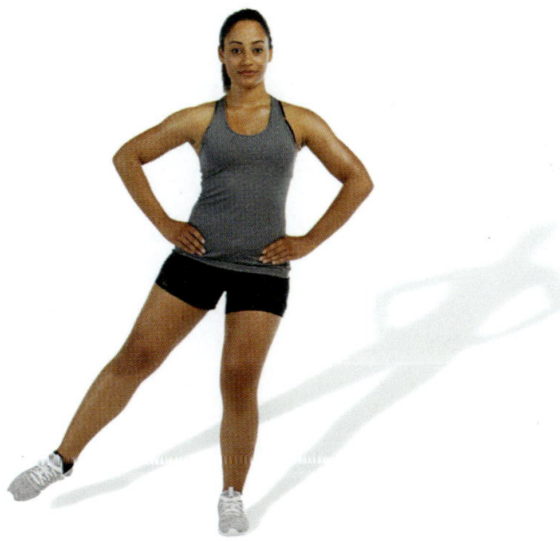
한발 균형 잡고 다리 뻗기–이마면

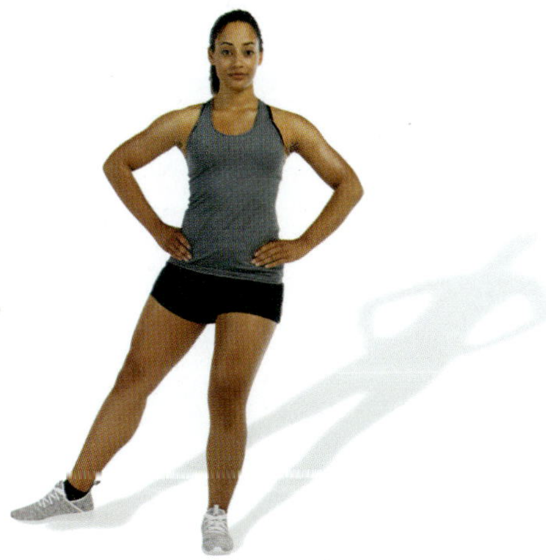
한발 균형 잡고 다리 뻗기–수평면

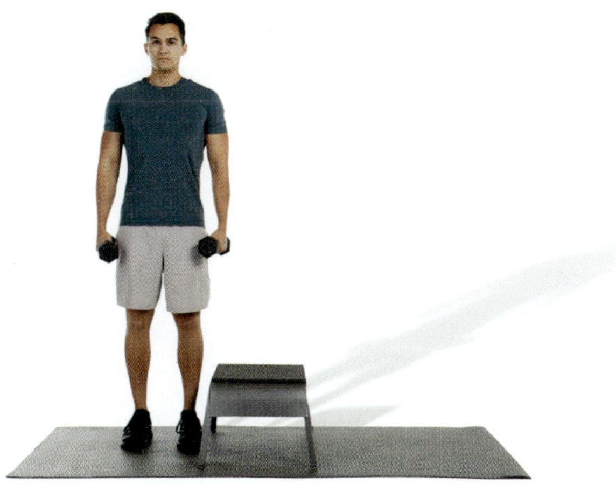
밸런스 스텝업–시작

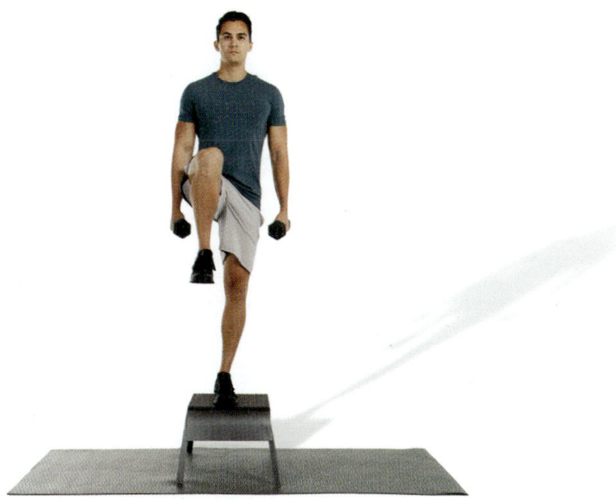
밸런스 스텝업–마무리

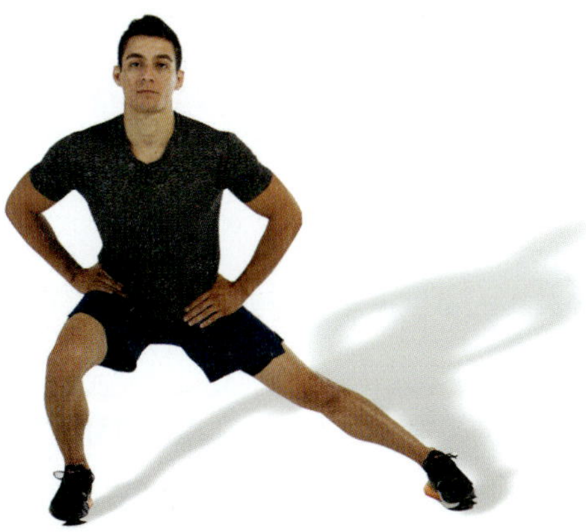
밸런스 런지–시작

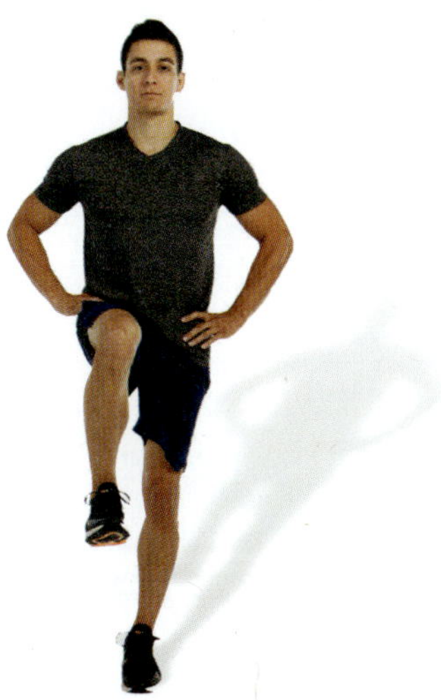
밸런스 런지–마무리

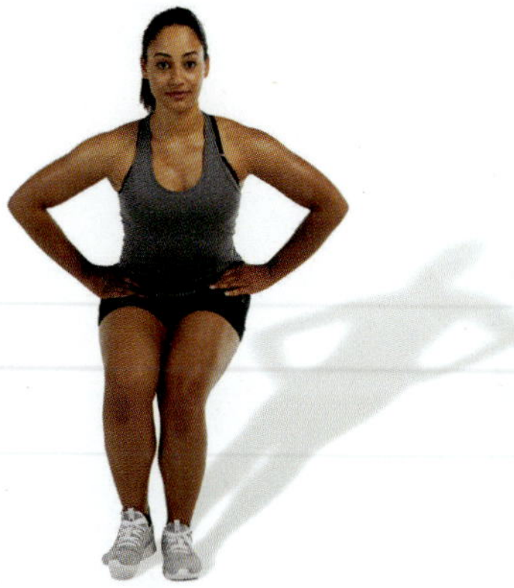

싱글 레그 스쿼트-시작

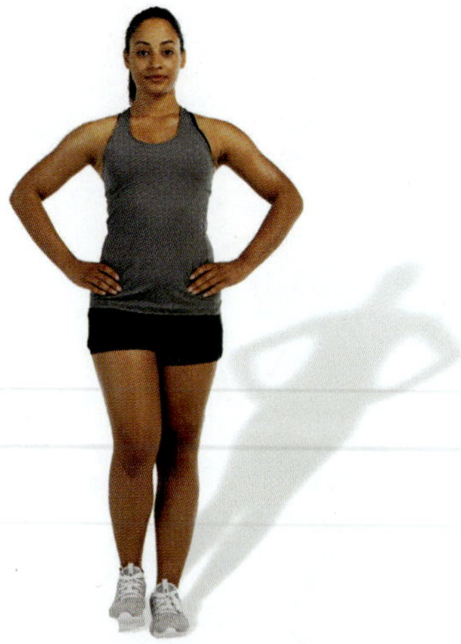

싱글 레그 스쿼트-마무리

발이 바깥쪽으로 돌아감

교정 운동 전문가는 각 고객에게 적용할 기법에 대해 신중하게 결정하여 진행해야 한다. 고객이 꾸준히 할 수 있도록 하기 위해서는 연속체의 각 단계에서 효과적인 운동을 가능한 한 최소한으로 선택하는 것이 좋다. 프로그램의 넓은 목표는 발등굽힘을 이상적으로 개선하고 정강뼈 회전을 조절할 수 있는 신체의 능력을 향상시키는 것이다. 교정 운동 연속체를 체계적으로 적용한다면 움직임 중에 신경근을 효과적으로 통제하고 발과 발목 복합체가 적절하게 정렬된다.

발뒤꿈치를 들어올렸을 때 스쿼트가 개선되었다면 아랫다리의 교정 전략만 필요하다는 것을 기억하기 바란다.

1단계: 억제

억제해야 할 핵심 부위는 가자미근, 가쪽 장딴지근, 넙다리두갈래근이며, 넙다리근막긴장근도 포함될 수 있다. 이러한 조직의 장력을 줄이면 신장성을 촉진시켜 적절한 수준의 이상적인 발등굽힘과 정강뼈의 자세를 가질 수 있다.

2단계: 신장

정적 또는 신경근 스트레치(NMS)를 통한 핵심 신장 운동이 필요한 곳은 가자미근 및 장딴지근, 넙다리두갈래근이다. 스트레치에 대한 조직 저항력을 줄이면 움직임 동안 이러한 목표 부위가 적절히 신장되어 발과 발목, 정강뼈, 다리 나머지 부분의 적절한 역학에 기여할 수 있다.

3단계: 활성화

핵심 활성화 운동에는 안쪽 햄스트링을 목표로 정강뼈를 안쪽으로 돌리면서 무릎을 구부리는 것과 안쪽 장딴지근을 목표로 종아리를 들어올리는 운동이 있다. 선택한 활성화 운동의 목표는 통합 평가 프로세스에 기초하여 저활성 조직의 근육 내 협응력을 개선시키는 것이다. 발과 발목에만 특화된 이러한 근육들은 움직임 패턴 동안 신장성으로 정강뼈의 바깥돌림을 감소시키고 단축성으로 더 큰 정강뼈 안쪽돌림을 집중적으로 생성하는 역할을 한다.

4단계: 통합

통합 진행 프로세스는 우선 단일면 운동(시상면)으로 시작해 다중면 운동(이마면 및 수평면)으로 진행할 수 있다. 이 운동은 또한 제자리 운동(한발 균형 잡기처럼 지지 기반의 변화 없이 움직임)으로 시작해서 더 많은 동적 운동(밸런스 스텝업, 밸런스 런지, 싱글 레그 스쿼트처럼 지지 기반이 변화하는 움직임)으로 진행할 수 있다. 발과 발목을 통합해서 근육 간 협응력 및 움직임 패턴을 재교육하면 여러 운동면에서 발과 발목 복합체의 신경근 조절이 잘 된다. 발과 발목은 적절한 수준의 발등굽힘, 발바닥쪽 굽힘, 안쪽번짐, 가쪽번짐, 정강뼈돌림에 대한 조절로 움직여야 한다. 동적 운동을 하는 동안에는 무릎, 발과 발목 정렬에 초점을 맞춘다.

표 11-4는 발이 바깥쪽으로 회전하는 움직임 손상을 개선하는 데 사용할 수 있는 프로그램의 샘플이다.

표 11-4 발과 발목의 교정 운동 프로그램 예시: 발이 바깥으로 돌아감

단계	양상	근육/운동	핵심 훈련 변수
억제	자가근막 롤링	넙다리두갈래근 장딴지근/가자미근	불편한 부위에서 30~60초 동안 유지 능동적 관절 움직임을 4~6회 반복 실시 근육 그룹당 90~120초 실시
신장	정적 스트레칭	넙다리두갈래근(짧은갈래) 장딴지근	30초간 유지
활성화	고립적 근력 강화	안쪽 장딴지근 안쪽 햄스트링	4초간 신장성 수축, 관절가동범위 끝 지점에서 2초간 등척성 수축, 1초간 단축성 수축으로 10~15회 반복
통합*	통합된 동적 움직임	시상면 밸런스 런지	제어하면서 10~15회 반복

*NOTE: 고객 능력, 운동 역량, 필요성에 맞게 진전도 상향(progressive) 또는 진전도 하향(regressive)

과도한 엎침

교정 운동 전문가는 각 고객에게 적용할 기법을 신중하게 결정하여 진행해야 한다. 고객이 꾸준히 할 수 있도록 교정 운동 전문가는 연속체의 각 단계에서 효과적인 운동을 최소한으로 사용하는 것이 좋다. 프로그램의 넓은 목표는 발등굽힘을 이상적으로 개선하고 과도한 엎침을 둔화시킬 수 있는 신체의 능력(즉, 조절된 엎침)을 향상시키는 것이다. 또한 무릎 외반과 과도한 엎침은 함께 발생하는 경우가 많기 때문에 평가 과정에 따라 무릎 외반을 둔화시키는 근육(예: 큰볼기근 및 중간볼기근)의 활성화가 고려되어야 한다. 교정 운동 연속체를 체계적으로 적용했을 때 효율적으로 신경근을 조절하고 움직임 중 발과 발목 복합체가 적절하게 정렬된다.

발뒤꿈치를 들어올려 스쿼트를 개선했다면 아랫다리(lower leg) 교정 전략만으로도 충분하다는 것을 기억하기 바란다.

1단계: 억제

억제해야 할 핵심 부위는 가자미근, 가쪽 장딴지근, 종아리근 복합체(비골근), 넙다리근막긴장근이 있다. 이러한 조직들의 장력을 줄이면 신장성을 촉진시켜 적절한 수준의 발등굽힘과 정강뼈의 자세를 만들 수 있다.

2단계: 신장

정적 또는 신경근 스트레칭을 통한 핵심 스트레칭이 필요한 곳은 가자미근, 장딴지근, 넙다리근막긴장근이다. 스트레치에 대한 조직 저항력을 줄이면 움직임 동안 이러한 목표 부위가 적절히 신장되어 발과 발목, 정강뼈, 다리 나머지 부분의 적절한 역학을 돕는다.

3단계: 활성화

핵심 활성화 운동에는 숏풋 운동과 앞정강근, 뒤정강근, 중간볼기근을 목표로 하는 운동이 있다. 선택된 활성화 운동의 목표는 통합 평가 과정에 기초하여 저활성화된 조직의 근육 내 협응력을 개선시키는 것이다. 발과 발목에만 특화된 이 근육은 움직임 패턴 동안, 단축성으로 발등굽힘을 더 크게 만들고 신장성으로 발바닥쪽 굽힘과 무릎 외반을 둔화시키는 역할을 한다.

4단계: 통합

통합 진행 프로세스는 우선 단일면 운동(시상면)을 하고 그 다음 다중면 운동(이마면 및 수평면)으로 진행할 수 있다. 이 운동들은 더 많은 제자리 운동들(한발 균형 잡기처럼 지지 기반의 변화 없이 움직임)로 시작해서 더 많은 동적 운동들(밸런스 스텝업, 밸런스 런지, 싱글 레그 스쿼트처럼 지지 기반이 변화하는 움직임)로 진행한다. 발과 발목을 통합하여 근육 간 협응력 및 움직임 패턴을 재교육하면 여러 운동면에서 발과 발목 복합체의 신경근 조절이 잘 이루어진다. 발과 발목은 적절한 수준의 발등굽힘, 발바닥쪽 굽힘, 안쪽번짐, 가쪽번짐, 정강뼈 돌림에 의한 조절로 움직여야 한다. 하체 운동을 진행하는 동안에는 발과 발목, 무릎, 엉덩관절의 적절한 정렬에 초점을 맞추어야 한다.

표 11-5는 과도한 엎침를 개선하는 데 사용할 수 있는 프로그램의 샘플이다.

표 11-5 발과 발목의 교정 운동 프로그램 예시: 과도한 엎침

단계	양상	근육/운동	핵심 훈련 변수
억제	자가근막 롤링	종아리근 복합체(비골근) 장딴지근/가자미근 넙다리근막긴장근	불편한 부위에서 30~60초 동안 유지 능동적 관절 움직임을 4~6회 반복 실시 근육 그룹당 90~120초 실시
신장	정적 스트레칭	장딴지근/가자미근 넙다리근막긴장근	30초간 유지
활성화	고립적 근력 강화	앞정강근 중간볼기근 숏풋	4초간 신장성 수축, 관절가동범위 끝 지점에서 2초간 등척성 수축, 1초간 단축성 수축으로 10~15회 반복
통합*	통합된 동적 움직임	밸런스 스텝업	제어하면서 10~15회 반복

*NOTE: 고객 능력, 운동 역량, 필요성에 맞게 진전도 상향(progressive) 또는 진전도 하향(regressive)

발뒤꿈치 들림

교정 운동 전문가는 각 고객에게 적용할 권장된 기법에 대해 신중하게 결정하여 진행해야 한다. 고객이 꾸준히 할 수 있도록 교정 운동 전문가는 연속체의 각 단계에서 효과적인 운동을 가능한 한 최소한으로 사용하는 것이 좋다. 프로그램의 넓은 목표는 이상적인 발등굽힘과 넙다리네갈래근의 신장성을 개선시키는 것이다. 발뒤꿈치가 들리는 것은 무릎폄근에 최적의 유연성이 없는 상태(즉, 하강할 때 무릎 굽힘근이 제한됨)에서 정강뼈가 앞쪽으로 이동하기 위해서 생기는 현상이다. 교정 운동 전문가는 발뒤꿈치 들림이 근육 불균형으로 인한 것이라고 가정하기 전에 운동 역량에 대한 모든 문제를 배제해야 한다. 다시 말해 고객은 무릎이 앞으로 나올 때 엉덩관절을 뒤로 움직여야 한다는 사실을 모를 수 있다는 것이다. 교정 운동 연속체를 체계적으로 적용하면 움직임을 하는 동안 신경근 조절을 효율적으로 할 수 있고 발과 발목 복합체가 적절하게 정렬된다.

1단계: 억제

억제해야 할 핵심 부위는 장딴지근/가자미근 복합체와 넙다리네갈래근이다. 이러한 조직의 장력을 줄이면 신장성을 촉진시켜 적절한 수준의 이상적인 발등굽힘과 정강뼈의 자세가 만들어진다.

2단계: 신장

정적 스트레칭 또는 신경근 스트레칭을 통한 핵심 신장 운동이 필요한 부위는 넙다리네갈래근 및 장딴지근/가자미근 복합체(가자미근에 초점을 맞추어)이다. 스트레칭에 대한 조직 저항력을 줄이면 움직임 동안 이러한 목표 부위가 적절히 신장되도록 하여 발과 발목, 정강뼈, 다리 나머지 부분의 적절한 역학에 도움이 된다.

3단계: 활성화

핵심 활성화 운동이 필요한 곳은 앞정강근이다. 선택된 활성화 운동의 목표는 통합 평가 프로세스에 기초하여 저활성화된 조직의 근육 내 협응력을 개선시키는 것이다. 발과 발목에만 특화된 이 근육은 움직임 패턴 동안 단축적으로 더 큰발등굽힘을 만들어내야 한다.

4단계: 통합

통합 진행 프로세스는 우선 단일면 운동(시상면)을 하고 그 다음 다중면 운동(이마면 및 수평면)으로 진행할 수 있다. 이 운동들은 더 많은 제자리 운동들(한발 균형 잡기처럼 지지 기반의 변화 없이 움직임)로 시작해서 더 많은 동적 운동들(밸런스 스텝업, 밸런스 런지, 싱글 레그 스쿼트처럼 지지 기반이 변화하는 움직임)로 진행할 수 있다. 발과 발목을 통합해서 근육 간 협응력 및 움직임 패턴을 재교육하면 여러 운동면에서 발과 발목 복합체의 신경근 조절이 잘 이루어진다. 발과 발목은 적절한 수준의 발등굽힘, 발바닥쪽 굽힘, 안쪽번짐, 가쪽번짐, 정강뼈 돌림에 대한 조절로 움직여야 한다.

표 11-6은 발뒤꿈치 들림을 개선하는 데 사용할 수 있는 프로그램의 샘플이다.

표 11-6 발과 발목의 교정 운동 프로그램 예시: 발뒤꿈치 들림

단계	양상	근육/운동	핵심 훈련 변수
억제	자가근막 롤링	장딴지근/가자미근 넙다리네갈래근	불편한 부위에서 30~60초 동안 유지 능동적 관절 움직임을 4~6회 반복 실시 근육 그룹당 90~120초 실시
신장	정적 스트레칭	넙다리네갈래근 가자미근	30초간 유지
활성화	고립적 근력 강화	앞정강근	4초간 신장성 수축, 관절가동범위 끝 지점에서 2초간 등척성 수축, 1초간 단축성 수축으로 10~15회 반복
통합*	통합된 동적 움직임	싱글 레그 스쿼트	제어하면서 10~15회 반복

*NOTE: 고객 능력, 운동 역량, 필요성에 맞게 진전도 상향(progressive) 또는 진전도 하향(regressive)

발과 발목에 관련된 흔한 문제들

발과 발목 복합체에 매일 가해지는 반복적 스트레스로 인해 이 복합체는 과사용 및 충격과 관련된 부상에 특히 취약하다. 다음은 피트니스와 운동 환경에서 볼 수 있는 가장 흔한 발과 발목 부상 네 가지와 이 부상들이 어떻게 고객의 프로그래밍에 기능적으로 영향을 미치는지를 보여준다. 이 섹션은 교정 운동 전문가에게 발 및/또는 발목 부상을 진단하거나 재활을 위한 가이드를 제공하려는 것이 아니라 오히려 움직임과의 관계 및 각 손상을 가진 고객에게 필요한 관리를 위해 마련한 것이다. 다음과 같은, 또는 발과 발목 복합체의 다른 병리학 증상이 나타나는 고객은 전문 의료진에게 상담을 받도록 해야 한다.

중요

이 섹션에서는 발과 발목 복합체에 대한 특정 질병의 일반적인 정보를 제공하고자 한다. 제공된 정보는 어떠한 질병을 진단하는 데 사용되어서는 안 된다. 피트니스 전문가는 고객이 잠재적 질병에 대한 진단을 필요로 하는 경우 적절한 의료진에게 안내해야 한다. 이는 고객의 안전과 적절한 실무 범위를 지키는 것이다.

족저근막염

족저근막(발바닥근막, plantar fascia)은 두꺼운 섬유질 결합조직으로 발꿈치뼈에서 각 발가락까지 이어져 있다. 족저근막은 발바닥을 가로질러 이동하면서 발의 안쪽 수직 방향 아치에 동적 지지를 제공하는 세 개의 밴드 조직으로 펼쳐져 있다(Hedrick, 1996). 걸음마다 족저근막은 지면의 반발력으로부터 위치 에너지를 전달하기 위해 신장되고 반동한다. 족저근막 내 충분한 탄성이나 신축성이 없는 경우, 조직은 동적 움직임 동안 미세한 파열이 시작된다. 이런 미세 파열은 통증과 염증과 관련되어 전형적인 족저근막염 증상으로 이어진다.

족저근막에 염증이 생기고 자극을 받게 되면 매우 고통스럽다(그림 11-17). 족저근막염은 아침에 발을 처음 내딛을 때나 일정 시간 쉬고 난 후(부동자세 후 운동 장애) 또는 장시간 서 있거나 보행한 후 발바닥 뒤꿈치의 통증으로 나타난다(Irving et al., 2006). 족저근막염 위험 인자로는 족저근막과 아킬레스건의 제한된 가동성(Hedrick, 1996), 과도한 힘(과도한 사용), 가쪽번짐된 유형의 발(Patel & DiGiovanni, 2011), 늘어나는 체질량지수, 불충분한 발목 가동성이 있다.

발바닥쪽 굽힘근과 아킬레스건의 길이가 줄어들면 최적의 발목관절 가동을 제한하고, 과도한 엎침 보상으로 이어진다. 과도한 엎침은 보행 중 조직을 반복적으로 과도하게 늘어나게 하여 족저근막이 심한 견인력에 노출되게 하기 때문에 족저근막염의 위험을 높일 수 있다(Bolgla& Malone, 2004). 따라서 OHSA 중 발이 밖으로 돌아가 있고(발 벌림), 과도하게 엎침되거나 몸통이 앞으로 기우는 사람은 족저근막염의 위험이 높은 상태일 수 있다.

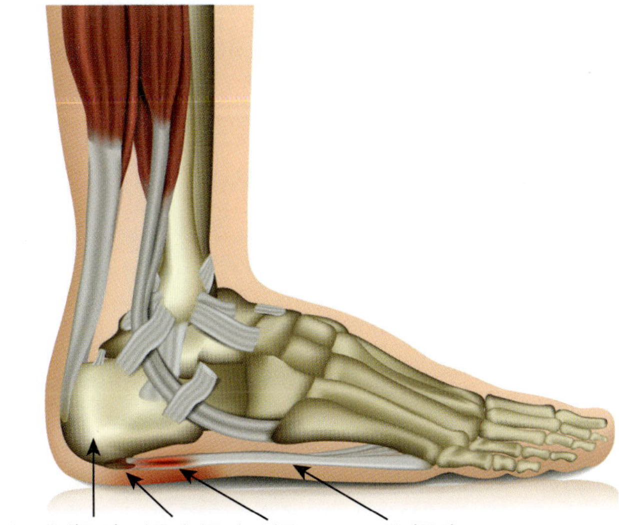

그림 11-17 족저근막염

© Medicalstocks/Shutterstock

족저근막염을 현재 갖고 있는 고객에게는 충격이 있는 활동 및/또는 발바닥이나 발목 가동성에 과도한 부담을 주는 운동은 피해야 한다. 대신 발바닥과 뒤쪽 근육 그룹(가자미근 및 장딴지근)의 자가근막 이완을 통해 발과 발목 가동성을 늘리는 데 초점을 맞추어야 한다.

아킬레스 건병증

가자미근과 장딴지근 힘줄 섬유로 형성된 아킬레스건은 인체에서 가장 크고 강한 힘줄이다. 아킬레스건은 발꿈치뼈를 향해 뒤쪽 아랫다리를 따라 뻗어 있으며 스스로 회전하여 들어간다. 이 힘줄의 회전은 개별 근육섬유 사이의 마찰을 감소시켜 에너지 전달을 늘려준다(Pekala et al., 2017). 이런 강력한 힘줄은 동적인 움직임을 하는 동안 대부분의 탄력 있는 반동과 에너지 반환에 관여한다.

공식적으로 아킬레스 건염이라고 알려진 아킬레스 건병증(tendinopathy)은 연속체에서 지속적으로 고려해야 하는 흔한 과사용 손상이다. 진행성 특징에 따라 보다 더 정확하게 평가하자면 반응성건병증, 힘줄 파열, 퇴행성 건병증 등으로 나눌 수 있다(Cook &Purdam, 2009). 아킬레스 건병증의 가장 큰 위험 인자는 제한된 발목 가동성 또는 경직된 아킬레스건이다. 따라서

> **건병증 Tendinopathy**
>
> 과사용으로 인해 힘줄 내부 및 주변에서 발생하는 통증, 부어오름, 기능 저하를 아우르는 광범위한 용어이다. 대개 아킬레스건과 관련된다.

OHSA 중 발이 바깥으로 돌아가거나(발 벌림) 과도한 엎침, 또는 몸통이 과도하게 앞으로 기울어지는 사람은 아킬레스 건병증의 위험이 높다고 할 수 있다.

아킬레스 건병증은 발꿈치뼈 위의 아킬레스건 삽입부 또는 아킬레스 힘줄 중간 부위를 따라 통증이 나타난다(그림 11-18). 더 들어가는 부분(종골에서)의 아킬레스건 통증은 조절되지 않는 충격 흡수와 관련되어 있는 반면, 중간 힘줄 부위의 통증은 동적인 움직임 동안 불충분한 탄력 및 그에 따른 미세한 파열과 관련이 있다.

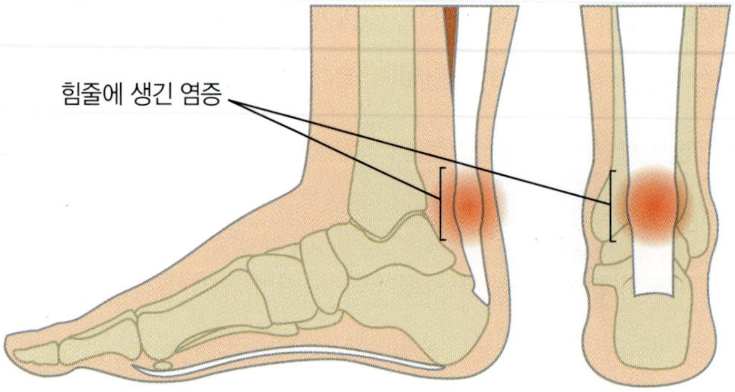

그림 11-18 아킬레스건병증
© Aksanaku/Shutterstock

교정 운동 전문가는 아킬레스건에 문제가 있는 고객은 족저근막염이 있는 고객과 유사하게 충격 관련 운동 및/또는 아킬레스건과 발목 가동성에 과도한 부담을 주는 운동을 피해야 한다(Irving etal., 2006). 이들의 운동 초점은 발바닥과 뒤쪽 근육 그룹(가자미근, 장딴지근)의 자가근막 이완으로 발과 발목 가동성을 늘리는 것이다. 신장성 운동 또한 증상을 줄여주고 아킬레스건에 부담을 줄여주는 가장 효과적인 방법 중 하나이다. 연구에 따르면 발뒤꿈치를 내리는 것과 같은 높은 볼륨의 신장성 운동이 아킬레스 건병증의 예방과 관리를 위한 최고의 표준 운동이라고 한다(O'Neill etal., 2015).

안쪽 정강뼈 피로증후군

안쪽 정강뼈 피로증후군
Medial tibial stress syndrome (MTSS)

정강뼈와 관련 근육에 대한 과부하로 인해 생긴 정강뼈 앞쪽 통증

정강이 통증(Moen etal., 2009)으로 알려진 **안쪽 정강뼈 피로증후군(medial tibialstress syndrome, MTSS)**(그림 11-19)은 부적절한 부하의 충격력과 보다 경직된 발의 유형과 관련된 과사용 손상이다(Hubbard et al., 2009). 몸이 진동으로 인식하는 충격의 힘은 자가근막계 내에서 경직 반응을 통해 흡수되거나 약화된다. 아랫다리 근육의 경직된 반응은 주변 아랫다리 근육에 부목 같은 효과를 주기 때문에 충격력의 적절한 흡수에 필수적인 요소이다. 부목 효과는 과도한 진동으로부터 뼈를 보호하며 발이 부딪힐 때 정강뼈의 굽힘을 방지한다.

MTSS가 있는 사람은 특히 달리기나 점프와 같은 역동적 움직임을 할 때 안쪽정강뼈 아래 1/3을 따라 통증 및 민감함을 호소한다(Sommer & Vallentyne, 1995). MTSS를 방치하면 정강뼈에 지속적인 피로가 가중되어 정강뼈 피로골절 위험이 높아질 수 있다. MTSS의 위험 인자로는 부적절한 신발, 과도한 엎침, 경직된 발 유형(뒤침), 볼기근의 약화, 충격에 대한 안정화 지연 등이 있다.

교정 운동 전문가는 MTSS를 경험하는 고객에게는 달리기나 점프 같은 충격 관련 운동을 피해야 한다. 이들의 운동 초점은 발 가동성을 적절히 하고, 내재적 발 근력을 강화하며 볼기근

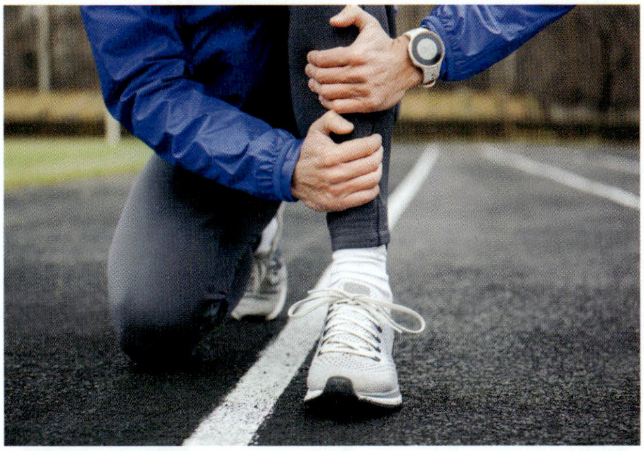

그림 11-19 안쪽 정강뼈 피로증후군
© Luckyraccoon/Shutterstock

근력을 강화할 수 있는 발-코어의 힘을 통합하는 것이다. 과도하게 엎침된 유형의 발을 가진 고객에게는 발 보조기(깔창 등) 사용하는 것이 좋으며, 근육이 안정화되는 타이밍을 최적화할 수 있게 도와준다.

확인하기

뼈 적응 및 피로 골절

피로 골절은 피로로 인한 뼈의 기능 부전을 가리킬 때 사용되는 임상적 용어이다. 피로 골절은 단일 외상 사고로 발생하는 것이 아니라 오히려 최대 부하 이하가 반복되면서 생긴다(Hughes et al., 2017).

뼈에 대한 이러한 피로는 뼈의 형성과 재생 과정을 촉진하는 역학적 자극제로 간주될 수 있다. 뼈모세포의 활동을 통한 뼈침착은 뼈의 모든 표면에서 발생하지만 긴뼈의 골간을 따라 가장 일반적으로 일어난다. 골막 표면에서의 침착은 가장 큰 역학적 이점을 제공한다(Hughes et al., 2017).

훈련되지 않은 팔다리와 훈련된 팔다리의 피로도를 측정하면, 훈련되지 않은 팔다리는 평균 15,000번의 사이클 후에 골절된 반면 훈련된 다리는 평균 150만 번의 사이클 후에 골절되는 결과를 보여주었다. 5주 부하 훈련 후 피로 저항도가 100배 증가한다는 사실은 점진적인 신체 훈련에 적응하는 뼈 형성이 잠재적으로 중요하다는 것을 입증한다(Hughes et al., 2017).

발목 염좌 및 만성 발목 불안정성

발목 염좌 Ankle sprain

발목인대에 작은 파열이 발생하는 발목인대 손상

만성 발목 불안정성
Chronic ankle instability

불안정한 느낌과 함께 발목이 반복적으로 힘이 빠짐

발목 염좌(ankle sprain)는 가장 흔하게 보고되는 운동 관련 부상 중 하나로(Herzog et al., 2019) 농구에서 발생하는 부상의 50% 이상을 차지한다(Fong et al., 2007). 발목 염좌는 발목관절의 안쪽과 가쪽 모두에서 발생할 수 있지만, 발목의 안쪽번짐 순간이 늘어나기 때문에 발목 염좌의 73%는 관절의 가쪽에서 발생한다(Raghava Neelapala et al., 2016)(그림 11-20). 가쪽 발목 염좌를 겪은 사람들은 역학적 불안정성(인대를 통한)의 상실 및/또는 발목의 고유수용 피드백의 교란으로 인해 만성적인 발목 불안정성으로 발전할 위험이 있다.

만성 발목 불안정성(chronic ankle instability)은 불안정한 느낌과 함께 반복적으로 발목이 힘이 빠지는 현상으로 정의된다(Morrison & Kaminski, 2007). 발목 염좌와 만성 발목 불안정성을 일으키는 몇 가지 위험 요인에는 이전의 염좌, 증가된 아치 높이 또는 뒤침된 발의 유형이 있으며,

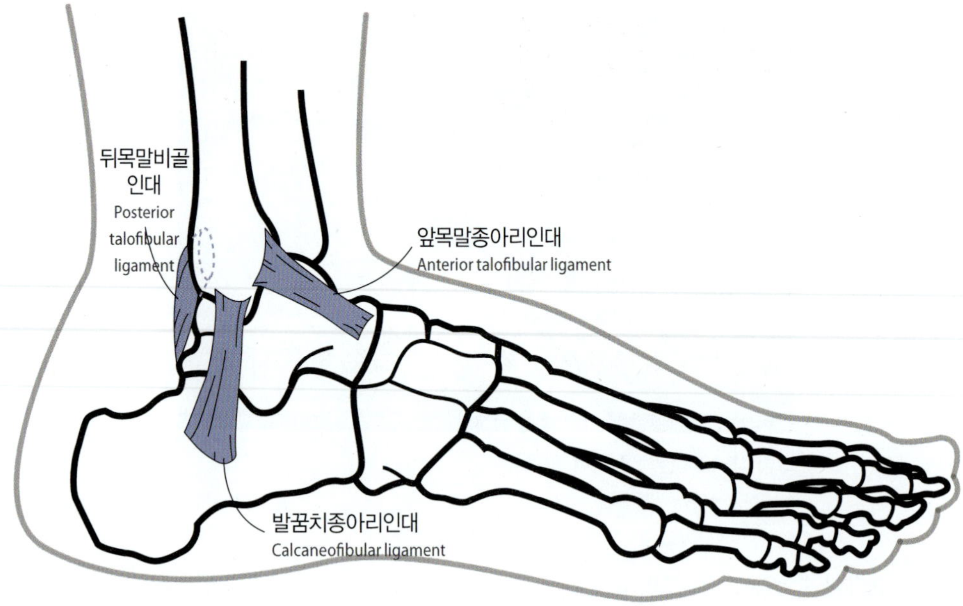

그림 11-20 가쪽 발목인대

이뿐만 아니라 신발의 문제, 내재근 약화, 심지어 볼기근 약화와 같은 요인들도 있다(Friel et al., 2006).

발목 염좌 및/또는 만성 발목 불안정성을 겪어본 고객의 경우에는 고유수용감각 훈련, 발 강화, 볼기근 강화를 통한 발과 발목의 인식을 강화하는 데 초점을 맞추어야 한다. 싱글 레그 밸런스와 다른 유형의 고유수용감각 훈련이 발목관절의 안정성을 높이는 데 효과적인 것으로 나타났다(DiStefano et al., 2009). 맨발에 자극을 주거나 발의 내재근을 강화하는 것 역시 발목관절 안정성 및 위치 감각을 높이는 효과적인 방법으로 최근에 주목 받고 있다(de Villiers & Venter, 2014).

요약

발과 발목 복합체는 전체 HMS에 지대한 영향을 미친다. 발과 발목은 지면 반력, 가속도, 중력을 통해 높은 힘의 접촉력을 견뎌야 한다. 인체가 서로 연결된 사슬인 점을 감안하면, 발과 발목같이 한 부위에서 나타나는 보상 또는 기능장애는 다른 부위에서의 움직임 손상을 일으킬 수 있다. 이같은 이유로, 발과 발목 복합체를 평가하는 것은 매우 중요하다. 신체의 다른 부위에서 발생한 보상은 잠재적으로 발과 발목 복합체의 기능장애로 인한 것일 가능성이 있다. 이를 해결하지 않는다면 발과 발목 복합체의 기능장애는 부상 위험을 높이게 된다.

참고 문헌

Bolgla, L. A., & Malone, T. R. (2004). *Plantar fasciitis and the windlass mechanism: A biomechanical link to clinical practice*. National Athletic Trainers' Association, Inc.

Cerny, K. (1984). Pathomechanics of stance. Clinical concepts for analysis. *Physical Therapy*, *64*, 1851–1859.

Chimenti, R. L., Bucklin, M., Kelly, M., Ketz, J., Flemister, A. S., Richards, M. S., & Buckley, M. R. (2017). Insertional Achilles tendinopathy associated with altered transverse compressive and axial tensile strain during ankle dorsiflexion. *Journal of Orthopaedic Research*, *35*(4), 910–915. https://doi.org/10.1002/jor.23338

Chou, L. B. (2014). *Orthopaedic knowledge update: Foot and ankle* (5th ed.). American Academy of Orthopedic Surgeons.

Chuter, V. H., & Janse de Jonge, X. A. (2012). Proximal and distal contributions to lower extremity injury: A review of the literature. *Gait & Posture*, *36*(1), 7–15. https://doi.org/10.1016/j.gaitpost.2012.02.001

Cook, J. L., & Purdam, C. R. (2009). Is tendon pathology a continuum? A pathology model to explain the clinical presentation of loadinduced tendinopathy. *British Journal of Sports Medicine*, *43*(6), 409–416. https://doi.org/10.1136/bjsm.2008.051193

Cornwall, M. W., & Murrell, P. (1991). Postural sway following inversion sprain of the ankle. *Journal of the American Podiatric Medical Association*, *81*, 243–247.

de Villiers, J. E., & Venter, R. E. (2014). Barefoot training improved ankle stability and agility in netball players. *International Journal of Sports Science & Coaching*, *9*(3), 485–496. https://doi.org/10.1260/1747-9541.9.3.485

DiStefano, L. J., Clark, M. A., & Padua, D. A. (2009). Evidence supporting balance training in healthy individuals: A systemic review. *Journal of Strength & Conditioning Research*, *23*(9), 2718–2732. https://doi.org/10.1519/JSC.0b013e3181c1f7c5

Emery, C. A., Rose, M. S., McAllister, J. R., & Meeuwisse, W. H. (2007). A prevention strategy to reduce the incidence of injury in high school basketball: A cluster randomized controlled trial. *Clinical Journal of Sport Medicine*, *17*(1), 17–24.

Fong, D. T., Hong, Y., Chan, L. K., Yung, P. S., & Chan, K. M. (2007). A systematic review on ankle injury and ankle sprain in sports. *Sports Medicine*, *37*(1), 73–94.

Friel, K., McLean, N., Myers, C., & Caceres, M. (2006). Ipsilateral hip abductor weakness after inversion ankle sprain. *Journal of Athletic Training*, *41*(1), 74–78.

Gribble, P. A., & Hertel, J. (2004a). Effect of hip and ankle muscle fatigue on unipedal postural control. *Journal of Electromyography & Kinesiology*, *14*, 641–646.

Gribble, P. A., & Hertel, J. (2004b). Effect of lower-extremity muscle fatigue on postural control. *Archiver of Physical Medicine and Rehabilitation*, *85*, 589–592.

Gross, M. T. (1995). Lower quarter screening for skeletal malalignment: Suggestions for orthotics and shoewear. *Journal of Orthopaedic and Sports Physical Therapy*, *21*(6), 389–405.

Hale, S. A., Hertel, J., & Olmtead-Kramer, L. C. (2007). The effect of a 4-week comprehensive rehabilitation program on postural control and lower extremity function in individuals with chronic ankle instability. *Journal of Orthopaedic & Sports Physical Therapy*, *37*, 303–311.

Hedrick, M. R. (1996). The plantar aponeurosis. *Foot & Ankle International*, *17*(10), 646–649.

Herzog, M. M., Kerr, Z. Y., Marshall, S. W., & Wikstrom, E. A. (2019). Epidemiology of ankle sprains and chronic ankle instability. *Journal of Athletic Training*, *54*(6), 603–610. https://doi.org/10.4085/1062-6050-447-17

Hubbard, T. J., Carpenter, E. M., & Cordova, M. L. (2009). Contributing factors to medial tibial stress syndrome: A prospective investigation. *Medicine & Science in Sports & Exercise*, *41*(3), 490–496. https://doi.org/10.1249/MSS.0b013e31818b98e6

Hughes, J. M., Popp, K. L., Yanovich, R., Bouxsein, M. L., & Matheny, R. W., Jr. (2017). The role of adaptive bone formation in the etiology of stress fractures. *Experimental Biology and Medicine*, *242*(9), 897–906. https://doi.org/10.1177/1535370216661646

Irving, D. B., Cook, J. L., & Menz, H. B. (2006). Factors associated with chronic plantar heel pain: A systematic review. *Journal of Science in Medicine and Sport*, *9*, 11–22.

Jung, D. Y., Kim, M. H., Koh, E. K., Kwon, O. Y., Cynn, H. S., & Lee, W. H. (2011). A comparison in the muscle activity of the abductor hallucis and the medial longitudinal arch angle during toe curl and short foot exercises. *Physical Therapy in Sport*, *12*(1), 30–35. https://doi.org/10.1016/j.ptsp.2010.08.001

Kerr, C. M., Zavatsky, A. B., Theologis, T., & Stebbins, J. (2019). Kinematic differences between neutral and flat feet with and without symptoms as measured by the Oxford foot model. *Gait & Posture*, *67*, 213–218. https://doi.org/10.1016/j.gaitpost.2018.10.015

Khamis, S., & Yizhar, Z. (2007). Effect of feet hyperpronation on pelvic alignment in a standing position. *Gait & Posture*, *25*(1), 127.

Lentell, G., Baas, B., Lopez, D., McGuire, L., Sarrels, M., & Snyder, P. (1995). The contributions of proprioceptive deficits, muscle function, and anatomic laxity to functional instability of the ankle. *Journal of Orthopaedic & Sports Physical Therapy*, *21*, 206–215.

Lewit, K. (2010). *Manipulative therapy: Musculoskeletal medicine*. Churchill Livingstone.

Macrum, E., Bell, D. R., Boling, M., Lewek, M., & Padua, D. (2012). Effect of limiting ankle-dorsiflexion range of motion on lower extremity kinematics and muscle-activation patterns during a squat. *Journal of Sport Rehabilitation*, *21*(2), 144–150. https://doi.org/10.1123/jsr.21.2.144

McGuine, T. A., Greene, J. J., Best, T., & Leverson, G. (2000). Balance as a predictor of ankle injuries in high school basketball players. *Clinical Journal of Sports Medicine, 10*, 239–244.

Michaud, T. C. (2011). *Human locomotion: The conservative management of gait-related disorders*. Newton Biomechanics.

Moen, M. H., Tol, J. L., Weir, A., Steunebrink, M., & De Winter, T. C. (2009). Medial tibial stress syndrome: A critical review. *Sports Medicine, 39*(7), 523–546. https://doi.org/10.2165/00007256-200939070-00002

Morrison, K. E., & Kaminski, T. W. (2007). Foot characteristics in association with inversion ankle injury. *Journal of Athletic Training, 42*(1), 135–142.

O'Neill, S., Watson, P. J., & Barry, S. (2015). Why are eccentric exercises effective for Achilles tendinopathy? *International Journal of Sports Physical Therapy, 10*(4), 552–562.

Patel, A., & DiGiovanni, B. (2011, Jan.). Association between plantar fasciitis and isolated contracture of the gastrocnemius. *Foot & Ankle International, 32*(1), 5–8.

Pekala, P. A., Henry, B. M., Ochała, A., Kopacz, P., Tatoń, G., Młyniec, A., Walocha, J. A., & Tomaszewski, K. A. (2017). The twisted structure of the Achilles tendon unraveled: A detailed quantitative and qualitative anatomical investigation. *Scandinavian Journal of Medicine & Science in Sports, 27*(12), 1705–1715. https://doi.org/10.1111/sms.12835

Raghava Neelapala, Y. V., Bhat, V. S., Almeida, S. & Molly, K. (2016). Relationship between gluteal muscle strength and balance in individuals with chronic ankle instability. *Physiotherapy Practice and Research, 38*(1), 1–5. https://doi.org/10.3233/PPR-160083

Rath, M. E., Stearne, D. J., Walker, C. R., & Cox, J. C. (2016). Effect of foot type on knee valgus, ground reaction force, and hip muscle activation in female soccer players. *Journal of Sports Medicine and Physical Fitness, 56*(5), 546–553.

Riskowski, J. L., Dufour, A. B., Hagedorn, T. J., Hillstrom, H. J., Casey, V. A., & Hannan, M. T. (2013). Associations of foot posture and function to lower extremity pain: Results from a populationbased foot study. *Arthritis Care & Research, 65*(11), 1804–1812. https://doi.org/10.1002/acr.22049

Sommer, H. M., & Vallentyne, S. W. (1995). Effect of foot posture on the incidence of medial tibial stress syndrome. *Medicine & Science in Sports & Exercise, 27*(6), 800–804.

Tropp, H., Askling, C., & Gillquist, J. (1985). Prevention of ankle sprains. *American Journal of Sports Medicine, 13*, 259–262.

Tsai, L. C., Ko, Y. A., Hammond, K. E., Xerogeanes, J. W., Warren, G. L., & Powers, C. M. (2017). Increasing hip and knee flexion during a drop-jump task reduces tibiofemoral shear and compressive forces: Implications for ACL injury prevention training. *Journal of Sports Sciences, 35*(24), 2405–2411. https://doi.org/10.1080/02640414.2016.1271138

Zahran, S. S., Aly, S. M., & Zaky, L. A. (2017). Effects of bilateral flexible flatfoot on trunk and hip muscles' torque. *International Journal of Therapy and Rehabilitation, 24*(1), 7–14. https://doi.org/10.12968/ijtr.2017.24.1.7

CHAPTER 12

무릎의 교정 전략

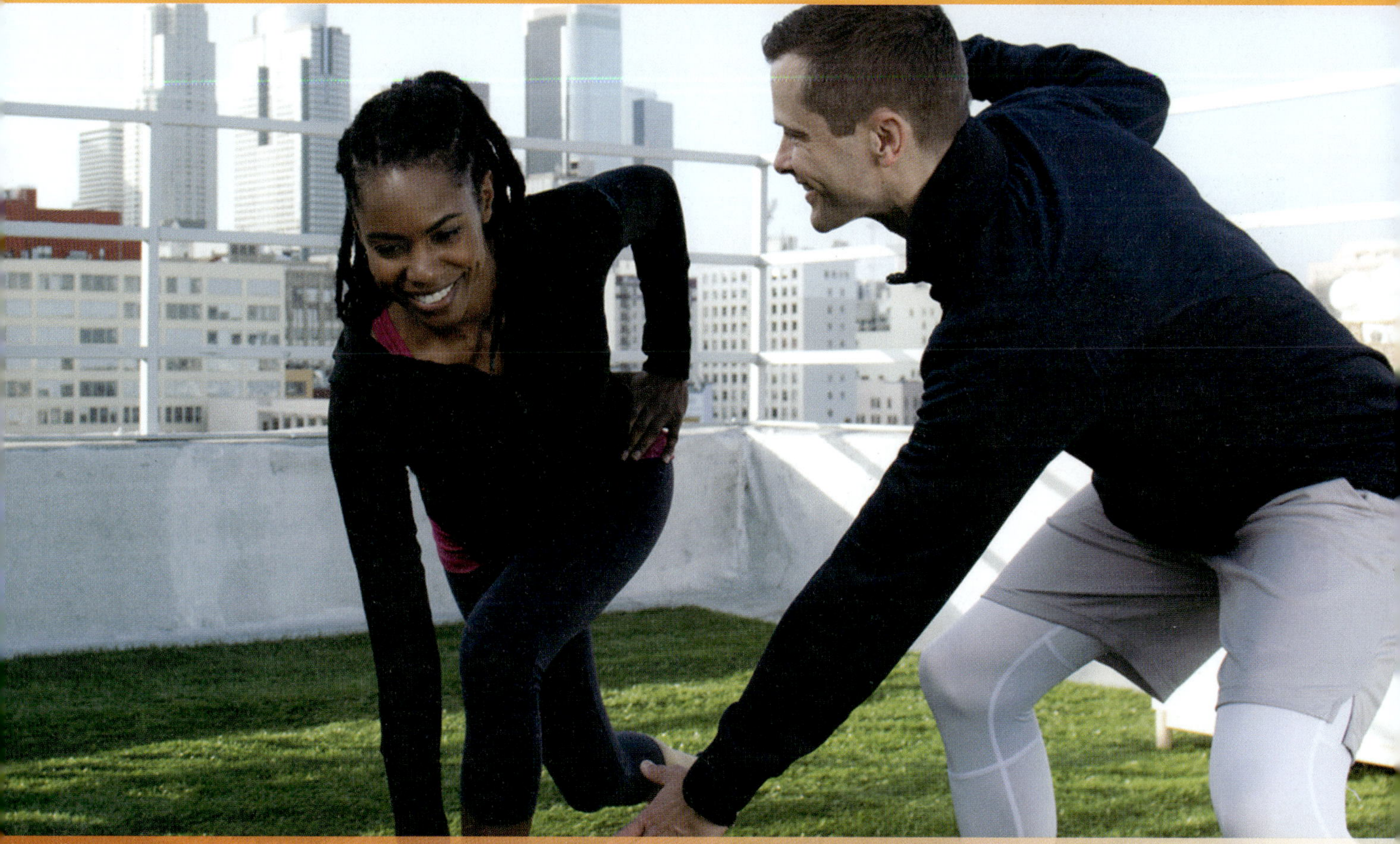

학습 목표

- 무릎에 대한 기초적인 기능해부학을 설명할 수 있다.
- 흔한 무릎 부상의 메커니즘을 식별할 수 있다.
- 운동 사슬에서 무릎 움직임의 변형이 미치는 영향을 설명할 수 있다.
- 무릎에 대한 적절하고 체계적인 평가 전략을 결정할 수 있다.
- 무릎에 대한 적절한 교정 운동 전략을 선택할 수 있다.

개요

슬개건병증
Patellar tendinopathy

점퍼의 무릎(jumper's knee)과 종종 관련된다. 무릎 힘줄에 영향을 미치는 과사용 부상으로 전방 무릎 통증이 발생한다.

무릎-넙다리 통증증후군
Patellofemoral pain syndrome

달리기, 스쿼트, 점프 또는 다른 신체 운동을 하다가 무릎뼈 뒤쪽이나 주변의 통증을 경험하는 근골격계 질환

엉덩정강띠(장경대) 증후군
Iliotibial (IT) band syndrome

육상 선수의 무릎과 종종 연관된다. 엉덩정강띠가 넙다리뼈에 접촉하게 되면서 바깥쪽 무릎 통증을 유발하는 일반적인 과사용 부상

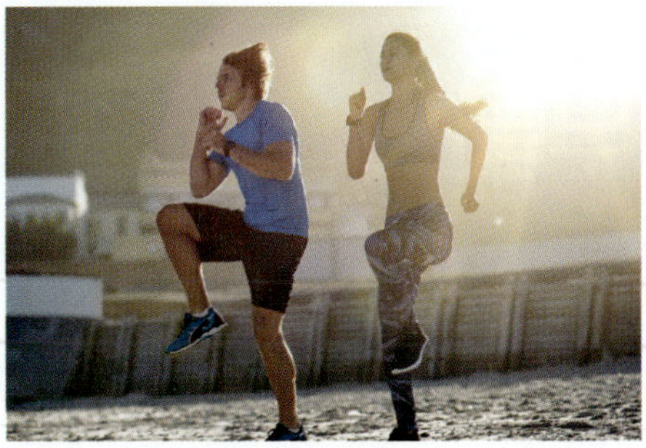

© Daxiao Productions/Shutterstock

다리와 관련된 부상은 전체 부상의 66%를 차지한다(Hootman et al., 2002). 무릎은 우리 몸에서 가장 흔하게 부상을 입는 부위 중 하나이다. 이 부위는 아래의 발과 발목 복합체, 위의 엉덩관절 복합체 사이에 위치하며 하체 운동 사슬 손상으로 인해 발생하는 부상에 취약하다. 무릎과 관련한 가장 심각한 부상 중 하나가 전방십자인대(ACL) 파열이다. ACL 파열의 70% 이상이 통제되지 않은 하체 생체역학에서 이차적으로 수행하는 신체 활동 중 한 발로 지면을 디딜 때 발생한다(Carlson et al., 2016). 운동 사슬 손상으로 인해 발생할 수 있는 다른 흔한 부상에는 **슬개건병증(patellar tendinopathy)**, **무릎-넙다리 통증증후군(슬개대퇴통증증후군, patellofemoral pain syndrome)**, **엉덩정강띠(IT)증후군[Iliotibial(IT) band syndrome]**이 있다. 이러한 부상의 잠재적 발생 위험을 줄이고 개인이 건강하고 신체적으로 활동적인 생활 습관을 유지할 수 있도록 하려면, 신체 부위의 상호 의존성(RI) 모델과 관련하여 무릎에 대한 해부학과 가장 적절한 교정 운동 전략을 이해하는 것이 중요하다.

무릎 기능해부학에 대한 검토

무릎은 몸쪽과 먼쪽 관절에서 연결된 부위에 크게 영향을 받는 운동 사슬의 일부이다. 발과 발목, 허리-골반-엉덩관절 복합체(LPHC)는 무릎 손상에 중요한 역할을 한다. 왜냐하면 발목과 엉덩관절을 형성하는 데 도움이 되는 구조가 무릎관절을 구성하기 때문이다. 이 부위는 인체 움직임 시스템(HMS) 내 다른 관절의 변형이 움직임에 어떻게 극적인 영향을 주고 다른 관절의 피로와 부상 위험을 늘리는지를 보여주는 대표적인 곳이다. 이 장은 무릎 해부학을 복습하기 위한 장이기 때문에 모든 해부학적 구조를 자세히 다루지는 않는다. 이 장에서는 가장 적절한 구조에 대해 일반적인 사항을 검토한다.

뼈와 관절

무릎관절은 정강-넙다리관절과 무릎-넙다리관절, 이 두 가지 관절로 구성된 윤활관절이다. 정강뼈와 넙다리뼈는 정강-넙다리관절을 구성하며, 무릎뼈와 넙다리뼈는 무릎-넙다리관절을 구성한다(그림 12-1)(Moore et al., 2014). 종아리뼈 역시, 넙다리두갈래근의 부착 면에 있고 무릎을 지나면서 무릎에 영향을 주기 때문에 주목해야 한다. 무릎은 일차적으로 굽혀지고 펴지기 위한 것이지만, 이마면과 수평면에서 반응을 허용하는 구조로 인해 추가적인 동작이 가능하다(Floyd, 2017; Komdeuret al., 2002). 추가적 동작에는 안쪽돌림 및 바깥돌림, 무릎 외반과 내반, 구르기, 미끄러지기, 돌기가 있다. 그러나 부적절하게 안정화된 경우 이러한 동작들이 더욱 두드러져 부상으로 이어질 수 있다. 교정 운동 방법론은 신경근 제어와 관절의 안정화를 통해

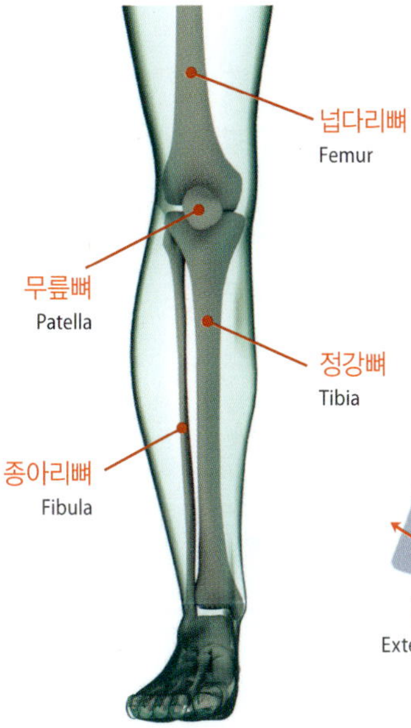

그림 12-1 무릎뼈

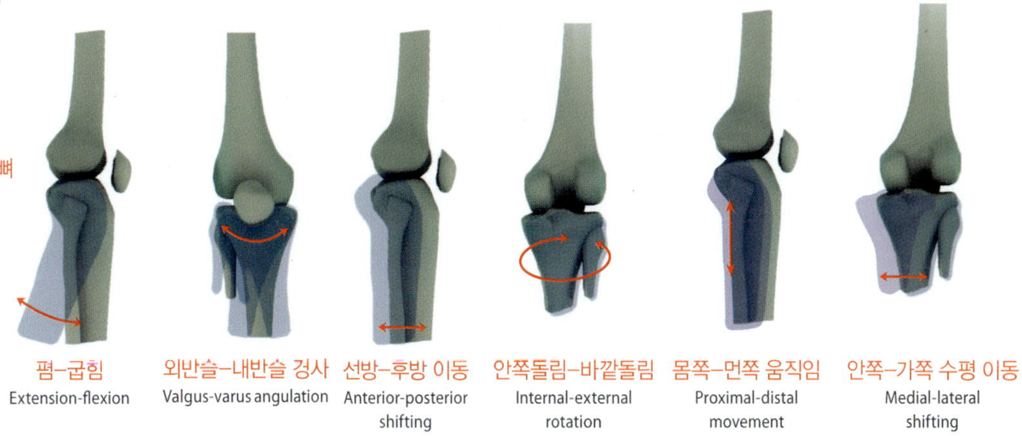

그림 12-2 무릎 움직임

무릎에서 원치 않는 동작을 최소화하고 제어하는 것이다(그림 12-2).

정강-넙다리관절은 몸에서 가장 복잡한 관절 중 하나이다(Kazemi et al., 2013). **나사-집 기전(screw-home mechanism)**은 이러한 복잡성의 주요한 예이다. 열린 사슬 자세에서 무릎을 30도 이상 펼 때 정강뼈는 넙다리뼈에서 바깥돌림하여 무릎을 신장 상태로 고정하여 인대를 팽팽하게 만든다(Floyd, 2017). 스쿼트같이 닫힌 사슬 자세에서는 발이 지면에 고정되어 있기 때문에 넙다리뼈는 정강뼈에서 안쪽으로 돌아가게 된다(Kim et al., 2015). 무릎 위아래 부위의 기능장애 또는 보상은 나사-집 기전에서 작용하는 생체역학적 힘을 변형시킬 수 있다.

나사-집 기전
Screw-home mechanism

열린 사슬 운동에서 넙다리뼈의 바깥 정강뼈 돌림과 닫힌 사슬 운동에서 넙다리뼈의 안쪽돌림으로 인해 무릎이 '잠김' 상태가 되도록 한다.

무릎-넙다리관절은 무릎뼈와 넙다리뼈로 이루어져 있다(Moore et al., 2014). 넙다리네갈래 근육 그룹을 따라 이어져 있는 이 관절은 **폄근 기전(extensor mechanism)**이라고도 하는데, 이 관절에서의 동작이 무릎 폄(신전)을 보조하기 때문이다. 넙다리네갈래근이 상부로 합류할 때, 이곳은 무릎뼈를 지나서 무릎뼈 힘줄을 형성한다(Kenney et al., 2019). 이 부위는 과사용 부상에 매우 취약하다. 스쿼트, 점프, 착지, 달리기, 걷기를 할 때 넙다리네갈래근은 신장성 수축을 하며 무릎-넙다리관절에 가해지는 압력과 당김 정도를 증가시킨다(Flandry & Hommel, 2011).

폄근 기전 Extensor mechanism

무릎에서 단축성, 신장성, 등척성 동작을 하기 위해 함께 작용하는 무릎-넙다리관절, 무릎 힘줄, 넙다리네갈래근, 정강뼈 거친면으로 구성

몸쪽에서 넙다리뼈와 골반은 엉덩-넙다리관절을 구성하고, 엉치뼈와 골반은 엉치엉덩관절을 구성한다(그림 12-3)(Moore et al., 2014). 공통적으로 이러한 구조는 몸쪽 자가근막조직에 고정된다. 이러한 뼈와 관절들은 무릎에도 기능적 영향을 미치기 때문에 교정 운동에서 중요하다. 먼쪽에서 정강뼈와 종아리뼈는 발목관절을 형성하는 데 도움을 준다(그림 12-4)(Moore et al., 2014). 공통적으로 이러한 구조들은 무릎의 먼쪽 자가근막조직을 고정한다. 이러한 뼈와 관절들은 교정 운동에서 중요한데, 이들 역시 무릎의 관절운동학에 기능적인 영향을 미치기 때문이다.

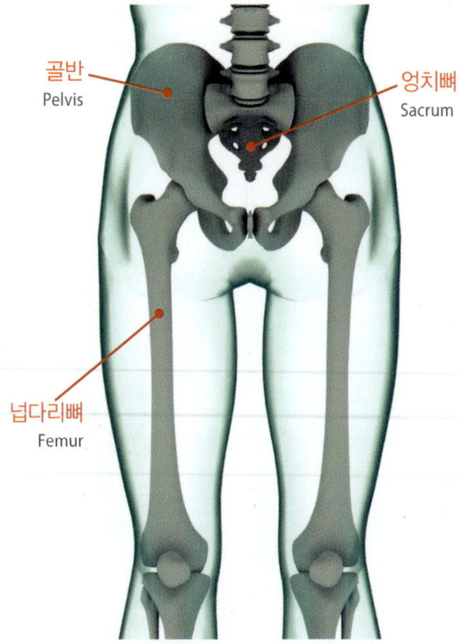

그림 12-3 무릎에 영향을 미치는 몸쪽 뼈

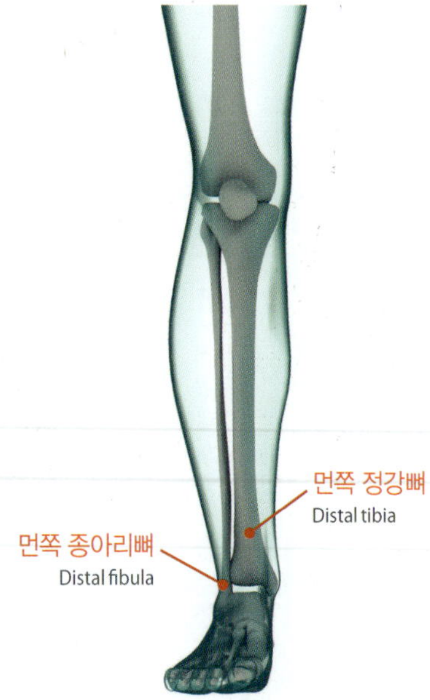

그림 12-4 무릎에 영향을 미치는 먼쪽 뼈

근육

LPHC와 아랫다리(하퇴부)의 몇몇 근육들은 무릎과 관련될지 모르는 기능이 있다(표 12-1)(Floyd, 2017; Moore et al., 2014). 예를 들어, 엉덩관절 바깥돌림근과 중간볼기근, 큰볼기근이 약화되면 넙다리근막긴장근(TFL), 모음근 복합체, 가쪽넓은근, 장딴지근의 과활성의 원인이 될 수 있다. LPHC의 약화로 인해 이마면 안정성이 감소하면 넙다리근막긴장근과 모음근이 상승 작용에 의해 우세해지고, 궁극적으로 넙다리뼈가 안쪽돌림하고 정강뼈는 바깥돌림하여 무릎 외반(무릎뼈가 밖으로 이동하는) 보상을 만들게 된다. 이런 무릎 외반 보상에 부가해서 가쪽넓은근은 바깥쪽 방향으로 무릎뼈에 부착되어 무릎뼈가 바깥쪽으로 움직이게 하고 빗안쪽넓은근(VMO)의 활성을 지연시켜 결과적으로 과활성된다(Cowan et al., 2002). 결국 정강뼈의 바깥돌림으로 인해 장딴지근도 과활성될 수 있다. 관절이 최적으로 작동하도록 하기 위해서는 근육의 균형을 회복하고 정상적인 관절가동범위(ROM)와 근력을 유지하는 것이 중요하다.

표 12-1 무릎과 관련된 핵심 근육
▪ 모음근 복합체
▪ 가자미근/장딴지근
▪ 큰볼기근과 중간볼기근
▪ 안쪽 및 가쪽 햄스트링 복합체
▪ 넙다리네갈래근
▪ 넙다리근막긴장근(TFL)/엉덩정강띠(장경대)

변형된 무릎 움직임

무릎은 청소년 운동 선수들이 가장 흔히 부상을 입는 관절이다. 약 10년 동안 미국 응급실에 제출된 무릎 부상에 대한 역학 보고서에 따르면 15~24세의 부상률이 가장 높은 것으로 밝혀졌다. 무릎 부상은 고등학교 스포츠와 관련된 수술의 60%를 차지했으며, 특히 여자 선수들이 주요 무릎 부상을 입을 확률이 4~6배 더 높은 것으로 조사되었다. 가장 흔한 진단은 슬개건병증과 염좌(42.1%)였고, 65세 이상에서는 다른 모든 연령대에 비해 계단, 경사로, 착지할 때, 바닥으로 인한 부상 비율이 더 높았다(42.0%).

신체 활동 중 무릎에 가해지는 여러 방향의 힘은 ACL의 파열을 포함한 심각한 무릎 부상 유형을 설명해준다. 이와 같은 힘은 또한 무릎–넙다리관절통증(patellofemoral joint pain, PFP)을 호소하는 고객에게도 그대로 적용된다. 따라서 신체 활동(특히 운동)으로 발생하는 흔한 진단 중 두 가지가 PFP와 ACL 염좌 또는 파열이라는 것은 놀라운 일이 아니다. 대부분의 무릎 부상은 앞면과 가로면에서 비접촉성 감속 시에 발생한다. 또한 정적 부정렬, 비정상적 근육 활성화 패턴, 동적 부정렬은 신경근 제어를 바꾸고 PFP, ACL 손상, IT 밴드(엉덩정강띠) 건염을 유발할 수 있다는 사실이 밝혀졌다(Brown et al., 2014; Gage et al., 2012; Weiss & Whatman, 2015).

전문적으로 알아보기

햄스트링 복합체는 다리 생체역학에서 중요한 역할을 한다. LPHC와 무릎에서 햄스트링은 필수적으로 단축성, 신장성, 등척성 운동을 한다. 표 12–2는 이러한 이중 관절 근육 그룹의 복합성에 대한 개요를 제시하고 있다.

표 12–2 햄스트링 복합체의 복잡성

근육 운동	무릎	엉덩관절	LPHC
단축성	굽힘 ■ 넙다리두갈래근(짧은갈래 및 긴갈래) ■ 반막모양근 ■ 반힘줄근 정강뼈 안쪽돌림 ■ 반막모양근 ■ 반힘줄근 정강뼈 바깥돌림 ■ 넙다리두갈래근(짧은갈래 및 긴갈래)	폄 ■ 넙다리두갈래근(긴갈래) ■ 반막모양근 ■ 반힘줄근	
신장성	폄 감소 ■ 넙다리두갈래근(짧은갈래 및 긴갈래) ■ 반막모양근 ■ 반힘줄근 정강뼈 안쪽돌림 감속 ■ 넙다리두갈래근(짧은갈래, 긴갈래) 정강뼈 바깥돌림의 감속 ■ 반막모양근 ■ 반힘줄근	굽힘 감소 ■ 넙다리두갈래근(긴갈래)	
등척성	무릎 안정화 ■ 넙다리두갈래근(짧은갈래 및 긴갈래) ■ 반막모양근 ■ 반힘줄근		LPHC 안정화 ■ 넙다리두갈래근(긴갈래) ■ 반막모양근 ■ 반힘줄근

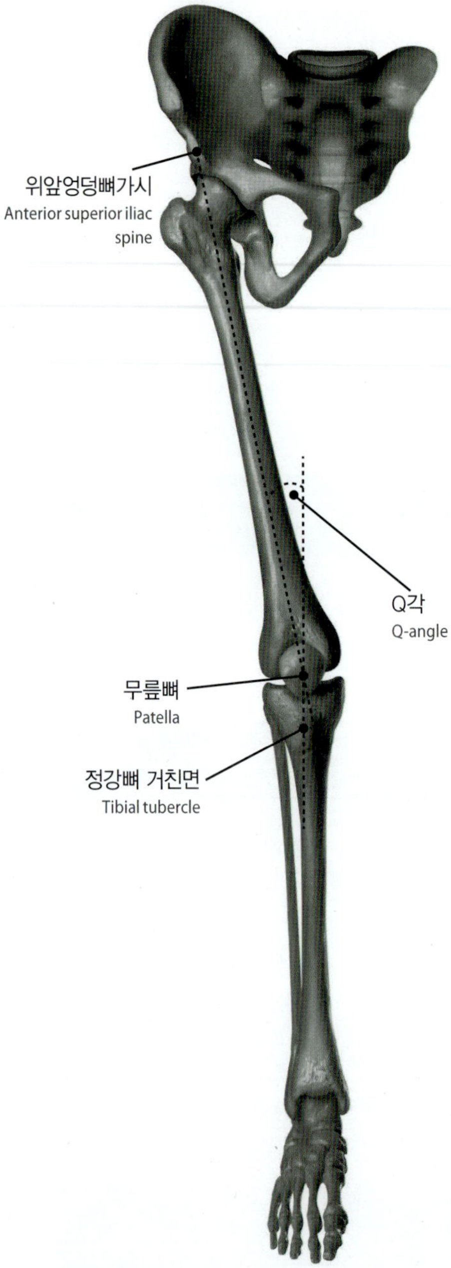

그림 12-5 Q각

정적 부정렬

정적 부정렬은 PFP와 무릎 부상을 증가시킬 수 있다. 흔한 정적 부정렬에는 평발 비틀림증후군, 증가된 Q각[한 해부학 연구에서 Huberti와 Hayes(1984)는 Q각이 10도 이동하면 무릎-넙다리 접촉력이 45%까지 증가한다는 것을 알아냈다](그림 12-5), 과도한 골반전방경사, 넙다리네갈래근, 햄스트링 복합체, 엉덩정강띠의 유연성 감소가 있다(Sahrmann, 2001; Thomée et al., 1995).

비정상적 근육 활성화 패턴

비정상적 근육 활성화 패턴은 PFP, ACL 손상, 기타 무릎 부상을 일으킬 수 있다. VMO(빗안쪽넓은근)와 가쪽넓은근의 비정상적 수축 강도와 시작 시점이 PFP 대상자에서 증명되었다. Ireland 등(2003) 연구진은 PFP를 가진 환자에게서 엉덩관절 벌림 근력이 26% 줄고 엉덩관절 바깥돌림근의 힘이 36% 줄어들면 넙다리 모음과 안쪽돌림이 유발되는 것을 보여주었다. Almeida 등(2016)과 Santos 등(2015)은 또한 PFP가 있는 대상자의 엉덩관절 벌림 근력이 줄어든 것을 발견했다. Mucha 등(2017)은 IT 밴드증후군을 가진 장거리 육상 선수는 영향을 받는 다리의 엉덩관절 벌림 근력이 감소했으며, 엉덩관절 벌림근 강화 프로그램을 실시한 후 성공적으로 달리기에 복귀하면서 증상이 완화된 것을 관찰했다. Baker 등(2018)은 엉덩관절 벌림근이 약화되면 달리기 입각기에서 외반슬(넙다리 모음 또는 안쪽돌림 및 정강뼈 바깥돌림)이 더 심해진다는 것을 알아냈다. 연구는 엉덩관절 바깥돌림의 힘이 줄어든 사람은 착지 시 수직 지면 반발력이 증가했으며, 이것은 PFP와 ACL 손상의 잠재적 예측 인자임을 보여주었다(Dierks et al., 2008). 또한 연구에서는 동적 무릎 외반이 증가하고 코어 근육의 신경근 제어가 감소한 대상자의 경우 모음근의 활동이 증가하고 발등굽힘이 감소된다는 것을 보여주었다(Heinert et al., 2008; Page et al., 2010).

동적 부정렬

동적 부정렬은 움직이는 동안 신경근 제어와 몸통 및 다리의 동적 안정성이 부족해 발생할 수 있다. LPHC의 정적 부정렬(변형된 길이-장력 관계 및 변형된 관절 가동성) 및 비정상적 근육 활성화 패턴(변형된 짝힘 관계)은 다리의 동적 안정성을 위태롭게 하고 다리에 동적 부정렬을 일으킨다. 이 동적 부정렬(다중 분절 HMS 손상)은 반대쪽 엉덩관절 하강, 넙다리뼈 모음 및 안쪽돌림, 정강뼈 바깥돌림, 과도한 발과 발목의 엎침으로 설명된다. 일부 연구자들은 무릎 외반 각도의 증가는 ACL의 생체역학적인 부하를 가중시킬 수 있다고 발표했다(Ishida et al., 2014; Shin et al., 2011; Teng et al., 2017). 이러한 다중 분절의 동적 부정렬(움직임 손상 증후군)은 힘의 생산, 고유수용성감각, 협응력, 착지 기전을 변형시키는 것으로 나타났다. LPHC의 신경근 제어가 결여되면 기능적 운동을 하는 동안 몸통의 이동이 조절되지 않을 수 있다. 이것은 결국 다리를 외반슬 위치에 놓이게 하고, 무릎 벌림 동작과 회전력(무릎을 굽힐 때 발생하는 넙다리뼈 안쪽모음 또는 안쪽돌림 및 정강뼈 바깥돌림)을 증가시키며 무릎-넙다리관절의 접촉 압력을 상승시키고 무릎인대 염좌, 무릎 전방십자인대(ACL) 손상을 초래할 수 있다(Levine et al., 2012; Page et al., 2010).

무릎 기능장애 및 신체 부위의 상호 의존성 모델

앞서 논의한 바와 같이 무릎은 몸의 다른 부위로부터 위아래로 크게 영향을 받는다. 발과 발목 복합체는 해부학적 구성 때문에 엄청난 가동성과 안정성을 요한다. 특히 볼과 소켓관절인 엉덩관절은 많은 가동성과 안정성이 필요하다(Sueki et al., 2013). 가동성이 높은 두 개의 관절 가운데에 위치한 경첩관절인 무릎관절은 상대적으로 다면적 가동성과 안정성이 덜 필요하다(Floyd, 2017). 이와 같은 가동성의 제약, 변형된 관절운동학, 또는 발과 발목 복합체 또는 LPHC와 관련된 안정성/근력의 제한은 무릎에 근골격 통증을 유발한다. 예를 들어, PFP 증후군은 LPHC, 특히 엉덩관절 벌림근과 가쪽돌림근 약화와 관련되어 있다(Sueki et al., 2013). 이와 유사하게 발, 발목, 무릎 기능과 관련된 신체 부위의 상호 의존성 연구는 PFP 증후군과 관련된 발과 발목의 자세, 안정성의 중요성을 강조했다(Molgaard et al., 2011; Nunes et al., 2019). 움직임 평가 중 발이 과도하게 엎침되면 움직이는 도중 발이 바깥돌림 및/또는 가쪽번짐이 되고, 정강뼈 바깥돌림, 넙다리뼈 모음, 엉덩관절 안쪽돌림이 증가한다(Buldt et al., 2013). 이 보상 움직임은 외반슬의 원인이 되고, 엉덩관절 복합체의 신경근 제어를 제한한다. 반대로, 발이 과도하게 뒤침되면, 측면의 장딴지근/가자미근 복합체의 긴장으로 이어지고 넙다리두갈래근의 단축, 모음근의 약화, 궁둥구멍근의 단축으로 인해 정강뼈 바깥돌림이 발생한다(Buldt et al., 2013). 이것은 내반슬 보상 움직임을 만들어내고 엉덩관절의 가동성과 안정성에 잠재적인 영향을 미친다. 무릎의 내반 또는 외반이 일어나는 과정에서 변형된 사슬 반응은 무릎의 위아래 다른 부위뿐만 아니라 통증 및 불편감에 영향을 미친다. 발, 발목, 엉덩관절 복합체에서의 연부조직 제한 및 신경근 안정성과 근력을 다루는 특정 교정 운동 프로그램은 적절한 무릎 정렬을 촉진하며 부상 위험을 줄일 수 있다.

트레이닝 팁

무릎은 위아래 관절에 직접적인 영향을 받는다. 그러므로 교정 운동 전문가는 경기 및 운동 수행을 하는 동안 무릎의 자세를 알고 있어야 한다. 운동 중 무릎운동학, 커팅, 점프, 착지 같은 기능적 활동에 특별히 주의를 기울여야 한다. 특히 한 다리로 하는 운동에서 더욱 주의해야 한다. 예를 들어, 고객이 균형 운동을 위해 박스 스텝 업을 하고 있다면 "무릎과 엉덩관절을 곧게 펴면서 무릎이 두 번째, 세 번째 발가락과 일직선이 되도록 유지하세요."라고 구두로 지시해야 한다. 싱글 레그 스쿼트의 경우, 무릎은 전체 운동 내내 발의 중간과 일직선을 이루어야 한다. 적절한 역학 관계를 유지하지 못하면 발, 발목, 엉덩관절의 움직임과 근력에 직접적인 영향을 미칠 수 있다.

무릎에 대한 평가 결과

다리 부상의 위험을 줄이기 위해서는 통합 평가 프로세스와 목표 교정 운동 전략으로 시작해야 한다. 무릎 보상의 정적 자세, 동적 자세는 엉덩관절과 발, 발목 복합체의 가동성에 크게 영향을 받는다. 이런 이유로, 평가 프로세스의 세 단계에서 얻은 모든 정보를 고려하여 무릎의 잠재적 손상을 식별하고 근본적인 원인을 적절하게 해결해야 한다. 무릎의 잠재적 기능장애를 암시하는 흔한 결과들은 아래 표 12-3에 요약되어 있다.

표 12-3 무릎 평가 결과

평가	결과
정적 자세 평가	무릎 과다폄 무릎 외반 무릎 내반
제자리 움직임 및 부하 움직임 평가	무릎 우세 무릎 외반 무릎 내반
동적 움직임 평가	무릎 우세 무릎 외반 무릎 내반
가동성 평가 수정된 토마스 테스트, 능동적 무릎 굽힘 테스트, 능동적 무릎 폄 테스트, 엉덩관절 벌림 및 바깥돌림, 체중 부하 런지 테스트, 수동적 엉덩관절 안쪽돌림, 앉아서 엉덩관절 안쪽돌림 및 바깥돌림	제한된 발목 발등굽힘 ROM 제한된 엉덩관절 벌림 ROM 제한된 엉덩관절 모음 ROM 제한된 엉덩관절 폄 ROM 제한된 엉덩관절 바깥돌림 ROM 제한된 엉덩관절 안쪽돌림 ROM 제한된 무릎의 폄 ROM 제한된 무릎의 굽힘 ROM

정적 자세

정적 자세 평가 중, 교정 운동 전문가는 고객의 자세를 Janda의 자세 비틀림증후군이나 Kendall의 척추 자세, 평발 비틀림증후군에서 설명하는 자세와 비교한다. 이 장에서 교정 운동 프로그램의 주요 초점은 무릎에 있지만, 무릎에 미치는 영향을 판단하기 위해 피트니스 전문가는 운동 사슬 체크포인트의 위(예: LPHC)와 아래(예: 발과 발목)를 살펴봐야 한다.

일반적으로 Janda의 하부교차증후군과 Kendall의 자세 대부분에서 나타나는 골반전방경사가 있는 고객은 다리에도 영향을 미치는 어떤 형태의 근육 불균형을 볼 수 있다. 또한 평발 비틀림증후군에서와 같이 발목의 기능장애는 무릎에서 정적 자세 부정렬의 원인이 될 수 있다. 평발 비틀림증후군은 무릎 외반이 있는 평발이 특징이다(그림 12-6). 무릎의 이러한 자세는 동적 움직임을 하는 동안 무릎 관절과 관련된 근육과 연결 조직에 과도한 피로를 줄 수 있다.

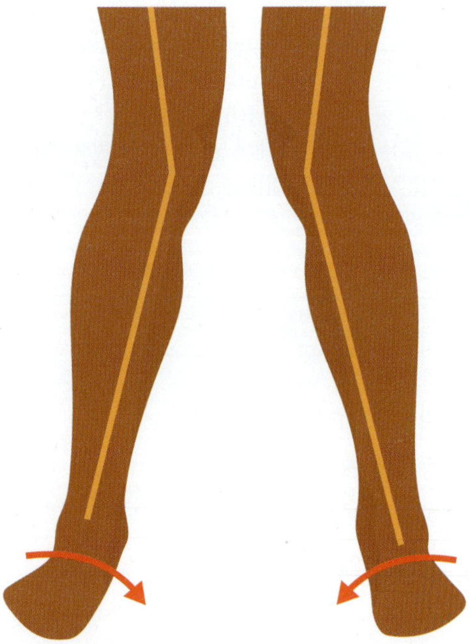

그림 12-6 평발 비틀림증후군

제자리 움직임 평가

정적 자세 평가에서 얻은 교정 정보를 바탕으로 피트니스 전문가는 어떤 근육이 과활성/단축될 것인지, 어떤 근육이 저활성/신장될 근육인지에 대한 수준 높은 평가를 하게 된다. 정적 자세처럼, RI 모델은 무릎에서 관찰된 움직임 손상이 LPHC나 발과 발목에서의 근육 불균형으로 인한 것일 수도 있다는 점을 강조한다. 비교적 손상이 없는 정적 자세를 보인 고객은 움직일 때 근육 불균형을 나타낼 수 있다.

오버헤드 스쿼트 평가

오버헤드 스쿼트 평가(OHSA)를 시행할 때 무릎에서 나타나는 핵심 움직임 손상은 무릎 외반(그림 12-7), 무릎 내반(그림 12-8), 무릎 우세(그림 12-9)이다. 그러나 무릎 내반과 무릎 우세는 비교적 드물다. 많은 사람이 일상 생활에서 흔하게 하는 활동들, 특히 구두 신기, 앉은 자세로 오랜 시간 보내기 같은 활동들 때문에 무릎 외반은 무릎에서 나타나는 전형적인 움직임 손상이다.

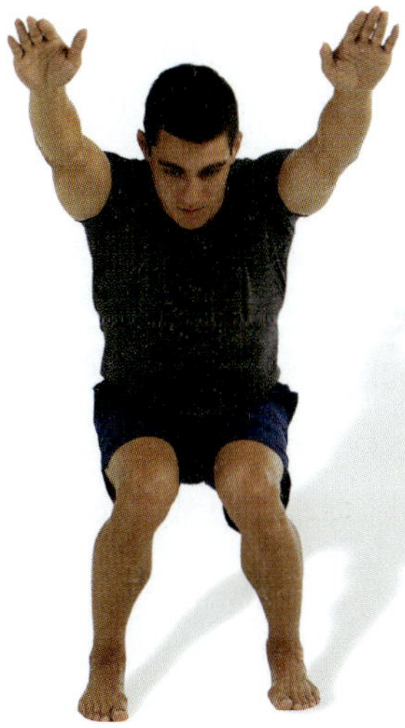

그림 12-7 무릎 외반

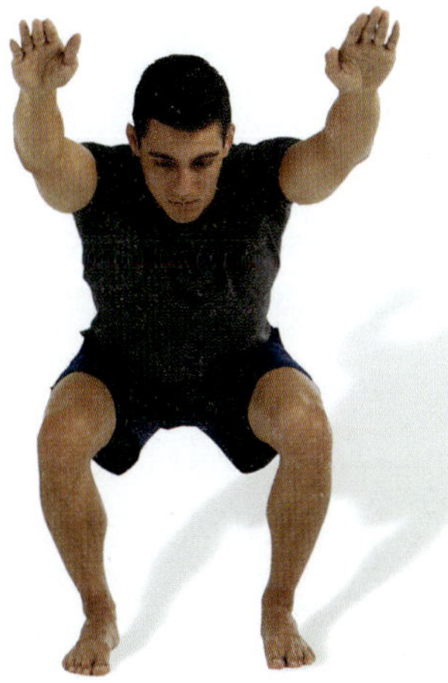

그림 12-8 무릎 내반

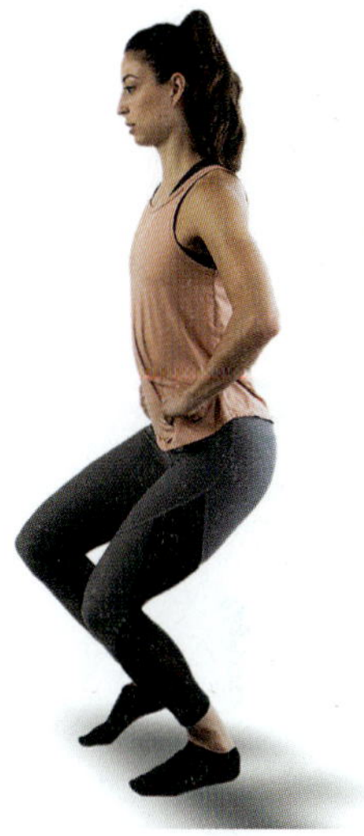

그림 12-9 무릎 우세

무릎과 직접적으로 상호 작용하는 많은 근육이 또한 엉덩관절과 발목 근처에도 부착되어 있기 때문에 이러한 운동 사슬 체크포인트 중 어느 한 곳의 불균형은 환자의 무릎이 이마면에서 부정확하게 이동하는 원인일 수 있다. 무릎 외반과 내반은 대부분이 '무릎 문제'가 아니다. 왜냐하면 무릎은 주로 시상면(나사-집 기전과 관련된 소규모 수평면 관절운동학)에서 작동하도록 되어 있기 때문이다.

때때로 무릎이 안쪽으로 떨어지는 것은 발과 발목의 과도한 엎침으로 인한 발과 발목 손상에 대한 반응으로 발이 밖으로 돌아가서 생기는 2차 움직임 보상이다. 넙다리뼈가 너무 많이 안쪽돌림된 결과 발생한 과활성/단축된 모음근 및 넙다리뼈 안쪽돌림근(넙다리뼈와 엉덩관절 사이에서 주로 상호 작용하며 일반적으로 골반전방경사가 있는 사람에게서 주로 과활성/단축되는 모든 근육)은 무릎이 안쪽으로 무너지는 원인이 된다. 반대로, 넙다리 바깥돌림근과 엉덩관절 벌림근이 과활성/단축되면 OHSA 동안 무릎이 내반슬 위치인 바깥쪽으로 당겨진다.

무릎 우세 움직임 손상은 무릎과 엉덩관절에서 관찰된다. 이 상황에서 고객은 엉덩관절 위로 더 똑바로 뻗은 자세(예: 과도하게 앞으로 기울어진 자세의 반대)와 무릎의 전방 이동이 증가(무릎이 앞으로 튀어나옴)한 스쿼트를 할 것이다. 큰모음근과 궁둥구멍근(LPHC에서 더 파생된 경우)의 과활성 및 단축은 엉덩관절에서 더욱 곧은 자세를 취하게 한다. 가자미근과 넙다리네갈래근의 결합이 과활성/단축되면 과도한 무릎 굽힘이 생기고, 스쿼트 하강 패턴 중에 몸이 정강뼈를 앞으로 움직이려고 할 때 발뒤꿈치를 들리게 한다. 볼기근이 저활성/신장된 고객 및 운동선수들은 세 관절의 신전력(triple extension, 발목, 무릎, 엉덩관절의 신전)을 만들어내지 못하기 때문에 보상으로 넙다리네갈래근을 과활성시킬 수도 있다(Mills et al., 2015). 코어 안정근의 저활성과 결합된 이러한 요인은 무릎 우세가 나타나는 원인이다.

발뒤꿈치를 들어올린 수정 동작

앞서 언급한 바와 같이 무릎은 엉덩관절과 발목 사이에 있기 때문에 위아래 관절에 휘둘리는 경우가 많다. 무릎에서 관찰되는 많은 보상은 발바닥굽힘근 및 아킬레스건의 길이 감소 때문일 수 있다. 발뒤꿈치를 들어올려 수정(heels-elevated modification)하면 발과 발목 또는 엉덩관절에 대한 손상 원인을 정확히 찾아낼 수 있다.

발뒤꿈치를 들어올린 OHSA 동안 무릎의 정렬을 개선한다면 손상의 근본 원인은 발목의 발등굽힘 부족일 가능성이 높다. 하지만 발뒤꿈치를 들어올려도 스쿼트가 개선되지 않는다면 과활성된 모음근 및 저활성된 볼기근같이 엉덩관절 근육의 손상과 관련되어 있을 수 있다.

싱글 레그 스쿼트

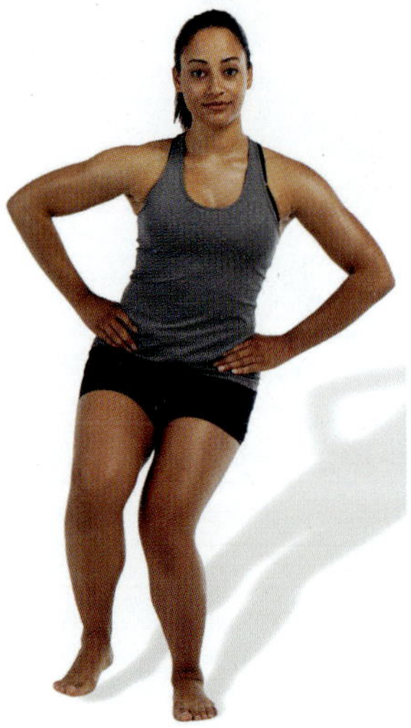

그림 12-10 싱글 레그 스쿼트: 무릎 외반

싱글 레그 스쿼트 평가(single-leg squat assessment, SLSA) 역시 무릎 관절의 잠재적인 움직임 손상을 평가하기 위해 실시하는 중요한 제자리 움직임 평가이다. SLSA를 실시할 수 있는 사람들의 경우, 특히 SLSA는 무릎의 기능을 더 심층적으로 살펴볼 수 있게 해준다. 특히 OHSA에서 최적의 자세를 '만들어 낼 줄 아는' 고객이나 운동선수에게 적합하다. 한 다리로 스쿼트하면 두 발로 스쿼트할 때에는 명확하지 않았던 기능장애를 나타낼 수 있다. SLSA를 수행할 때 관찰해야 할 핵심 보상은 무릎 외반(그림 12-10)이다. 무릎 내반 또는 무릎 우세는 과활성된 넙다리 바깥돌림근을 가진 일부 사람에게서 볼 수 있다.

스플릿 스쿼트 수정 동작

스플릿 스쿼트 수정(split-squat modification)은 SLSA를 수행하는 데 문제가 있는 사람에게 사용할 수 있다. 또한 스플릿 자세 스쿼트를 평가하면 걷기나 달리기 같은 동적 움직임으로 이어질 수 있는 무릎 기능장애를 예측하는 데 유용하다. SLSA와 마찬가지로 찾아야 하는 무릎의 핵심 손상은 외반슬이다. 그러나 일부 사람들에게서는 내반슬 또는 무릎 우세가 나타날 수 있다.

부하 움직임 평가

체중만으로 적절한 정적 자세, 동적 자세를 보여주는 사람은 기본 움직임 패턴에서 다양한 부하를 이용하는 과정으로 진행할 수 있다. 이것은 근육에 더 많은 도전을 주고 관절에 남아 있는 불균형에 주의를 기울이도록 돕는다.

부하가 있는 스쿼트는 운동 전 건강 평가 시점에 있는 사람들의 무릎 움직임을 관찰하는 데 매우 유용하다. 부하 스쿼트를 하는 동안 드러나는 움직임 손상은 핵심 LPHC 또는 발과 발목 근육의 저활성과 관련되어 있을 수 있다. 예를 들어, 고객이 OHSA 및 SLSA 중 최적의 무릎 움직임을 유지할 수 있지만 부하 스쿼트 평가를 하는 중에는 무릎 외반을 보인다면 그 고객의 프로그램에서는 엉덩관절 벌림근 활성(예: 중간볼기근)을 우선시할 수 있다. 그러나 목표 가동성 평가는 제자리 움직임 평가 중에 관찰한 내용들을 확인하거나 제외시키는 데 사용해야 함을 기억해야 한다.

동적 움직임 평가

상위 단계의 고객에게 텝스 점프 평가를 실시할 때는 정면에서 관찰하여 착지 시의 신장성 단계 전반에 걸쳐 지면에 착지할 때의 무릎 위치를 판별한다. 대부분의 손상은 착지 시의 신장성 단계에서 나타난다. 가장 일반적인 텝스 점프 보상은 외반슬이다(Pollard et al., 2017). 그러나 일부에서는 무릎 내반과 무릎 우세도 나타날 수 있다.

이 평가를 수행한다면 교정 운동 전문가는 고객이 이미 적절한 제자리 움직임 평가(즉, OHSA에서 비교적 보상이 없는 동작을 보여주었음)를 수행하므로, 과활성/단축된 근육이 거의 또는 전혀 없다는 것을 확인한 것이다. 텝스 점프에서 나타나는 여러 보상은 큰볼기근, 중간볼기근, 코어 안정근 같은 근육의 저활성을 반영할 수 있다. 이것은 근육이 신장성으로 신체를 감속해야 할 때 대부분의 손상이 나타난다는 의견을 뒷받침해 준다.

텝스 점프 평가를 시행할 준비가 되지 않았지만 여전히 동적 활동(예: 장애물 코스 달리기)과 관련된 목표가 있다면 기본 보행 분석을 수행하여 실제 활동 중에 나타나는 움직임 형태를 볼 수도 있다. 무릎 손상에 대한 보행을 관찰할 때 무릎이 정면에서 안쪽으로(외반슬) 또는 좌우로(내반슬) 이동하는지를 파악한다.

가동성 평가

정적 자세 평가, 움직임 평가 또는 둘 다에서 무릎과 관련된 손상이 보인다면 교정 운동 연속체로 교정해야 할 근육 불균형을 더 잘 찾아내기 위해 가동성 평가를 실시해야 한다. 이 말은, 무릎 외반, 무릎 내반, 무릎 우세가 관찰되면 무릎과 무릎을 둘러싼 구조의 가동성을 개별적으로 평가해야 한다는 뜻이다. 엉덩관절 굽힘근(수정된 토마스 테스트), 넙다리네갈래근(수정된 토마스 테스트, 능동적 무릎 굽힘 검사), 햄스트링(능동적 무릎 폄 테스트), 모음근(엉덩관절 벌림 및 바깥돌림 테스트), 벌림근(수정된 토마스 테스트)의 과활성을 평가할 수 있다. 또한 엉덩관절 바깥돌림근(수동적 안쪽 돌림, 앉아서 엉덩관절 안쪽돌림), 엉덩관절 안쪽돌림근(앉아서 엉덩관절 바깥돌림) 및 장딴지근/가자미근(체중을 실은 런지 테스트)의 과활성은 가동성 평가를 이용하여 확인할 수 있다. 교정 운동 전문가는 앞에서 언급된 많은 근육이 엉덩관절과 무릎을 가로지르므로 가동성 평가에서 두 운동 사슬의 체크포인트를 모두 고려해야 한다.

교정 운동 전문가는 어떤 가동성 평가를 사용할지 결정할 때 발꿈치를 올린 OHSA의 결과를 고려해야 한다.

무릎의 교정 전략

통합 평가 프로세스는 교정 프로그램이 필요한 무릎 움직임 보상 패턴을 드러내며, 여기서 가장 흔한 것은 무릎 외반이다. 정적 평가, 움직임 평가, 가동성 평가를 실시하고 손상을 식별했다면 NASM 교정 운동 연속체를 사용하여 교정 운동 전략을 개발할 수 있다. 다리 움직임의 질을 다루는 대부분의 프로그램에서는 기능적 움직임이 있거나 없는 고유수용감각 또는 밸런스 훈련을 일주일에 여러 번 수행한다.

표 12-4는 완전하지는 않지만 이 영역에 대한 프로그램을 계획할 때 필요한 일반적인 연습 및 기술 선택 목록을 제공한다. 구체적인 운동 선택은 고객의 개별 결과, 필요 및 능력에 따라 달라진다.

표 12-4 무릎을 위한 일반적인 교정 운동 프로그램 선택

단계	양상	근육/운동	핵심 훈련 변수
억제	자가근막 롤링	모음근 복합체 넙다리두갈래근 종아리근 복합체(비골근) 장딴지근 궁둥구멍근 넙다리네갈래근 가자미근 넙다리근막긴장근	불편한 부위에서 30~60초 동안 유지 능동적 관절 움직임을 4~6회 반복 실시
신장	정적 스트레칭 또는 신경근 스트레칭	모음근 복합체(외반슬의 경우) 넙다리두갈래근 장딴지근 엉덩관절 굽힘근 복합체 궁둥구멍근 넙다리네갈래근 가자미근 넙다리근막긴장근	정적: 30초간 유지 신경근: 7~10초 등척성 수축, 30초 정적 유지
활성화	고립적 근력 강화	모음근 복합체(내반슬의 경우) 앞정강근 코어 안정근 큰볼기근 중간볼기근 안쪽 햄스트링 뒤정강근	4초간 신장성 수축, 관절가동범위 끝 지점에서 2초간 등척성 수축, 1초간 단축성 수축으로 10~15회 반복
통합*	통합된 동적 움직임	가쪽 튜브 워킹 밸런스 런지(lunge to balance progressions) 싱글 레그 스쿼트 무릎 사이 메디신 볼이 있는 스쿼트(내반슬의 경우) 무릎 주위에 미니밴드를 한 스쿼트(외반슬의 경우) 밸런스 스텝 업 월 점프	제어하면서 10~15회 반복

*NOTE: 고객 능력, 운동 역량, 필요성에 맞게 진전도 상향(progressive) 또는 진전도 하향(regressive)

무릎을 위한 일반적인 운동 선택

무릎 교정 운동 전략에 사용되는 운동의 목표는 외반슬, 내반슬, 무릎 우세 같은 흔히 관찰되는 움직임 손상을 개선하는 것이다. 대개 운동 사슬 전반에 걸쳐서 여러 가지 움직임 손상이 동시에 발생하는데(예: 다리가 바깥으로 돌아가면서 외반슬) 통합 평가 프로세스에서는 두 손상 모두를 해결하는 운동이 유용할 수 있다. 예를 들어, 넙다리두갈래근의 짧은갈래를 억제하고 늘리면 두 손상 모두를 개선시킬 수 있다. 이렇게 교정 운동 전문가는 여러 가지 움직임 손상을 효과적으로 해결하는 프로그램을 개발할 수 있다.

억제: 자가근막 롤링

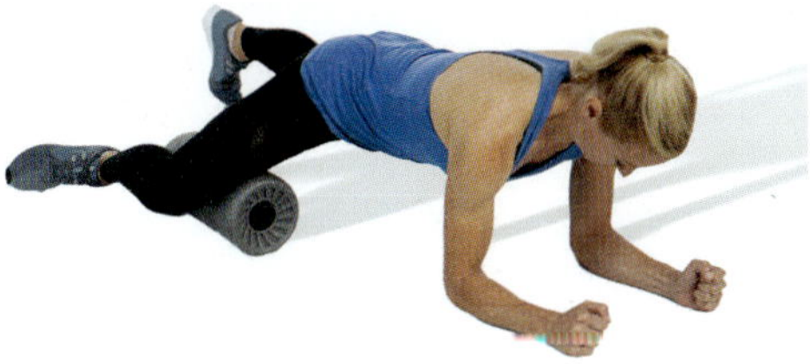

모음근 복합체

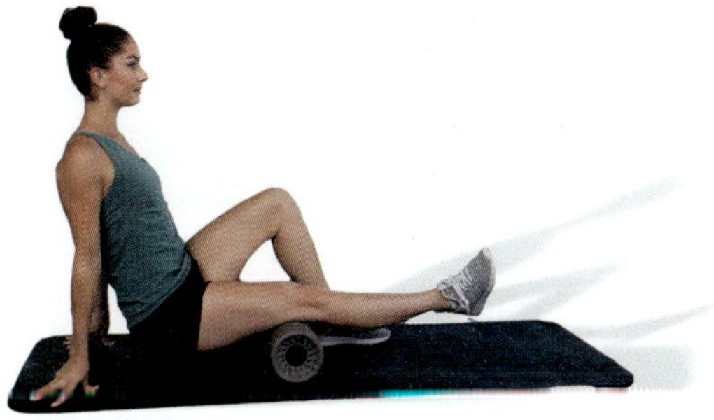

넙다리두갈래근

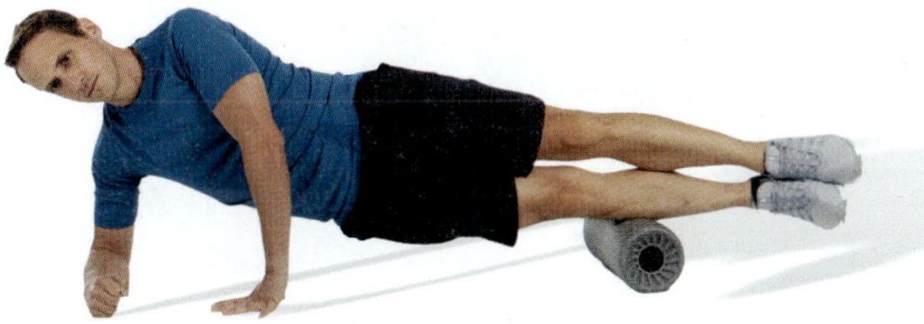

종아리근 복합체(비골근)

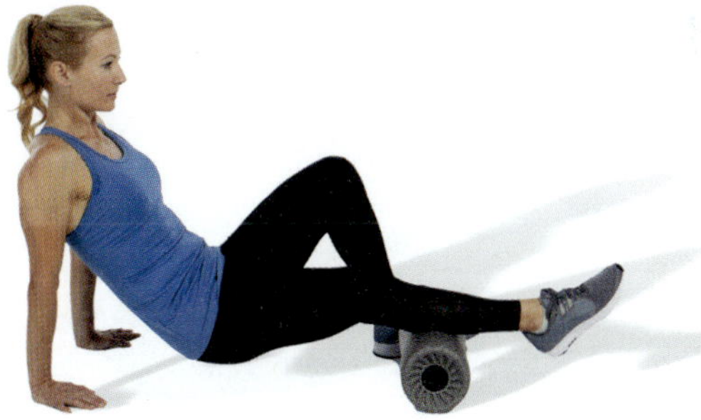

장딴지근/가자미근

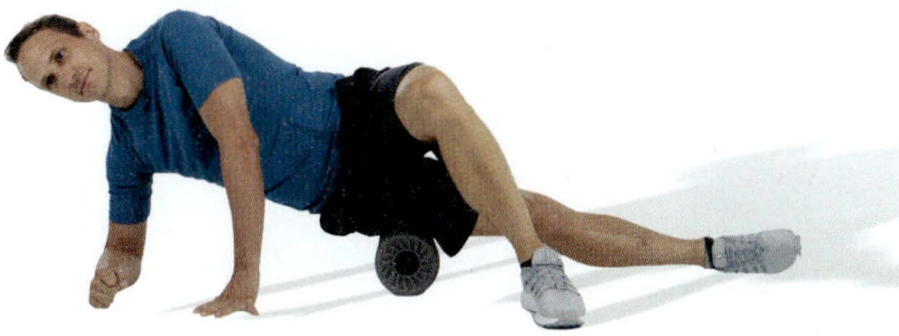

가쪽 넙다리

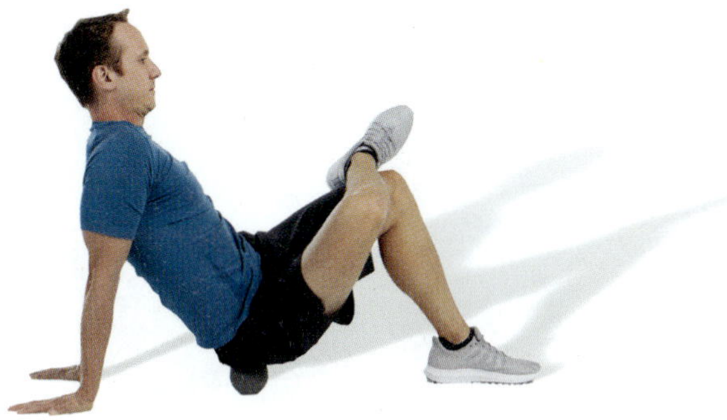

궁둥구멍근

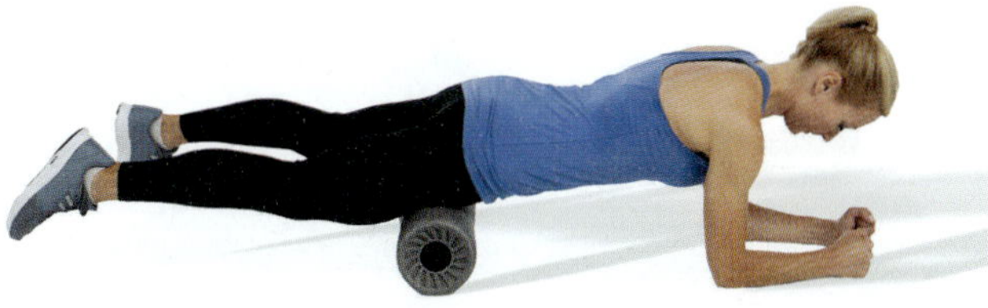

넙다리네갈래근

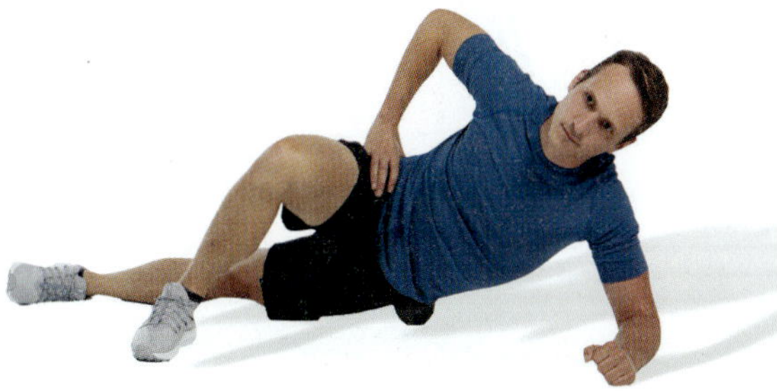

넙다리근막긴장근

신장: 정적 및/또는 신경근 스트레칭

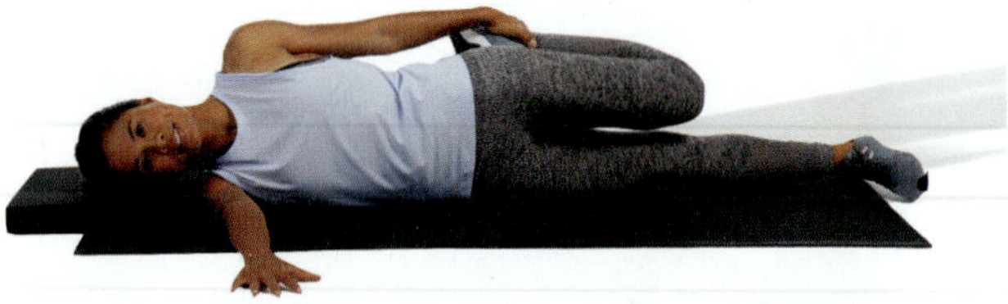

정적 옆으로 누운 자세로 넙다리네갈래근 스트레칭

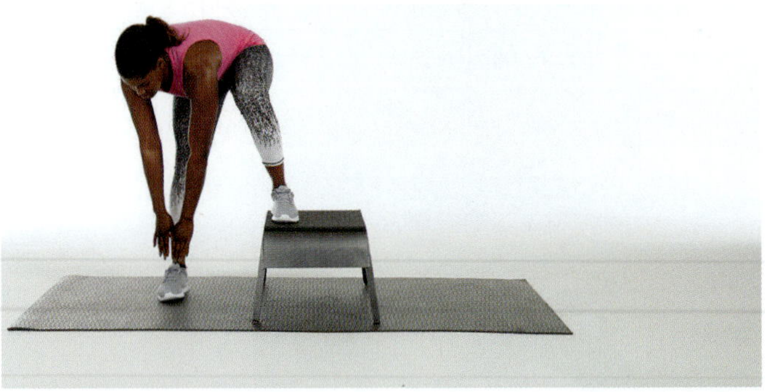

정적 스탠딩 큰모음근 스트레칭

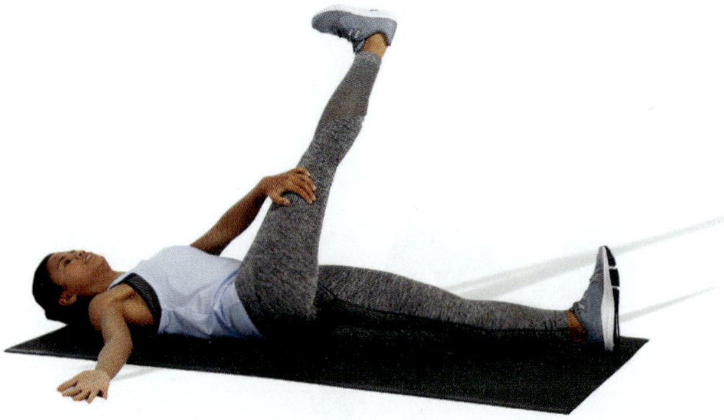

정적 수파인 넙다리두갈래근 스트레칭

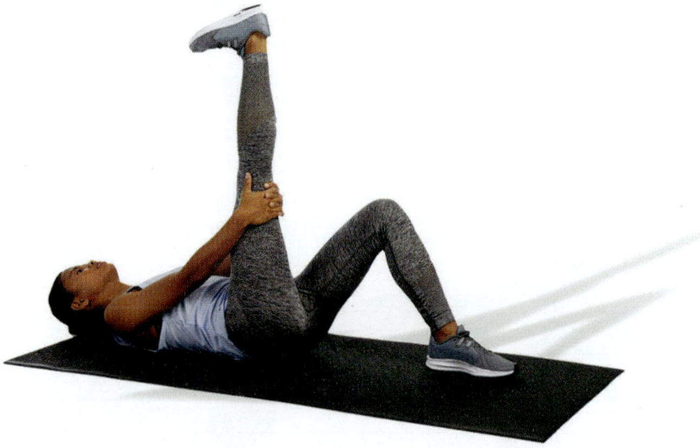

정적 수파인 햄스트링 스트레칭

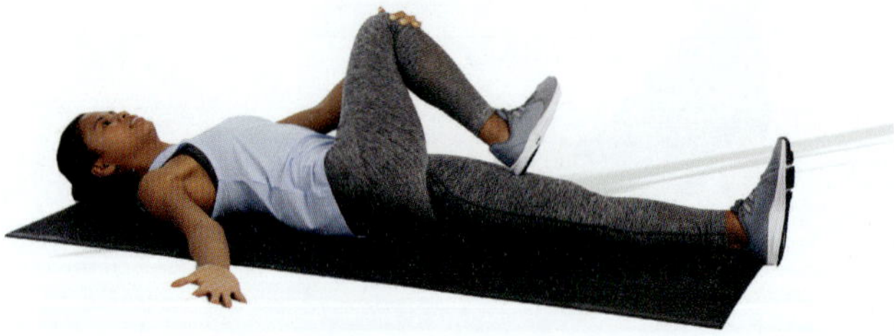

정적 궁둥구멍근 스트레칭

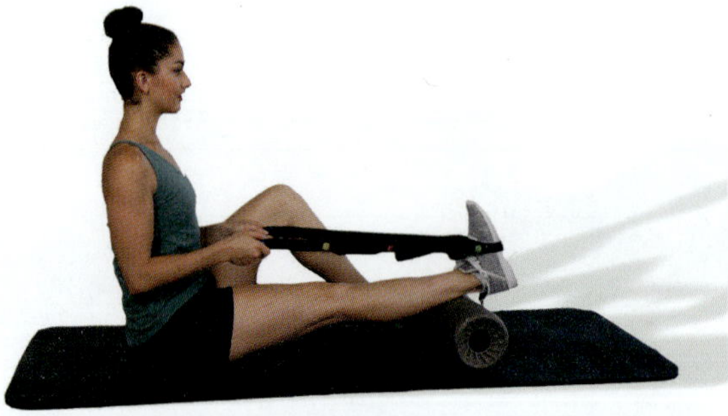

장딴지근/가자미근 자가 NMS

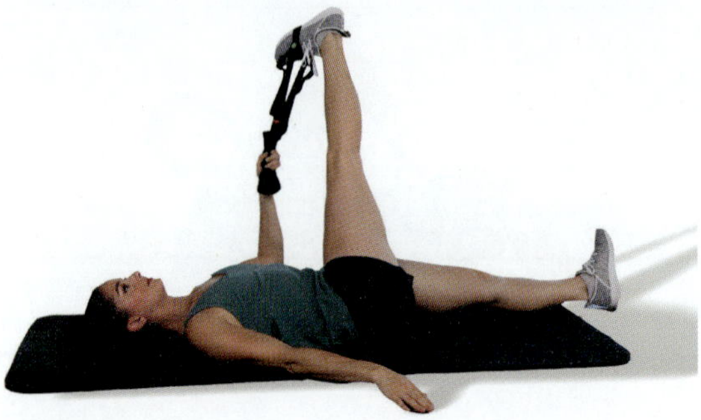

넙다리두갈래근 자가 NMS

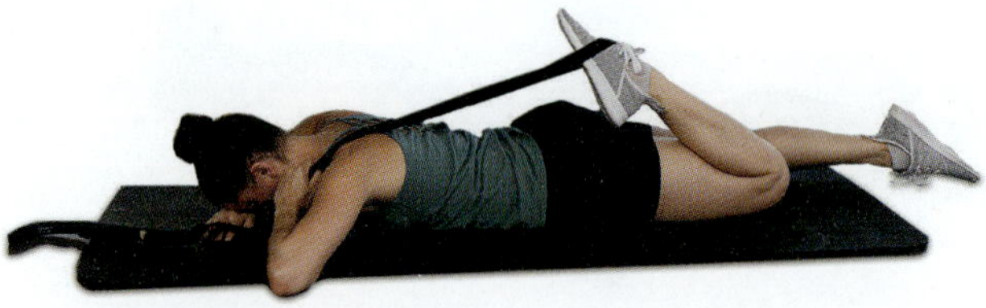

엎드린 자세로 넙다리네갈래근 자가 NMS

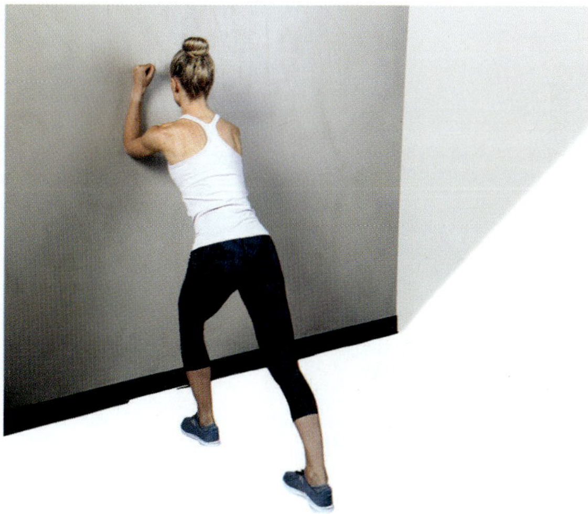

정적 장딴지근 스트레칭

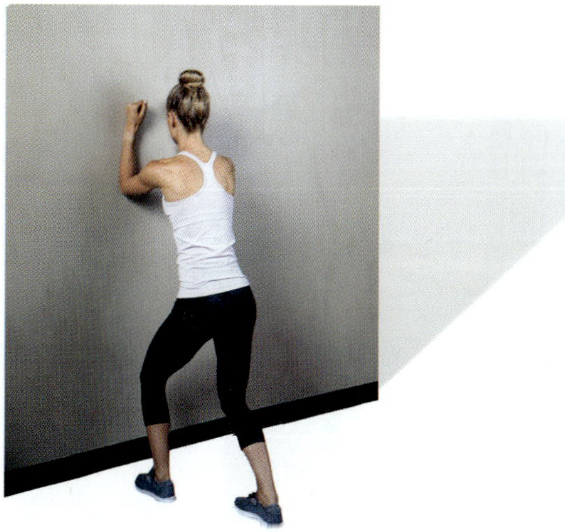

정적 가자미근 스트레칭

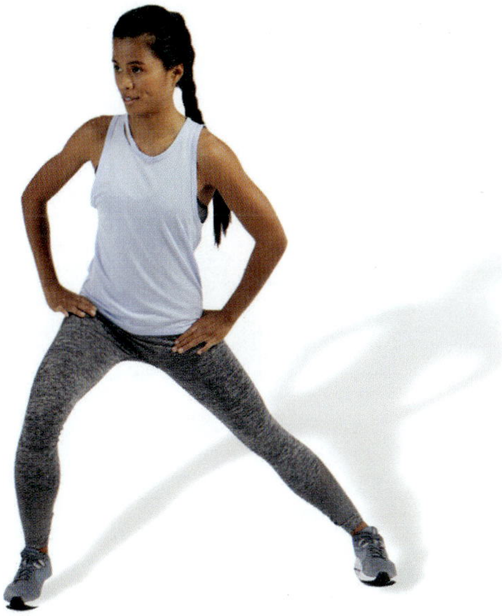

정적 스탠딩 모음근 스트레칭

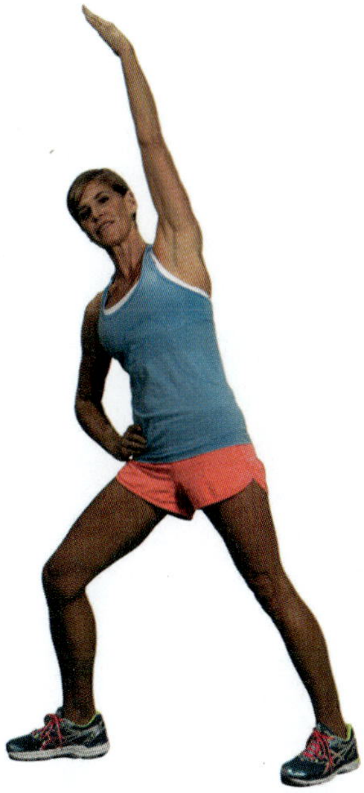

정적 스탠딩 넙다리근막긴장근 스트레칭

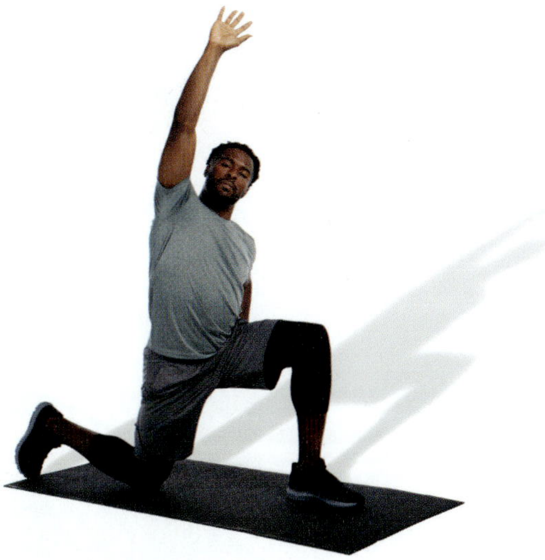

정적 닐링 엉덩관절 굽힘근 스트레칭

활성화: 고립적 근력 강화

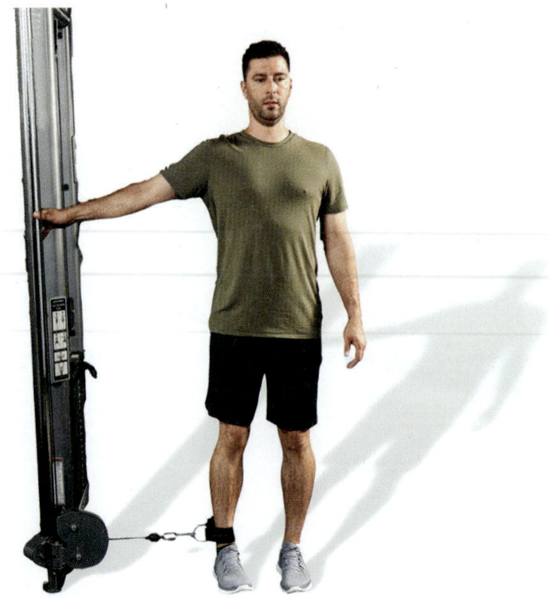

모음근–시작

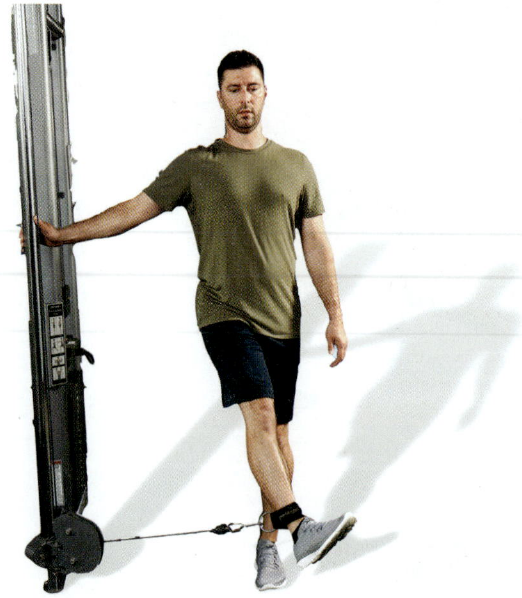

모음근–마무리

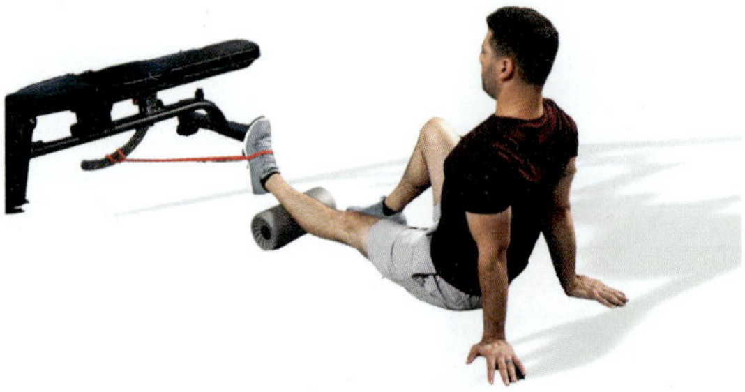

앞정강근–시작

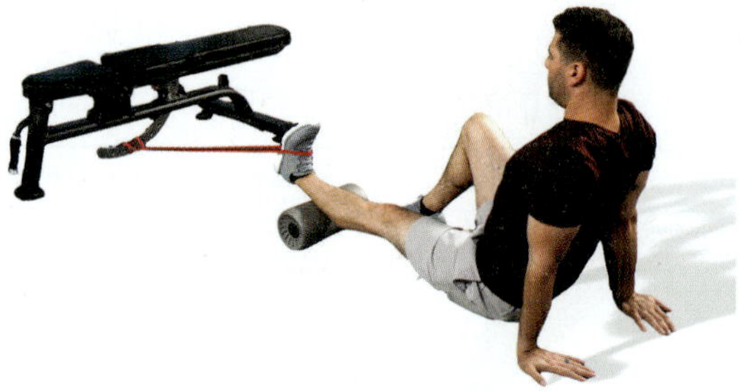

앞정강근–마무리

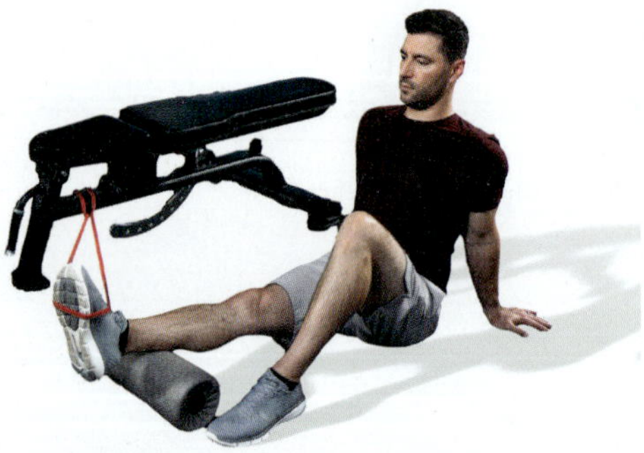

뒤정강근–시작

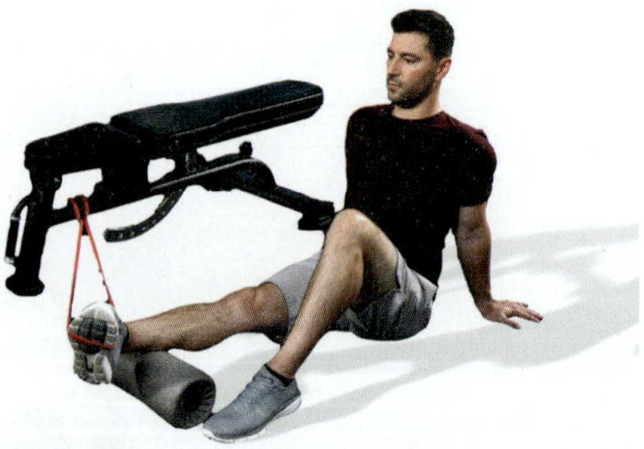

뒤정강근–마무리

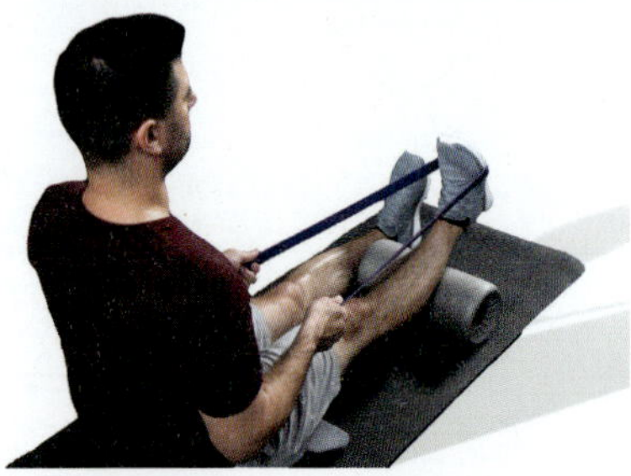

안쪽 장딴지근–시작

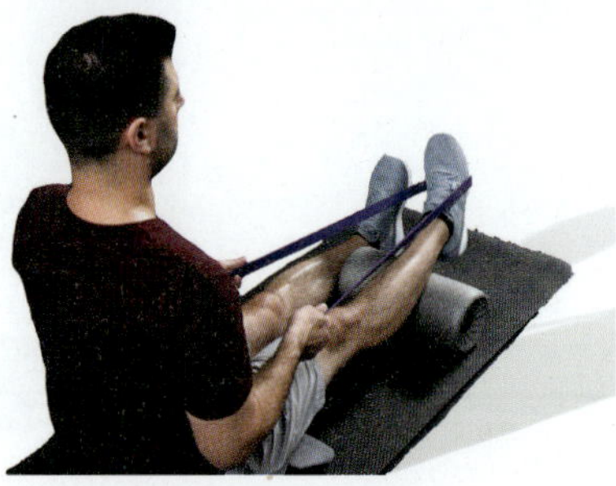

안쪽 장딴지근–마무리

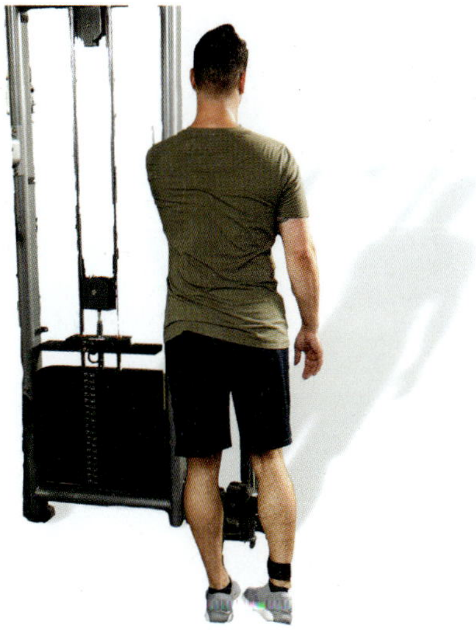

안쪽 햄스트링 복합체(무릎 굽힘)–시작

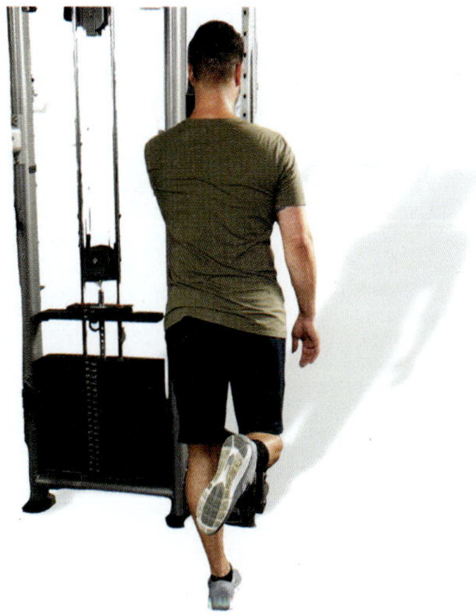

안쪽 햄스트링 복합체(무릎 굽힘)–마무리

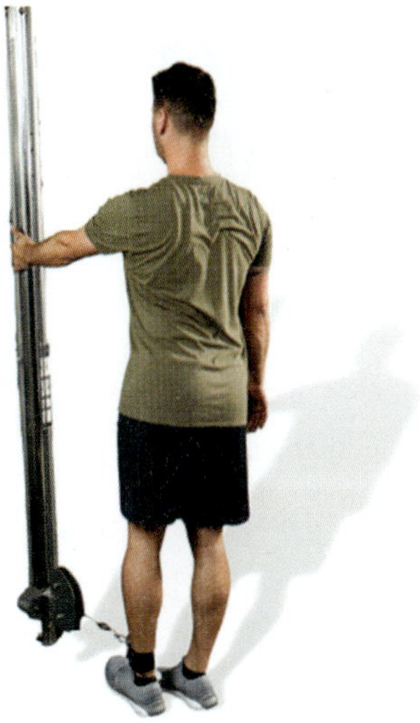

큰볼기근–시작

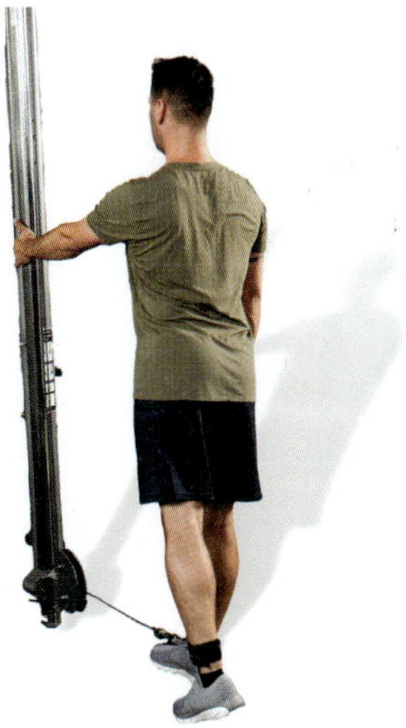

큰볼기근–마무리

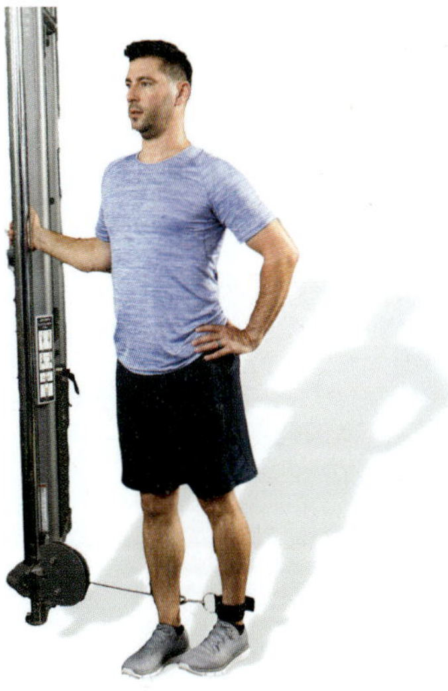

중간볼기근–시작

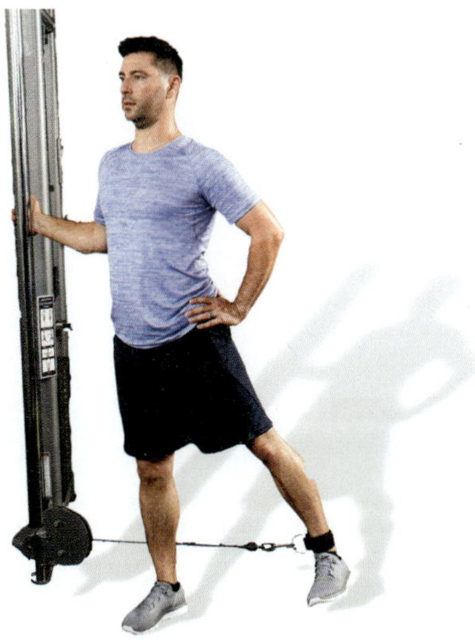

중간볼기근–마무리

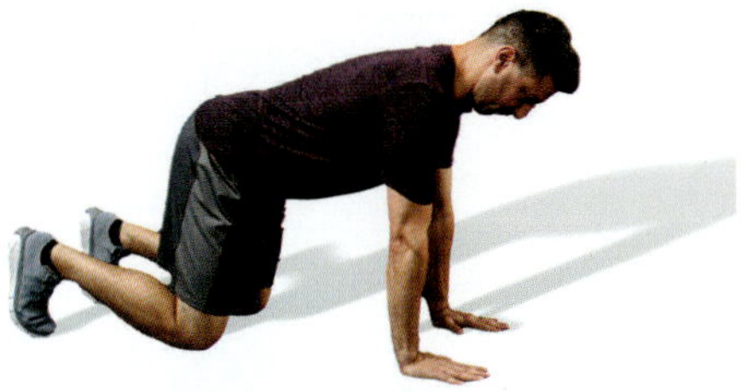

쿼드로페드 반대쪽 팔다리 들어올리기–시작

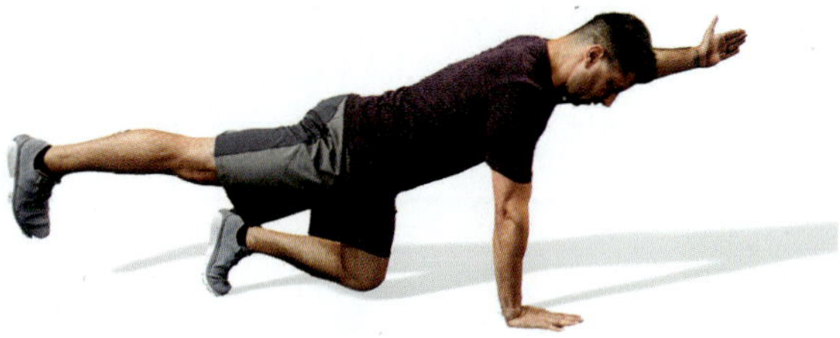

쿼드로페드 반대쪽 팔다리 들어올리기–마무리

통합: 동적 움직임 진전도 향상

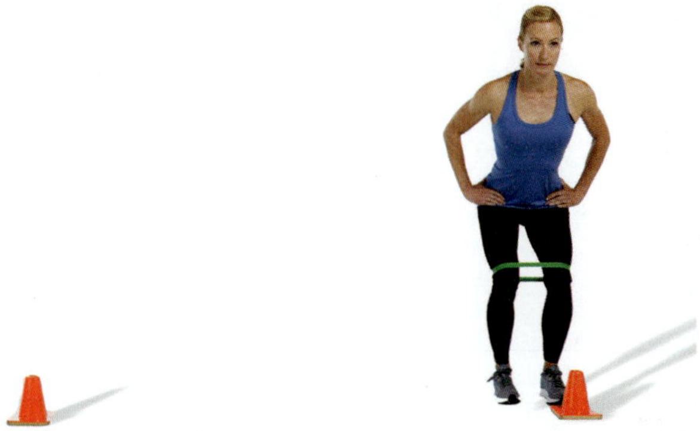

무릎 주위에 미니밴드를 두른 가쪽 튜브 워킹–시작

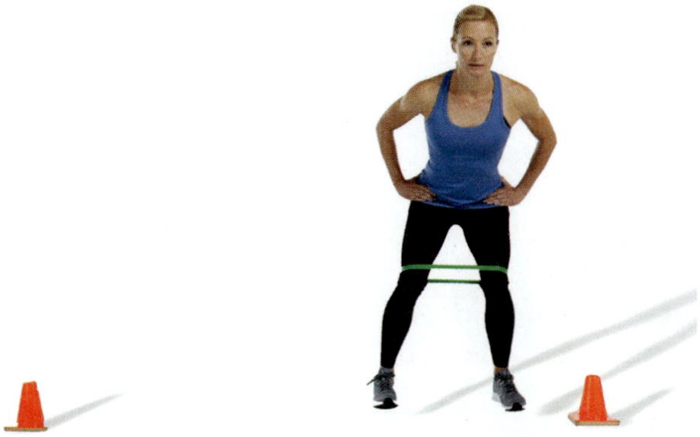

무릎 주위에 미니밴드를 두른 가쪽 튜브 워킹–마무리

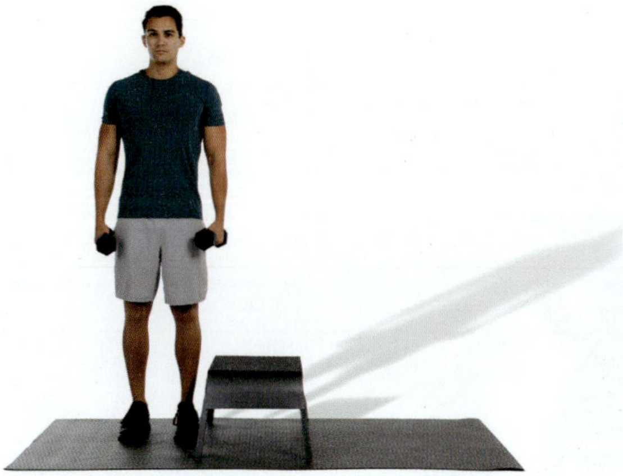

밸런스 스텝 업–시작

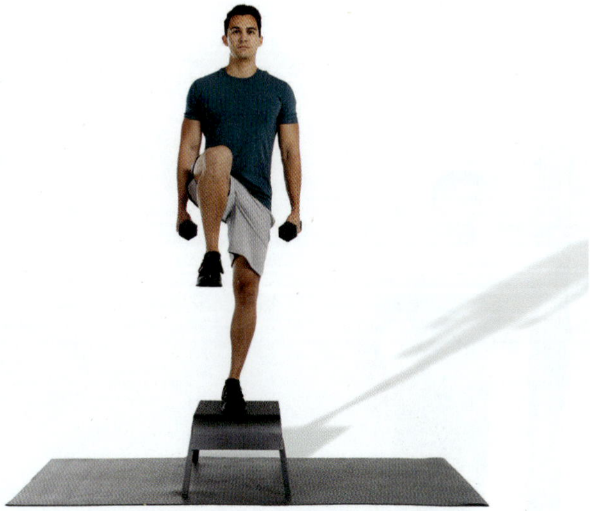

밸런스 스텝 업–마무리

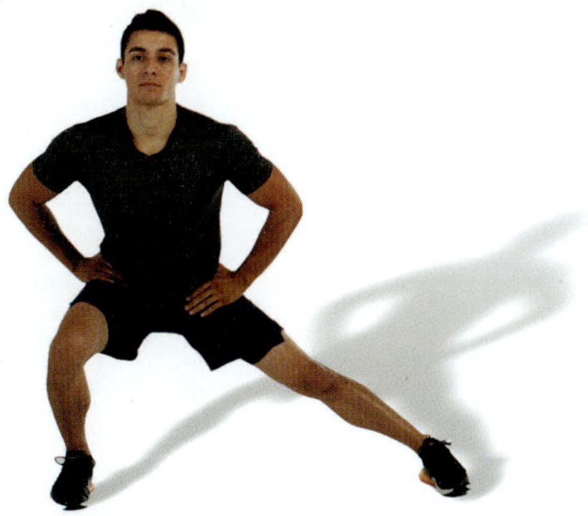

밸런스 런지-시작

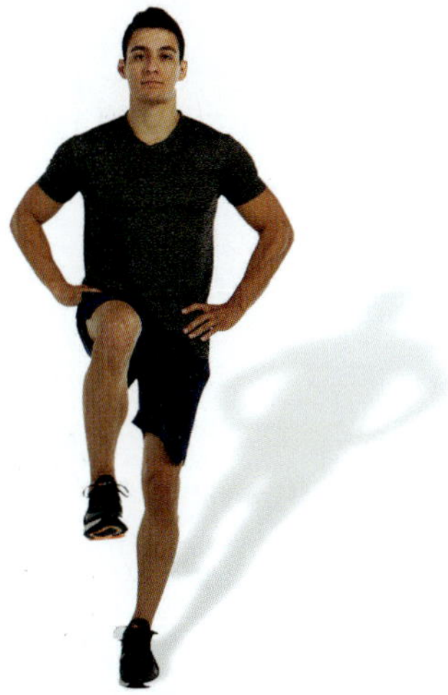

밸런스 런지-마무리

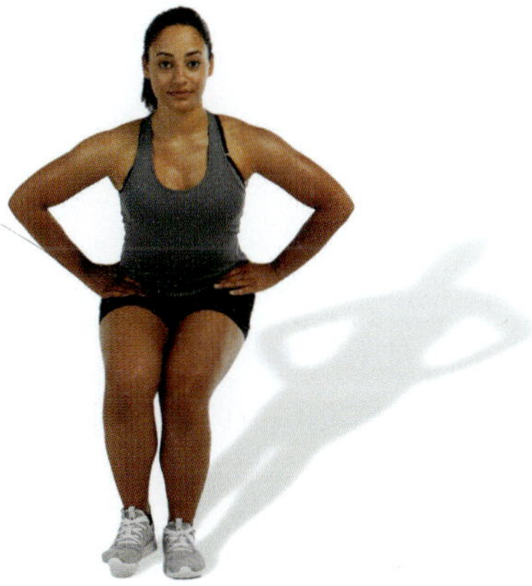

싱글 레그 스쿼트-시작

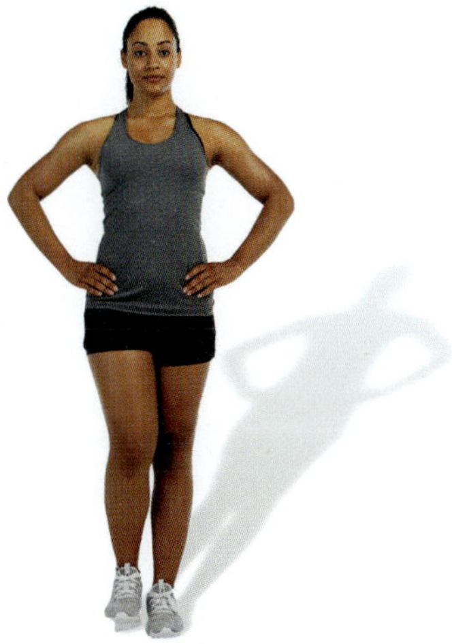

싱글 레그 스쿼트-마무리

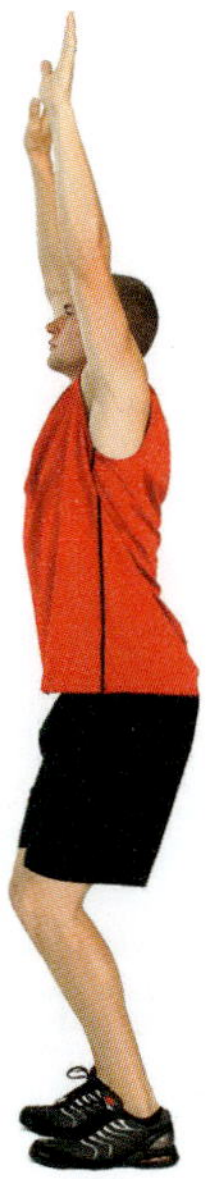

월 점프-시작

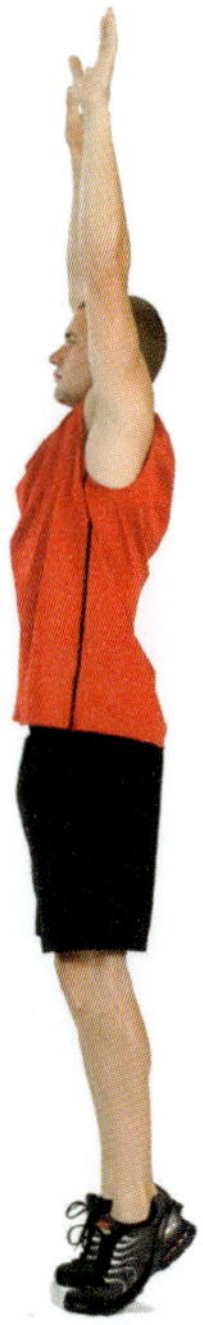

월 점프-마무리

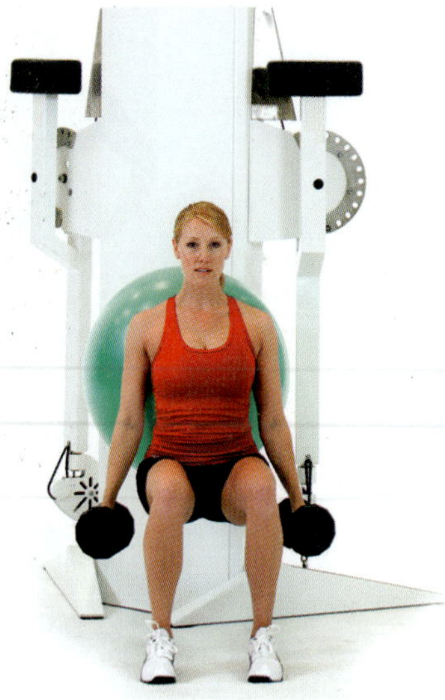

지지된 스쿼트-시작

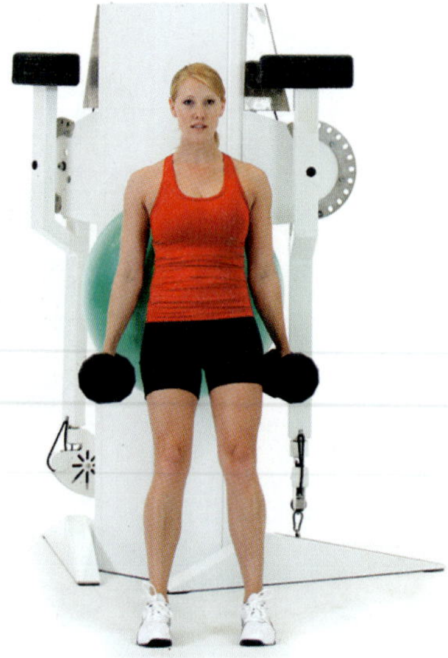

지지된 스쿼트-마무리

무릎 외반

교정 운동 전문가는 각 고객에게 맞는 기법들을 신중하게 선택해야 한다. 또한 고객이 꾸준히 운동을 해나갈 수 있도록 하기 위해 연속체의 각 단계에서 효과적인 운동을 최대한 적게 사용하는 것이 좋다. 여기서 논의된 프로그램의 목표는 일반적으로 외반슬의 보상에 사용되며, 이 프로그램의 광범위한 목표는 발목, 엉덩관절, 무릎의 가동성 및 외반슬을 둔화시키고 억제하는 인체의 능력을 이상적으로 개선시키는 것이다. 교정 운동 연속체를 체계적으로 적용하면 움직임을 하는 동안 효율적으로 신경근이 조절되고 무릎 정렬이 좋아진다.

발뒤꿈치를 들어올렸을 때 스쿼트가 개선되었다면 아랫다리(이 경우 장딴지근/가자미근 복합체)의 교정 전략이 필요하다는 점을 상기하기 바란다.

1단계: 억제

자가근막 롤링을 통한 억제의 핵심 부위는 장딴지근/가자미근, 모음근 복합체, 넙다리근막긴장근, 가쪽 넙다리이다(가쪽넓은근 및/또는 넙다리두갈래근의 짧은갈래를 강조).

2단계: 신장

정적 또는 신경근 스트레치를 통한 핵심 신장 운동에는 장딴지근/가자미근, 모음근 복합체, 넙다리근막긴장근, 넙다리두갈래근이 있다.

3단계: 활성화

발뒤꿈치를 올리는 보상으로도 스쿼트를 개선하지 못했다면 핵심 활성화 운동은 중간볼기근, 큰볼기근과 관련된 운동들이다. LPHC에만 특화된 이 근육은 더 큰 엉덩관절 벌림과 바깥돌림을 집중적으로 생성하고 신장적으로 엉덩관절 모음과 안쪽돌림을 줄이는 역할을 한다.

발뒤꿈치를 올려 수정하는 것으로 스쿼트가 개선되었다면 앞정강근과 뒤정강근을 활성화 운동에 포함시켜야 한다. 선택된 이 활성화 운동의 목표는 통합 평가 과정을 기반으로 저활성된 조직의 근육 간 협응력을 개선하는 것이다.

4단계: 통합

통합적 진행은 우선 단일면 운동(시상면)이 포함되고, 그 다음 다중면 운동(이마면 및 수평면)으로 진행할 수 있다. 이 운동들은 지지된 스쿼트처럼(예: 무릎에 탄력 있는 미니 밴드를 하고 움직이는 볼 스쿼트) 지지 기반의 변화 없이 움직이는 제자리 움직임 운동들로 시작한다. 그런 다음 지지 기반이 변하는 움직임과 같은 보다 동적인 운동으로 진행한다(예: 측면 튜브 걷기, 밸런스 스텝 업, 밸런스 런지, 싱글 레그 스쿼트). 또한 월 점프, 턱 점프, 180도 점프, 싱글 레그 점프 및 커팅 동작을 포함해 단축성 힘의 생성 속도 증가 및 신장성 감속 제어를 포함하는 통합 운동을 진행할 수 있다. 이러한 고급 통합 운동은 고객이 자세를 통제할 수 있는 경우에만 도입해야 한다. 교정 운동 전문가는 너무 빠르게 다음 단계로 진행시켜서는 안 된다. 무릎은 이마면과 수평면에서 적절한 수준의 굽힘, 폄, 제어로 움직여야 한다.

표 12-5는 무릎 외반 움직임 손상을 개선하는 데 사용할 수 있는 프로그램의 샘플이다.

표 12-5 무릎의 교정 운동 프로그램 예시: 무릎 외반

단계	양상	근육/운동	핵심 훈련 변수
억제	자가근막 롤링	모음근 복합체 넙다리두갈래근(짧은갈래) 넙다리근막긴장근	불편한 부위에서 30~60초 동안 유지 능동적 관절 움직임을 4~6회 반복 실시 근육 그룹당 90~120초 실시
신장	정적 스트레칭	모음근 복합체 넙다리두갈래근(짧은갈래) 넙다리근막긴장근	30초간 유지
활성화	고립적 근력 강화	큰볼기근 중간볼기근	4초간 신장성 수축, 관절가동범위 끝 지점에서 2초간 등척성 수축, 1초간 단축성 수축으로 10~15회 반복
통합*	통합된 동적 움직임	무릎 주변에 미니 밴드를 감고 하는 스쿼트 월 점프	제어하면서 10~15회 반복

*NOTE: 고객 능력, 운동 역량, 필요성에 맞게 진전도 상향(progressive) 또는 진전도 하향(regressive)

전문적으로 알아보기

코어 활성화와 다리 제어

교정 운동 전문가는 LPHC, 특히 코어 안정근을 목표로 하는 운동을 포함시키고 싶어 한다. 연구자들은 LPHC 근력과 하지의 가동 제어 사이의 연결 관계에 대해 기록하고 있다(Bolgla et al., 2008; Nakagawa et al., 2012). 몸통 근육을 더 많이 활성시키기 위해 고려할 수 있는 일반적인 운동은 플랭크 또는 플랭크의 변형(예: 다리를 움직이는 플랭크)이다.

무릎 내반

이 장에서 논의된 프로그램의 목표는 일반적으로 무릎 내반 보상에 사용된다. 프로그램의 광범위한 목표는 엉덩관절, 무릎의 가동성 및 무릎 내반의 힘을 둔화시키고 감속시키는 인체의 능력을 이상적으로 개선시키는 것이다. 교정 운동 연속체를 체계적으로 적용할 경우 움직임을 하는 동안 효과적으로 신경근을 제어하고 무릎을 적절하게 정렬시킨다.

발뒤꿈치를 들어올리는 수정으로 스쿼트를 개선했다면 아랫다리의 교정 전략이 필요하다는 것을 상기하기 바란다.

1단계: 억제

자가근막 롤링을 통한 억제의 핵심 부위는 큰모음근, 궁둥구멍근, 넙다리근막긴장근, 넙다리두갈래근(긴갈래)이다.

2단계: 신장

정적 또는 신경근 스트레칭을 통한 핵심 신장 운동이 필요한 곳은 큰모음근, 궁둥구멍근, 넙다리근막긴장근, 넙다리두갈래근(긴갈래)이다.

3단계: 활성화

핵심 활성화 운동이 필요한 곳은 모음근 복합체, 안쪽 햄스트링, 큰볼기근이다. LPHC에만 특화된 이러한 근육은 단축적으로 엉덩관절을 더 많이 모음 및 안쪽돌림하고 엉덩관절 벌림 및 바깥돌림을 제어하는 역할을 한다. 선택된 이 활성화 운동의 목표는 통합 평가 과정에서 저활성된 것으로 보이는 조직의 근육 간 협응력을 개선하는 것이다. 내반슬이 있는 경우 엉덩관절 바깥돌림근(큰볼기근)이 활성되어야 한다는 것은 직관에 어긋나지만, 이 상황에서 큰볼기근이 협력적으로 우세한 궁둥구멍근과 함께 저활성될 가능성이 높다. 교정 운동 전문가는 LPHC 근력 강화 및 다리 가동성 제어의 상호 의존성으로 인해 복부 코어 운동(예: 쿼드로페드 자세에서 반대쪽 팔다리 들어올리기)을 추가하는 것이 좋다.

4단계: 통합

이 보상에 사용되는 통합 진행은 무릎 외반의 보상에 사용되는 것과 동일한 과정이다(단일면에서 다중면 또는 제자리 움직임에서 동적 운동으로). 그러나 내반슬 위치를 현재 나타내고 있다면, 움직이는 동안 벌림근보다 모음근을 활성시키는 도구를 사용할 수 있다. 예를 들어, 지지된 스쿼트를 하는 동안 교정 운동 전문가는 고객의 무릎 사이에 가벼운 메디신 볼을 끼울 수 있다. 공을 끼우면 공을 잡고 있기 위해 힘을 주게 되어(즉, 모음근 활성) 전체적인 무릎 정렬이 개선된다.

표 12-6은 무릎 내반 움직임 손상을 개선하는 데 사용할 수 있는 프로그램의 샘플이다.

표 12-6 무릎의 교정 운동 프로그램 예시: 무릎 내반			
단계	양상	근육/운동	핵심 훈련 변수
억제	자가근막 롤링	큰모음근 궁둥구멍근 넙다리근막긴장근	불편한 부위에서 30~60초 동안 유지 능동적 관절 움직임을 4~6회 반복 실시 근육 그룹당 90~120초 실시
신장	정적 스트레칭	큰모음근 궁둥구멍근 넙다리근막긴장근	30초간 유지
활성화	고립적 근력 강화	모음근 큰볼기근 안쪽 햄스트링	4초간 신장성 수축, 관절가동범위 끝 지점에서 2초간 등척성 수축, 1초간 단축성 수축으로 10~15회 반복
통합*	통합된 동적 움직임	무릎 사이에 메디신 볼을 끼운 지지된 스쿼트 월 점프	제어하면서 10~15회 반복

*NOTE: 고객 능력, 운동 역량, 필요성에 맞게 진전도 상향(progressive) 또는 진전도 하향(regressive)

무릎 우세

이 장에서 설명하는 프로그램 목표는 일반적으로 무릎 우세의 보상을 위해 사용되며, 이 프로그램의 광범위한 목표는 엉덩관절과 무릎의 가동성을 이상적으로 개선시키는 것이다. 교정 운동 연속체를 체계적으로 적용한다면 움직임을 하는 동안 효과적으로 신경근이 제어되고 무릎이 적절하게 정렬된다. 특히, 기능적 움직임을 하는 동안 엉덩관절과 무릎 가동성의 협응적 제어에 도움이 된다. 궁둥구멍근/큰모음근과 넙다리네갈래근/가자미근 중 어느 쪽에 초점을 맞출지는 교정 운동 평가 과정에 의해 결정한다. 무릎 우세로 발뒤꿈치가 들릴 때 교정 운동 프로그램은 넙다리네갈래근/가자미근에 집중한다. LPHC 손상이 나타나면 무릎 우세를 위한 교정 운동 프로그램은 궁둥구멍근/큰모음근 둘 다에 집중한다.

발뒤꿈치를 들어올리는 수정으로 스쿼트를 개선했다면 아랫다리의 교정 전략이 필요할 수 있음을 상기하기 바란다.

1단계: 억제

폼 롤링을 통해 억제해야 하는 핵심 부위는 넙다리네갈래근, 가자미근, 궁둥구멍근, 큰모음근이다.

2단계: 신장

정적 또는 신경근 스트레칭을 통한 핵심 신장 운동이 필요한 곳은 넙다리네갈래근, 가자미근, 궁둥구멍근, 큰모음근이다.

3단계: 활성화

핵심 활성화 운동이 필요한 곳은 큰볼기근과 코어 안정근이다. 선택된 이 활성화 운동의 목표는 통합 평가 과정을 기반으로 저활성된 것으로 보이는 조직의 근육 간 협응력을 개선하는 것이다.

LPHC에만 특화된 이 근육들은 신장적으로 엉덩관절 굽힘과 무릎 폄을 둔화시키고 LPHC를 안정화시키는 역할을 한다. 교정 운동 전문가는 고객의 활성화 프로그램에 복부 코어 운동(예: 플랭크)을 추가하는 것이 좋다.

4단계: 통합

이 움직임 손상에 사용되는 통합 진행은 외반슬과 내반슬에 사용되는 것과 동일한 과정이다(단일면에서 다중면 또는 제자리 운동에서 동적 운동으로). 그러나 무릎이 내반슬 또는 외반슬 움직임을 나타내는 것은 아니기 때문에, 모음근과 벌림근을 강조할 필요는 없다. 대신, 교정 운동 전문가는 주어진 관절가동범위 내에서 부드러운 움직임을 실시하면서 최적의 무릎 정렬과 엉덩관절, 발, 발목 복합체(즉 3중 굽힘 및 폄의 자연스러운 리듬)와의 협응적 움직임을 장려해야 한다.

표 12-7는 무릎 우세를 개선하는 데 사용할 수 있는 프로그램의 샘플이다.

표 12-7 무릎에 대한 교정 운동 프로그램 예시: 무릎 우세

단계	양상	근육/운동	핵심 훈련 변수
억제	자가근막 롤링	넙다리네갈래근 가자미근	불편한 부위에서 30~60초 동안 유지 능동적 관절 움직임을 4~6회 반복 실시 근육 그룹당 90~120초 실시
신장	정적 스트레칭	넙다리네갈래근 가자미근	30초간 유지
활성화	고립적 근력 강화	코어 안정근 큰볼기근	4초간 신장성 수축, 관절가동범위 끝 지점에서 2초간 등척성 수축, 1초간 단축성 수축으로 10~15회 반복
통합*	통합된 동적 움직임	스쿼트 패턴 월 점프	제어하면서 10~15회 반복

*NOTE: 고객 능력, 운동 역량, 필요성에 맞게 진전도 상향(progressive) 또는 진전도 하향(regressive)

무릎과 관련된 일반적인 문제

전방십자인대 손상 Anterior cruciate ligament (ACL) injury

주요 무릎 인대 중 하나. 넙다리뼈에 대한 정강뼈의 전방 병진 운동을 안정화시킨다. 부상은 정지, 방향 전환, 돌림 등과 같은 다리의 급작스러운 움직임으로 인해 과도하게 늘어나거나 파열되는 형태를 띠는 경우가 많다.

경첩같이 접히는 무릎관절은 부상에 매우 취약하다. LPHC와 발, 발목 복합체와 관련된 움직임 손상은 흔한 무릎 부상에서 중요한 역할을 한다. 이 장에서는 슬개건병증, 무릎-넙다리 통증증후군, 엉덩정강띠증후군, **전방십자인대 손상**[anterior cruciate ligament(ACL) injury]과 같이 움직임 부족과 관련된 일반적인 무릎 부상 몇 가지에 대한 간략한 개요를 제공한다. 이 장에서는 일반적인 부상에 대해 설명하지만, 피트니스 전문가는 의학적인 검사나 진단할 면허가 없고 트레이닝을 받지도 않았다는 것을 유념해야 한다. 교정 운동 전문가의 직무는 움직임을 평가하고 움직임의 질을 개선하기 위한 전략을 제공하는 것이다. 다음 병리학적 진단 또는 치료는 실무 범위를 벗어난다. 다음과 같은 병리학적 현상이 나타난다면 고객에게 자격 있는 의료진과 상담하거나 진료를 받도록 해야 한다.

중요

이 장에서는 무릎에 대한 특정 질병에 대한 일반적인 정보를 제공하고자 한다. 제공된 정보는 어떠한 의학적 상태를 진단하는 데 사용해서는 안 된다. 잠재적인 고객의 의학적 상태에 대한 진단이 필요하다면 피트니스 전문가는 적절한 의료 전문가에게 문의해야 한다. 이것이 고객의 안전과 올바른 실무 범위를 준수하는 것이다.

슬개건병증(점퍼의 무릎)

무릎 힘줄(슬개건, patellar tendon)은 무릎뼈 기저부에서 시작되어 정강뼈 거친면으로 들어가며, 무릎 운동학에서 필수적인 해부학적 구성 요소이다(Moore et al., 2014). 앞서 언급했듯이 무릎 넙다리관절은 폄근 기전으로 종종 불리며, 무릎 힘줄은 열린 사슬 위치에서 무릎을 펴는 데 필요한 힘을 제공해준다. 걷기, 스쿼트, 계단 오르내리기 등의 일상생활활동을 수행할 때 무릎 힘줄에는 단축성, 신장성, 등척성 힘이 작용한다. 달리기, 점프, 컷팅, 착지 같은 좀 더 고급 단계의 운동을 할 때 폄근 기전에 작용하는 힘은 기하급수적으로 증가한다. 슬개건병증(patellar tendinopathy, 무릎 힘줄 질환)은 흔한 과사용 부상이며 무릎뼈 기저의 통증이 특징이다(그림 12-11)(Figueroa et al., 2016). 슬개건병증은 무릎 힘줄에 반복된 피로가 가해질 때 발생한다. 저활성된 볼기근을 가진 사람은 폄근이 힘을 생산하지 못하는 것을 보상하기 위해 넙다리네갈래근이 과활성될 수 있다(Mills et al., 2015). 넙다리네갈래근의 활동이 늘어나면 이미 누적된 힘이 더해져서 무릎 힘줄을 통해 분산된다.

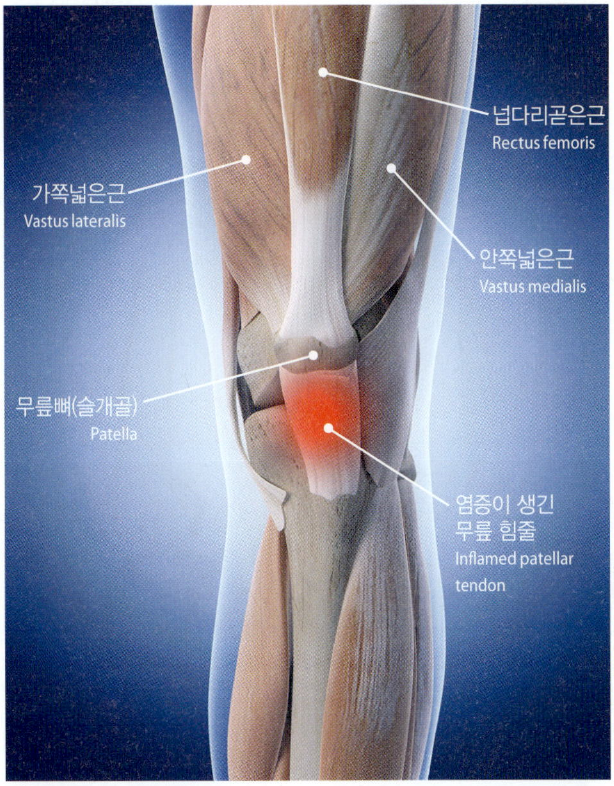

그림 12-11 슬개건병증

슬개건병증의 피로는 힘줄에 미세한 파열을 만들고, 그 파열은 염증과 통증, 그리고/또는 퇴행 변화를 일으킨다. 슬개건병증은 운동선수, 특히 농구, 배구, 미식축구, 축구같이 점프를 하는 스포츠 선수에게 흔하지만, 반드시 그런 것은 아니다(Everhart et al., 2017). 슬개건병증에 대한 위험 요인은 다음과 같다.

- 무릎 외반과 내반
- 증가된 Q각
- 넙다리네갈래근(대퇴사두근)과 햄스트링 복합체 유연성의 저하
- 신장성 감속 능력 저하
- 딱딱한 바닥에서 이루어지는 과도한 훈련과 경기(Everhart et al., 2017; Malliaras et al., 2015)

제자리 움직임 평가(OHSA, SLSA, 또는 스플릿 스쿼트) 중에 고객은 하체 운동 사슬에서 다양한 보상 패턴을 나타낼 수 있다. 무릎 힘줄 위 또는 주변의 통증, 특히 무릎 굽힘이 늘어날 때 어떤 유형의 무릎 병리가 나타날 수 있다. 피트니스 전문가는 무릎 통증이 나타나면 평가를 수정하거나 중지해야 한다. 병리가 의심된다면 자격을 갖춘 의료 전문가의 진찰을 받도록 한다.

무릎-넙다리 통증증후군

무릎-넙다리 통증증후군(patellofemoral syndrome, PFS)의 가장 일반적인 원인 중 하나는(그림 12-12) 넙다리뼈 도르래 또는 무릎뼈 고랑 안에서 무릎뼈가 비정상적으로 이동하는 것이다. 무릎뼈가 넙다리뼈 도르래 안에서 제대로 정렬되지 않으면 무릎뼈와 도르래 사이의 접촉면이 더 작아져서 무릎뼈 연골 위의 면적당 스트레스가 증가한다(Fulkerson, 2002). 무릎뼈의 비정상적 움직임은 정적(즉, 늘어난 Q각) 또는 동적인 다리 부정렬(즉, 넙다리뼈 안쪽돌림, 모음, 외반슬 증가), 무릎 근육을 둘러싼 변형된 근육 활성, 엉덩관절 근육의 근력 감소, 또는 다양한 복합 증상이 원인일 수 있다(Bloomer & Durall, 2015; Powers et al., 2017; Rothermich et al., 2015). 슬개건병증과 비슷하게 고객에게는 평발 비틀림증후군, 과도한 엎침, 발뒤꿈치 들림이 나타난다.

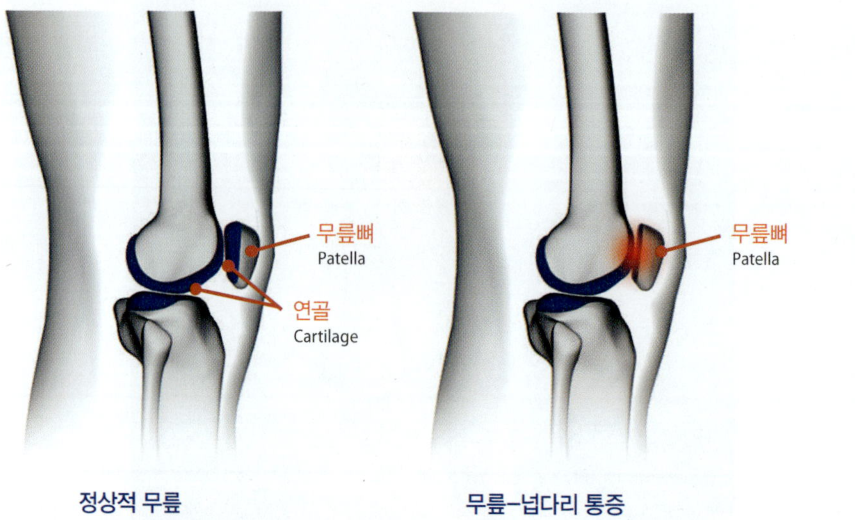

그림 12-12 무릎-넙다리 통증증후군

SLSA는 무릎 외반 또는 내반을 일으킨다. 통증은 무릎뼈 뒤 무릎의 앞면과 관련되어 있다. 고객이 통증 또는 부기 때문에 운동 평가 과정을 완료할 수 없다면 교정 운동 전문가는 추가 평가를 위해 고객을 의료 전문가에게 의뢰해야 한다.

엉덩정강띠증후군(육상 선수의 무릎)

엉덩정강띠증후군(IT-band syndrome)은 엉덩정강띠 힘줄의 먼쪽이 가쪽 넙다리뼈의 관절 융기와 마찰을 일으키고 그 아래의 지방 패드(fat pad)를 압박하여 염증과 자극이 발생하거나, 흔하지는 않지만 엉덩관절의 큰돌기가 큰돌기윤활낭염을 유발하는 질환이다(Fairclough et al., 2006). 엉덩정강띠의 염증과 자극은 넙다리근막긴장근의 유연성 부족 때문에 발생할 수 있는데, 이것은 달리기 입각기 동안 엉덩정강띠의 장력을 증가시킬 수 있다.

엉덩정강띠증후군은 전형적인 과사용 질환이다. 다른 선수(예: 사이클 선수 또는 테니스 선수)도 영향을 받기는 하지만, 비정상적 보행 또는 달리기 생체역학의 결과로 육상 선수들에게서 가장 많이 보고된다. 운동 사슬에서 근육 그룹의 약화는 엉덩정강띠증후군의 발달로 이어진다. 중간볼기근 같은 엉덩관절 벌림근의 약화는 넙다리근막긴장근의 협력근 우세를 가져올 수 있다(이마면 불안정성 증가; Aderem& Louw, 2015; Flato et al., 2017; Mucha et al., 2017; van der Worp et al., 2012). 결국, 이것은 엉덩정강띠의 장력을 증가시켜 조직의 마찰을 늘리고 최종적으로는 염증을 일으킬 수 있다. OHSA와 SLSA, 또는 평발 비틀림증후군이 나타나는 고객은 엉덩정강띠 민감성에 더 취약할 수 있다.

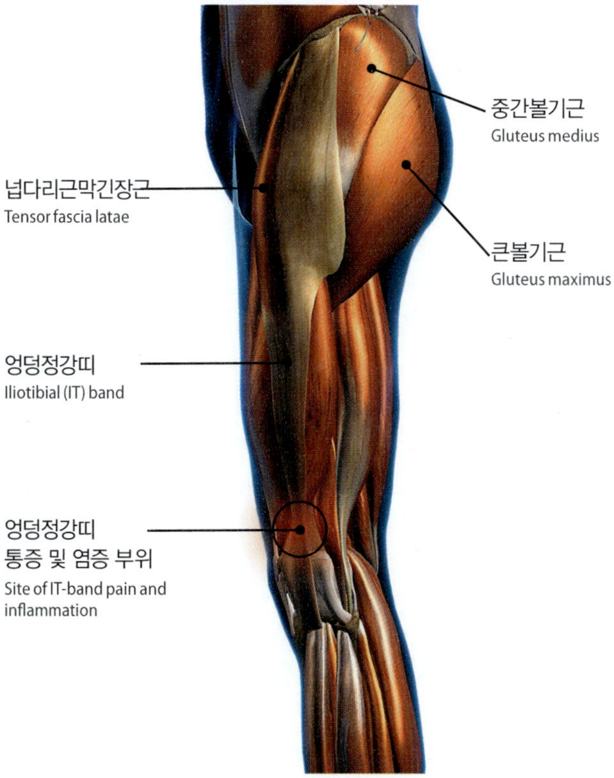

그림 12-13 엉덩정강띠증후군

전방십자인대(ACL) 손상

일반적인 손상 외에도 발병 초기에 더 만성적이고 신체 활동 중에 자주 발생하는 심각한 무릎 부상 중 하나는 ACL의 파열이다. ACL 손상은 모든 연령의 남녀에게 영향을 미칠 수 있으며, 미국에서 매년 20만 건 이상의 ACL 손상이 발생하는 것으로 추정된다(Donnell-Fink et al., 2015). ACL 손상의 상당수는 변형된 다리 신경근 골격계 제어 및 무릎에 가해지는 전방력(anterior forces), 횡력(lateral forces), 회전력(rotational forces) 또는 이 세 가지 힘의 조합으로 인한 비접촉성[예: 방향 전환과 컷팅(cutting) 같이]으로 발생한다(그림 12-14)(Gagnier et al., 2013; Paterno et al., 2010; Weiss & Whatman, 2015). 착지하는 동안 엉덩관절과 몸통의 몸쪽 신경근-골격계의 제어 결함은 고위험 무릎 역학에 잠재적으로 기여하는 메커니즘이다(Ford et al., 2006; Hewett et al., 2006). 운동 평가 중에 교정 운동 전문가는 고객의 ACL 손상 위험을 높이는 잠재적인 선행 요인을 식별하는 데 중요한 역할을 한다. 연구자들은 교육적 개입 및 목표 신경근 훈련을 적용하면 ACL 손상이 51~62%까지 줄어들 수 있음을 보여주었다(Gagnier et al., 2013). ACL 손상 위험을 줄이기 위한 방법으로 연구 자료에서는 프로그램으로 과도한 무릎 외반, 무릎 돌림, 엉덩관절 모음, 엉덩관절 돌림과 같은 움직임 손상을 개선하는 데 초점을 맞추어야 한다고 말한다(한 다리 신경근 밸런스, 근력 향상)(Huang et al., 2019). 이런 움직임 손상의 대부분은 OHSA와 SLSA를 통해 파악할 수 있다. 그러므로 이런 평가에서 외반슬 또는 내반슬같이 변형된 신경근 제어를 보이는 고객에게는 교정 운동 연속체에 따른 구체적인 프로그램을 제공해야 한다.

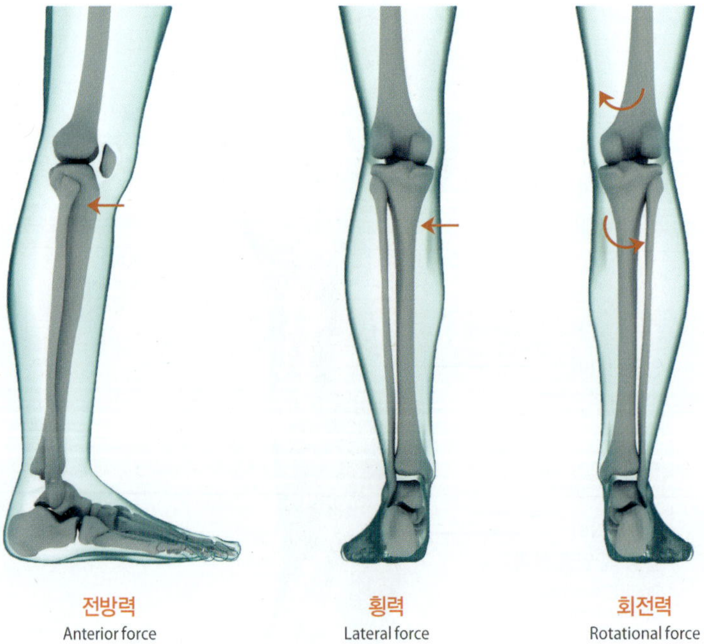

그림 12-14 전방력, 횡력, 회전력

전문적으로 알아보기

ACL 손상: 수술 전, 수술 후

안타까운 사고로 고객이 ACL 파열을 당하면 교정 운동 전문가는 의료진과 협력하여 수술 전후 중재나 회복 과정에서 중요한 역할을 할 수 있다. '사전 재활'이라고도 알려진 수술 전 개입은 긴 수술 후의 재활 과정의 토대를 마련한다. 성공적인 사전 재활 프로그램의 주요 목표는 부종을 줄이고 관절가동범위를 늘리며 다리의 근력을 유지하는 것이다. 신체의 상호 의존성과 운동 사슬의 원칙에 따라 교정 운동 전문가는 발과 발목 복합체, LPHC에 대한 표적 억제, 신장, 활성화, 통합 운동을 제공할 수 있다.

ACL 성형술 후 고객은 종종 통증과 부어오름, 특히 관련된 다리의 넙다리네갈래근 그룹에서 근력과 탄력 상실에 따른, 관절가동범위 제약이 나타난다. 적절한 복귀 기준에 대한 내용은 문헌마다 다르지만, 많은 의료 전문가는 조기 복귀가 항상 좋은 것은 아니라는 트렌드에 따르고 있으며, 더 많은 기준이 적용된 프로토콜을 요구하고 있다. 교정 운동 전문가는 운동선수와 고객을 위한 관리 및 수행 팀의 일원으로서 ACL 성형술 후 회복 과정에서 중요한 역할을 할 수 있다. 고객 또는 운동선수가 재활을 끝내고 의료진으로부터 복귀해도 좋다는 확인을 받았다면 교정 운동 전문가는 운동 평가, 특히 OHSA와 SLSA를 수행하여 잠재적인 움직임 손상을 확인할 수 있다. 교정 운동 전문가는 이러한 손상을 해결하기 위한 적절한 프로그램을 수행할 수 있으므로 향후 다리 부상의 위험을 줄일 수 있다.

요약

다리 부상은 대학교, 고등학교 운동선수들이 입는 부상들 중 가장 많다. 무릎은 신체에서 가장 부상을 입기 쉬운 부위이다(Brant et al., 2019; Fernandez et al., 2007). 무릎은 몸쪽 및 먼쪽 관절에 연결된 부위에 영향을 받는 운동 사슬의 일부이다. 교정 운동 평가 과정은 무릎과 관련된 몸쪽 및 먼쪽 운동 사슬 부위를 평가하고 RI 모델에 의해 정보를 얻는다. 이 평가를 통해 얻은 교정 정보를 기초로 목표 운동 전략에 대한 과활성 조직과 신경근 제어 결함을 확인한다. 교정 운동 전략은 무릎 손상에 대해 개략적으로 설명해주며, 교정 운동 전문가에게 궁극적으로 수행능력 측정을 개선하면서 무릎과 다리 부상의 위험을 줄일 수 있는 체계적인 접근법을 제공해준다.

참고 문헌

Aderem, J., & Louw, Q. A. (2015). Biomechanical risk factors associated with iliotibial band syndrome in runners: A systematic review. *BMC Musculoskeletal Disorders, 16*, 356. https://doi.org/10.1186/s12891-015-0808-7

Almeida, G. P. L., Silva, A. P. M. C. C., Franca, F. J. R., Magalhaes, M. O., Burke, T. N., & Marques, A. P. (2016). Q-angle in patellofemoral pain: Relationship with dynamic knee valgus, hip abductor torque, pain and function. *Revista Brasileira de Ortopedia. English Edition, 51*(2), 181–186.

Baker, R. L., Souza, R. B., Rauh, M. J., Fredericson, M., & Rosenthal, M. D. (2018). Differences in knee and hip adduction and hip muscle activation in runners with and without iliotibial band syndrome. *PM&R, 10*(10), 1032–1039.

Bloomer, B. A., & Durall, C. J. (2015). Does the addition of hip strengthening to a knee-focused exercise program improve outcomes in patients with patellofemoral pain syndrome? *Journal of Sport Rehabilitation, 24*(4), 428–433. https://doi.org/10.1123/jsr.2014-0184

Bolgla, L., Malone, T., Umberger, B. R., & Uhl, T. L. (2008). Hip strength and hip and knee kinematics during stair descent in females with and without patellofemoral pain syndrome. *Journal of Orthopaedic & Sports Physical Therapy, 38*(1), 12–18. https://doi.org/10.2519/jospt.2008

Brant, J. A., Johnson, B., Brou, L., Comstock, R. D., & Vu, T. (2019). Rates and patterns of lower extremity sports injuries in all gendercomparable US high school sports. *Orthopaedic Journal of Sports Medicine, 7*(10). https://doi.org/10.1177/2325967119873059

Brown, S. R., Brughelli, M., & Hume, P. A. (2014).

Knee mechanics during planned and unplanned sidestepping: A systematic review and meta-analysis. *Sports Medicine, 44*(11), 1573–1588. https://doi.org/10.1007/s40279-014-0225-3

Buldt, A. K., Murley, G. S., Butterworth, P., Levinger, P., Menz, H. B., & Landorf, K. B. (2013). The relationship between foot posture and lower limb kinematics during walking: A systematic review. *Gait & Posture, 38*(3), 363–372. https://doi.org/10.1016/j.gaitpost.2013.01.010

Carlson, V. R., Sheehan, F. T., & Boden, B. P. (2016). Video analysis of anterior cruciate ligament (ACL) injuries: A systematic review. *JBJS Review, 4*(11). https://doi.org/10.2106/jbjs.rvw.15.00116

Cowan, S. M., Bennell, K. L., Crossley, K. M., Hodges, P. W., & McConnell, J. (2002). Physical therapy alters recruitment of the vasti in patellofemoral pain syndrome. *Medicine & Science in Sports & Exercise, 34*(12), 1879–1885. https://doi.org/10.1249/01.MSS.0000038893.30443.CE

Dierks, T. A., Manal, K. T., Hamill, J., & Davis, I. S. (2008). Proximal and distal influences on hip and knee kinematics in runners with patellofemoral pain during a prolonged run. *Journal of Orthopaedic & Sports Physical Therapy, 38*(8), 448–456. https://doi.org/10.2519/jospt.2008.2490

Donnell-Fink, L. A., Klara, K., Collins, J. E., Yang, H. Y., Goczalk, M. G., Katz, J. N., & Losina, E. (2015). Effectiveness of knee injury and anterior cruciate ligament tear prevention programs: A metaanalysis. *PLoS One, 10*(12), e0144063. https://doi.org/10.1371/journal.pone.0144063

Everhart, J. S., Cole, D., Sojka, J. H., Higgins, J. D., Magnussen, R. A., Schmitt, L. C., & Flanigan, D. C. (2017). Treatment options for patellar tendinopathy: A systematic review. *Arthroscopy, 33*(4), 861–872. https://doi.org/10.1016/j.arthro.2016.11.007

Fairclough, J., Hayashi, K., Toumi, H., Lyons, K., Bydder, G., Phillips, N., Best, T. M., & Benjamin, M. (2006). The functional anatomy of the iliotibial band during flexion and extension of the knee: Implications for understanding iliotibial band syndrome. *Journal of Anatomy, 208*(3), 309–316. https://doi.org/10.1111/j.1469-7580.2006.00531.x

Fernandez, W. G., Yard, E. E., & Comstock, R. D. (2007). Epidemiology of lower extremity injuries among U.S. high school athletes. *Academic Emergency Medicine : Official Journal of the Society for Academic Emergency Medicine, 14*(7), 641–645.

Figueroa, D., Figueroa, F., & Calvo, R. (2016). Patellar tendinopathy: Diagnosis and treatment. *Journal of the American Academy of Orthopaedic Surgeons, 24*(12), e184–e192. https://doi.org/10.5435/jaaos-d-15-00703

Flandry, F., & Hommel, G. (2011). Normal anatomy and biomechanics of the knee. *Sports Medicine and Arthroscopy Review, 19*(2), 82–92. https://doi.org/10.1097/JSA.0b013e318210c0aa

Flato, R., Passanante, G. J., Skalski, M. R., Patel, D. B., White, E. A., & Matcuk, G. R., Jr. (2017). The iliotibial tract: Imaging, anatomy, injuries, and other pathology. *Skeletal Radiology, 46*(5), 605–622. https://doi.org/10.1007/s00256-017-2604-y

Floyd, R. T. (2017). *Manual of structural kinesiology* (20th ed.). McGraw-Hill Education.

Ford, K. R., Myer, G. D., Smith, R. L., Vianello, R. M., Seiwert, S. L., & Hewett, T. E. (2006). A comparison of dynamic coronal plane excursion between matched male and female athletes when performing single leg landings. *Clinical Biomechanics, 21*(1), 33–40. https://doi.org/10.1016/j.clinbiomech.2005.08.010

Fulkerson, J. P. (2002). Diagnosis and treatment of patients with patellofemoral pain. *American Journal of Sports Medicine, 30*(3), 447–456. https://doi.org/10.1177/03635465020300032501

Gage, B. E., McIlvain, N. M., Collins, C. L., Fields, S. K., & Comstock, R. D. (2012). Epidemiology of 6.6 million knee injuries presenting to United States emergency departments from 1999 through 2008. *Academic Emergency Medicine, 19*(4), 378–385. https//doi.org/10.1111/j.1553-2712.2012.01315.x

Gagnier, J. J., Morgenstern, H., & Chess, L. (2013). Interventions designed to prevent anterior cruciate ligament injuries in adolescents and adults: A systematic review and meta-analysis. *American Journal of Sports Medicine, 41*(8), 1952–1962. https//:doi.org/10.1177/0363546512458227

Heinert, B. L., Kernozek, T. W., Greany, J. F., & Fater, D. C. (2008). Hip abductor weakness and lower extremity kinematics during running. *Journal of Sport Rehabilitation, 17*(3), 243–256.

Hewett, T. E., Ford, K. R., Myer, G. D., Wanstrath, K., & Scheper, M. (2006). Gender differences in hip adduction motion and torque during a single-leg agility maneuver. *Journal of Orthopaedic Research, 24*(3), 416–421. https://doi.org/10.1002/jor.20056

Hootman, J. M., Macera, C. A., Ainsworth, B. E., Addy, C. L., Martin, M., & Blair, S. N. (2002). Epidemiology of musculoskeletal injuries among sedentary and physically active adults. *Medicine & Science in Sports & Exercise, 34*(5), 838–844. https://doi.org/10.1097/00005768-200205000-00017

Huberti, H. H., & Hayes, W. C. (1984). Patellofemoral contact pressures. The influence of q-angle and tendofemoral contact. *Journal of Bone and Joint Surgery. American Volume, 66*(5), 715–724.

Huang, Y. L., Jung, J., Mulligan, C. M. S., Oh, J., & Norcross, M. F. (2019). A majority of anterior cruciate ligament injuries can be prevented by injury prevention programs: A systematic review of randomized controlled trials and cluster-randomized controlled trials with meta-analysis. *American Journal of Sports Medicine*, 363546519870175. https://doi.org/10.1177/0363546519870175

Ireland, M. L., Willson, J. D., Ballantyne, B. T., & Davis, I. M. (2003). Hip strength in females with and without patellofemoral pain. *Journal of Orthopaedic and Sports Physical Therapy, 33*(11), 671–676. https://doi.org/10.2519/jospt.2003.33.11.671

Ishida, T., Yamanaka, M., Takeda, N., & Aoki, Y. (2014). Knee rotation associated with dynamic knee valgus and toe direction. *The Knee, 21*(2), 563–566. https://doi.org/10.1016/j.knee.2012.12.002

Kazemi, M., Dabiri, Y., & Li, L. P. (2013). Recent advances in computational mechanics of the human knee joint. *Computational and Mathematical Methods in Medicine, 2013*, 718423. https://doi.org/10.1155/2013/718423

Kenney, W. L., Wilmore, J. H., & Costill, D. L. (2019). *Physiology of sport and exercise* (7th ed.). Human Kinetics.

Kim, H. Y., Kim, K. J., Yang, D. S., Jeung, S. W., Choi, H. G., & Choy, W. S. (2015). Screw-home movement of the tibiofemoral joint during normal gait: Three-dimensional analysis. *Clinics in Orthopedic Surgery, 7*(3), 303–309. https://doi.org/10.4055/cios.2015.7.3.303

Komdeur, P., Pollo, F. E., & Jackson, R. W. (2002). Dynamic knee motion in anterior cruciate impairment: A report and case study. *Proceedings (Baylor University Medical Center), 15*(3), 257–259.

Levine, D., Richards, J., & Whittle, M. W. (2012). *Whittle's gait analysis* (5th ed.). Churchill Livingstone/Elsevier.

Malliaras, P., Cook, J., Purdam, C., & Rio, E. (2015). Patellar tendinopathy: Clinical diagnosis, load management, and advice for challenging case presentations. *Journal of Orthopaedic & Sports Physical Therapy, 45*(11), 887–898. https://doi.org/10.2519/jospt.2015.5987

Mills, M., Frank, B., Goto, S., Blackburn, T., Cates, S., Clark, M., Aguilar, A., Fava, N., & Padua, D. (2015). Effect of restricted hip flexor muscle length on hip extensor muscle activity and lower extremity biomechanics in college-aged female soccer players. *International Journal of Sports Physical Therapy, 10*(7), 946–954.

Molgaard, C., Rathleff, M. S., & Simonsen, O. (2011). Patellofemoral pain syndrome and its association with hip, ankle, and foot function in 16- to 18-year-old high school students: A single-blind case-control study. *Journal of the American Podiatric Medical Association, 101*(3), 215–222.

Moore, K. L., Dalley, A. F., & Agur, A. M. R. (2014). *Clinically oriented anatomy* (7th ed.). Lippincott, Williams, & Wilkins.

Mucha, M. D., Caldwell, W., Schlueter, E. L., Walters, C., & Hassen, A. (2017). Hip abductor strength and lower extremity running related injury in distance runners: A systematic review. *Journal of Science and Medicine in Sport, 20*(4), 349–355. https://doi.org/10.1016/j.jsams.2016.09.002

Nakagawa, T. H., Moriya, É. T., Maciel, C. D., & Serrao, A. F. (2012). Frontal plane biomechanics in males and females with and without patellofemoral pain. *Medicine & Science in Sports & Exercise, 44*(9), 1747–1755. https://doi.org/10.1249/MSS.0b013e318256903a

Nunes, G. S., Barton, C. J., & Viadanna Serrão, F. (2019). Females with patellofemoral pain have impaired impact absorption during a single-legged drop vertical jump. *Gait & Posture, 68*, 346–351. https://doi.org/10.1016/j.gaitpost.2018.12.013

Page, P., Frank, C. C., & Lardner, R. (2010). *Assessment and treatment of muscle imbalance: The Janda approach.* Human Kinetics.

Paterno, M. V., Schmitt, L. C., Ford, K. R., Rauh, M. J., Myer, G. D., Huang, B., & Hewett, T. E. (2010). Biomechanical measures during landing and postural stability predict second anterior cruciate ligament injury after anterior cruciate ligament reconstruction and return to sport. *American Journal of Sports Medicine, 38*(10), 1968–1978. https://doi.org/10.1177/0363546510376053

Pollard, C. D., Sigward, S. M., & Powers, C. M. (2017). ACL injury prevention training results in modification of hip and knee mechanics during a drop-landing task. *Orthopaedic Journal of Sports Medicine, 5*(9), 2325967117726267. https://doi.org/10.1177/2325967117726267

Powers, C. M., Witvrouw, E., Davis, I. S., & Crossley, K. M. (2017). Evidence-based framework for a pathomechanical model of patellofemoral pain: 2017 Patellofemoral Pain Consensus Statement from the 4th International Patellofemoral Pain Research Retreat, Manchester, UK: Part 3. *British Journal of Sports Medicine, 51*(24), 1713–1723. https://doi.org/10.1136/bjsports-2017-098717

Rothermich, M. A., Glaviano, N. R., Li, J., & Hart, J. M. (2015). Patellofemoral pain: Epidemiology, pathophysiology, and treatment options. *Clinics in Sports Medicine, 34*(2), 313–327. https://doi.org/10.1016/j.csm.2014.12.011

Sahrmann, S. A. (2001). *Diagnosis and treatment of movement impairment syndromes.* Mosby.

Santos, T. R., Oliveira, B. A., Ocarino, J. M., Holt, K. G., & Fonseca, S. T. (2015). Effectiveness of hip muscle strengthening in patellofemoral pain syndrome patients: A systematic review. *Brazilian Journal of Physical Therapy, 19*(3), 167–176. https://doi.org/10.1590/bjpt-rbf.2014.0089

Shin, C. S., Chaudhari, A. M., & Andriacchi, T. P. (2011). Valgus plus internal rotation moments increase anterior cruciate ligament strain more than either alone. *Medicine & Science in Sports & Exercise, 43*(8), 1484–1491. https://doi.org/10.1249/MSS.0b013e31820f8395

Sueki, D. G., Cleland, J. A., & Wainner, R. S. (2013). A regional interdependence model of musculoskeletal dysfunction: Research, mechanisms, and clinical implications. *Journal of Manual & Manipulative Therapy, 21*(2), 90–102. https://doi.org/10.1179/2042618612Y.0000000027

Teng, P. S. P., Kong, P. W., & Leong, K. F. (2017). Effects of foot rotation positions on knee valgus during single-leg drop landing: Implications for ACL injury risk reduction. *The Knee, 24*(3), 547–554. https://doi.org/10.1016/j.knee.2017.01.014

Thomée, R., Renström, P., Karlsson, J., & Grimby, G. (1995). Patellofemoral pain syndrome in young women: A clinical analysis of alignment, pain parameters, common symptoms, functional activity level. *Scandinavian Journal of Medicine & Science in Sports, 5*(4), 237–244.

van der Worp, M. P., van der Horst, N., de Wijer, A., Backx, F. J., & Nijhuis-van der Sanden, M. W. (2012). Iliotibial band syndrome in runners: A systematic review. *Sports Medicine, 42*(11), 969–992. https://doi.org/10.2165/11635400-000000000-00000

Weiss, K., & Whatman, C. (2015). Biomechanics associated with patellofemoral pain and ACL injuries in sports. *Sports Medicine, 45*(9), 1325–1337. https://doi.org/10.1007/s40279-015-0353-4

CHAPTER 13

허리-골반-엉덩관절 복합체의 교정 전략

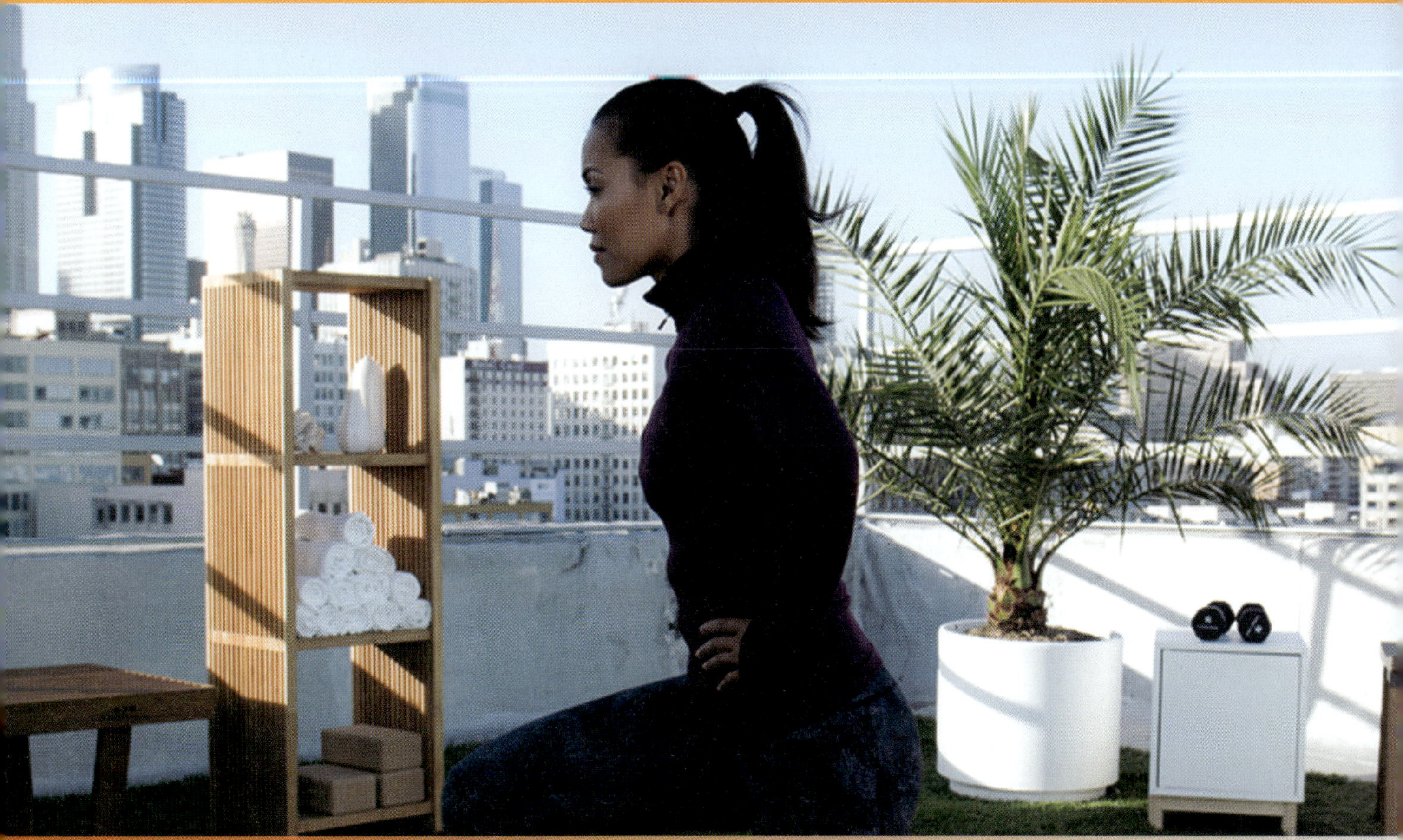

학습 목표

- 허리-골반-엉덩관절 복합체(LPHC)의 기본적인 기능해부학을 설명할 수 있다.
- 일반적인 LPHC 부상에 대한 메커니즘을 파악할 수 있다.
- LPHC 움직임 변화가 운동 사슬에 미치는 영향을 설명할 수 있다.
- LPHC에 대한 적절하고 체계적인 평가 전략을 결정할 수 있다.
- LPHC에 대한 적절한 교정 운동 전략을 선택할 수 있다.

개요

허리-골반-엉덩관절 복합체(lumbo-pelvic-hip complex, LPHC)는 그 위와 아래의 구조에 막대한 영향을 미치는 신체 부위이다. LPHC에는 허리뼈 또는 골반에 부착되는 30개 이상의 근육이 있다(Cheatham & Kolber, 2016). 이러한 이유로 팔다리의 기능장애는 LPHC의 기능장애로 이어질 수 있으며, 신체 부위의 상호 의존성으로 인해 그 반대의 경우도 마찬가지다(Cheatham & Kreiswirth, 2014). 교정 운동 전문가는 일상생활활동, 운동 및 객관적이고 주관적인 피드백을 위한 방법을 제공하는 여러 가지 구조화된 평가에서 최적의 움직임 패턴과 기능장애 움직임 패턴의 차이를 이해해야 한다. 기능장애 움직임이 확인되면 NASM의 교정 운동 연속체를 성공적으로 이해하고 구현할 토대를 제공하는 것은 기능해부학에 대한 지식이다. 부상 위험을 감소시키는 메커니즘을 이해함으로써 교정 운동 전문가는 움직임을 최적화하고 무의식적으로 악화되는 움직임 손상과 통증을 방지할 수 있다.

LPHC 기능해부학 검토

LPHC는 복잡하며, 인체 움직임 시스템(HMS)의 나머지 부분에 잠재적으로 큰 영향을 미칠 수 있다. 이것은 LPHC 해부학에 대한 검토이기 때문에 여기서는 모든 해부학적 구조를 자세히 다루지는 않는다. 이 장에서는 가장 관련성이 높은 구조에 대해 일반적인 내용들을 검토한다.

뼈와 관절

LPHC 부위에서 넙다리뼈와 골반은 엉덩넙다리관절(iliofemoral joint)을 구성하고 골반과 엉치뼈는 엉치엉덩관절(sacroiliac joint)을 구성한다. 허리뼈와 엉치뼈는 허리엉치 이음부

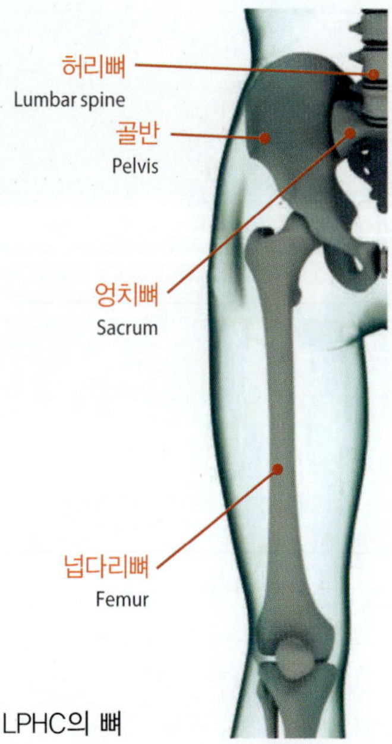

그림 13-1 LPHC의 뼈

(lumbosacral junction)를 형성한다(그림 13–1). 전체적으로 이러한 구조는 그 위와 아래 구조의 관절운동학에 기능적인 영향을 미치는 많은 주요 근막조직을 고정시킨다.

전문적으로 알아보기

LPHC 위에는 등뼈와 목뼈, 가슴우리, 어깨뼈, 위팔뼈, 빗장뼈가 있다. 이러한 구조는 척추의 등허리(thoracolumber) 이음부, 목가슴(cer-vicothoracic) 이음부, 어깨가슴(scapulothoracic)관절, 오목위팔(glenohumeral)관절, 봉우리빗장(acromioclavicular, AC)관절 및 복장빗장(sternoclavicualar, SC)관절을 구성한다(**그림 13–2**).

LPHC 아래에서 정강뼈와 넙다리뼈는 정강넙다리(tibiofemorl)관절을 구성하고, 무릎뼈와 넙다리뼈는 무릎넙다리(patellofemoral)관절을 구성한다(**그림 13–3**). 종아리뼈도 골반에서 시작되는 넙다리두갈래근(biceps femoris)의 부착 부위이기 때문에 주목해야 한다.

정강뼈(tibia), 종아리뼈(fibula), 목말뼈(talus)는 목말종아리관절(talocrural)을 형성하는 데 도움을 준다. 전체적으로 이러한 구조는 넙다리두갈래근, 안쪽 햄스트링 복합체, 넙다리곧은근과 같은 LPHC의 근막조직을 고정시킨다. 이들 뼈와 관절은 LPHC의 관절운동학에도 기능적인 영향을 미치기 때문에 교정 운동에서 중요하다.

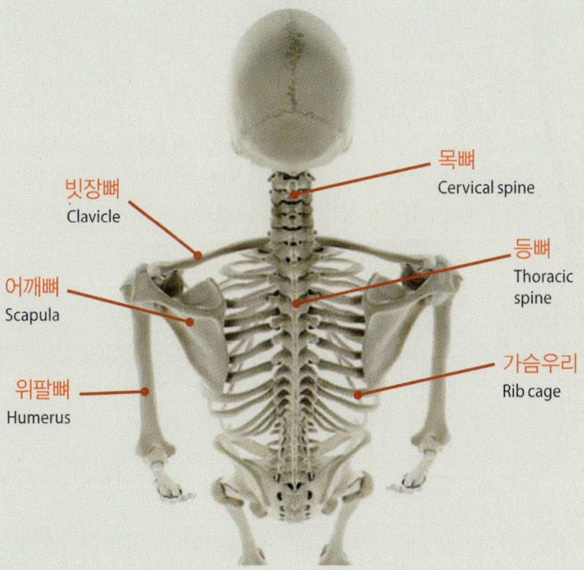

그림 13–2 LPHC 위에 있는 뼈

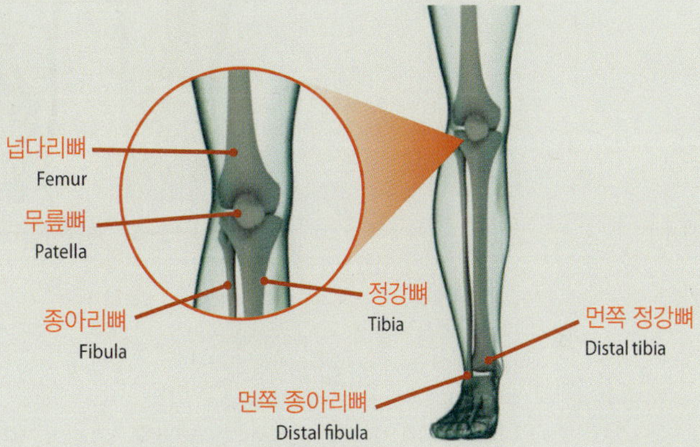

그림 13–3 LPHC 아래에 있는 뼈

Courtesy of Jean-Pierre Macabee.

엉덩넙다리관절

엉덩넙다리(iliofemoral)관절은 넙다리뼈가 엉덩뼈에 부착되는 곳이다(그림 13–4). 볼기뼈절구(acetabulum)는 넙다리뼈머리(대퇴골두)가 연결되는 엉덩뼈의 소켓으로 소켓을 만드는 데 도움이 된다. 엉덩넙다리관절은 세 개의 운동면 모두에서 움직일 수 있는 볼–소켓관절로 분류된다.

엉치엉덩관절

엉치뼈는 쐐기돌처럼 좌우 엉덩뼈 사이에 고정되어 있는 삼각형의 뼈이다. 이곳은 몸통 뼈대(axial skeleton)가 다리이음뼈와 다리의 팔다리뼈대에 부착되는 곳이다. 이 관절은 가동 관절로 분류되며 거의 움직임이 없다(Cheatham & Kolber, 2016).

허리엉치관절

허리뼈의 가장 낮은 부분인 L5는 엉치뼈에 꼬리 모양의 부착물이 있다. 이 두 뼈가 만나는 곳을 허리엉치관절이라고 한다(그림 13-5). 신체의 이 부위는 엄청난 양의 압축력을 받아들이기 때문에 그러한 힘을 지탱하기 위해서는 안정성이 필요하다.

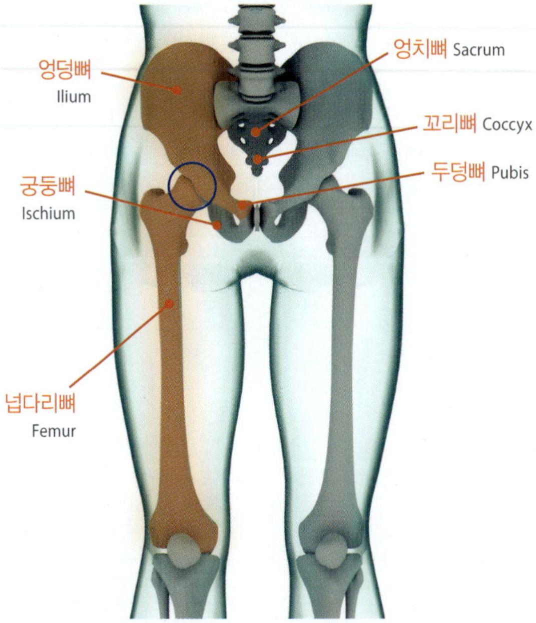

그림 13-4 엉덩넙다리관절

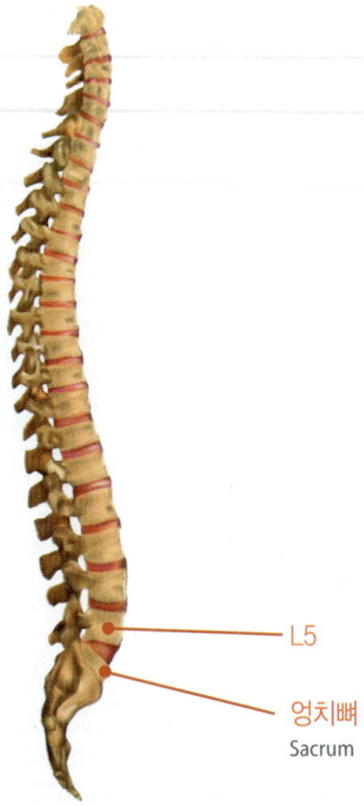

그림 13-5 허리엉치관절

근육

팔다리의 여러 근육은 기능과 관련되고 LPHC에 영향을 미친다(표 13-1). 완전한 목록은 아니지만, 다음은 LPHC에 영향을 미치는 주요 근육에 대한 검토 사항이다.

표 13-1 LPHC와 관련된 주요 근육	
▪ 복부 코어 복합체	▪ 햄스트링 복합체
▪ 모음근 복합체	▪ 엉덩관절 굽힘근(허리근, 넙다리곧은근)
▪ 척주세움근	▪ 내재 코어 안정근
▪ 장딴지근/가자미근	▪ 넓은등근
▪ 큰볼기근/중간볼기근	▪ 넙다리근막긴장근(TFL)/IT 밴드

LPHC 움직임 변화

교정 운동 전문가가 통증이나 부상을 직접적으로 치료하지는 않지만, 운동 사슬의 한 부분과 그것과 관련된 부상 사이의 관계를 논의하면 기능장애 메커니즘을 밝혀낼 수 있다. LPHC 손상은 운동 사슬의 전반적인 움직임의 질에 많은 영향을 미친다. 특히 허리 통증(low-back pain, LBP)은 가장 흔한 세계적인 건강 문제 중 하나이며 개인이나 지역사회에 재정적 부담을 가중시키고 있다. 성인에게서 잘 발병되지만 어린이와 청소년에게서도 LBP 유병률이 증가하고 있어 공중보건 문제가 되고 있다(Calvo-Muñoz et al., 2013). 이전의 연구에서는 스포츠에서 발생하는 LBP의 높은 발병률을 지적해 왔다. 예를 들어, 남자 체조 선수의 85%, 역도 선수의 80%, 레슬링 선수의 69%, 축구 선수의 58%, 테니스 선수의 50%, 골프 선수의 30%, 일반 인구이 60~80%가 LBP를 가지고 있는 것으로 보고되었다(Daniels et al., 2011). LBP가 있는 사람은 추가적인 허리 부상을 입을 가능성이 훨씬 더 높고, 앞으로 골관절염과 장기적인 장애에 취약할 수 있다. 정적 부정렬(길이-장력 관계 변화 또는 관절운동학의 변화), 비정상적인 근육 활성화 패턴(변형된 짝힘 관계) 및 동적 부정렬(움직임 시스템 손상)이 LBP를 유발할 수 있다는 것이 입증되었다(Calvo-Muñoz et al., 2013; Cibulka et al., 1998; Daniels et al., 2011).

정적 부정렬

최적화된 근육의 기능은 활동 중 LPHC의 자세(길이-장력)에 따라 결정된다. 허리의 중립적인 전만(앞굽음, lordotic)이 유지되지 않으면[즉, 허리가 과도하게 아치를 이루거나 허리뼈가 둥글게 굽거나(low back rounds), 혹은 몸통이 과도하게 앞으로 기울어짐] 근섬유의 활성화와 상대적인 모멘트 암(moment arm)이 감소한다. 척추 디스크 손상은 디스크의 외부 섬유구조(섬유륜: annulus fibrosis)가 손상되어 디스크의 내부 내용물(수핵: nucleus pulposus)이 돌출되어 추간공에서 나오는 신경을 자극할 때 발생한다(Cibulka et al., 1998; Neumann et al., 2016).

비정상적인 근육 활성화 패턴

LPHC 근육은 이 복합체를 안정화하는 데 중요한 역할을 하기 때문에 근육이 부족하면 생체역학적 기능장애와 짝힘 관계의 변화를 유발할 수 있다. LBP가 있는 대상자는 자세 제어가 잘 되지 않거나 근육 긴장 및 비정상적인 근육 동원 패턴을 나타낸다. 특히 LBP가 있는 환자의 경우 배가로근 및 뭇갈래근(다열근)의 활성화가 감소한다(Emami et al., 2018). 엉치엉덩관절 통증이 있는 환자의 증상에서 배속빗근, 뭇갈래근, 큰볼기근의 활성화에서 나타난 유사한 지연이 관찰되었다. 일부 연구에서는 지속적인 LBP가 없는 경우에도 뭇갈래근의 위축이 존재함을 입증했다(Hodges et al., 2006). 또한 다른 연구에서는 대학 레슬링 선수의 몸통 폄근 근력이 LBP와 상관관계가 있음을 보여주었다(Iwai et al., 2004). 그 외 엉덩관절 폄근의 등척성 강도의 양측 불균형이 LBP의 발병과 관련이 있다는 연구 결과가 많다(Arab et al., 2019). 허리뼈 주위에 발생하는 부하, 힘, 움직임은 많은 인대와 근육에 의해 조절된다. 척추를 둘러싸고 있는 인대는 분절 간 움직임을 제한하여 허리뼈의 완전성을 유지한다. 이러한 인대는 적절한 움직임을 만들 수 없을 때, 적절한 자세를 유지할 수 없을 때, 또는 주변 근육이 과도한 움직임에 저항할 수 없을 때 손상된다(Floyd, 2017). 따라서 적절한 힘을 생성하는 로컬 및 글로벌 안정화 근육의 능력이 감소되면 인대 손상을 초래할 수 있다(Page et al., 2010).

동적 부정렬

복부 코어의 신경근 제어 능력 감소는 X자 다리(외반슬)의 원인이 되어 무릎 부상의 위험을 증가시킨다(Almeida et al., 2016). 여러 연구에서는 몸통과 엉덩관절 근육을 단련하면 기능적인 활동을 할 때 엉덩관절 모음 및 안쪽돌림의 제어 능력을 증가시키고, 동적 부정렬과 이러한 손상된 움직임 패턴에서 발생하는 잠재적 부상을 예방할 수 있음을 보여주었다(Araujo et al., 2017; Baldon et al., 2015; Cronstrom et al., 2016; Tsai et al., 2017).

LPHC 기능장애와 신체 부위의 상호 의존성 모델

LPHC의 기능장애는 운동 사슬에 부정적인 영향을 미칠 수 있다. LPHC는 세 개의 기본 운동면을 통과하는 움직임을 발생시키며, 상부 및 하부 운동 사슬 사이의 안정성과 힘 전달의 중요한 곳이다. LPHC는 위와 아래의 신체 부위에 영향을 미치므로 다른 부위의 기능적 상호 의존성의 중요한 구성 요소가 된다(Sueki et al., 2013). HMS의 동적이고 상호 연결된 특성은 내부 및 외부 힘이 여러 조직을 통해 운동 사슬 전체에 직간접적 영향을 제공한다는 것을 의미한다(Neumann et al., 2016). 다음 장에서는 위와 아래의 문제에 대한 LPHC의 일반적인 영향에 대해 설명한다.

LPHC 위의 영향

LPHC 위로 이동하면 일반적인 부상은 목뼈(Parfrey et al., 2014)와 목가슴(cervicothoraic) 부위(Caneiro et al., 2010)에서 자주 볼 수 있다. 어깨 근육을 동원하는 능력(Mısırlıoğlu et al., 2018), 위팔뼈머리의 전방 이동(Joseph et al., 2014), 그리고 팔꿈치까지도(Laudner et al., 2019) 모두 LPHC 기능장애와 관련이 있다. 또한 호흡도 LPHC 위치 변경으로 인해 부정적인 영향을 받는 것으로 나타났다(Hwang & Kim, 2018). 코어 안정화 훈련은 가로막의 두께를 증가시키고 LPHC의 안정성을 향상시키는 것으로 나타났다(Dülger et al., 2018). 팔다리뼈대의 기능은 근육, LPHC, 몸통뼈대의 신경운동 조절과 관련한 여러 요소의 부착, 힘 전달, 안정화, 상호 작용에 크게 의존한다.

LPHC 아래의 영향

무릎을 향하여 LPHC 아래로 이동하면 복부 코어 또는 LPHC 근육의 약화가 다리 과다 사용 부상의 중요한 위험 요인이라는 근거가 있다(De Blaiser et al., 2019). LPHC와 관련된 무릎의 흔한 부상에는 슬개건병증(jumper's knee), 엉덩정강띠(IT-band) 건염(runer's knee), 무릎-넙다리 통증증후군, 전방십자인대(ACL) 파열이 있다. LPHC를 안정화하는 능력은 동적인 싱글 레그 착지 역학 중에 무릎 외반과 목말밑(subtalar)관절의 움직임을 최소화하면서 엉덩관절 굽힘, 모음 및 돌림을 감소시키는 것으로 나타났다(Fatahi et al., 2019). 동적 자세 제어, 코어 근력 및 코어 지구력은 모두 다리의 과사용으로 인한 부상에서 중요한 위험 요소이다. 또한 배가로근(transverse abdominis)과 배속빗근의 자발적 동원은 엉덩관절 강화를 위한 운동 교정 중에 엉덩관절 근육의 최대 자발적 수축을 증가시켰다(Tsang et al., 2018). 이는 깊은 복부 근육과 엉덩관절 근육의 동시 활성화가 이뤄짐을 시사한다.

발과 발목에서 LPHC 기능장애와 관련된 일반적인 부상에는 족저근막염(McClinton et al., 2018), 아킬레스 건병증(Habets et al., 2017), 안쪽 정강뼈 스트레스증후군(Winkelmann et al., 2016)이 있다. 피트니스 전문가는 이러한 증상이 있는 고객과 함께 운동할 때 훈련 범위 내에서 유지하고 통증을 치료하려고 시도하지 말아야 한다. 이때는 불균형, 허약 및 기능장애를 파악하기 위한 평가를 하는 데 중점을 두어야 한다. 이 정보를 가지고 교정 운동 전문가는 단축되고 과활성화된 근육뿐만 아니라 신장되고 잠재적으로 저활성화된 근육을 사용하는 운동을 제공하여 더 나은 균형과 안정성, 움직임을 생성하도록 할 수 있다.

신체 부위의 상호 의존성 개념을 실질적으로 적용하면 스쿼트에서 몸을 낮출 때 발목이 제한되어 움직일 수 없다면 엉덩관절을 더 많이 움직여야 한다(상대적 유연성)(Fuglsang et al., 2017). 과활성된 장딴지근(gastrocnemius)과 가자미근(soleus)으로 인해 발목에서 시상면 발등굽힘이 부족하면 LPHC는 균형을 유지하기 위해 신체의 무게중심을 변경하려고 전방 굽힘을 증가시킨다(**그림 13-6**). 발목에서 관절가동범위(ROM)가 증가하면 몸통은 더 똑바로 서고 몸통의 전단력이 최소화되며 향후에 허리 부상/문제를 예방할 수 있다(Fuglsang et al., 2017).

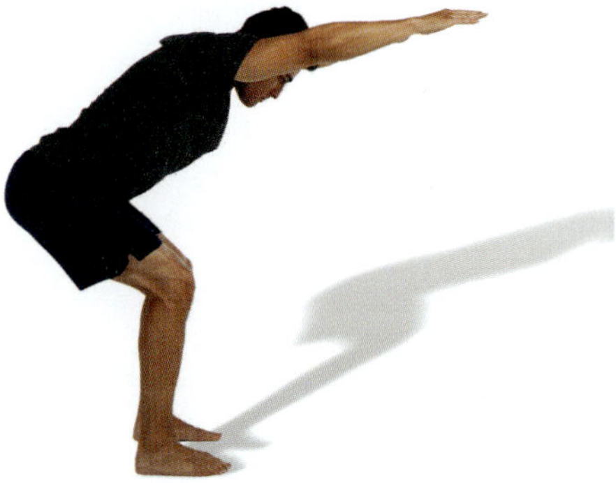

그림 13-6 과도한 몸통 전방 기울임

LPHC에 대한 평가 결과

LPHC는 아마도 신체 부위의 상호 의존성이 가장 높은 부위일 것이다. 아래 발목과 무릎, 그리고 위의 가슴 부위의 기능장애는 엉덩관절의 위치와 관련된 근본 원인을 가지고 있는 경우가 매우 많다. 예를 들어, 골반의 과도한 전방 또는 후방경사는 허리뼈의 위치에서 각각 허리를 펴거나 굽히는 직접적인 반응을 일으킨다. 대부분 고객의 엉덩관절 위치를 다시 중립으로 교정하면 발목, 무릎, 그리고 등의 가슴 부위에서 나타나는 손상이 개선된다. **표 13-2**는 LPHC의 잠재적 기능장애를 나타내는 일반적인 평가 결과를 요약한 것이다.

표 13-2 LPHC 평가 결과

평가	결과
정적 자세 평가	엉덩관절 폄 엉덩관절 굽힘 골반전방경사 골반후방경사 과도한 요추전만 요추전만 감소(평평해진 허리)
제자리 움직임 및 부하 움직임 평가	비대칭적 체중 이동 골반의 과도한 전방경사 골반의 과도한 후방경사 몸통의 과도한 전방 기울임 안쪽으로 몸통 돌림(싱글 레그 및 스플릿 스쿼트) 가쪽으로 몸통 돌림(싱글 레그 및 스플릿 스쿼트) 엉덩관절에 손을 올리면 스쿼트가 향상됨(넓은등근 사용) 엉덩관절에 손을 올려도 스쿼트가 향상되지 않음(코어 안정근 사용) 발뒤꿈치를 들어올려도 스쿼트가 향상되지 않음
동적 움직임 평가	비대칭적 체중 이동 골반의 과도한 전방경사 골반의 과도한 후방경사 몸통의 과도한 전방경사 과도한 몸통 이동(데이비스 테스트)
가동성 평가 능동적 무릎 폄, 능동적 무릎 굽힘, 발목 발등굽힘, 엉덩관절 벌림 및 바깥돌림, 앉은 상태에서 엉덩관절 안쪽돌림 및 바깥돌림, 허리 굽힘 및 폄, 변형 토마스 테스트, 어깨 굽힘	무릎 굽힘 및 폄 ROM 제한 허리 굽힘 및 폄 ROM 제한 엉덩관절 벌림 또는 모음 ROM 제한 엉덩관절 폄 ROM 제한 엉덩관절 안쪽돌림 또는 바깥돌림 ROM 제한 발등굽힘 ROM 제한 어깨 굽힘 ROM 제한

정적 LPHC 자세

정적 자세 평가를 할 때 교정 운동 전문가는 고객의 자세를 Janda의 자세 비틀림증후군, Kendall의 척추 자세 및 평발 비틀림증후군으로 설명되는 자세 모델과 비교한다. 여기서는 LPHC가 교정 프로그램의 초점이지만 교정 운동 전문가는 위(예: 어깨, 목, 머리)와 아래(예: 무릎, 발, 발목)의 운동 사슬 체크포인트를 살펴보고 LPHC에 미치는 영향을 결정해야 한다.

정적 자세 평가는 평가에서 확인되는 자세 비틀림 패턴이 LPHC에서의 잘못된 정렬을 나타내기 때문에 신체 부위의 상호 의존성(RI) 모델에서 주목을 받고 있다. 하부교차(lower crossed) 및 층상교차증후군(layered crossed syndrome)은 모두 켄달의 척추전만 및 척추후만-전만 자세와 같이 과도한 요추전만이 있는 골반의 전방경사를 포함한다(**그림 13-7**).

반대로 뒤로 젖힌 굽은등(스웨이 백) 자세와 편평등(플랫 백) 자세는 모두 골반이 후방으로 기울어져 있으며, 얀다(Janda)의 상부교차증후군에 해당하는 일부 사람들도 마찬가지이다.

여기서 허리를 시각적으로 평평하게 만드는 굽힘 증가로 허리에서 등 상부가 둥글어지는 반응을 보일 수 있다(그림 13-8). 또한, 평발 비틀림증후군은 골반전방경사의 정적 부정렬과 연관된 특징이 있다.

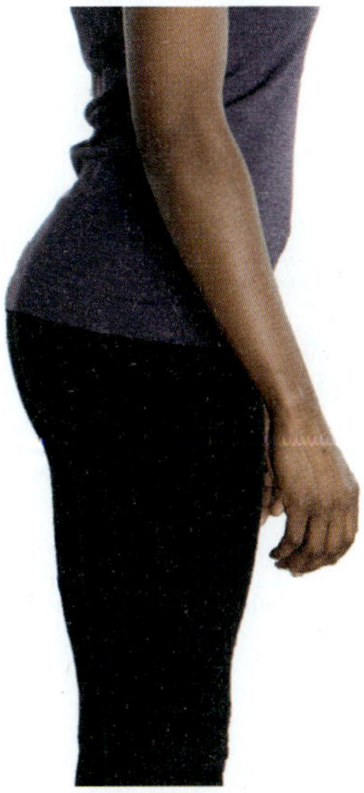

그림 13-7 과도한 척추전만을 동반한 정적 골반전방경사

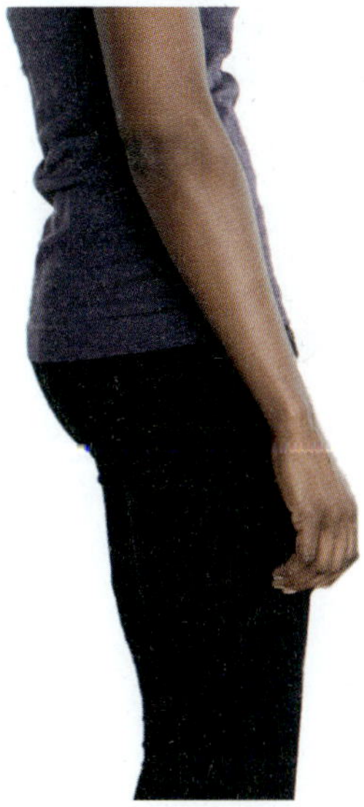

그림 13-8 평평한 허리를 동반한 정적 골반후방경사

제자리 움직임 평가

정적 자세 평가에서 얻은 총체적 정보를 바탕으로 교정 운동 전문가는 어느 근육이 과활성/단축될 수 있고, 어느 근육이 저활성/신장될 수 있는지에 대해 수준 높은 평가를 하게 된다. 때로 고객은 비교적 손상이 없는 정적 자세를 취할 수 있지만, 움직일 때 활동적인 근육 불균형이 드러날 수 있다. 기본적으로 모든 움직임이 LPHC와 어느 정도 상호 작용하므로 제자리 움직임 평가를 통해 효과적인 교정 운동 프로그램을 디자인하기 위한 객관적인 정보를 얻을 수 있다.

오버헤드 스쿼트 평가

스쿼트를 할 때는 최적의 엉덩관절 가동성이 필요하기 때문에 오버헤드 스쿼트 평가(OHSA) 중에 관찰되는 일반적인 움직임 손상 중 많은 부분이 LPHC 기능장애와 관련이 있다. 정적 평가에 사용되는 자세 비틀림 패턴과 유사하게 엉덩관절에서 관찰되는 움직임 손상은 LPHC 구조(예: 엉덩관절 근육)의 기능장애 또는 신체 먼쪽 부위의 기능장애로 발생할 수 있다. 엉덩관절에서 관찰되는 주요 움직임 손상에는 골반의 과도한 전방경사나 후방경사, 몸통의 과도한 전방 기울임, 그리고 비대칭적인 체중 이동이 있을 수 있다.

LPHC의 구조에 초점을 맞추면 골반의 전방경사는 과활성/단축된 엉덩관절 굽힘근 및 저활성 복근과 연관될 수 있는 반면(그림 13-9), 골반의 후방경사(그림 13-10)는 과활성/단축된 엉덩관절 폄근(예: 햄스트링, 큰모음근) 및 엉덩관절 굽힘근, 척추 폄근 및 넓은등근의 저활성과 관련이 있다. 주목할 점은 컴퓨터 앞에 앉아 있거나 자동차 운전석에 앉아 있는 시간이 긴 현대인의 직업으로 인해 큰볼기근(gluteus maximus)의 과활성/단축은 매우 드물다는 것이다.

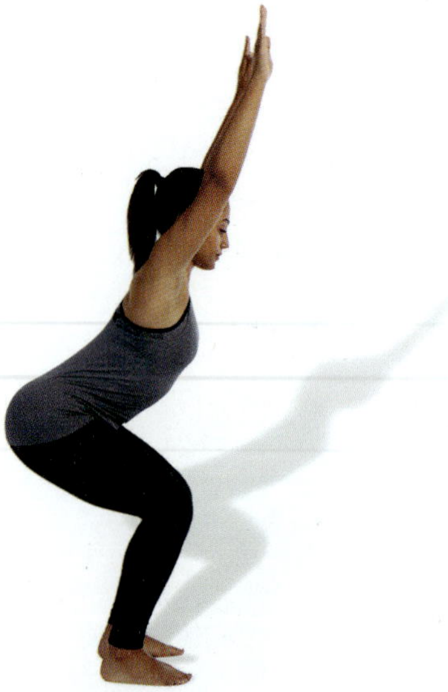

그림 13-9 골반전방경사

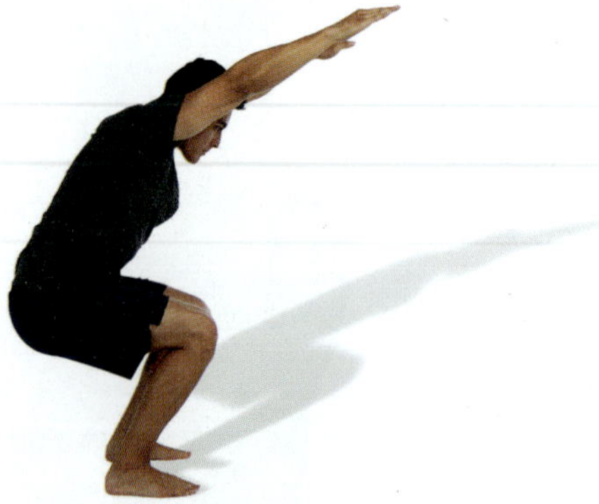

그림 13-10 골반후방경사

몸통의 과도한 전방 기울임(그림 13-11)과 비대칭적 체중 이동(그림 13-12)은 일반적으로 LPHC 외부에 위치한 기능장애와 관련이 있다. 과도한 전방 기울임은 과활성/단축된 배곧은근(복직근) 때문에 생길 수 있지만, 발등굽힘 ROM 제한을 만드는 종아리근육의 과활성/단축에 대한 상대적인 유연성 부족으로 발생하는 경우가 훨씬 더 많다.

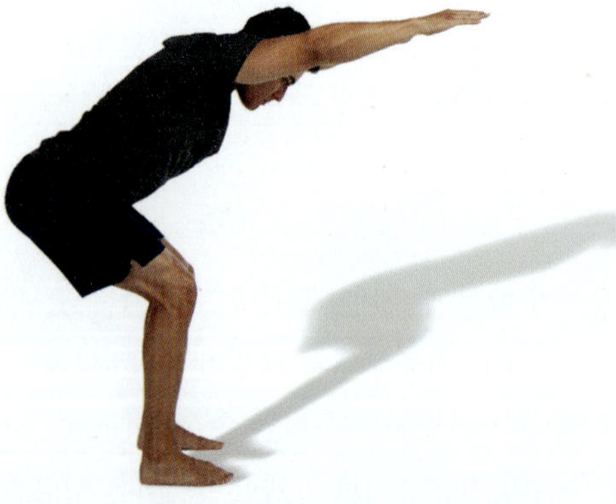

그림 13-11 OHSA: 과도한 몸통 전방 기울임

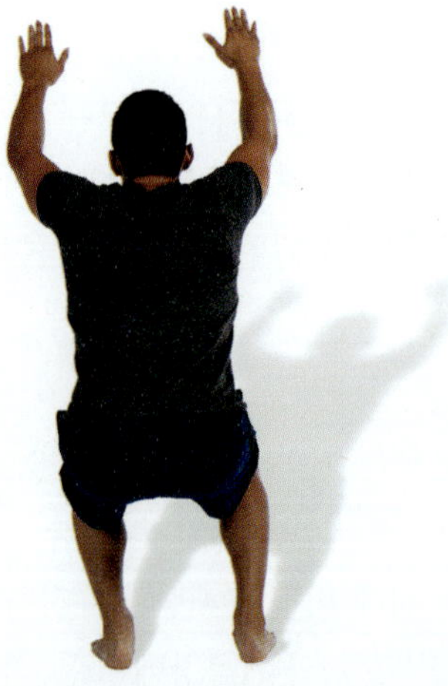

그림 13-12 OHSA: 비대칭적 체중 이동

스쿼트 동작은 다리의 효율적인 3중 굽힘이 필요하며, 발목이 필요한 만큼 발등굽힘할 수 없을 때 신체는 대신 엉덩관절을 더 많이 굽혀 몸통 전체가 앞으로 넘어지게 한다.

비대칭적 체중 이동도 LPHC에 부착된 근육(예: 모음근, 넙다리근막긴장근)의 기능장애 또는 신체의 먼쪽 부위(예: 종아리근육)의 기능장애로 인해 발생할 수 있다는 점에서 유사하다. 골반 경사는 시상면의 근육 불균형(즉, 전방 및 후방 근육 불균형)을 나타내는 반면, 비대칭적 체중 이동은 신체의 왼쪽과 오른쪽, 특히 다리에서 균형을 이루지 못하는 이마면의 기능장애를 나타낸다.

발뒤꿈치를 들어올린 수정 동작

발뒤꿈치 높이를 수정하는 목적은 발목이 운동 사슬의 나머지 부분에 미치는 영향을 결정하기 위해서이다. LPHC에서의 보상은 발목 발등굽힘의 부족과 관련이 있을 수 있다. 예를 들어, 몸통이 과도하게 앞으로 기울어지는 경우, 이것은 엉덩관절 굽힘근이나 복근의 과활성/단축, 또는 발바닥 굽힘근과 아킬레스건 길이의 감소로 인한 발목 발등굽힘 부족이 원인일 수 있다. 발뒤꿈치의 높이를 조정함으로써 몸통의 과도한 전방 기울임이 교정된다면 근본 원인은 발목 발등굽힘 부족일 가능성이 높다. 발뒤꿈치를 들어올려도 몸통의 과도한 전방 기울임이 개선되지 않는다면 몸통을 똑바로 유지하는 후방 근육의 저활성과 전방 LPHC 근육의 과활성 두 가지가 동시에 문제가 있을 가능성이 크다.

발뒤꿈치를 올리면 발목을 좀 더 발바닥쪽 굽힘된 위치에 놓이게 하여 발과 발목 복합체가 스쿼트 동작에 미치는 영향을 줄일 수 있다(그림 13-13). 발등굽힘의 ROM이 부족한 사람은 발바닥쪽 굽힘된 상태에서 스쿼트를 시작하면 중립적인 발목 자세에서 시작할 때보다 더 큰 발등굽힘의 ROM이 생성된다. 즉 스쿼트 동작에 필요한 3중 굽힘을 달성하기 위해 엉덩관절에서 상대적 유연성이 발생할 필요가 없음을 의미한다. 발뒤꿈치를 들어도 OHSA의 수행 능력이 개선되지 않으면 관찰된 움직임 손상이 LPHC의 근육 불균형과 관련이 있다는 표시이다.

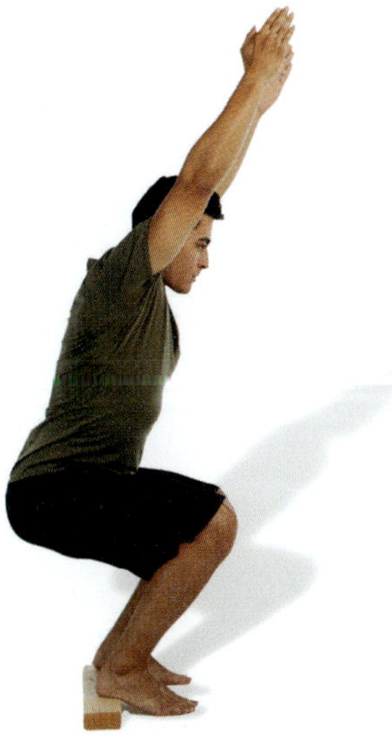

그림 13-13 발뒤꿈치를 들어올린 OHSA

엉덩관절에 손을 올린 수정 동작

개인이 골반전방경사(과도한 요추전만)가 있는 상황에서 움직임 손상은 단축되고 과활성화된 엉덩관절 굽힘근 복합체 또는 넓은등근으로 인해 발생한다. 골반전방경사는 가슴 폄 제한의 결과일 수도 있다. 움직임 손상이 등뼈(위)에서 오는 것인지 LPHC(아래)에서 오는 것인지를 확인하려면 OHSA에서 엉덩관절에 손을 올려놓는 방법을 사용한다.

손을 엉덩관절에 올리면 넓은등근의 장력이 감소하여 몸통 전체에 더 많은 ROM이 허용되고 등뼈의 폄 모멘트가 감소한다. 손을 엉덩관절에 올린 상태에서 골반전방경사가 개선되면(그림 13-14) 엉덩관절 위의 가동성 제한이 요추전만의 원인일 수 있다. 이러한 사람의 경우 앞으로 떨어지는 팔(Arms falling forward)을 교정하는 프로토콜은 허리의 동적 자세를 개선하는 데 도움이 된다. 엉덩관절에 손을 올려도 과도한 요추전만이 교정되지 않으면 주로 골반전방경사를 유발하는 근육 활동(또는 비활성) 때문일 가능성이 크다.

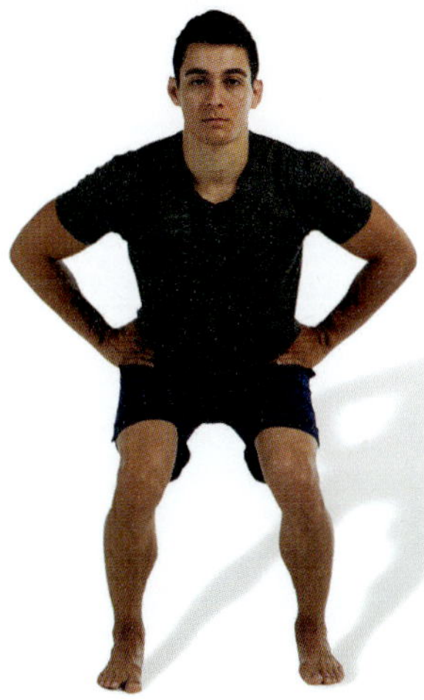

그림 13-14 엉덩관절에 손을 올린 OHSA

싱글 레그 스쿼트 평가

싱글 레그 스쿼트 평가(SLSA) 역시 LPHC에서 잠재적 보상을 관찰하기 위해 수행하는 중요한 제자리 움직임 평가이다. SLSA를 수행할 수 있는 사람은 LPHC의 기능을 더 자세히 살펴볼 수 있다. 한쪽 다리로 스쿼트할 때는 지지 기반이 줄어들어 이마면과 수평면의 안정성에 대한 요구가 증가하기 때문에 두 발로 스쿼트할 때 분명하지 않았던 기능장애가 나타날 수 있다. SLSA를 수행할 때 살펴보아야 할 주요 보상은 비대칭적 체중 이동(그림 13-15)과 안쪽 또는 가쪽으로의 몸통 돌림(그림 13-16 및 13-17)이다.

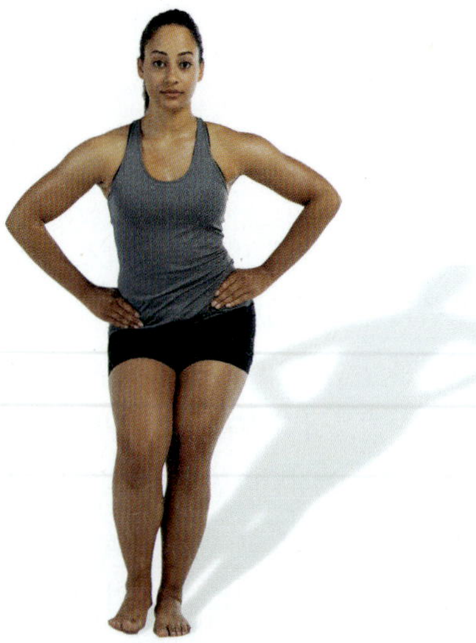

그림 13-15A SLSA: 비대칭적 체중 이동 A

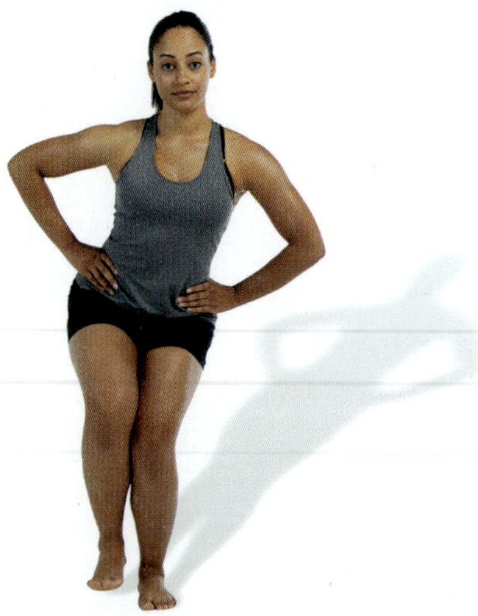

그림 13-15B SLSA: 비대칭적 체중 이동 B

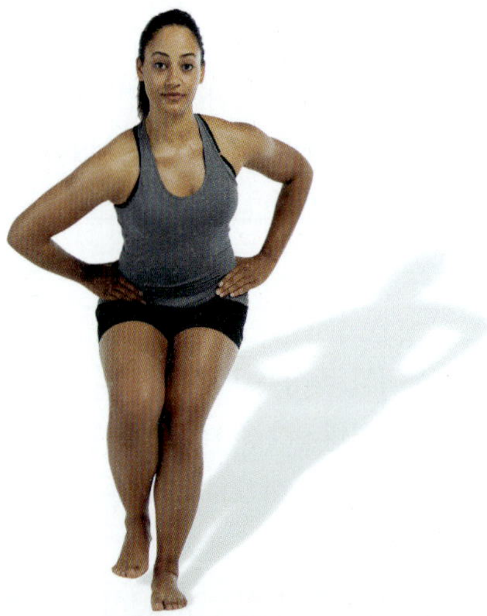

그림 13-16 SLSA: 안쪽으로 몸통 돌림

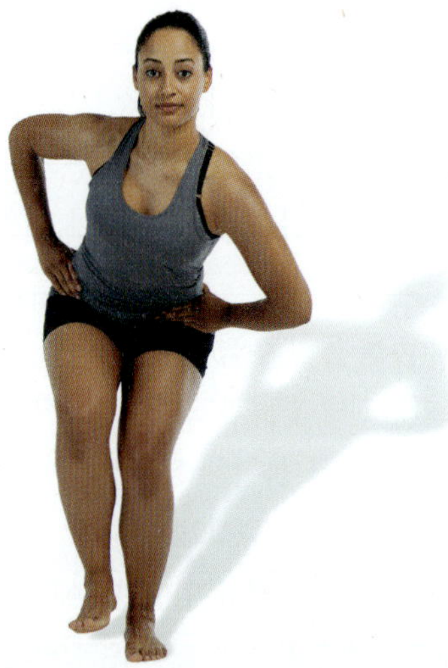

그림 13-17 SLSA: 바깥쪽으로 몸통 돌림

스플릿-스쿼트 수정 동작

고객이 SLSA를 어려워하는 경우 스플릿-스쿼트로 바꾸어 실시할 수 있다. 두 발을 땅에 대고 좁은 자세를 취하면 더 많은 안정성을 주며 OHSA 중에 관찰될 수 있는 일방적인 보상에 대해 더 많은 통찰력을 제공한다. SLSA와 마찬가지로 LPHC에서 관찰해야 하는 주요 보상에는 비대칭적 체중 이동, 몸통의 안쪽과 바깥으로의 돌림, 골반의 과도한 전방 또는 후방경사가 있다.

부하 움직임 평가

체중만으로 적절한 정적 자세와 동적 자세를 보이는 고객은 기본 움직임 패턴에 부하를 추가하는 것으로 변형하여 수행할 수 있다. 이것은 근육에 더 많은 도전을 주고 관절에 남아 있는 불균형에 주의를 기울이게 한다.

부하가 있는 스쿼트는 이 신체적 준비 상태에서 개인의 LPHC 움직임을 관찰하는 데 매우 유용하다. 부하 스쿼트 중에 나타나는 움직임 손상은 주요 LPHC 근육의 활동 부족과 관련이 있다. 예를 들어, 고객이 OHSA 및 SLSA에서는 중립 골반을 유지할 수 있지만 부하 스쿼트 평가에서 전방경사를 보인다면 고객의 프로그램에서 엉덩관절 폄근의 활성화(예: 큰볼기근)를 중심으로 실시한다. 그러나 목표 가동성 테스트는 제자리 움직임 평가에서 관찰된 내용을 확인하거나 제외시키는 데 사용되어야 한다는 점을 기억해야 한다.

트레이닝 팁

스쿼트는 LPHC 손상을 보여주는 유일한 부하 기본 움직임 패턴이 아니다. 밀거나 당기거나 오버헤드 프레스를 하거나 돌림 또는 엉덩굽힘을 할 때마다 LPHC의 근육은 몸통을 안정시키고 척추를 보호하는 작용을 한다. 고객의 모든 움직임, 특히 닫힌 사슬 운동과 LPHC를 통해 힘을 전달하는 움직임을 지도하고 지시하는 동안 골반의 과도한 전방 또는 후방경사를 항상 주시해야 한다.

동적 움직임 평가

동적 움직임 평가는 LPHC의 움직임 손상이 기능적 움직임 패턴에 어떻게 영향을 미치는지 확인하는 데 도움이 될 수 있다. 골반과 허리뼈의 위치는 LPHC 위와 아래의 모든 구조의 움직임에 영향을 미치기 때문에 동적 평가를 수행하면 운동 수행 능력의 목표를 가진 고객에게 도움이 될 수 있다. 뎁스 점프(depth jump) 평가는 고객이 제자리 움직임 평가로 충분한 힘과 신경근 제어 능력을 발휘한 후 OHSA 대신 부하 평가 방법과 유사하게 사용할 수 있다. 교정 프로그램을 계속 진행하는 고객은 유연성 결핍이 더 적기 때문에 뎁스 점프의 신장성 착지의 초점은 신경근 활성화와 제어가 부족한 근육을 우선적으로 확인하는 것이다. 뎁스 점프 평가와 보행 평가 모두에서는 제자리 움직임 평가에서 볼 수 있는 것과 동일한 골반 경사와 비대칭적 체중 이동 손상을 관찰할 수 있다. 데이비스 테스트 수행 중에 몸통의 안정성과 제어 능력을 유지하는 것은 LPHC 움직임의 질에 대한 지표이다. 테스트 중에 골반의 전방경사(엉덩이가 바닥을 향해 처짐)나 후방경사(엉덩이가 천장을 향해 돌아감) 또는 몸통의 과도한 움직임과 같은 손상이 관찰될 수 있다.

가동성 평가

고객이 정적 자세 평가, 움직임 평가 또는 둘 다에서 LPHC와 관련된 손상을 보이면 LPHC에 대한 가동성 평가를 수행하여 교정 운동 연속체로 교정해야 할 근육 불균형을 더 정확하게 파악해야 한다. 예를 들어, 고객이 하나 이상의 정적 자세 변형 패턴(예: 얀다증후군 및 켄달 자세)에 일치하고 골반의 전방 또는 후방경사를 보인다면 허리뼈 굽힘 및 폄 테스트, 무릎 굽힘 및 폄, 엉덩관절 벌림 및 바깥돌림, 수정된 토마스 테스트를 하여 LPHC 움직임에 영향을 미치는 근육이 교정 프로그램을 필요로 하는지 정확히 찾아낼 수 있다.

고객이 가동성 평가를 '통과'하면 관찰된 움직임 손상 원인으로 가장 가능성이 높은 것은 선택된 근육의 활동 부족임을 기억한다.

LPHC의 교정 전략

통합 평가 프로세스는 교정 프로그램이 필요한 LPHC의 움직임 보상 패턴을 찾아줄 것이다. 정적 평가, 움직임 평가 및 가동성 평가가 수행되고 손상이 확인되면 NASM 교정 운동 연속체를 사용하여 교정 운동 전략을 개발할 수 있다. 또한 대부분의 프로그램은 매일 또는 일주일에 여러 번 기능적 움직임을 포함하거나 포함하지 않는 고유수용성감각 훈련 또는 밸런스 훈련을 실시한다. 표 13-3을 참조한다.

표 13-3 LPHC를 위한 일반적인 교정 운동 프로그램 선택

단계	양상	근육/운동	핵심 훈련 변수
억제	자가근막 롤링	모음근 복합체 큰모음근 넙다리두갈래근 장딴지근/가자미근 햄스트링 복합체 넓은등근 궁둥구멍근 넙다리곧은근 넙다리근막긴장근	불편한 부위에서 30~60초 동안 유지 능동적 관절 움직임을 4~6회 반복 실시
신장	정적 스트레칭 또는 신경근 스트레칭	복근 복합체 모음근 복합체 큰모음근 넙다리두갈래근 장딴지근/가자미근 햄스트링 복합체 엉덩관절 굽힘근 복합체 궁둥구멍근 척추 폄근 복합체 넙다리근막긴장근	정적: 30초간 유지 신경근: 7~10초간 등척성 수축, 30초간 정적 유지
활성화	고립적 근력 강화	모음근 복합체 앞정강근 코어 안정근 큰볼기근 중간볼기근 햄스트링 복합체 엉덩관절 굽힘근 복합체 넓은등근 배곧은근 척추 폄근 복합체	4초간 신장성 수축, 관절가동범위 끝 지점에서 2초간 등척성 수축, 1초간 단축성 수축으로 10~15회 반복
통합*	통합된 동적 움직임	오버헤드 프레스와 함께 하는 월 볼 스쿼트(Ball wall squat) 케이블 스쿼트 투 로우 측면 튜브 워킹 런지 오버헤드 프레스 스텝 업 오버헤드 케이블 프레스	제어하면서 10~15회 반복

*NOTE: 고객 능력, 운동 역량, 필요성에 맞게 진전도 상향(progressive) 또는 진전도 하향(regressive)

LPHC를 위한 일반적인 운동 선택

LPHC 교정 전략에 사용되는 운동은 골반의 과도한 전방 또는 후방경사, 비대칭적 체중 이동 및 몸통의 과도한 전방 기울임과 같이 일반적으로 관찰되는 움직임 손상을 개선하려는 것이다. 대개 여러 움직임 손상(몸통의 과도한 전방 기울임 및 골반의 후방경사 등)이 함께 발생하는데, 통합 평가 프로세스를 기반으로 두 가지 모두를 다루는 움직임이 도움이 될 수 있다. 이처럼 교정 운동 전문가는 여러 가지 손상을 효율적으로 해결하는 프로그램을 만들 수 있다. 예를 들어, 국소 코어 안정근과 볼기근 활성화를 위한 프로그램은 고객에게서 관찰된 하나 이상의 손상에 긍정적인 영향을 미칠 수 있다. 다음은 완전한 목록은 아니지만, LPHC 움직임의 질을 다루는 교정 프로그램을 만들 때 사용할 수 있는 몇 가지 운동이다.

억제: 자가근막 롤링

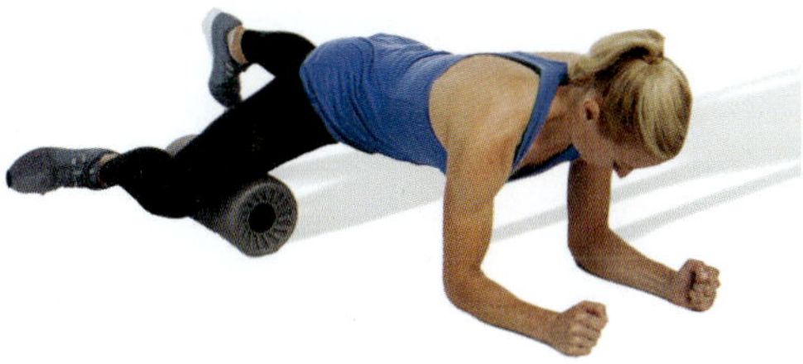

모음근 복합체

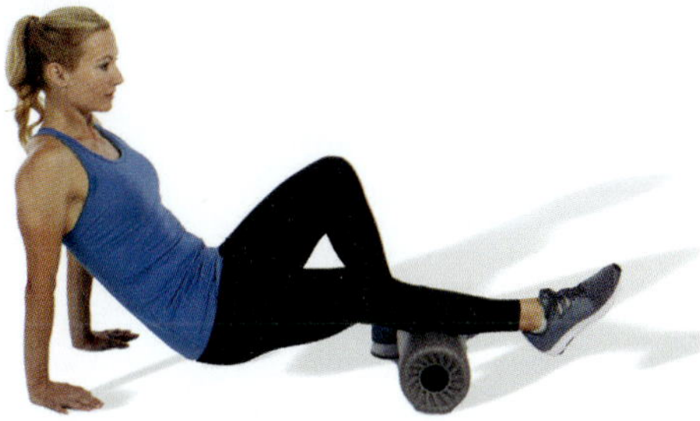

장딴지근/가자미근

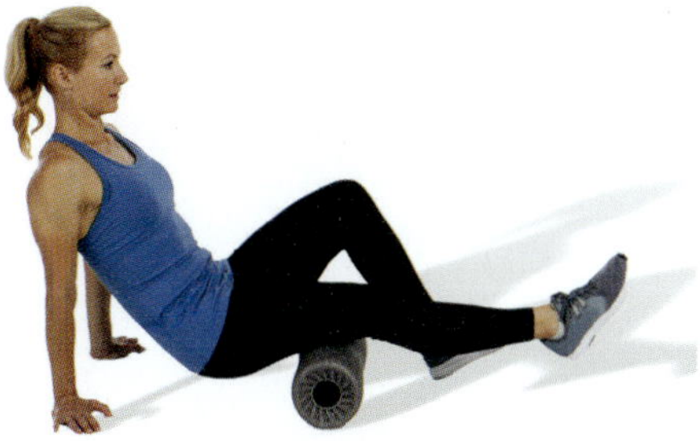

햄스트링 복합체

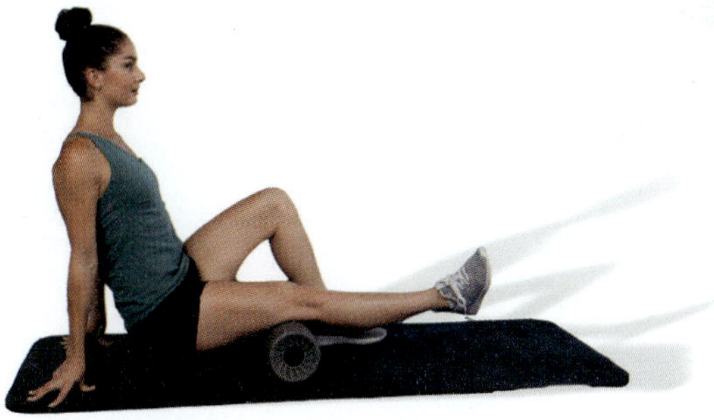

넙다리두갈래근

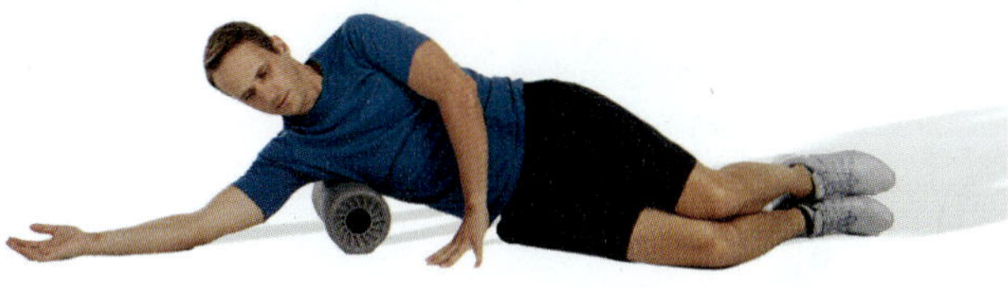

넓은등근

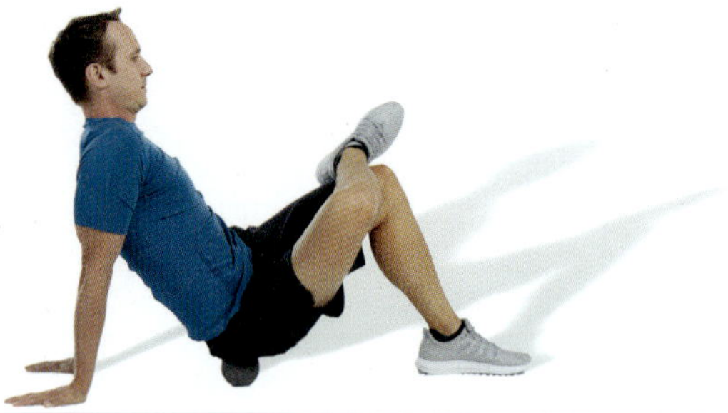

궁둥구멍근

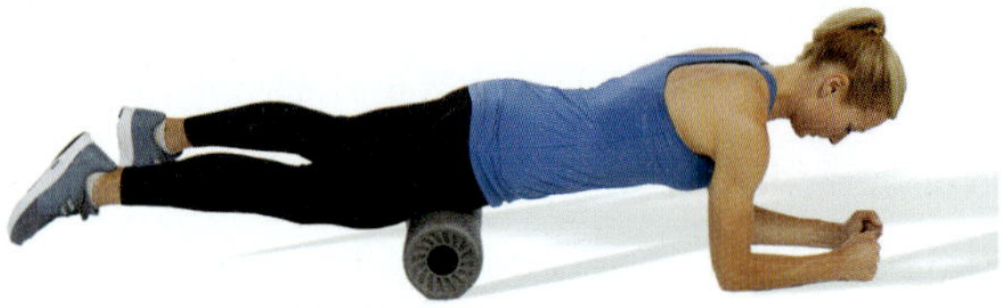

넙다리곧은근

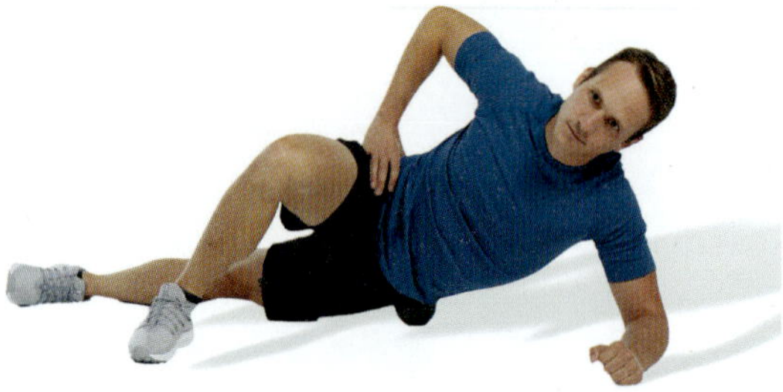

넙다리근막긴장근

신장: 정적 스트레칭 및/또는 신경근 스트레칭(NMS)

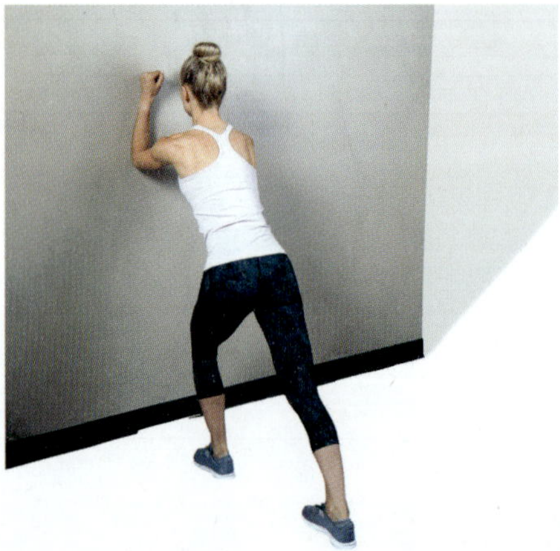

정적 장딴지근 스트레치

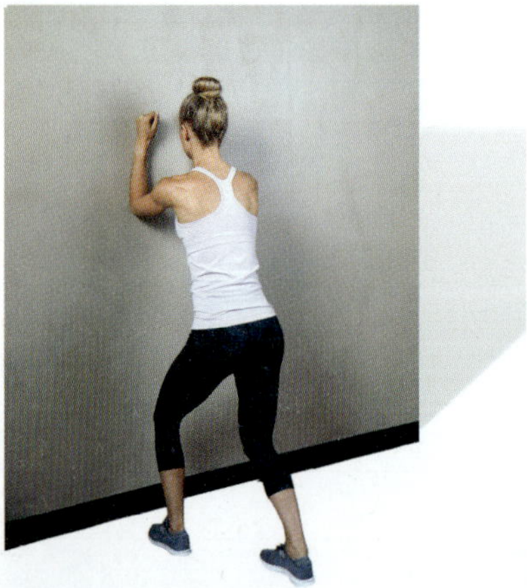

정적 가자미근 스트레치

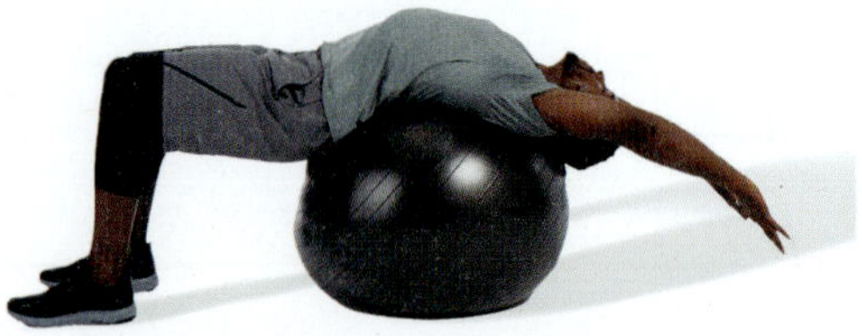

정적 볼 복근 스트레치

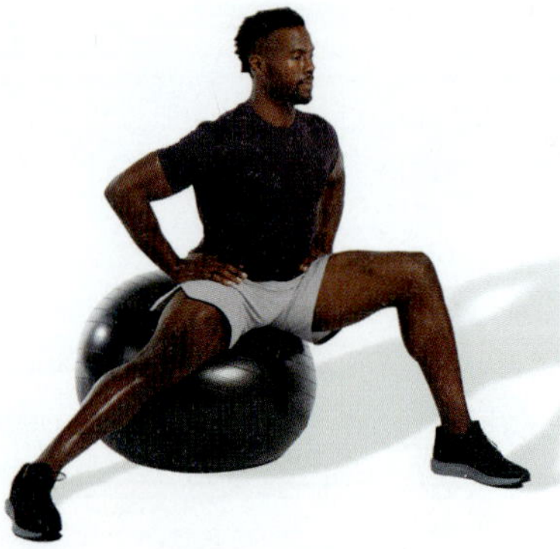

정적 시티드 볼 모음근 스트레치

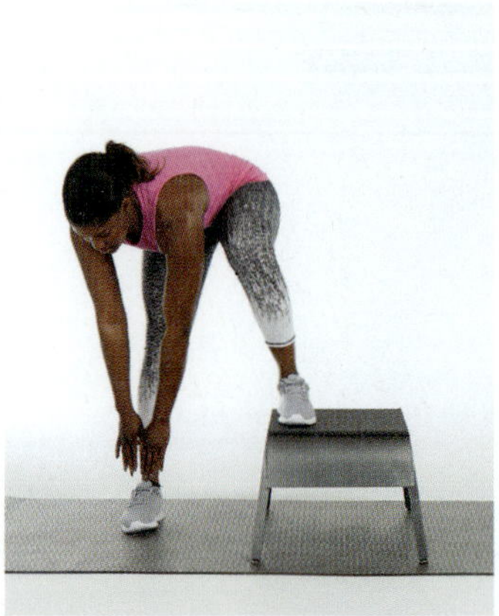

정적 큰모음근 스트레치

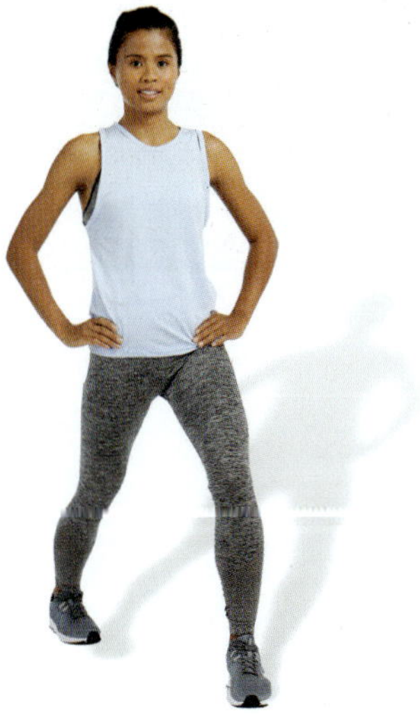
정적 스탠딩 엉덩관절 굽힘근 스트레치–시작

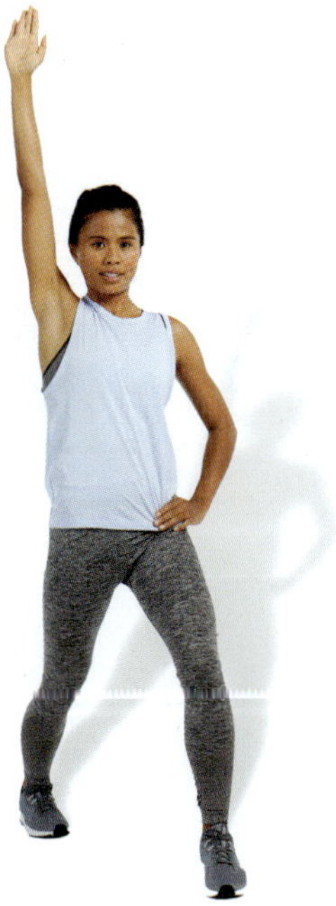
정적 스탠딩 엉덩관절 굽힘근 스트레치–움직임

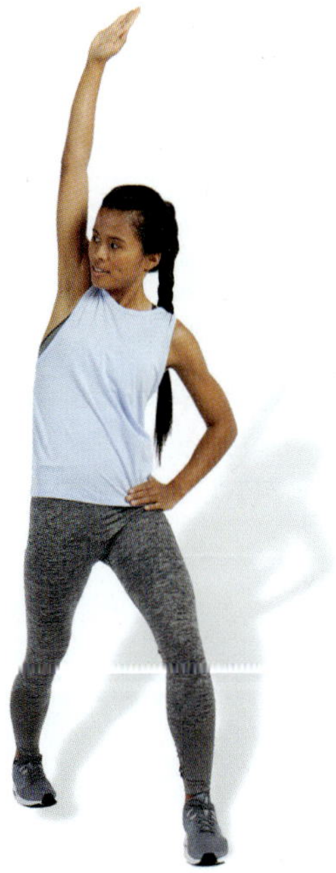
정적 스탠딩 엉덩관절 굽힘근 스트레치–마무리

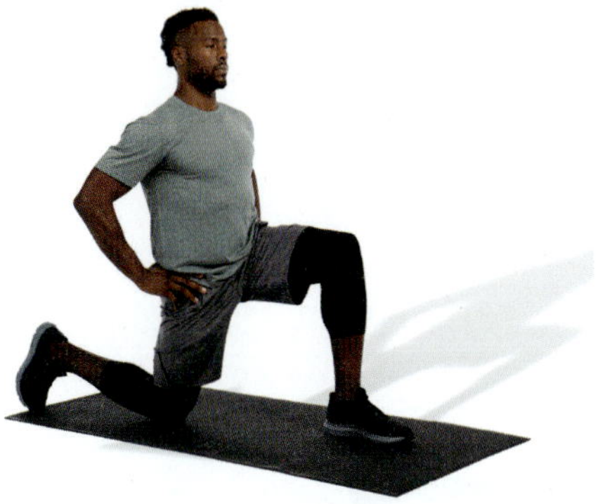
정적 닐링 엉덩관절 굽힘근 스트레치–시작

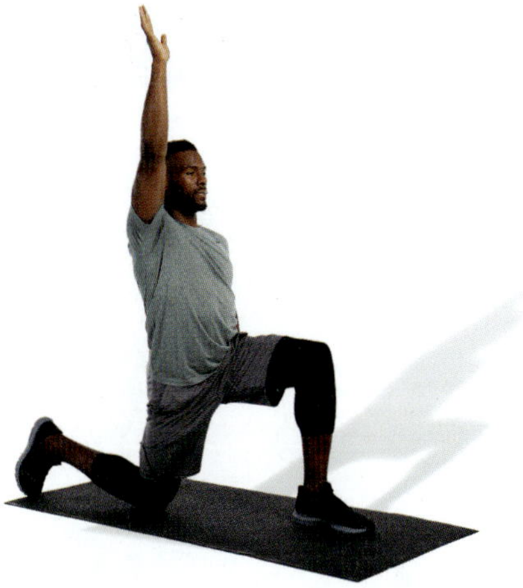
정적 닐링 엉덩관절 굽힘근 스트레치–움직임

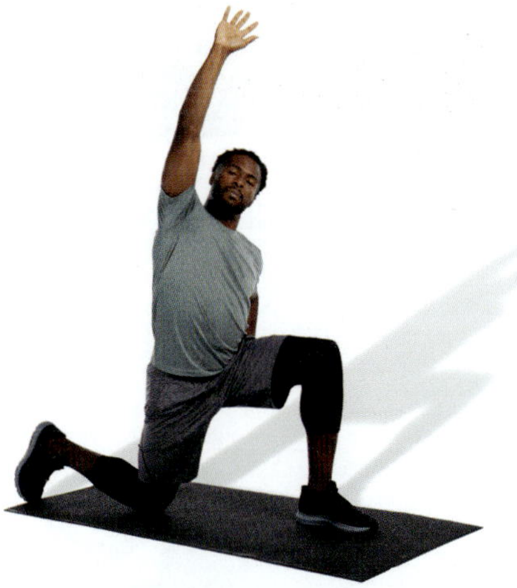
정적 닐링 엉덩관절 굽힘근 스트레치–마무리

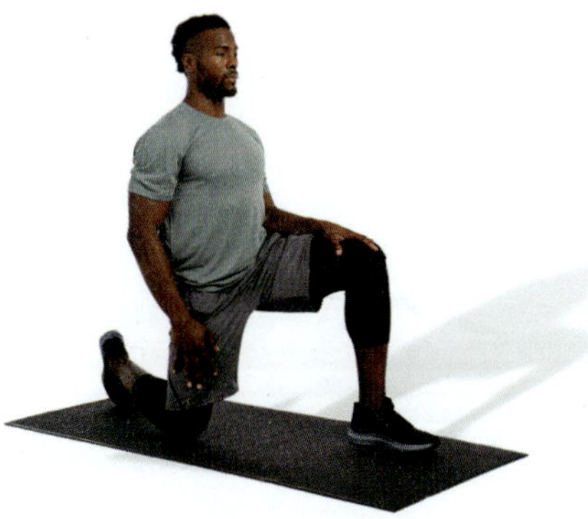
정적 넙다리근막긴장근 스트레치–시작

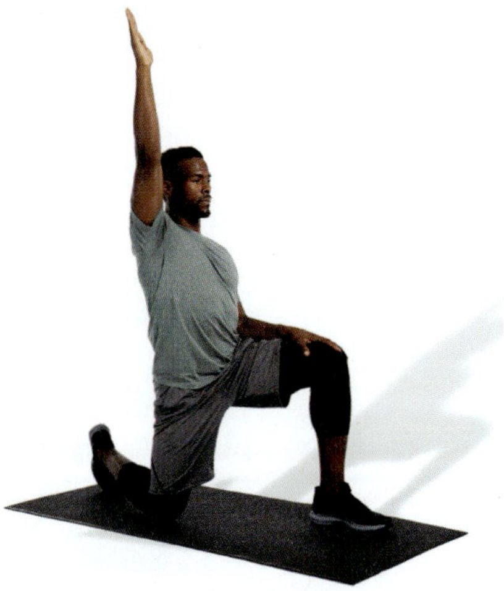
정적 넙다리근막긴장근 스트레치–움직임

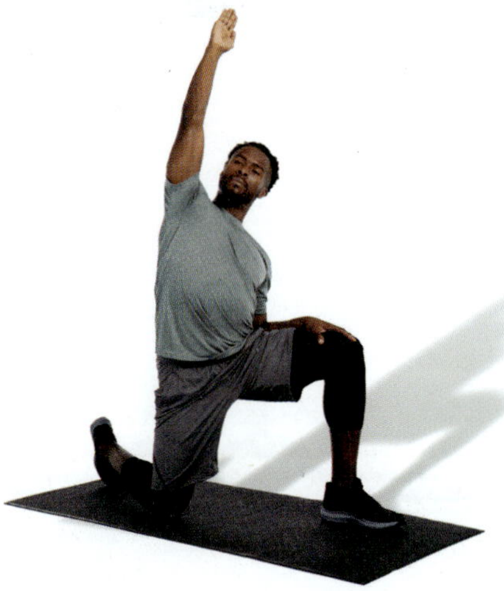
정적 넙다리근막긴장근 스트레치–마무리

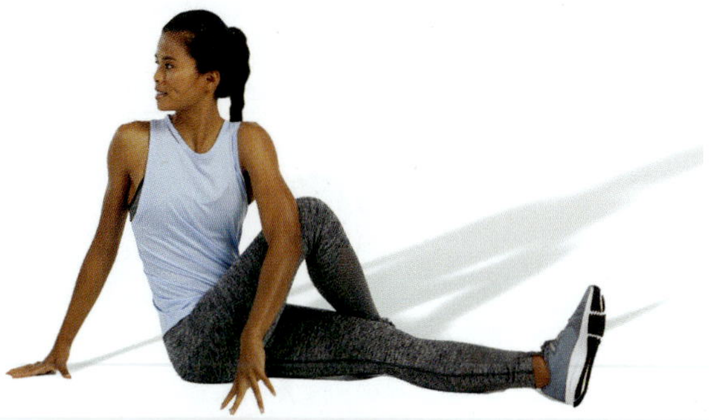

정적 척주세움근(척추 폄근) 스트레치

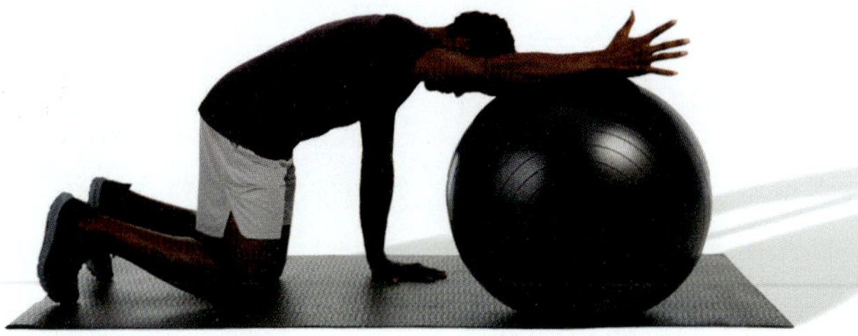

정적 볼 넓은등근 스트레치

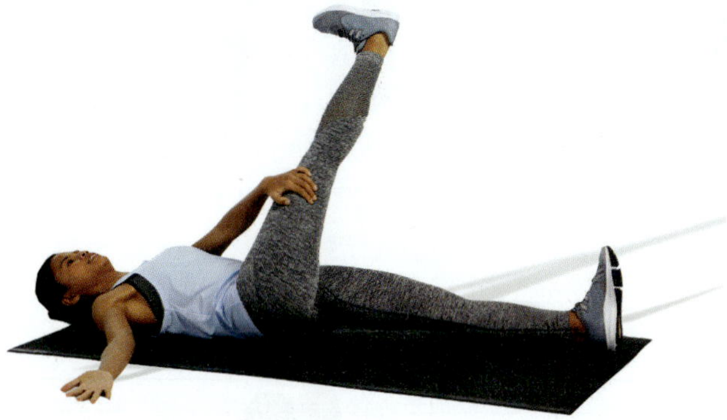

정적 수파인 넙다리두갈래근 스트레치

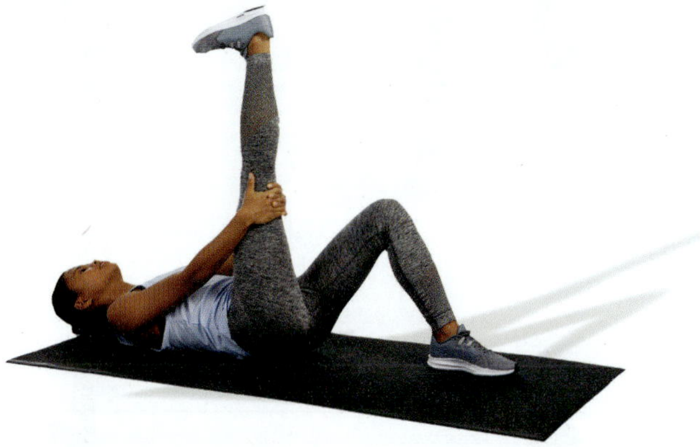

정적 수파인 햄스트링 스트레치

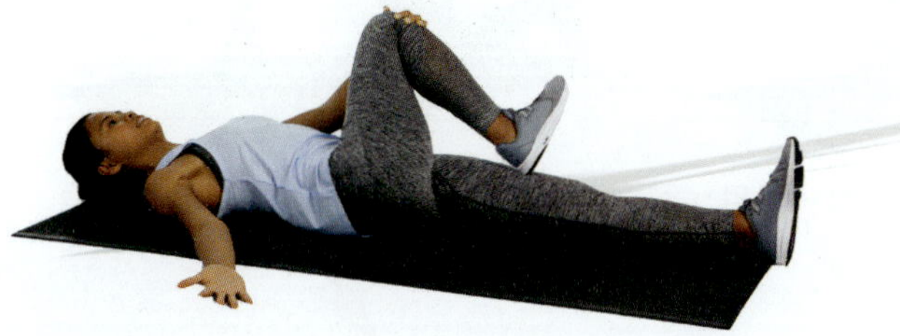

정적 궁둥구멍근 스트레치

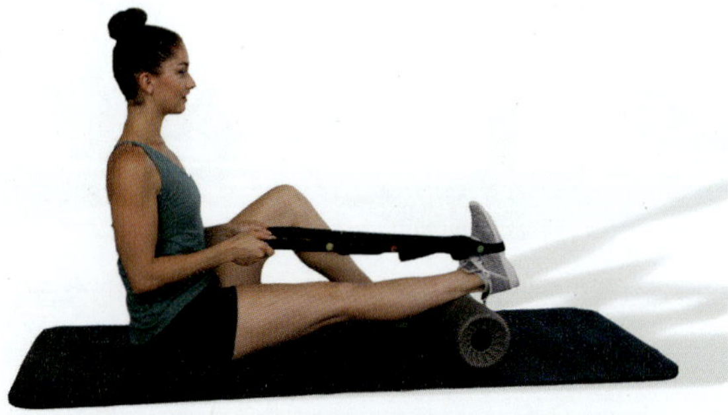

장딴지근/가자미근 자가 NMS

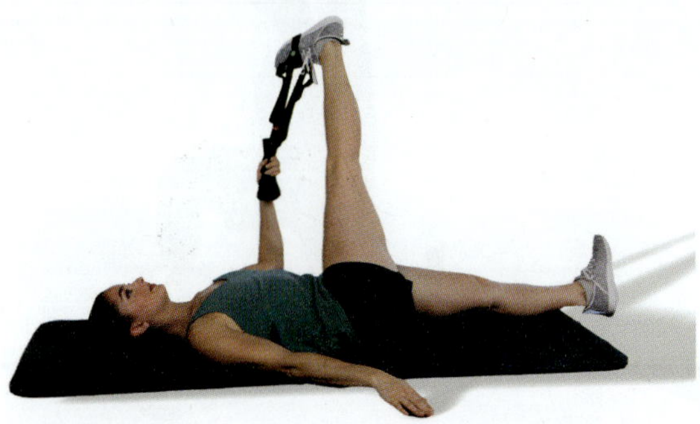

넙다리두갈래근 자가 NMS

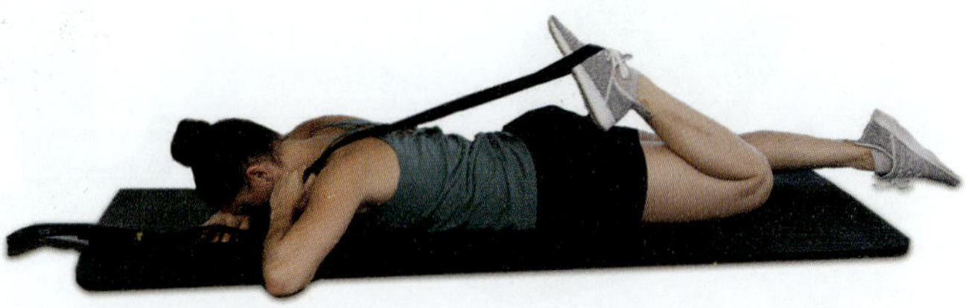

엎드려 넙다리네갈래근 자가 NMS

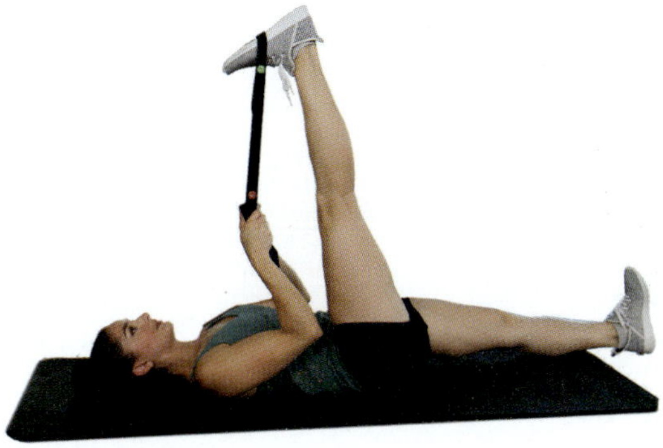

햄스트링 복합체 자가 NMS

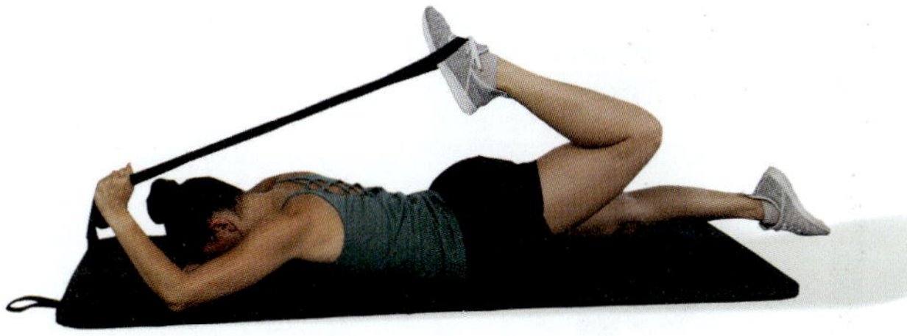

엉덩관절 굽힘근 복합체 자가 NMS

활성화: 고립적 근력 강화

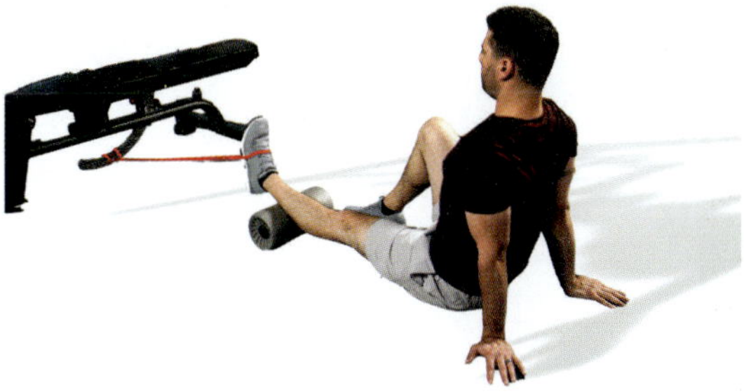

앞정강근–시작

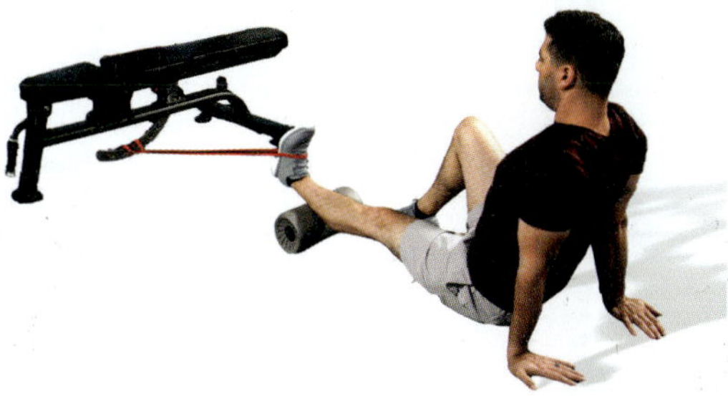

앞정강근–마무리

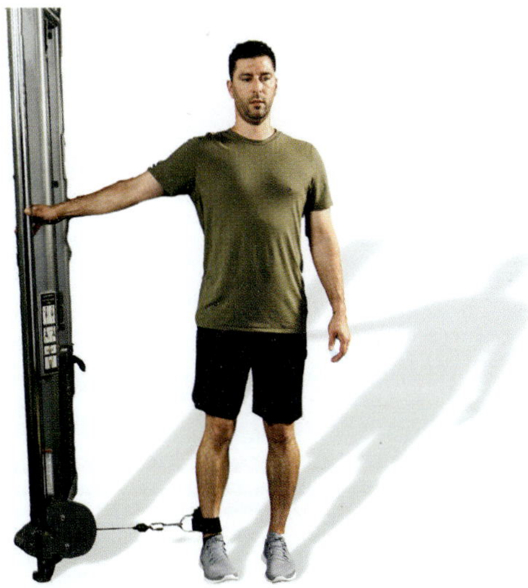

모음근–시작

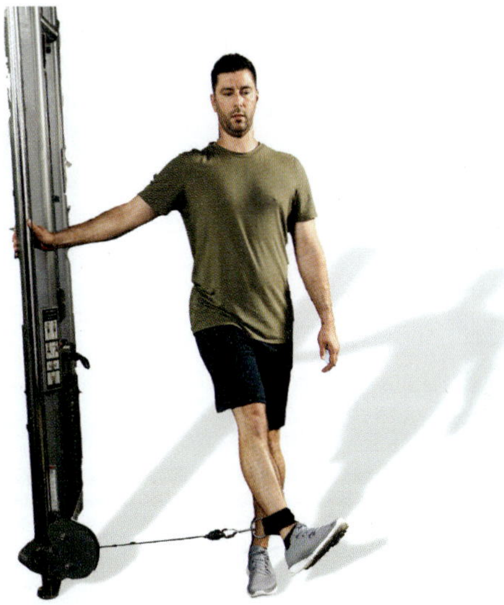

모음근–마무리

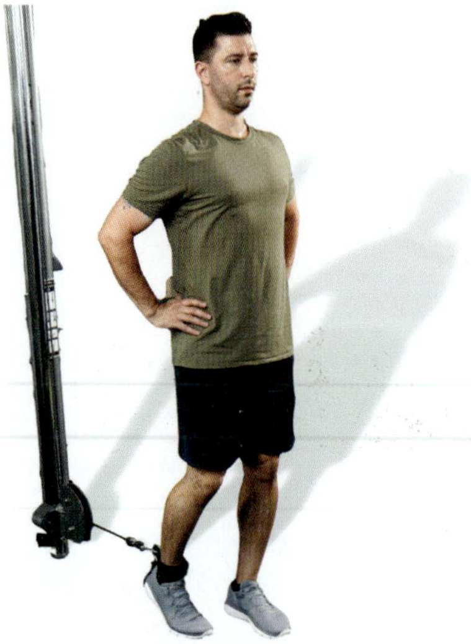

엉덩관절 굽힘근-시작

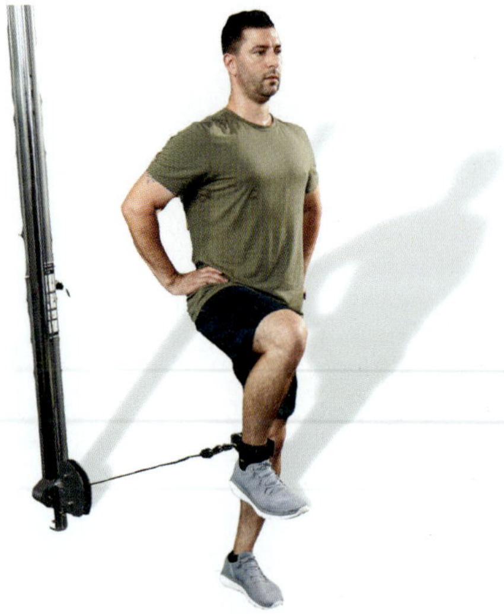

엉덩관절 굽힘근-마무리

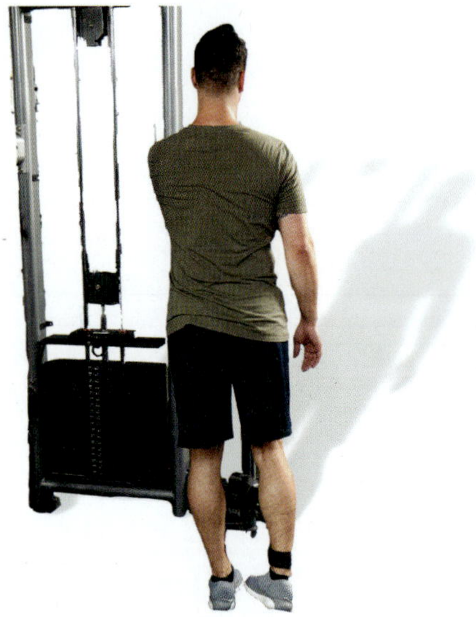

안쪽 햄스트링 복합체-시작

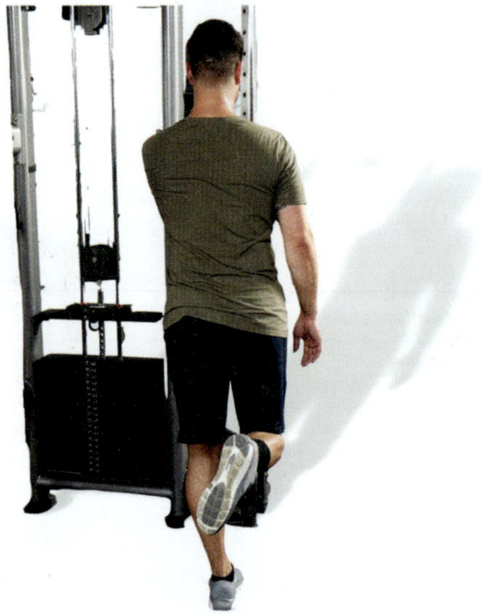

안쪽 햄스트링 복합체-마무리

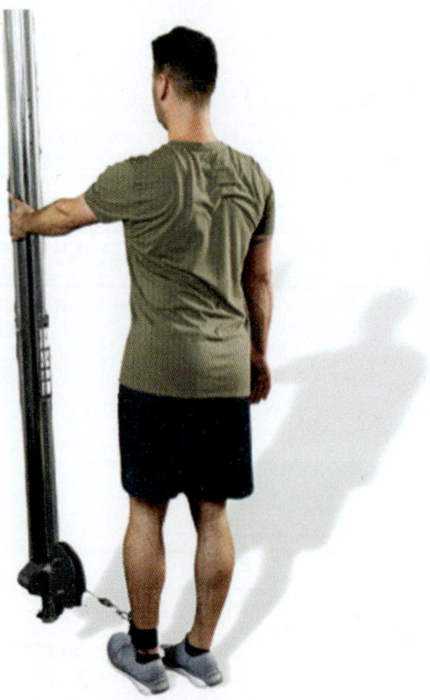

큰볼기근-시작

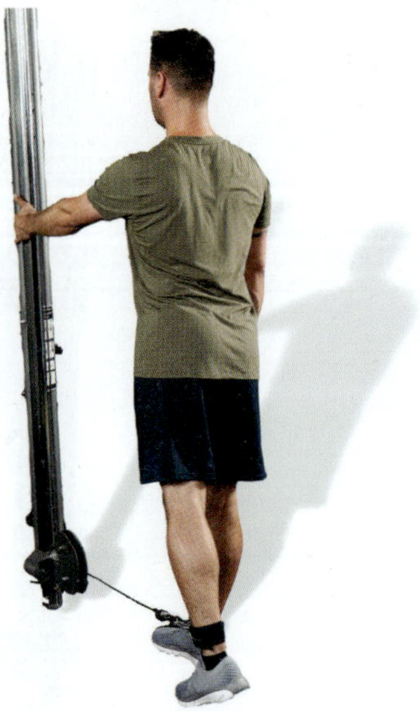

큰볼기근-마무리

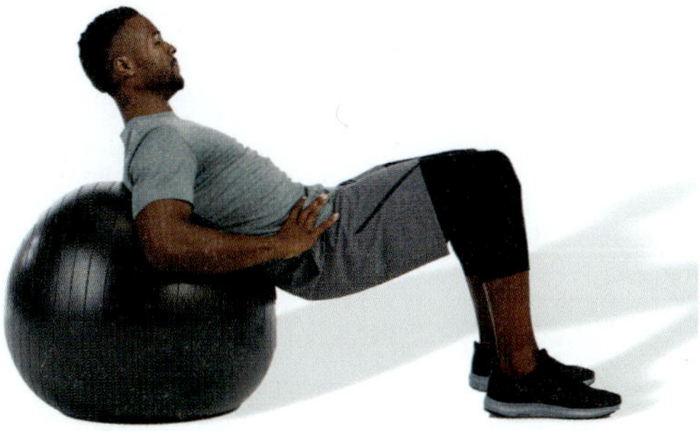

볼 브릿지-시작

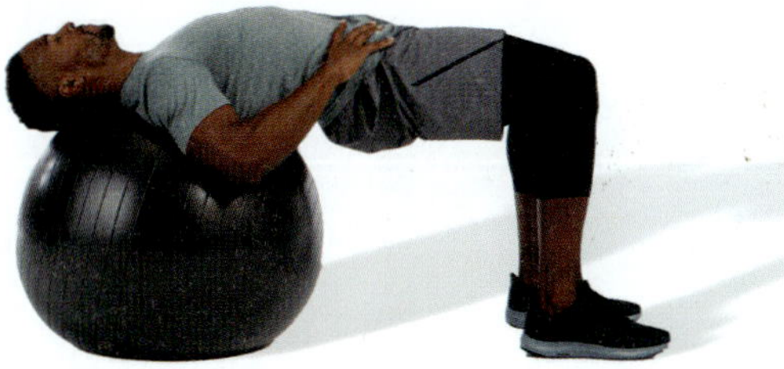

볼 브릿지-마무리

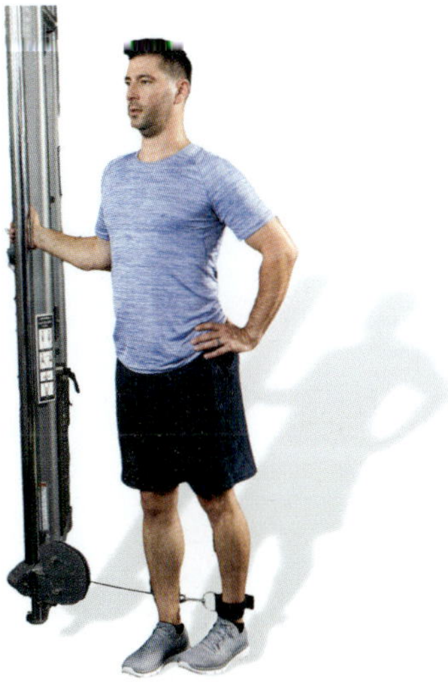

중간볼기근-시작

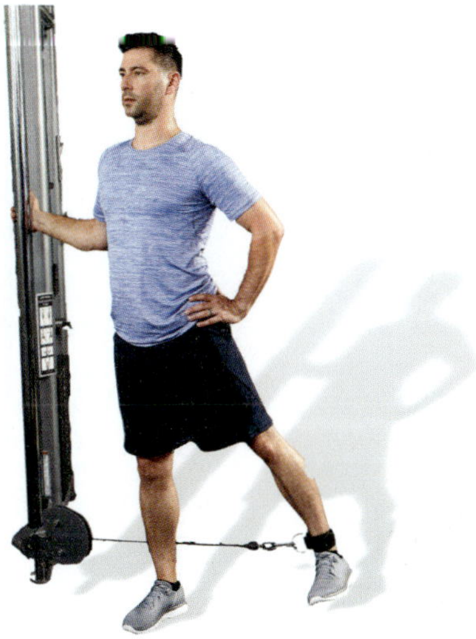

중간볼기근-마무리

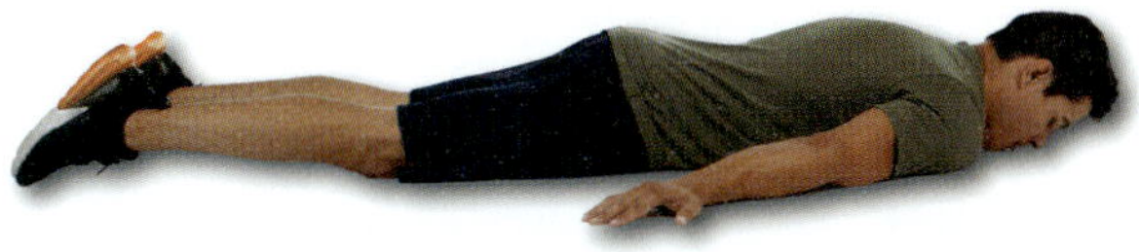

플로어 코브라(척주세움근 강화)-시작

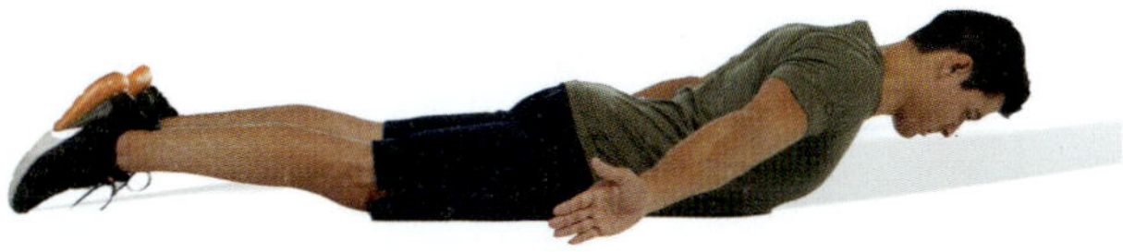

플로어 코브라(척주세움근 강화)-마무리

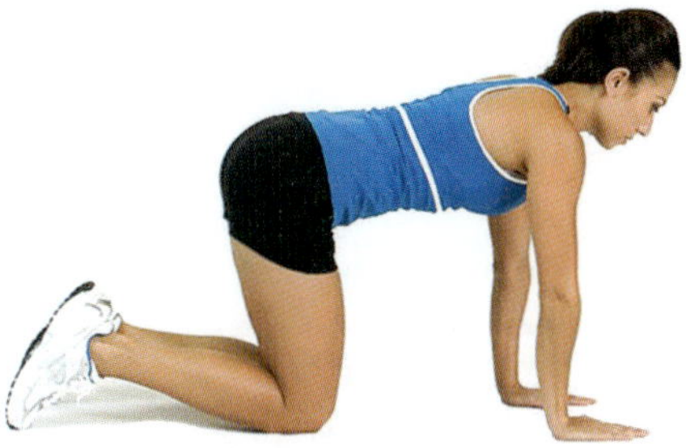

네 발 자세/반대쪽 다리 들기-시작

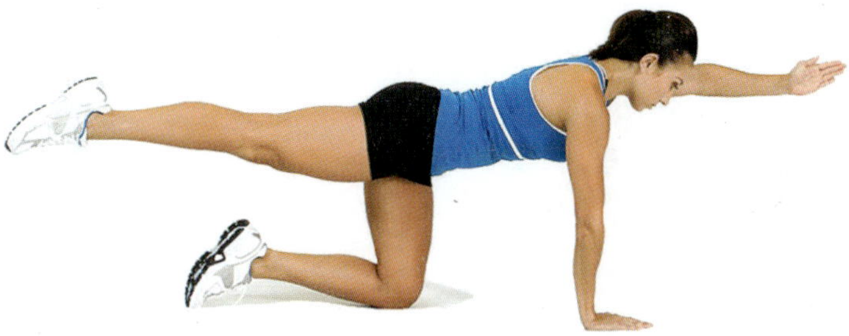

네 발 자세/반대쪽 다리 들기-마무리

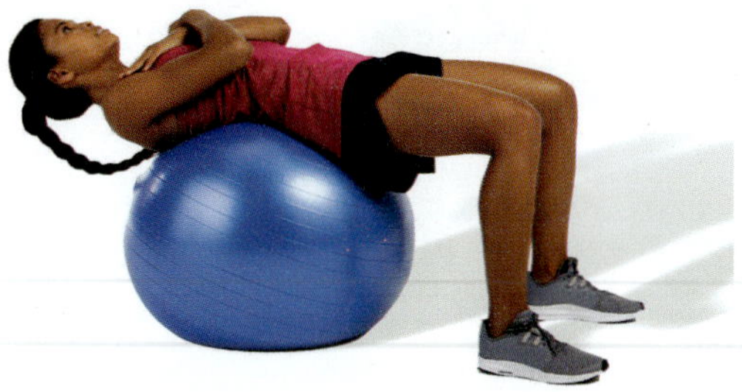

볼 크런치-시작

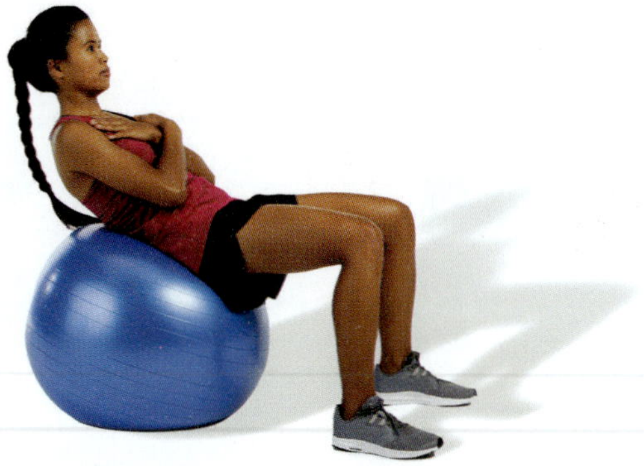

볼 크런치-마무리

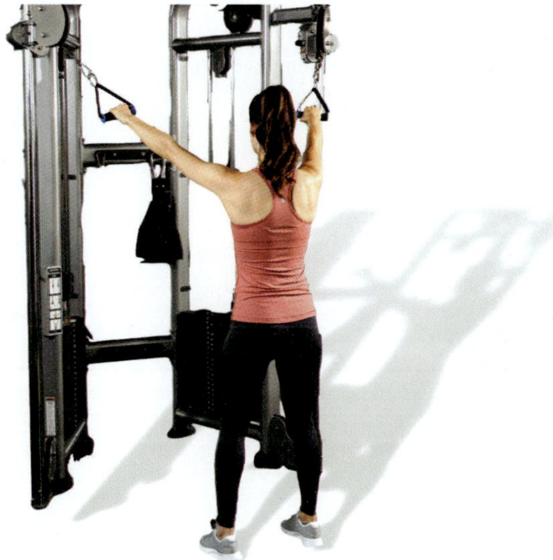

스탠딩 케이블 랫 풀다운-시작

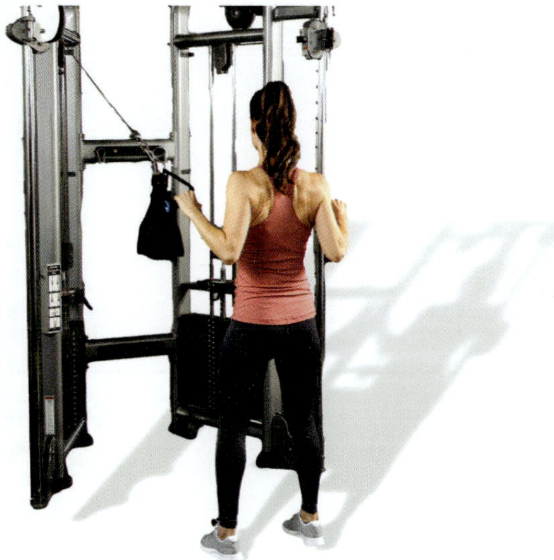

스탠딩 케이블 랫 풀다운-마무리

통합: 동적 움직임 진전도 상향

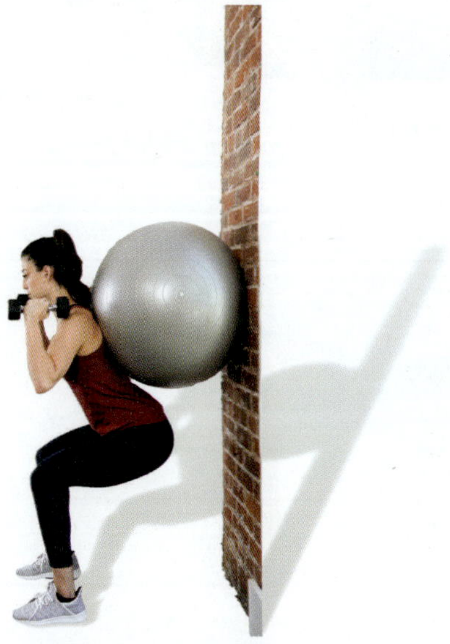

볼 스쿼트에서 오버헤드 프레스-시작

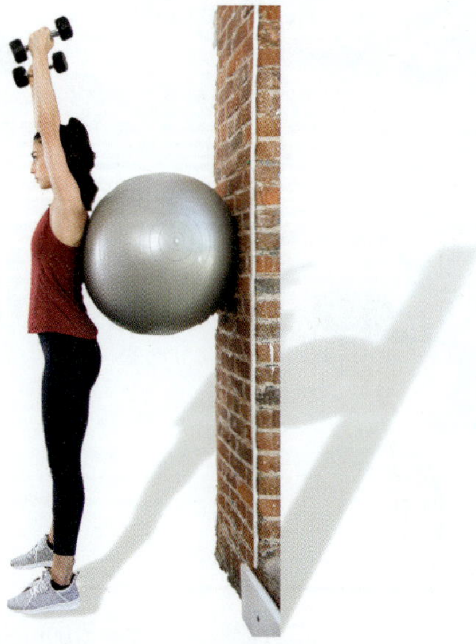

볼 스쿼트에서 오버헤드 프레스-마무리

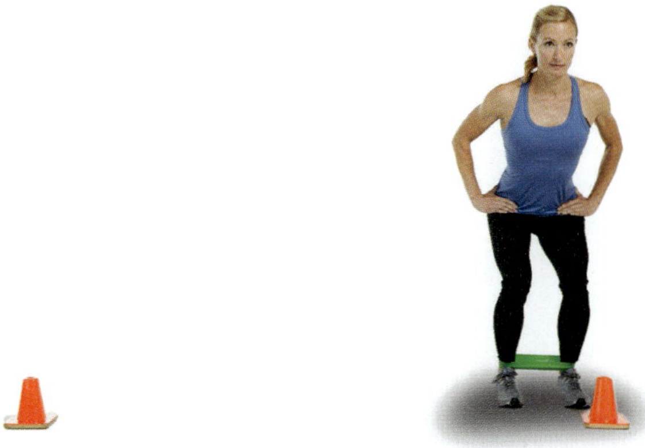

측면 튜브 워킹-시작

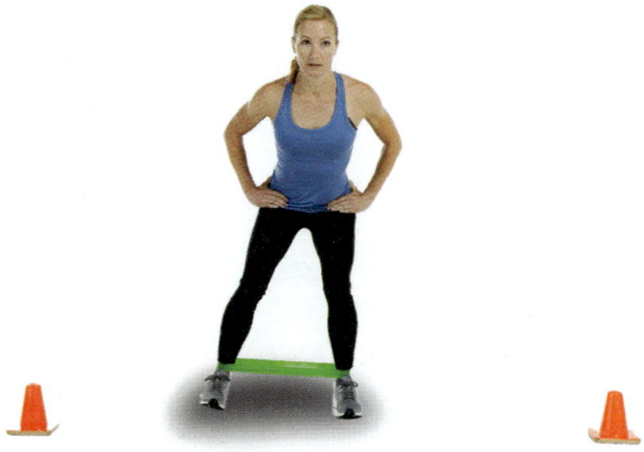

측면 튜브 워킹-마무리

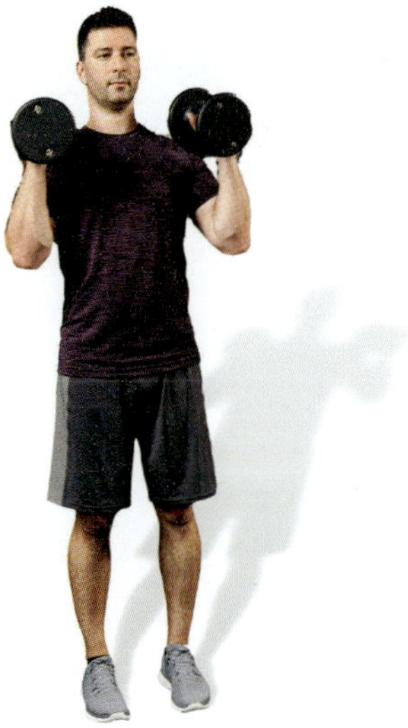

런지에서 오버헤드 프레스-시작

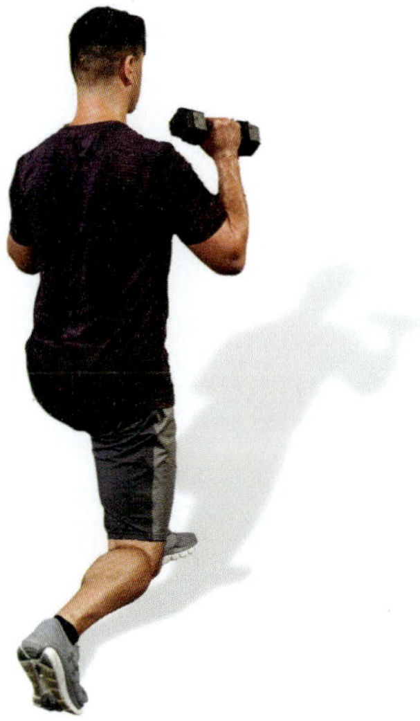

런지에서 오버헤드 프레스-움직임

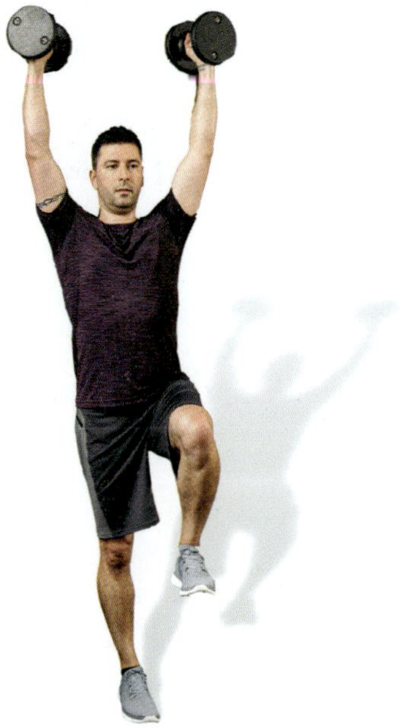

런지에서 오버헤드 프레스-마무리

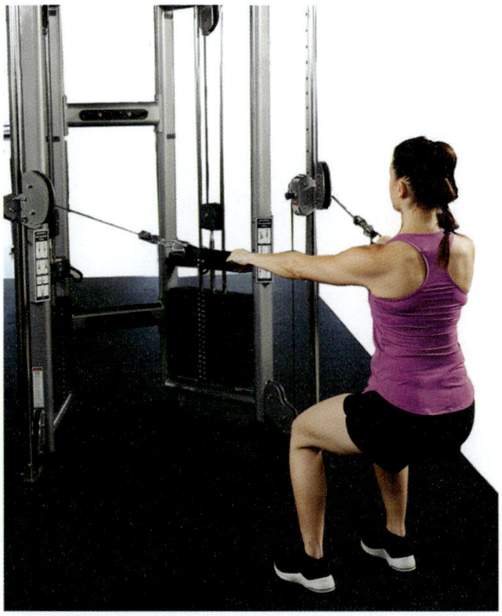

스쿼트에서 로우-시작

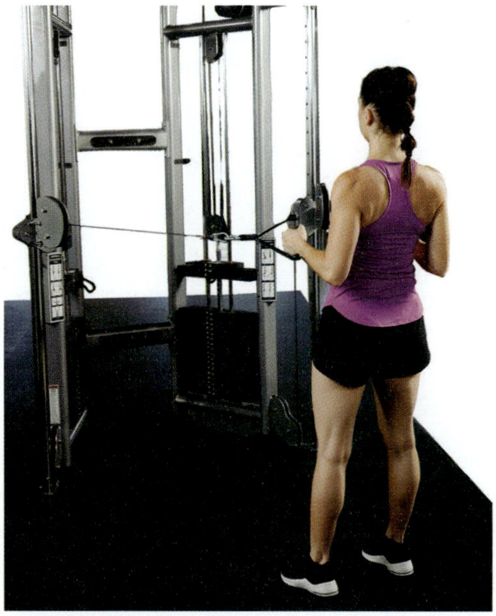

스쿼트에서 로우-마무리

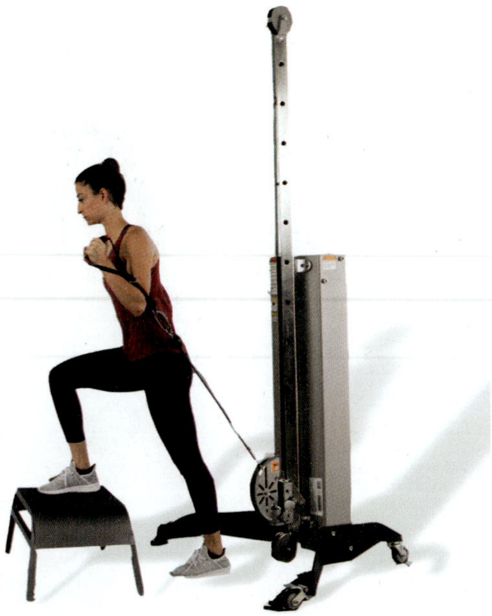

스텝 업한 다음 케이블 프레스–시작

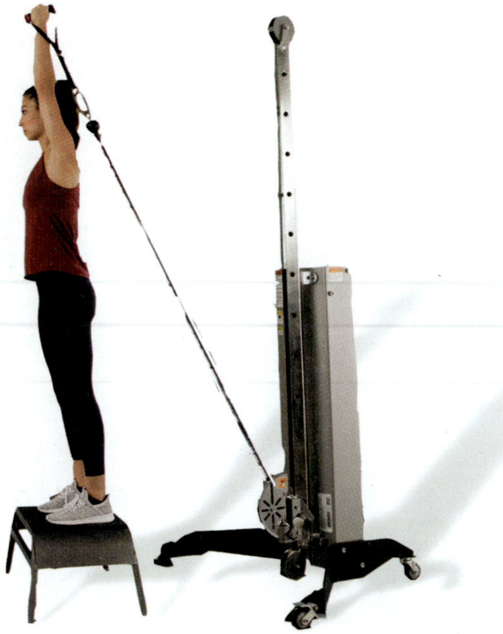

스텝 업한 다음 케이블 프레스–마무리

몸통의 과도한 전방 기울임

교정 운동 전문가는 각 고객에게 맞는 기법을 선별해야 한다. 고객이 꾸준하게 운동하도록 하기 위해 교정 운동 전문가는 연속체의 각 단계에서 적은 수의 운동을 효과적으로 사용하는 것이 좋다. 다음 운동은 몸통의 과도한 전방 기울임을 교정하기 위해 가장 많이 사용된다. 이 프로그램의 포괄적인 목표는 발등굽힘과 엉덩관절 폄을 이상적으로 개선하고 엉덩관절 굽힘을 줄이고 조절하는 신체의 능력을 향상시키는 것이다. 교정 운동 연속체를 체계적으로 적용하면 운동 중에 LPHC의 효율적인 신경근 조절과 적절한 정렬에 도움이 된다.

발뒤꿈치 높이 조정으로 스쿼트를 개선했다면 발과 발목 복합체에 대한 교정 전략을 우선해야 하며 그것이 움직임 질에 가장 큰 영향을 미칠 수 있음을 기억한다.

1단계: 억제

억제해야 할 주요 부위에는 가자미근, 장딴지근, 엉덩관절 굽힘근 복합체(넙다리곧은근 및 넙다리근막긴장근)가 있다. 이러한 조직의 장력을 줄이면 폄이 용이해져 이상적인 발등굽힘과 엉덩관절 폄이 이루어질 수 있다.

2단계: 신장

정적 및/또는 신경근 스트레칭을 통한 주요 신장 운동은 장딴지근/가자미근, 엉덩관절 굽힘근 복합체 및 복근 복합체(특히 허리 굽힘이 동시에 관찰되는 경우)에 필요하다. 스트레칭에 대한 조직 저항이 감소하면 이러한 대상 부위가 운동 중에 적절하게 늘어나도록 하여 발과 발목 및 LPHC의 적절한 역학에 도움이 된다.

3단계: 활성화

고립적 근력 강화 운동을 통한 주요 활성화 운동은 앞정강근, 큰볼기근, 내재 코어 안정근에 필요하다. 선택한 활성화 운동의 목적은 통합 평가 프로세스를 기반으로 하여 저활성화된 조직의 근육 내 조정을 개선하는 것이다. 발과 발목의 특정한 근육은 단축적으로 더 큰 발등굽힘을 만드는 역할을 한다. LPHC의 특정한 근육은 움직임 패턴 도중에 더 큰 엉덩관절 폄과 척추 안정성을 집중적으로 만드는 역할을 한다. 고객의 능력과 필요에 적합한 운동을 선택하라(예: 네 발 자세에서 대각선 팔다리 들기, 플랭크 변형).

4단계: 통합

통합 운동은 먼저 단일 평면 운동(시상면)을 하고 다음 다중 평면 운동(이마면 및 수평면)으로 진행한다. 우선 볼 스쿼트로 시작하는 것이 적절할 수 있다. 이 운동은 적절한 허리–골반 제어를 하면서 적절한 엉덩관절 굽힘에 도움을 줄 뿐만 아니라 발을 볼에서 약간 앞으로 향하면서 발목에 추가적인 발등굽힘을 가능하게 한다. 또한 볼에 가해지는 압력은 처음에는 몸통을 똑바로 유지하는 데 필요한 근육 활성화에 도움이 된다. 운동을 진행하면서 부하를 추가하여 볼 스쿼트에서 오버헤드 프레스를 수행할 수 있다. 오버헤드 프레스를 추가하면 코어가 추가적으로 강화된다. 그런 다음 스텝 업 오버헤드 프레스(시상면, 이마면 및 수평면), 런지 오버헤드 프레스(시상면, 이마면, 수평면), 싱글 레그 스쿼트 오버헤드 프레스를 진행할 수 있다. 프로그램 권장 사항은 표 13–4를 참조한다.

표 13–4 LPHC의 교정 운동 프로그램 예시: 몸통의 과도한 전방 기울임

단계	양상	근육/운동	핵심 훈련 변수
억제	자가근막 롤링	장딴지근/가자미근 넙다리곧은근 넙다리근막긴장근	불편한 부위에서 30~60초 동안 유지 능동적 관절 움직임을 4~6회 반복 실시 근육 그룹당 90~120초 실시
신장	정적 스트레칭	복근 복합체 장딴지근/가자미근 엉덩관절 굽힘근 복합체	정적: 30초간 유지
활성화	고립적 근력 강화	앞정강근 코어 안정근 큰볼기근	4초간 신장성 수축, 관절가동범위 끝 지점에서 2초간 등척성 수축, 1초간 단축성 수축으로 10~15회 반복
통합*	통합된 동적 움직임	월 볼 스쿼트와 함께 하는 오버헤드 프레스	제어하면서 10~15회 반복

*NOTE: 고객 능력, 운동 역량, 필요성에 맞게 진전도 상향(progressive) 또는 진전도 하향(regressive)

골반의 과도한 전방경사-허리 아치

다음의 운동은 골반의 과도한 전방경사를 교정하기 위해 자주 사용된다. 이 프로그램의 포괄적인 목표는 엉덩관절 폄을 개선하고 LPHC를 안정시키는 신체 능력을 향상시키는 것이다. 교정 운동 연속체를 체계적으로 적용하면 운동 중에 효율적인 신경근 조절과 LPHC의 적절한 정렬에 도움이 된다.

발뒤꿈치 높이 조정으로 스쿼트가 개선되었다면 발과 발목 복합체에 대한 교정 전략도 필요할 수 있음을 기억한다. 또는 엉덩관절에 손을 올렸을 때 스쿼트가 개선되었다면 어깨, 특히 넓은등근에 대한 교정 전략이 필요하다.

1단계: 억제

폼 롤링을 통해 억제하는 주요 부위는 엉덩관절 굽힘근 복합체(허리근, 넙다리곧은근 및 넙다리근막긴장근), 척추 폄근 및 넓은등근뿐만 아니라 모음근 복합체의 앞쪽섬유이다. 이러한 조직의 장력을 줄이면 폄이 촉진되어 적절한 수준의 엉덩관절 폄이 이루어진다.

2단계: 신장

정적 스트레칭 및/또는 신경근 스트레칭을 통한 주요 신장 운동은 엉덩관절 굽힘근 복합체, 척추 폄근 및 넓은등근에 필요하다. 스트레치에 대한 조직 저항의 감소는 이러한 대상 부위를 운동 중에 적절하게 늘어나게 하여 LPHC의 적절한 역학에 도움이 되도록 한다.

3단계: 활성화

고립적 근력 강화 운동을 통한 주요 활성화 운동이 필요한 부위는 큰볼기근과 복근 복합체이다. 선택한 활성화 운동의 목적은 통합 평가 프로세스를 기반으로 저활성화된 조직의 근육 내 협응력을 개선하는 것이다. LPHC에만 해당하는 이 근육들은 움직임 패턴 중에 더 큰 엉덩관절 폄과 척추 안정성을 집중적으로 생성한다.

4단계: 통합

통합 운동은 먼저 단일 평면 운동(시상면)을 하고, 그 다음 다중 평면 운동(이마면 및 수평면)으로 진행한다. 이 보상을 교정하기 위한 통합 운동은 볼 스쿼트에서 오버헤드 프레스를 하는 것이며 몸통의 과도한 전방 기울임 프로그램과 동일한 통합 진행을 사용한다. 볼 위로 아치를 만들어 잠재적으로 교정을 악화시키는 것을 방지하기 위해 허리 곡선 위에 볼을 배치하는 것이 중요하다. 스쿼트 로우를 진행하면 뒤 사선 보조 시스템의 적절한 협응 및 활성화를 강화하는 데 유용하다. 프로그래밍 권장 사항은 **표 13-5**를 참조한다.

표 13-5 LPHC의 교정 운동 프로그램의 예시: 골반의 과도한 전방경사

단계	양상	근육/운동	핵심 훈련 변수
억제	자가근막 롤링	넙다리곧은근 넓은등근 넙다리근막긴장근	불편한 부위에서 30~60초 동안 유지 능동적 관절 움직임을 4~6회 반복 실시 근육 그룹당 90~120초
신장	정적 스트레칭	엉덩관절 굽힘근 복합체 넓은등근 척주세움근	정적: 30초간 유지
활성화	고립적 근력 강화	복근 복합체/코어 안정근 큰볼기근	4초간 신장성 수축, 관절가동범위 끝 지점에서 2초간 등척성 수축, 1초간 단축성 수축으로 10~15회 반복
통합*	통합된 동적 움직임	스쿼트 로우	제어하면서 10~15회 반복

*NOTE: 고객 능력, 운동 역량, 필요성에 맞게 진전도 상향(progressive) 또는 진전도 하향(regressive)

골반의 과도한 후방경사-허리를 평평하게 함

다음의 운동은 골반의 과도한 후방경사를 교정하기 위해 가장 일반적으로 사용한다. 이 프로그램의 포괄적인 목표는 엉덩관절 굽힘을 개선하고 LPHC를 안정시키는 신체 능력을 향상시키는 것이다. 교정 운동 연속체를 체계적으로 적용하면 운동하는 동안 LPHC의 효율적인 신경근 조절과 적절한 정렬에 도움이 된다. 발뒤꿈치 높이 조정으로 스쿼트를 개선했다면 발과 발목에 대한 교정 전략이 필요할 수 있음을 기억한다.

1단계: 억제

폼 롤링을 통해 억제하는 주요 부위는 햄스트링 복합체, 궁둥구멍근 및 큰모음근이다. 이러한 조직의 장력을 줄이면 폄이 촉진되어 적절한 수준의 엉덩관절 굽힘을 얻을 수 있다.

2단계: 신장

주요 신장 운동에는 햄스트링 복합체, 궁둥구멍근, 복근 복합체(특히 배곧은근과 배바깥빗근) 및 큰모음근이 포함된다. 스트레치에 대한 조직 저항의 감소는 이러한 대상 부위가 운동 중에 적절하게 늘어나게 하여 LPHC의 적절한 역학에 도움이 되도록 한다.

3단계: 활성화

고립적 근력 강화 운동을 통한 주요 활성화 운동이 필요한 곳은 큰볼기근, 엉덩관절 굽힘근 및 척추 폄근이다. 선택한 활성화 운동의 목적은 통합 평가 프로세스를 기반으로 저활성화된 조직의 근육 내 협응을 개선하는 것이다. LPHC에만 해당하는 이 근육들은 움직임 패턴 중에 더 큰 엉덩관절 굽힘과 척추 안정성을 집중적으로 생성한다. 과도한 후방경사에서 큰볼기근을 활성화하는 것은 맞지 않아 보이지만 큰볼기근이 실제로 과도하게 활성화될 가능성은 낮다. 큰모음근과 궁둥구멍근이 골반후방경사의 원인이 되는 저활성 큰볼기근을 보상하면서 협력적으로 우세하게 될 가능성이 크다.

4단계: 통합

통합 운동은 먼저 단일 평면 운동(시상면)을 하고, 그 다음 다중 평면 운동(이마면 및 수평면)으로 진행한다. 이 보상을 교정하기 위한 통합 운동은 볼 스쿼트에서 오버헤드 프레스를 하는 것이며 몸통의 과도한 전방 기울임 프로그램에 제공된 것과 동일한 통합 진행을 사용한다. 먼저 볼이 허리 곡선 위에 있는지 확인한다. 여기에서 목표는 볼의 모양에 따르지 않고 자신의 곡선(즉, 중립 정렬)을 만들도록 권장하는 것이다. 프로그램 권장 사항은 표 13-6을 참조한다.

표 13-6 LPHC의 교정 운동 프로그램의 예시: 골반의 과도한 후방경사

단계	양상	근육/운동	핵심 훈련 변수
억제	자가근막 롤링	큰모음근 햄스트링 복합체 궁둥구멍근	불편한 부위에서 30~60초 동안 유지 능동적 관절 움직임을 4~6회 반복 실시 근육 그룹당 90~120초 실시
신장	정적 스트레칭	복근 복합체 큰모음근 햄스트링 복합체	정적: 30초간 유지
활성화	고립적 근력 강화	척주세움근 큰볼기근 엉덩관절 굽힘근	4초간 신장성 수축, 관절가동범위 끝 지점에서 2초간 등척성 수축, 1초간 단축성 수축으로 10~15회 반복
통합*	통합된 동적 움직임	월 볼 스쿼트와 함께 하는 오버헤드 프레스	제어하면서 10~15회 반복

*NOTE: 고객 능력, 운동 역량, 필요성에 맞게 진전도 상향(progressive) 또는 진전도 하향(regressive)

비대칭적 체중 이동

다음의 운동은 비대칭적 체중 이동을 교정하는 데 가장 일반적으로 사용한다. 이 프로그램의 포괄적인 목표는 LPHC의 움직임 개선과 안정화를 위해 비대칭성을 해결하는 것이다. 교정 운동 연속체를 체계적으로 적용하면 운동하는 동안 LPHC의 효율적인 신경근 조절과 적절한 정렬에 도움이 된다. 비대칭적 체중 이동을 시각화하는 또 다른 방법은 이를 전체적인 이마면 조절 문제로 보는 것이다. 그런 다음 교정 운동 전문가는 특히 프로그램을 만들 때 가쪽 보조 시스템(lateral subsystem)의 효율성을 다룬다.

발뒤꿈치 높이 조정으로 스쿼트를 개선했다면 발과 발목 복합체에 대한 교정 전략이 필요할 수 있음을 기억한다.

1단계: 억제

폼 롤링을 통해 억제하는 주요 부위에는 같은 쪽(이동 방향 쪽) 모음근과 넙다리근막긴장근 및 반대쪽(이동 반대 방향 쪽) 궁둥구멍근과 넙다리두갈래근이 있다. 장딴지근과 가자미근도 이 보상에 중요한 역할을 한다. 고객이 스쿼트 자세로 내려갈 때 발목 관절 중 하나에 시상면 발등굽힘이 부족하면 몸이 제한된 쪽에서 벗어나 더 큰 동작이 가능한 쪽으로 이동하게 된다. 예를 들어, 왼쪽 발목이 제한되면 오른쪽 발목으로 이동하여 해당 ROM을 찾게 된다. 이러한 조직의 장력을 줄이면 폄을 촉진하여 적절한 수준의 가동성을 얻을 수 있다.

억제되어야 할 근육

- 반대쪽 넙다리두갈래근
- 반대쪽 장딴지근/가자미근
- 반대쪽 궁둥구멍근
- 같은 쪽 모음근 복합체
- 같은 쪽 넙다리근막긴장근

2단계: 신장

정적 스트레치 및/또는 신경근 스트레치를 통한 주요 신장 운동이 필요한 곳은 같은 쪽 모음근과 넙다리근막긴장근 및 반대쪽 넙다리두갈래근, 장딴지근/가자미근과 궁둥구멍근이다. 스트레치에 대한 조직 저항의 감소는 이러한 대상 부위가 운동 중에 적절하게 늘어나게 하여 LPHC의 적절한 역학에 도움이 되도록 한다.

신장되어야 할 근육

- 반대쪽 넙다리두갈래근
- 반대쪽 장딴지근/가자미근
- 반대쪽 궁둥구멍근
- 같은 쪽 모음근 복합체
- 같은 쪽 넙다리근막긴장근

3단계: 활성화

고립적 근력 강화 운동을 통한 주요 활성화 운동이 필요한 곳은 같은 쪽 큰볼기근, 반대쪽 모음근 복합체 및 코어 안정근이다. 선택한 활성화 운동의 목적은 통합 평가 프로세스를 기반으로 저활성화된 조직의 근육 내 협응을 개선하는 것이다. LPHC에만 해당하는 이 근육들은 엉덩관절과 척추의 안정성을 단축적으로 생성하고 움직임 패턴 동안 대칭이 이루어지게 한다.

활성화되어야 할 근육

- 코어 안정근
- 반대쪽 모음근 복합체
- 같은 쪽 중간볼기근

4단계: 통합

통합 운동은 먼저 단일 평면 운동(시상면)을 하고 그 다음 이마면 조절 촉진에 중점을 두고 다중 평면 운동(이마면 및 수평면)으로 진행한다. 이 보상을 위해 구현될 수 있는 통합 운동은 스텝 업 오버헤드 케이블 프레스로서 여러 방향 저항을 포함하도록 진행할 수 있다. 프로그래밍 권장 사항은 표 13-7을 참조한다.

표 13-7 LPHC의 교정 운동 프로그램의 예시: 비대칭적 체중 이동

단계	양상	근육/운동	핵심 훈련 변수
억제	자가근막 롤링	모음근(같은 쪽) 넙다리두갈래근(반대쪽) 궁둥구멍근(반대쪽) 넙다리근막긴장근(같은 쪽)	불편한 부위에서 30~60초 동안 유지 능동적 관절 움직임을 4~6회 반복 실시 근육 그룹당 90~120초 실시
신장	정적 스트레칭	모음근(같은 쪽) 궁둥구멍근(반대쪽) 넙다리근막긴장근(같은 쪽)	정적: 30초간 유지
활성화	고립적 근력 강화	모음근(반대쪽) 코어 안정근 중간볼기근(같은 쪽)	4초간 신장성 수축, 관절가동범위 끝 지점에서 2초간 등척성 수축, 1초간 단축성 수축으로 10~15회 반복
통합*	통합된 동적 움직임	스텝 업 오버헤드 케이블 프레스	제어하면서 10~15회 반복

*NOTE: 고객 능력, 운동 역량, 필요성에 맞게 진전도 상향(progressive) 또는 진전도 하향(regressive)

트레이닝 팁

몸통이 돌아갈 때의 프로그래밍

싱글 레그 스쿼트를 하는 동안 때때로 몸통이 안쪽이나 바깥쪽으로 돌아가는 것을 볼 수 있다. 이것은 일반적으로 입각기 다리의 과활성 엉덩관절 내외부 돌림근과 쌍을 이루는 저활성 큰볼기근 및 중간볼기근 때문이다. 안쪽으로 돌아가면 넙다리근막긴장근과 모음근 복합체(엉덩관절 안쪽돌림근)가 과다하게 활동할 가능성이 있다. 바깥쪽으로 돌아가면 궁둥구멍근(엉덩관절 바깥돌림근), 큰모음근의 뒤쪽섬유, 넙다리두갈래근이 과다하게 활동할 가능성이 매우 높다.

몸통이 안쪽으로 돌아가도록 하는 과활성/저활성 근육은 본질적으로 무릎의 외반(X자 다리)을 일으키는 근육과 동일하다. 사실, 이 두 가지 움직임 손상은 함께 나타나는 경우가 매우 많으며, OHSA에서 눈에 띄게 무릎 외반(X자 다리)이 발견되는 고객도 SLSA 중에 몸통이 안쪽으로 돌아갈 것으로 예상할 수 있다. SLSA에서 몸통이 안쪽으로 돌아간다면 돌아간 쪽 신체의 어느 쪽이든(즉, SLSA로 테스트 중인 스탠스 다리) 무릎 외반(X다리)에 대한 교정 프로토콜을 적용하여 과도한 수평면 이동을 교정할 수 있다.

SLSA에서 몸통이 바깥쪽으로 돌아가는 것은 더 드물게 나타나지만, 두 발 및 한 발 스쿼트 운동 패턴에 적합한 형태를 연습하고, 궁둥구멍근을 억제하고 큰볼기근과 중간볼기근을 활성화하여 해결할 수 있다.

LPHC와 관련된 일반적인 문제

LPHC와 관련된 대부분의 일반적인 부상에는 허리 통증, 엉치엉덩관절(Sacroiliac Joint) 기능장애, 근육 좌상(muscle strain), 골반바닥근(pelvic floor) 기능장애 등이 있다. 그러나 신체는 상호 연결된 사슬이며 LPHC 부위의 보상 또는 움직임 손상은 신체의 다른 부위에서 기능장애를 초래할 수 있다.

중요

이 섹션은 LPHC의 특정 의학적 증상에 대한 일반적인 정보를 제공하기 위한 것이다. 제공된 정보를 사용하여 의학적 증상을 진단해서는 안 된다. 고객이 잠재적인 의학적 상태에 대한 진단이 필요하다면 적절한 의료 전문가에게 의뢰해야 한다. 이를 통해 고객의 안전과 적절한 실무 범위를 준수할 수 있다.

허리 통증

허리 통증은 미국 사회에서 중요한 문제이며 최대 35%의 인구가 만성 허리 질환으로 인해 활동 감소를 겪고 있고, 그중 약 7%는 6개월 이상 지속되는 허리 문제를 가지고 있다(미국 보건복지부, 2019). 심한 통증이 있는 고객은 의사나 의료 전문가에게 의뢰하는 것이 무엇보다 중요하다. 불행히도 허리 통증은 우리 사회에서 만연한 문제이다. 허리 통증은 근육 불균형, 가동성 저하, 디스크 병리(disc pathology), 후면관절(Facet Joint) 기능장애, 관절 퇴행(척추관절 강직증) 및 척추 불안정을 포함하지만, 이에 국한되지 않는 여러 가지 잠재적 원인으로 인해 매우 복잡하다(Cheatham & Kolber, 2016). 잠재적 원인은 일반적으로 의료 전문가에 의해 진단되며, 이들은 활동 조정, 약물 치료, 재활 의뢰, 때로는 수술 등을 통해 치료하거나 관리해 나가도록 한다. 피트니스 전문가는 이러한 고객을 위한 지속적인 치료의 일부로서 중요한 역할을 할 수 있다. 이러한 고객은 대개 재활 프로그램을 마친 후 피트니스 환경으로 들어간다. 피트니스 전문가는

전문적으로 알아보기

복부 브레이싱(bracing) 대 복부 할로잉(hollowing)

많은 연구에서 허리 통증이 있는 사람들의 복근 활성화 테크닉, 즉 복부 할로잉(드로잉 인)과 복부 브레이싱의 이점을 주장하고 있다. 복부 할로잉(또는 드로우 인 운동)과 복부 브레이싱은 모두 치료사, 트레이너 및 기타 운동 전문가에 의해 통합되어 허리가 불안정한 환자에게 도움을 주고 있다(Vaičienė et al., 2018). 전문가들은 이러한 훈련법 중 하나를 선택하면서 다른 훈련법의 유효성과 가치를 등한시하는 경향이 있다. 통합 훈련은 고객에게 최적의 결과가 나타날 수 있는 방법을 찾고 적절한 시간 동안 작동하는 모든 근거를 실현하는 것을 기반으로 한다. 다음은 실제 적용에 대한 더 나은 이해를 제공하기 위해 복부 할로잉 및 복부 브레이싱과 관련된 연구를 간략히 검토한 것이다.

연구에 따르면 등척성 척추 안정화 훈련은 LPHC를 단단하게 발달시키는 데 동적 운동보다 우수하다. 그러나 여기서는 척추의 튼튼함이 아니라 복부 할로잉과 브레이싱이 허리를 강화하고 지지하는 데 우수한 효과가 있는지 여부가 논쟁거리이다. 복부 브레이싱을 하는 동안 배가로근을 사용하면 허리 통증(LBP)을 최소화하고 LPHC 안정성을 높이는 데 매우 효과적인 것으로 나타났다. 근거에 따르면 복부 속이 빈 상태에서 깊은 복부 근육이 더 활성화되고 복부 브레이싱을 통해 표면 근육이 더 활성화된다고 한다(Vaičienė et al., 2018). 할로잉은 운동 중 글로벌 근육 활동의 촉진을 최소화하면서 국소 척추 안정근(Kim & Oh, 2015; Lee et al., 2013, 2016; Suehiro et al., 2014)과 LPHC 안정성을 증가시킨다(Kahlaee et al., 2017; Suehiro et al., 2014). 복부 할로잉은 한 발 뛰기(hopping task)에서 LPHC 안정성 및 다리의 강도를 증가시키는 데 복부 브레이싱보다 우수한 것으로 밝혀졌다(Dupeyron et al., 2013). 척추의 중립을 유지하고 갈비가로막(가슴과 배) 호흡을 하는 것이 복부 할로잉을 수행하는 동안 최적으로 근육을 활성화하는 데 중요해 보이지만, Maeo 등(2013)은 복부 브레이싱이 깊은 코어 근육을 활성화하는 더 효과적인 기법 중 하나라고 지적한다. 수직으로 점프 착지를 하는 동안 복부 브레이싱은 골반 안정성을 향상시키고 감각 운동 조절 및 다리의 자세를 개선하며 허리를 보호하면서 ACL 부상과 관련된 생체역학적 요인을 감소시키는 것으로 나타났다(Haddas et al., 2016). 그러나 여러 데이터에서 복부 할로잉만을 이용한 LBP 치료 효과에 대해 의문을 제기한다(Vasseljen et al., 2012; Wong et al., 2013). Monfort-Panego 등(2009)은 근전도(EMG) 피드백을 사용하여 복부 운동에 대한 문헌을 종합하고, 척추 안정성에 대한 생체역학 연구에서 LPHC의 로컬 및 글로벌 근육이 척추 안정성을 달성하는 데 중요하고 조화로운 역할을 한다는 것을 보여주었다. 운동과 척추에 관한 최고 권위자 중 한 사람인 McGill(2016)은 복부 할로잉을 지지하지 않으며, 배꼽을 끌어당길 필요 없이 복부 브레이싱이 적절하게 수행될 때 배가로근이 활성화된다고 주장했다. 그는 허리를 보호하는 데 있어서 코어의 단단함이 더 중요하다는 근거를 제시했다(Lee & McGill, 2015).

그렇다면 교정 운동 전문가는 어떤 것을 해야 할까?

복부 브레이싱과 복부 할로잉 운동 모두 LPHC 안정화를 증가시킨다는 근거가 있다. 우리는 이 두 기술의 효과에 대한 논쟁이 아니라 적용에 대한 논쟁을 해야 한다. 그러면 언제 어떻게 사용해야 할까? 훈련의 초기 단계에서는 복부 할로잉을 지시하는 것이 배가로근을 활성화하기 때문에 좋다. 복부 브레이싱은 코어 안정화 운동 중에 즉시 시행하여 LPHC의 강도를 높이고 움직임을 최소화할 수 있다. 통합 모델의 가치는 전문가가 한 가지 기술에만 국한하지 않고 고객에게 가치와 결과를 제공하는 모든 기술을 구현할 수 있다는 것이다. 여기에 복부 할로잉과 복부 브레이싱이 모두 포함된다.

허리에 직접 손을 쓰지 않고도 허리 통증에 영향을 미칠 수 있는 관련 요소를 지속적으로 연구하는데, 여기에는 운동 조절 가동성, 고립성 LPHC 근력 강화, 리프팅과 인체공학 및 고객 교육의 개선 등이 있다. 예를 들어, 허리 통증과 피트니스 전문가가 제공할 수 있는 개입 사이에는 수많은 관계가 있다. 부족한 수동적 엉덩관절 폄(Roach et al., 2015), 골반전방경사 증가(Król et al., 2017), 요추전만 증가(Hosseinifar et al., 2017), LPHC 안정성 제한(McGill, 2016; Mitra & Mande, 019; Puntumetakul et al., 2018), 큰볼기근 약화(Amabile et al., 2017), 중간볼기근 약화(Cooper et al., 2016), 너무 오래 앉아 있기(Brakenridge et al., 2018), 어색한 몸통 자세(Nourollahi et al., 2018), LPHC 근육의 변경된 운동 조절(Roshini & Leo Aseer, 2019), 그리고 골반바닥 기능 이상(Algudairi et al., 2019; Dufour et al., 2018)은 모두 허리 통증과 관련이 있다. 이것들은 교정 운동 전문가가 운동, 지시 및 교육을 통해 고객과 함께 해결할 수 있는 모든 문제들이지만, 이러한 전략은 피트니스 전문가의 실무 범위 내에서 수행되어야 한다.

추간판 손상

추간판(척추사이원반, intervertebral disc) 손상의 정확한 메커니즘은 불분명하지만 일반적으로 움직임과 과중한 압력의 결합으로 인해 발생한다고 한다. 디스크 압력과 스트레스의 증가는 허리뼈의 운동학에 영향을 받는다. 디스크 압력은 허리 굽힘과 함께 증가하고 활동을 수행하는 동안 척추전만이 감소한다. 또한 허리뼈에 움직임이 결합되면 디스크에 가해지는 부담을 증가시키고 측면 굽힘과 함께 굽힘을 유발하는 것으로 밝혀졌다(Neumann et al., 2016). 이러한 동작의 결합은 연구자들에 의해 축 방향 토크를 생성한다는 것을 연구자들이 입증하였으며, 이것은 추간판탈출증 발병을 증가시키게 된다. 다른 연구자들은 이 모든 요소를 결합하여 디스크의 굽힘과 비틀림 모멘트와 결합된 압박이 손상된 추간판의 조기 퇴행의 원인이 된다는 것을 증명했다. 골반 비대칭(엉덩뼈 비대칭적 돌림 또는 엉치엉덩관절 비대칭)은 서 있거나 앉아 있을 때 HMS의 움직임을 변화시키는 것으로 나타났다. 골반 비대칭은 전체 LPHC의 정적 자세를 변화시켜 정상적인 관절운동학을 변화시킨다(coupling movement of the spine; Sorensen et al., 2016). 몸통 운동학의 이러한 변화는 비특이성 LBP와 관련이 있다(Jandre Reis & Macedo, 2015). 또한 비대칭적 엉덩관절 돌림, 엉덩관절 안쪽돌림 관절가동범위의 감소가 엉치엉덩관절 기능장애가 있는 고객에게 존재한다는 것이 입증되었다(Cibulka et al., 1998)(그림 13-18).

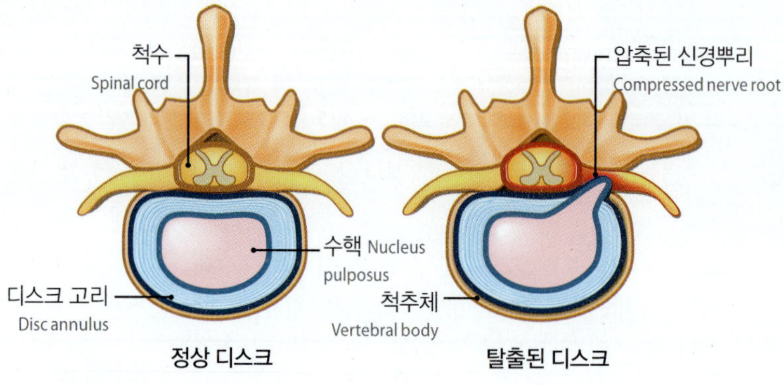

그림 13-18 추간판 손상
© Designua/Shutterstock

엉치엉덩관절 기능장애

엉치엉덩관절(천장관절, sacroiliac joint) 통증은 엉치엉덩관절에서 발생하는 증상을 말한다. 엉치엉덩관절에서 발생하는 통증은 엉덩관절과 골반의 다른 부분, 때로는 다리 아래까지 통증을 유발한다(Kurosawa et al., 2017). 엉치엉덩관절 통증과 관련된 기계적 특징은 논란의 여지가 있다. 일부 근거는 엉치엉덩관절에서 발생하는 약간의 움직임을 시사하는 것으로 보인다(Vleeming et al., 2012). 그러나 움직임이 증상에 어떤 영향을 미치는지는 명확하지 않다. 불행히도 LPHC에는 광범위한 통증 유발 신경 수용체와 함께 수많은 인대, 근막 및 근육 구조가 존재한다(Cheatham & Kolber, 2016).

엉치엉덩관절 통증의 원인이 될 수 있는 메커니즘에는 LPHC 근육 불균형, 신경 운동(neuromotor) 약화, 외상, 과도한 사용, 앉은 자세 불량, 임신이 있지만, 이것이 전부는 아니다. 이 때문에 특정 통증 부위를 식별하기가 어려울 수 있다(Cheatham & Kolber, 2016). 피트니스 전문가는 엉치엉덩관절 통증 병력이 있는 고객은 제자리 움직임 평가, 동적 및 기능적 움직임에서 운동 조절 감소와 수행력 저하를 보일 수 있다는 것을 기억해야 한다(Hungerford et al., 2003).

허리 통증과 마찬가지로 피트니스 전문가는 이러한 고객을 위해 지속적인 관리와 수행의 일부로서 중요한 역할을 할 수 있다. 이러한 고객은 대개 재활 프로그램을 마친 후 피트니스 환경으로 들어간다. 피트니스 전문가는 LPHC 주변의 안정성과 가동성을 향상시키는 데 집중할 수 있다. 안정성을 위해서는, LPHC 근육 안정화 운동은 엉치엉덩관절에 영향을 미치는 근육의 운동 조절과 안정성을 회복하는 데 도움을 주는 것이 고객에게 도움이 된다(Pel et al., 2008; Wallden, 2014). 가동성을 위해서는 엉덩관절 관절가동범위를 개선하고 엉덩관절 굽힘근, 넙다리네갈래근, 모음근 복합체 및 햄스트링 복합체의 유연성을 강화하면 이러한 고객에게 긍정적인 결과를 줄 수 있다(Cibulka et al., 1998; Kurosawa et al., 2017; Massoud Arab et al., 2011; Sadeghisani et al., 2015).

전문적으로 알아보기

교정 운동 전문가는 허리 및/또는 엉치엉덩관절 기능장애로 인한 통증 부위를 인식할 수 있어야 한다. 허리뼈 통증 부위는 대부분 영향을 받는 척수 수준에 따라 결정된다. 예를 들어, L5–S1 수준에서 추간판탈출이 있다면 다리에서 발로 내려가는 통증과 신경학적 증상(예: 무감각과 따끔거림)을 유발할 가능성이 있다. 더 높은 척수 수준(예: L1–L3)의 손상은 LPHC에서 증상을 일으킬 수 있다. 허리뼈 통증 의뢰부위를 피부분절(dermatomes)이라고 한다(Cheatham & Kolber, 2016)(**그림 13–19**). 엉치엉덩관절 통증은 주로 엉덩이 뒤쪽이나 엉치뼈 부위 주변에서 발생하며 일부 개인의 경우 사타구니 또는 뒤쪽 측면 다리를 지나 무릎까지 내려갈 수 있다(**그림 13–20**)(Cheatham & Kolber, 2016; Kurosawa et al., 2017).

피트니스 전문가는 실무 범위를 넘어서지 않도록 주의하면서 잠재적인 허리 또는 엉치엉덩관절 병리 진단을 해서는 안 된다. 이 정보는 이러한 병리에 대한 보다 심층적인 정보를 통해 피트니스 전문가가 잠재적인 안전 문제를 더 잘 인식하는 데 사용되어야 하며, 필요한 경우 고객을 의료 전문가에게 의뢰해야 한다.

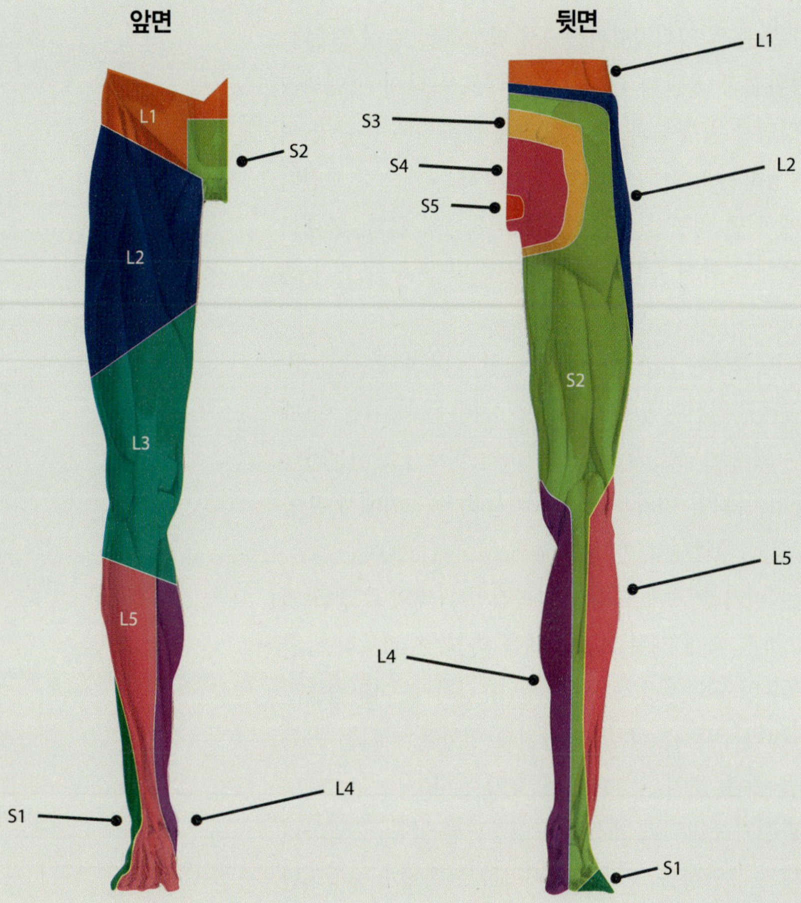

그림 13-19 허리 및 엉치뼈 척추 통증 부위

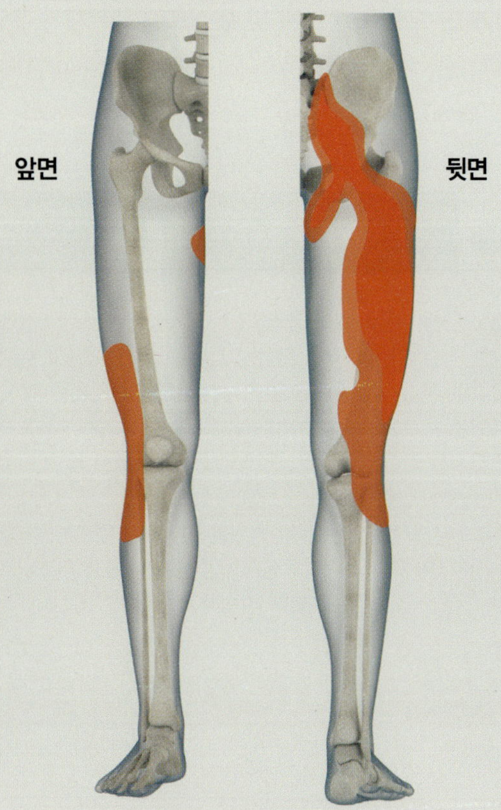

그림 13-20 엉치엉덩관절 통증 부위

근육 좌상

근육 좌상(근과도긴장, muscle strain)은 근육 또는 근육-힘줄 단위에 발생하는 부상이다. 근육이 그 능력을 초과하여 작동함으로써 근섬유가 찢어지게 되면 근육 좌상이 발생할 수 있다. 경미한 좌상에서는 고객이 당김 또는 긴장 상태를 보고한다. 더 심하면 갑작스러운 찢어짐이나 파열을 느껴 근육에 즉각적인 통증과 약화를 유발할 수 있다(표 13-8)(Floyd, 2017). 부종, 변색(반상출혈) 및 기능 상실은 부상 후에 자주 발생한다(Cheatham & Kolber, 2016). LPHC 및 하부 운동 사슬과 관련된 근육 좌상은 주로 넙다리네갈래근, 햄스트링 및 모음근(사타구니)에서 발생한다.

넙다리네갈래근과 햄스트링 그룹의 근육 좌상은 대개 근육의 심한 스트레치 또는 빠르고 강력한 수축(예: 전력 질주)으로 발생한다. 이 중 햄스트링은 신체에서 긴장의 빈도가 가장 높고 달리기, 점프 스포츠에서 흔히 좌상이 나타나는 부위이다. 가장 일반적인 위험 요인은 이전 부상과 동일한 근육 손상, 나이, 유연성 부족, 다리 근육 불균형, 부적절한 준비 운동 및 잘못된 훈련이 있지만, 이것이 전부는 아니다(Ahmad et al., 2013; Cheatham & Kolber, 2016).

모음근 또는 사타구니 좌상은 축구, 아이스하키, 피겨 스케이팅과 같은 스포츠에서 흔히 발생한다(Kerbel et al., 2018). 이러한 활동에는 폭발적인 가속, 감속 및 방향 전환이 필요하다. 부상이 발생하면 고객은 처음에 사타구니 근육의 당김에 이어 심한 통증과 기능 상실을 보고할 수 있다. 가장 일반적인 위험 요인은 이전 부상, 시즌 전 훈련 오류, 코어 근육 약화 및 모음근과 벌림근 사이의 근육 불균형이 있지만, 그 외의 다른 이유도 있을 수 있다(Cheatham & Kolber, 2016; Kerbel et al., 2018).

표 13-8 근육 좌상 분류

등급	설명
1등급(경미한 좌상)	결과: 근섬유 손상이 거의 없음 증상: 경미 또는 중간 정도의 통증 기능적 능력: 경미한 약화 또는 정상적인 힘
2등급(중등도 좌상)	결과: 더 많은 수의 근섬유 손상 증상: 중간 정도 또는 심한 통증, 가벼운 부기 및 변색 가능성 기능적 능력: 현저한 약화
3등급(중증 좌상)	결과: 근섬유가 완전히 파열됨 증상: 터지거나 찢어지는 느낌과 심한 통증, 부기 및 변색 기능적 능력: 근육 기능 상실

Reproduced from Eckert, R. (2016). Transtheoretical model – Applications to personal training. Personal Training Quarterly, 3, 26.

요약

LPHC는 통합된 기능 단위로 작동하여 전체 운동 사슬이 시너지 효과를 발휘하도록 힘을 생성하고 줄이며 방향과 힘의 변화에 대해 다중 평면에서 동적으로 안정화되도록 한다. 효율적인 상태에서 각 구조의 구성 요소는 체중을 분산하고 힘을 흡수하며 지면 반력을 전달한다.

이 통합되고 상호 의존적인 시스템은 동적 활동 중에 효율적으로 작동할 수 있도록 적절하게 훈련되어야 한다. LPHC와 관련된 많은 근육으로 인해 이 부위의 기능장애는 잠재적으로 팔다리 모두의 기능장애로 이어질 수 있고, 팔다리의 기능장애는 LPHC 기능장애를 초래할 수 있다. 이러한 이유로 LPHC는 평가해야 할 중요한 부위이며 움직임 손상이 있는 대부분의 사람에게서 해결해야 하는 부위이기도 하다.

참고 문헌

Ahmad, C. S., Redler, L. H., Ciccotti, M. G., Maffulli, N., Longo, U. G., & Bradley, J. (2013). Evaluation and management of hamstring injuries. *The American Journal of Sports Medicine*, *41*(12), 2933–2947. https://doi.org/10.1177/0363546513487063

Algudairi, G., Aleisa, E., & Al-Badr, A. (2019). Prevalence of neuropathic pain and pelvic floor disorders among females seeking physical therapy for chronic low back pain. *Urology Annals, 11*(1), 20–26.

Almeida, G. P., Silva, A. P., Franca, F. J., Magalhães, M. O., Burke, T. N., & Marques, A. P. (2016). Relationship between frontal plane projection angle of the knee and hip and trunk strength in women with and without patellofemoral pain. *Journal of Back and Musculoskeletal Rehabilitation*, *29*(2), 259–266. https://doi.org/10.3233/bmr-150622

Amabile, A. H., Bolte, J. H., & Richter, S. D. (2017). Atrophy of gluteus maximus among women with a history of chronic low back pain. *PLoS One*, *12*(7), e0177008. https://doi.org/10.1371/journal.pone.0177008

Arab, A. M., Soleimanifar, M., & Nourbakhsh, M. R. (2019). Relationship between hip extensor strength and back extensor length in patients with low back pain: A cross-sectional study. *Journal of Manipulative and Physiological Therapeutics*, *42*(2), 125–131. https://doi.org/10.1016/j.jmpt.2019.03.004

Araujo, V. L., Souza, T. R., Carvalhais, V. O. D. C., Cruz, A. C., & Fonseca, S. T. (2017). Effects of hip and trunk muscle strengthening on hip function and lower limb kinematics during step-down task. *Clinical Biomechanics*, *44*, 28–35. https://doi.org/10.1016/j.clinbiomech.2017.02.012

Baldon, R., Piva, S. R., Scattone Silva, R., & Serrao, F. V. (2015). Evaluating eccentric hip torque and trunk endurance as mediators of changes in lower limb and trunk kinematics in response to functional stabilization training in women with patellofemoral pain. *American Journal of Sports Medicine*, *43*(6), 1485–1493. https://doi.org/10.1177/0363546515574690

Brakenridge, C. L., Chong, Y. Y., Winkler, E. A. H., Hadgraft, N. T., Fjeldsoe, B. S., Johnston, V., Straker, L. M., Healy, G. N., & Clark, B. K. (2018). Evaluating short-term musculoskeletal pain changes in desk-based workers receiving a workplace sittingreduction intervention. *International Journal of Environmental Research and Public Health*, *15*(9), 1975. https://doi.org/10.3390/ijerph15091975

Calvo-Muñoz, I., Gómez-Conesa, A., & Sánchez-Meca, J. (2013). Prevalence of low back pain in children and adolescents: A meta-analysis. *BMC Pediatrics*, *13*, 14. https://doi.org/10.1186/1471-2431-13-14

Caneiro, J. P., O'Sullivan, P., Burnett, A., Barach, A., O'Neil, D., Tveit, O., & Olafsdottir, K. (2010). The influence of different sitting postures on head/neck posture and muscle activity. *Manual Therapy*, *15*(1), 54–60. https://doi.org/10.1016/j.math.2009.06.002

Cheatham, S. W., & Kolber, M. J. (2016). *Orthopedic management of the hip and pelvis*. Elsevier.

Cheatham, S. W., & Kreiswirth, E. M. (2014). The regional interdependence model: A clinical examination concept. *International Journal of Athletic Therapy & Training*, *19*(3), 8–14. https://doi.org/10.1123/ijatt.2013-0113

Cibulka, M. T., Sinacore, D. R., Cromer, G. S., & Delitto, A. (1998). Unilateral hip rotation range of motion asymmetry in patients with sacroiliac joint regional pain. *Spine*, *23*(9), 1009–1015. https://doi.org/10.1097/00007632-199805010-00009

Cooper, N. A., Scavo, K. M., Strickland, K. J., Tipayamongkol, N., Nicholson, J. D., Bewyer, D. C., & Sluka, K. A. (2016). Prevalence of gluteus medius weakness in people with chronic low back pain compared to healthy controls. *European Spine Journal*, *25*(4), 1258–1265. https://doi.org/10.1007/s00586-015-4027-6

Cronstrom, A., Creaby, M. W., Nae, J., & Ageberg, E. (2016). Modifiable factors associated with knee abduction during weightbearing activities: A systematic review and meta-analysis. *Sports Medicine*, *46*(11), 1647–1662. https://doi.org/10.1007/s40279-016-0519-8

Daniels, J. M., Pontius, G., El-Amin, S., & Gabriel, K. (2011). Evaluation of low back pain in athletes. *Sports Health*, *3*(4), 336–345. https://doi.org/10.1177/1941738111410861

De Blaiser, C., De Ridder, R., Willems, T., Vanden Bossche, L., Danneels, L., & Roosen, P. (2019). Impaired core stability as a risk factor for the development of lower extremity overuse injuries: A prospective cohort study. *American Journal of Sports Medicine*, *47*(7), 1713–1721. https://doi.org/10.1177/0363546519837724

Dufour, S., Vandyken, B., Forget, M. J., & Vandyken, C. (2018). Association between lumbopelvic pain and pelvic floor dysfunction in women: A cross sectional study. *Musculoskeletal Science & Practice, 34*, 47–53.

Dülger, E., Bilgin, S., Bulut, E., İnal İnce, D., Köse, N., Türkmen, C., Çetin, H., & Karakaya, J. (2018). The effect of stabilization exercises on diaphragm muscle thickness and movement in women with low back pain. *Journal of Back and Musculoskeletal Rehabilitation, 31*(2), 323–329. https://doi.org/10.3233/BMR-169749

Dupeyron, A., Hertzog, M., Micallef, J. P., & Perrey, S. (2013). Does an abdominal strengthening program influence leg stiffness during hopping tasks? *Journal of Strength & Conditioning Research, 27*(8), 2129–2133. https://doi.org/10.1519/JSC.0b013e318278f0c7

Emami, F., Yoosefinejad, A. K., & Razeghi, M. (2018). Correlations between core muscle geometry, pain intensity, functional disability and postural balance in patients with nonspecific mechanical low back pain. *Medical Engineering & Physics, 60*, 39–46. https://doi.org/10.1016/j.medengphy.2018.07.006

Fatahi, F., Ghasemi, G., Karimi, M., & Beyranvand, R. (2019). The effect of eight weeks of core stability training on the lower extremity joints moment during single-leg drop landing. *Baltic Journal of Health & Physical Activity, 11*(1), 34–44. https://doi.org/10.29359/BJHPA.11.1.04

Floyd, R. T. (2017). *Manual of structural kinesiology* (20th ed.). McGraw-Hill Education.

Foroughi, F., Sobhani, S., Yoosefinejad, A. K., & Motealleh, A. (2019). Added value of isolated core postural control training on knee pain and function in women with patellofemoral pain syndrome: A randomized controlled trial. *Archives of Physical Medicine and Rehabilitation, 100*(2), 220–229. https://doi.org/10.1016/j.apmr.2018.08.180

Fuglsang, E. I., Telling, A. S., & Sárensen, H. (2017). Effect of ankle mobility and segment ratios on trunk lean in the barbell back squat. *Journal of Strength & Conditioning Research, 31*(11), 3024–3033. https://doi.org/10.1519/JSC.0000000000001872

Ha, S. M., Kwon, O. Y., Kim, S. J., & Choung, S. D. (2014). The importance of a normal breathing pattern for an effective abdominal-hollowing maneuver in healthy people: An experimental study. *Journal of Sport Rehabilitation, 23*(1), 12–17. https://doi.org/10.1123/jsr.2012-0059

Habets, B., Smits, H. W., Backx, F. J. G., van Cingel, R. E. H., & Huisstede, B. M. A. (2017). Hip muscle strength is decreased in middle-aged recreational male athletes with midportion Achilles tendinopathy: A cross-sectional study. *Physical Therapy in Sport, 25*, 55–61. https://doi.org/10.1016/j.ptsp.2016.09.008

Haddas, R., Hooper, T., James, C. R., & Sizer, P. S. (2016). Volitional spine stabilization during a drop vertical jump from different landing heights: Implications for anterior cruciate ligament injury. *Journal of Athletic Training, 51*(12), 1003–1012. https://doi.org/10.4085/1062-6050-51.12.18

Hodges, P., Holm, A. K., Hansson, T., & Holm, S. (2006). Rapid atrophy of the lumbar multifidus follows experimental disc or nerve root injury. *Spine, 31*(25), 2926–2933. https://doi.org/10.1097/01.brs.0000248453.51165.0b

Hosseinifar, M., Ghiasi, F., Akbari, A., & Ghorbani, M. (2017). The effect of stabilization exercises on lumbar lordosis in patients with low back pain. *Annals of Tropical Medicine & Public Health, 10*(6), 1779–1784. https://doi.org/10.4103/ATMPH.ATMPH_654_17

Hungerford, B., Gilleard, W., & Hodges, P. (2003). Evidence of altered lumbopelvic muscle recruitment in the presence of sacroiliac joint pain. *Spine, 28*(14), 1593–1600.

Hwang, Y. I., & Kim, K. S. (2018). Effects of pelvic tilt angles and forced vital capacity in healthy individuals. *Journal of Physical Therapy Science, 30*(1), 82–85. https://doi.org/10.1589/jpts.30.82

Iwai, K., Nakazato, K., Irie, K., Fujimoto, H., & Nakajima, H. (2004). Trunk muscle strength and disability level of low back pain in collegiate wrestlers. *Medicine & Science in Sports & Exercise, 36*(8), 1296–1300.

Jandre Reis, F. J., & Macedo, A. R. (2015). Influence of hamstring tightness in pelvic, lumbar and trunk range of motion in low back pain and asymptomatic volunteers during forward bending. *Asian Spine Journal, 9*(4), 535–540. https://doi.org/10.4184/asj.2015.9.4.535

Joseph, L. H., Hussain, R. I., Naicker, A. S., Htwe, O., Pirunsan, U., & Paungmali, A. (2014). Myofascial force transmission in sacroiliac joint dysfunction increases anterior translation of humeral head in contralateral glenohumeral joint. *Polish Annals of Medicine, 21*(2), 103–108. https://doi.org/10.1016/j.poamed.2014.07.007

Kahlaee, A. H., Ghamkhar, L., & Arab, A. M. (2017). Effect of the abdominal hollowing and bracing maneuvers on activity pattern of the lumbopelvic muscles during prone hip extension in subjects with or without chronic low back pain: A preliminary study. *Journal of Manipulative and Physiological Therapeutics, 40*(2), 106–117. https://doi.org/10.1016/j.jmpt.2016.10.009

Kerbel, Y. E., Smith, C. M., Prodromo, J. P., Nzeogu, M. I., & Mulcahey, M. K. (2018). Epidemiology of hip and groin injuries in collegiate athletes in the United States. *Orthopaedic Journal of Sports Medicine, 6*(5), 2325967118771676. https://doi.org/10.1177/2325967118771676

Kim, M.-H., & Oh, J.-S. (2015). Effects of performing an abdominal hollowing exercise on trunk muscle activity during curl-up exercise on an unstable surface. *Journal of Physical Therapy Science, 27*(2), 501–503. https://doi.org/10.1589/jpts.27.501

Król, A., Gleb, K., Polak, M., Szczygiel, E., & Wójcik, P. (2017). Relationship between mechanical factors and pelvic tilt in adults with and without low back pain. *Journal of Back and Musculoskeletal Rehabilitation, 30*(4), 699–705.

Kurosawa, D., Murakami, E., & Aizawa, T. (2017). Groin pain associated with sacroiliac joint dysfunction and lumbar disorders. *Clinical Neurology and Neurosurgery, 161*, 104–109. https://doi.org/10.1016/j.clineuro.2017.08.018

Laudner, K. G., Wong, R., & Meister, K. (2019). The influence of lumbopelvic control on shoulder and elbow kinetics in elite baseball pitchers. *Journal of Shoulder and Elbow Surgery, 28*(2), 330–334. https://doi.org/10.1016/j.jse.2018.07.015

Lee, A. Y., Baek, S. O., Cho, Y. W., Lim, T. H., Jones, R., & Ahn, S. A. (2016). Pelvic floor muscle contraction and abdominal hollowing during walking can selectively activate local trunk stabilizing muscles. *Journal of Back and Musculoskeletal Rehabilitation, 29*(4), 731–739.

Lee, A. Y., Kim, E. H., Cho, Y. W., Kwon, S. O., Son, S. M., & Ahn, S. H. (2013). Effects of abdominal hollowing during stair climbing on the activations of local trunk stabilizing muscles: A cross-sectional study. *Annals of Rehabilitation Medicine, 37*(6), 804–813. https://doi.org/10.5535/arm.2013.37.6.804

Lee, B. C., & McGill, S. M. (2015). Effect of long-term isometric training on core/torso stiffness. *Journal of Strength & Conditioning Research, 29*(6), 1515–1526. https://doi.org/10.1519/JSC.0000000000000740

Maeo, S., Takahashi, T., Takai, Y., & Kanehisa, H. (2013). Trunk muscle activities during abdominal bracing: Comparison among muscles and exercises. *Journal of Sports Science & Medicine, 12*(3), 467–474.

Massoud Arab, A., Reza Nourbakhsh, M., & Mohammadifar, A. (2011). The relationship between hamstring length and gluteal muscle strength in individuals with sacroiliac joint dysfunction. *Journal of Manual & Manipulative Therapy, 19*(1), 5–10. https://doi.org/10.1179/106698110X12804993426848

McClinton, S., Weber, C. F., & Heiderscheit, B. (2018). Low back pain and disability in individuals with plantar heel pain. *Foot, 34*, 18–22. https://doi:10.1016/j.foot.2017.09.003

McGill, S. (2016). *Low back disorders: Evidence-based prevention and rehabilitation* (3rd ed.). Human Kinetics.

Mitra, M., & Mande, M. (2019). Effectiveness of core stabilization training with pressure biofeedback in the management of mechanical low back pain in subjects between age group of 20–25 years. *Indian Journal of Physiotherapy & Occupational Therapy, 13(1), 82–87. https://doi.org/10.5958/0973-5674.2019.00016.9*

Mısırlıoğlu, T. Ö., Eren, İ., Canbulat, N., Çobanoğlu, E., Günerbüyük, C., & Demirhan, M. (2018). Does a core stabilization exercise program have a role on shoulder rehabilitation? A comparative study in young females. *Turkish Journal of Physical Medicine & Rehabilitation, 64*(4), 328–336. https://doi.org/10.5606/tftrd.2018.1418

Monfort-Pañego, M., Vera-García, F. J., Sánchez-Zuriaga, D., & Sarti-Martínez, M. A. (2009). Electromyographic studies in abdominal exercises: A literature synthesis. *Journal of Manipulative & Physiological Therapeutics, 32*(3), 232–244. https://doi.org/10.1016/j.jmpt.2009.02.007

Mucha, M. D., Caldwell, W., Schlueter, E. L., Walters, C., & Hassen, A. (2017). Hip abductor strength and lower extremity running related injury in distance runners: A systematic review. *Journal of Science and Medicine in Sport, 20*(4), 349–355. https://doi.org/10.1016/j.jsams.2016.09.002

Myer, G. D., Ford, K. R., Brent, J. L., & Hewett, T. E. (2012). An integrated approach to change the outcome part II: Targeted neuromuscular training techniques to reduce identified ACL injury risk factors. *Journal of Strength and Conditioning Research, 26*(8), 2272–2292. https://doi.org/10.1519/JSC.0b013e31825c2c7d

Neumann, D. A. (2016). *Kinesiology of the musculoskeletal system: Foundations for rehabilitation* (3rd ed.). Elsevier.

Nourollahi, M., Afshari, D., & Dianat, I. (2018). Awkward trunk postures and their relationship with low back pain in hospital nurses. *Work*, 59(3), 317–323. https://doi.org/10.3233/WOR-182683

Page, P., Frank, C. C., & Lardner, R. (2010). *Assessment and treatment of muscle imbalance: The Janda approach*. Human Kinetics.

Parfrey, K., Gibbons, S. G. T., Drinkwater, E. J., & Behm, D. G. (2014). Effect of head and limb orientation on trunk muscle activation during abdominal hollowing in chronic low back pain. *BMC Musculoskeletal Disorders, 15*(52). https://doi.org/10.1186/1471-2474-15-52

Pel, J. J., Spoor, C. W., Pool-Goudzwaard, A. L., Hoek van Dijke, G. A., & Snijders, C. J. (2008). Biomechanical analysis of reducing sacroiliac joint shear load by optimization of pelvic muscle and ligament forces. *Annals of Biomedical Engineering, 36*(3), 415–424. https://doi.org/10.1007/s10439-007-9385-8

Puntumetakul, R., Chalermsan, R., Hlaing, S. S., Tapanya, W., Saiklang, P., & Boucaut, R. (2018). The effect of core stabilization exercise on lumbar joint position sense in patients with subacute non-specific low back pain: A randomized controlled trial. *Journal of Physical Therapy Science, 30*(11), 1390–1396. https://doi.org/10.1589/jpts.30.1390

Reeve, A., & Dilley, A. (2009). Effects of posture on the thickness of transversus abdominis in pain-free subjects. *Manual Therapy, 14*(6), 679–684. https://doi.org/10.1016/j.math.2009.02.008

Roach, S. M., San Juan, J. G., Suprak, D. N., Lyda, M., Bies, A. J., & Boydston, C. R. (2015). Passive hip range of motion is reduced in active subjects with chronic low back pain compared to controls. *International Journal of Sports Physical Therapy, 10*(1), 13–20.

Roshini, P. D., & Leo Aseer, P. A. (2019). Motor control training in chronic low back pain. *Journal of Clinical and Diagnostic Research, 13*(4), YC01–YC05. https://doi.org/10.7860/JCDR/2019/39618.12746

Sadeghisani, M., Manshadi, F. D., Kalantari, K. K., Rahimi, A., Namnik, N., Karimi, M. T., & Oskouei, A. E. (2015). Correlation between hip rotation range-of-motion impairment and low back pain. A literature review. *Ortopedia Traumatologica, Rehabilitacjal, 17*(5), 455–462. https://doi.org/10.5604/15093492.1186813

Silva, R. S., Ferreira, A. L. G., Nakagawa, T. H., Santos, J. E. M., & Serrao, F. V. (2015). Rehabilitation of patellar tendinopathy using hip extensor strengthening and landing-strategy modification: Case report with 6-month follow-up. *Journal of Orthopaedic and Sports Physical Therapy, 45*(11), 899–909.

Sorensen, C. J., Johnson, M. B., Norton, B. J., Callaghan, J. P., & Van Dillen, L. R. (2016). Asymmetry of lumbopelvic movement patterns during active hip abduction is a risk factor for low back pain development during standing. *Human Movement Science, 50*, 38–46. https://doi.org/10.1016/j.humov.2016.10.003

Suehiro, T., Mizutani, M., Watanabe, S., Ishida, H., Kobara, K., & Osaka, H. (2014). Comparison of spine motion and trunk muscle activity between abdominal hollowing and abdominal bracing maneuvers during prone hip extension. *Journal of Bodywork & Movement Therapies, 18*(3), 482–488. https://doi.org/10.1016/j.jbmt.2014.04.012

Sueki, D. G., Cleland, J. A., & Wainner, R. S. (2013). A regional interdependence model of musculoskeletal dysfunction: Research, mechanisms, and clinical implications. *Journal of Manual & Manipulative Therapy, 21*(2), 90–102. https://doi.org/10.1179/2042618612y.0000000027

Tsai, L. C., Ko, Y. A., Hammond, K. E., Xerogeanes, J. W., Warren, G. L., & Powers, C. M. (2017). Increasing hip and knee flexion during a drop-jump task reduces tibiofemoral shear and compressive forces: Implications for ACL injury prevention training. *Journal of Sports Sciences, 35*(24), 2405–2411. https://doi.org/10.1080/02640414.2016.1271138

Tsang, S. M. H., Lam, A. H. M., Ng, M. H. L., Ng, K. W. K., Tsui, C. O. H., & Yiu, B. (2018). Abdominal muscle recruitment and its effect on the activity level of the hip and posterior thigh muscles during therapeutic exercises of the hip joint. *Journal of Electromyography and Kinesiology, 42*, 10–19. https://doi.org/10.1016/j.jelekin.2018.06.005

U.S. Department of Health and Human Services. (2019). Arthritis, osteoporosis, and chronic back conditions. *Healthy People 2020*. Retrieved from https://www.healthypeople.gov/2020/data-search/Search-the-Data#topic-area=3507

Vaičienė, G., Berškienė, K., Slapsinskaite, A., Mauricienė, V., & Razon, S. (2018). Not only static: Stabilization manoeuvres in dynamic exercises—a pilot study. *PLoS One, 13*(8), e0201017. https://doi.org/10.1371/journal.pone.0201017

Vasseljen, O., Unsgaard-Tøndel, M., Westad, C., & Mork, P. J. (2012). Effect of core stability exercises on feed-forward activation of deep abdominal muscles in chronic low back pain. *Spine, 37*(13), *1101–1108. https://doi.org/10.1097/BRS.0b013e318241377c*

Vleeming, A., Schuenke, M. D., Masi, A. T., Carreiro, J. E., Danneels, L., & Willard, F. H. (2012). The sacroiliac joint: An overview of its anatomy, function and potential clinical implications. *Journal of Anatomy, 221*(6), 537–567. https://doi.org/10.1111/j.1469-7580.2012.01564.x

Wallden, M. (2014). The middle crossed syndrome: New insights into core function. *Journal of Bodywork & Movement Therapies, 18*(4), 616–620. https://doi.org/10.1016/j.jbmt.2014.09.002

Winkelmann, Z. K., Anderson, D., Games, K. E., & Eberman, L. E. (2016). Risk factors for medial tibial stress syndrome in active individuals: An evidence-based review. *Journal of Athletic Training, 51*(12), 1049–1052. https://doi.org/10.4085/1062-6050-51.12.13

Wong, A. Y., Parent, E. C., Funabashi, M., Stanton, T. R., & Kawchuk, G. N. (2013). Do various baseline characteristics of transversus abdominis and lumbar multifidus predict clinical outcomes in nonspecific low back pain? A systematic review. *Pain, 154*(12), 2589–2602. https://doi.org/10.1016/j.pain.2013.07.010

CHAPTER 14

등뼈와 어깨의 교정 전략

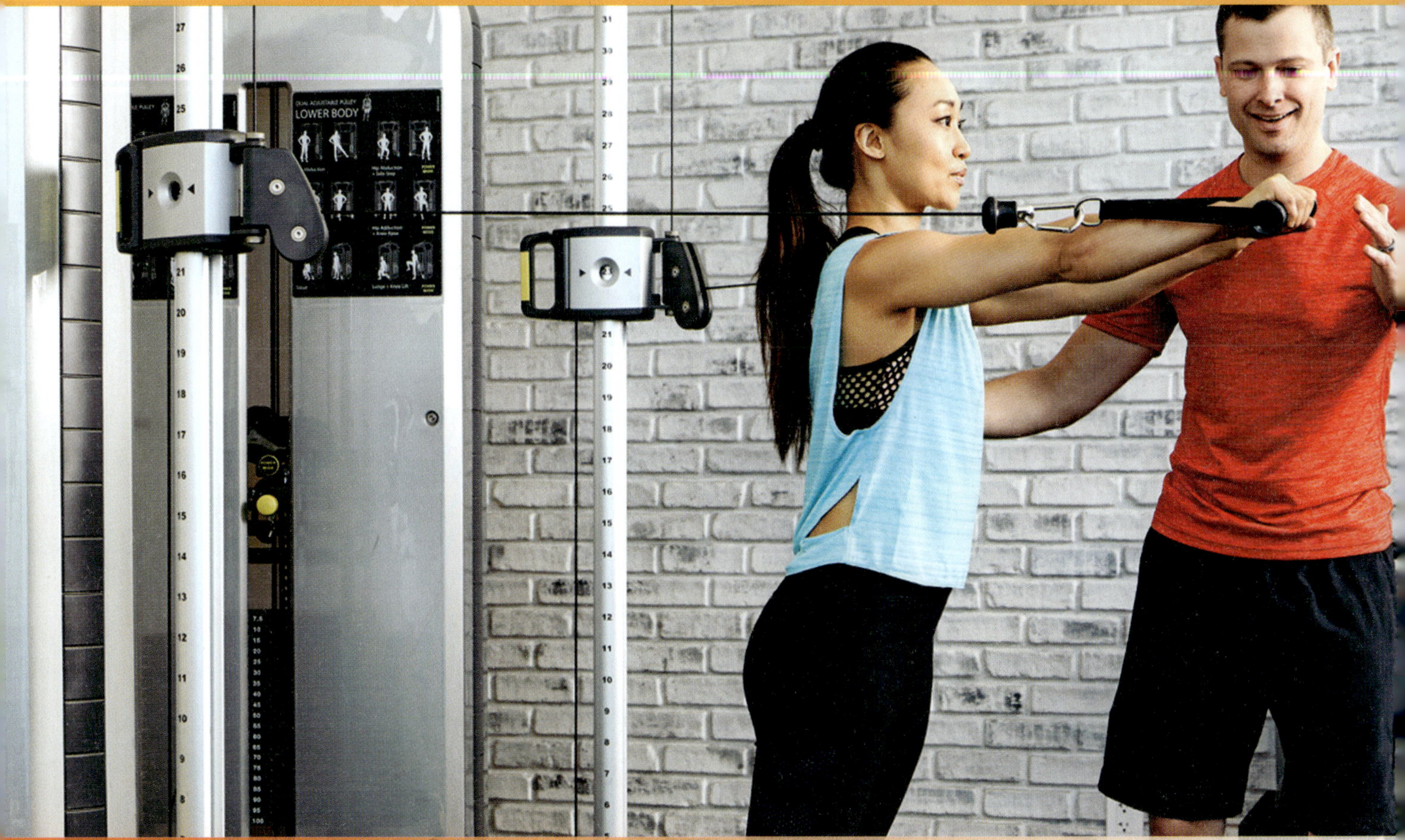

학습 목표

- 등뼈와 어깨의 기본 기능해부학을 설명할 수 있다.
- 일반적인 등뼈와 어깨 손상의 메커니즘을 파악할 수 있다.
- 변형된 등뼈와 어깨 움직임이 운동 사슬에 미치는 영향을 설명할 수 있다.
- 등뼈와 어깨에 대한 적절하며 체계적인 평가 전략을 결정할 수 있다.
- 등뼈와 어깨에 대한 적절한 교정 운동 전략을 선택할 수 있다.

개요

등뼈(thoracic spine)와 어깨는 상체에 높은 수준의 가동성(mobility)을 제공한다. 등뼈는 본질적으로 움직일 수 없지만, 등뼈 가동성이 최적화되면 어깨뼈(scapula) 및 어깨(shoulder)와 결합하여 상당한 자유도를 갖는다. 어깨는 신체에서 가장 많이 움직이는 관절이다(Moore et al., 2014). 이 가동성은 팔에 엄청난 운동 능력을 제공한다. 가동성이 크기 때문에 야구 피칭이나 배구 서브와 같은 특수한 동작을 할 수 있다.

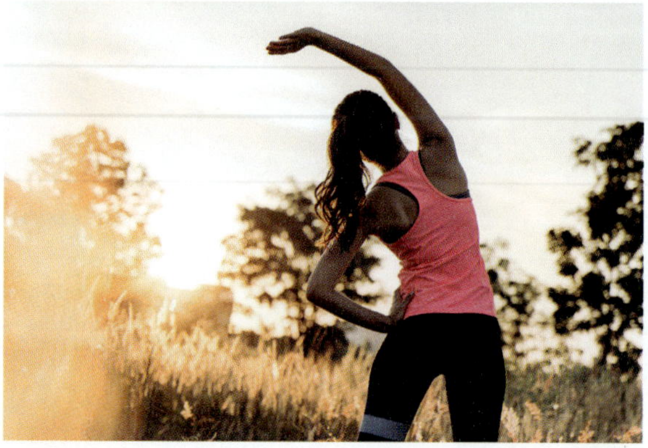

© GP PIXSTOCK/Shutterstock

신체 부위의 상호 의존성 개념에서는 등뼈와 어깨에 직접 영향을 미칠 수 있는 엉덩관절과 허리뼈 부위의 움직임 손상이 상체에 영향을 주는 것으로 본다(Sueki et al., 2013). 이 장에서는 등뼈와 어깨의 기본 기능해부학, 등뼈 및 어깨와 신체의 다른 부분과의 관계, 등뼈와 어깨 기능장애를 개선하는 데 도움이 되는 교정 전략을 검토한다.

등뼈와 어깨 기능해부학 검토

등뼈와 어깨는 운동 사슬의 다른 부위에 의해 크게 영향을 받는 곳이다. 그러나 등뼈와 어깨는 인체 움직임 시스템(human movement system, HMS)의 다른 측면에도 영향을 미칠 수 있다. 이 장은 등뼈와 어깨 해부학에 대한 검토이기 때문에 모든 해부학적 구조를 자세히 다루기보다 가장 관련성이 높은 구조에 대해 일반적인 사항을 검토한다.

뼈와 관절: 등뼈

등뼈는 목의 기저부에서 복부까지 이어지며 가슴우리와 관절로 연결된다(그림 14-1). 가슴우리와 관절로 연결되어 있기 때문에 등뼈는 허리뼈와 목뼈보다 더 단단하며 심장과 폐와 같은 가슴 내장을 보호한다(Bogduk, 2016). 그러나 등뼈는 돌림, 굽힘/폄 및 가쪽굽힘과 같은 움직임도 있다(Floyd, 2017). 이 장은 등뼈에 대한 검토이다. 더 깊은 척추 역학 교육(Advanced Spinal Mechanics Education)을 원할 경우 교정 운동 전문가는 추가적인 교육을 이수하는 것이 좋다.

등뼈는 12개의 척추로 이루어져 있으며 척추의 3대 부분 중 하나이다. 이 세 부분은 전체적으로 신체 구조를 형성하고 척수를 수용하는 24개의 뼈로 구성되어 있다(그림 14-2)(Moore et al., 2014). 척수와 그 신경은 신체, 뇌, 그리고 외부 세계 간의 정보 교환을 가능하게 한다. 갈비뼈가 12개의 등뼈 각각에 양쪽으로 붙어 있기 때문에 등뼈는 척추의 다른 부분과 비교했을 때 독특하다.

뒤에서 봤을 때 척추는 곧아야 한다. 이는 척추가 몸을 골반 위에서 중심을 유지하도록 하기 때문이다. 그러나 측면에서 보면 척추는 두 개의 후만 곡선과 두 개의 전만 곡선이 번갈아 나타난다(그림 14-3). 목과 허리에는 보통 전만 곡선으로 알려진 안쪽 만곡이 있고, 등뼈와 엉치뼈에는 후만 곡선으로 알려진 바깥쪽 만곡이 있다.

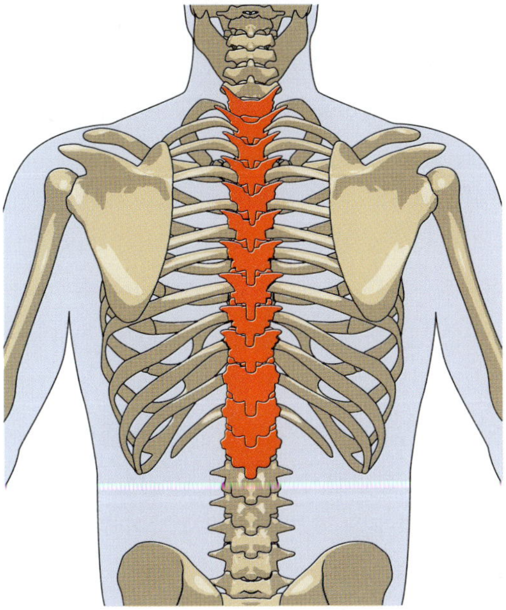

그림 14-1 등뼈와 가슴우리(rib cage)의 연결

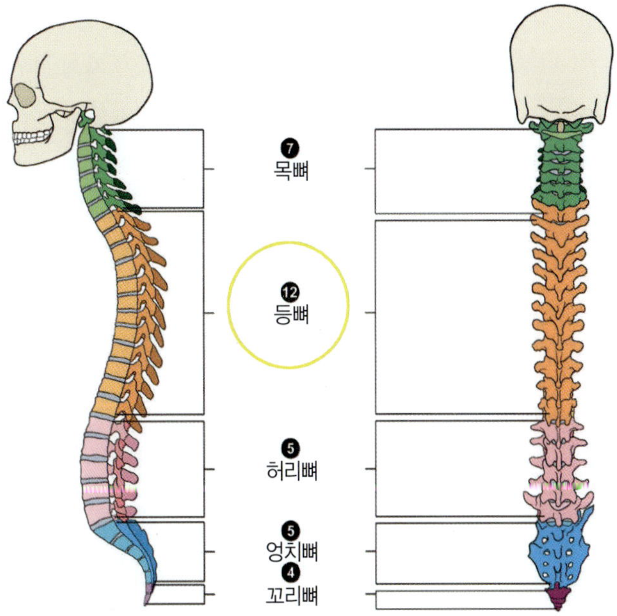

그림 14-2 척추
© udaix/Shutterstock

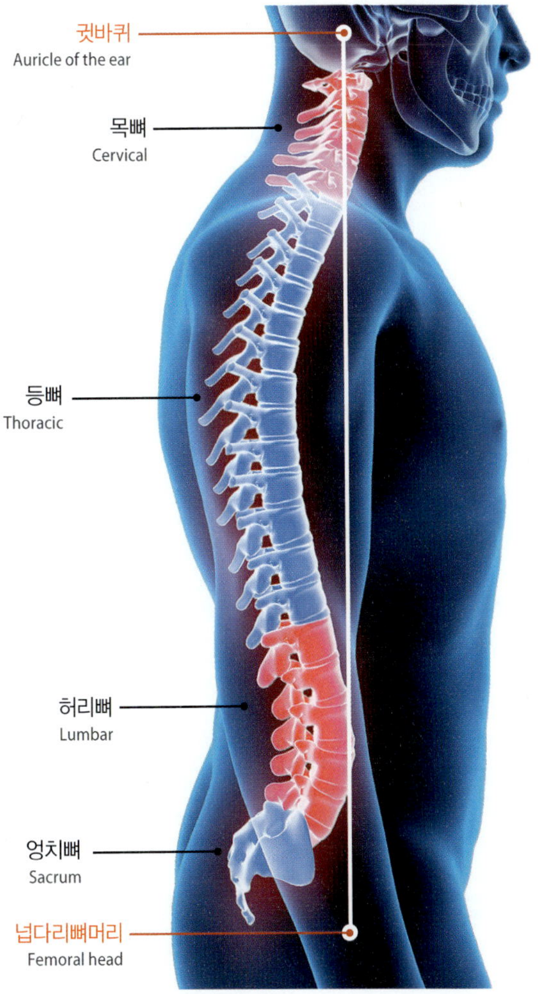

그림 14-3 정상적인 척추 곡선

이들 곡선은 서로 균형을 이루어 사람이 서 있을 때 옆에서 보면 머리가 엉덩이 위로 일직선이 되도록 한다. 이 자세로 서 있으면 중력을 최소화하여 최상의 자세로 설 수 있다. 정상적인 등뼈 후만은 측면에서 보았을 때 20~40도 사이이다. 이 범위를 초과하는 만곡은 과후만증이 있음을 의미한다(Bogduk, 2016).

중요한 구조를 보호하는(거북이 등껍질과 같이) 하나의 큰 뼈 대신에 각 척추 사이에는 공간이 있다. 이 공간에는 척추뼈를 연결하고 관절을 감싸며 각 분절 사이가 움직일 수 있도록 하는 완충재로 만들어진 추간판(intervertebral disc, IVD)이 있다. 척추의 움직임에는 굽힘, 폄, 가쪽굽힘 및 돌림이 있다(Floyd, 2017; Moore et al., 2014). 등뼈의 적절한 움직임은 위아래의 척추 분절(각각 목뼈와 허리뼈)과 어깨, 팔꿈치, 손목, 손을 포함한 팔의 움직임에 중요하다(Aspegren et al., 2007). 등뼈에서 적절한 동작이 되지 않는다면 주변 부위가 관절가동범위(ROM) 기능장애 또는 짝힘 관계(force-coupling)의 변형으로 손상될 수 있다. 예를 들어, 등뼈 가동성이 감소하면 등뼈의 제한을 보상하기 위해 목뼈 관절가동범위가 과도하게 늘어날 수 있다. 척추의 보상 부위에서 움직임이 과도하게 되면 기능장애 및/또는 통증을 유발한다.

뼈와 관절: 어깨

어깨관절(오목위팔관절)은 위팔뼈가 볼과 소켓처럼 어깨뼈의 관절오목에 들어맞는 곳이다. 일반적인 해부학적 비유는 어깨관절을 티 위에 놓여 있는 골프공으로 나타낸다(그림 14-4). 어깨관절의 독특한 구조는 안정성을 위해 뼈 구조(예: 엉덩관절의 볼과 소켓)에 덜 의존하며, 관절을 둘러싼 인대와 근육에 더 많이 의존한다(그림 14-5)(Floyd, 2017).

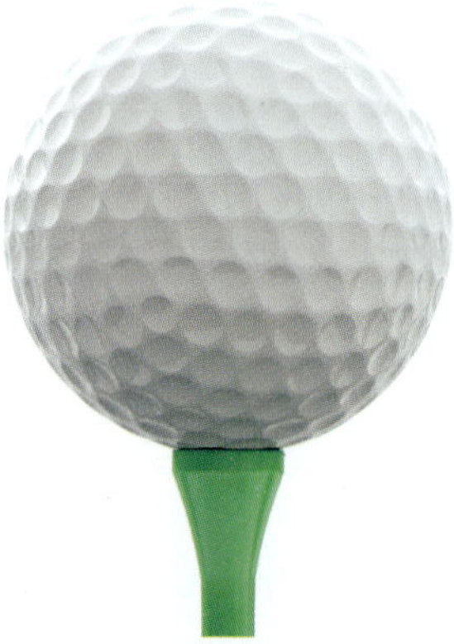

그림 14-4 골프공과 티
© CHIARI VFX/Shutterstock

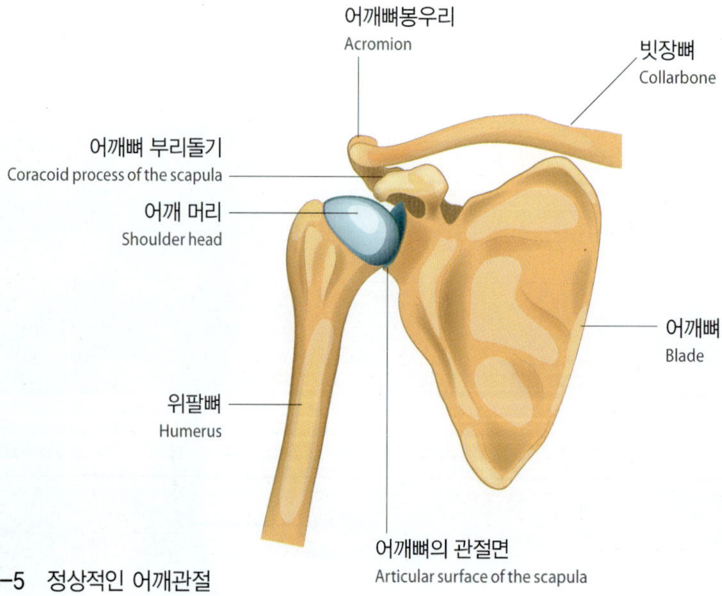

그림 14-5 정상적인 어깨관절
© Artemida-psy/Shutterstock

어깨 기능에 필수적인 또 다른 뼈는 빗장뼈(쇄골)이다. 빗장뼈는 복장빗장관절과 봉우리빗장관절을 구성하기 때문에 몸통뼈대에 유일하게 뼈 부착을 허용한다(Moore et al., 2014). 팔이음뼈(다음 섹션에서 논의됨)는 신체의 모든 관절 중 가장 큰 관절가동범위를 가지며, 특히 오목위팔(GH: GlenoHumeral)관절, 봉우리빗장(AC: AcromioClavicular)관절, 복장빗장(SC: Sterno

Clavicualr)관절, 어깨가슴관절(ScapuloThoracic joint)을 구성하는 위팔뼈, 어깨뼈, 빗장뼈, 가슴우리(흉곽) 및 복장뼈 사이관절을 구체적으로 가리킨다(Moore et al., 2014).

어깨뼈의 해부학

어깨뼈(견갑골, shoulder blade)는 위팔과 상부 등근육을 연결하는 역할을 한다. 빗장뼈와 함께 어깨뼈는 팔이음뼈(상지대, shoulder girdle)를 형성하고 위팔뼈와 연결되어 오목위팔관절을 형성한다(그림 14-6)(Moore et al., 2014).

팔이음뼈 Shoulder girdle

팔을 몸통뼈대에 연결하는 뼈와 관절. 어깨뼈(scpulae), 빗장뼈(clavicles), 복장뼈(stercum)의 복장뼈자루(manubrium: 넓은 상부)로 구성된다.

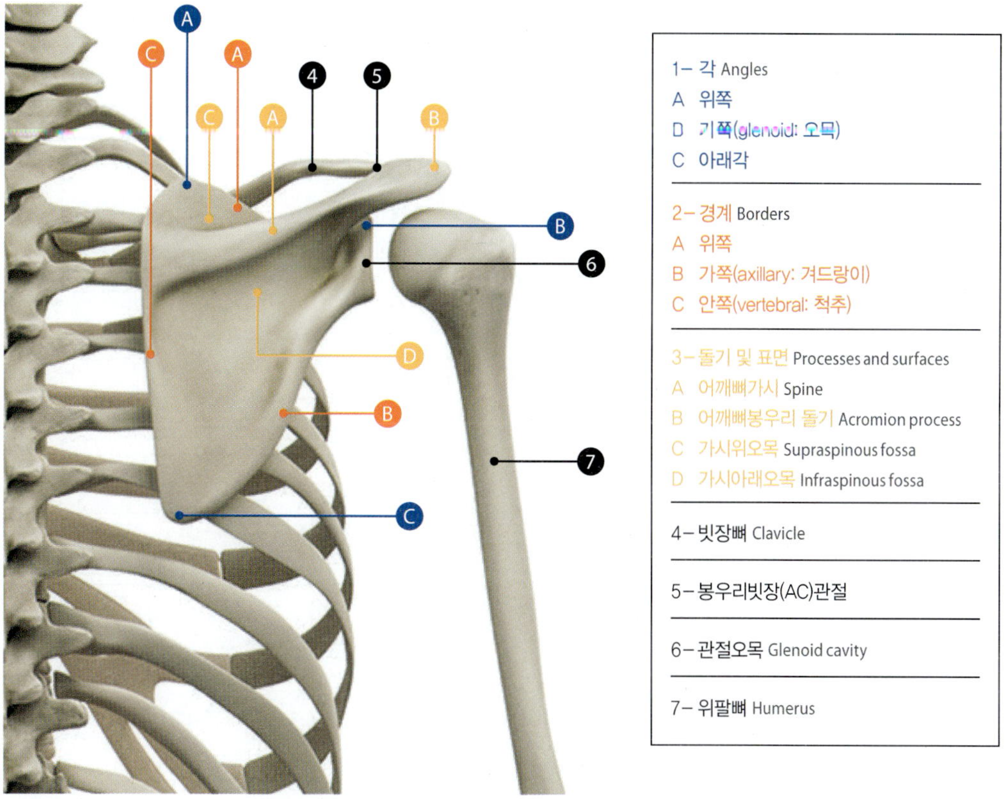

그림 14-6 표지가 있는 후방 팔이음뼈

© Stock Photos|Bone/Getty images

어깨뼈는 위쪽(superior), 아래쪽(inferior) 및 가쪽(glenoid: 관절오목)의 세 각도와 위쪽, 가쪽(겨드랑이) 및 안쪽(척추) 모서리가 있는 납작뼈이다.

어깨뼈의 뒤쪽에는 그 높이의 약 3분의 2 지점에 어깨뼈의 척추라 불리는 뼈 능선이 가쪽각을 향하여 비스듬히 위쪽으로 뻗어가다가 앞쪽으로 돌출되고 어깨관절의 뼈 지붕을 형성하는 어깨뼈봉우리돌기라는 뼈갈고리에서 끝난다. 어깨뼈가시 위의 어깨뼈 부분은 가시위오목(supraspinous fossa)이라고 하고 어깨뼈가시 아랫부분을 가시아래오목(infraspinous fossa)이라고 한다. 이들 오목(구멍)은 가시위근(supraspinatus), 가시아래근(infraspinatus) 및 작은원근(teres minor muscles)이 어깨뼈에 단단히 들어맞고 오목위팔머리에 연결되도록 한다. 어깨뼈의 위 앞쪽 부분에서 튀어나온 다른 뼈 부분을 부리돌기(coracoid process)라고 한다(Borstad, 2006). 부리돌기는 어깨뼈봉우리돌기의 약간 아래 안쪽에 있으며 특정 근육의 부착물 역할을 한다.

어깨뼈의 전면을 어깨뼈밑오목(subscapular fossa)이라고 하며 어깨밑근(subscapularis muscle)이 있는 곳이다. 어깨뼈의 위가쪽에는 위팔뼈와 오목위팔관절을 형성하는 접시 모양의 랜드마크(표식)인 관절오목이 있다. 어깨뼈봉우리는 봉우리빗장관절인 빗장뼈와 함께 관절을 만든다(그림 14-7).

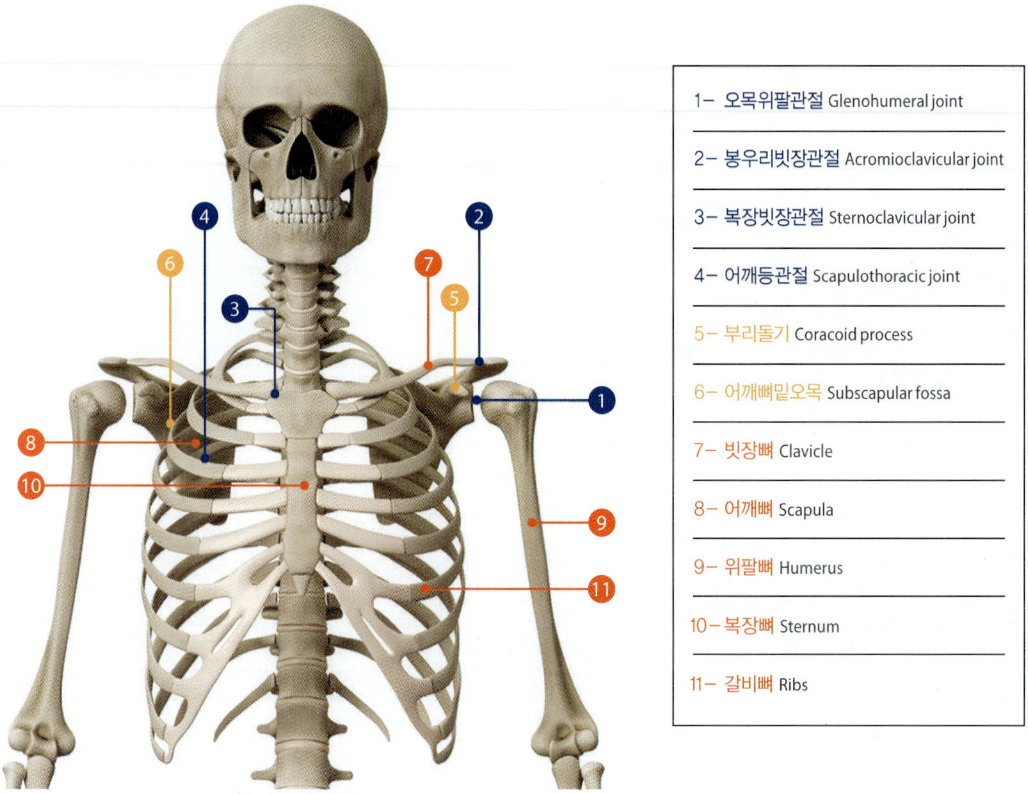

그림 14-7 표지가 있는 앞쪽 팔이음뼈

오목위팔관절

오목위팔(glenohumeral)관절은 윤활(synovial)관절인 볼과 소켓관절이다(그림 14-8)(Moore et al., 2014). 관절은 광범위한 관절가동범위와 뛰어난 가동성이 있다(Allen et al., 2019). 가동성이 향상되면 균형을 위해 오목위팔관절 구조의 안정성이 감소된다. 이것은 관절이 본질적으로 불안정하다는 의미가 아니라 관절의 안정성이 뼈 구조가 아닌 연부조직에서 더 많이 파생되어야 한다는 것을 의미한다. 관절오목의 표면은 위팔뼈머리(humeral head) 크기의 1/3~1/4이다(Bakhsh & Nicandri, 2018). 관절은 동작과 안정성을 위해서 정적 안정근과 동적 안정근에 의존해야 한다. 정적 안정근에는 두 개의 주요 인대, 중간 및 아래쪽 오목위팔인대로 구성된 관절순(glenoid labrum)과 오목위팔관절 주머니와 같은 구조가 포함된다(그림 14-9)(Bakhsh & Nicandri, 2018). 아래 인대는 세 부분, 즉 앞쪽 아래, 겨드랑이 주머니(axillary pouch), 뒤쪽 아래의 오목위팔인대로 나뉜다. 오목위팔 동작의 끝 부분으로 갈수록 이들 인대가 조여져서 동작을 제한하고 기능적 안정성을 제공한다. 이들 인대는 관절순에 부착되어 오목위팔머리와 합쳐진다. 복잡한 아래오목위팔인대는 오목위팔머리의 전방 변형에 대응하는 주요 안정근이다. 이 인대의 앞부분과 뒷부분은 극한 범위의 안쪽돌림과 바깥돌림에서 팽팽하게 됨으로써 관절을 안정시키는 데 도움이 되지만, 대개 이러한 자세에서 반복적으로 사용하면 부상을 입는다. 그러나 중간 범위의 어깨 운동에서 이 인대는 상대적으로 느슨하며 관절은 동적 안정화(dynamic stabilization)를 위해 관절을 둘러싼 근조직에 크게 의존해야 한다(Allen et al., 2019).

동적 안정화
Dynamic stabilization

움직이는 동안 원치 않는 관절 운동을 제어하고 최소화하는 인체 움직임 시스템의 능력

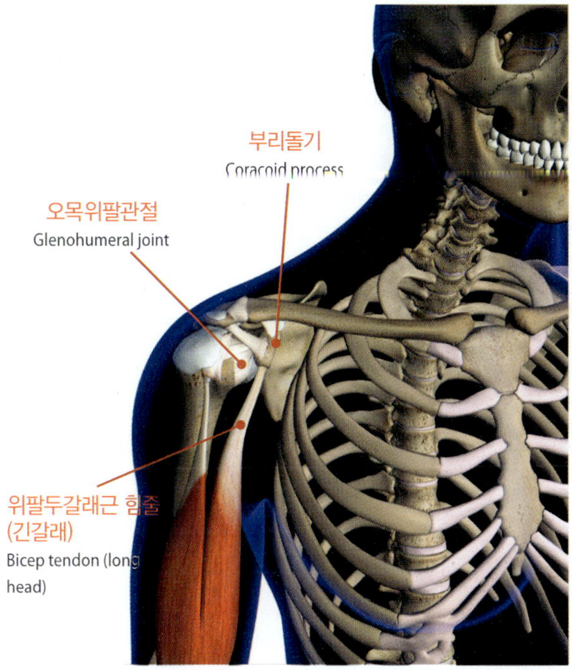

그림 14-8 오목위팔관절

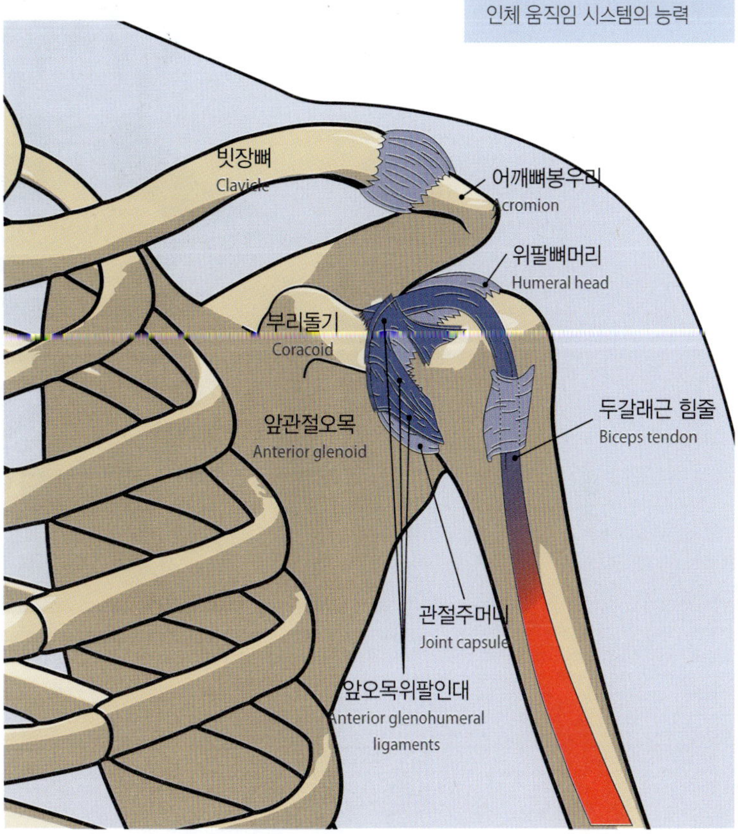

그림 14-9 오목위팔관절의 주요 인대

전문적으로 알아보기

목 뒤로 하는 운동

관절이 닫히고 밀집된 자세(close-packed position, CPP)는 관절 표면이 최대한 정렬되어 기계적 안정성이 가장 높다. 이 자세는 90도 오목위팔 벌림 및 완전한 바깥돌림에서 얻어진다(Floyd, 2017). 이 자세에서 대부분의 인대와 관절을 둘러싸고 있는 캡슐은 팽팽하다. 이 자세에서 운동을 수행하면 관절에 가해지는 압축력과 전단력이 증가하고 부상의 위험이 높아진다. 관절에 가해지는 스트레스를 줄이고 부상 위험을 줄이려면 관절을 느슨한 자세(loose-packed, LPP)로 두어야 한다. 이것은 관절주머니와 인대에서 관절이 가장 펴지는 자세이다. 예를 들어, 많은 사람이 목 뒤에서 풀 다운이나 프레스를 수행하여 넓은등근과 어깨세모근(deltoids)을 강화하려고 한다면 이로 인해 어깨는 닫히고 밀집된 자세[어깨 바깥돌림, 벌림, 최대 올림(elevation)]에 놓이게 된다. 그러나 간단하게 어깨 앞쪽으로 중량을 당기거나 미는 것으로(프론트 랫 풀다운 또는 프론트 숄더 프레스) 조정한다면 닫히고 밀집된 자세를 피하고 향후의 부상을 피할 수 있는 안전한 대안이 된다.

어깨가슴관절

어깨가슴관절(scapulothoracic joint)은 진정한 관절이 아니라 분절로서 뒤쪽 가슴우리의 볼록한 면과 앞쪽 어깨뼈의 오목한 면에 의해 형성된다(그림 14-10)(Moore et al., 2014). 어깨뼈는 어깨밑근(subscapularis)과 앞톱니근(serratus anterior)에 의해 형성된 활주 표면을 가진

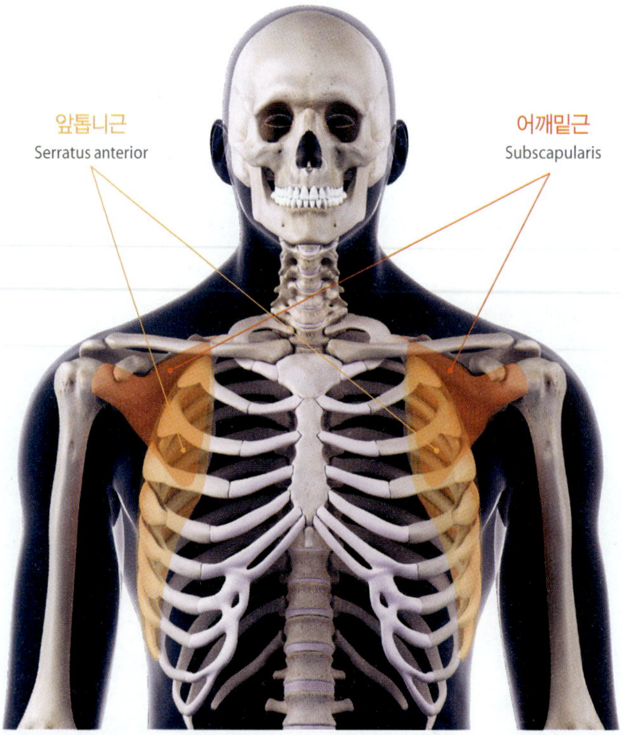

그림 14-10 어깨가슴관절(Scapulothoracic Joint)

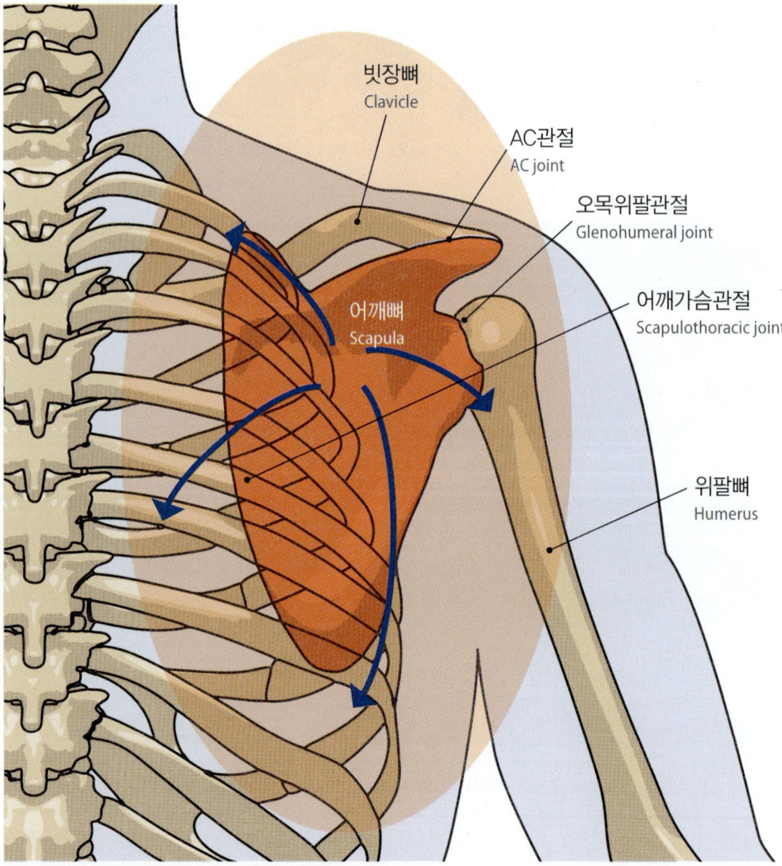

그림 14-11 어깨가슴분절

납작뼈(flat bone)이다(그림 14-11). 어깨가슴관절은 봉우리빗장관절과 복장빗장관절을 통해 몸통뼈대에 간접적으로 '부착'된다(Moore et al., 2014). 어깨가슴분절은 오목위팔관절이 제공하는 120도 이상의 어깨 움직임을 가능하게 한다. 오목위팔(GH)관절이 2도씩 높아질 때마다 어깨가슴(ST)관절이 1도 높아진다(McClure et al., 2006; Timmons et al., 2012). 어깨가슴관절은 어깨뼈에 부착된 17개의 근육을 통해 동작과 팔이음뼈의 안정성을 제공하는 데에도 중요한 역할을 한다(Bakhsh & Nicandri, 2018). 이 근육들이 제대로 기능할 때 위팔뼈가 미끄러질 수 있는 안정적인 기반을 제공하고 다리와 몸통에서 효율적으로 힘을 전달할 수 있다. 이것은 앞톱니근은 물론 위, 중간 및 아래 등세모근(trapezius)의 짝힘을 통해 이루어진다(그림 14-12).

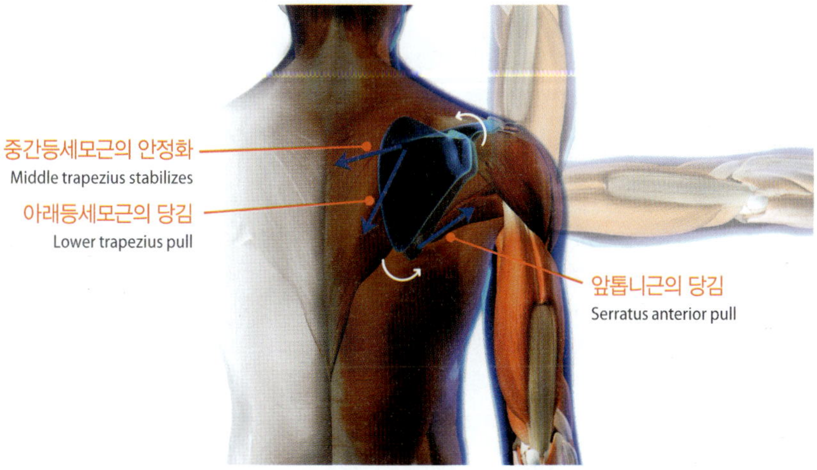

그림 14-12 어깨의 짝힘 예시

복장빗장관절

복장빗장관절(sternoclavicular joint)은 빗장뼈와 복장뼈가 만나는 곳이다. 빗장뼈를 통해 어깨뼈와 전체 몸통뼈대를 연결하는 유일한 뼈이다. 봉우리빗장관절과 복장빗장관절은 빗장뼈의 각 끝에 있으며, 팔이음뼈와 신체의 나머지 부분을 연결한다. 어깨뼈는 가슴우리 상단에 '떠 있으며(floats)' 근육과 두 개의 작은 관절에 의해 제자리에 고정된다(Moore et al., 2014).

근육

많은 근육이 어깨관절과 연관되어 있다(표 14-1). 오목위팔관절의 동적 안정성은 회전근개(돌림근띠)와 어깨뼈 안정근을 포함하여 관절을 둘러싸고 있는 근조직에 따라 달라진다(Bakhsh & Nicandri, 2018). 회전근개는 오목위팔관절의 주요 조정 메커니즘이다. 회전근개는 앞쪽에 가시위근(supraspinatus)과 어깨밑근(subscapularis), 뒤쪽에 가시아래근(infraspinatus)과 작은원근(teres minor)으로 구성된다(그림 14-13)(Floyd, 2017). 가시위근은 처음 15도의 어깨 벌림을 시작한 다음, 동작의 나머지 부분에서 어깨세모근이 활성화된다. 어깨세모근과 가시위근은 짝힘으로 함께 작용하여 이마면에서 위팔뼈머리를 제어한다. 어깨밑근의 주요 작용은 바깥돌림으로 인한 위팔뼈머리를 안정화하는 것이다. 2차적인 작용은 위팔뼈머리의 안쪽돌림과 내림(depression)이다. 가시아래근과 작은원근은 어깨의 안쪽돌림을 방지한다. 또한 던지는 동작에서 팔의 속도를 늦추는 것과 같이 안쪽돌림하는 동안 위팔뼈를 감속시킨다. 어깨밑근과

표 14-1 어깨와 연관된 주요 근육 및 그 단축성 작용

근육	단축성 작용
가시위근	벌림
어깨밑근	안쪽돌림
가시아래근	바깥돌림
큰원근	안쪽돌림, 모음 및 폄
작은원근	바깥돌림
앞어깨세모근	굽힘 및 안쪽돌림
옆어깨세모근	벌림
뒤어깨세모근	폄 및 바깥돌림
큰가슴근	굽힘, 수평 모음 및 안쪽돌림
작은가슴근	어깨뼈 내밂, 흉벽(throacic wall) 위로 전방 이동
넓은등근	안쪽돌림, 모음 및 폄
마름근	어깨뼈 뒤당김
위등세모근	어깨뼈 올림, 목뼈 폄, 가쪽굽힘 및 돌림
중간등세모근	어깨뼈 뒤당김
아래등세모근	어깨뼈 내림
앞톱니근	어깨뼈 내밂
어깨올림근	어깨뼈 올림 및 하방 돌림, 목뼈 폄 및 가쪽 굽힘

Data from Bakhsh, W., & Nicandri, G. (2018). Anatomy and physical examination of the shoulder. *Sports Medicine and Arthroscopy Review, 26*(3), e10–e22. https://doi.org/10.1097/jsa.0000000000000202

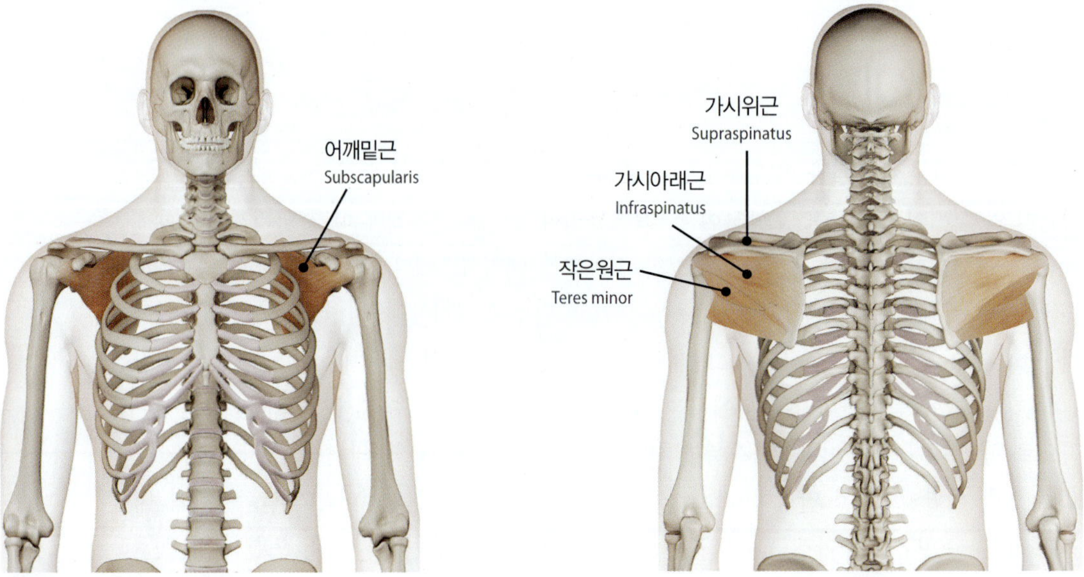

그림 14-13 회전근개

후방 회전근개는 짝힘(force-couple)으로 함께 작용하여 수평면에서 위팔뼈머리를 제어한다(Bakhsh & Nicandri, 2018).

오목위팔관절을 가로지르지 않는 어깨뼈의 근육에는 앞톱니근(serratus anterior), 작은가슴근(pectoralis minor), 등세모근(trapezius), 어깨올림근(levator scapula), 마름근(rhomboids)이 있다(Moore et al., 2014). 이 다섯 개의 근육은 모두 등뼈와 가슴우리에서 시작하여 어깨뼈에 부착되며 어깨뼈의 움직임을 조절하는 역할을 한다.

이러한 짝힘의 효과는 반대쪽 근육 사이의 최적의 길이-장력 관계의 유무에 달려 있다. 힘 생성의 감소는 정상적인 근육 협력 효과를 저해하고 관절 운동을 기능적으로 조절하는 짝힘의 능력을 감소시킬 수 있다(Hamill & Knutzen, 2006). 예를 들어, 어깨뼈의 부리돌기에 삽입되는 작은가슴근의 당김은 어깨뼈를 위쪽으로 돌리고 뒤쪽으로 기울이는 앞톱니근의 효과를 제한한다. 이로 인해 회전근개, 등세모근 및 마름근이 길이-장력 관계가 변형되어 오목위팔관절을 안정화시키는 능력이 감소하며 부족한 길이-장력 관계로 인해 어깨뼈 움직임에 부정적인 영향을 미칠 수 있다. 따라서 작은가슴근은 어깨뼈를 변형시켜 앞쪽으로 기울어진 자세로 당길 수 있기 때문에 어깨뼈 자세 유지에 중요한 역할을 한다(그림 14-14)(Borstad, 2006; Borstad & Ludewig, 2005).

유용한 힌트

암기법 **SITS**는 회전근개를 구성하는 근육을 기억하는 데 도움이 된다. 회전근개를 형성하는 4개의 근육은 가시위근(**S**upraspinatus), 가시아래근(**I**nfraspinatus), 작은원근(**T**eres minor), 어깨밑근(**S**ubscapularis)이다(Moore et al., 2014). 각 회전근개 근육은 어깨관절에 대해 독특하고 중요한 기능을 수행한다.

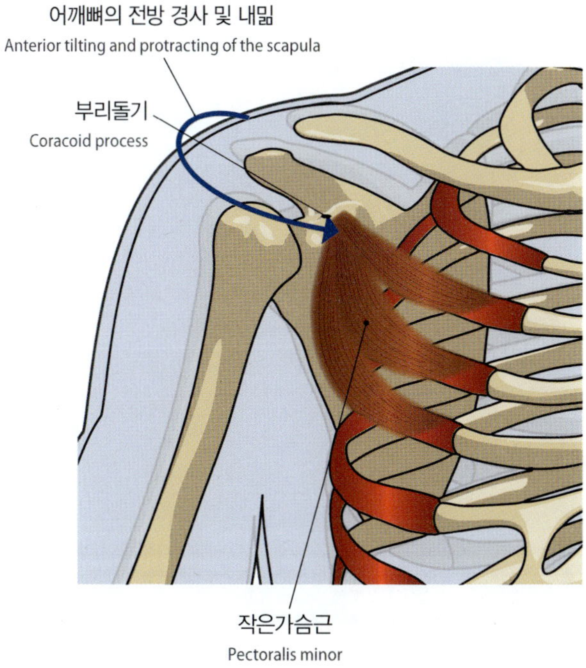

그림 14-14 작은가슴근 및 어깨뼈의 자세 불량

등뼈 변형과 어깨 움직임

어깨 주변에서 많은 움직임을 수행하면 급성 및 누적 손상으로 이어질 수 있다(Bakhsh & Nicandri, 2018). 어깨 통증과 기능장애는 흔히 여러 요인의 기저 병리를 가지고 있으며 높은 사회적 비용과 관련이 있는 매우 보편적인 근골격계 문제이다. 어깨 통증의 자가 보고 유병률은 16~26%로 추정된다(Meislin et al., 2005; Mitchell et al., 2005; Villafañe et al., 2015). 연구 자료에 기술된 어깨 통증의 가장 일반적인 네 가지 원인에는 회전근개 질환, 오목위팔 질환, 봉우리빗장 관절 질환 및 관련 목 통증이다. 교정 운동 전문가는 먼저 어깨와 등뼈의 자세와 운동 기능장애를 파악한 후 움직임의 질을 개선하기 위한 교정 전략과 통합 운동으로 이러한 기능장애를 해결함으로써 부상 위험을 줄이는 데 일조할 수 있다.

정적 부정렬

척주측만증 Scoliosis

사춘기 직전 성장기에 가장 자주 발생하는 척추의 측면 만곡

앞에서 언급했듯이 인체의 척추는 S자 모양을 이루는 자연스러운 곡선을 가지고 있다. 척주측만증(scoliosis)(그림 14-15)과 같은 척추의 이상은 어깨뼈에 충분한 관절면을 제공하는 신체 능력에 영향을 주고, 어깨, 팔, 목 및 허리의 정상적인 근육 활동을 변화시킨다(Shakil et al., 2014). 척추 측면의 근육 불균형은 좌우로 근력의 차이를 만드는 것으로 나타났다(Šarčević, 2010; Shakil et al., 2014). 가슴 부위에서는 곡선의 볼록한(내각, inner angle) 쪽에 있는 중간 및 아래 등세모근과 앞톱니근이 오목한(외각, outer angle) 쪽에 비해 약해 보인다. 오목한 쪽에서는 마름근이 볼록한 쪽에 비해 약해 보인다(Šarčević, 2010). 척주측만증은 여러 가지 이유로 발

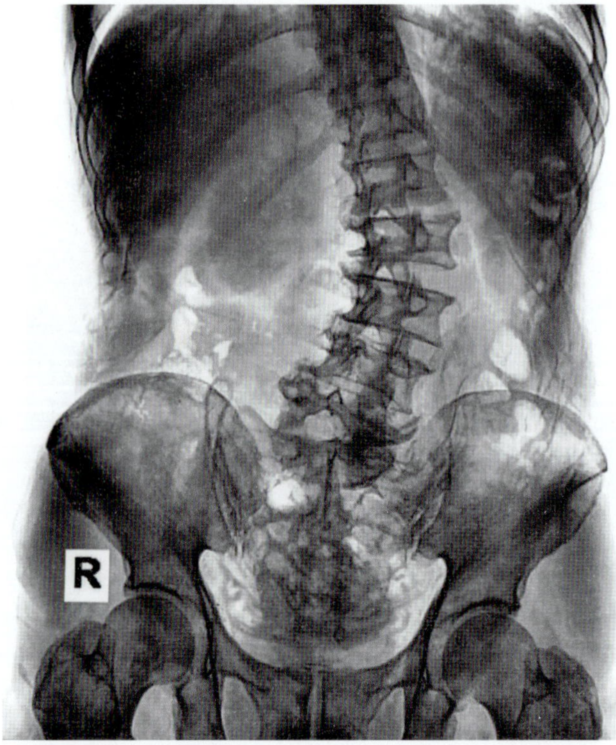

그림 14-15 척주측만증

생할 수 있는데, 이 주제에 대한 포괄적인 논의는 이 장의 범위를 벗어난다. 교정 운동 전문가는 근육의 불균형에 주목하여 근육 그룹 간의 균형을 위해 코어 안정 훈련과 약한 쪽의 훈련을 고려하여 적절히 트레이닝해야 한다. 진단되지 않은 척추측만증이 발견되면, 특히 발달 중인 청소년기에는 고객의 주치의와 협력하여 관리해야 한다.

척주측만증과 관련된 일반적인 증상은 다음과 같다(Shakil et al., 2014).

- 한쪽 어깨뼈가 다른 쪽보다 더 높다.
- 한쪽 어깨뼈가 다른 쪽보다 더 돌출되었다.
- 엉덩관절이 불균형하다.
- 척추가 돌아가 있다.
- 폐가 확장되는 가슴 면적 감소로 인한 호흡 문제가 발생했다.
- 허리 통증이 있다.

후방 가슴 만곡에 대한 정상적인 전방 만곡을 척주후만증 또는 후만 만곡이라고 하며 20~40도가 되어야 한다. 만곡이 40도 이상일 때 과후만증으로 본다. 과후만증(hyperkyphosis)은 여러 가지 이유로 등뼈에서 발생할 수 있지만, 여기서는 가장 일반적인 경우에 대해서만 논의한다(Morita et al., 2014).

> **과후만증 Hyperkyphosis**
> 척추의 과도한 바깥쪽으로의 만곡(outward curve)으로 등윗부분이 비정상적으로 둥글게 되는 척추 장애

체위성 척주후만증 또는 둥근 등은 대개 자세 불량의 결과이다. 이전에 이 질환은 청소년과 젊은 성인에게서 가장 흔했는데, 서 있거나 앉아 있을 때의 구부정한 자세로 척추가 앞으로 휘는 경우가 많았기 때문이다. 그러나 요즘은 노화와 관련된 변화나 휴대폰과 컴퓨터 사용의 증가로 인해 모든 연령대의 사람이 이 질환을 겪고 있다(Briggs et al., 2004, 2007). 여러 번 말했듯이 얀다(Janda)의 층상증후군(layered syndrome)이나 켄달(Kendall)의 척추후만-전만 자세에서와 같이 이 자세는 요추전만증이 증가하면서 분명해진다. 이 자세에서 머리는 앞으로 내밀고 목은 과다폄(hyperextend)이 되며 등뼈는 평소보다 더 많이 구부러진다(그리고 대개 어깨뼈는 앞으로 내밀거나 둥글게 됨). 또한 허리뼈는 과다폄이 되고 골반은 앞쪽으로 기울어지며 엉덩관절은 약간 굽어진다는 것을 기억하라. 일반적으로 무릎은 약간 과다폄(hyperextend)되고 발목은 약간 발바닥쪽 굽힘이 된다.

과후만증의 일부 사례는 퇴행 또는 마모로 발생한다. 시간이 지나면서 퇴행 과정은 추간판의 붕괴, 척추의 형태 변화, 척추를 지지하는 인대의 약화를 초래할 수 있다. 이것은 수년에 걸쳐 점진적으로 과후만증을 일으킨다. 과후만증은 일단 형성되기 시작하면 힘의 불균형이 지속적으로 퇴행과 마모를 증가시키기 때문에 악화된다(Singla & Veqar, 2017).

원인과 상관없이 등뼈의 과후만증은 위에 있는 관절과 분절, 즉 어깨뼈, 목, 어깨의 위치 변화를 일으킨다. 이렇게 만곡이 커지면 머리가 앞으로 나오게 되고 어깨의 앞부분이 둥글게 된다. 이렇게 변형된 자세는 관절가동범위와 길이-장력 관계를 변화시켜 수행능력을 저하시키고 부상 위험을 초래한다(Singla & Veqar, 2017). 과후만증은 직립 자세와 앉은 자세에서 척추 다분절(multisegmental)에 부하와 몸통 근육의 힘을 증가시킨다. 이러한 요인은 척추 운동 분절에서 퇴행 과정을 가속화하고 등뼈뿐만 아니라 위에 있는 분절의 기능장애에 원인이 될 수 있다.

비정상적인 근육 활성화 패턴

둥근 어깨는 자세 불량, 등뼈 후만증(kyphosis)의 증가, 근육 약화, 근육 긴장 또는 이러한 원인들이 합해져 나타날 수도 있으며 Janda의 상부교차증후군으로 분류된다. 이러한 정적인 관찰을 통해 보면 목과 어깨의 등 근육(위등세모근과 어깨올림근)이 과하게 활성화되고 긴장된다는 것을 알 수 있다(Borstad, 2006; Borstad & Ludewig, 2005). 위팔뼈의 안쪽돌림을 일으키는 넓은등근(latissimus dorsi)과 마찬가지로 가슴 앞쪽의 근육(예: 작은가슴근)은 단축되고 과활성화된다. 이러한 과활성화된 근육의 결과로 주변의 반대쪽 근육(countermuscles)은 활동이 저하되고 길어져 길이-장력 관계가 나빠진다(Borstad, 2006; Borstad & Ludewig, 2005; Hébert et al., 2002).

동적 부정렬

던지기, 타격 및 서브와 같은 동적 움직임은 통합되고 다분절화된 순차적 관절 동작과 근육 활성화의 결과로 만들어지는 것이다. 이 시스템을 운동 사슬이라고 한다(Sciascia & Cromwell, 2012). 운동 사슬을 적절하게 활용하면 코어를 통해 다리와 엉덩이에서 최대의 힘이 발생하여 효율적으로 팔까지 전달될 수 있다. 이 과정이 효과적이고 효율적이려면 서로 다른 여러 신체 부위가 최적의 관절 유연성과 강도를 가져야 한다. 신체 부위가 운동 사슬을 따라 필요한 유연성이나 강도를 갖지 못하면 어깨, 팔꿈치 및 손목관절에 부하와 스트레스가 증가하여 기능장애가 있는 부위에서 멀리 떨어진 다른 부위에 기능장애를 초래할 수 있다. 교정 운동 전문가는 CES 평가 과정(CES Assessment Flow)을 이용하여 움직임 손상를 유발하거나 발생시킨 원인을 파악하는 데 집중해야 한다. 그런 다음 손상을 파악하고 개별화된 운동 프로그램을 실행하게 되는데, 이는 팔이음뼈의 건강과 움직임 질을 최대화하는 동시에 부상 위험을 줄이게 된다(Sciascia & Cromwell, 2012).

등뼈와 어깨 기능장애 및 신체 부위의 상호 의존성 모델

등뼈의 기능장애는 해당 영역의 위와 아래 관절 및 부위에 문제를 일으킬 수 있다. 이 영역에는 각각 어깨뼈, 목, 어깨, 팔꿈치, 손목, 허리뼈가 있다. 등뼈의 가동성이 증가하면 목 및/또는 어깨 기능장애가 있는 환자의 불편함과 ROM이 감소하는 것으로 나타났다(Bergman et al., 2004; Boyles et al., 2009; Cleland et al., 2005, 2007, 2010; Cross et al., 2011; Mintken et al., 2010; Walser et al., 2009; Young et al., 2014). 따라서 등뼈와 주변 부위 사이에는 밀접한 관련성이 있다. 많은 연구에서는 허가된 의료 제공자(물리치료사나 카이로프랙터)의 추력을 이용한 도수치료를 연구 대상으로 하지만, 비추력 가동술(nonthrust mobilization)(Dunning et al., 2012, 2016) 및 자가가동술(self-mobilization)(Nakamaru et al., 2019)에 의해서도 개선을 볼 수 있었다. 교정 운동 전문가는 이러한 연구 결과를 적용하기 위해 고객에게 폼 롤러(및 기타 운동 도구)를 이용한 근막 롤링을 가르칠 수 있다.

중요

피트니스 전문가는 자신의 직무 범위 내에 머물러야 한다. 도수 치료(환자에게 손을 사용하는 것)는 허가된 의료 전문가만이 할 수 있다.

어깨와 등뼈 상부의 영향

목 기능장애가 있는 사람을 치료하기 위해 특정 목뼈 치료 요법과 비교하여 등뼈 가동술(mobilization)을 사용하는 것에 많은 연구가 집중되어 왔다(Cleland et al., 2005, 2010; Cleland, Childs, et al., 2007). 등뼈 동원과 결합된 여러 중재를 활용한 모든 연구(다중 모드 접근법)에서 기능이 개선되고 기능장애가 감소하는 것으로 나타났다(Cleland, Childs et al., 2007; Dunning et al., 2016; Fernández-de-las-Peñas et al., 2009; González-Iglesias, Fernández-de-las-Peñas, Cleland, Alburquerque-Sendin, et al., 2009; González-Iglesias, Fernández-de-las-Peñas, Cleland, Gutiérrez-Vega Mdel et al., 2009; Lau et al., 2011; Masaracchio et al., 2013). 그중 5건의 연구는 중재 후 목뼈의 관절가동범위가 개선되었음을 알아냈다(Dunning et al., 2012; Fernández-de-las-Peñas et al., 2009; Gonzalez-Iglesias, Fernández-delas-Peñas, Cleland, Alburquerque-Sendin et al., 2009; González-Iglesias, Fernández-de-las-Peñas, Cleland, Gutiérrez-Vega Mdel et al., 2009; Lau et al., 2011). 이러한 연구 결과는 등뼈의 우수한 가동성이 등뼈 위 부위로 손상 저항과 ROM을 향상시키는데 필수적임을 시사한다.

어깨와 등뼈에 관련된 영향

등뼈 가동술(mobilization)을 마친 팔이음뼈에 나타나는 추가적인 효과는 다음과 같다. 즉 회전근개 건병증(Muth et al., 2012)이 있는 사람의 중간등세모근의 활동이 증가하고 증상이 없는 사람의 아래등세모근 근력이 증가한다(Cleland et al., 2004). 이처럼 가동술로 인해 근육 기능이 향상되면 수평 또는 수직 밀기/당기기 운동 전에 폼 롤러(또는 다른 방식)를 사용하여 등뼈 가동성에 도움을 줄 수 있다.

어깨 기능장애와 상부 등뼈 가동성 감소 사이에는 관계가 있는 것으로 보인다(Haik et al., 2014; Norlander et al., 1997; Norlander & Nordgren, 1998; Sobel et al.,1996). 많은 연구의 40% 이상에서 목 가슴 척추 및 인접 갈비뼈의 가동성 문제와 관련된 어깨 기능장애를 호소하는 사람들에 대해 보고했으며(Sobel et al., 1996, 1997), 이들 연구는 이러한 인접 부위의 기능장애가 일부 환자의 어깨 기능장애의 주요 원인이 될 수 있다고 판단했다. Crosbie 등(2008)의 연구는 등뼈의 가동성과 팔 들어올림 사이의 관계를 설명했다. 이 연구는 등뼈의 저가동성(hypomobility)이 어떻게 어깨 역학의 손상으로 이어질 수 있는지 설명했다. 등뼈의 가동성을 좋게 하면 짝힘과 근육 활동을 개선하여 어깨 기능을 향상시키는 데 도움이 될 수 있다.

저가동성 Hypomobility

관절가동범위에 영향을 미치는 관절의 정상적인 움직임과 기능의 감소

어깨와 등뼈 아래의 영향

허리뼈는 총합 돌림 각도가 약 10~12도이다(Bible et al., 2010). 등뼈는 45~60도는 돌아가야 한다(Johnson & Grindstaff, 2010). 등뼈가 잘 돌아가지 못하면 몸은 허리의 움직임에 따라 차이를

만들어낸다. 대부분의 허리뼈 손상은 L5/S1과 L4/L5에서 발생한다. 이러한 아래 허리뼈는 바로 위에 있는 등뼈의 움직임 부족을 보상하기 위해 과도하게 움직이게 된다. 이러한 관절의 과도한 움직임은 조기 마모, 기능장애 및 통증을 유발한다(Cole & Grimshaw, 2016).

예를 들어, 엉덩관절은 골프 카트의 속도 제한 장치와 같다. 카트는 세계 어디서나 최대 마력을 사용할 수 있지만, 제한 장치가 시속 25마일의 최대 속도만을 허용한다면 결코 전체 기능들을 제대로 활용하지 못할 것이다. 야구 투수에게도 마찬가지이다. 다리에 많은 힘을 가하고 있지만, 엉덩관절에서 관절가동범위가 제한된다면 하체에서 생성된 에너지를 상체로 전달하지 못하게 된다. 엉덩관절의 가동성 제한은 지면반발력을 팔로 전달하는 것을 제한하는 요인이 된다. Robbet 등(2010)은 엉덩관절의 관절가동범위가 부족하면 던지기 생체역학과 볼 속도에 부정적 영향을 미친다는 것을 발견했다. 투구 속도의 두 가지 주요 요소는 엉덩관절의 관절가동범위와 몸통 돌림이다. 이 연구는 엉덩관절의 관절가동범위를 개선함으로써 몸통 돌림도 좋아지고 엉덩관절에서 어깨까지 더 잘 분리되어 속도가 더 빨라진다는 것을 입증했다. 이 연구는 또한 엉덩관절 가동성이 좋아지면 보폭이 늘어나는데, 이는 하체로부터 더 많은 힘이 생성되어 타자의 속도를 개선한다.

어깨와 등뼈에 대한 평가 결과

어깨관절의 매우 높은 자유도, 제한적인 접촉면, 그리고 허리-골반-엉덩관절 복합체(LPHC) 및 목뼈와의 상호 의존성으로 인해 주요 정적 위치와 움직임 손상을 사용하여 어깨 기능장애를 확인할 수 있다. 표 14-2는 어깨 운동 사슬 체크포인트로서 교정 운동 시 평가 방법과 일반적인 결과를 요약한 것이다.

표 14-2 어깨 평가 결과

평가	결과
정적 자세 평가	둥근 어깨 과도한 등뼈 후만(과후만증) 어깨 올림
제자리 움직임 및 부하 움직임 평가	팔이 앞으로 떨어짐 어깨뼈 올림 날개어깨뼈
동적 움직임 평가	어깨뼈 올림 날개어깨뼈
가동성 평가 어깨 굽힘, 어깨 폄, 어깨 뒤당김, 어깨 안쪽돌림 및 바깥돌림, 가슴 폄, 앉은 상태에서 가슴 돌림	어깨 굽힘 ROM 제한 어깨 폄 ROM 제한 어깨 뒤당김 ROM 제한 어깨 안쪽돌림 ROM 제한 어깨 바깥돌림 ROM 제한 가슴 폄 ROM 제한 가슴 돌림 ROM 제한

정적 자세

잠재적인 어깨 및 등뼈 기능장애를 판단하는 자세 비틀림 패턴에는 Janda의 상부교차증후군과 층상교차증후군뿐만 아니라 Kendall의 평평한 등, 굽은 등(스웨이 백) 및 척주후만-전만 자세가 있다(Kendall et al., 2005; Page et al., 2010). 이들 모두에서 등뼈는 과도한 후만증(등 윗부분이 둥글어짐)이 나타난다. 이렇게 등 윗부분이 둥글게 되는 것은 일반적으로 넓은등근과 작은가슴근의 과활성화와 어깨 및 어깨뼈 뒤당김근의 저활성화가 더해져 발생한다. 이것은 어깨를 앞으로 구부러지게 하며 등뼈가 반응하면서 등 윗부분이 둥글게 보이는 시각적 외관을 만든다(그림 14-16). 이러한 정적 자세의 원인이 되는 근육 불균형은 오버헤드 스쿼트 평가(OHSA) 중에 팔이 앞으로 떨어지게 만드는 근육 불균형과 원인이 같다.

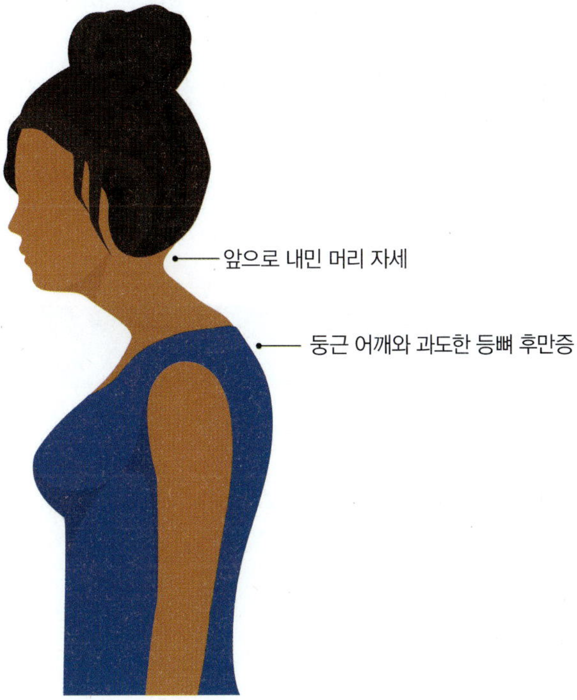

그림 14-16 둥글게 굽은 등과 어깨

시도하기

어깨의 위치가 척추 자세에 어떻게 영향을 미치는지 보여주기 위해 중립 자세로 거울에 측면으로 서서 어깨를 둥글게 하고 머리를 앞으로 내민다. 그렇게 하면 등 위쪽 중앙이 시야에 들어와서 상반신의 긴밀한(tight-knit) 신체 부위의 상호 의존성이 강조되는 것을 볼 수 있다. 그런 다음 어깨를 뒤당김하여 똑바로 선다. 이제 가슴 부위가 중립 위치로 돌아가게 되어 어깨와 귀와 엉덩이가 일직선으로 돌아왔기 때문에 등 위쪽 중앙이 시야에서 보이지 않는 것을 알 수 있다.

제자리 움직임 평가

정적 자세 평가에서 얻은 종합적 정보를 바탕으로 교정 운동 전문가는 어떤 근육이 과활성/단축되고 어떤 근육이 저활성/신장될 수 있는지에 대한 수준 높은 평가를 하게 된다. 때로 고객은 비교적 손상이 없는 정적 자세를 취할 수 있지만, 움직일 때 활성 근육의 불균형이 드러날 수 있다. 기본적으로 모든 움직임은 등뼈와 어깨에 어느 정도 영향을 미치므로 제자리 움직임 평가는 효과적인 교정 운동 프로그램을 디자인하는 데 객관적인 정보를 제공한다.

오버헤드 스쿼트 평가

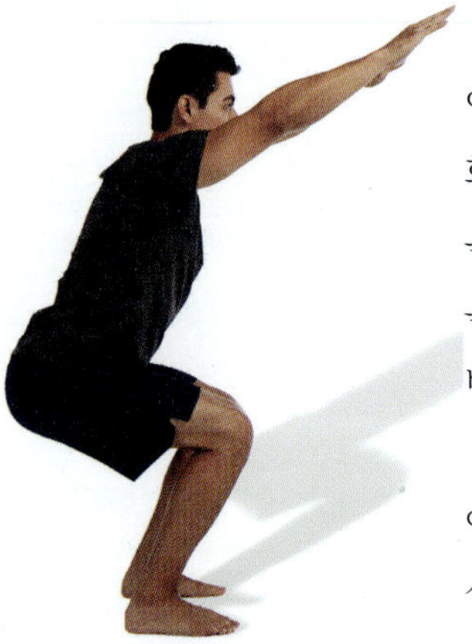

그림 14-17 팔이 앞으로 떨어짐

팔을 머리 위로 올리는 스쿼트는 최적의 오목위팔의 가동성, 등뼈 폄 및 팔이음뼈의 안정성이 필요하다. 이러한 이유로 OHSA에서는 가슴 폄의 부족, 오목위팔 굽힘 및 어깨뼈 근육 약화와 관련된 많은 일반적인 움직임 손상을 관찰할 수 있다. 팔이 앞으로 떨어지는 움직임 손상은 고객의 어깨 가동성이 최적화되지 않았을 때 자주 관찰된다. 충분한 어깨 굽힘이 부족한 것은 큰가슴근과 넓은등근의 과활성 때문일 수 있는데, 이것은 어깨를 앞으로 당기고 과도한 등뼈 후만을 일으킨다(그림 14-17).

때로는 오목위팔 굽힘과 가슴 폄의 부족을 보상하기 위해 위등세모근(upper trapezius)과 어깨올림근(levator scapulae muscles)을 동원하여 팔을 머리 위로 들어올려 상대적인 유연성을 만들어낸다. OHSA 중에 이러한 손상을 관찰하기 어렵다면 부하가 있는 밀기/당기기로 평가할 수 있다.

트레이닝 팁

OHSA 중에 구부러지는 팔꿈치

신체 부위의 상호 의존성(RI) 모델을 다시 한 번 강조하면서, 팔꿈치 굽힘의 움직임 손상(즉, 팔을 머리 위로 완전히 펴지 못함)은 OHSA 중에 팔이 앞으로 떨어지는 고객에게서 자주 볼 수 있다. 둥근 어깨 자세는 때때로 위팔두갈래근의 과활성 또는 단축과 관련이 있다. 이러한 움직임 손상이 관찰되면 팔꿈치와 손목에 대한 교정 전략을 따라야 한다.

엉덩관절에 손을 올린 수정 동작

OHSA에서 팔이 앞으로 떨어진다면 허리 위의 가슴 폄 제한이 주요 원인이다. 이 가정을 확인하기 위해서는 OHSA를 할 때 엉덩관절에 손을 올린 수정 동작을 해야 한다.

발뒤꿈치를 올리면 종아리근육의 긴장이 풀리면서 발등굽힘의 ROM을 증가시키는 것처럼 엉덩관절에 손을 올리면 넓은등근의 긴장이 감소하고 몸통 전체에 더 많은 ROM이 생성된다. 손을 엉덩관절에 올린 상태에서 과도한 골반전방경사가 개선된다면 어깨에서 엉덩이 위의 가동성 제한(과활성화된 넓은등근 때문)이 아래보다 더 큰 원인임을 나타낸다. 이러한 사람은 팔이 앞으로 떨어지는 것을 교정하는 프로토콜이 허리의 동적 자세를 개선하는 데 도움이 된다. 손을 엉덩관절에 올려도 심한 경사가 교정되지 않는다면 교정 프로그램은 LPHC에 초점을 맞춰야 한다. 프로그래밍 결정은 전체 평가 결과와 함께 이루어져야 한다는 것을 기억하라.

부하 움직임 평가

체중만으로 적절한 정적 자세와 동적 자세를 보이는 고객은 기본 운동 패턴에 중량을 가한 변형을 사용하여 진행할 수 있다. 이것은 근조직에 더 많은 도전 과제를 주며 관절에 남아 있는 불균형에 주의를 기울이도록 돕는다. 어깨의 시상면 움직임 손상을 밝히는 데 OHSA가 매우 유용한 반면 다른 영역의 어깨 기능장애는 고객이 수행할 수만 있다면 밀고 당기는 운동을 할 때 가장 잘 나타난다. 스탠딩 케이블 머신 프레스 또는 풀(pull)은 수평 부하 자세를 평가하는 데 적합한 운동이다.

밀고 당기는 동안 어깨뼈와 어깨의 최적 위치는 어깨뼈 내밈이 과도하지 않은 정상적인 어깨가슴(ScapuloThoracic) 리듬을 보이면서 어깨가 내려가고 뒤당김된 상태이다. 이 자세는 등뼈를 펴고 가장 효율적인 힘을 생성할 수 있도록 몸통을 최대한 보호하는 정렬된 상태이다. 가슴 폄 ROM이 부족하면 위등세모근과 어깨올림근이 우세해져서 어깨 구조가 제자리에 유지되어야 할 때 위로 올라간다(그림 14-18).

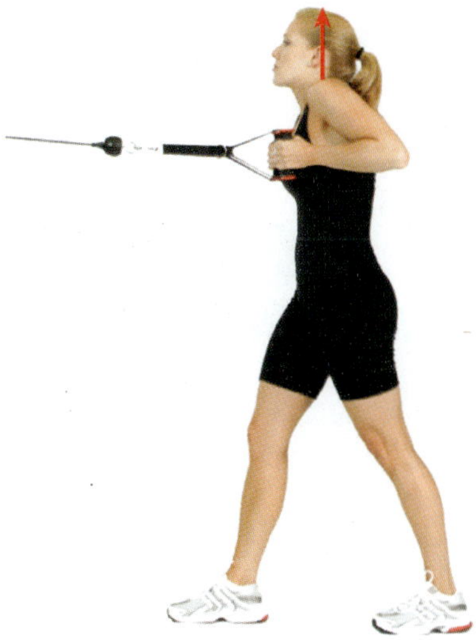

그림 14-18 어깨 올림 자세로 당김

날개어깨뼈는 밀기 운동 중에 가장 잘 드러나며 일반적으로 앞톱니근과 어깨뼈 안정근의 저활성으로 발생한다. 이들 근육의 위치는 어깨뼈와 후방 가슴우리 사이에 끼여 있다. 어깨뼈가 적절히 동원되지 않으면 어깨뼈가 가슴우리에 단단히 고정되지 않고 수평면에서 약간 밖으로 회전하여 등에 있는 작은 '날개'처럼 보인다.

어깨 복합체를 평가하는 데 사용할 수 있는 또 다른 부하 움직임 패턴은 고객이 안전하게 운동을 수행할 수 있을 때 할 수 있는 스탠딩 오버헤드 덤벨 프레스이다. 이 기본 움직임 패턴은 안전한 수행을 위해 최소한의 기본 수준이 되는 코어 안정성과 근력뿐만 아니라 상체 가동성, 안정성, 근력이 필요하다. 머리 위로 중량을 가할 때마다 어깨와 어깨뼈 역학에 손상이 있는지 관찰한다. 오버헤드 프레스는 또한 팔이 앞으로 떨어지는 움직임 손상의 교정 진행 상황을 평가할 때도 사용할 수 있다.

목표 가동성 테스트는 제자리 움직임 평가 중에 드러난 내용을 확인하거나 제외시키는 데 사용되어야 한다는 점을 기억하는 것이 중요하다.

동적 움직임 평가

데이비스 테스트는 팔에 반복적인 플라이오메트릭 운동을 도입하여 OHSA 및 부하가 있는 기본 운동 패턴보다 더 복잡한 상황에서 어깨의 안정성과 동적 자세를 테스트한다(그림 14-19). 이미 이전의 모든 평가에서 비교적 효율적인 자세를 보여준 고객이 평가를 받을 준비가 되면 실시하는데, 데이비스 테스트에서 나타난 보상은 일반적으로 ROM 부족보다는 근육 안정성과 근력의 부족으로 나타난다. 이것은 고급 기법이므로 교정 운동 전문가는 고객이 적절한 푸시업과 플랭크 자세를 취하고 오랜 시간 동안 하이 플랭크 푸시업 자세를 유지할 적절한 힘을 가지고 있는지 확인해야 한다.

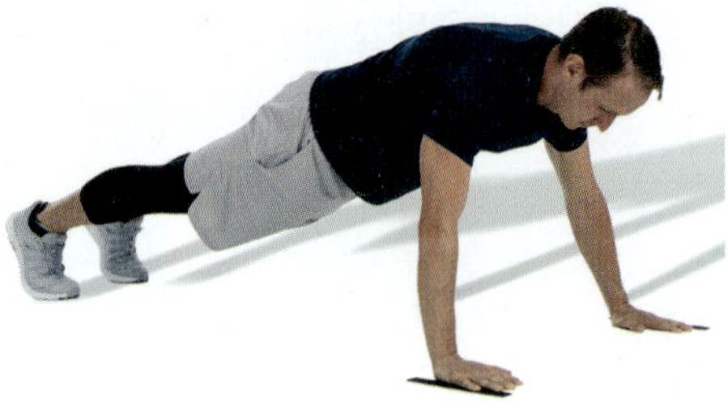

그림 14-19A 팔 데이비스 평가 자세

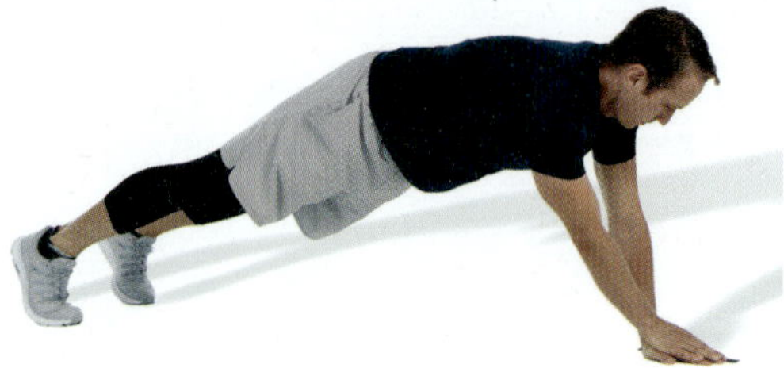

그림 14-19B 데이비스 평가-움직임 A

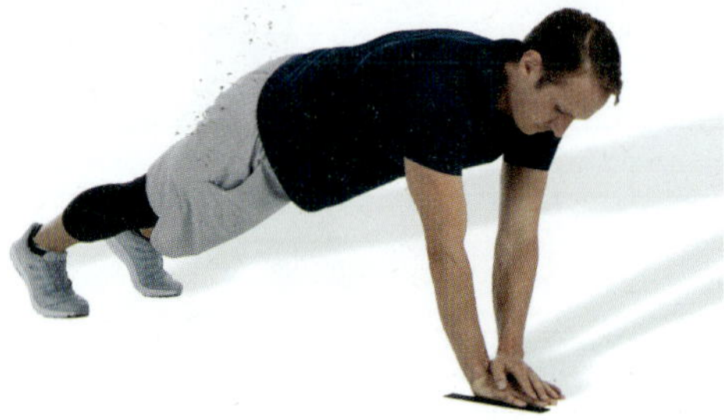

그림 14-19C 데이비스 평가-움직임 B

가동성 평가

고객이 정적 자세 평가, 움직임 평가 또는 두 가지 모두에서 등뼈나 어깨와 관련된 손상을 보인다면 등뼈 또는 어깨에 대한 가동성 평가를 수행하여 교정 운동 연속체를 이용해 교정이 필요한 근육의 불균형을 더 정확히 찾아내야 한다. 어깨와 등뼈의 가동성은 어깨 굽힘(넓은등근 길이)과 폄, 어깨 뒤당김(소흉근 길이), 어깨 안쪽돌림과 바깥돌림, 등뼈 폄 및 등뼈 돌림에 대한 테스트를 사용하여 평가할 수 있다.

넓은등근과 가슴근을 포함하는 어깨 폄근 그룹의 유연성 문제는 팔이 앞으로 떨어지는 움직임 손상에서 입증되는 것처럼 오목위팔관절의 위치에 상당한 영향을 미친다. 대부분 어깨의 안쪽돌림은 이미 많은 사람이 가지고 있는 앞으로 향한 어깨 위치로 인해 제한되지는 않는다. 그러나 둥근(rounded) 어깨를 가진 사람들은 바깥돌림의 ROM이 제한되는 경향이 있다.

등뼈와 어깨의 교정 전략

통합 평가 프로세스는 교정 프로그램이 필요한 움직임 보상 패턴을 밝혀낸다. 예를 들면, 등뼈와 어깨 복합체의 가장 흔한 보상 패턴은 팔이 앞으로 떨어지는 것이다. 정적, 움직임 및 가동성 평가를 수행하여 손상이 확인되면 NASM 교정 운동 연속체를 사용하여 교정 운동 전략을 개발할 수 있다. 대부분의 프로그램은 매일 또는 일주일에 여러 번 수행할 수 있다(표 14-3 참조).

표 14-3 등뼈와 어깨를 위한 일반적인 교정 운동 프로그램 선택

단계	양상	근육/운동	핵심 훈련 변수
억제	자가근막 롤링	위팔두갈래근 넓은등근 어깨올림근 큰가슴근 작은가슴근 등뼈 위등세모근	불편한 부위에서 30~60초 동안 유지 능동적 관절 움직임을 4~6회 반복 실시
신장	정적 스트레칭 또는 신경근 스트레칭	위팔두갈래근 넓은등근 어깨올림근 큰가슴근 작은가슴근 뒤쪽 관절낭/어깨세모근 위등세모근	정적: 30초간 유지 신경근: 7~10초간 등척성 수축 30초간 유지
활성화	고립적 근력 강화	볼 콤보 1 볼 콤보 2 코브라 푸시업 플러스 회전근개(안쪽돌림 및 바깥돌림 저항) 스캡션	4초간 신장성 수축, 관절가동범위 끝 지점에서 2초간 등척성 수축, 1초간 단축성 수축으로 10~15회 반복
통합*	통합된 동적 움직임	밀기 진전도 향상 당기기 진전도 향상 싱글 레그 RDL에서 PNF 패턴 스쿼트에서 로우	제어하면서 10~15회 반복

*NOTE: 고객 능력, 운동 역량, 필요성에 맞게 진전도 상향(progressive) 또는 진전도 하향(regressive)

등뼈와 어깨를 위한 일반적인 운동 선택

등뼈와 어깨 교정 전략에 사용되는 운동은 팔이 앞으로 떨어지고 어깨뼈가 올라가며 어깨뼈가 돌출하는 것(익상견갑)과 같은 일반적인 움직임 손상을 개선하기 위한 것이다. 대개 운동 사슬 전반에 걸친 여러 가지 움직임 손상은 함께 발생하는데(예: 정적 평가 중 과도한 척주후만증이 나타나거나 OHSA 중 팔이 앞으로 떨어짐), 통합 평가 프로세스에 기초하여 두 가지를 모두 해결하는 운동이 도움이 될 수 있다. 예를 들어, 가슴의 억제와 신장은 두 가지 손상을 모두 개선할 수 있다. 교정 운동 전문가는 여러 움직임 손상을 효율적으로 해결하는 프로그램을 만들 수 있다.

억제: 자가근막 롤링

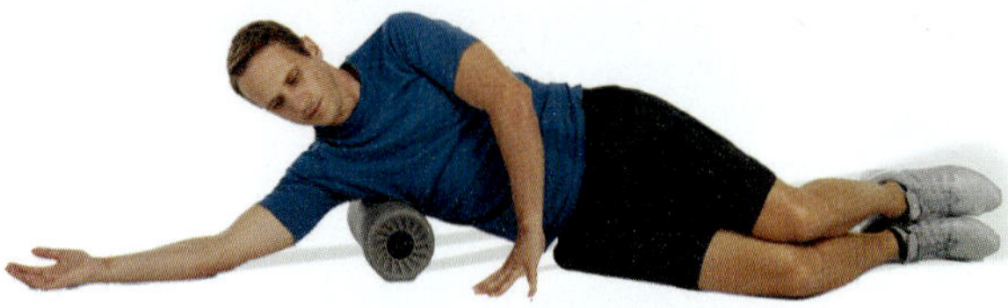

넓은등근

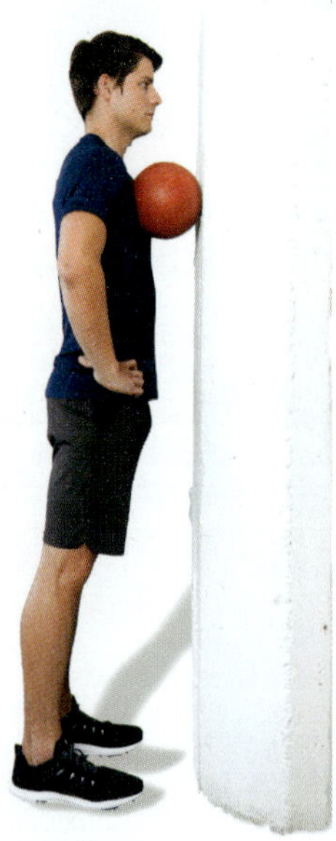

가슴

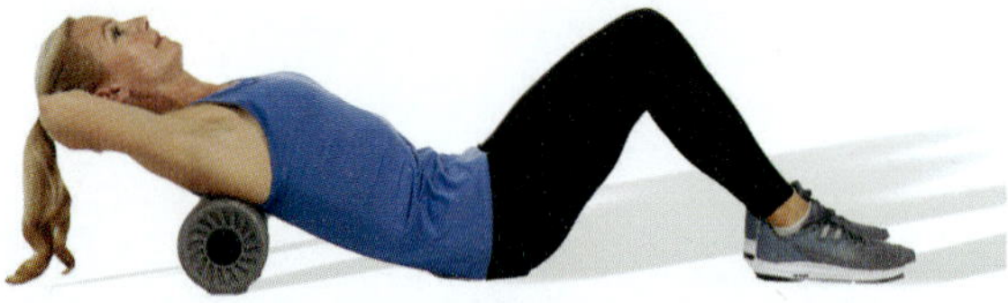

등뼈

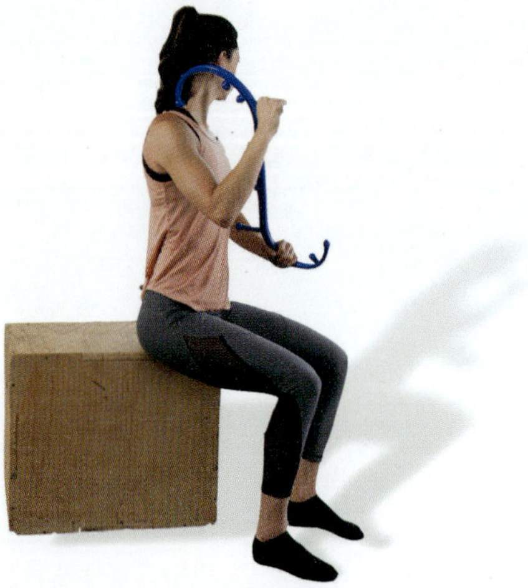

어깨올림근

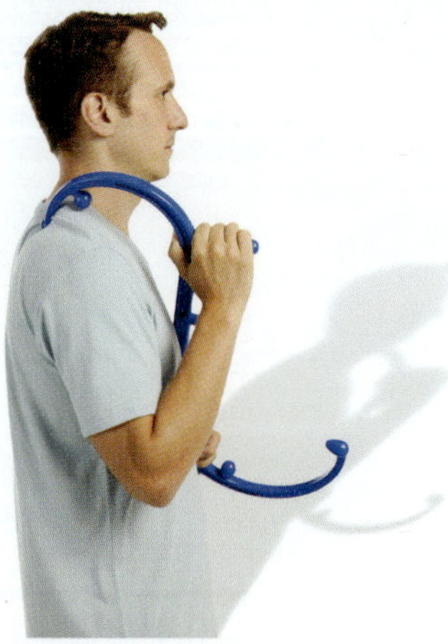

위등세모근

신장: 정적 및/또는 신경근 스트레칭

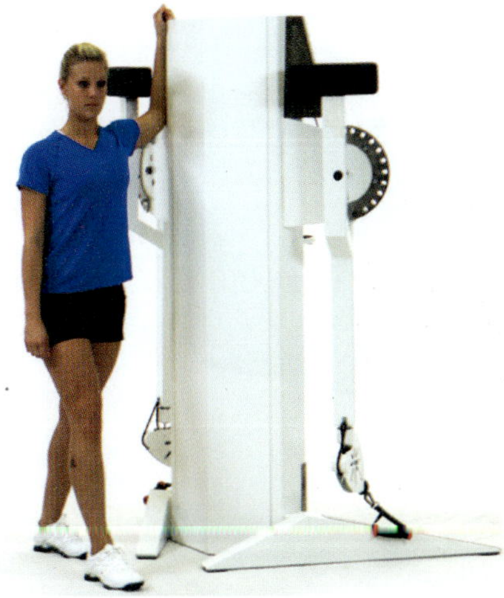

정적 작은가슴근 스트레치

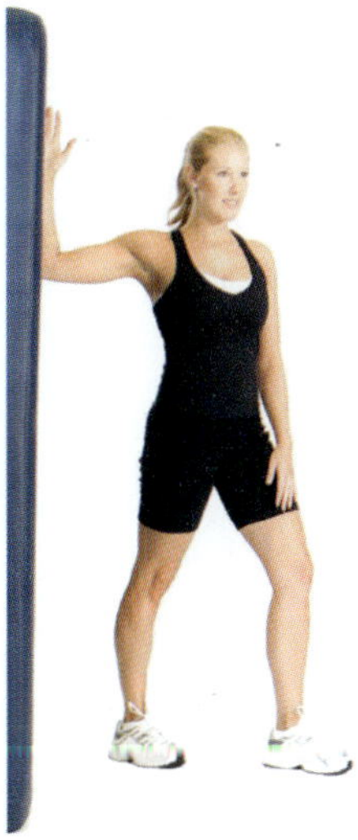

정적 큰가슴근 스트레치

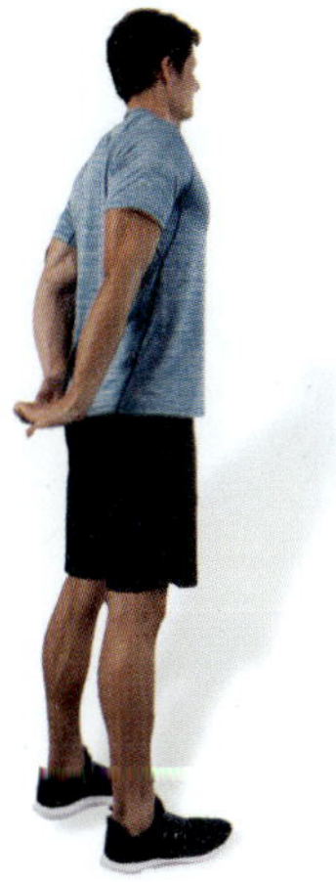

정적 두갈래근 긴갈래 스트레치

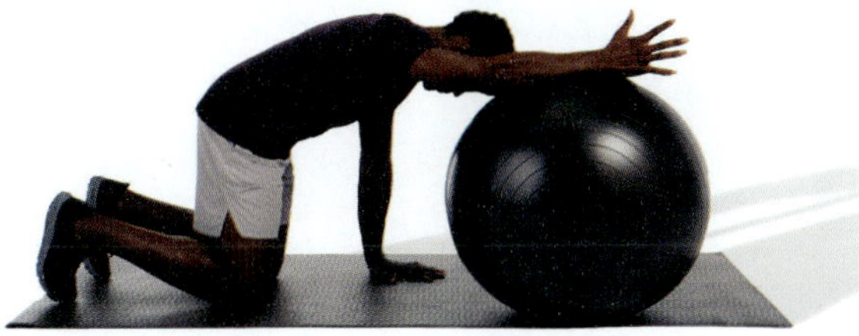

정적 볼 넓은등근 스트레치

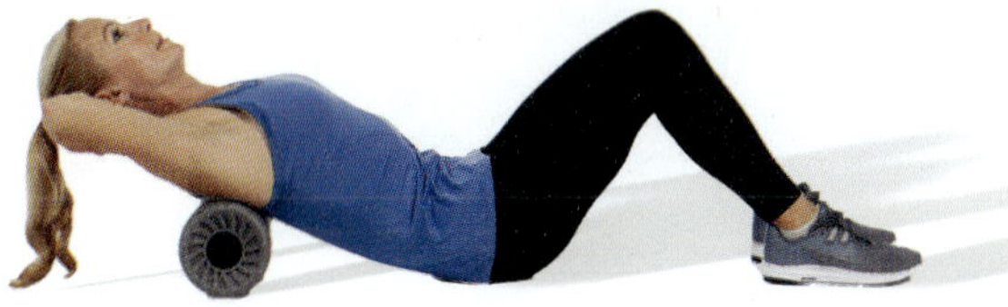

폼 롤러 위에서 등뼈 폄

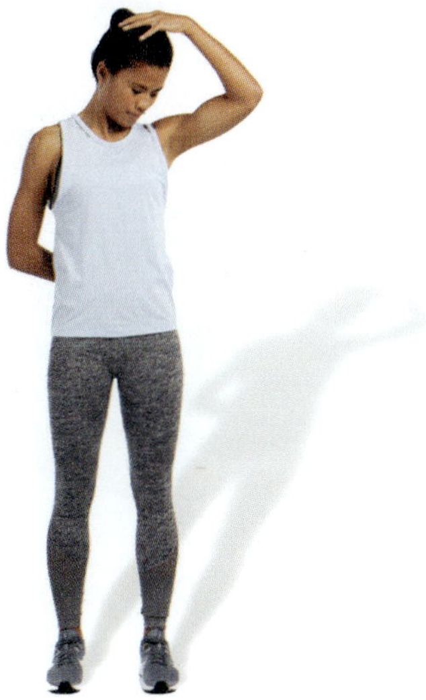

정적 어깨올림근 스트레치

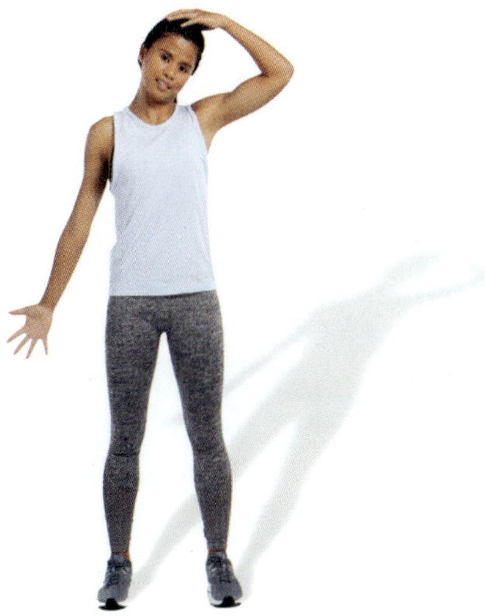

정적 위등세모근 스트레치

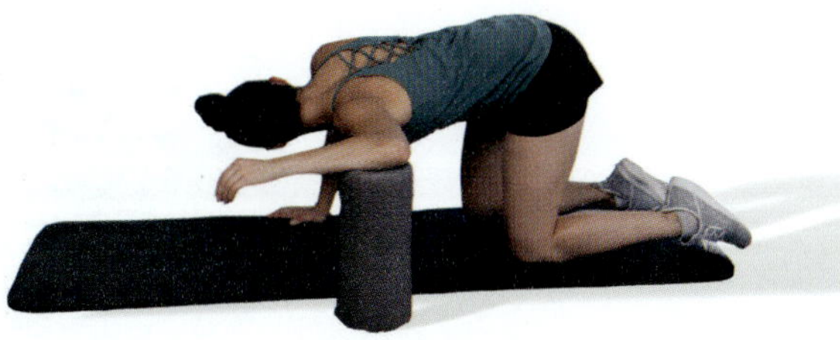

엎드린 자세로 가슴 신경근 스트레치(NMS)

활성화: 고립적 근력 강화

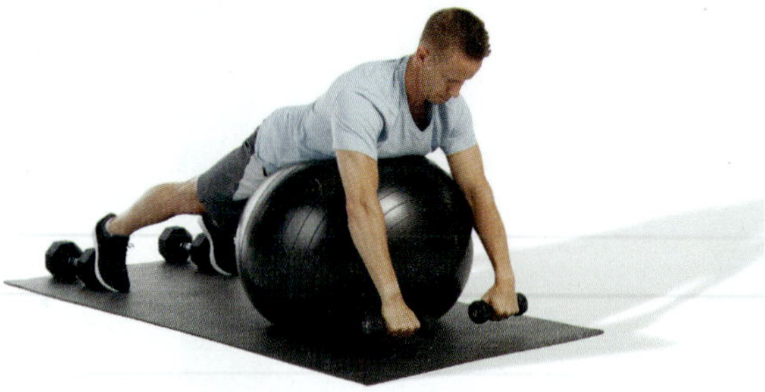
볼 콤보 1-시작

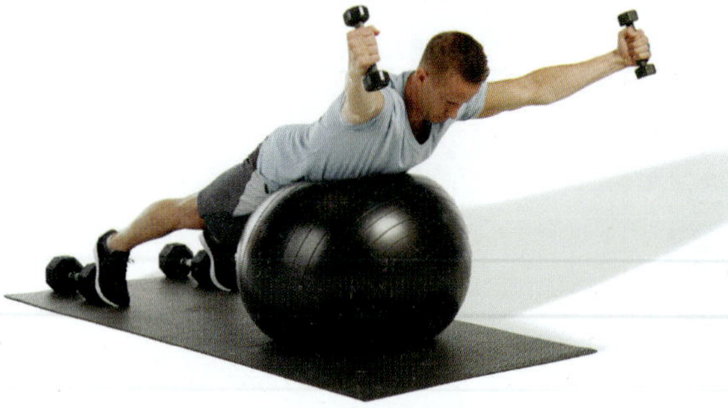
볼 콤보 1-스캡션

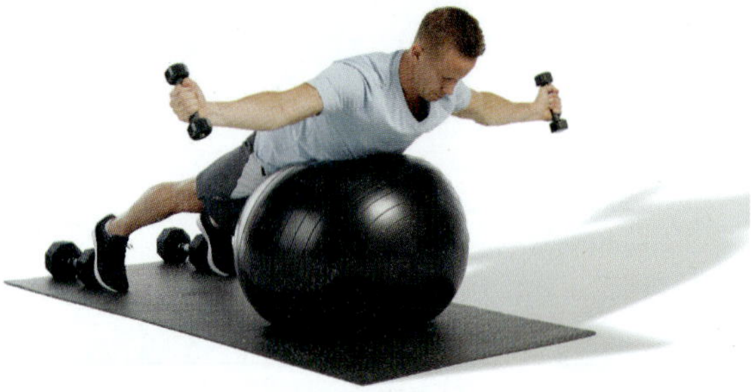
볼 콤보 1-뒤당김

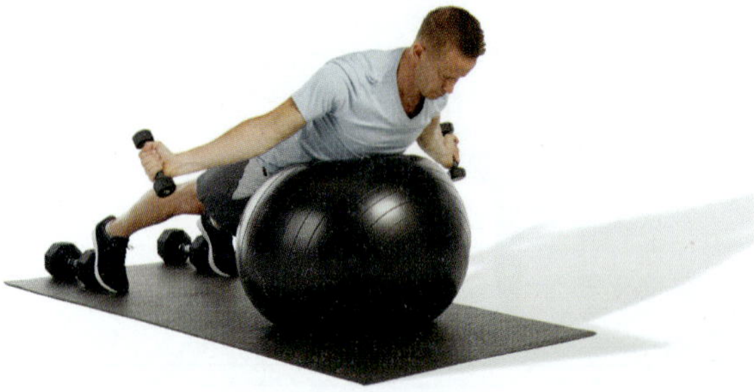
볼 콤보 1-코브라(마무리)

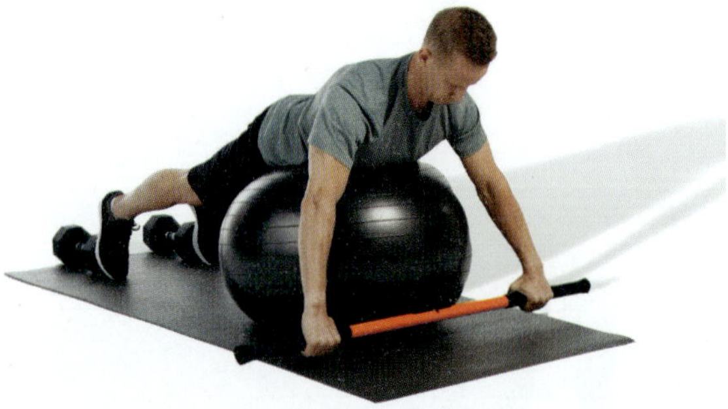
봉과 함께 하는 볼 콤보 2-시작

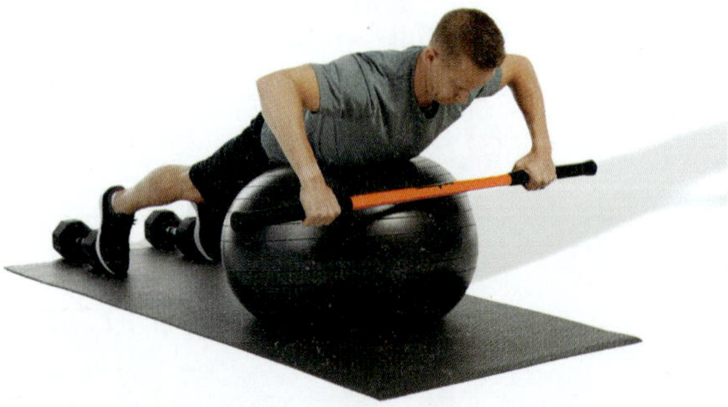
봉과 함께 볼 콤보 2-로우

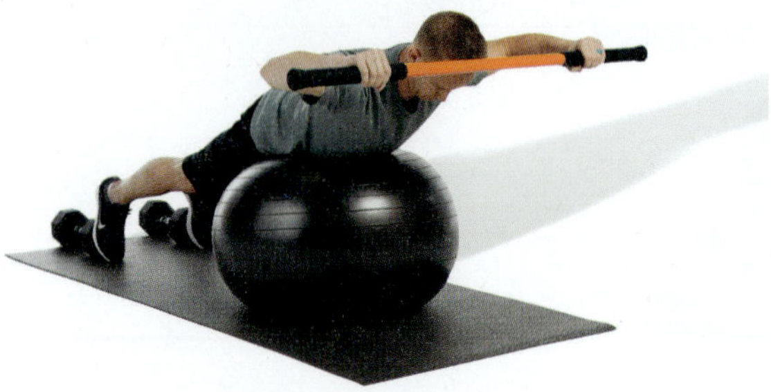
봉과 함께 볼 콤보 2-돌림

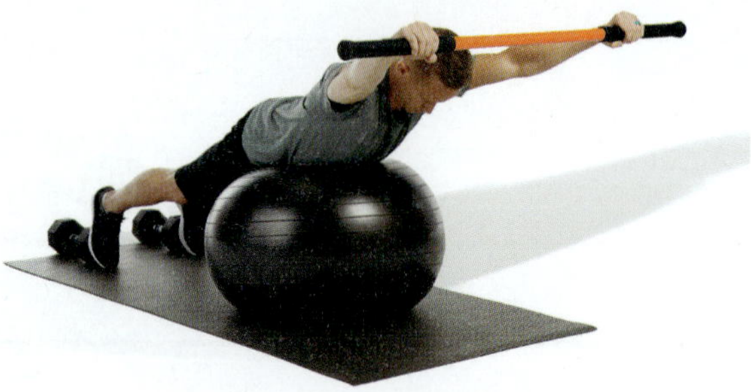
봉과 함께 볼 콤보 2-프레스

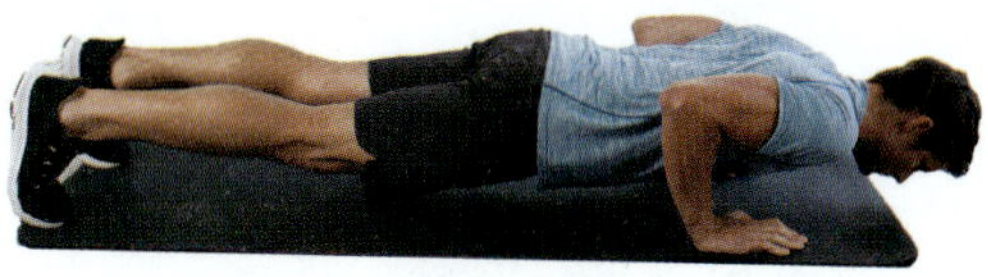
푸시업 플러스–시작

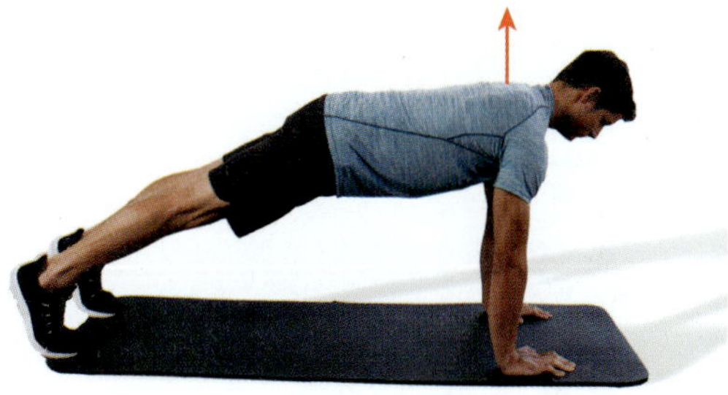
푸시업 플러스–마무리

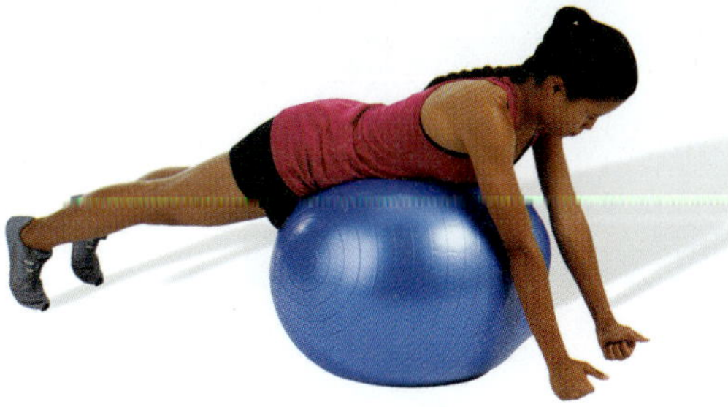
볼 코브라–시작

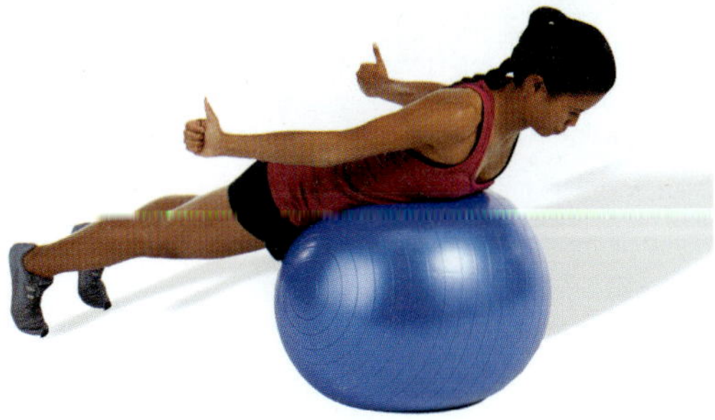
볼 코브라–마무리

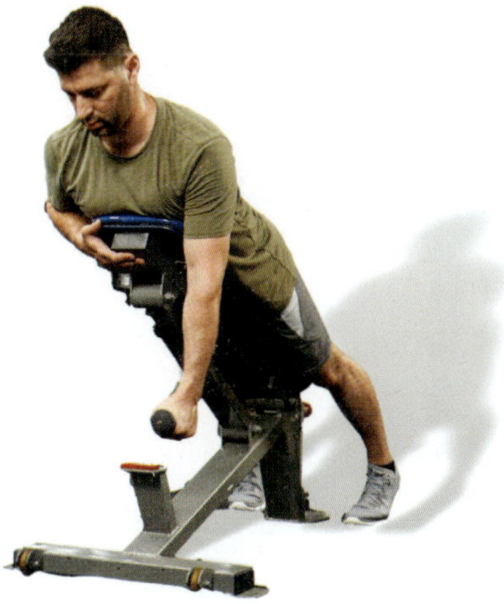
싱글 암 인클라인 스캡션–시작

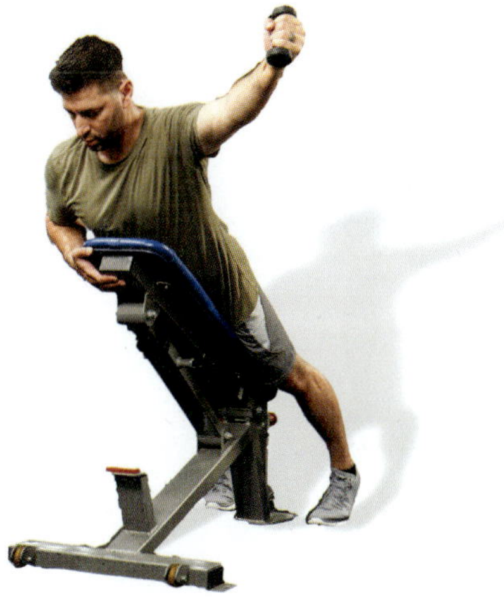
싱글 암 인클라인 스캡션–마무리

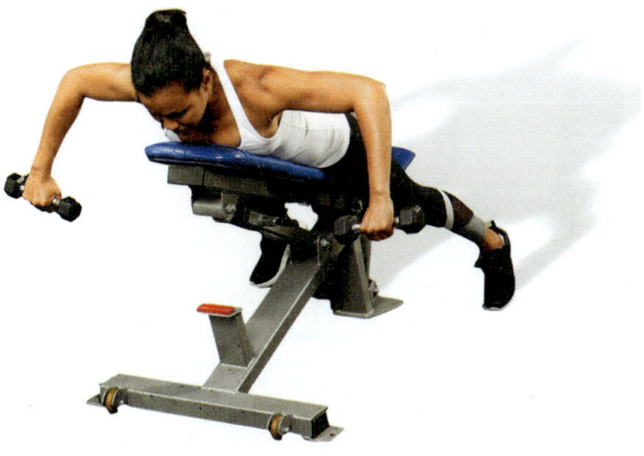
엎드린 자세로 어깨 바깥돌림–시작

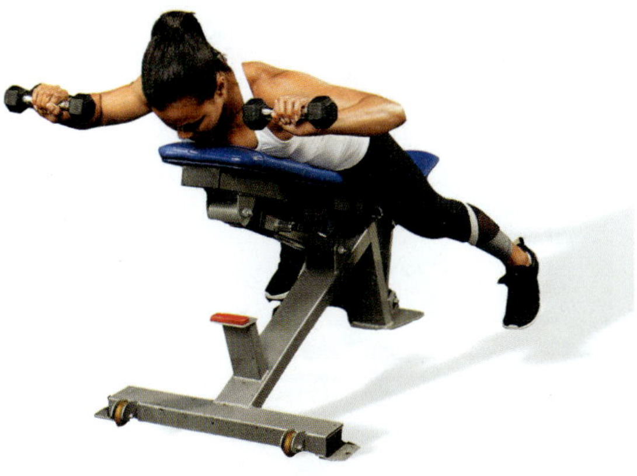
엎드린 자세로 어깨 바깥돌림–마무리

통합: 동적 움직임 진전도 향상

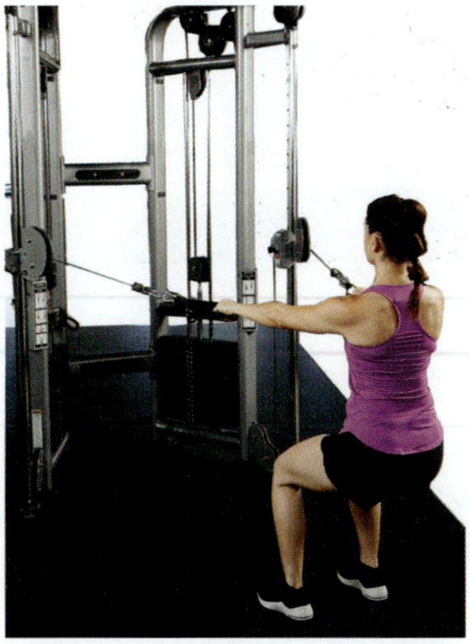

스쿼트에서 로우–시작

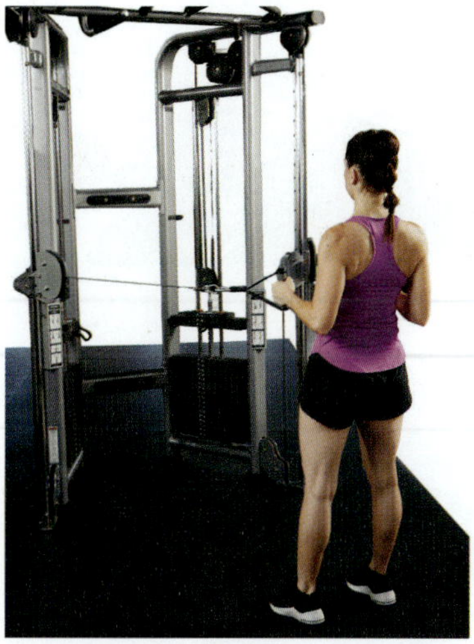

스쿼트에서 로우–마무리

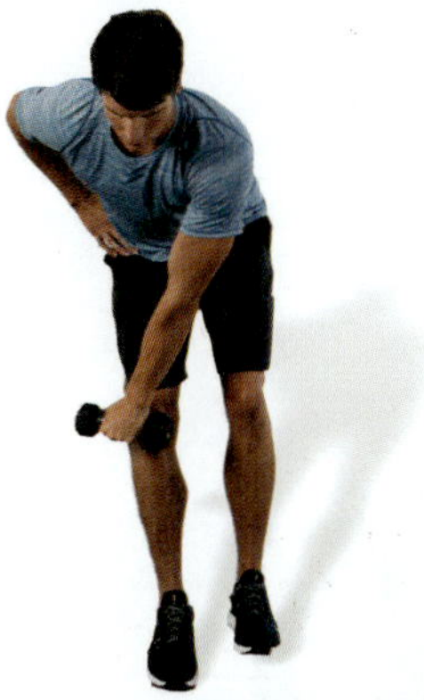

PNF 패턴으로 싱글 레그 루마니안 데드리프트–시작

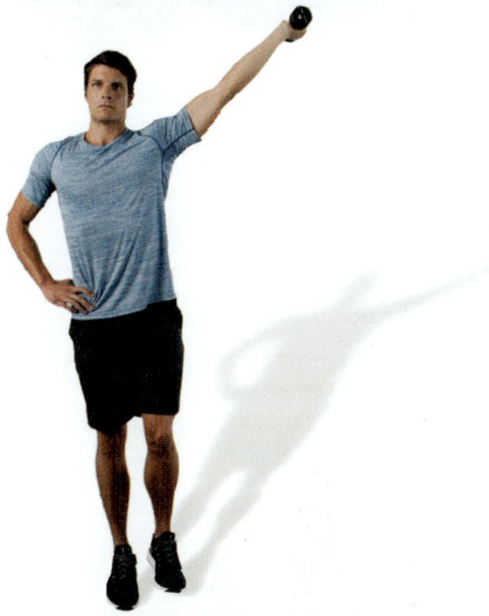

PNF 패턴으로 싱글 레그 루마니안 데드리프트–마무리

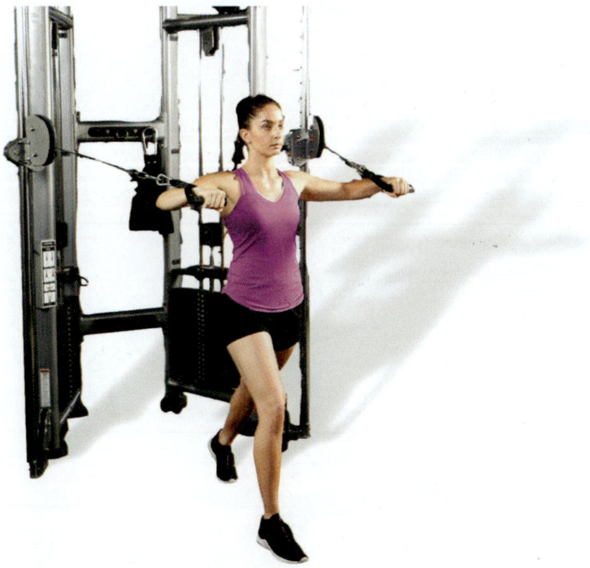

스탠딩 케이블 체스트 프레스–시작

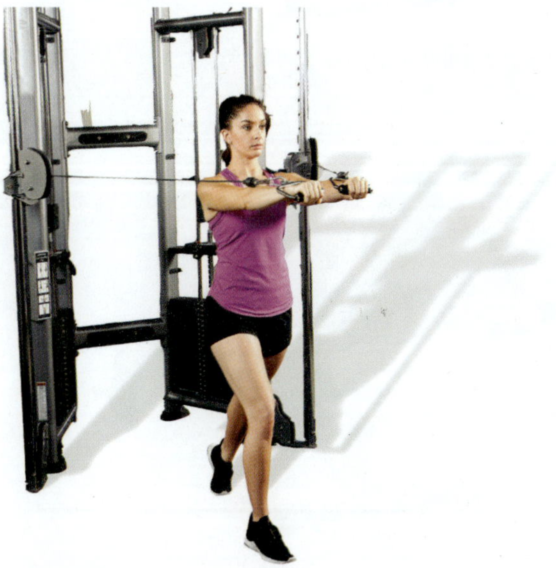

스탠딩 케이블 체스트 프레스–마무리

팔이 앞으로 떨어짐

교정 운동 전문가는 각 고객에게 권장할 기법을 선별해야 한다. 고객이 지속적으로 운동에 참여하도록 하기 위해 교정 운동 전문가는 연속체의 각 단계에서 효과적인 운동을 가능한 적게 사용하는 것이 좋다. 완전한 목록은 아니지만, 팔이 앞으로 떨어지는 것을 보상하기 위해 다음과 같은 운동을 사용할 수 있다. 프로그램의 포괄적인 목표는 이상적인 어깨 굽힘과 어깨뼈의 안정성을 향상시키는 것이다. 교정 운동 연속체를 체계적으로 적용하면 움직임 중에 효율적으로 신경근을 조절하고 등뼈와 팔이음뼈를 적절하게 정렬할 수 있다.

1단계: 억제

폼 롤링으로 억제해야 하는 주요 부위로는 넓은등근과 가슴근이다. 고객과 벽 사이에 작은 마사지 볼이나 메디신 볼은 두고 롤링하면 가슴에 롤러를 사용하는 것보다 더 효과적이다. 등뼈에 자가근막 롤링을 시행하는 것은 주로 긴장을 줄이고 어깨뼈의 뒤당김을 강화하며 가슴 폄을 개선하기 위함이다.

2단계: 신장

정적 스트레치와 함께 하는 주요 신장 운동은 넓은등근, 가슴근에 필요하며 폼 롤러를 이용한 가슴 폄도 포함된다.

3단계: 활성화

고립적 근력 강화 운동과 함께 주요 활성화 운동이 필요한 부위는 중간등세모근, 아래등세모근, 마름근, 회전근개이다(봉과 함께 하는 볼 콤보 2는 회전근개 바깥돌림을 일으키는 데 효과적인 운동이다). 볼 콤보 2 운동은 필요에 따라 덤벨과 함께 할 수도 있다.

4단계: 통합

어깨뼈 뒤당김과 내림을 향상하기 위해 스쿼트와 로잉을 통합하는 운동을 먼저 시행해야 한다. 시상면 로우는 주로 넓은등근이 지배하고 넓은등근은 과도하게 잘 활성화된다는 점에 주목하라. 따라서 교정 운동 전문가는 형태와 어깨뼈 역학을 중시해야 한다(표 14-4). 하중을

표 14-4 등뼈와 어깨의 교정 운동 프로그램 예시: 팔이 앞으로 떨어짐

단계	양상	근육/운동	핵심 훈련 변수
억제	자가근막 롤링	넓은등근 가슴근 등뼈	불편한 부위에서 30~60초 동안 유지 능동적 관절 움직임을 4~6회 반복 실시 근육 그룹당 90~120초 실시
신장	정적 스트레칭	넓은등근 가슴근	30초간 유지
활성화	고립적 근력 강화	마름근 중간/아래등세모근	4초간 신장성 수축, 관절가동범위 끝 지점에서 2초간 등척성 수축, 1초간 단축성 수축으로 10~15회 반복
통합*	통합된 동적 움직임	스쿼트에서 로우(수평면)	제어하면서 10~15회 반복

*NOTE: 고객 능력, 운동 역량, 필요성에 맞게 진전도 상향(progressive) 또는 진전도 하향(regressive)

증가시키는 대신 팔을 교대하거나 수평면 로우(즉, 넓은 그립 로우)를 사용하여 진행한다. 추가 난이도 증가를 위해 한쪽 팔로 하거나 점차적으로 지지 자세를 변경할 수 있다.

어깨 올림

몸이 올바르게 정렬되면 어깨는 같은 높이가 되고 중립이 된다(앞을 향하고 약간 뒤당김 상태). 정렬이 올바르지 않은 어깨는 한쪽 어깨가 다른 쪽보다 높다. 이러한 형태는 경미한 차이일 수도 있고 상당한 차이일 수 있으며 여러 원인에 의해 생긴다. 어깨가 정적으로나 동적으로 올라가 있다면 교정 운동 전문가는 척주측만증과 같이 원인이 될 수 있는 구조적 문제를 찾아야 한다. 의료 전문가가 척주측만증이 아니라고 진단했다면 관찰된 근육 손상을 교정함으로써 한쪽 어깨가 올라가는 현상을 감소시키거나 최소화할 수 있다. 교정 운동 전문가는 각 고객에게 권장할 기법을 선별해야 한다. 고객이 지속적으로 운동에 참여하도록 하기 위해 연속체의 각 단계에서 효과적인 운동을 가능한 한 적게 사용하는 것이 좋다.

다음 운동은 어깨 올림 보상에 가장 많이 사용되는 운동들이다. 고객은 어깨를 올리고 머리를 앞으로 내미는 자세(FHP)를 여러 번 보일 수 있다. 다음 예제 프로그램은 단순화를 위해 FHP가 없는 어깨 올림에 대한 것이다. 프로그램의 포괄적인 목표는 어깨뼈의 위치를 개선하는 것이다. 교정 운동 연속체를 체계적으로 적용하면 운동 중에 신경근 조절을 효율적으로 할 수 있고 팔이음뼈의 정렬을 바로잡을 수 있다.

1단계: 억제

폼 롤링 및 보조 기구 방식으로 억제해야 하는 주요 부위에는 작은가슴근, 등뼈, 위등세모근 및 어깨올림근이 있다.

2단계: 신장

정적 스트레칭을 통한 주요 신장 운동이 필요한 부위는 작은가슴근, 위등세모근, 어깨올림근 등이 있다. 폼 롤러를 통해 가슴 폄을 강화하는 것도 어깨가 올라간 것에 효과적이다.

3단계: 활성화

고립적 근력 강화 운동을 통한 주요 활성화 운동에는 볼 코브라와 볼 스캡션을 포함하여 어깨가슴 리듬과 어깨뼈의 아래쪽 돌림 및 내림을 강화하는 운동이 있다.

4단계: 통합

어깨뼈 내림과 목뼈 안정성을 강조하기 위해 먼저 통합적으로 시행해야 하는데, 시행할 수 있는 통합 운동에는 PNF(고유수용성신경근촉진) 패턴을 사용한 싱글 레그 루마니안 데드리프트가 있다. 추가적으로 통합할 수 있는 운동 중 하나는 스탠딩 랫 풀 다운이다. 이 운동을 할 때 고객이 먼저 어깨뼈 뒤당김과 내림에 집중한 다음 위팔뼈 모음에 집중하는지 확인하는 것이 중요하다. 이 운동은 지지 기반을 줄이거나 한쪽 팔로 수행할 수 있다. 표 14-5는 어깨 올림을 해결하는 예시 프로그램이다.

표 14-5 등뼈와 어깨의 교정 운동 프로그램 예시: 어깨 올림

단계	양상	근육/운동	핵심 훈련 변수
억제	자가근막 롤링	어깨올림근 작은가슴근 위등세모근	불편한 부위에서 30~60초 동안 유지 능동적 관절 움직임을 4~6회 반복 실시 근육 그룹당 90~120초 실시
신장	정적 스트레칭	어깨올림근 작은가슴근 위등세모근	30초간 유지
활성화	고립적 근력 강화	아래등세모근 앞톱니근	4초간 신장성 수축, 관절가동범위 끝 지점에서 2초간 등척성 수축, 1초간 단축성 수축으로 10~15회 반복
통합*	통합된 동적 움직임	싱글 레그 RDL에서 PNF 패턴	제어하면서 10~15회 반복

*NOTE: 고객 능력, 운동 역량, 필요성에 맞게 점진적 상향(progressive) 또는 점진적 하향(regressive)

날개어깨뼈

날개어깨뼈(익상견갑, winged scapula)는 어깨뼈에 영향을 미치는 손상이다. 어깨뼈는 일반적으로 가슴우리 뒤쪽에 평평하게 놓여 있다. 돌출은 어깨뼈가 '튀어나오거나' 어깨뼈의 안쪽 부분이 가슴우리에서 떨어져 나오는 것처럼 보일 때 발생한다. 이 기능장애는 어깨위팔 리듬을 교란시켜 힘의 손실을 가져오거나 팔의 굽힘 및 벌림을 제한할 수 있다. 이것은 또한 상당한 통증의 원인이 된다.

1단계: 억제

폼 롤링으로 억제할 수 있는 주요 부위는 작은가슴근, 넓은등근, 위등세모근, 등뼈이다.

2단계: 신장

정적 스트레칭과 함께 하는 주요 신장 운동 부위는 작은가슴근, 넓은등근, 위등세모근이다.

3단계: 활성화

고립적 근력 강화를 통한 주요 활성화 운동이 필요한 부위는 앞톱니근(예: 푸시업 플러스)과 중간 및 아래 등세모근(예: 볼 콤보 1)이다.

4단계: 통합

이 보상을 위해 시행할 수 있는 통합 운동에는 스탠딩 원 암 케이블 체스트 프레스가 있다(표 14-6 참조).

표 14-6 등뼈와 어깨의 교정 운동 프로그램 예시: 날개어깨뼈

단계	양상	근육/운동	핵심 훈련 변수
억제	자가근막 롤링	넓은등근 작은가슴근 위등세모근	불편한 부위에서 30~60초 동안 유지 능동적 관절 움직임을 4~6회 반복 실시 근육 그룹당 90~120초 실시
신장	정적 스트레칭	넓은등근 작은가슴근 위등세모근	30초간 유지
활성화	고립적 근력 강화	앞톱니근 중간/아래등세모근	4초간 신장성 수축, 관절가동범위 끝 지점에서 2초간 등척성 수축, 1초간 단축성 수축으로 10~15회 반복
통합*	통합된 동적 움직임	스탠딩 원 암 케이블 체스트 프레스	제어하면서 10~15회 반복

*NOTE: 고객 능력, 운동 역량, 필요성에 맞게 진전도 상향(progressive) 또는 진전도 하향(regressive)

등뼈와 어깨에 관련된 일반적인 문제

1차 진료에서 어깨 기능장애를 경험하는 환자는 연간 1,000명당 14.7명으로 보고된다(Smith et al., 2014). 운동하는 집단에서는 고등학교 수준에서 운동 경기 노출 10,000건당 약 2.27건의 어깨 부상을 경험한다. 전반적으로 어깨 부상은 고등학교 수준에서 발생한 모든 부상의 8%를 차지했다(Bonza et al., 2009). 올림픽 역도 선수와 파워리프트 선수는 경험 수준과 나이에 따라 최대 50%의 어깨 부상률을 경험한다(Klimek et al., 2018). 크로스핏 선수들의 어깨 부상률도 올림픽 역도, 럭비, 축구, 체조 또는 아이스하키 선수들과 비슷하다(Klimek et al., 2018). 역도, 올림픽 리프팅 및 크로스핏에서 나타나는 어깨 부상의 위험 요소에는 부족한 가동성과 근력, 머리 위로 무거운 중량을 들어올리기, 인상 및 용상과 같은 빠르고 폭발적인 움직임, 키핑 풀업 등이 있다(Klimek et al., 2018). 교정 운동 전문가는 어깨 부상의 발생률을 낮추고 수행능력을 향상시키기 위해 프로그래밍과 개인의 능력 모두에서 이러한 위험 요소를 파악해야 한다.

등뼈 통증과 기능장애는 척추의 다른 부위의 기능장애에 비해 덜 흔하다. 노르웨이 인구를 대상으로 한 연구에서는 1년 동안 추정된 등뼈 통증 유병률이 13%로 나타난 반면, 허리 통증과 목 통증이 각각 43%와 44%로 나타났다(Leboeuf-Yde et al., 2009). 다른 연구에서는 등뼈 통증에 대한 평생 유병률 데이터가 3.7~77% 범위로 나타났으며(Briggs et al., 2009), 10대와 여성에서 더 높은 발병률을 보였다. 등뼈 통증과 기능장애는 골다공증(osteoporosis), 골관절염(osteoarthritis), 슈어만병(Scheuermann's disease), 강직척추염(ankylosing spondylitis)과 같은 병리와 관련이 있다(Briggs et al., 2009). 그러나 이 장에서는 가장 흔한 가슴 통증 기능장애에 대해서만 논의한다.

팔관절은 기능성 사슬로 밀접하게 연결되어 있다. 한 관절의 기능은 다른 관절의 기능에 영향을 미친다. 예를 들어, 손을 뻗는 동안 어깨, 팔꿈치, 손목 움직임에 대한 복잡하고 동시적인 제어가 일어난다(Liu et al., 2013). 놀랍게도 손가락을 약간 움직이는 것조차 팔 전체의 자세 변화를 자극한다(Caronni & Cavallari, 2009). 이러한 팔다리 전체의 활성화는 말단(팔꿈치와 손목)에서 생성된 토크(torques)에 대응하고 몸쪽(어깨)에 안정성을 제공하기 위해 발생한다. 토크는 어깨를 안정시키기 위해 손목과 팔꿈치를 가로지르는 두 개의 관절 근육에 의해 만들어진다.

골다공증 Osteoporosis

말 그대로 '다공성 뼈'로 뼈의 밀도와 질이 저하되는 질병

골관절염 Osteoarthritis

전 세계 수백만 명의 사람에게 영향을 미치는 가장 흔한 형태의 관절염으로 뼈의 끝부분을 완충하는 보호 연골이 시간이 지나면서 손상될 때 발생한다.

슈어만병 Scheuermann's disease

대개 등뼈(등 상부)의 비정상적인 성장을 유발하는 척추의 발달 장애이지만 허리뼈에서도 발견될 수 있다.

강직척추염 Ankylosing spondylitis

다른 관절이 관여할 수 있지만 주로 척추에 영향을 미치는 관절염의 일종으로, 심각한 만성 통증과 불편함을 초래할 수 있는 척추관절의 염증을 유발한다.

전문적으로 알아보기

어깨 부상 연속체

2009년에 Cook과 Purdam은 힘줄 병리학 연속체 모델을 제시했다. Cook과 Purdam 모델은 정상적인 힘줄에서 반응성 건병증, 힘줄 손상, 그리고 궁극적으로 퇴행성 건병증으로의 진행을 설명한다. 반응성 회전근개 건병증은 염증이 있고 활동 시에 통증을 유발하는 과부하된 힘줄이다. 회전근개 힘줄은 상당히 과부하가 걸리며 힘줄 손상 단계에서 불완전한 치유를 보인다. 염증이 생긴 힘줄은 두께의 부분적 작은 파열로 퇴화되었을 수 있다. 퇴행성 건병증은 큰 부분 및 전체 두께의 회전근개 파열과 치유할 수 없는 심각한 회전근개 파열로 나타난다(van Zuydam et al., 2015).

따라서 이 시스템에서 한 관절의 제한은 다른 관절의 움직임에 영향을 미친다(Muth et al., 2012).

교정 운동 전문가는 움직임을 평가하고 전체적으로 움직임의 질을 향상시키기 위한 전략을 제공하는 역할을 한다. 다음과 같은 병의 진단이나 치료는 실무 범위를 벗어난다. 다음과 같은 병리 중 하나라도 있으면 자격을 갖춘 의료 전문가와 상담하도록 하거나 의료 전문가에게 의뢰해야 한다.

중요

이 장은 등뼈와 어깨의 특정 의학적 질환에 대한 일반적인 정보를 제공하기 위한 것이다. 제공된 정보는 의학적 질환을 진단하는 데 사용해서는 안 된다. 피트니스 전문가는 의학적 진단이 필요하다고 판단되면 해당 의료 전문가에게 의뢰해야 한다. 이렇게 함으로써 고객의 안전과 적절한 실무 범위를 보장할 수 있다.

어깨충돌증후군(SIS)

어깨 충돌(shoulder impingement)은 봉우리밑 활액낭염, 부분 회전근개 파열, 두갈래근 건염, 어깨뼈 운동이상증, 긴장된 후관절낭 및 자세 이상과 같은 다양한 봉우리밑 병리에 의해 생성될 수 있는 신체 진찰의 양성 소견을 의미한다(Kuhn, 2009). 어깨충돌증후군(shoulder impingement syndrome, SIS)은 회전근개와 봉우리밑주머니가 어깨뼈봉우리의 앞아래 면과 부리어깨봉우리인대에 압박을 가하는 것으로, 이것은 특히 오버헤드 활동에서 어깨관절 주위의 통증 및/또는 약화를 초래하는 것으로 정의한다(Hughes et al., 2012).

> **어깨 충돌**
> Shoulder impingement
>
> 어깨 위쪽 뼈(어깨뼈봉우리)와 회전근개 힘줄 사이의 공간이 팔을 올리는 동안 서로 마찰할 때 발생한다.

충돌은 전통적으로 외부 충돌 그룹과 내부 충돌 그룹으로 나뉘며, 외부 충돌 그룹은 1차 하위 그룹과 2차 하위 그룹으로 세분화된다. 1차 외부 충돌은 상부 골격 구조의 이상을 의미하며, 위로부터 봉우리밑 공간이 침범을 받는다. 비정상적인 모양의 어깨뼈봉우리가 원인인 경우가 많지만, 노년층에서는 어깨뼈봉우리 뼈돌기가 발생할 수 있다(Ogawa et al., 2005). 2차 외부 충돌은 불안정한 어깨뼈의 전방 경사와 과도한 안쪽돌림에 의해 봉우리밑 공간이 좁아지는 것을 말한다. 어깨뼈 안정화 근육의 약화와 비활성은 비정상적인 어깨위팔(scapulohumeral) 리듬을 유발한다(Hébert et al.,2002). 내부 충돌은 던지기, 라켓을 휘두르는 동작 또는 기타 오버헤드 동작을 하는 운동선수에게서 자주 나타나는데, 회전근개 힘줄(주로 가시위근)에 반복적으로 미세 외상이 생겨 발생한다(Myers et al., 2006). 대개 조직의 압력을 줄이기 위해 외과적 수술을 하지만, 최신 연구에서는 운동이 사망 위험(일반 수술의 경우 2~4%)(Dong et al., 2015; Hébert et al., 2002; Meislin et al., 2005; Michener et al., 2003; Muraki et al., 2017)을 증가시키지 않으면서 수술과 같거나 그 이상의 효과를 낸다고 주장한다(그림 14-20).

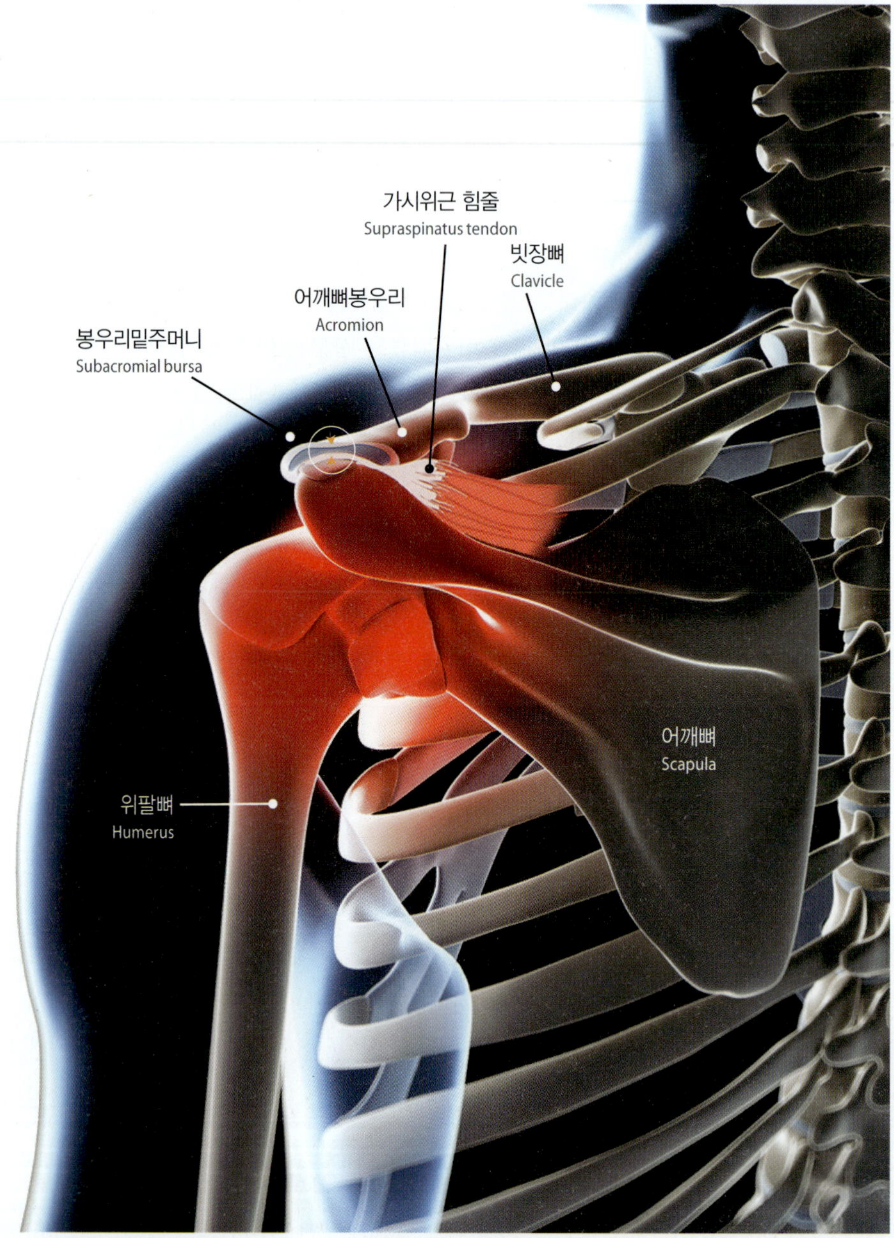

그림 14-20 어깨 충돌

봉우리빗장관절 분리

봉우리빗장관절(acromioclavicular joint) 분리 또는 AC 분리는 신체적으로 활동적인 사람들 사이에서 자주 발생하는 손상이다. 빗장뼈는 어깨뼈에서 분리된다. 이것은 보통 축구나 럭비와 같이 접촉이 많은 스포츠에서 어깨 지점에 직접적으로 충격이 가해지거나 AC관절에 부딪혀서 발생한다(Deans et al., 2019)(그림 14-21).

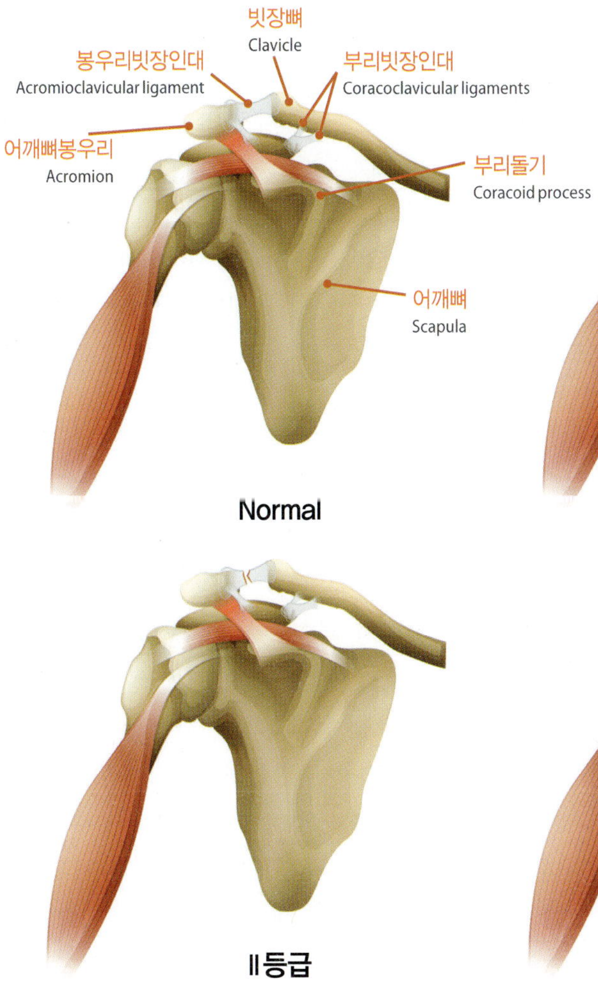

그림 14-21 분리된 어깨(전면도)

회전근개 파열

회전근개 파열(rotator cuff tear) 또는 좌상(strain)은 과다 사용이나 급성 손상으로 인해 발생한다. 근육을 뼈에 연결하는 힘줄은 과도하게 늘어나거나(좌상) 부분적으로 또는 완전히 찢어질 수 있다(파열). 회전근개는 낙상, 자동차 사고 또는 다른 갑작스러운 부상 후에도 과도하게 늘어나거나 파열될 수 있다. 회전근개 파열은 피트니스 환경에서 팔을 뻗은 상태로 너무 무거운 중량을 들거나 키핑 풀업과 같은 탄도 운동 또는 잘못된 자세에서 반복적으로 오버헤드 리프팅을 하는 동안 발생할 수 있다(Allen et al., 2019; Bartolozzi et al., 1994; Cibulas et al., 2019; Kibler et al., 2006; Kukkonen et al., 2015).

근육 좌상(근과도긴장)
Muscle strain

과도한 스트레칭으로 근육섬유가 찢어지는 근육 손상(힘줄 파열). 보통 I에서 III까지 등급이 매겨지며 I등급은 가벼운 당김이고 III등급은 완전한 파열이다.

두갈래근 건병증

두갈래근 건병증(biceps tendinopathy)은 두갈래근의 긴갈래 주변 힘줄의 통증과 기능장애로 나타난다. 일반적으로 단독으로 발견되지는 않으며, 주로 과다 사용, 힘줄 충돌, 어깨관절 불안정 또는 외상에 의해 발생한다. 그러므로 이것은 회전근개충돌증후군, 회전근개 파열, 관절순 파열, 상부관절와순파열(SLAP), 어깨의 불안정성 등 다른 병리와 공존한다.

오십견과 골관절염

의학적으로 유착관절낭염(adhesive capsulitis)이라고 불리는 오십견(frozen shoulder)은 어깨에 염증이 생겨 통증과 경직을 유발한다. 오십견이 진행됨에 따라 어깨의 움직임이 심하게 제한될 수 있다. 오십견의 병인은 알려져 있지 않으며 대개 12개월 이내에 저절로 낫는 경우가 많다(Hsu et al., 2011).

골관절염(osteoarthritis)은 노화와 함께 발생하는 일반적인 손상성 관절염이다. 어깨는 무릎보다 골관절염의 영향을 덜 받지만 AC관절에서 발생할 수 있다. 무게를 위로 드는 상체 동작으로 인해 발생하는 부상으로 '역도 선수의 어깨'라고도 불린다(Oh et al., 2011).

어깨 불안정

어깨 불안정성은 위팔뼈머리가 어깨 소켓 밖으로 빠져 나오면서 위팔뼈머리를 제자리에 고정시키는 구조가 느슨해질 때 발생한다. 이것은 갑작스러운 부상이나 과다 사용으로 발생할 수 있다. 어깨가 반복적으로 느슨해지고 어긋나면 만성 어깨 불안정이라고 한다.

관절순(labral) 손상의 가장 흔한 두 가지 유형은 SLAP 파열과 방카르트(bankart) 파열이다. SLAP 파열은 두갈래근 힘줄이 어깨와 연결되는 위팔 앞부분에서 생긴다. 이 부상에 가장 취약한 선수는 어깨 윗부분에서 높은 에너지의 빠른 스냅 동작을 하는 야구 투수와 배구 선수들이다. 방카르트 파열은 일반적으로 젊은 환자의 어깨 탈구와 함께 발생하며 위팔뼈머리가 앞쪽 또는 뒤쪽으로 이동하여 어느 방향으로든 불안정성을 유발할 때 생긴다.

엉치뼈, 골반, 척추에서 팔, 다리, 머리의 연결이 근육, 근막, 인대 구조를 통해 기능적으로 상호 연관되어 있다는 점을 고려하는 것이 중요하다. 효율적인 신체 움직임은 개별 관절에 대한 해결책을 제공하는 것이 아니라 효율적인 반작용력을 조정하여 신체 부분을 통합하고 안정화시킨다. 예를 들어, 척추와 골반을 통합되고 상호 의존적이며 역동적인 생물학적 구조로 보지 않고 단지 허리골반 통증을 이해하기 위한 단일 해부학적 구조로만 본다면 전체 그림을 볼 수 없다(Vora et al., 2010). 이러한 상호 연결성 때문에 팔이음뼈의 건강과 안정성은 힘을 수용, 분배 및 안정시키는 다른 부분의 능력과 직접적인 관련이 있다.

요약

등뼈와 팔이음뼈는 운동 사슬의 다른 많은 부분에 의해 영향을 받기 쉽고, 또한 영향을 미친다. 이 신체 부위에서 요구되는 엄청난 양의 가동성, 안정성 및 제어를 감안할 때 가동성의 사소한 제한이나 부족한 근력이라도 전체적인 움직임의 질에 상당한 영향을 끼친다. 이러한 이유로 CES 평가 과정과 같은 통합 프로세스를 사용하여 고객과 운동선수를 철저히 평가하는 것이 중요하다. 어깨 안정성, 저활성 조직의 근력, 과활성 조직의 신장성을 우선으로 해야 한다. 이렇게 할 때 팔이음뼈 다중관절의 효율성이 최적화되고 부상 저항과 고객의 관절 내구성이 향상될 수 있다.

참고 문헌

Aasa, U., Svartholm, I., Andersson, F., & Berglund, L. (2017). Injuries among weightlifters and powerlifters: A systematic review. *British Journal of Sports Medicine, 51*(4), 211–219. https://doi.org/10.1136/bjsports-2016-096037

Allen, H., Chan, B. Y., Davis, K. W., & Blankenbaker, D. G. (2019). Overuse injuries of the shoulder. *Radiologic Clinics of North America, 57*(5), 897–909. https://doi.org/10.1016/j.rcl.2019.03.003

Aspegren, D., Hyde, T., & Miller, M. (2007). Conservative treatment of a female collegiate volleyball player with costochondritis. *Journal of Manipulative and Physiological Therapeutics, 30*(4), 321–325.

Bakhsh, W., & Nicandri, G. (2018). Anatomy and physical examination of the shoulder. *Sports Medicine and Arthroscopy Review, 26*(3), e10–e22. https://doi.org/10.1097/jsa.0000000000000202

Bartolozzi, A., Andreychik, D., & Ahmad, S. (1994). Determinants of outcome in the treatment of rotator cuff disease. *Clinical Orthopaedics and Related Research, 308*, 90–97.

Bau, J. G., Chia, T., Wei, S. H., Li, Y. H., & Kuo, F. C. (2017). Correlations of neck/shoulder perfusion characteristics and pain symptoms of the female office workers with sedentary lifestyle. *PLoS One, 12*(1), e0169318. https://doi.org/10.1371/journal.pone.0169318

Bergman, G. J., Winters, J. C., Groenier, K. H., Pool, J. J. M., Meyboom-de Jong, B., Postema, K., & van der Heijden, G. J. (2004). Manipulative therapy in addition to usual medical care for patients with shoulder dysfunction and pain: A randomized, controlled trial. *Annals of Internal Medicine, 141*(6), 432–439.

Bible, J. E., Biswas, D., Miller, C. P., Whang, P. G., & Grauer, J. N. (2010). Normal functional range of motion of the lumbar spine during 15 activities of daily living. *Journal of Spinal Disorders & Techniques, 23*(2), 106–112.

Bogduk, N. (2016). Functional anatomy of the spine. *Handbook of Clinical Neurology, 136*, 675–688. https://doi.org/10.1016/b978-0-444-53486-6.00032-6

Bonza, J. E., Fields, S. K., Yard, E. E., & Dawn Comstock, R. (2009). Shoulder injuries among United States high school athletes during the 2005–2006 and 2006–2007 school years. *Journal of Athletic Training, 44*(1), 76–83. https://doi.org/10.4085/1062-6050-44.1.76

Borstad, J. D. (2006). Resting position variables at the shoulder: Evidence to support a posture-impairment association. *Physical Therapy, 86*(4), 549–557.

Borstad, J. D., & Ludewig, P. M. (2005). The effect of long versus short pectoralis minor resting length on scapular kinematics in healthy individuals. *Journal of Orthopaedic & Sports Physical Therapy, 35*(4), 227–238. https://doi.org/10.2519/jospt.2005.35.4.227

Boyles, R. E., Ritland, B. M., Miracle, B. M., Barclay, D. M., Faul, M. S., Moore, J. H., Koppenhaver, S. L., & Wainner, R. S. (2009). The short-term effects of thoracic spine thrust manipulation on patients with shoulder impingement syndrome. *Manual Therapy, 14*(4), 375–380.

Briggs, A., Straker, L., & Greig, A. (2004). Upper quadrant postural changes of school children in response to interaction with different information technologies. *Ergonomics, 47*(7), 790–819. https://doi.org/10.1080/00140130410001663569

Briggs, A. M., Bragge, P., Smith, A. J., Govil, D., & Straker, L. M. (2009). Prevalence and associated factors for thoracic spine pain in the adult working population: A literature review. *Journal of Occupational Health, 51*(3), 177–192. https://doi.org/10.1539/joh.k8007

Briggs, A. M., van Dieen, J. H., Wrigley, T. V., Greig, A. M., Phillips, B., Lo, S. K., & Bennell, K. L. (2007). Thoracic kyphosis affects spinal loads and trunk muscle force. *Physical Therapy, 87*(5), 595–607. https://doi.org/10.2522/ptj.20060119

Briggs, A. M., Wrigley, T. V., Tully, E. A., Adams, P. E., Greig, A. M., & Bennell, K. L. (2007). Radiographic measures of thoracic kyphosis in osteoporosis: Cobb and vertebral centroid angles. *Skeletal Radiology, 36*(8), 761–767. https://doi.org/10.1007/s00256-007-0284-8

Caronni, A., & Cavallari, P. (2009). Anticipatory postural adjustments stabilise the whole upper-limb prior to a gentle index finger tap. *Experimental Brain Research, 194*(1), 59–66.

Cibulas, A., Leyva, A., Cibulas, G., 2nd, Foss, M., Boron, A., Dennison, J., Gutterman, B., Kani, K., Porrino, J., Bancroft, L. W., & Scherer, K. (2019). Acute shoulder injury. *Radiologic Clinics of North America, 57*(5), 883–896. https://doi.org/10.1016/j.rcl.2019.03.004

Cleland, J. A., Childs, J. D., Fritz, J. M., Whitman, J. M., & Eberhart, S. L. (2007). Development of a clinical prediction rule for guiding treatment of a subgroup of patients with neck pain: Use of thoracic spine manipulation, exercise, and patient education. *Physical Therapy, 87*(1), 9–23.

Cleland, J. A., Childs, J. D., McRae, M., Palmer, J. A., & Stowell, T. (2005). Immediate effects of thoracic manipulation in patients with neck pain: A randomized clinical trial. *Manual Therapy, 10*(2), 127–135.

Cleland, J. A., Glynn, P., Whitman, J. M., Eberhart, S. L., MacDonald, C., & Childs, J. D. (2007). Short-term effects of thrust versus nonthrust mobilization/manipulation directed at the thoracic spine in patients with neck pain: A randomized clinical trial. *Physical Therapy, 87*(4), 431–440.

Cleland, J. A., Mintken, P. E., Carpenter, K., Fritz, J. M., Glynn, P., Whitman, J., & Childs, J. D. (2010). Examination of a clinical prediction rule to identify patients with neck pain likely to benefit from thoracic spine thrust manipulation and a general cervical range of motion exercise: Multi-center randomized clinical trial. *Physical Therapy, 90*(9), 1239–1250.

Cleland, J., Selleck, B., Stowell, T., Browne, L., Alberini, S., St. Cyr, H., & Caron, T. (2004). Short-term effects of thoracic manipulation on lower trapezius muscle strength. *Journal of Manual & Manipulative Therapy, 12*(2), 82–90.

Cole, M. H., & Grimshaw, P. N. (2016). The biomechanics of the modern golf swing: Implications for lower back injuries. *Sports Medicine, 46*(3), 339–351. https://doi.org/10.1007/s40279-015-0429-1

Cook, J. L., & Purdam, C. R. (2009). Is tendon pathology a continuum? A pathology model to explain the clinical presentation of loadinduced tendinopathy. *British Journal of Sports Medicine, 43*(6), 409–416.

Crosbie, J., Kilbreath, S. L., Hollmann, L., & York, S. (2008). Scapulohumeral rhythm and associated spinal motion. *Clinical Biomechanics, 23*(2), 184–192.

Cross, K. M., Kuenze, C., Grindstaff, T. L., & Hertel, J. (2011). Thoracic spine thrust manipulation improves pain, range of motion, and self-reported function in patients with mechanical neck pain: A systematic review. *Journal of Orthopaedic & Sports Physical Therapy, 41*(9), 633–642.

Deans, C. F., Gentile, J. M., & Tao, M. A. (2019). Acromioclavicular joint injuries in overhead athletes: A concise review of injury mechanisms, treatment options, and outcomes. *Current Reviews in Musculoskeletal Medicine, 12*(2), 80–86. https://doi.org/10.1007/s12178-019-09542-w

Dong, W., Goost, H., Lin, X. B., Burger, C., Paul, C., Wang, Z. L., Zhang, T.-Y., Jiang, Z.-C., Welle, K., & Kabir, K. (2015). Treatments for shoulder impingement syndrome: A PRISMA systematic review and network meta-analysis. *Medicine (Baltimore), 94*(10), e510.

Dunning, J. R., Butts, R., Mourad, F., Young, I., Fernández-de-Las Penas, C., Hagins, M., Stanislawski, T., Donley, J., Buck, D., Hooks, T. R., & Cleland, J. A. (2016). Upper cervical and upper thoracic manipulation versus mobilization and exercise in patients with cervicogenic headache: A multi-center randomized clinical trial. *BMC Musculoskeletal Disorders, 17,* 64. https://doi.org/10.1186/s12891-016-0912-3

Dunning, J. R., Cleland, J. A., Waldrop, M. A., Arnot, C. F., Young, I. A., Turner, M., & Sigurdsson, G. (2012). Upper cervical and upper thoracic thrust manipulation versus nonthrust mobilization in patients with mechanical neck pain: A multicenter randomized clinical trial. *Journal of Orthopaedic & Sports Physical Therapy, 42*(1), 5–18.

Fernández-de-las-Penas, C., Cleland, J. A., Huijbregts, P., Palomequedel-Cerro, L., & González-Iglesias, J. (2009). Repeated applications of thoracic spine thrust manipulation do not lead to tolerance in patients presenting with acute mechanical neck pain: A secondary analysis. *Journal of Manual & Manipulative Therapy, 17*(3), 154–162.

Floyd, R. T. (2017). *Manual of structural kinesiology* (20th ed.). McGraw-Hill Education.

González-Iglesias, J., Fernández-de-las-Peñas, C., Cleland, J. A., Alburquerque-Sendín, F., Palomeque-del-Cerro, L., & Méndez-Sánchez, R. (2009). Inclusion of thoracic spine thrust manipulation into an electro-therapy/thermal program for the management of patients with acute mechanical neck pain: A randomized clinical trial. *Manual Therapy, 14*(3), 306–313.

González-Iglesias, J., Fernández-de-las-Peñas, C., Cleland, J. A., & Gutiérrez-Vega Mdel, R. (2009). Thoracic spine manipulation for the management of patients with neck pain: A randomized clinical trial. *Journal of Orthopaedic & Sports Physical Therapy, 39*(1), 20–27.

Haik, M. N., Alburquerque-Sendín, F., Silva, C. Z., Siqueira-Junior, A. L., Ribeiro, I. L., & Camargo, P. R. (2014). Scapular kinematics pre- and post-thoracic thrust manipulation in individuals with and without shoulder impingement symptoms: A randomized controlled study. *Journal of Orthopaedic & Sports Physical Therapy, 44*(7), 475–487.

Hamill, J., & Knutzen, K. (2006). *Biomechanical basis of human movement* (2nd ed.). Lippincott Williams & Wilkins.

Hébert, L. J., Moffet, H., McFadyen, B. J., & Dionne, C. E. (2002). Scapular behavior in shoulder impingement syndrome. *Archives of Physical Medicine and Rehabilitation, 83*(1), 60–69.

Hsu, J. E., Anakwenze, O. A., Warrender, W. J., & Abboud, J. A. (2011). Current review of adhesive capsulitis. *Journal of Shoulder and Elbow Surgery, 20*(3), 502–514. https://doi.org/10.1016/j.jse.2010.08.023

Hughes, P. C., Green, R. A., & Taylor, N. F. (2012). Measurement of subacromial impingement of the rotator cuff. *Journal of Science and Medicine in Sport, 15*(1), 2–7. https://doi.org/10.1016/j.jsams.2011.07.001

Johnson, K. D., & Grindstaff, T. L. (2010). Thoracic rotation measurement techniques: Clinical commentary. *North American Journal of Sports and Physical Therapy, 5*(4), 252–256.

Kendall, F. P., McCreary, E. K., Provance, P. G., McIntyre Rodgers, M., & Romani, W. A. (2005). *Muscles: Testing and function, with posture and pain* (5th ed.). Lippincott, Williams, & Wilkins.

Kibler, W. B., Sciascia, A., & Dome, D. (2006). Evaluation of apparent and absolute supraspinatus strength in patients with shoulder injury using the scapular retraction test. *American Journal of Sports Medicine, 34*(10), 1643–1647. https://doi.org/10.1177/0363546506288728

Klimek, C., Ashbeck, C., Brook, A. J., & Durall, C. (2018). Are injuries more common with CrossFit training than other forms of exercise? *Journal of Sport Rehabilitation, 27*(3), 295–299. https://doi.org/10.1123/jsr.2016-0040

Kuhn, J. E. (2009). Exercise in the treatment of rotator cuff impingement: A systematic review and a synthesized evidence-based rehabilitation protocol. *Journal of Shoulder and Elbow Surgery, 18*(1), 138–160. https://doi.org/10.1016/j.jse.2008.06.004

Kukkonen, J., Joukainen, A., Lehtinen, J., Mattila, K. T., Tuominen, E. K., Kauko, T., & Äärimaa, V.

(2015). Treatment of nontraumatic rotator cuff tears: A randomized controlled trial with two years of clinical and imaging follow-up. *Journal of Bone and Joint Surgery (American Volume), 97*(21), 1729–1737. https://doi.org/10.2106/JBJS.N.01051

Lau, H. M., Wing Chiu, T. T., & Lam, T.-H. (2011). The effectiveness of thoracic manipulation on patients with chronic mechanical neck pain: A randomized controlled trial. *Manual Therapy, 16*(2), 141–147.

Leboeuf-Yde, C., Nielsen, J., Kyvik, K. O., Fejer, R., & Hartvigsen, J. (2009). Pain in the lumbar, thoracic or cervical regions: Do age and gender matter? A population-based study of 34,902 Danish twins 20–71 years of age. *BMC Musculoskeletal Disorders, 10*, 39. https://doi.org/10.1186/1471-2474-10-39

Liu, W., Whitall, J., & Kepple, T. M. (2013). Multi-joint coordination of functional arm reaching: Induced position analysis. *Journal of Applied Biomechanics, 29*(2), 235–240.

Martin, R. M., & Fish, D. E. (2008). Scapular winging: Anatomical review, diagnosis, and treatments. *Current Reviews in Musculoskeletal Medicine, 1*(1), 1–11. https://doi.org/10.1007/s12178-007-9000-5

Masaracchio, M., Cleland, J. A., Hellman, M., & Hagins, M. (2013). Short-term combined effects of thoracic spine thrust manipulation and cervical spine nonthrust manipulation in individuals with mechanical neck pain: A randomized clinical trial. *Journal of Orthopaedic & Sports Physical Therapy, 43*(3), 118–127. https://doi.org/10.2519/jospt.2013.4221

McClure, P. W., Michener, L. A., & Karduna, A. R. (2006). Shoulder function and 3-dimensional scapular kinematics in people with and without shoulder impingement syndrome. *Physical Therapy, 86*(8), 1075–1090.

Meislin, R. J., Sperling, J. W., & Stitik, T. P. (2005). Persistent shoulder pain: Epidemiology, pathophysiology, and diagnosis. *American Journal of Orthopedics, 34*(12 Suppl.), 5–9.

Michener, L. A., McClure, P. W., & Karduna, A. R. (2003). Anatomical and biomechanical mechanisms of subacromial impingement syndrome. *Clinical Biomechanics, 18*(5), 369–379.

Mintken, P. E., Cleland, J. A., Carpenter, K. J., Bieniek, M. L., Keirns, M., & Whitman, J. M. (2010). Some factors predict successful short-term outcomes in individuals with shoulder pain receiving cervicothoracic manipulation: A single-arm trial. *Physical Therapy, 90*(1), 26–42.

Mitchell, C., Adebajo, A., Hay, E., & Carr, A. (2005). Shoulder pain: Diagnosis and management in primary care. *BMJ, 331*(7525), 1124–1128. https://doi.org/10.1136/bmj.331.7525.1124

Moore, K. L., Dalley, A. F., & Agur, A. M. R. (2014). *Clinically oriented anatomy* (7th ed.). Lippincott, Williams, & Wilkins.

Morita, D., Yukawa, Y., Nakashima, H., Ito, K., Yoshida, G., Machino, M., Kanbara, S., Iwase, T., & Kato, F. (2014). Range of motion of thoracic spine in sagittal plane. *European Spine Journal, 23*(3), 673–678. https://doi.org/10.1007/s00586-013-3088-7

Muraki, T., Yamamoto, N., Sperling, J. W., Steinmann, S. P., Cofield, R. H., & An, K. N. (2017). The effect of scapular position on subacromial contact behavior: A cadaver study. *Journal of Shoulder and Elbow Surgery, 26*(5), 861–869. https://doi.org/10.1016/j.jse.2016.10.009

Muth, S., Barbe, M. F., Lauer, R., & McClure, P. W. (2012). The effects of thoracic spine manipulation in subjects with signs of rotator cuff tendinopathy. *Journal of Orthopaedic & Sports Physical Therapy, 42*(12), 1005–1016. https://doi.org/10.2519/jospt.2012.4142

Myers, J. B., Laudner, K. G., Pasquale, M. R., Bradley, J. P., & Lephart, S. M. (2006). Glenohumeral range of motion deficits and posterior shoulder tightness in throwers with pathologic internal impingement. *American Journal of Sports Medicine, 34*(3), 385–391. https://doi.org/10.1177/0363546505281804

Nakamaru, K., Aizawa, J., Kawarada, K., Uemura, Y., Koyama, T., & Nitta, O. (2019). Immediate effects of thoracic spine selfmobilization in patients with mechanical neck pain: A randomized controlled trial. *Journal of Bodywork and Movement Therapies, 23*(2), 417–424.

Norlander, S., Gustavsson, B. A., Lindell, J., & Nordgren, B. (1997). Reduced mobility in the cervico-thoracic motion segment—a risk factor for musculoskeletal neck-shoulder pain: A twoyear prospective follow-up study. *Scandinavian Journal of Rehabilitation Medicine, 29*(3), 167–174.

Norlander, S., & Nordgren, B. (1998). Clinical symptoms related to musculoskeletal neck-shoulder pain and mobility in the cervicothoracic spine. *Scandinavian Journal of Rehabilitation Medicine, 30*(4), 243–251.

Ogawa, K., Yoshida, A., Inokuchi, W., & Naniwa, T. (2005). Acromial spur: Relationship to aging and morphologic changes in the rotator cuff. *Journal of Shoulder and Elbow Surgery, 14*(6), 591–598.

Oh, J. H., Chung, S. W., Oh, C. H., Kim, S. H., Park, S. J., Kim, K. W., Hyuk Park, J., Lee, S. B., & Lee, J. J. (2011). The prevalence of shoulder osteoarthritis in the elderly Korean population: Association with risk factors and function. *Journal of Shoulder and Elbow Surgery, 20*(5), 756–763.

Page, P., Frank, C. C., & Lardner, R. (2010). *Assessment and treatment of muscle imbalance: The Janda approach*. Human Kinetics. Pillastrini, P., Rocchi, G., Deserri, D., Foschi, P., Mardegan, M.,

Naldi, M. T., Villafane, J. H., & Bertozzi, L. (2016). Effectiveness of neuromuscular taping on painful hemiplegic shoulder: A randomised clinical trial. *Disability and Rehabilitation, 38*(16), 1603–1609. https://doi.org/10.3109/09638288.2015.1107631

Raney, E. B., Thankam, F. G., Dilisio, M. F., & Agrawal, D. K. (2017). Pain and the pathogenesis of biceps tendinopathy. *American Journal of Translational Research, 9*(6), 2668–2683.

Robb, A. J., Fleisig, G., Wilk, K., Macrina, L., Bolt, B., & Pajaczkowski, J. (2010). Passive ranges of motion of the hips and their relationship with pitching biomechanics and ball velocity in professional baseball pitchers. *American Journal of Sports Medicine, 38*(12), 2487–2493.

Šarčević, Z. (2010). Scoliosis: Muscle imbalance and treatment. *British Journal of Sports Medicine, 44*, i16.

Sciascia, A., & Cromwell, R. (2012). Kinetic chain rehabilitation: A theoretical framework. *Rehabilitation Research and Practice, 2012*, 853037–853037. https://doi.org/10.1155/2012/853037

Shakil, H., Iqbal, Z. A., & Al-Ghadir, A. H. (2014). Scoliosis: Review of types of curves, etiological theories and conservative treatment. *Journal of Back and Musculoskeletal Rehabilitation, 27*(2), 111–115. https://doi.org/10.3233/bmr-130438

Singla, D., & Veqar, Z. (2017). Association between forward head, rounded shoulders, and increased thoracic kyphosis: A review of the literature. *Journal of Chiropractic Medicine, 16*(3), 220–229. https://doi.org/10.1016/j.jcm.2017.03.004

Smith, E., Hoy, D. G., Cross, M., Vos, T., Naghavi, M., Buchbinder, R., Woolf, A. D., & March, L. (2014). The global burden of other musculoskeletal disorders: Estimates from the Global Burden of Disease 2010 study. *Annals of Rheumatic Diseases, 73*(8), 1462–1469. https://doi.org/10.1136/annrheumdis-2013-204680

Sobel, J. S., Kremer, I., Winters, J. C., Arendzen, J. H., & de Jong, B. M. (1996). The influence of the mobility in the cervicothoracic spine and the upper ribs (shoulder girdle) on the mobility of the scapulohumeral joint. *Journal of Manipulative and Physiological Therapeutics, 19*(7), 469–474.

Sobel, J. S., Winters, J. C., Groenier, K., Arendzen, J. H., & Meyboom de Jong, B. (1997). Physical examination of the cervical spine and shoulder girdle in patients with shoulder complaints. *Journal of Manipulative and Physiological Therapeutics, 20*(4), 257–262.

Sueki, D. G., Cleland, J. A., & Wainner, R. S. (2013). A regional interdependence model of musculoskeletal dysfunction: Research, mechanisms, and clinical implications. *Journal of Manual & Manipulative Therapy, 21*(2), 90–102. https://doi.org/10.1179/2042618612Y.0000000027

Timmons, M. K., Thigpen, C. A., Seitz, A. L., Karduna, A. R., Arnold, B. L., & Michener, L. A. (2012). Scapular kinematics and subacromial-impingement syndrome: A meta-analysis. *Journal of Sport Rehabilitation, 21*(4), 354–370.

van Zuydam, J., Janse van Rensburg, D. C., Grant, C. C., Janse van Rensburg, A., & Patricios, J. (2015). Shouldering the blame for impingement: The rotator cuff continuum. *South African Family Practice, 57*(1), 34–38.

Villafane, J. H., Valdes, K., Anselmi, F., Pirali, C., & Negrini, S. (2015). The diagnostic accuracy of five tests for diagnosing partialthickness tears of the supraspinatus tendon: A cohort study. *Journal of Hand Therapy, 28*(3), 247–251; quiz 252. https://doi.org/10.1016/j.jht.2015.01.011

Vora, A. J., Doerr, K. D., & Wolfer, L. R. (2010). Functional anatomy and pathophysiology of axial low back pain: Disc, posterior elements, sacroiliac joint, and associated pain generators. *Physical Medicine and Rehabilitation Clinics of North America, 21*(4), 679–709. https://doi.org/10.1016/j.pmr.2010.07.005

Walser, R. F., Meserve, B. B., & Boucher, T. R. (2009). The effectiveness of thoracic spine manipulation for the management of musculoskeletal conditions: A systematic review and metaanalysis of randomized clinical trials. *Journal of Manual & Manipulative Therapy, 17*(4), 237–246.

Young, J. L., Walker, D., Snyder, S., & Daly, K. (2014). Thoracic manipulation versus mobilization in patients with mechanical neck pain: A systematic review. *Journal of Manual & Manipulative Therapy, 22*(3), 141–153.

CHAPTER 15

손목과 팔꿈치의 교정 전략

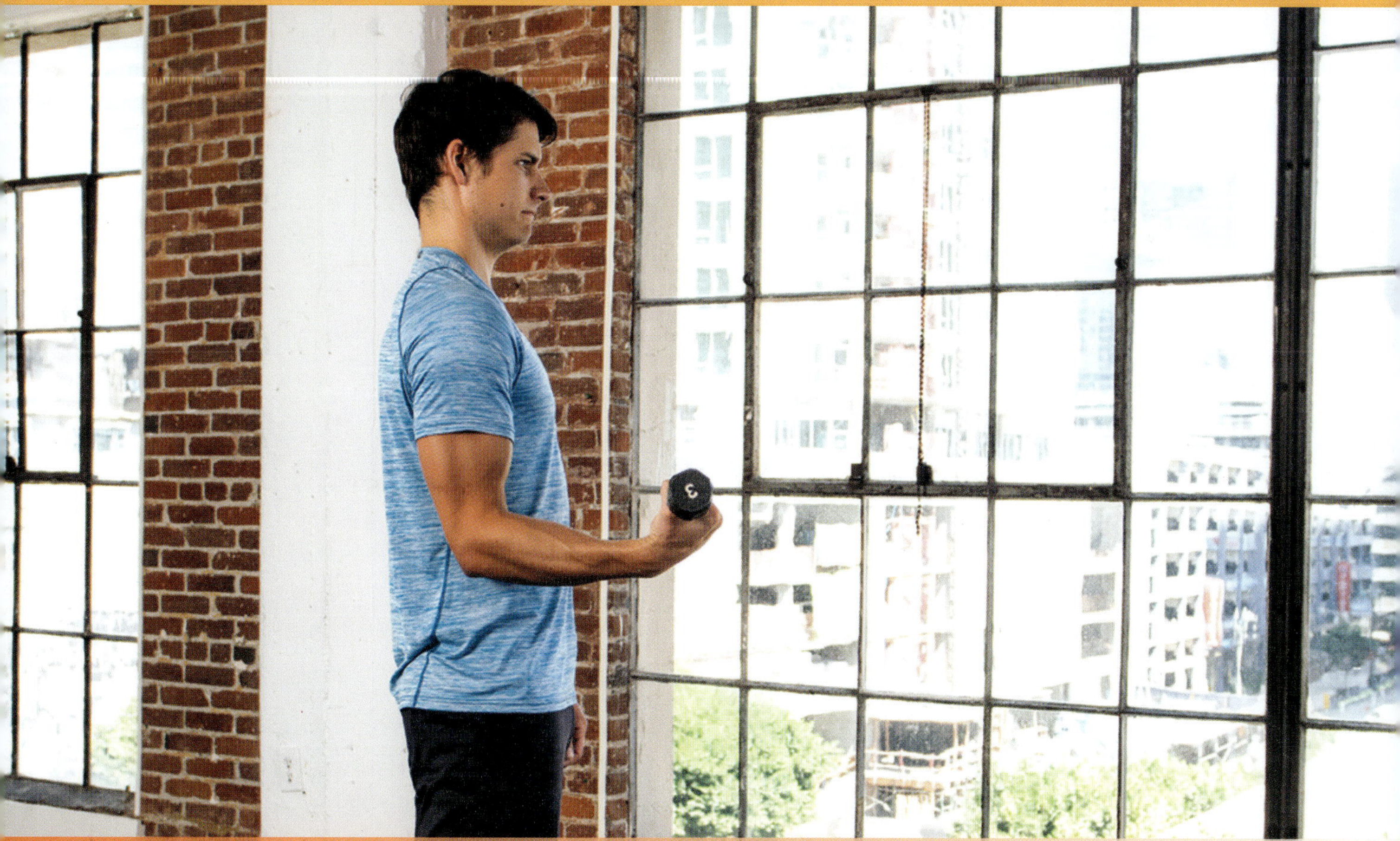

학습 목표

- 손목과 팔꿈치의 기능해부학적인 기본 구조를 설명할 수 있다.
- 일반적인 손목과 팔꿈치 부상의 메커니즘을 파악할 수 있다.
- 변형된 손목과 팔꿈치 움직임이 운동 사슬에 미치는 영향을 설명할 수 있다.
- 손목과 팔꿈치의 적절한 체계적 평가 전략을 결정할 수 있다.
- 손목과 팔꿈치의 적절한 교정 운동 전략을 선택할 수 있다.

개요

아래팔 엎침
Forearm pronation

손바닥이 아래를 향하도록 아래팔과 손을 안쪽으로 돌림

아래팔 뒤침
Forearm supination

손바닥이 위를 향하도록 아래팔과 손을 바깥으로 돌림

힘의 전달 Force transmission

근육의 이는곳과 닿는곳 이외의 경로를 통해 뼈에 가해지는 근육의 힘

팔꿈치관절은 어깨와 손목을 연결하는 고리 역할을 하여 높은 안정성과 움직임을 만들어낸다. 팔꿈치관절은 단순한 경첩관절이 아니며, 아래팔(forearm)의 엎침(pronation)과 뒤침(supination)을 수반한다. 엎침은 손바닥이 아래를 향하도록 아래팔과 손을 돌리는 것을 말한다. 반대로 뒤침은 손바닥이 위를 향하도록 아래팔과 손을 돌리는 것이다. 아래팔의 힘의 전달(force transmission)은 노뼈(radius), 자뼈(ulna), 뼈사이막(interosseous membrane)의 복잡한 상호 작용으로 일어난다. 손목의 힘은 아래팔을 통해 팔꿈치관절로 힘이 전달되는 데 영향을 미친다. 야구에서 투수가 공을 던지는 와인드업과 발을 내딛는 단계에서 다리와 몸통의 큰 근육이 생성한 힘은 어깨와 팔꿈치를 통해 공으로 전달된다(Chalmers et al., 2017). 어깨와 팔꿈치 토크(회전력)를 증가시키는 수많은 운동학적 요인이 확인되었고, 이것은 부상 위험 증가와 관련이 있다. 손목과 손의 복잡성과 필요성을 고려할 때 손목과 손의 기능장애는 일상의 많은 정상적인 활동을 저해한다.

이러한 움직임, 안정성, 힘의 상호 작용은 모두 아래팔의 형태와 기능 때문에 가능하다. 몸의 위쪽 부위(즉, 어깨와 등뼈)는 팔꿈치와 손목의 최적 기능에 직접 영향을 미친다. 또한 팔꿈치관절에서 일어나는 일은 아래팔과 손목에 영향을 미치고 반대로 손목관절의 손상이나 질병은 팔꿈치에 영향을 줄 수 있다(Kijima & Viegas, 2009; Werner & An, 1994).

팔꿈치와 손목의 기능해부학 검토

팔꿈치와 손목은 어깨와 함께 팔에 거의 무제한적이고 다양한 움직임을 주는 복잡한 구조이다. 손목은 아래팔과 손을 연결하여 신체의 나머지 부분에서 손으로 힘이 전달되도록 하고, 반대로 손에서 신체의 다른 부분으로 힘이 전달되도록 한다.

뼈와 관절

팔꿈치는 세 개의 뼈만으로 구성되어 있기 때문에 비교적 단순해 보인다. 그러나 팔꿈치에서 사용할 수 있는 매우 다양한 관절 포인트와 움직임을 보면 매우 독특한 관절이다. 손목은 더 많은 뼈로 구성되어 있지만 관절가동범위가 그렇게 넓지는 않다.

팔꿈치

팔꿈치에 있는 세 개의 뼈는 위팔뼈, 자뼈(새끼손가락 쪽), 노뼈(엄지 쪽)이다. 위팔뼈와 자뼈 사이의 관절은 위팔뼈관절을 형성한다(Moore et al., 2013). 위팔뼈관절은 주로 팔꿈치의 굽힘과 폄을 담당하는 경첩관절이다. 따라서 위팔뼈관절은 추가 분절이 있더라도 대개 단순하게 팔꿈치관절이라고 한다. 위팔뼈와 노뼈 사이의 분절은 위팔뼈의 작은머리와 노뼈머리 사이의 위팔노관절(humeroradial)을 형성한다. 노뼈머리의 오목(fossa)은 얕으며 작은머리(소두, capitulum)의 둥근 돌출부(뼈돌기)와 연결되어 위팔노관절에서 다양한 움직임을 가능하게 한다(Moore et al., 2013). 굽힘/폄 및 돌림이 모두 가능하여 팔꿈치에서 시상면과 가로면(뒤침/엎침)

움직임이 모두 가능하다(Floyd, 2017). 추가로 자뼈와 노뼈는 팔꿈치에 몸쪽 노자관절이라고 불리는 분절이 있다. 몸쪽 노자관절은 노뼈머리와 자뼈의 노패임(radial notch)으로 구성된다. 노뼈는 관절 주위에 고리(collar)를 형성하는 노쪽 고리인대에 의해 제자리에 고정된다(Moore et al., 2013). 아래팔 엎침과 뒤침은 몸쪽 노자관절에서 발생하며 인대 내에서 돌아가는 노뼈머리에 의해 생성된다. 위팔뼈관절은 경첩관절이라 돌림이 되지 않기 때문에 엎침이 일어날 때는 고정된 자뼈를 가로지르는 노뼈를 수반하여 X자를 형성하며, 뒤침이 일어날 때 뼈들은 평행을 이룬다(그림 15-1)(Floyd, 2017).

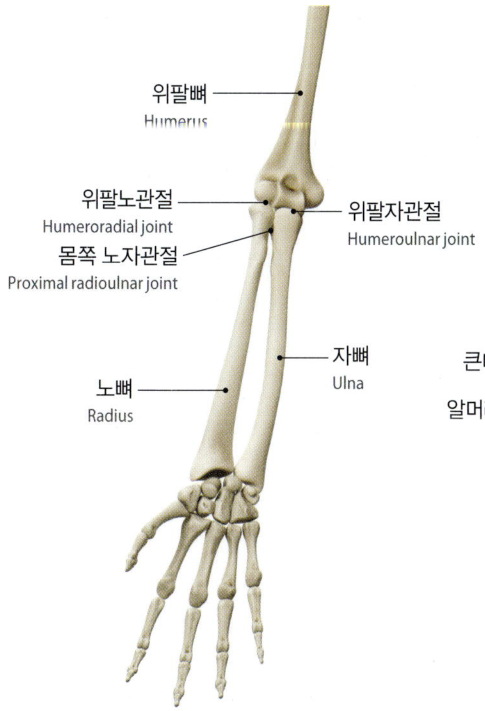

그림 15-1 위팔뼈 및 노자관절

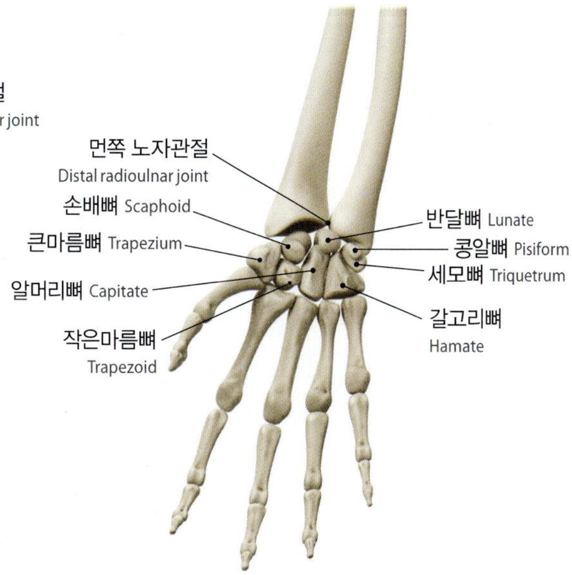

그림 15-2 몸쪽 손목관절

손목

경첩 역할을 하는 손목은 아래팔과 손의 뼈와 연결되어 있다. 손목과 손에 있는 37개의 뼈는 타이핑, 쓰기, 먹기와 같이 많은 필수 작업을 수행하는 데 필요한 정확한 손가락 움직임을 만들어낸다. 먼쪽에서 노뼈와 자뼈는 손목뼈와 상호 작용하는 먼쪽 노자관절을 만든다. 손목뼈 또는 손목은 두 줄로 배열된 8개의 작은 뼈로 구성되어 있다. 몸쪽 줄에는 손배뼈, 반달뼈, 삼각뼈 및 콩알뼈를 포함하고 있으며, 이 줄은 자뼈 및 노뼈와 상호 작용한다. 먼쪽 줄에는 큰마름뼈, 작은마름뼈, 알머리뼈 및 갈고리뼈를 포함하고 있고, 이 줄은 손에 있는 5개의 손허리뼈와 상호 작용한다(Moore et al., 2013). 대부분의 손목 굽힘 및 폄과 노뼈 및 자뼈의 치우친 관절가동범위(ROM)는 몸쪽 손목관절에서 파생되는데, 이곳은 노뼈 및 자뼈의 편위뿐 아니라 대부분의 손목 굽힘 및 폄이 일어나는 부위이다(그림 15-2)(Floyd, 2017).

유용한 힌트

몸쪽 줄 안쪽 면(자뼈 쪽)에서 시작하는 손목뼈를 기억하라.

몸쪽 줄: 콩알뼈, 세모뼈, 반달뼈, 손배뼈

먼쪽 줄: 갈고리뼈, 알머리뼈, 작은마름뼈, 큰마름뼈

근육

많은 근육이 팔꿈치와 손목과 관련되어 있다. 교정 운동 프로그램에서 모든 근육이 개별적으로 다루어지지는 않지만, 표 15-1은 근육을 동작별로 분류하여 그 상세한 목록을 제공한다.

표 15-1 팔꿈치와 손목과 관련된 주요 근육과 그 기능

팔꿈치 굽힘 ■ 위팔두갈래근 ■ 위팔근 ■ 위팔노근 ■ 원엎침근(약한 팔꿈치 굽힘근) **팔꿈치 폄** ■ 위팔세갈래근 **아래팔 엎침** ■ 네모엎침근 ■ 원엎침근 **아래팔 뒤침** ■ 뒤침근(1차) ■ 위팔두갈래근(2차) **손목 자쪽 편위(ulnar deviation)** ■ 자쪽손목폄근 ■ 자쪽손목굽힘근 **손목 노쪽 편위(radial deviation)** ■ 긴엄지벌림근 ■ 긴노쪽손목폄근 ■ 짧은노쪽손목폄근 ■ 노쪽손목굽힘근	**손목 굽힘** ■ 노쪽손목굽힘근 ■ 자쪽손목굽힘근 ■ 긴손바닥근 **손목 폄** ■ 짧은노쪽손목폄근 ■ 긴노쪽손목폄근 ■ 자쪽손목폄근 ■ 새끼손가락폄근 ■ 손가락폄근 ■ 집게폄근 ■ 짧은엄지폄근 ■ 긴엄지폄근

Data from Floyd, R. T. (2017). Manual of structural kinesiology (20th ed.). New York, NY: McGraw-Hill Education.

팔꿈치에서의 움직임(굽힘, 폄, 뒤침 및 엎침)은 7개 근육에 의해 수행되고, 추가로 9개의 근육이 팔꿈치를 가로질러 손과 손목에 작용한다. 팔꿈치 굽힘은 주로 위팔근에 의해 이루어지며 위팔두갈래근과 위팔노근의 도움을 받는다(Floyd, 2017). 위팔두갈래근은 팔꿈치와 어깨를 가로지르는 다관절성 근육이다. 위팔두갈래근은 팔꿈치 굽힘근 그룹에서 가장 부피가 크기 때문에 자주 주목을 받는다. 그러나 위팔근은 전체적으로 더 많은 힘을 생성하기 때문에 팔꿈치 굽힘의 주동근으로 본다. 위팔두갈래근과 위팔노근은 모두 노뼈에 부착되어 뒤침을 일으킬

수 있다(Floyd, 2017). 흥미롭게도 위팔노근의 위치는 아래팔 위치에 따라 아래팔을 뒤침 및 엎침할 수 있다. 팔꿈치가 완전히 펴졌을 때 이 근육들은 팔꿈치를 뒤침시킬 수 없다는 것을 인식하는 것이 중요하다.

뒤침의 주동근은 뒤침근에서 나오지만 위팔두갈래근도 움직임을 돕는다. 위팔두갈래근과는 달리 뒤침근은 팔꿈치가 구부러지거나 펴지거나 상관없이 뒤침을 일으킬 수 있다.

아래팔의 엎침은 네모엎침근과 원엎침근에 의해 이루어진다. 이들 근육은 뒤침 근육에 비해 매우 약한 경향이 있다.

확인하기

'오른쪽으로 단단하게(Righty Tighty)'

병뚜껑을 단단히 조이거나 나사를 느슨하게 푸는 것을 생각할 때 "오른쪽으로 단단하게, 왼쪽으로 느슨하게"라는 말을 들어본 적이 있을 것이다. 대부분의 나사, 뚜껑, 볼트 등은 시계 방향으로 돌리면 오른쪽 팔의 뒤침을 수반하기 때문에 조여진다. 대부분의 사람은 오른손잡이고, 뒤침은 뒤침근과 큰위팔두갈래근에 의해 조절되기 때문에 엎침보다 더 강력하다.

팔꿈치 폄근에는 위팔세갈래근의 긴갈래와 두 개의 짧은갈래가 있다. 세갈래근의 세 개의 갈래(긴갈래, 바깥쪽갈래, 안쪽갈래)는 모두 긴갈래와 다른 이는곳(기시점)을 가지며, 어깨를 가로질러 어깨뼈에 부착되어 있다. 따라서 팔꿈치 폄 외에도 긴갈래는 어깨 폄에도 도움을 준다(Floyd, 2017).

트레이닝 팁

운동 프로그램은 대개 팔을 특정 위치에 배치하면 세갈래근의 특정 부위를 목표로 하는 데 도움이 된다고 홍보한다. 이것은 세갈래근 갈래의 이는곳 부착점 때문에 사실이다. 어깨 위치는 세갈래근의 긴갈래 길이에 영향을 미치므로 팔꿈치를 뻗는 동안 힘 생성이 변형된다. 어깨 굽힘은 긴갈래 길이를 증가시켜 생성하는 힘의 양을 감소시키고(길이-장력 관계 참조), 가쪽 갈래와 안쪽 갈래에 필요한 상대적인 힘의 양을 잠재적으로 증가시킨다(Kholinne et al., 2018).

Lucas-Osma와 Collazos-Castro의 연구(2009)에 따르면 세갈래근의 안쪽 갈래는 주로 제1 유형 섬유와 운동 단위로 구성되고, 가쪽 갈래는 주로 제2 유형 섬유와 운동 단위(motor units)로 구성되어 있으며, 긴갈래는 이 둘의 균형 잡힌 결합이라는 것을 발견했다. 그러므로 안쪽 갈래는 미세한 운동 기술이 필요한 움직임에 더 많이 관여하고, 가쪽 갈래는 더 강력한 팔꿈치 폄에 사용되며, 긴갈래는 더 높은 지구력을 요구하는 운동에 약간 사용된다. 따라서 더 무거운 하중을 들거나 더 폭발적으로 움직이면 가쪽 갈래 섬유를 더 많이 동원하고, 더 긴 시간 동안 더 가벼운 하중을 드는 것은 안쪽 갈래를 더 많이 동원한다. 그러나 모든 세갈래근이 자뼈에 공통적으로 닿는곳이 있다는 점을 고려할 때 아래팔의 돌림은 세갈래근의 한 갈래에만 영향을 미치지 않는다.

손목에 영향을 미치는 모든 근육은 아래팔이나 위팔뼈에서도 시작된다. 손과 손목에 영향을 주는 총 근육 수를 감안해 그 근육들은 손목 폄근과 손목 굽힘근으로 그룹별로 논의한다. 손목 폄근의 이는곳과 위치 때문에 폄근은 손목 폄뿐만 아니라 손가락 폄도 발생시킨다. 마찬가지로 손목 굽힘근은 손목 굽힘뿐만 아니라 손가락 굽힘도 일으킨다(그림 15-3 및 15-4)(Floyd, 2017; Moore et al., 2013). 손목 노쪽 편위의 경우 노뼈(엄지 쪽)의 굽힘근과 폄근이 함께 작동하여 움직임을 일으킨다. 손목 자쪽 편위의 경우 자뼈쪽(새끼손가락 쪽)의 굽힘근과 폄근이 함께 작동하여 움직임을 일으킨다(Floyd, 2017).

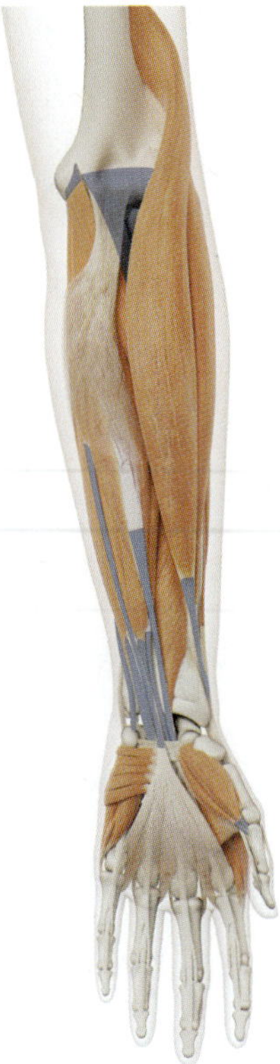

그림 15-3 손목 근조직의 구조: 손목 굽힘근(손바닥 면)

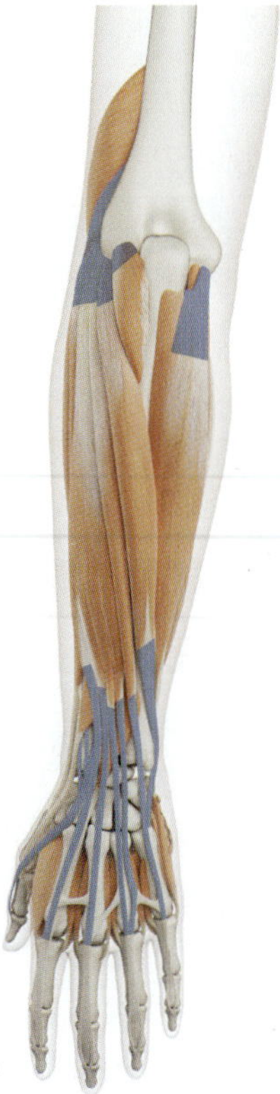

그림 15-4 손목 근조직의 구조: 손목 폄근(손등 면)

모든 근육은 또한 안정화와 힘 감소 요소를 가지고 있다. 많은 스포츠에서 아래팔 굽힘근과 폄근은 모두 무거운 신장성 하중에 노출된다. 예를 들어, 테니스에서 선수는 오버헤드 서브를 할 때 앞으로 움직이는 팔을 강제로 감속해야 한다. 이러한 감속의 대부분은 어깨 근조직에서 파생되지만, 손목 폄근이 크게 작용한다. 반대로 골프에서는 공과 접촉할 때 손목의 폄을 방지하기 위해 손목 굽힘근이 강력하게 작용해야 한다. 아래팔근육의 여러 기능장애는 이러한 반복적인 동작 때문에 발생할 가능성이 높다(그림 15-5)(Chung & Lark, 2017).

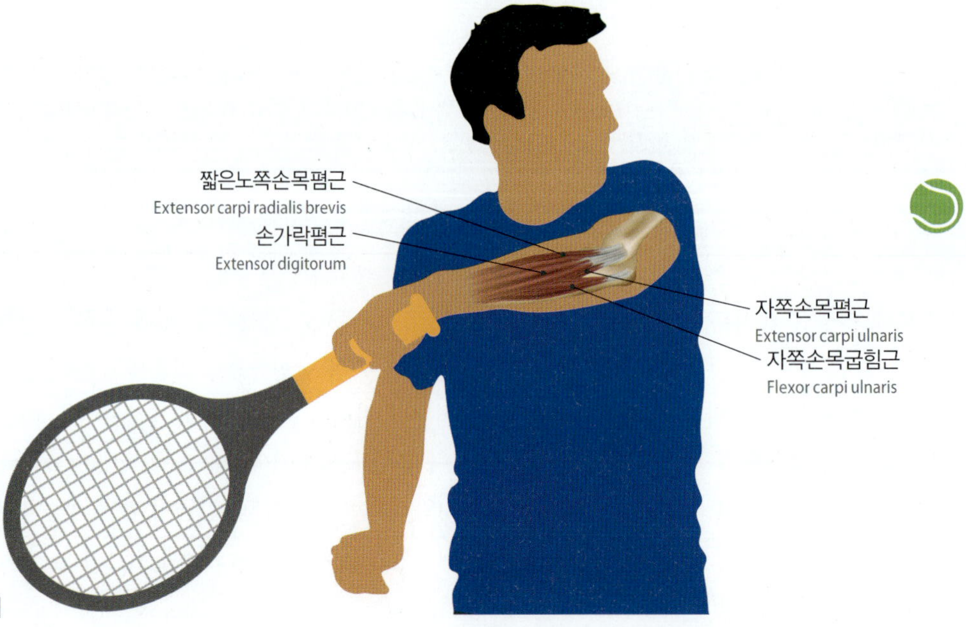

그림 15-5 손목의 신장성 조절 예

손목을 움직이는 많은 부분이 아래팔과 팔꿈치 위에서 시작된다는 점을 고려할 때 교정 운동 프로그램은 유연성을 최적화하여 팔꿈치와 손목을 안정시킬 수 있도록 해야 한다. 신체 부위의 상호 의존성(RI) 모델에 따르면 기능장애는 증상이 있는 관절 아래 또는 위에서 발견되는 것이 일반적이다. 따라서 오버헤드 스쿼트 패턴에서 팔꿈치 굽힘과 같은 팔의 기능장애 패턴에 대해 목, 어깨, 어깨뼈, 팔꿈치 및 손목에 대한 보다 종합적인 분석을 수행해야 한다(Sueki et al., 2013).

팔꿈치와 손목 움직임의 변형

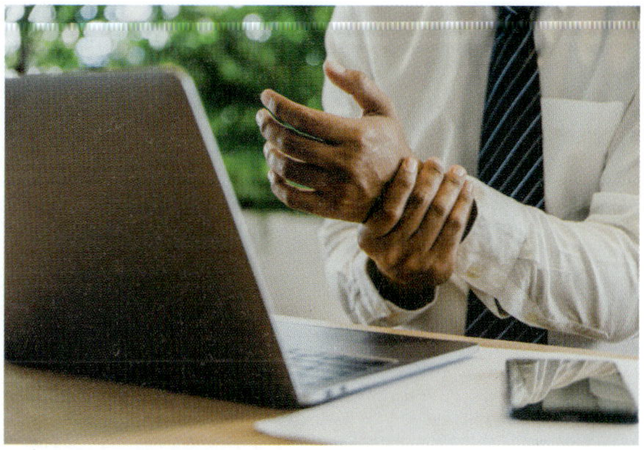

© Nopphon_1987/Shutterstock

팔꿈치, 아래팔 및 손목의 근골격계 손상은 모든 일과 중 발생한 질병의 약 1/3을 차지한다(Barr et al., 2004; Shiri & Viikari-Juntura, 2011). 미국 인구의 1~3%가 팔꿈치 통증을 경험하고(Kane et al., 2014) 모든 스포츠 관련 부상의 약 25%가 손목과 손에 관련되어 있다(Avery et al., 2016). 손목 통증은 또한 일반 근로자에게 요구되는 장시간의 반복적인 움직임과 자세로 인해 더욱 흔해지고 있다(Huysman et al., 2012). 팔꿈치와 손목 통증은 일반적으로 1차 진료에서 평가하고 관리되며 일반 진료에서 가쪽 팔꿈치 통증의 발생률은 연간 1,000명당 4~7명이다(Kane et al., 2014). 팔꿈치와 손목은 기능적으로 어깨의 연장이다. 따라서 다리, 허리-골반-엉덩관절 복합체(LPHC) 및 어깨는 모두 이 부위의 최적 기능에 영향을 미친다.

정적 자세 부정렬

팔꿈치의 일반적인 정적 자세 부정렬은 팔꿈치의 지속적이거나 만성적인 굽힘을 유발할 수 있는데, 이것은 위팔두갈래근과 위팔근의 과활성과 세갈래근의 저활성으로 인해 발생할 수 있다. 이렇게 늘어난 세갈래근의 길이는 어깨 불안정성에 영향을 미치거나 영향을 받을 수 있다. 또한 과도한 팔꿈치 굽힘은 손목 ROM을 제한하는 것으로 나타났다(Murray et al., 2002).

손목의 정적 자세 부정렬은 만성적인 손목 폄 또는 굽힘으로 나타난다. 만성적인 손목 폄은 손목 지지대 없이 컴퓨터 키보드를 장시간 사용하는 사람들에게서 흔히 볼 수 있다. 이러한 자세 부정렬은 손목 폄근의 조임 때문에 발생할 수 있으며 대부분 가쪽 팔꿈치 통증과 관련이 있다. 그러나 만성적인 손목 굽힘이 있는 사람은 무거운 물건을 지나치게 꽉 잡거나 운반해야 하는 반복적인 활동을 수행하는 사람일 수 있다. 이러한 자세 부정렬은 손목 굽힘근이 짧아져서 그런 것으로 팔꿈치 안쪽 통증과 관련이 있다. 손목을 자극하는 것은 굽힘 또는 폄의 반복적인 자세로 과다 사용할 때이다. 따라서 Parmelee-Peters와 Earthorne(2005)은 가능한 한 중립적인 자세를 유지해야 한다고 주장했다. 그러므로 부상 위험을 감소시키기 위한 전략은 반복적 작업에 대한 노출을 줄이고 팔꿈치와 손목의 극단적인 움직임을 제한하는 것이다(Trudel et al., 2004).

비정상적인 근육 활성화 패턴

많은 연구에서 팔꿈치 또는 손목 손상이 있는 대부분의 사람이 오목위팔관절(glenohumeral joint)에서 근육 활성화 패턴이 변형되어 있고 안정성이 떨어지며 최적화되지 않은 ROM을 가지고 있는 것으로 나타났다(Antony & Keir, 2010; Cantero-Téllez, Orza, et al., 2018; Lucado et al., 2010). 손목과 팔꿈치 운동이 반복되면 손목 폄근의 과다 사용으로 힘줄 손상으로 이어질 수 있다(Herquelot et al., 2013). 반복적인 아래팔 움직임으로 인한 과부하는 어깨 복합체의 변화로 이어진다(Lucado et al., 2010). 또한 팔꿈치 기능장애는 어깨 복합체의 변화와 아래팔근육의 과부화로 인한 보상 작용으로 발생할 수 있다(Lucado et al., 2010). 일부 팔꿈치 및 손목 기능장애에서 변형될 수 있는 어깨 안정근은 앞톱니근, 마름근, 아래등세모근 및 회전근개 복합체이다. 따라서 앞톱니근과 회전근개 활성화를 향상시키면 팔꿈치 기능장애가 감소하는 것으로 나타났다(Lee et al., 2018).

더욱이 손목 기능장애가 있는 사람은 어깨 손상 비율이 더 높다. Cantero-Tellez, Orza 등(2018)은 손목을 고정하면 어깨 통증이 증가된다는 것을 입증했다. 저자들은 손목 움직임의 저하로 인한 보상적 움직임이 원인일 가능성이 높다고 강조했다. 또한 연구에 따르면 꽉 잡는 동안 어깨 근조직에 힘이 재분배되어 근육 활성화 패턴이 변형되는 것으로 나타났다(Antony & Keir, 2010). 따라서 어깨에서 변형된 동원 패턴이 발생하면 팔 전체를 따라 변형된 움직임 패턴을 보일 수 있다.

동적 자세 부정렬

연구에 따르면 손목과 팔꿈치 움직임이 부족하면 먼쪽(distal) 가동성의 감소를 보상하기 위해 몸쪽(proximal) 움직임이 더 많이 필요할 수 있기 때문에 어깨뼈 복합체의 활성화 패턴의 변화를 초래할 수 있다. 이러한 변화는 팔꿈치 근조직, 힘줄 및 어깨돌림근에 무리를 줄 수 있다.

팔꿈치 및 손목 기능장애와 신체 부위의 상호 의존성 모델

적절한 팔꿈치와 손목 기능은 팔의 몸쪽 구조에 따라 달라진다. 등뼈의 적절한 가동성, 어깨뼈 안정성 및 어깨 위치는 팔꿈치와 손목의 기능장애와 부상에 큰 역할을 한다(Day et al., 2015). 팔의 길이-장력 관계는 자세 부정렬, 반복적인 활동 또는 깁스나 지지대의 고정으로 인해 손상되어(Page, 2012) 최적의 힘 생성을 감소시키고 협력근 우세(synergistic dominance)로 이어질 수 있다. Janda의 상부교차증후군이 목 폄근, 큰가슴근/작은가슴근, 그리고 팔꿈치 굽힘근 그룹을 단축시킨다는 것을 기억하라. 단축된 근육은 관련된 관절과 위와 아랫부분 모두에서 전체 관절 운동을 잠재적으로 제한할 수 있다(Page, 2012). 예를 들어, 머리 위로 무언가를 안정시키려고 할 때 단축된 가슴근 그룹(예: 작은가슴근)은 둥근 어깨를 유발하고 어깨 전체 굽힘을 제한한다. 여기서 나타날 수 있는 보상 패턴 중 하나는 무게의 균형을 맞추기 위해 손목의 과다폄을 보여주는 것이다. 한 관절에서 ROM이 변경되면 잘못된 움직임 패턴을 만들어 위 또는 아래 관절에 통증, 보호, 과다 사용 또는 피로가 발생할 수 있다(Borboni et al., 2017;

Cantero-Téllez, Orza, et al., 2018; Cantero-Téllez, Valdes, et al.,2018; Cantero-Téllez, Villafañe, et al., 2018).

이러한 현상은 야구 투수같이 머리 위로 동작하는 운동선수에게서 흔히 볼 수 있으며, 상부 운동 사슬(UKC) 또는 하부 운동 사슬(LKC)의 한 관절에서 발생한 가동성 결함 또는 움직임 손상이, 던지는 동작 중에 전체 운동 사슬을 따라 관련 관절에 영향을 미친다(Chalmers et al., 2017; Shimamura et al., 2015). 근육 활동과 짝힘을 개선하기 위해서는 최적의 관절 위치에서 움직임이 일어나야 한다. 따라서 모든 운동 동작 중에 목, 어깨, 어깨뼈의 적절한 정렬을 유지하면 해당 부위와 그 아래에서 기능을 향상시키는 데 도움이 된다.

손목에 미치는 영향

팔의 관절은 한 관절의 기능이 다른 관절의 기능에 영향을 미치는 기능 사슬로 연결되어 있기 때문에 어깨와 팔꿈치가 손목에 영향을 미칠 수 있다. 예를 들어, 손을 뻗으려면 어깨, 팔꿈치 및 손목의 움직임을 복합적으로 동시에 조절해야 한다(Liu et al., 2013). 이 시스템에서 하나의 관절을 제한하면 기능 활동 중에 다른 관절의 움직임에 영향을 미친다. 위팔두갈래근 단축으로 발생한 과도한 팔꿈치 굽힘은 손목 ROM을 제한하는 것으로 나타났다(Murray et al., 2002). 단축된 아래팔/팔꿈치 굽힘근으로 인해 손목의 가동성이 제한되는 것은 스포츠, 특히 무거운 하중이 머리 위에서 가해지는 저크(jerk)나 스내치(snatch)와 같은 오버헤드 움직임에서 중요한 고려 사항이다. 손목 움직임이 제한되면 관절에 과도한 스트레스를 주어 기능장애 및/또는 부상을 유발할 수 있다. UKC 관절에서 나타나는 유사한 제한은 골퍼에게서 볼 수 있으며, 이것은 아래팔과 손목 부상으로 이어진다(Zouzias et al., 2018).

교정 운동 전문가는 팔꿈치, 손목 및 어깨뼈의 기능과 건강이 밀접하게 연관되어 있음을 이해해야 한다. 움직임 부하나 스포츠로 인해 팔에 대한 요구가 증가함에 따라 교정 운동 전문가는 손목, 팔꿈치, 머리, 목 및 어깨에 대한 보상, 과다 사용 및 부상 가능성을 인식해야 한다. 상체 운동을 최적화하려면 밀접하게 상호 관련된 특성을 이해해야 한다.

팔꿈치와 손목에 대한 평가 결과

팔꿈치와 손목은 어깨와 상체의 연장선으로 보아야 한다. 기본적으로 어깨에서 기능장애가 보이면 팔꿈치나 손목의 기능장애가 원인일 가능성이 있다. 예를 들어, 위팔두갈래근이 오목위팔관절을 가로지르기 때문에 위팔두갈래근의 과활성은 둥근 어깨의 정적 자세의 원인이 되고 팔이 앞으로 떨어지는 움직임 손상을 일으킬 수 있다.

더욱이 정적 자세 평가 중에 고객의 어깨가 둥글게 되거나 팔이 구부러진 자세가 관찰되거나 팔을 머리 위로 곧게 펴는 데 문제가 있는 경우, 또는 오버헤드 스쿼트 평가(OHSA)나 부하를 가한 오버헤드 프레스 중에 팔이 앞으로 떨어지는 경우에는 팔꿈치와 손목 가동성 평가도 어깨와 등뼈 가동성 평가에 추가로 포함시켜야 한다. 표 15-2는 팔꿈치와 손목의 평가 프로세스와 잠재적 기능장애를 나타내는 일반적인 결과를 요약한 것이다.

표 15-2 팔꿈치와 손목의 평가 결과

평가	결과
정적 자세 평가	팔꿈치가 굽힘 자세에 놓임 손목이 중립 위치에 있지 않음
제자리 움직임 및 부하 움직임 평가	팔이 앞으로 떨어짐 팔이 곧게 펴지지 않음 손목이 중립 위치에 있지 않음
가동성 평가 팔꿈치 굽힘 및 폄, 손목 굽힘 및 폄	팔꿈치 굽힘 ROM 제한 팔꿈치 폄 ROM 제한 손목 굽힘 ROM 제한 손목 폄 ROM 제한

정적 자세

교정 운동 전문가는 Janda 증후군 및 Kendall의 척추 자세에서 팔꿈치나 손목에 대한 논의가 없음을 알고 있을 것이다. 그러나 신체 부위의 상호 의존성 개념으로 인해 팔의 근육은 상체의 정적 자세에 상당한 영향을 미칠 수 있다. 고객이 둥근 어깨와 과도한 등뼈 후만증(예: 상부교차증후군 및 뒤로 젖힌 자세)을 보이는 경우 팔꿈치나 손목의 가동성 제한이 관련 요인이 될 가능성이 높다.

또한 측면에서 정적 자세를 관찰할 때 팔꿈치와 손목의 위치도 주의해야 한다. 양팔을 옆으로 하고 서 있을 때 팔은 엉덩이, 다리와 비교적 일직선이 되어야 하고 손목은 곧고 중립적인 위치에 있어야 한다. 팔꿈치나 손목이 구부러진 자세로 있으면 팔에 대한 가동성 평가를 수행해야 한다는 신호이다.

제자리 움직임 평가

정적 자세 관찰과 유사하게 교정 운동 전문가는 제자리 움직임 평가 중에 팔꿈치와 손목도 관찰해야 한다. 특히, OHSA와 오버헤드 프레스 움직임은 팔에 존재하는 근육 불균형을 드러낼 수 있다.

오버헤드 스쿼트 평가

팔을 머리 위로 올리려면 상체, 어깨 및 팔꿈치의 충분한 가동성이 필요하기 때문에 팔꿈치와 손목의 일반적인 보상의 대부분은 OHSA에서 확인할 수 있다. 팔에서 볼 수 있는 가장 흔한 움직임 손상은 팔꿈치가 머리 위로 완전히 펴지지 않고 손목의 위치가 중립적이지 않다는 것이다. 팔꿈치가 완전히 펴지지 않는 것은 위팔두갈래근과 기타 팔꿈치 굽힘근의 과활성/단축 때문이다. 팔의 신체 부위 간 상호 의존 관계를 고려하면, 경우에 따라 팔꿈치를 완전히 펴기 위해 상대적 유연성의 한 형태로 손목의 과다폄으로 보상할 수 있다.

팔꿈치와 손목의 근육 불균형은 고객이 동작 중에 팔꿈치와 손목을 곧게 유지할 수 있더라도 OHSA에서 팔이 앞으로 떨어지는 원인이 될 수 있다. 위팔두갈래근은 어깨에서 넓은등근과 함께 분산된 장력을 제공한다(둘 다 오목위팔관절에서 복합적인 짝힘에 기여함). 팔을 머리 위로 완전히 뻗었을 때 두 근육은 모두 늘어난다. 근육의 한쪽 또는 양쪽이 과활성/단축되면 스쿼트 자세에서 자세를 낮추고 넓은등근에 추가적인 장력이 가해지면서 팔이 귀와 정렬되지 않고 앞으로 당겨질 수 있다. OHSA 중에 팔이 앞으로 떨어지면 팔꿈치와 어깨 관절 모두에 대한 표적 가동성 평가를 수행하여 가동성 제한의 주요 원인이 어디에 있는지(즉, 위팔두갈래근, 넓은등근 또는 둘 다)를 찾아내야 한다.

부하 움직임 평가

체중만으로 적절한 정적 자세와 동적 자세를 보이는 고객은 기본 운동 패턴에 부하를 가하는 방법으로 변형하여 진행할 수 있다. 이렇게 하면 근조직에 도전을 주어 관절에 남아 있는 불균형이 드러나도록 하는 데 도움이 된다.

OHSA가 팔의 잠재적 기능장애를 평가하는 데 매우 효과적이기만, 고객이 안전하게 수행할 수 있다면 밀기, 당기기 또는 오버헤드 프레스 운동까지 관찰하여 팔꿈치와 손목 ROM에 제한이 없는지 확인해볼 수 있다. 서거나 앉은 상태에서 하는 오버헤드 덤벨 프레스는 어깨, 팔꿈치 및 손목 자세를 추가로 평가하는 데 적합한 운동이다.

개인이 팔꿈치를 완전히 펴지 못하거나 밀기나 당기기 동작에서 손목이 중립 위치에서 벗어난다면 근육 불균형일 가능성이 있으므로 팔꿈치와 손목의 표적 가동성 테스트를 수행해야 한다. OHSA 중에 볼 수 있는 보상적 팔 움직임과 유사하게 일부 사람에게서는 밀기 및 당기기 동작의 끝 범위에서 손목의 과다폄이 나타난다.

부하를 가하는 당기기 동작은 손목 굽힘근의 근구조의 과활성/단축을 밝히는 데 도움이 된다. 당기기 동작의 수축 단계 끝 범위에서 안쪽으로 휘어진 손목은 손목 가동성 평가를 수행해 중립적인 손목 자세를 더 잘 유지하도록 돕는 교정 운동 프로토콜을 개발하라는 신호이다.

고객이 최적의 형태로 OHSA를 수행할 수 있지만 부하를 가하는 평가에서는 보상 움직임을 보인다면 고객의 프로그램에서 특정 활성화 운동이 우선시되어야 한다. 그러나 표적 가동성 테스트는 가동성 평가 중에 관찰된 내용을 확인하거나 제외시키는 데 사용해야 한다는 점을 기억해야 한다.

가동성 평가

고객이 정적 자세 평가, 움직임 평가 또는 둘 다에서 팔꿈치나 손목과 관련된 손상을 보인다면 팔꿈치 또는 손목에 대한 가동성 평가를 수행하여 교정 운동 연속체로 교정해야 할 근육 불균형을 더 정확하게 찾아내야 한다. 팔꿈치와 손목은 어깨의 기능적 연장이다. 어깨와 등뼈에서 움직임 손상이 확인되면 팔근육 조직이 과활성/단축되었을 가능성이 있다. 팔꿈치와 손목의 굽힘 및 폄 ROM 테스트는 팔이 앞으로 떨어지는 움직임 손상이 관찰될 때, 고객이 팔을 완전히 펴는 데 어려움을 겪을 때, 또는 운동 중에 손목을 중립 위치로 유지할 수 없을 때 수행해야 한다.

팔꿈치와 손목의 교정 전략

통합 평가 과정은 팔꿈치와 손목에서 교정 프로그램이 필요한 움직임 보상 패턴을 찾아낼 수 있는데, 가장 일반적인 보상 패턴은 팔꿈치 굽힘과 중립적이지 않은 손목이다. 정적 자세 평가, 제자리 움직임 평가, 부하 움직임 평가와 가동성 평가를 수행하여 손상이 확인되면 NASM 교정 운동 연속체를 사용하여 교정 운동 전략을 개발해야 한다. 대부분의 프로그램은 매일 또는 일주일에 여러 번 수행할 수 있다(표 15-3).

표 15-3 팔꿈치와 손목을 위한 일반적인 교정 운동 프로그램 선택

단계	양상	근육/운동	핵심 훈련 변수
억제	자가근막 롤링 (손가락 끝이나 마사지 볼 사용)	위팔두갈래근 위팔근 손목 폄근 손목 굽힘근	불편한 부위에서 30~60초 동안 유지 능동적 관절 움직임을 4~6회 반복 실시
신장	정적 스트레칭	위팔두갈래근 손목 폄근 손목 굽힘근	30초간 유지
활성화	고립적 근력 강화	팔꿈치 폄 손목 굽힘 및 폄	4초간 신장성 수축, 관절가동범위 끝 지점에서 2초간 등척성 수축, 1초간 단축성 수축으로 10~15회 반복
통합*	통합된 동적 움직임	인버티드 로우 볼에 엎드린 코브라 자세에서 세갈래근 폄 스탠딩 케이블 프레스 세갈래근 폄 진행	제어하면서 10~15회 반복

*NOTE: 고객 능력, 운동 역량, 필요성에 맞게 진전도 상향(progressive) 또는 진전도 하향(regressive)

팔꿈치와 손목을 위한 일반적인 운동 선택

팔꿈치와 손목 교정 전략에 사용되는 운동은 중립적이지 않은 손목 또는 만성 팔꿈치 굽힘과 같이 일반적으로 관찰되는 움직임 손상을 개선한다. 대개 여러 움직임 손상이 함께 발생하기 때문에 통합 평가 프로세스에 기초하여 하나 이상의 운동을 하는 것이 도움이 된다.

억제: 자가근막 롤링

고객의 안전을 위해, 그리고 아래팔과 팔꿈치 굽힘근의 표면적이 작기 때문에 폼 롤러를 사용하는 것보다 손가락 끝이나 작은 마사지 볼을 사용하여 스스로 압력을 가하는 것이 좋다.

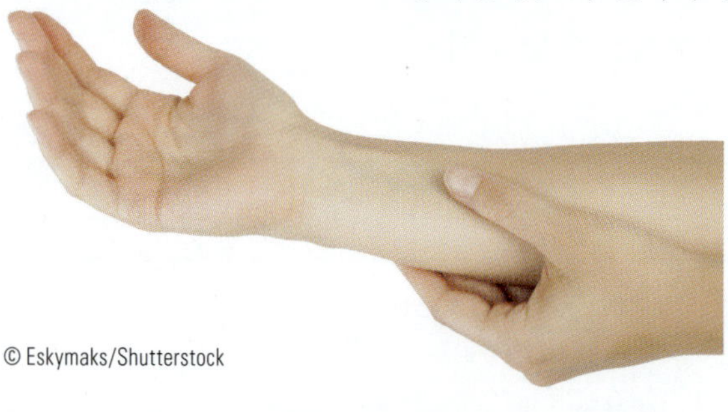

볼록한 근육 부위에만 압력을 가하고 위팔의 안쪽 부분을 따라 있는 두갈래근 안쪽의 위팔동맥은 피하는 것이 중요하다. 노동맥과 자동맥은 위팔동맥에서 분기되어 각각 아래팔의 가쪽과 안쪽 면을 따라 흐른다.

- 아래팔에서 손목 폄근 또는 굽힘근에 자가 압력을 가한다.
- 위팔두갈래근 또는 위팔근에 자가 압력을 가한다.

신장: 정적 스트레칭

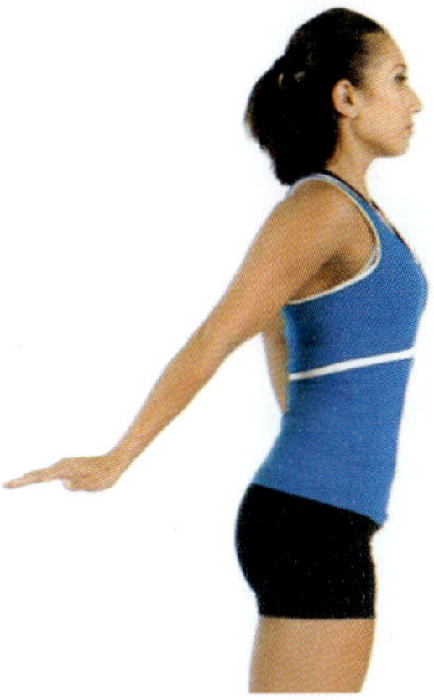
정적 두갈래근 스트레치

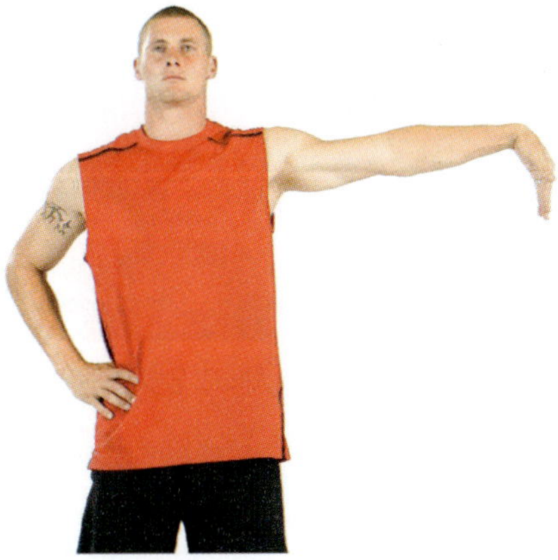
정적 손목 폄근 스트레치

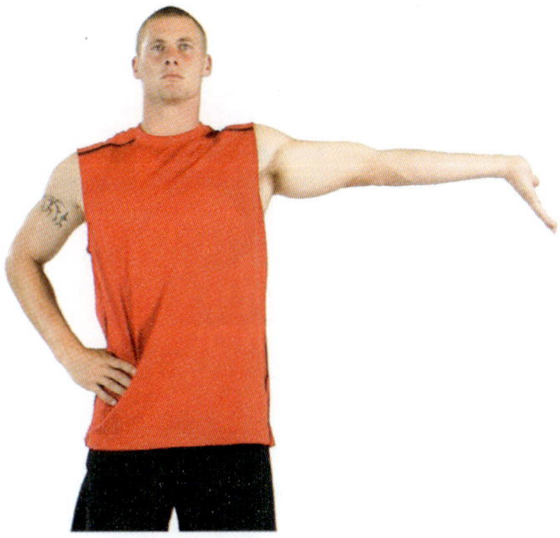
정적 손목 굽힘근 스트레치

활성화: 고립적 근력 강화

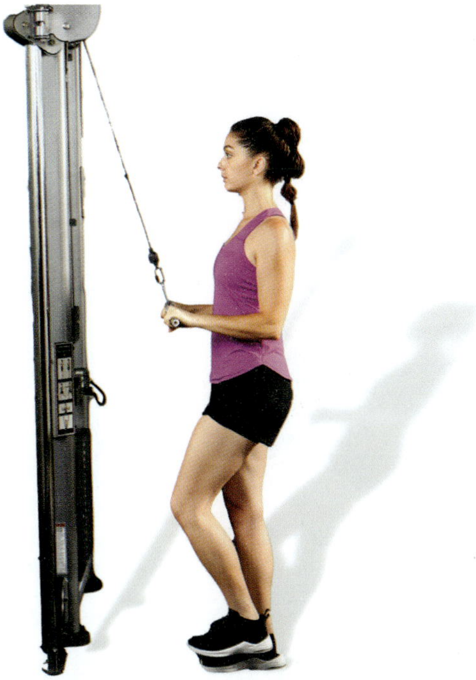
싱글 레그 세갈래근 푸시 다운–시작

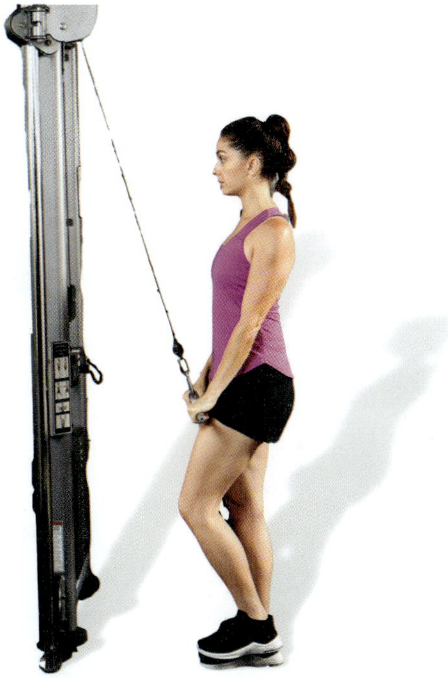
싱글 레그 세갈래근 푸시 다운–마무리

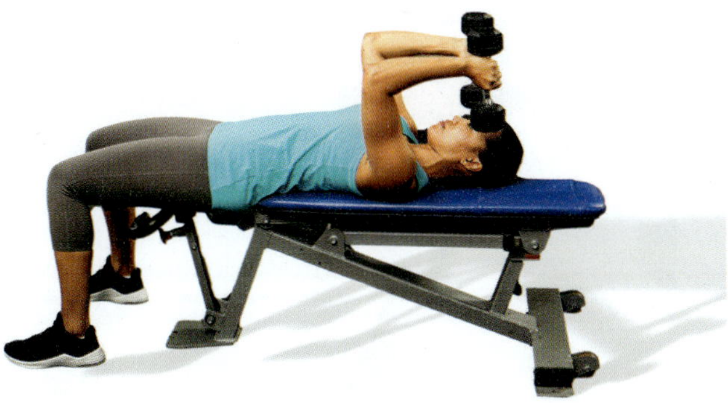
수파인 덤벨 세갈래근 폄–시작

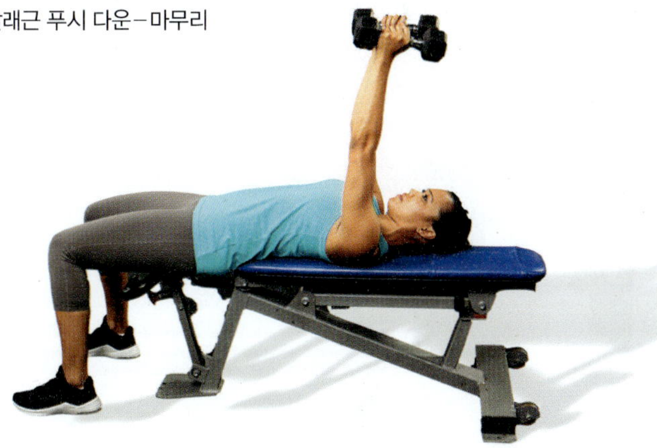
수파인 덤벨 세갈래근 폄–마무리

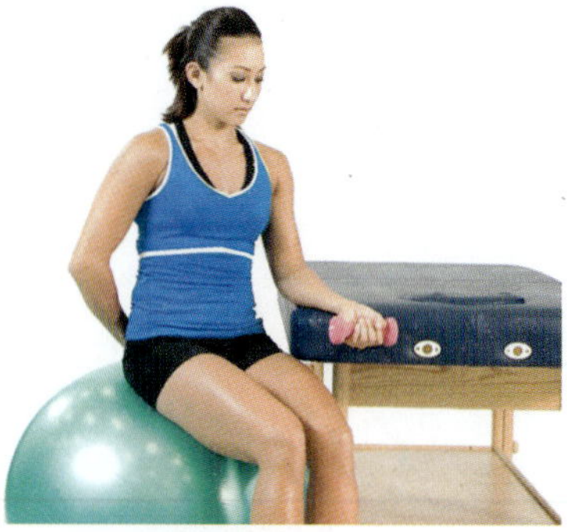

시티드 덤벨 손목 굽힘—시작

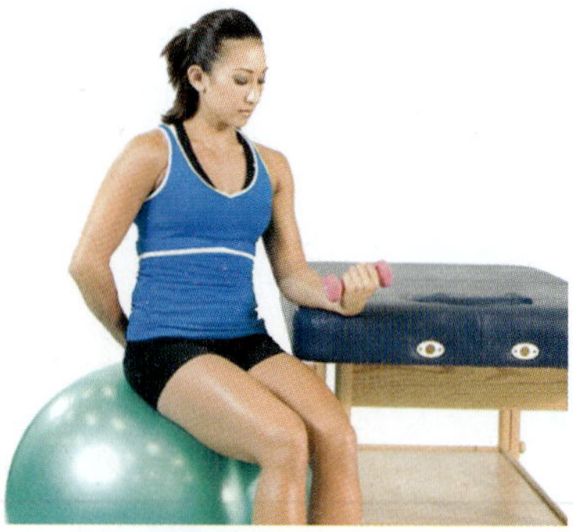

시티드 덤벨 손목 굽힘—마무리

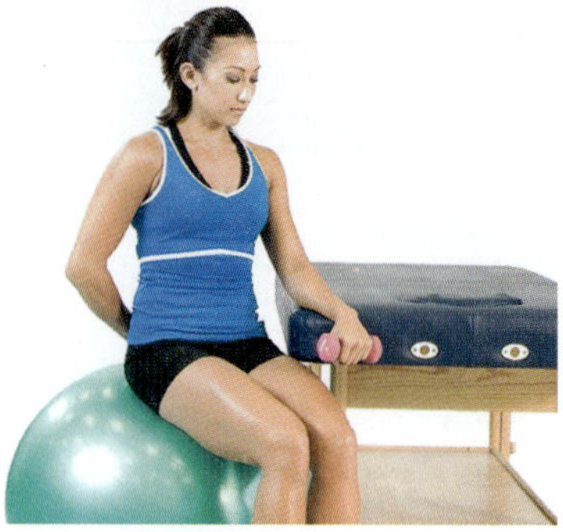

시티드 덤벨 손목 폄—시작

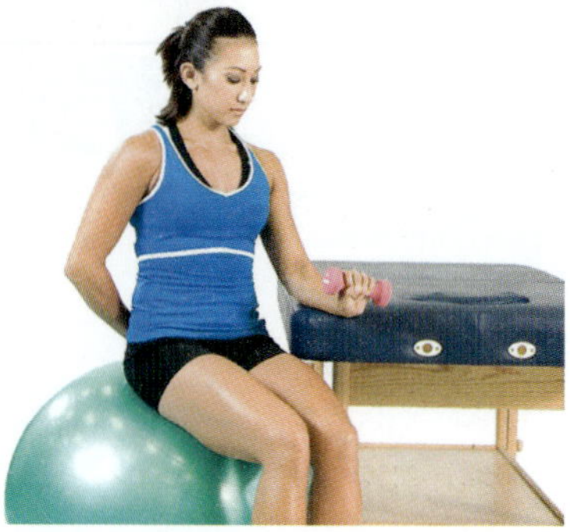

시티드 덤벨 손목 폄—마무리

통합: 동적 움직임 진전도 향상

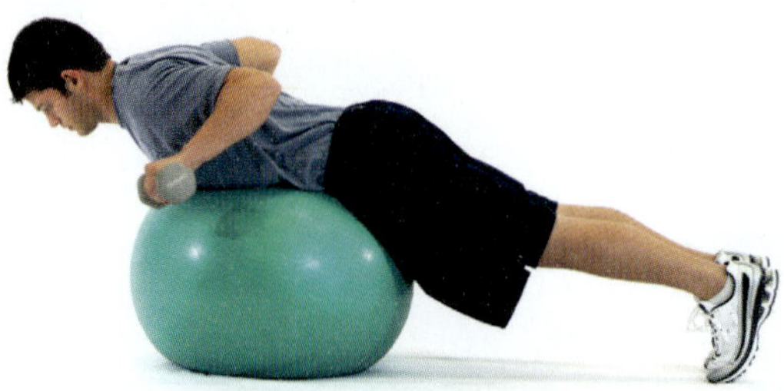

볼 위에 엎드린 코브라 자세로 세갈래근 폄—시작

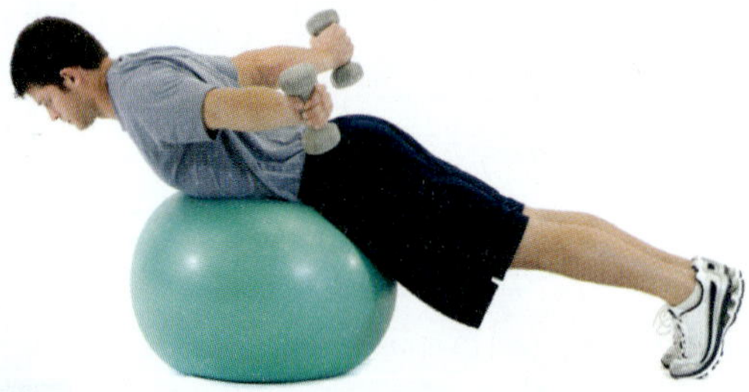

볼 위에 엎드린 코브라 자세로 세갈래근 폄—마무리

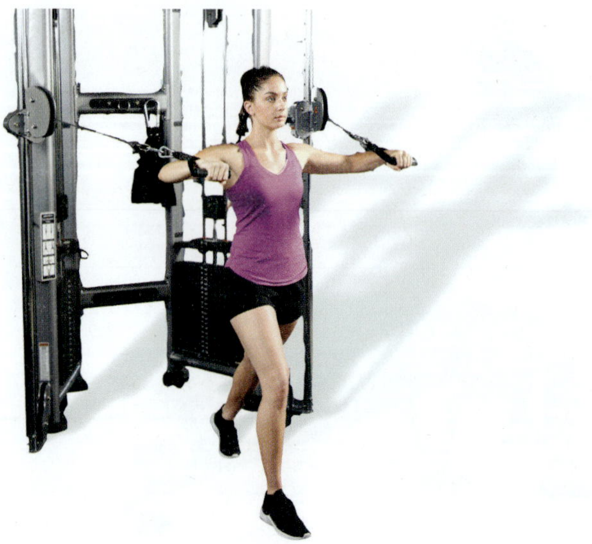

스탠딩 케이블 체스트 프레스—시작

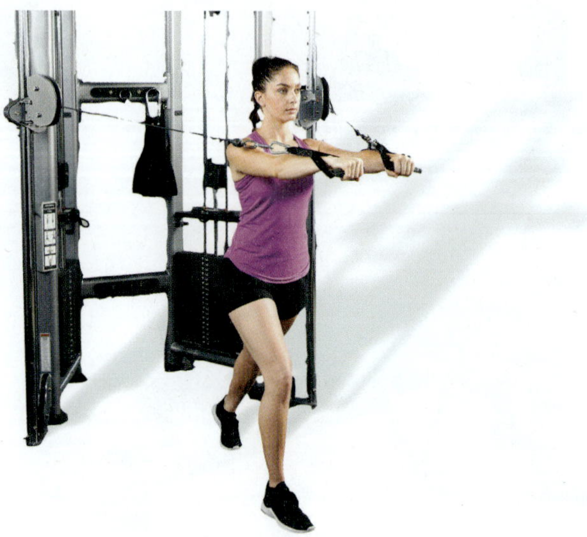

스탠딩 케이블 체스트 프레스—마무리

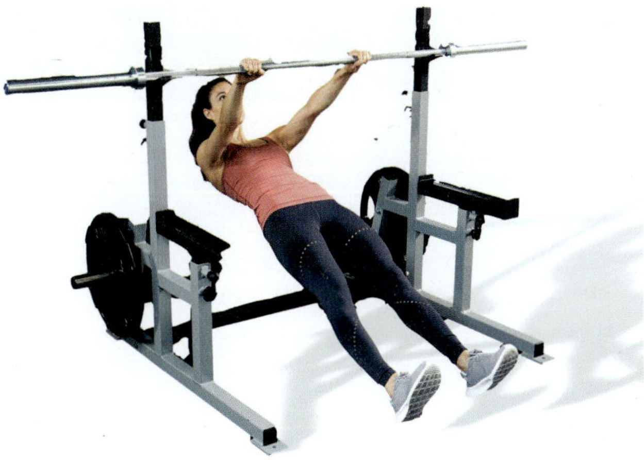
인버티드 로우-시작

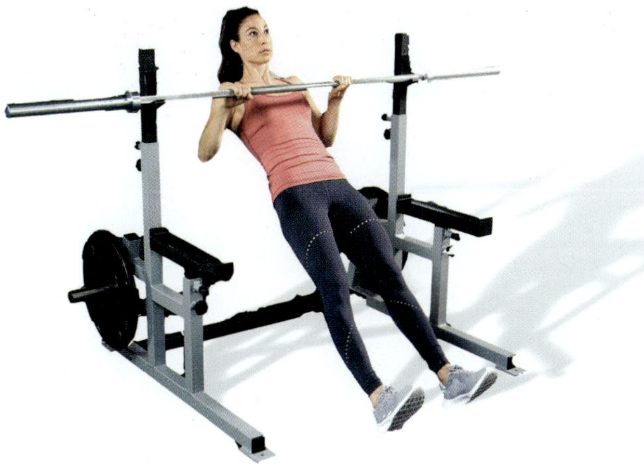
인버티드 로우-마무리

팔꿈치 굽힘

교정 운동 전문가는 각 고객에게 권장할 기법을 선택해야 한다. 고객이 교정 운동에 지속적으로 참여할 수 있도록 교정 운동 전문가는 연속체의 각 단계에서 효과적인 운동을 가능한 적은 수로 사용하는 것이 좋다. 다음과 같은 운동은 만성 팔꿈치 굽힘의 정적 손상 및/또는 OHSA에서와 같이 팔꿈치가 곧게 펴져야 할 때 팔꿈치 굽힘이 관찰될 경우 가장 많이 사용한다. 프로그램의 종합적인 목표는 ROM을 이상적으로 향상시키는 것이다. 교정 운동 연속체를 체계적으로 적용하면 운동하는 동안 신경근 조절을 효율적으로 할 수 있고, 팔꿈치, 손목, 어깨의 적절한 정렬을 돕는다.

1단계: 억제

자가근막 기법으로 억제해야 하는 주요 부위로는 위팔두갈래근과 위팔근이 있다. 억제 기법은 압박 부위에 스스로 손가락으로 압력을 가하여 쉽게 수행할 수 있다. 압력은 30초 동안 유지한다. 압력이 유지되는 동안 손목이나 팔꿈치에서 능동적인 관절 움직임을 4~6회 반복한다.

2단계: 신장

정적 스트레칭을 통한 주요 신장 운동이 필요한 부위는 위팔두갈래근과 위팔근이다. 어깨와 팔꿈치 폄을 병행하는 스트레칭이 가장 효과적이다.

3단계: 활성화

주요 고립적 근력 강화 운동에는 세갈래근을 목표로 하는 팔꿈치 폄 운동이 있다. 효과적인 운동은 중립 어깨 또는 등척성 어깨 굽힘을 유지하여 긴세갈래근과 짧은 세갈래근을 분리한다.

4단계: 통합

팔을 통해 조정된 근육 활동을 강조하기 위해 통합 진행을 실행해야 한다. 샘플 프로그램은 표 15-4를 참조하라.

표 15-4 팔꿈치와 손목의 교정 운동 프로그램 예시: 팔꿈치 굽힘

단계	양상	근육/운동	핵심 훈련 변수
억제	자가근막 롤링	위팔근 위팔두갈래근	불편한 부위에서 유지하기 능동적 관절 움직임을 4~6회 반복 실시 근육 그룹당 90~120초 유지
신장	정적 스트레칭	위팔두갈래근	30초간 유지
활성화	고립적 근력 강화	세갈래근	4초간 신장성 수축, 관절가동범위 끝 지점에서 2초간 등척성 수축, 1초간 단축성 수축으로 10~15회 반복
통합*	통합된 동적 움직임	스탠딩 케이블 체스트 프레스	제어하면서 10~15회 반복

*NOTE: 고객 능력, 운동 역량, 필요성에 맞게 진전도 상향(progressive) 또는 진전도 하향(regressive)

중립 위치에 있지 않은 손목

다음과 같은 운동은 중립 위치에 있지 않은 손목 보상에서 일반적으로 사용된다. 고객은 손목이 곧게 펴져야 할 때 손목 폄이나 또는 손목 굽힘을 보일 수 있다. 따라서 가동성 평가는 최상의 교정 운동 전략을 결정하는 데 필수적이다. 교정 운동 연속체를 체계적으로 적용하면 운동하는 동안 신경근 조절을 효율적으로 할 수 있고 팔의 정렬을 적절하게 유지할 수 있다.

1단계: 억제

직접 손가락 압력을 가해 억제해야 하는 주요 부위로는 어느 그룹이 과활성/단축되었는지에 따라 손목 폄근 또는 손목 굽힘근이 포함된다.

2단계: 신장

정적 스트레칭의 주요 부위에는 손목 폄근 또는 손목 굽힘근이 있다. 팔꿈치 폄과 손목 굽힘 또는 폄을 결합한 움직임이 가장 효과적이다.

3단계: 활성화

어떤 근육이 저활성/신장되었는지에 따라 고립된 강화 운동이 필요한 부위에는 손목 굽힘근 또는 손목 폄근이 포함되어야 한다.

4단계: 통합

통합 진행은 팔을 통해 조정된 근육 활동을 강조하고 중립적인 손목 위치를 위해 실행해야 한다. 샘플 프로그램은 표 15-5를 참조하라.

표 15-5 팔꿈치와 손목의 교정 운동 프로그램 예시: 중립 위치에 있지 않은 손목

단계	양상	근육/운동	핵심 훈련 변수
억제	자가근막 롤링	손목 굽힘근(손목 폄 제한) 손목 폄근(손목 굽힘 제한)	불편한 부위에서 유지하기 능동적 관절 움직임을 4~6회 반복 실시 근육 그룹당 90~120초 유지
신장	정적 스트레칭	손목 굽힘근(손목 폄 제한) 손목 폄근(손목 굽힘 제한)	30초간 유지
활성화	고립적 근력 강화	손목 굽힘근 또는 손목 폄근	4초간 신장성 수축, 관절가동범위 끝 지점에서 2초간 등척성 수축, 1초간 단축성 수축으로 10~15회 반복
통합*	통합된 동적 움직임	인버티드 로우	제어하면서 10~15회 반복

*NOTE: 고객 능력, 운동 역량, 필요성에 맞게 진전도 상향(progressive) 또는 진전도 하향(regressive)

팔꿈치, 손목 및 손과 관련된 일반적인 문제

손목과 팔꿈치 손상은 일상 활동에 상당한 영향을 미친다. 이 부위의 통증은 휴대폰을 들거나 악수와 같은 간단한 일도 힘들게 한다. 손목과 팔꿈치 손상은 또한 컴퓨터 작업이나 스포츠 활동을 못 하게(또는 그로 인해 악화되게) 하고 개인위생을 어렵게 한다(Huisstede et al., 2006).

교정 운동 전문가는 움직임을 평가하고 전체적으로 움직임의 질을 향상시키기 위한 전략을 제공하는 역할을 한다. 다음과 같은 병리의 진단이나 치료는 실무 범위를 벗어난다. 다음과 같은 병리가 나타나면 의료 전문가와 상담하도록 하거나 의료 전문가에게 의뢰해야 한다.

중요

이 섹션은 팔꿈치, 손목 및 손의 특정 의학적 질환에 대한 일반적인 정보를 제공하기 위한 것이다. 제공된 정보는 의학적 질환을 진단하는 데 사용해서는 안 된다. 피트니스 전문가는 고객이 의학적 진단이 필요하다고 판단되는 경우 해당 의료 전문가에게 의뢰해야 한다. 이를 통해 고객의 안전과 적절한 실무 범위를 준수할 수 있다.

일반적인 팔꿈치 손상

다음 섹션에서는 일반적인 팔꿈치와 손목 질환에 대해 설명한다. 여기에 팔꿈치와 손목에서 발생할 수 있는 손상과 기능장애를 모두 나타낸 것은 아니다. 통증이나 기능장애로 인해 정상적인 활동이 제한되거나 신경 관련 증상(즉, 무감각, 저림 또는 화끈거림)이 있는 경우 교정 운동 전문가는 고객을 의료 전문가에게 의뢰하여 진료를 받게 해야 한다.

외측상과염(테니스 엘보)

테니스 엘보, 또는 외측상과염은 일반적으로 아래팔 폄근을 과도하게 사용하여 발생하는 힘줄 손상이다. 보다 구체적으로 말하면 손목과 팔꿈치 운동이 반복되면 손목 폄근을 과도하게 사용하게 되어 힘줄 손상으로 이어질 수 있다(Herquelot et al., 2013). 특정 스포츠와 직업은 이 부상의 위험 요인이 될 수 있다. 테니스와 같은 라켓 스포츠는 라켓을 잡고 휘두르면서 발생하는 아래팔과 손목에 가해지는 높은 생체역학적 스트레스로 인해 테니스 엘보와 깊은 관련이 있다(Abrams et al., 2012). 오버헤드 테니스 서브에서 손목 폄근은 앞으로 움직이는 팔을 감속하는 데 도움이 되도록 수축해야 한다. 마찬가지로 테니스 백핸드에서 손목 폄근은 강하게 수축하여 손목을 안정시키고, 공과 접촉할 때 손목 굽힘이 발생하는 것을 방지한다. 반복적인 UKC 활동을 수반하는 다른 스포츠도 이러한 근육을 과도하게 사용하여 부상을 초래할 수 있다. 공장 근로자나 배관공과 같이 UKC 동작을 많이 필요로 하는 직업의 근로자도 테니스 엘보에 취약하다(Herquelot et al., 2013). 고객은 손목 굽힘 및/또는 폄에서 ROM 제한을 보이고 활동이 악화되면 가쪽 팔꿈치 통증을 보고할 수 있다.

내측상과염(골퍼 엘보)

골퍼 엘보 또는 내측상과염은 일반적으로 아래팔 굽힘근을 과도하게 사용하여 발생하는 힘줄 손상이다. 테니스 엘보와 마찬가지로 특정 스포츠와 직업도 이 부상의 위험 요인이 될 수 있다. 골프와 야구 같은 스포츠는 활동과 관련된 높은 생체역학적 힘으로 인해 골퍼 엘보와 관련이 깊다. Lee와 Lee-Robinson(2010)은 내측상과염이 굽힘근에 저항하는 활동에 의해 유발되고 자주 악화된다고 주장했다. 따라서 골프 스윙이나 야구공 투구와 같은 강력한 동작을 하는 동안 아래팔 굽힘근은 손과 손목을 조절하고 안정시키는 것을 돕기 위해 강력하게 수축해야 한다. 고객은 손목 굽힘 및/또는 폄에서 ROM 제한을 보이고 활동이 악화되면 안쪽 팔꿈치 통증을 호소할 수 있다. 앞에서 언급한 바와 같이 반복적인 UKC 활동을 수반하는 직업은 외측상과염과 내측상과염에 걸리기 쉽다(그림 15-6)(Herquelot et al., 2013).

유용한 힌트

고객의 증세

내측 또는 외측상과염이 있는 사람은 특정 활동 제한을 나타낼 수 있는데, 교정 운동 전문가는 이러한 사람과 운동할 때는 다음 사항을 알고 있어야 한다.

1. 덤벨과 같은 물건을 꽉 잡는 데 불편함을 느낀다.
2. 덤벨 로우 또는 케틀벨 스윙과 같이 꽉 잡는 동작이 포함된 반복적인 UKC 움직임에서 불편함을 느낀다.
3. 팔꿈치 또는 아래팔 굽힘근 또는 폄근에 대한 반복적인 저항 운동은 안쪽 또는 가쪽 팔꿈치의 불편함을 유발한다.

일반적인 손목과 손 부상

손목과 손 부상이 점점 더 만연해지고 있다. 사무직 근로자는 컴퓨터와 전자 기기를 반복적으로 장시간 사용하는 동작으로 인해 더 취약해질 수 있다(Huysmans et al., 2012). 또한 손목과 손 부상은 스포츠(예: 축구 또는 야구)에서 흔하며 보디빌딩이나 스트롱맨 대회와 같이 역기와 운동 기구를 들어올리는 활동에서도 흔하다(Bartels et al., 2019; Keogh & Winwood, 2017; Rhee et al., 2019). 다음은 손목과 손의 일반적인 상태에 대해 설명한다.

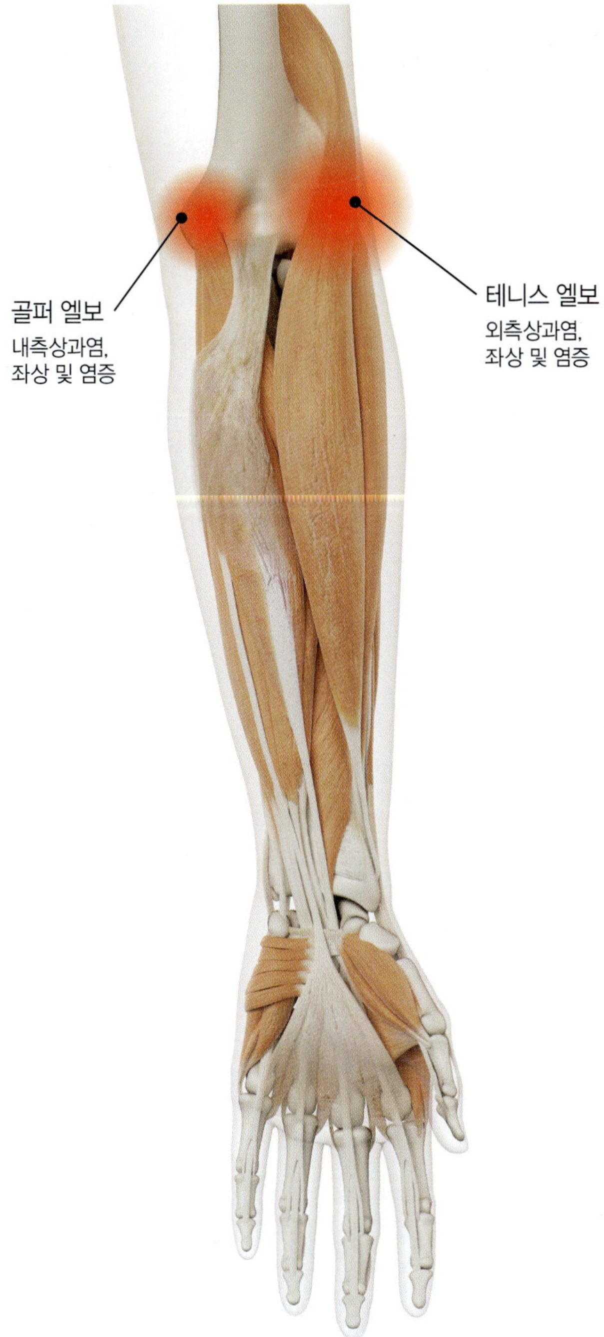

그림 15-6 내측상과염과 외측상과염

드퀘르뱅 건초염

드퀘르뱅 건초염(de Quervain's tenosynovitis)은 손목과 엄지손가락 사이의 두 힘줄을 둘러싸고 있는 덮개, 즉 활막의 염증이다(radial side of hand; Goel & Abzug, 2015). 증상을 일으키는 한 가지 특정한 활동이 없는 것 같지만, 반복적인 손 또는 손목 움직임에 의존하는 모든 활동이 관련될 수 있다(Dunn et al., 2019). 여기에는 타이핑, 게임 콘솔 사용(드퀘르뱅 건초염은 게이머의 엄지라고도 함), 라켓 스포츠, 정원 가꾸기 등의 활동이 있다. 증상으로는 엄지손가락 뒤쪽의 통증과 엄지손가락이나 손목 아래의 부기이다. 많은 고객이 자뼈 편위 중에 ROM 결손이나

드퀘르뱅 건초염
de Quervain's tenosynovitis

엄지손가락의 움직임을 조절하는 두 개의 힘줄을 둘러싸는 수초 또는 터널의 염증 또는 건증(tendinosis)

통증의 증가를 보일 것이다. 드퀘르뱅 건초염으로 인한 통증은 매우 심하므로 고객은 질환을 적절하게 관리할 수 있는 의료 전문가에게 문의해야 한다.

확인하기

힘줄염(건염)이라고 하면 통증과 화끈거림, 근력과 유연성의 저하, 일상 활동에 따른 통증을 떠올리게 된다. 그러나 사실 건병증은 힘줄염보다 이러한 증상의 더 큰 원인이다(Bass, 2012). 실제로 힘줄염은 힘줄의 염증이며, 근육 힘줄 단위가 너무 무겁거나 갑작스러운 인장력에 의해 급격히 과부하될 때 미세 파열로 일어난다(Bass, 2012, p. 14). 염증은 스트레스 요인에 대한 급성 반응이다. 대부분의 반복적인 스트레스 요인이 있지만, 충분히 회복되지 않으면 힘줄이 퇴화하기 시작한다. 건병증은 힘줄에서 이러한 퇴행 과정을 설명하는 데 사용되는 용어이다. 힘줄염으로 생각되는 것이 일반적으로 건병증이라는 연구 결과에도 불구하고 힘줄염은 여전히 매우 흔하게 내리는 진단이다(Bass, 2012). 이러한 차이는 발병 시 질환을 해결하는 방법을 이해하는 데 있어 중요하다(Barr & Barbe, 2002; Khan et al., 2000, 2002).

손목터널증후군

손목터널증후군은 미국 성인의 3~6%에 영향을 미치는 신경이 눌리는 질환이다(Page et al., 2012). 이 증후군은 손의 무감각, 저림, 쇠약 및 기타 증상을 유발한다. 증상은 팔신경얼기의 정중신경이 손목의 터널에 눌려서 나타난다(그림 15-7). 손목터널증후군은 타이핑과 같은 활동 중에 손목 부정렬과 관련된다. 손목 굽힘 또는 폄이 과도하게 반복되면 신경을 자극하는 손목터널 공간이 좁아질 수 있다(Palmer, 2011). 그러면 고객은 손목 굽힘 및/또는 폄에서 ROM 제한을 보이게 된다. 일반적으로 증상은 수면 중에 가장 심하며, 고객은 손목터널을 열린 상태로 유지하기 위해 손목 보호대를 처방 받기도 한다. 손의 무감각과 저림, 눈에 띄는 쇠약함 또는 손의 근육 소모 증상이 있으면 전문의의 진료를 받아야 한다. 조기에 발견해 치료한다면 증상을 완화하고 장기적인 장애를 예방하는 데 도움이 된다(그림 15-8).

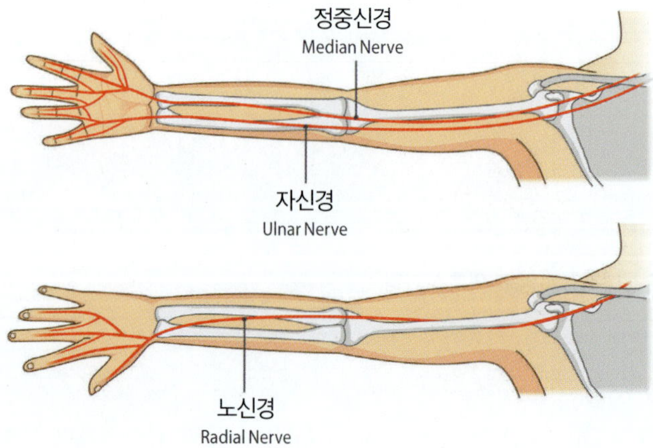

그림 15-7 팔의 신경

© solar22/Shutterstock

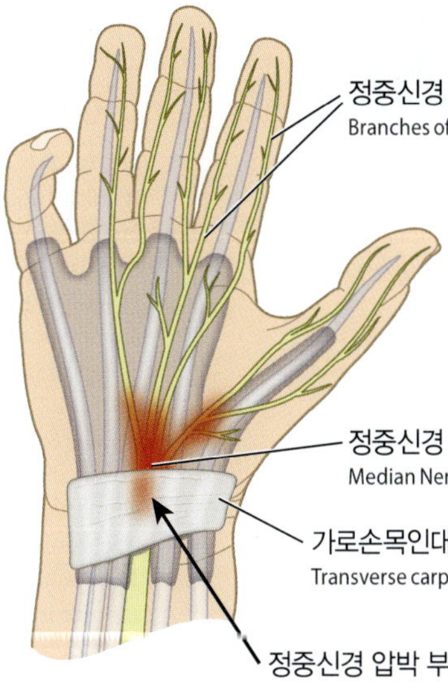

그림 15-8 손목터널증후군
© Blamb/Shutterstock

트레이닝 팁

드퀘르뱅(de Quervain) 건초염과 손목터널증후군이 있는 사람은 운동할 때 특정 활동에 제한을 나타낼 수 있으므로 교정 운동 전문가는 다음 사항을 알고 있어야 한다.

1. 덤벨과 같은 물건을 꽉 잡는 데 불편함을 느낀다.
2. 덤벨 로우 또는 케틀벨 스윙과 같이 꽉 잡는 동작이 있는 반복적인 UKC 움직임에 불편함을 느낀다.

요약

팔꿈치와 손목의 기능장애는 일상 활동, 여가 활동 및 경쟁적인 운동에 참여하는 것을 상당히 제한할 수 있다. 일반적으로 팔꿈치와 손목의 기능장애는 어깨관절의 역학 불량과 관련이 있거나 목의 기능장애에서 비롯될 수 있다. 운동 사슬의 근본적인 원인을 알기 위해 움직임 손상 부위의 위와 아래를 모두 살펴보는 것이 중요하다. 신체의 다른 부위와 마찬가지로 일련의 간단한 평가를 사용하여 움직임 손상을 파악하면 많은 고객의 근육 불균형을 효과적으로 해결할 수 있다. 교정 운동 연속체를 사용하는 집중적인 교정 운동 프로그램은 이러한 팔꿈치와 손목의 근육 불균형을 해결할 수 있다. 통증이 해결되지 않거나 확인되지 않은 운동 기능장애가 있는 고객을 만나면 물리치료사, 공인 운동 트레이너 또는 기타 의료 전문가에 의한 보다 철저한 임상 검사가 필요하다고 말해주어야 한다.

참고 문헌

Abrams, G. D., Renstrom, P. A., & Safran, M. R. (2012). Epidemiology of musculoskeletal injury in the tennis player. *British Journal of Sports Medicine, 46*(7), 492–498. https://doi.org/10.1136/bjsports-2012-091164

Antony, N. T., & Keir, P. J. (2010). Effects of posture, movement and hand load on shoulder muscle activity. *Journal of Electromyography and Kinesiology, 20*(2), 191–198. https://doi.org/10.1016/j.jelekin.2009.04.010

Avery, D. M., III, Rodner, C. M., & Edgar, C. M. (2016). Sports-related wrist and hand injuries: A review. *Journal of Orthopaedic Surgery and Research, 11*(1), 99. https://doi.org/10.1186/s13018-016-0432-8

Barr, A. E., & Barbe, M. F. (2002). Pathophysiological tissue changes associated with repetitive movement: A review of the evidence. *Physical Therapy, 82*(2), 173–187. https://doi.org/10.1093/ptj/82.2.173

Barr, A. E., Barbe, M. F., & Clark, B. D. (2004). Work-related musculoskeletal disorders of the hand and wrist: Epidemiology, pathophysiology, and sensorimotor changes. *Journal of Orthopaedic & Sports Physical Therapy, 34*(10), 610–627. https://doi.org/10.2519/jospt.2004.34.10.610

Bartels, D. W., Hevesi, M., Wyles, C., Macalena, J., Kakar, S., & Krych, A. J. (2019). Epidemiology of hand and wrist injuries in NCAA men's football: 2009–2010 to 2013–2014. *Orthopaedic Journal of Sports Medicine, 7*(4), 2325967119835375. https://doi.org/10.1177/2325967119835375

Bass, E. (2012). Tendinopathy: Why the difference between tendinitis and tendinosis matters. *International Journal of Therapeutic Massage and Bodywork, 5*(1), 14–17.

Borboni, A., Villafañe, J. H., Mullè, C., Valdes, K., Faglia, R., Taveggia, G., & Negrini, S. (2017). Robot-assisted rehabilitation of hand paralysis after stroke reduces wrist edema and pain: A prospective clinical trial. *Journal of Manipulative and Physiological Therapeutics, 40*(1), 21–30. https://doi.org/10.1016/j.jmpt.2016.10.003

Cantero-Téllez, R., Orza, S. G., Bishop, M. D., Berjano, P., & Villafañe, J. H. (2018). Duration of wrist immobilization is associated with shoulder pain in patients with after wrist immobilization: An observational study. *Journal of Exercise Rehabilitation, 14*(4), 694–698. https://doi.org/10.12965/jer.36292.146

Cantero-Téllez, R., Valdes, K., Schwartz, D. A., Medina-Porqueres, I., Arias, J. C., & Villafañe, J. H. (2018). Necessity of immobilizing the metacarpophalangeal joint in carpometacarpal osteoarthritis: Short-term effect. *Hand, 13*(4), 412–417. https://doi.org/10.1177/1558944717708031

Cantero-Téllez, R., Villafañe, J. H., Valdes, K., & Berjano, P. (2018). Effect of immobilization of metacarpophalangeal joint in thumb carpometacarpal osteoarthritis on pain and function: A quasi-experimental trial. *Journal of Hand Therapy, 31*(1), 68–73. https://doi.org/10.1016/j.jht.2016.11.005

Chalmers, P. N., Wimmer, M. A., Verma, N. N., Cole, B. J., Romeo, A. A., Cvetanovich, G. L., & Pearl, M. L. (2017). The relationship between pitching mechanics and injury: A review of current concepts. *Sports Health, 9*(3), 216–221. https://doi.org/10.1177/1941738116686545

Chung, K. C., & Lark, M. E. (2017). Upper extremity injuries in tennis players: Diagnosis, treatment, and management. *Hand Clinics, 33*(1), 175–186. https://doi.org/10.1016/j.hcl.2016.08.009

Day, J. M., Bush, H., Nitz, A. J., & Uhl, T. L. (2015). Scapular muscle performance in individuals with lateral epicondylalgia. *Journal of Orthopaedic & Sports Physical Therapy, 45*(5), 414–424. https://doi.org/10.2519/jospt.2015.5290

Dunn, J. C., Polmear, M. M., & Nesti, L. J. (2019). Dispelling the myth of work-related de Quervain's tenosynovitis. *Journal of Wrist Surgery, 8*(2), 90–92. https://doi.org/10.1055/s-0039-1677741

Floyd, R. T. (2017). *Manual of structural kinesiology* (20th ed.). McGraw-Hill Education.

Goel, R., & Abzug, J. M. (2015). de Quervain's tenosynovitis: A review of the rehabilitative options. *Hand, 10*(1), 1–5. https://doi.org/10.1007/s11552-014-9649-3

Herquelot, E., Guéguen, A., Roquelaure, Y., Bodin, J., Sérazin, C., Ha, C., Leclerc, A., Goldberg, M., Zins, M., & Descatha, A. (2013). Workrelated risk factors for incidence of lateral epicondylitis in a large working population. *Scandinavian Journal of Work, Environment & Health, 39*(6), 578–588. https://doi.org/10.5271/sjweh.3380

Huisstede, B. M., Bierma-Zeinstra, S. M., Koes, B. W., & Verhaar, J. A. (2006). Incidence and prevalence of upper-extremity musculoskeletal disorders. A systematic appraisal of the literature. *BMC Musculoskeletal Disorders, 7*(1), 7. https://doi.org/10.1186/1471-2474-7-7

Huysmans, M. A., Ijmker, S., Blatter, B. M., Knol, D. L., van Mechelen, W., Bongers, P. M., & van der Beek, A. J. (2012). The relative contribution of work exposure, leisure time exposure, and individual characteristics in the onset of arm-wrist-hand and neck-shoulder symptoms among office workers. *International Archives of Occupational and Environmental Health, 85*(6), 651–666. https://doi.org/10.1007/s00420-011-0717-5

Kane, S. F., Lynch, J. H., & Taylor, J. C. (2014). Evaluation of elbow pain in adults. *American Family Physician, 89*(8), 649–657.

Keogh, J. W., & Winwood, P. W. (2017). The epidemiology of injuries across the weight-training sports. *Sports Medicine, 47*(3), 479–501. https://doi.org/10.1007/s40279-016-0575-0

Khan, K. M., Cook, J. L., Taunton, J. E., & Bonar, F. (2000). Overuse tendinosis, not tendinitis—Part 1: A new paradigm for a difficult clinical problem. *The Physician and Sportsmedicine, 28*(5), 38–48.

https://doi.org/10.3810/psm.2000.05.890

Khan, K. M., Cook, J. L., Kannus, P., Maffulli, N., & Bonar, S. F. (2002). Time to abandon the "tendinitis" myth: Painful, overuse tendon conditions have a non-inflammatory pathology. *BMJ, 324,* 626. https://doi.org/10.1136/bmj.324.7338.626

Kholinne E., Zulkarnain R. F., Sun Y. C., Lim S., Chun J. M., & Jeon I. H. (2018). The different role of each head of the triceps brachii muscle in elbow extension. *Acta Orthopaedica et Traumatologica Turcica, 52*(3), 201–205. https://doi.org/10.1016/j.aott.2018.02.005

Kijima, Y., & Viegas, S. F. (2009). Wrist anatomy and biomechanics. *The Journal of Hand Surgery, American Volume, 34*(8), 1555–1563. https://doi.org/10.1016/j.jhsa.2009.07.019

Lee, A. T., & Lee-Robinson, A. L. (2010). The prevalence of medial epicondylitis among patients with c6 and c7 radiculopathy. *Sports Health, 2*(4), 334–336. https://doi.org/10.1177/1941738109357304

Lee, J. H., Kim, T. H., & Lim, K. B. (2018). Effects of eccentric control exercise for wrist extensor and shoulder stabilization exercise on the pain and functions of tennis elbow. *Journal of Physical Therapy Science, 30*(4), 590–594. https://doi.org/10.1589/jpts.30.590

Liu, W., Whitall, J., & Kepple, T. M. (2013). Multi-joint coordination of functional arm reaching: Induced position analysis. *Journal of Applied Biomechanics, 29*(2), 235–240.

Lucado, A. M., Kolber, M. J., Cheng, M. S., & Echternach, J. L. (2010). Subacromial impingement syndrome and lateral epicondylalgia in tennis players. *Physical Therapy Reviews, 15*(2), 55–61. https://doi.org/10.1179/174328810X12647087219036

Lucas-Osma, A. M., & Collazos-Castro, J. E. (2009). Compartmentalization in the triceps brachii motoneuron nucleus and its relation to muscle architecture. *Journal of Comparative Neurology, 516*(3), 226–239.

Moore, K. L., Dalley, A. F., & Agur, A. M. (2013). *Clinically oriented anatomy* (7th ed.). Lippincott Williams & Wilkins.

Murray, W. M., Bryden, A. M., Kilgore, K. L., & Keith, M. W. (2002). The influence of elbow position on the range of motion of the wrist following transfer of the brachioradialis to the extensor carpi radialis brevis tendon. *The Journal of Bone and Joint Surgery, American Volume, 84*(12), 2203–2210. https://doi.org/10.2106/00004623-200212000-00012

Page, M. J., O'Connor, D., Pitt, V., & Massy-Westropp, N. (2012). Exercise and mobilisation interventions for carpal tunnel syndrome. *Cochrane Database of Systematic Reviews, 6,* CD009899. https://doi.org/10.1002/14651858.CD009899

Page, P. (2012). Current concepts in muscle stretching for exercise and rehabilitation. *International Journal of Sports Physical Therapy, 7*(1), 109–119.

Palmer, K. T. (2011). Carpal tunnel syndrome: The role of occupational factors. *Best Practice & Research: Clinical Rheumatology, 25*(1), 15–29. https://doi.org/10.1016/j.berh.2011.01.014

Parmelee-Peters, K., & Eathorne, S. W. (2005). The wrist: Common injuries and management. *Primary Care, 32*(1), 35–70. https://doi.org/10.1016/j.pop.2004.11.015

Rhee, P. C., Camp, C. L., D'Angelo, J., Desai, V. S., Shin, S. S., Sheridan, D., & Conte, S. (2019). Epidemiology and impact of hand and wrist injuries in major and minor league baseball. *Hand, 23,* 1558944719864450. https://doi:10.1177/1558944719864450

Saladin, K. S., Sullivan, S. J., & Gan, C. A. (2015). *Anatomy & physiology: The unity of form and function* (7th ed.). McGraw-Hill Education.

Shimamura, K. K., Cheatham, S., Chung, W., Farwell, D., De la Cruz, F., Goetz, J., Lindblom, K., & Powers, D. (2015). Regional interdependence of the hip and lumbo-pelvic region in Divison II collegiate level baseball pitchers: A preliminary study. *International Journal of Sports Physical Therapy, 10*(1), 1–12.

Shiri, R., & Viikari-Juntura, E. (2011). Lateral and medial epicondylitis: Role of occupational factors. *Best Practice & Research: Clinical Rheumatology, 25*(1), 43–57. https://doi.org/10.1016/j.berh.2011.01.013

Sueki, D. G., Cleland, J. A., & Wainner, R. S. (2013). A regional interdependence model of musculoskeletal dysfunction: Research, mechanisms, and clinical implications. *Journal of Manual & Manipulative Therapy, 21*(2), 90–102. https://doi.org/10.1179/2042618612y.0000000027

Trudel, D., Duley, J., Zastrow, I., Kerr, E. W., Davidson, R., & MacDermid, J. C. (2004). Rehabilitation for patients with lateral epicondylitis: A systematic review. *Journal of Hand Therapy, 17*(2), 243–266. https://doi.org/10.1197/j.jht.2004.02.011

Werner, F. W., & An, K. N. (1994). Biomechanics of the elbow and forearm. *Hand Clinics, 10*(3), 357–373.

Zouzias, I. C., Hendra, J., Stodelle, J., & Limpisvasti, O. (2018). Golf injuries: Epidemiology, pathophysiology, and treatment. *Journal of the American Academy of Orthopaedic Surgeons, 26*(4), 116–123. https://doi.org/10.5435/jaaos-d-15-00433

CHAPTER 16

목뼈의 교정 전략

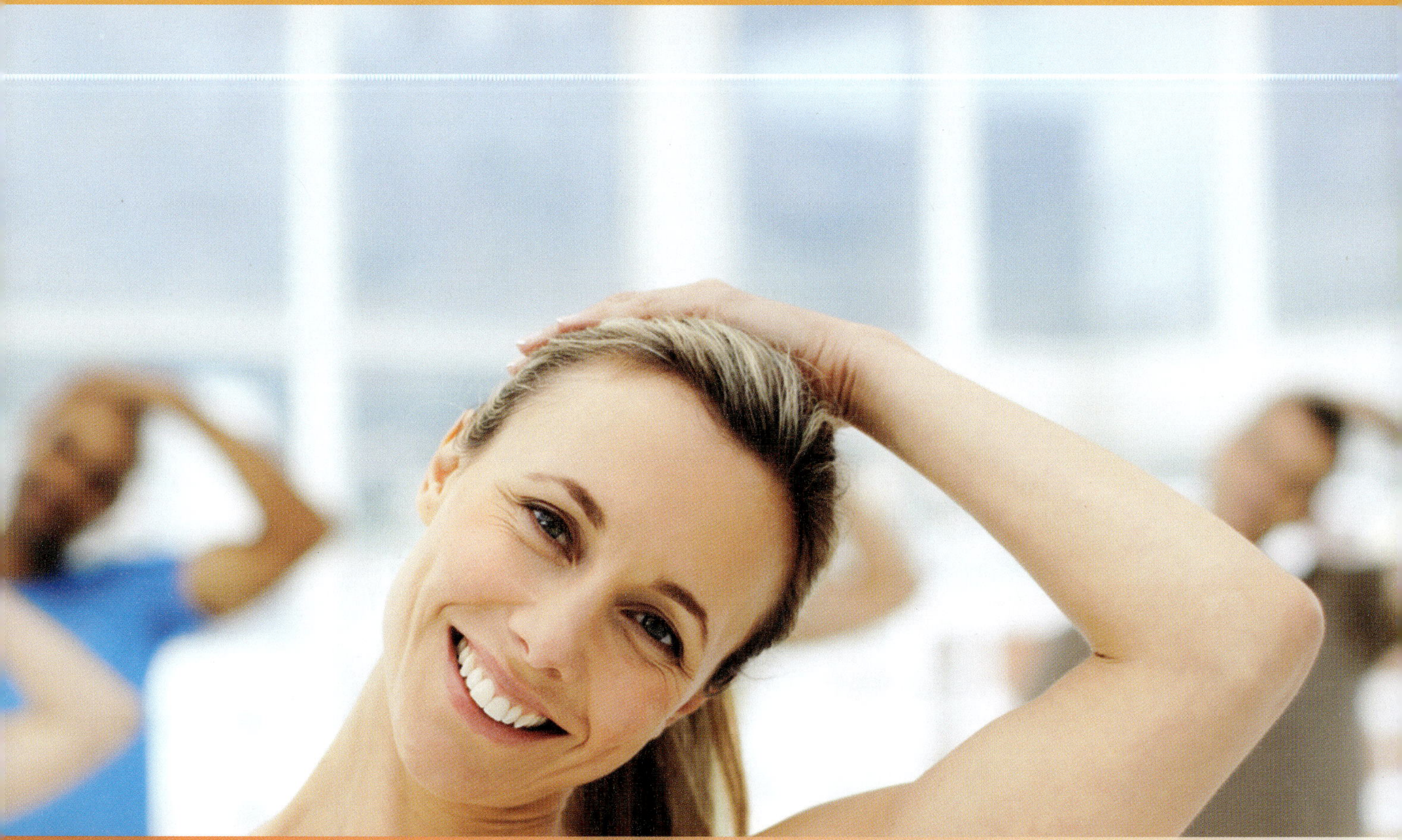

학습 목표

- 목뼈의 기본적인 기능해부학적 구조를 설명할 수 있다.
- 일반적인 목뼈 부상의 메커니즘을 파악할 수 있다.
- 목뼈 운동의 변형이 운동 사슬에 미치는 영향을 설명할 수 있다.
- 목뼈의 체계적 평가 전략을 적절하게 결정할 수 있다.
- 목뼈의 적절한 교정 운동 전략을 선택할 수 있다.

개요

미국 국립보건통계센터(NCHS, 2006)에서 실시한 설문 조사에 따르면 목 통증은 미국인에게 세 번째로 흔한 통증 유형이다. 또한 전 세계적으로 장애를 일으키는 4대 주요 원인 중 하나이다(Hoy et al., 2014). 미국 인구의 약 3분의 2가 일생 동안 목 통증을 경험한다. 목 통증은 경증 내지 중증일 수 있고, 앉거나 몸을 돌리고 잠을 자는 것과 같은 일상적인 기능을 방해한다. 목 통증은 급성(3개월 미만 지속) 또는 만성적인(3개월 이상 지속) 증상이다. NCHS(2006) 조사에서 응답자의 상당수(42%)가 1년 이상 목 통증을 겪은 것으로 나타났다. 이 조사는 또한 여성이 남성보다 목 통증 문제를 경험할 가능성이 3배 더 높다는 것을 보여주었다. 그리고 심한 스트레스를 받으면 목 통증의 위험이 1.5배 증가했다. 그러나 연구에 따르면 목 강화, 스트레칭 및 고유수용감각 운동이 목 통증의 위험을 줄이거나 증상을 개선할 수 있는 것으로 나타났다(Cunha et al., 2008; Häkkinen et al., 2007, 2008; Jull et al., 2007; Nikander et al., 2006; Taimela et al., 2000; Ylinen et al., 2003, 2006; Ylinen, Häkkinen, et al., 2007; Ylinen, Kautiainen, et al., 2007).

신체의 다른 부위와 마찬가지로 목뼈도 그 위와 아래의 구조에 상당한 영향을 미친다. 목뼈는 목뼈와 어깨 복합체 부위에 30개 이상의 근육을 가지고 있다(Moore et al., 2013). 목의 근육은 전정 기능(vestibular function), 고유수용감각 시스템, 머리와 눈의 안정화, 자세 조절, 전신의 안정과 관련이 있다. 따라서 이 부위의 기능장애는 신체 전반에 걸쳐 많은 부상을 초래할 수 있다.

목뼈의 기능해부학적 검토

목뼈는 나머지 운동 사슬에 큰 영향을 미친다. 수많은 뼈, 관절 및 근육이 목뼈를 구성한다. 이 섹션의 목적은 가장 적절한 목뼈 구조에 대한 일반적인 개요를 제공하는 것이다. 목뼈의 대부분은 신체의 목 부위에 있다. 뒤에서 볼 때 목의 해부학적 부위는 상부 목덜미 선에서 어깨뼈의 척추까지 이어지고, 옆에서 볼 때는 상부 목덜미 선과 뒤통수뼈융기에서 빗장뼈와 목아래패임(suprasternal notch) 상부 경계선까지 이어진다(그림 16-1)(Moore et al., 2013).

뼈와 관절

목뼈는 머리뼈 기저부에서 시작하여 7개의 척추뼈를 포함한다(그림 16-2). 개별 목뼈는 C1(고리뼈), C2(축), C3, C4, C5, C6 및 C7로 나타낸다(Moore et al., 2013). C2와 각 순차적 척추 사이에는 중간 디스크가 있다. 목뼈의 앞쪽에는 목뿔뼈가 있다. 목뿔뼈는 다른 뼈와 연결되지 않으며 위와 아래에 있는 근육(목뿔위근육)에 의해 근육 슬링(muscular sling)으로 목 앞쪽에 매달려 있다. 목뼈 굽이는 경부 전만(cervical lordosis)이라고 하며, 이것은 전체 S자 척추 모양의 윗부분이다(Floyd, 2017; Moore et al., 2013).

> **근육 슬링** Muscular sling
> 수축할 때 안정성을 제공하는 근육 그룹

> **경부 전만** Cervical lordosis
> 목뼈의 만곡

목뼈에는 여러 개의 관절이 있다. 머리뼈의 기저부와 C1(고리뼈)은 고리뒤통수관절, 고리뼈(C1)와 축(C2)은 고리치아관절과 고리중쇠관절을 구성한다(그림 16-3). 뒤통수뼈와 축(C2) 사이의 부위는 뒤통수밑 부위로 알려져 있다(Floyd, 2017; Moore et al., 2013). 일반적인 목뼈는 좌우의

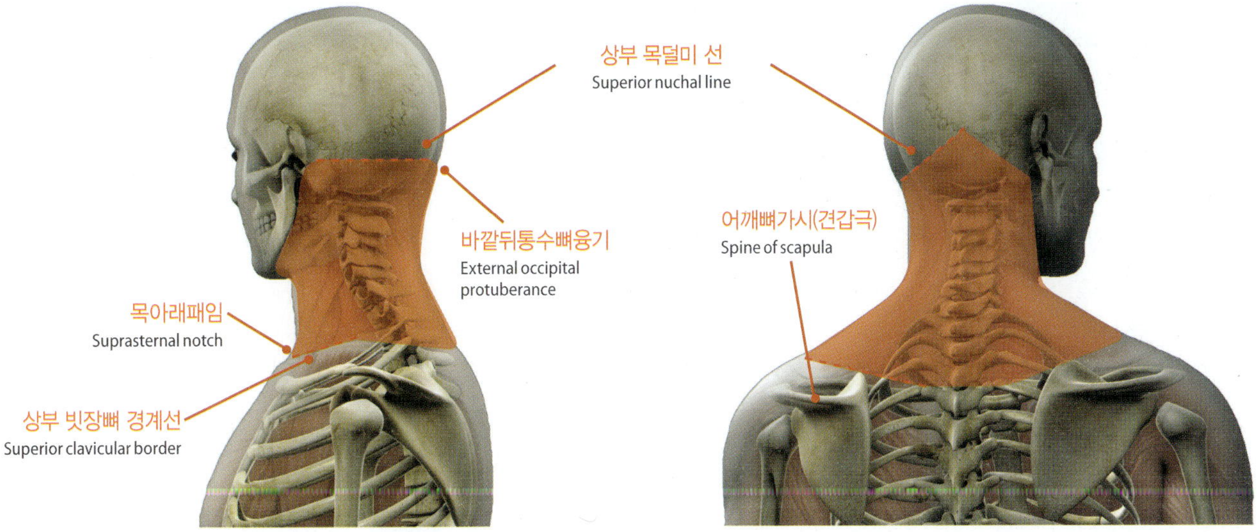

그림 16-1A 목 부위의 해부학적 특징

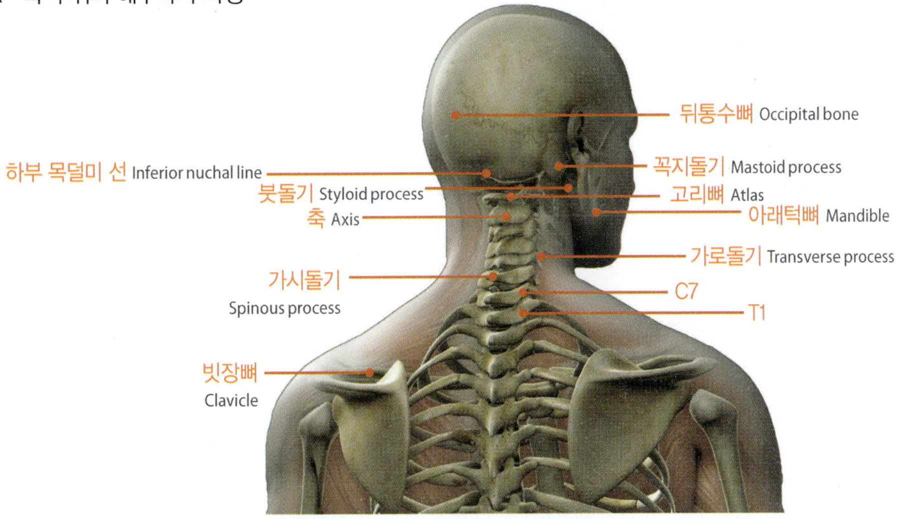

그림 16-1B 목 뒷면의 해부학적 구조

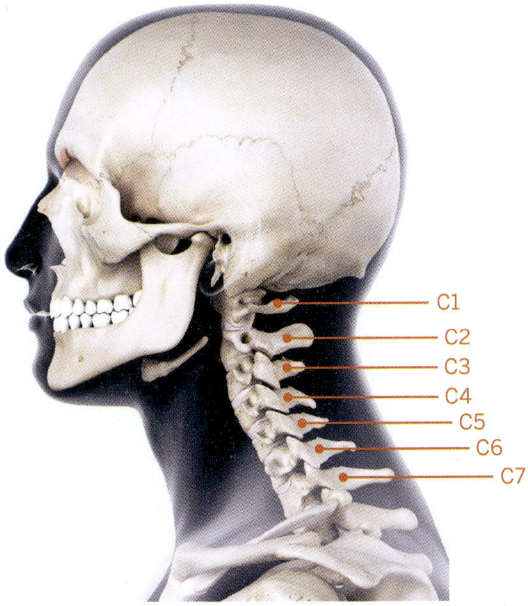

그림 16-2 목뼈의 구조

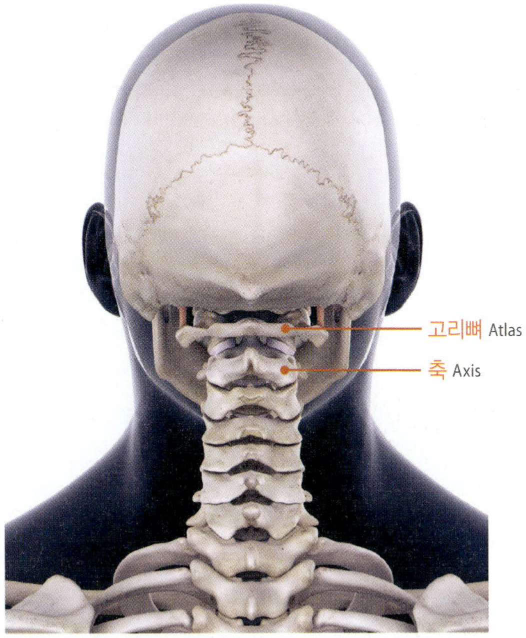

그림 16-3 목뼈의 고리뼈와 축

돌기사이관절 Facet joints

인접한 척추뼈 사이와 그 뒤에 위치한 윤활막, 평면 관절의 집합

위쪽 면과 아래쪽 면으로 이루어진 4개의 돌기사이관절(facet joints)을 갖고 있다. 5개의 아래 목뼈에는 갈고리돌기관절[일명 루시카(Luschka) 관절]이라고 불리며 척추신경 뿌리의 앞쪽과 안쪽에 있는 윤활관절이 있으며, 이 관절은 목뼈 운동에 안정성을 제공하고 움직임을 유도하는 데 중요하다(그림 16–4)(Floyd, 2017; Moore et al., 2013). 전체적으로 이러한 구조는 위와 아래에 있는 구조의 관절운동학에 기능적 영향을 미치는 많은 주요 근막조직을 고정한다.

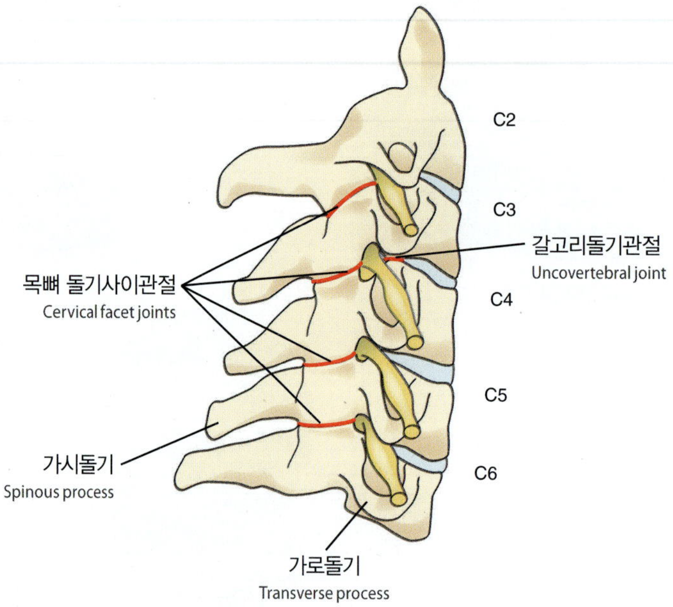

그림 16–4 돌기사이관절

근육

목뼈는 척추에서 비교적 작은 부위지만 적절한 기능을 담당하며 척추에 영향을 주는 많은 근육이 있는 것이 특징이다(표 16–1). 깊은목굽힘근, 아래등세모근 및 앞톱니근은 큰가슴근, 위등세모근, 어깨올림근과 함께 위 사선 보조 시스템을 형성한다(그림 16–5)(Moore et al., 2013; Page et al., 2010). 이 보조 시스템은 앞뒤 사선 보조 시스템이 엉덩이를 가로질러 몸통과 다리의 움직임을 조절하고 만들어내는 것과 매우 유사하게 팔이음뼈를 가로질러 머리, 목 및 위 몸통의 움직임을 조절, 생성하며 결합 단위 역할을 한다.

표 16–1 목뼈와 관련된 주요 근육

- 목뼈 폄근(척주세움근 및 뒤통수밑근)
- 깊은목굽힘근
- 어깨올림근
- 작은가슴근
- 마름근
- 목갈비근
- 목빗근
- 등세모근

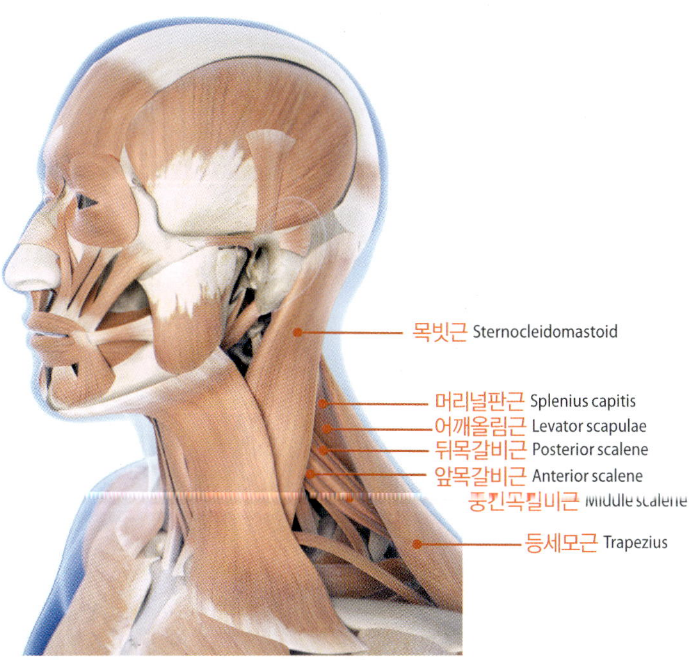

그림 16-5 위 사선 보조 시스템과 관련된 목 근육

직립 목뼈 자세를 유지하지 못하게 하는 깊은목굽힘근의 저활성에 대한 보상 기전으로 위등세모근, 어깨올림근, 목빗근과 가슴근은 협력근 우세(과활성)가 되어 코어와 어깨이음뼈 복합체를 통해 안정성을 제공할 수 있다(Falla & Farina, 2007). 이러한 불균형은 상부교차증후군 자세 변형에서 흔히 볼 수 있듯이 머리를 앞으로 내밀고 어깨가 둥글어지는 자세 비틀림을 유발한다(Page et al., 2010).

목뼈 폄근은 또한 앞으로 내민 머리 자세(forward head posture, FHP)를 가진 사람에게서 단축되고 과활성화된 것을 볼 수 있다(Hallgren et al., 2017; Kim & Koo, 2016; Singla & Veqar, 2017). 목뼈 폄근의 일부인 뒤통수밑근은 과활성화되어 목 통증과 두통의 원인이 된다(Kalmanson et al., 2019; Park et al., 2017). 뒤통수밑근은 뒤통수뼈 아래의 상부 목뼈에 위치한 4개의 깊은 근육으로 구성된다(Moore et al., 2013).

앞으로 내민 머리 자세
Forward head posture (FHP)

머리가 시상면에서 어깨 앞쪽으로 돌출될 때 발생함. 머리와 목의 통증, 움직임 제한, 목뼈 위와 아래의 보상을 유발한다.

목뼈의 자세와 움직임의 변형

사람은 다양한 활동을 하는 동안 머리와 목의 자세를 다르게 취할 수 있다. FHP는 건강 전문가나 피트니스 전문가가 볼 수 있는 가장 흔한 자세 손상 중 하나이다. 사무직 근로자, 스마트폰을 사용하는 사람, 비디오 게임을 장시간 하는 청소년에게 흔하다(Singla & Veqar, 2017). 다음 섹션에서는 정적 자세, 근육 패턴 활동 및 움직임과 관련된 FHP에 대해 설명한다.

정적 부정렬

FHP는 머리가 앞으로 나와 머리를 곧게 유지하기 위해 아래쪽 목뼈를 구부리고 위쪽 목뼈를 펴는 머리와 목의 부정렬이다. FHP는 목뼈에 비정상적인 스트레스를 가하고 목 앞쪽 근육을 늘어나게 하며 목 뒤쪽 근육을 단축시킨다(Singla & Veqar, 2017). 이러한 보상은 상체의 근육 균형을 변화시켜 머리와 목 아래 부위에 영향을 줄 수 있다. 예를 들어, 정적 자세 평가를 하는 중에 둥근 어깨와 흉부 후만(뒤굽이)이 있는 FHP를 쉽게 관찰할 수 있다(Singla & Veqar, 2017). 이러한 소견은 Janda의 상부교차증후군에서 흔히 나타난다(그림 16-6). 정적 평가는 신체의 운동 사슬을 따라 나타나는 다양한 자세 비틀림 또는 부정렬을 관찰하고 분류하는 체계적인 접근 방식이다. 또한 특정 자세의 기능장애로 발생할 수 있는 보상적 근육 불균형에 대한 통찰력을 제공한다.

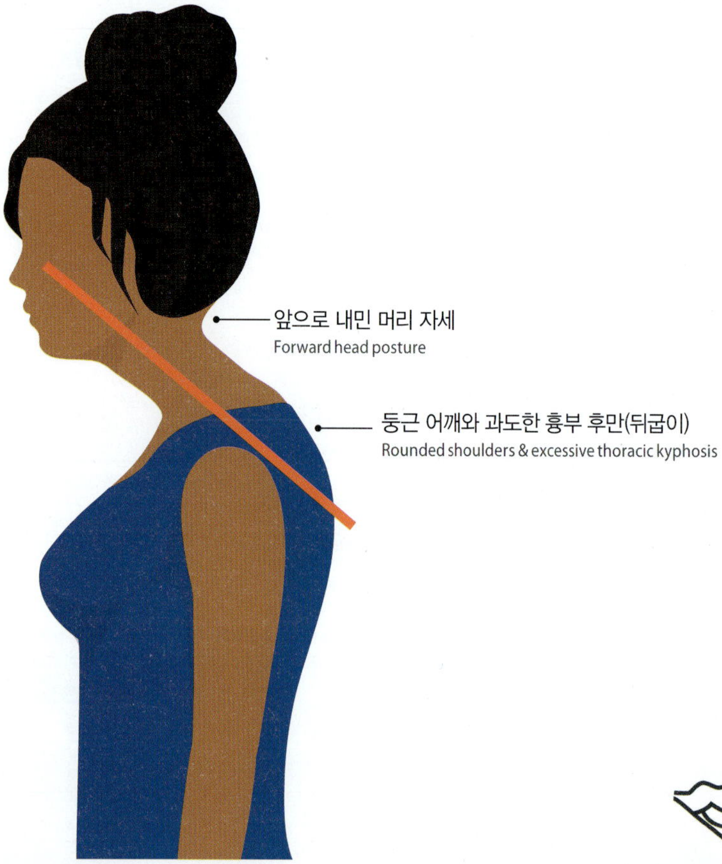

그림 16-6 상부교차증후군

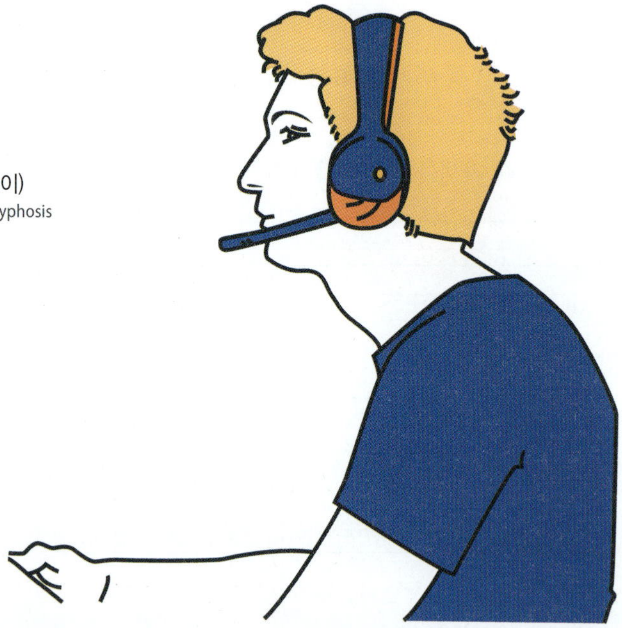

그림 16-7 게임으로 인한 상부교차증후군

앞으로 내민 머리 자세의 원인

장시간 비디오 게임을 할 때와 같이 나쁜 자세를 유지하는 어린이와 청소년은 성인기에 골격 부정렬이 될 수 있다(그림 16-7)(Pop et al., 2018). 젊은 성인이 계속해서 나쁜 자세를 유지하면 결국 척주 리모델링(spinal remodeling)으로 이어지며 이것은 일생 동안 척추의 퇴행성 변화 위험을 증가시킨다(Pop et al., 2018; Stone et al., 2015).

척주 리모델링
Spinal remodeling

지속적으로 비정상적인 자세를 유지함에 따라 척추의 생리적 만곡이 비정상적으로 변함

마찬가지로 성인도 장시간 책상이나 작업대에서 일할 때 나쁜 자세를 유지하면 통증과 기타 근골격계 증상이 나타날 수 있다. 예를 들어, 컴퓨터를 자주 사용하는 사람들은 일반적으로 목뼈, 어깨, 등, 손목에 통증을 경험한다(Borhany et al., 2018). 규칙적으로 컴퓨터를 사용하면서 머리와 목이 비정상적인 자세로 앉아 있는 것도 두통의 발병률을 높이는 것과 관련이 있다

(Mingels et al., 2016). 컴퓨터를 사용하는 동안 목 통증을 유발하는 비정상적인 목 자세와 같은 위험 요소를 인지한다면 이러한 근골격계 질환의 발생을 줄이는 데 도움이 된다(Mani et al., 2016).

휴대폰의 발명으로 의사소통 능력은 급속히 향상되었지만, 오랫동안 휴대폰을 내려다봄으로써 FHP가 증가하고 그로 인한 목 통증이 늘어나고 확산되고 있다(Damasceno et al., 2018; Gustafsson et al., 2017). 척추 외과 의사들은 휴대폰 사용으로 인해 등 위쪽과 목 통증을 경험하는 젊은 환자가 증가하고 있다고 보고한다(Cuéllar & Lanman, 2017). 이러한 상태를 설명하기 위해 **텍스트 넥(text neck)**으로 알려진 새로운 진단이 등장했다.

텍스트 넥 Text neck

나쁜 자세로 휴대폰을 지나치게 사용할 때 생기는 목의 변형

성인의 머리 무게는 약 10~12파운드(4.5~5.5kg)이다. 그러나 목이 아래를 내려다보기 위해 구부러지면 목에 가해지는 상대적 응력이 머리 무게보다 훨씬 더 크게 증가한다(그림 16-8). 머리가 앞으로 1인치(2.5cm)씩 움직일 때마다 자세를 유지하기 위한 근육의 노력이 10배 증가한다(Cailliet, 1981).

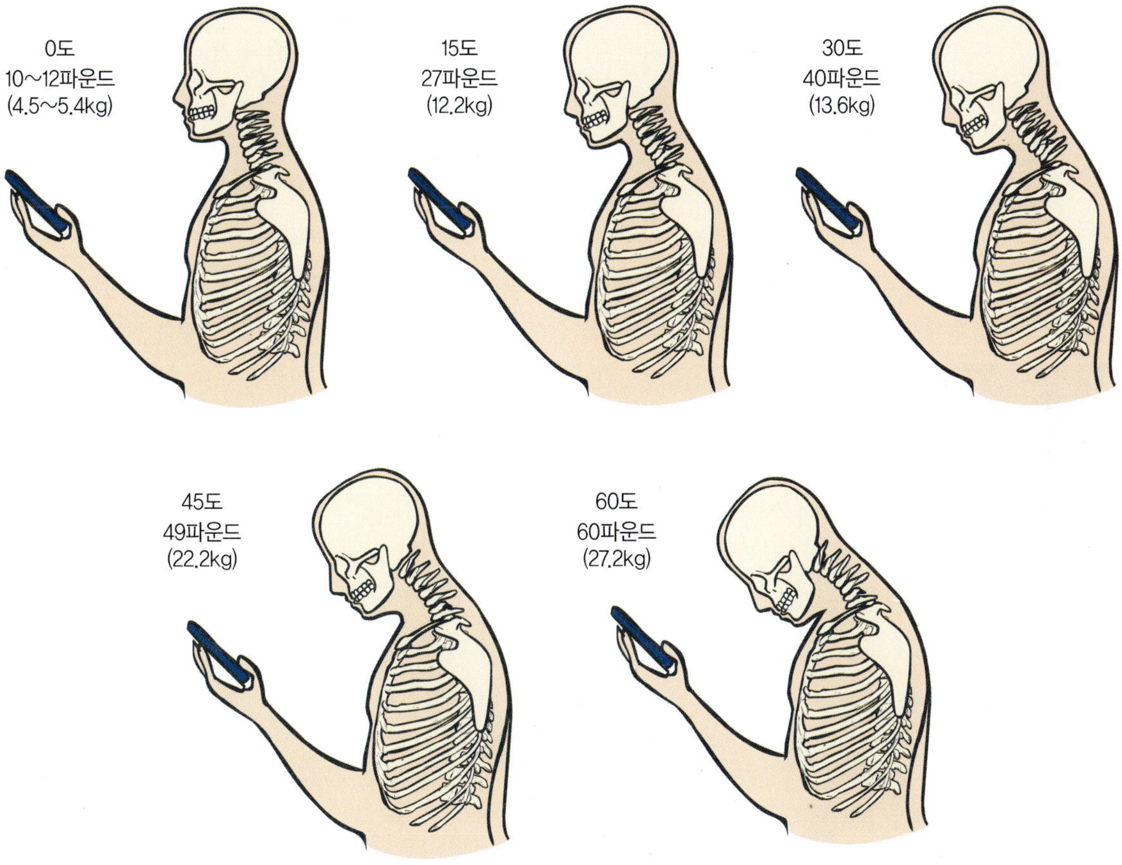

그림 16-8 문자를 주고받을 때의 자세(텍스트 넥)
Inspired by Dr. Kenneth K. Hansraj, https://realspinesurgery.com/text-neck/

비정상적 움직임 패턴

정적 평가 중에 FHP가 관찰되면 근막 시스템의 불균형이 발생하여 움직임에 영향을 줄 수 있다고 생각하는 것이 합리적이다. 좀 더 구체적으로 말하면 근육은 신체 부위의 자세 불량으로 인해 과활성/단축 또는 저활성/신장될 수 있다. FHP의 경우 잠재적으로 단축/과활성화된 근

전문적으로 알아보기

모바일 기기 사용 시 중립적 자세 유지의 중요성

목을 15도로 구부리면 목에 가해지는 상대적 응력은 약 30파운드까지 증가한다. 30도로 구부리면 상대적 응력은 40파운드로 증가하고 45도로 구부리면 50파운드로, 60도로 구부리면 60파운드로 증가한다(Hansraj, 2014). 모바일 기기 사용 시 권장 자세(**그림 16-9**)를 교육하면 텍스트 넥(거북목증후군)을 예방할 수 있다.

육은 목빗근, 어깨올림근, 목갈비근, 위등세모근, 목뼈 폄근 및 뒤통수밑근이지만, 이것이 전부는 아니다(Singla & Veqar, 2017). 신장/저활성화된 근육은 깊은목굽힘근이 있지만 여기에 국한되지 않는다(Gupta et al., 2013; Kim & Kwag, 2016; Mujawar & Sagar, 2019). 일부 극단적인 FHP에서는 하부 목 폄근이 늘어날 수 있다(Singla & Veqar, 2017). FHP가 둥근 어깨와 흉부 후만증과 결합되면 다른 근육도 단축되거나 신장될 수 있다(Singla & Veqar, 2017). 이러한 보상적 근육 불균형은 활동 중에 머리와 목 아래 부위에 영향을 미친다.

정상적인 머리와 목 자세를 가진 건강한 사람은 목뼈 돌림의 약 50%가 첫 번째 목뼈(C1)와 두 번째 목뼈(C2: Mercer & Bogduk, 2001) 사이에서 발생한다. 그러나 FHP가 있는 사람은 목의 가쪽 굽힘뿐만 아니라 돌림도 자주 감소한다. 목뼈는 기능하는 동안 최적의 자세를 유지하기 위해 좌우로 연결된 근조직의 균형을 필요로 한다. 균형이 잡히지 않으면 정적 평가에서 비정상적인 비대칭 이동이 나타난다. 이것은 좌우 목빗근, 목갈비근, 어깨올림근 및 위등세모근의 과활성 및 저활성과 관련이 있다(Falla et al., 2003, 2004, 2006).

FHP가 심해지면(**그림 16-10**) 상부 목뼈에 압박이 가해지는데, 이것은 C1이 C2 주위를 회전하는 능력을 현저히 감소시킨다. 이런 현상이 발생하면 중간 및 하부 목뼈 분절은 평소보다 더 큰 관절가동범위를 통해 돌림을 시도하여 위의 제약을 보완하려고 한다. 이로 인해 목뼈가 불안정해지거나 중간 및 하부 목뼈에서 과운동성(hypermobility)이 발생하고, 이것은 다시 목뼈 퇴행과 통증의 위험을 증가시킨다(Pop et al., 2018).

과운동성 Hypermobility

정상 관절가동범위를 넘어서는 관절의 움직임과 기능성의 증가

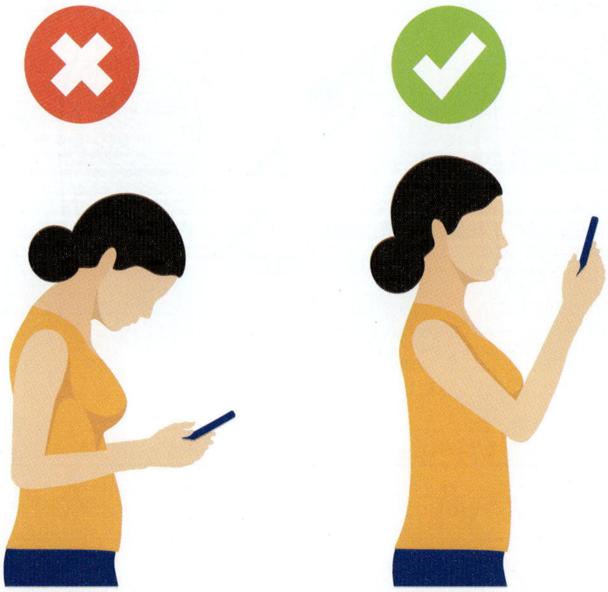

그림 16-9 문자를 주고받을 때 권장되는 자세

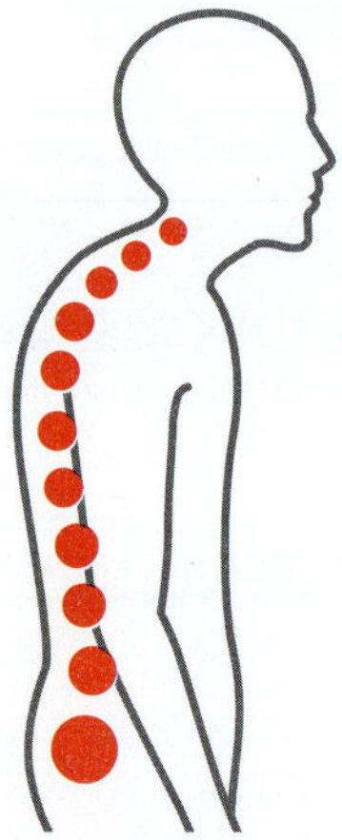

그림 16-10 심한 앞으로 내민 머리 자세

동적 부정렬

움직이는 동안 머리, 목, 팔이음뼈, 등뼈는 모두 신체의 상호 의존적인 부위로 작용한다. FHP가 있다면 머리 아래 부위에 과도한 부담이 가해질 수 있다. 예를 들어, FHP는 목뼈와 상부 등뼈에 과도한 응력을 가하여 해당 부위의 통증의 원인이 되고 관절가동범위(ROM)를 감소시킨다(Kim et al., 2018; Quek et al., 2013). 실제로 FHP는 상부 가슴의 확장과 하부 가슴의 수축을 일으켜 호흡 기능을 저하시킨다(Koseki et al., 2019). FHP는 긴장성 두통(Fernández-de-Las-Peñas et al., 2007), 어깨 충돌(Alizadehkhaiyat et al., 2017) 및 손목터널증후군(De-la-Llave-Rincón et al., 2009)과도 관련이 있다. FHP는 상부 운동 사슬을 따라 신경포착 장애(예: 손목터널)에 걸리기 쉽게 한다(Ozudogru Celik et al., 2020). FHP가 있는 사람은 또한 목뼈 부위의 고유수용감각이나 관절 위치 감각이 좋지 않을 수 있다(Yong et al., 2016). FHP와 관련된 이러한 문제는 장기간 컴퓨터 작업과 온라인 게임을 하거나 스마트폰을 사용하는 성인 또는 청소년에게 가장 많이 발생한다(Brink & Louw, 2015; Eitivipart et al., 2018; Szczygieł et al., 2017).

목뼈 기능장애와 신체 부위의 상호 의존성 모델

목뼈의 최적 기능은 전체 운동 사슬에 달려 있다. 신체 부위의 상호 의존성(RI) 모델에 따르면 발목, 허리-골반-엉덩관절 복합체(LPHC), 등뼈 또는 어깨의 기능장애는 목뼈 부위에 부정적인 영향을 미친다. 마찬가지로 목뼈의 기능장애는 인체 움직임 시스템 전반에 걸쳐 상당한 영향을 준다. LPHC의 기능장애가 무릎이나 등뼈 통증으로 이어지는 것과 유사하게 목의 기능장애는 척추의 목뼈 위와 아래에 문제를 일으킨다.

목뿔뼈의 위치

목의 상부 앞쪽에 위치한 목뿔뼈(설골)는 '떠 있는 뼈(floating bone)'라고 보는데, 다른 어떤 뼈에도 붙어 있지 않고 근육 슬링에 의해 조절되기 때문이다(German et al., 2011). 목뿔뼈는 제대로 씹고 삼키고 말하며 호흡하는 능력에 중요한 역할을 하므로 목뼈와 머리 사이의 중요한 연결 고리이기도 하다(Deljo et al., 2012; Zheng et al., 2012). FHP는 이 뼈에 부착된 근조직 내에서 길이-장력 및 짝힘 관계의 변형을 유발한다(Zheng et al., 2012).

특히, FHP는 목뿔뼈 바로 위(목뿔뼈 상부)에 있는 근조직의 장력을 증가시켜 목뿔뼈가 정상 안정 위치보다 높아지게 한다(Zheng et al., 2012). 이것은 앞목 통증과 턱 통증 발병의 원인이 될 뿐만 아니라 음식을 삼키기 어렵게 하는 등의 다른 증상도 일으킬 수 있다(An et al., 2015; Zheng et al., 2012). 머리와 목의 자세 정렬을 회복하면 목뿔뼈 위치도 재설정되는 것으로 입증되었다(Pettit & Auvenshine, 2018).

> **중요**
>
> 고객이 목 통증, 두통, 턱 통증, 호흡 곤란 또는 삼키는 데 어려움을 호소한다면 교정 운동 전문가는 해당 질환을 진단하고 치료할 수 있는 의료 전문가에게 고객을 의뢰하여 자신의 실무 범위를 준수해야 한다.

시도하기

FHP가 목 앞쪽의 근육 긴장에 미치는 영향을 설명하기 위해 간단한 시연을 해보자. 머리를 중립 위치에 두고 눈은 앞을 바라보며 정상적으로 식사하는 것처럼 삼킨다. 이제 목을 뒤로 젖혀서 위를 바라보며 다시 삼킨다. 이 두 가지 목 자세 사이에 근육 긴장도의 차이를 느껴 본다. FHP가 있는 사람은 정기적으로 목의 앞쪽 면에서 유사한 근육 긴장을 경험할 수 있다.

목뼈 위에 미치는 영향

FHP는 상부 목뼈에 위치한 근조직과 돌기사이관절에 부하를 증가시킨다(Patwardhan et al., 2018). FHP가 만성적으로 지속되면 목뼈 폄근 및 뒤통수밑근의 과활성과 단축을 유발한다(Page et al., 2010; Patwardhan et al., 2018). 또한 FHP는 통증 역치의 감소와 **근막 통증유발점(myofascial trigger point)**의 소인과 관련이 있다(Hong et al., 2019; Patwardhan et al., 2018).

근막 통증유발점은 골격근의 팽팽한 띠 안에 있는 통증 부위이며 **연관 통증(referred pain)**을 일으킨다(Simons et al., 1999). 뒤통수밑근 통증유발점은 목뼈성(경추성) 두통(목에서 시작되는 두통: Barmherzig & Kingston, 2019)의 발병 원인이 된다. 이러한 통증유발점은 머리의 뒤쪽과 옆쪽 부분에서 통증을 발산한다(**그림 16-11**)(Barmherzig & Kingston, 2019).

그러나 목 통증과 동시에 발생하는 두통이 있다고 해서 모두 **목뼈성 두통(cervicogenic headaches)**으로 진단되는 것은 아니다. 긴장, 편두통 및 다양한 의학적 질환과 관련된 기타 유형의 다양한 두통이 있기 때문이다(Blumenfeld & Siavoshi, 2018).

근막 통증유발점
Myofascial trigger points

연관 통증을 일으키기도 하며 골격근의 팽팽한 띠 안에 있는 통증 부위

연관 통증 Referred pain

통증의 발원점과 다른 위치에서 인지되는 통증

목뼈성 두통
Cervicogenic headaches

목에서 발생하는 두통

전문적으로 알아보기

목뼈성(경추성) 두통

FHP가 있는 사람에게 흔히 볼 수 있는 목뼈성 두통은 머리와 목 부위 근육의 근막 통증유발점에서 발생한다(Barmherzig & Kingston, 2019). **그림 16-11**과 같이 위등세모근, 목빗근, 뒤통수밑근은 머리 주변의 많은 부위로 통증을 확산시킨다(Simons et al., 1999).

턱관절에 미치는 영향

턱관절(temporomandibular joint, TMJ)은 아래턱(턱뼈)이 좌우뿐만 아니라 위, 아래, 앞쪽, 뒤쪽으로 움직일 수 있게 하는 변형된 경첩관절이다. 생체역학적 관점에서 볼 때 TMJ는 그 기능이 머리와 목 전체에 있는 근육뿐만 아니라 관절 내에 위치한 연골 디스크의 영향을 받기 때문에 매우 복잡하다(Zafar et al., 2000).

머리 및 목의 자세와 TMJ 기능 사이에는 연결 고리가 있다(Zafar et al., 2000). FHP는 머리와 목 근조직의 길이-장력 관계를 변형시켜 TMJ를 둘러싼 근조직에 통증을 유발한다(Chaves et al., 2014). 이러한 자세는 목뿔뼈 위의 근육에 과도한 긴장을 만들어 턱을 닫는 근육에 더 큰 힘을 요구한다(mandibular elevators; An et al., 2015). 시간이 지남에 따라 턱 근육에 요구되는 이러한 과도한 힘은 TMJ 주변의 근막 통증유발점을 만들고 통증으로 이어진다(Fernández-de-las-Peñas et al., 2010).

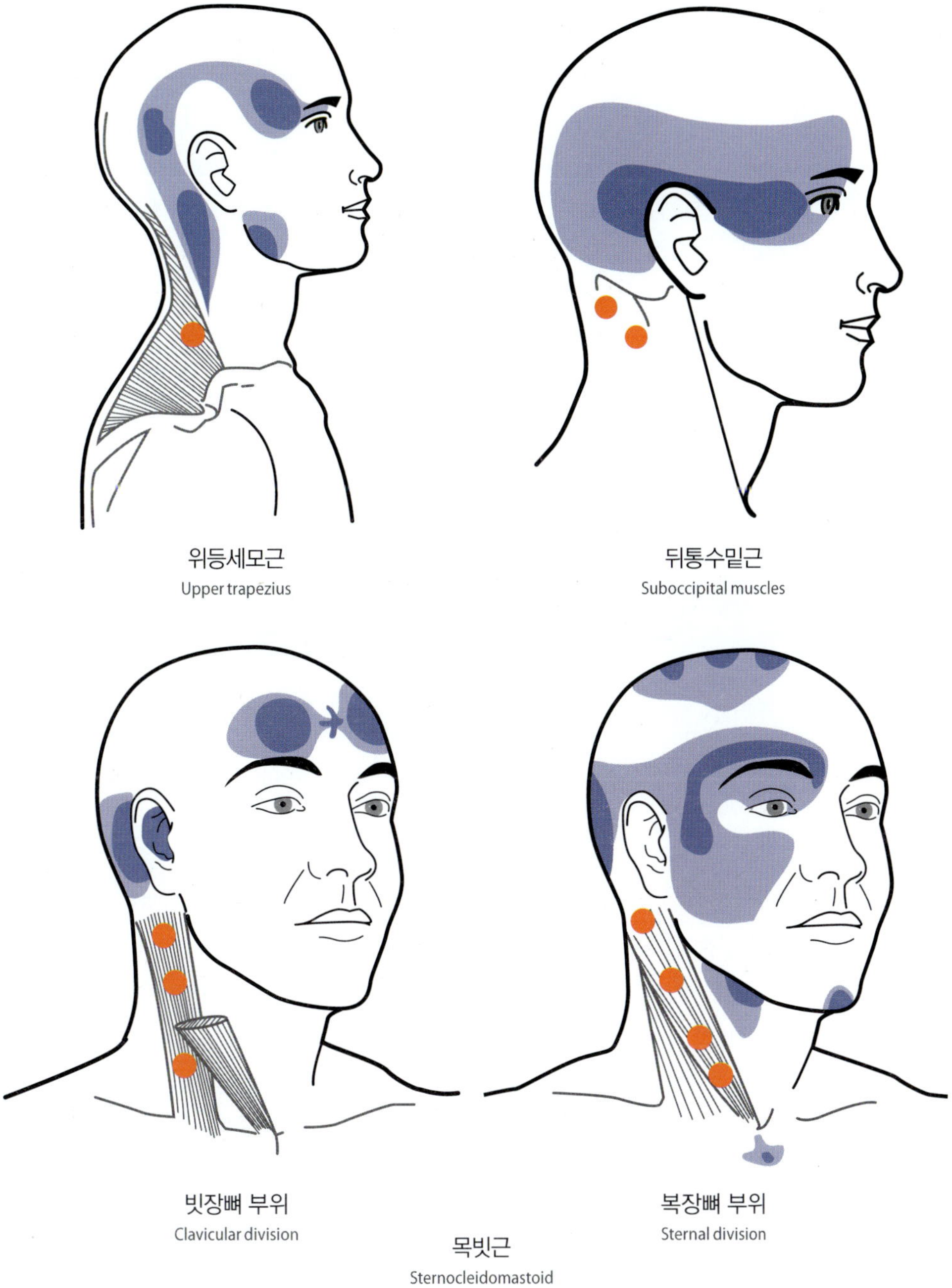

그림 16-11 근막 통증유발점 연관 패턴

Data from Simons, D. G., Travell, J. G., Simons, L. S. (1999). *Travell & Simons' myofascial pain and dysfunction: Upper half of body.* Philadelphia, PA: Lippincott, Williams, & Wilkins.

FHP는 또한 윗니와 아랫니가 만나는 위치에 영향을 주는데, 이것은 TMJ 기능에도 영향을 미친다(Khan et al., 2013). 위등세모근, 목빗근, 어깨올림근, 목뼈 폄근 및 뒤통수밑근의 과활성도 TMJ 장애와 관련이 있으며, 이것은 치아가 과도하게 맞물릴 때 이 근육들에서 동시 수축(cocontraction)이 일어나기 때문이다.

동시 수축 Cocontractions

관절 주위에서 동시에 일어나는 근육들의 수축

어깨위팔 리듬
Scapulohumeral rhythm

어깨뼈와 위팔뼈 사이의 상호 작용으로 어깨 기능에 중요하다.

어깨뼈 운동이상증
Scapular dyskinesis

위팔뼈를 들어올리는 동안 어깨뼈가 정상적인 방식으로 움직이지 않을 때 발생한다.

흉부 후만
Thoracic kyphosis (TK)

등 위쪽을 둥글게 만드는 등뼈의 바깥쪽 만곡

과다폄 Hyperextension

정상 관절가동범위보다 큰 팔다리나 관절의 폄

목뼈 아래에 미치는 영향

FHP를 가진 많은 사람은 또한 둥근 어깨를 보인다. 이 두 가지 자세는 Janda의 상부교차증후군을 구성한다. FHP는 위등세모근과 어깨올림근의 과활성과 관련 있기 때문에 **어깨위팔 리듬**(scapulohhumeral rhythm)에 부정적인 영향을 주어 **어깨뼈 운동이상증**(scapular dyskinesis)을 유발한다. 어깨뼈 운동이상증은 위팔뼈를 들어올리는 동안 어깨뼈가 정상적인 방식으로 움직이지 않는 경우를 말하며 어깨 통증 및 충돌을 발생시킨다. 등뼈, 특히 상부 부위는 목의 가동성에 영향을 미친다. **흉부 후만**(등뼈 뒤굽이, thoracic kyphosis, TK)과 같은 비정상적인 어깨가슴 자세는 상부 목뼈의 **과다폄**(hyperextension)을 유발하여 목 통증과 강직을 일으킨다(Roussouly & Pinheiro-Franco, 2011). TK의 증가는 Janda의 상부교차증후군이 있는 사람에게서 관찰되는 일반적인 자세 손상이다(Olszewska et al., 2018). 앞으로 내민 머리, 둥근 어깨, 과도한 TK는 가슴근의 수축(단축)을 일으키며, 이것은 머리 위로 손을 뻗는 능력에도 부정적인 영향을 준다(Olszewska et al., 2018).

시도하기

구부정한 자세로 머리와 어깨를 앞으로 내밀고 앉은 다음 한쪽 팔을 머리 위로 올려보라. 이때 어깨의 긴장을 느끼며 가동성의 제한에 주목한다. 어깨와 어깨뼈가 약간 뒤당김된(뒤로 당겨진) 직립 자세로 앉을 때와의 차이를 비교해본다. 손을 얼마나 높이 올릴 수 있는지, 쉽게 움직일 수 있는지에 집중한다.

FHP가 호흡계에 미치는 영향

FHP가 지속되면 호흡계에도 부정적인 영향을 미친다. 정상적인 흡기(들숨)는 1차 호흡근육, 가로막 및 외부 갈비사이근(intercostals)의 수축에 의해 시작된다(Kenney et al., 2015). 그러나 FHP가 있는 사람은 가로막의 근육 활동과 기능이 저하되어 흡기 중 폐 확장이 감소한다(Okuro et al., 2011). FHP가 있는 사람은 가로막의 근력 손상을 보충하기 위해 흡기 시에 목빗근과 같은 보조 호흡 근육을 사용하여 보상한다(inhalation; Okuro et al., 2011). 그렇게 되면 호흡이 안정되어 있을 때에도 과도한 목빗근 활동으로 어깨를 정상적인 자세로 유지하지 못하고 위아래로 움직이게 된다(Okuro et al., 2011). FHP의 교정은 호흡 기능을 향상시키는 것으로 입증되었다(Kim et al., 2015).

목뼈의 평가 결과

신체의 다른 부위와 마찬가지로 목뼈 부위(즉, 머리와 목)의 평가도 정적 자세 평가, 제자리 움직임 평가, 동적 움직임 평가, ROM(가동성) 평가를 사용하여 수행한다. 목뼈의 잠재적 기능장애를 나타내는 일반적인 연구 결과가 표 16-2에 요약되어 있다.

표 16-2 머리와 목의 평가 결과

평가	결과
정적 자세 평가	목뼈 폄 시 목이 앞으로 나옴 어깨가 앞으로 둥글음
제자리 움직임 및 부하 움직임 평가	팔이 앞으로 떨어짐 목뼈가 과도하게 펴짐 어깨뼈가 올라감
동적 움직임 평가	목뼈가 과도하게 펴짐
가동성 평가 목뼈 굽힘과 폄, 돌림 및 가쪽 굽힘	목뼈 폄 ROM 제한 목뼈 굽힘 ROM 제한 목뼈 가쪽 굽힘 ROM 제한 목뼈 돌림 ROM 제한

정적 자세

잠재적인 목뼈 기능장애를 드러내는 자세 비틀림 패턴에는 Janda의 상부교차 및 층상교차 증후군, Kendall의 편평등, 굽은등(스웨이 백) 및 후만-전만 자세가 있다. 이 모든 분류에서 FHP와 둥근 어깨 자세가 결합되어 나타난다(**그림 16-12**)(Kendall et al., 2014; Page et al., 2010).

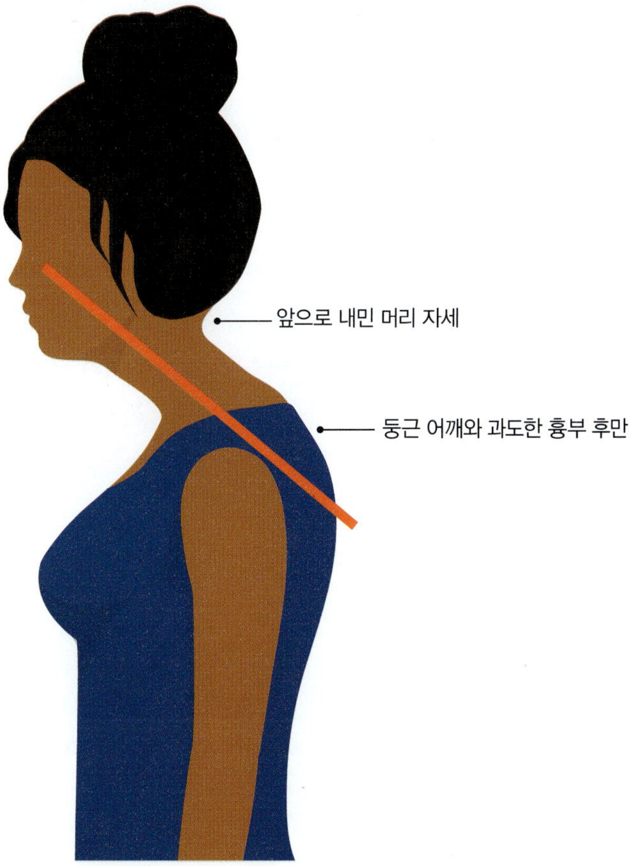

그림 16-12 앞으로 내민 머리 자세와 둥근 어깨

제자리 움직임 평가

정적 자세 평가에서 얻은 종합적 정보를 바탕으로 교정 운동 전문가는 어떤 근육이 과활성/단축되고 어떤 근육이 저활성/신장될 수 있는지에 대한 수준 높은 평가를 하게 된다. 때로 고객은 비교적 손상이 없는 정적 자세를 취할 수 있지만, 움직일 때 활성 근육의 불균형이 드러날 수 있다. 기본적으로 모든 움직임은 목뼈에 어느 정도 영향을 미치므로 제자리 움직임 평가는 효과적인 교정 운동 프로그램을 디자인하기 위한 객관적인 정보를 제공한다.

오버헤드 스쿼트 평가

오버헤드 스쿼트 평가(OHSA) 중에 목뼈는 FHP로 과도하게 폄될 수 있다. 이것은 일반적으로 과활성 목뼈 폄근으로 인해 깊은목굽힘근이 저활성화되어 신장되기 때문에 발생한다. 앞서 언급한 바와 같이 목뼈 폄근의 과활성이 가만히 서 있는 동안에는 FHP가 일어나지 않을 만큼 심하지 않더라도 오버헤드 스쿼트 패턴을 수행하면 움직이는 동안 머리가 돌출되는 근육의 과활성을 드러내게 된다.

정적인 자세를 관찰할 때 일상 활동과의 공통점으로 인해 일반적으로 앞으로 내민 머리 자세와 둥근 어깨가 함께 보인다. 동적 자세 평가 중에 팔이 앞으로 떨어지는 것과 과도한 목뼈 폄 움직임 손상이 유사하게 관찰된다. OHSA 중에는 교정 운동 전문가는 스쿼트 동작에서 내려갈 때 팔이 앞으로 떨어지면서 귀가 팔과 나란히 움직이는 것을 볼 수 있다.

부하 움직임 평가

체중만으로 적절한 정적 자세와 동적 자세를 보이는 사람은 기본 움직임 패턴에 부하를 적용한 변형을 사용하여 평가를 진행한다. 이렇게 할 때 근조직에 더 많은 도전 과제를 주어 관절에 남아 있는 불균형에 주의를 기울일 수 있게 된다. OHSA에서는 심각한 움직임 손상을 발견할 가능성이 높지만, 부하를 적용한 밀기와 당기기 평가는 고객이 이를 수행할 수 있다면 기능장애가 있는 다른 영역을 발견하게 한다.

목빗근, 위등세모근 및/또는 목갈비근의 과활성은 FHP를 유발하고 어깨의 동적 자세에 영향을 준다. 정상적인 고립 기능 외에도 이들 근육은 또한 어깨를 들어올리는 데 협력적 작용을 하며, 과활성되면 협력근 우세를 보일 수 있다. 부하를 적용한 밀기와 당기기를 하는 동안 어깨가 올라간다면 목근육이 정상보다 더 많이 작동하고 있다는 신호이다. 어깨를 수축하고 움츠리게 하는 몸통근육이 충분히 활성화되지 않은 결과로 어깨가 올라갈 수 있지만, 다른 한편으로는 목뼈 문제로도 볼 수 있다. 이 때문에 FHP에 대한 교정 프로토콜은 명백한 정적 FHP가 나타나지 않더라도 밀거나 당기는 동작 중에 어깨가 올라가는 사람에게 유용하다.

동적 움직임 평가

Davies 테스트는 부하를 적용한 밀기 운동과 유사한 생체역학을 공유하기 때문에 목뼈 부위의 기능장애를 가장 잘 보여주는 동적 평가이다. 특히, 푸시업 시작 위치 또는 동작 중에 고객의 머리가 어깨 아래로 떨어지는지를 확인하라. 두 경우 모두 FHP를 보여주는 것이다. 이때는 효율적으로 척추의 나머지 부분과 일렬로 목 자세를 잘 유지할 수 있도록 교정 프로토콜을 따라야 한다. 이것은 어려운 기술이므로 교정 운동 전문가는 고객이 적절한 푸시업과 플랭크 자세를 취하고 있는지, '하이 플랭크' 푸시업 자세를 장시간 유지하기에 충분한 힘을 가지고 있는지 확인해야 한다.

> **전문적으로 알아보기**
>
> **골반-눈 반사**
>
> **골반-눈 반사(pelvo-ocular reflex)**는 머리 자세와 예상 시각 기준 신호에 반응하여 신체의 방향을 결정하는 다리이음뼈(pelvic girdle)와 다리의 신경 운동 반응이다(Lewit, 1985). 머리 자세가 골반 자세에 영향을 미친다는 이론이 있다. 머리가 앞으로 이동하면 골반이 반사적으로 앞쪽으로 돌아가 무게 중심을 잡는다(골반-눈 반사). 머리가 앞으로 이동하면서 골반이 돌아가면 등허리 통증이 발생할 수 있다(Lewit, 1985; Morningstar et al., 2005). 이 예는 FHP가 어떻게 신체의 다른(및 먼쪽) 부위에서 기능장애와 통증을 유발하는지를 잘 보여준다.

골반-눈 반사
Pelvo-ocular reflex

앞으로 내민 머리 자세로 인해 골반이 앞쪽으로 돌아가는 자세 반사

가동성 평가

고객이 머리와 목 또는 어깨 운동 사슬 체크포인트에서 정적 또는 동적 자세 손상을 보인다면 교정 운동 전문가는 목뼈에 대한 가동성 평가를 수행해야 한다. 목뼈 굽힘, 폄, 돌림 및 가쪽 굽힘을 수행하여 일반적인 목뼈의 가동성을 관찰하고 고객의 FHP 또는 어깨 올림의 원인이 되는 유연성 부족 근육을 파악한다면(Floyd, 2017) 교정 운동 프로그램의 초점을 좁혀 나갈 수 있다.

> **트레이닝 팁**
>
> 과활성/단축되었을 때 FHP의 원인이 되는 근육은 목뼈 돌림 및 가쪽 굽힘에서 ROM 결핍을 일으킬 수 있는 근육(즉, 목빗근, 목갈비근 및 위등세모근)이기도 하다. 한 방향 또는 다른 방향으로 돌림하거나 옆으로 구부릴 때 ROM이 제한된다면 제한과 반대되는 쪽 목근육을 우선적으로 스트레칭하면서 다음에 설명하는 FHP 교정 프로토콜을 따른다. 이렇게 하면 양쪽 균형을 회복하여 머리와 목을 곧고 중립적인 자세로 유지할 수 있다.

목뼈의 교정 전략

통합 평가 프로세스를 통해 목뼈 교정 프로그램의 적용이 필요한 움직임 보상 패턴을 확인할 수 있으며, 가장 흔한 보상 패턴은 FHP이다. 정적 평가, 움직임 평가 및 가동성 평가가 수행되어 손상이 확인되면 NASM 교정 운동 연속체를 사용하여 교정 운동 전략을 개발할 수 있다. 대부분의 프로그램은 매일 또는 일주일에 여러 번 수행할 수 있다(표 16-3).

표 16-3 목뼈의 일반적인 교정 프로그래밍 선택

단계	양상	근육/운동	핵심 훈련 변수
억제	자가근막 롤링	목뼈 폄근(뒤통수밑근) 어깨올림근 목빗근 등뼈 위등세모근	불편한 부위에서 30~60초 동안 유지 능동적 관절 움직임을 4~6회 반복 실시
신장	정적 스트레칭	어깨올림근 목갈비근(위등세모근과 목빗근을 스트레칭할 때 포함됨) 목빗근 위등세모근	30초간 유지
활성화	고립적 근력 강화	코브라 진행 깊은목굽힘근(턱 뒤로 당기기 진행) 어깨뼈 뒤당김 진행	4초간 신장성 수축, 관절가동범위 끝 지점에서 2초간 등척성 수축, 1초간 단축성 수축으로 10~15회 반복
통합	통합된 동적 움직임	볼 콤보 1 볼 콤보 2 런지에서 스캡션 스캡션 진행 스쿼트하면서 로우하기	제어하면서 10~15회 반복

목뼈를 위한 일반적인 운동 선택

목뼈 교정 전략에 사용되는 운동은 앞으로 내민 머리 자세와 어깨뼈 올림과 같이 흔히 관찰되는 움직임 손상을 개선한다. 이러한 움직임 손상은 대부분 운동 사슬 평가 과정 전반에 걸쳐 상호 연관되어 함께 발생하므로 하나 이상의 문제를 다루는 운동이 도움이 된다. 예를 들어, 위등세모근의 억제 및 신장은 하나 이상의 손상을 개선할 수 있다. 이런 식으로 교정 운동 전문가는 여러 움직임 손상을 효율적으로 해결하는 프로그램을 만들 수 있다. 이전에 개략적으로 설명한 등뼈와 어깨에 대한 교정 운동 전략의 통합은 특히 팔이 앞으로 떨어지고 어깨뼈가 올라가는 경우 목뼈에 대한 전략과 동시에 하는 경우가 많다.

억제: 자가근막 롤링

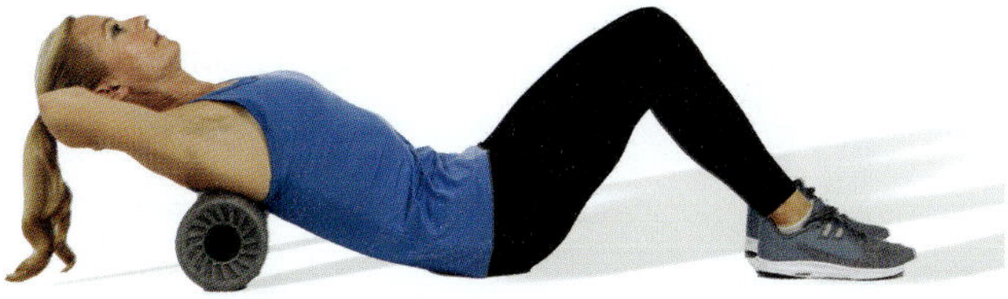

등뼈

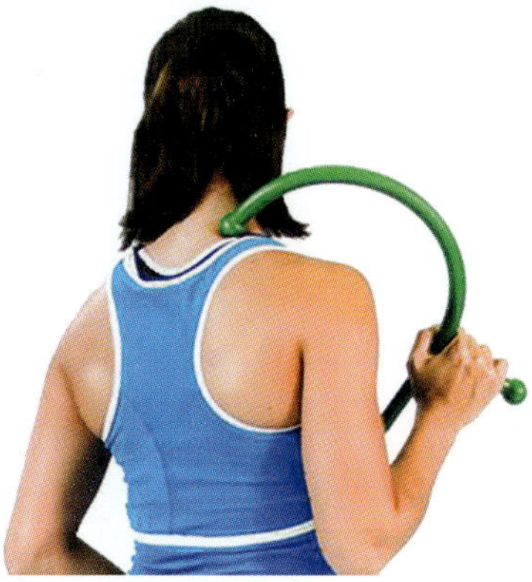

어깨올림근(기구 보조)

© Courtesy of National Academy of Sports Medicine

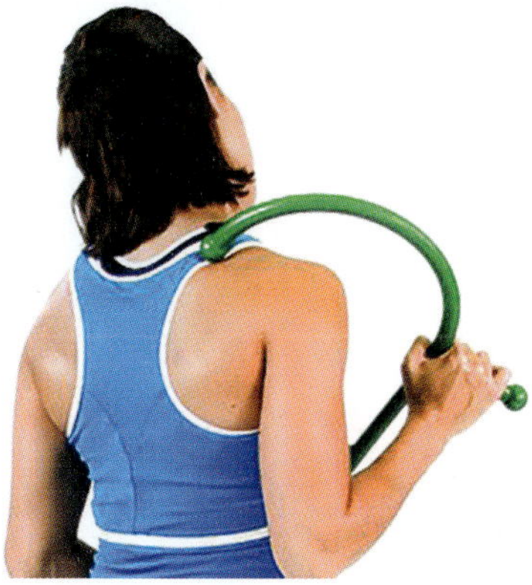

위등세모근(기구 보조)

© Courtesy of National Academy of Sports Medicine

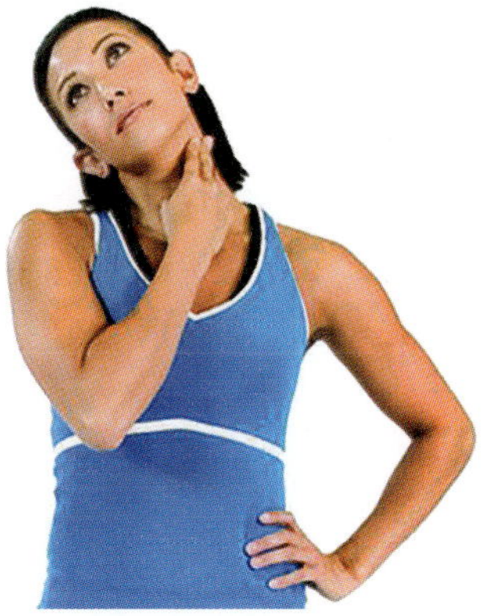

목빗근(자가 압력)

© Courtesy of National Academy of Sports Medicine

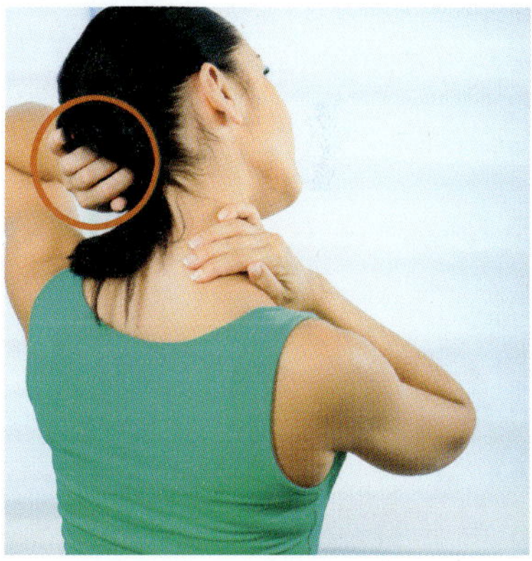

목뼈 폄근(뒤통수밑근, 자가 압력)

© In Green/Shutterstock

중요

목뼈 부위 억제

피부 아래 구조의 통증이나 잠재적인 부상 위험 때문에 자가근막 롤링을 위한 폼 롤러 사용을 피하는 것이 권장되는 신체 부위가 여러 곳 있다. 목뼈는 민감한 신체 부위이기 때문에 폼 롤러 사용이 금지된 대표적인 부위이다. 근막 롤링 또는 기구 보조 장치를 통해 억제할 수 있는 적절한 부위에는 등뼈, 어깨올림근 및 위등세모근이다. 고객의 안전을 위해 교정 운동 전문가는 롤러나 기구 보조 장치보다는 자가 압력 기술을 사용하여 목뼈 폄근(뒤통수밑근)과 목빗근의 억제를 해결해야 한다.

위등세모근과 어깨올림근은 끝이 둥근 갈고리 또는 지팡이 형태의 도구 중 하나를 사용하여 약한 압력을 가할 수 있다. 어깨올림근은 부분적으로 위등세모근의 양쪽 끝과 목빗근 아래에 있다는 사실에 주목하는 것이 중요하다. 근육의 중간 부분만이 목의 옆면에서 '표피'가 된다. 그러나 안전을 위해 어깨올림근의 통증유발점이 정상적으로 위치하는 위등세모근의 안쪽 부분에 압력을 가하여 어깨올림근을 억제하는 것이 바람직하다. 뒤통수밑근은 단순히 엄지나 손가락을 머리뼈바닥에 대고 가볍게 압력을 가하는 것만으로도 도움이 된다. 목빗근은 손가락 하나 또는 두 개를 근육이 볼록한 부분에 대고 확인된 통증유발점에 가벼운 압력을 가하면 된다. 이때 경동맥에 압력을 가하지 않도록 주의해야 한다.

신장: 정적 스트레칭

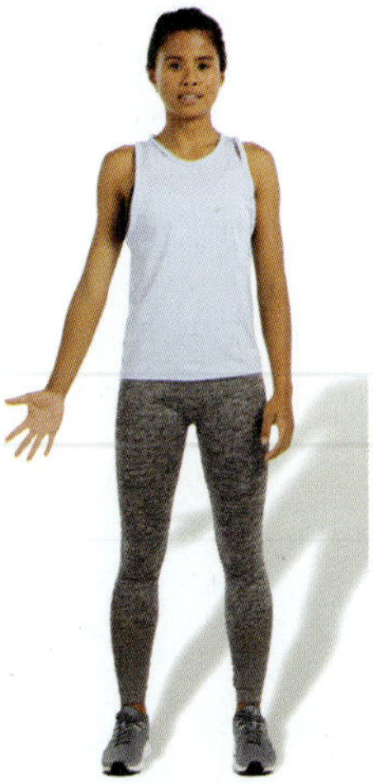

목의 정적 스트레치–시작

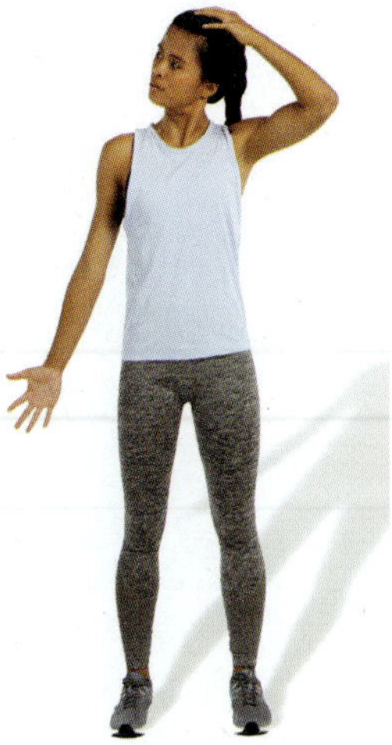

목빗근–마무리

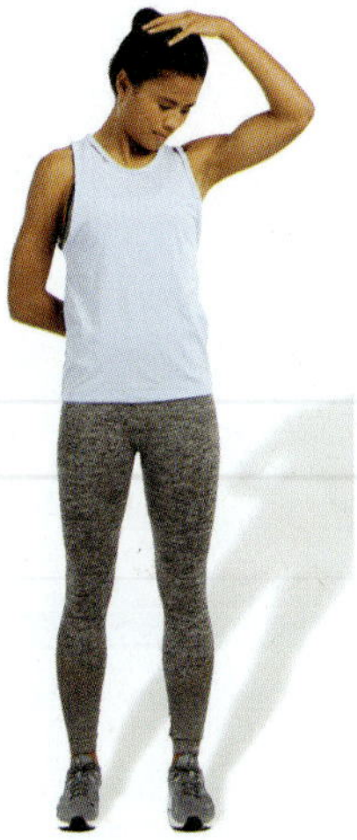

어깨올림근–마무리

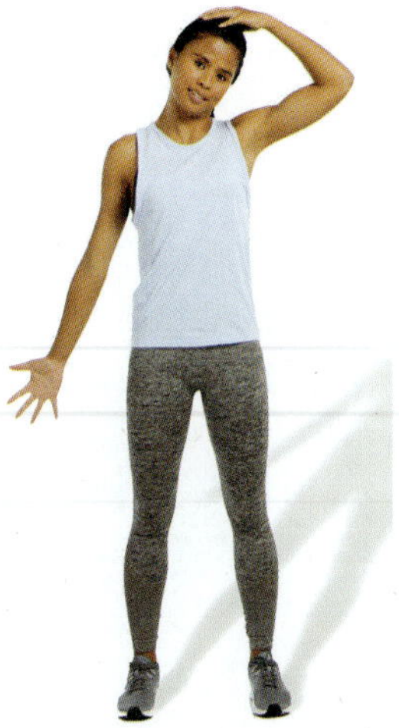

위등세모근–마무리

NOTE: 위 세 가지 정적 스트레치는 시작 자세가 동일하다.

활성화: 고립적 근력 강화

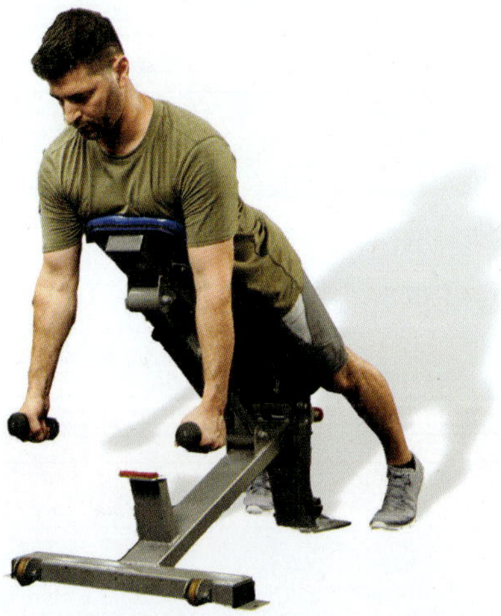

경사면 덤벨 스캡션–시작

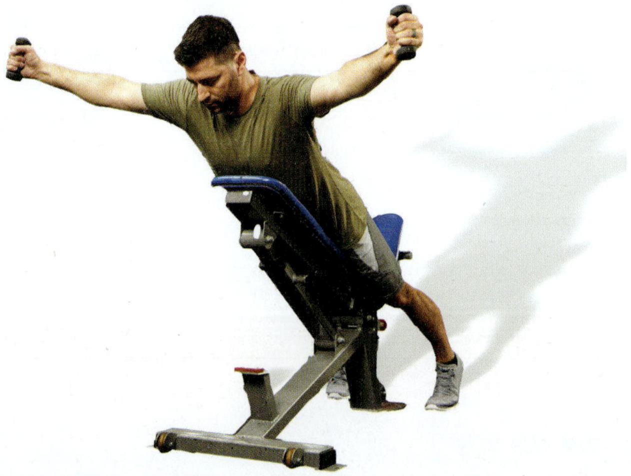

경사면 덤벨 스캡션–마무리

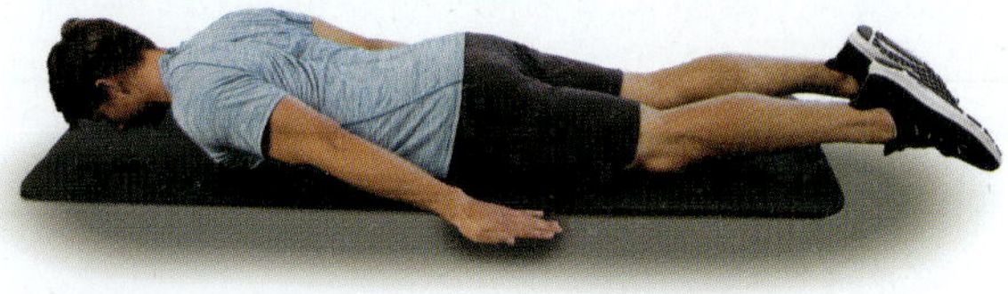

바닥에 엎드려 어깨뼈 뒤당김

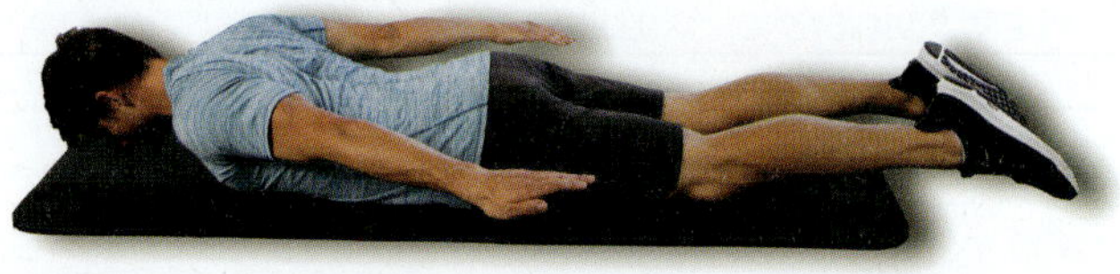

바닥에 엎드려 어깨뼈 뒤당김–진행

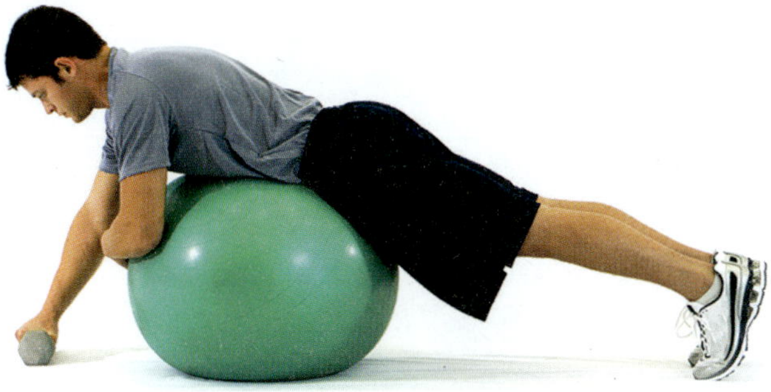

싱글 암 볼 덤벨 코브라–시작

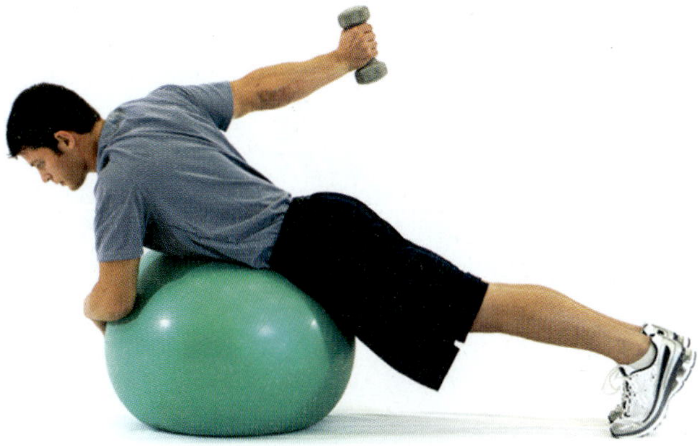

싱글 암 볼 덤벨 코브라–마무리

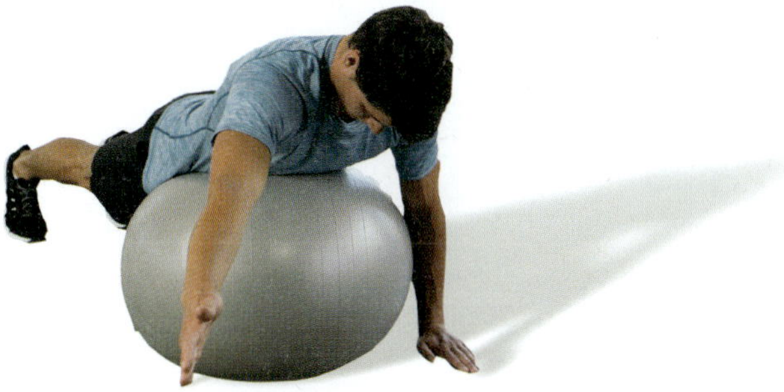

네 발 자세로 싱글 암 볼 스캡션–시작

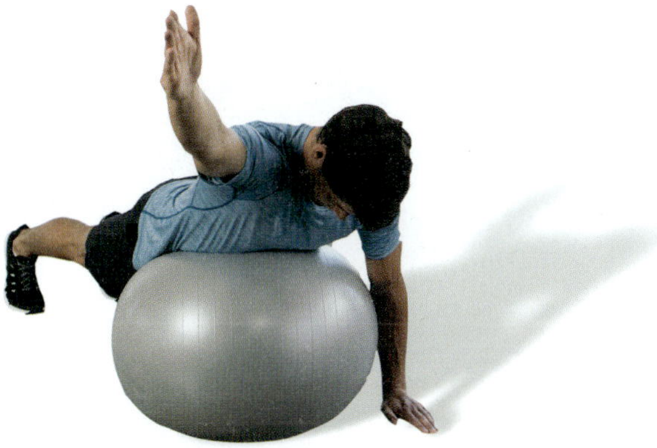

네 발 자세로 싱글 암 볼 스캡션–마무리

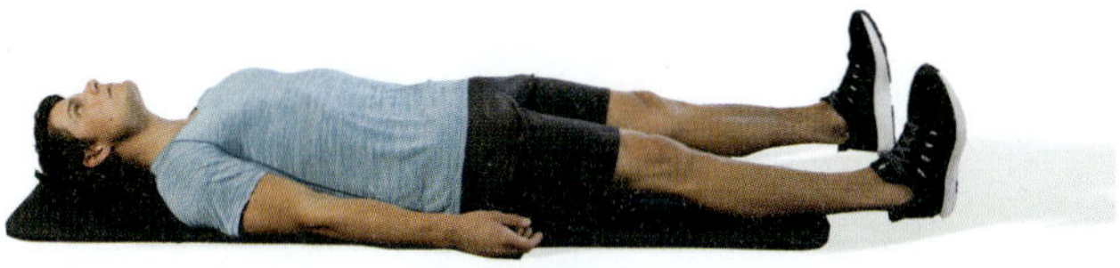

수파인 턱 당기기–시작

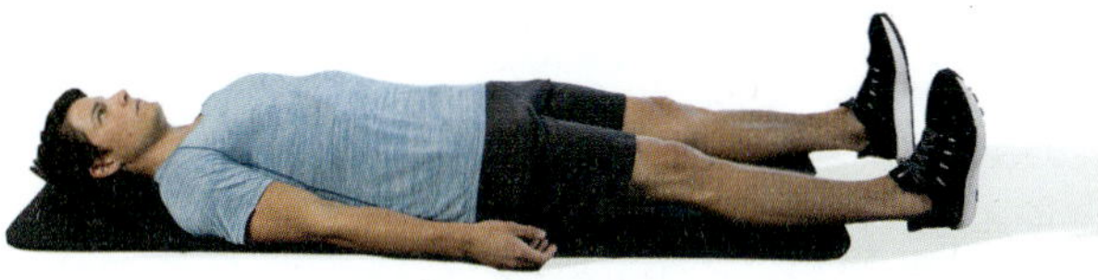

수파인 턱 당기기–마무리

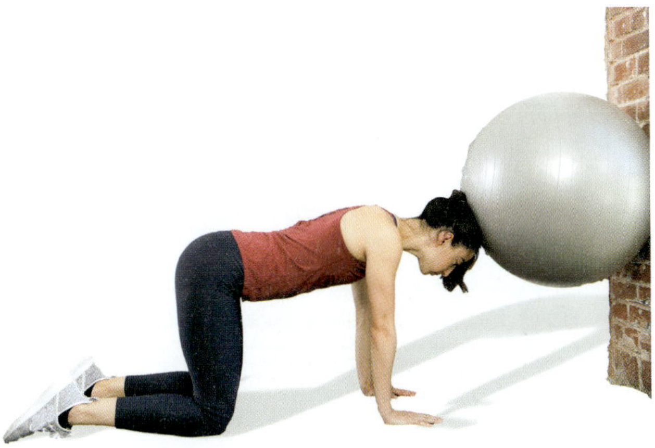

짐볼과 네 발 자세 턱 당기기–시작

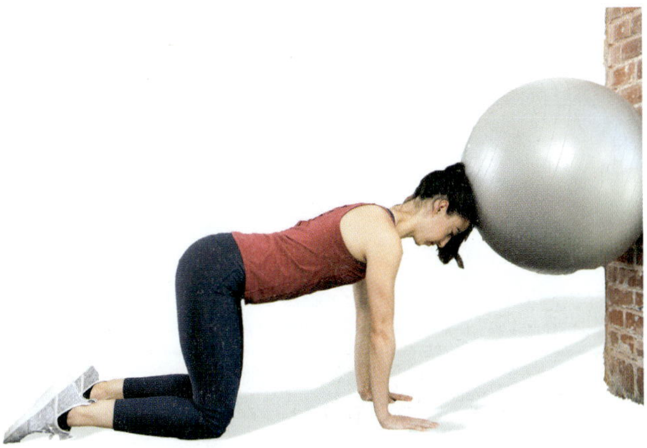

짐볼과 네 발 자세 턱 당기기–마무리

통합: 동적 움직임 진행

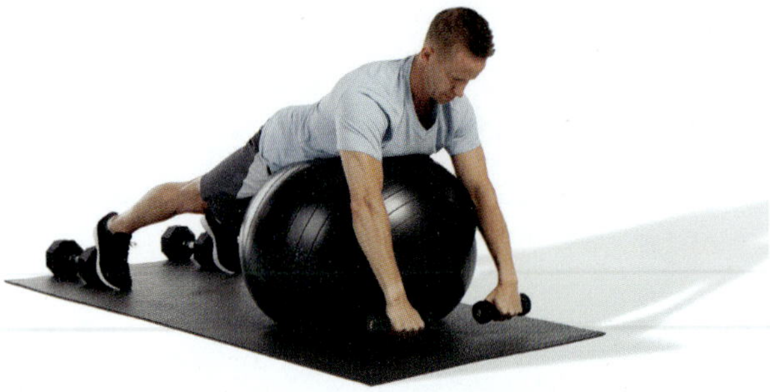

볼 콤보 1-시작

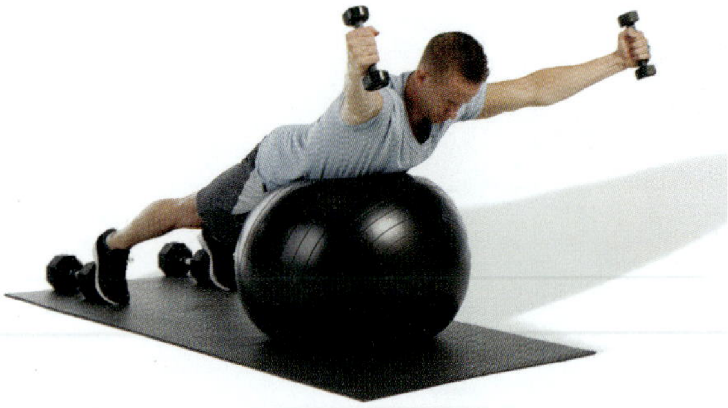

볼 콤보 1-스캡션

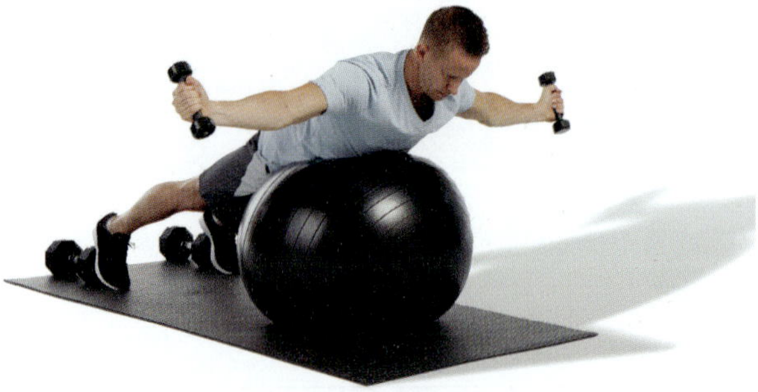

볼 콤보 1-뒤당김

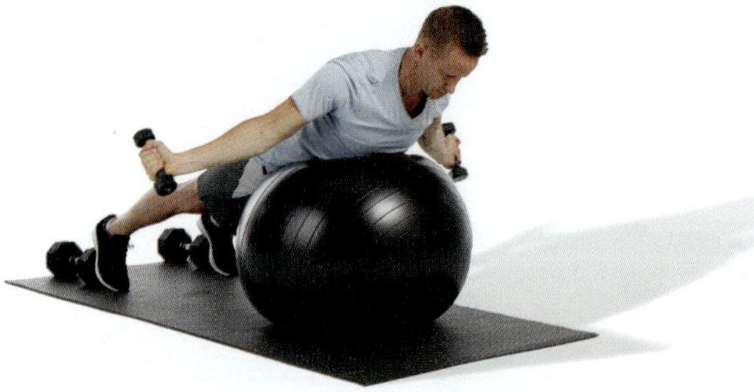

볼 콤보 1-코브라(마무리)

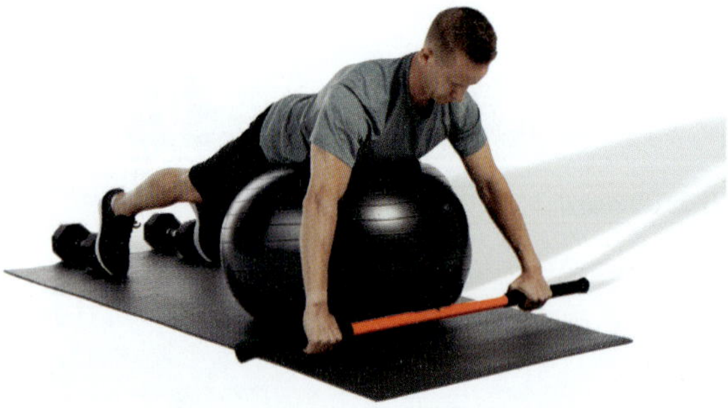

막대와 함께 볼 콤보 2-시작

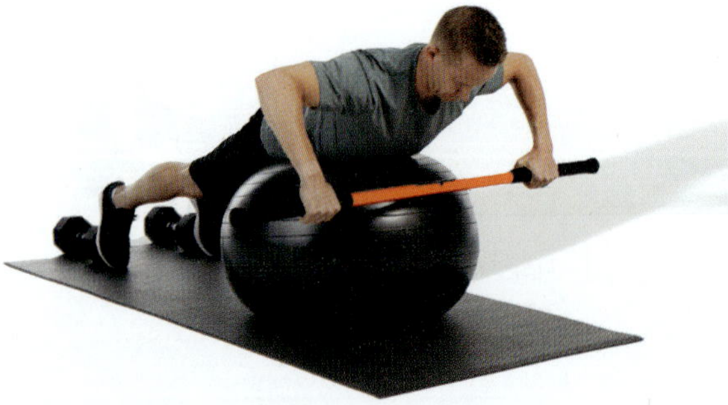

막대와 함께 볼 콤보 2-로우

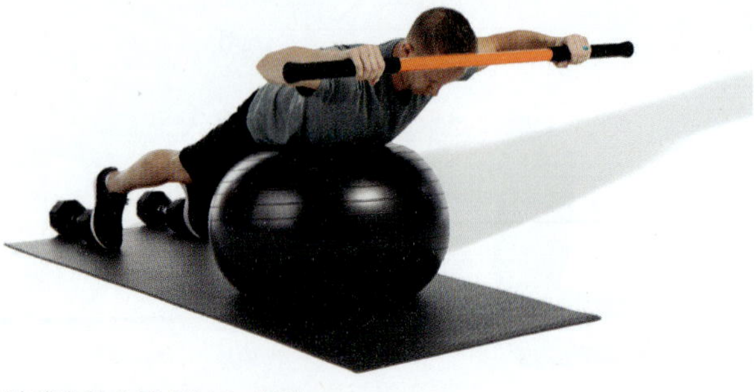

막대와 함께 볼 콤보 2-돌림

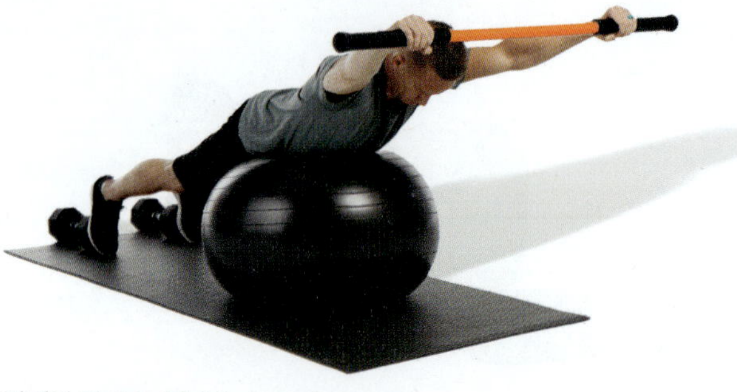

막대와 함께 볼 콤보 2-누르기

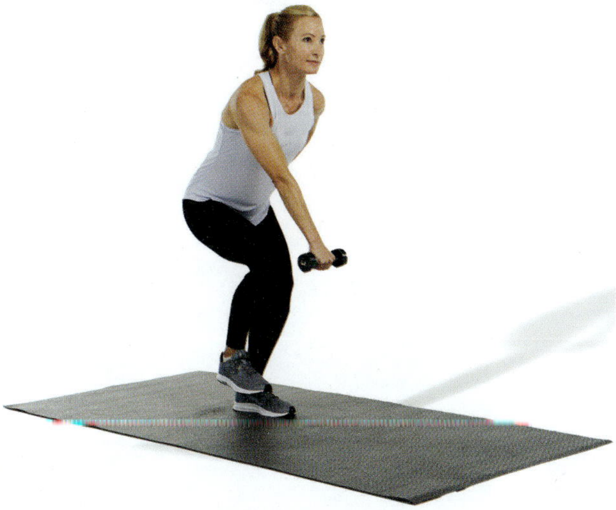

싱글 암 싱글 레그 덤벨 스쿼트에서 스캡션-시작

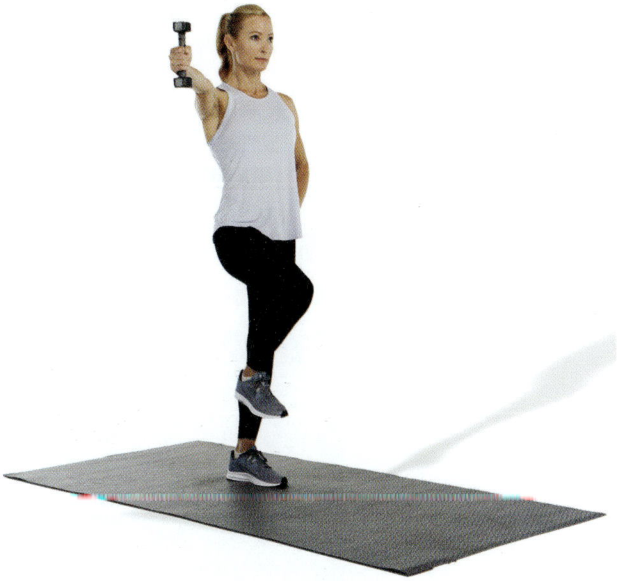

싱글 암 싱글 레그 덤벨 스쿼트에서 스캡션-마무리

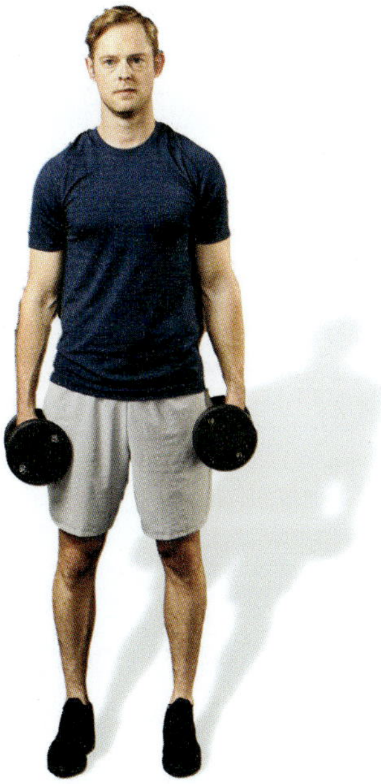

런지에서 스캡션, 횡 방향-시작

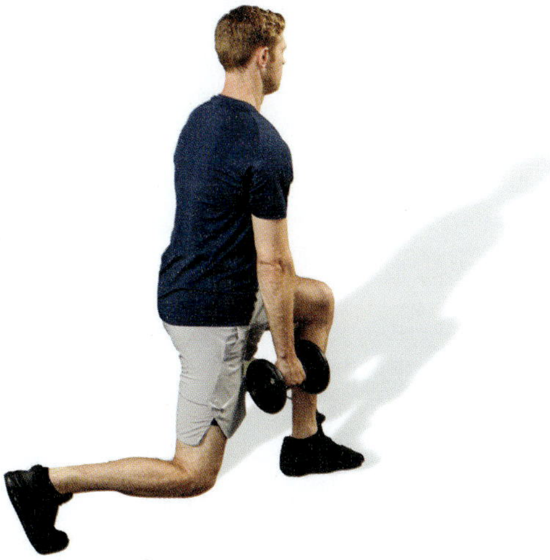

런지에서 스캡션, 횡 방향-움직임

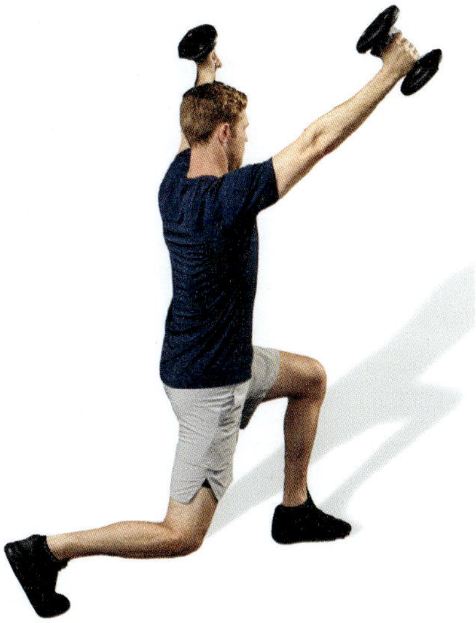

런지에서 스캡션, 횡 방향-마무리

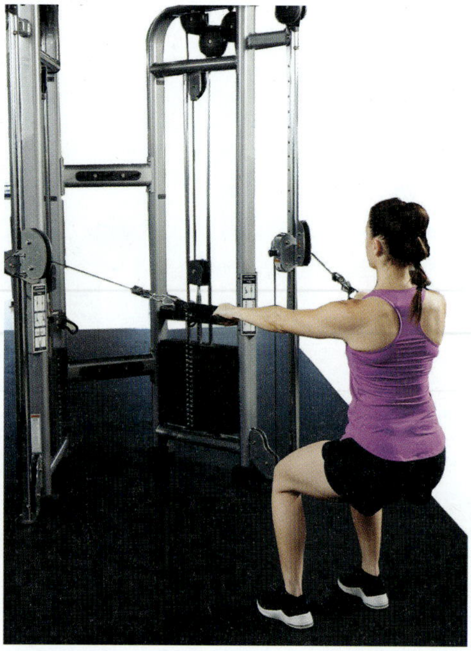

스쿼트에서 로우-시작

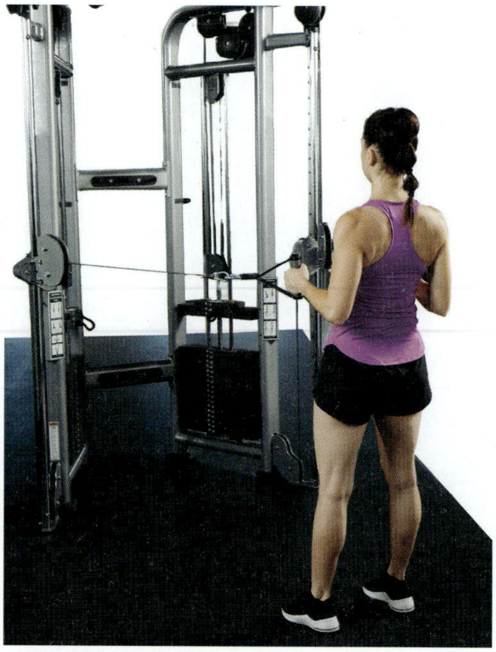

스쿼트에서 로우-마무리

전문적으로 알아보기

운동 중 목뼈 안정성의 중요성

깊은목굽힘근은 주로 긴목근(longus colli)과 긴머리근(longus capitis)으로 구성된다. 이들 근육은 중력의 영향에 대항하여 모든 위치에서 목뼈를 안정시킨다. 또한 목뼈의 상태에서 중심이 되는 역할을 하며 운동 시스템 기능장애의 원인으로 자주 간과된다. 긴머리근과 긴목근의 해부학적 작용은 턱을 끄덕이는 것이다. 근육 동원이 손상되면 목의 앞쪽 안정근과 뒤쪽 안정근 사이의 균형이 깨진다. 이는 척추 분절의 부정렬과 목뼈 통증으로 이어지는 자세를 유발한다(Falla et al., 2011). 따라서 운동 중에 적절한 목뼈 정렬(턱 당김)을 유지하는 것은 목뼈에 가해지는 스트레스와 부상 위험을 줄이기 위해서 중요하다(Falla & Farina, 2007; Falla et al., 2003, 2004, 2006).

앞으로 내민 머리 자세

교정 운동 전문가는 각 고객에게 권장되는 기법을 선별해야 한다. 고객이 지속적으로 운동에 참여하도록 하기 위해 연속체의 각 단계에서 효과적인 운동을 가능한 적게 사용하는 것이 좋다. 다음과 같은 운동은 FHP 보상에 가장 많이 사용되는 운동이다. 이 보상에서 고객은 동작 및/또는 부하를 적용할 때 정적으로 어깨를 둥글게 하고 앞으로 내민 머리 자세와 어깨뼈 올림을 함께 보일 수 있다. 프로그램의 종합적인 목표는 이상적인 목뼈와 어깨뼈의 위치 및 안정성을 향상시키는 것이다. 교정 운동 연속체를 체계적으로 적용하면 운동 중에 효율적으로 신경근을 조절하고 목뼈의 정렬을 적절하게 유지할 수 있다.

1단계: 억제

롤러나 스스로 가하는 압력 또는 기구 보조 장치를 통해 억제해야 하는 주요 부위는 목뼈폄근(뒤통수밑근), 위등세모근, 어깨올림근, 목빗근 및 등뼈이다. 고객의 안전을 보장하기 위해 교정 운동 전문가는 스스로 가하는 압력 기법을 사용하여 목뼈 폄근(뒤통수밑근)과 목빗근을 억제하는 것이 바람직하다.

2단계: 신장

정적 스트레칭을 통한 주요 신장 운동은 일반적으로 양쪽(오른쪽 + 왼쪽) 위등세모근, 목갈비근, 어깨올림근 및 목빗근에 필요하다(Bae et al., 2016). 가동성 평가에서 비대칭적 제한이 드러나면 더 제한된 쪽에 추가 세트를 수행한다.

트레이닝 팁

목갈비근의 부착점을 감안하면 위등세모근과 목빗근에 스트레칭을 수행할 때 목갈비근도 신장된다

3단계: 활성화

고립적 근력 강화 운동이 포함된 주요 활성화 운동은 깊은목굽힘근, 중간 및 아래등세모근, 마름근에 필요하다.

전문적으로 알아보기

중간 및 아래등세모근의 활성화

등세모근은 팔이음뼈의 적절한 역학과 안정을 유지하는 데 중요한 역할을 한다. 어깨 올림은 FHP와 관련이 있는 경우가 많기 때문에 중간등세모근과 아래등세모근을 활성화하는 것이 이를 해결하는 데 도움이 된다. Kinney 등(2008)은 어깨 벌림 각도와 중간 및 아래등세모근의 활성화 사이의 관계를 연구했다. 이들은 어깨 벌림 각도가 90~125도에서 중간등세모근과 아래등세모근이 가장 많이 활성화된다는 것을 발견했다. 이것은 교정 운동 전문가에게 중간 및 아래등세모근을 활성화하고자 한다면 교정 운동 연속체 내에서 수평 로우와 스캡션을 적용하라는 것으로 해석할 수 있다.

4단계: 통합

어깨뼈의 자세와 목뼈의 안정성을 위해 통합 진행을 먼저 시행해야 한다. 시행할 수 있는 통합 운동 중 하나는 목뼈 수축을 유지하면서 하는 볼 콤보 1이다. 이 운동은 어깨 복합체의 활성화 운동이라고도 할 수 있지만, 목뼈 근조직과 어깨 아래의 근조직 사용을 통합하는 목뼈 손상을 위한 통합 운동으로 사용할 수 있다. 짐볼 위에서 이 동작을 수행하면 운동하는 사람이 안정성을 얻기 위해 코어 및 다리의 근조직과 협력하여 이러한 근육을 강제적으로 사용하게 된다. 적절한 목뼈 수축을 유지하면서 스쿼트에서 스캡션으로, 런지에서 스캡션으로 변형하는 것과 같은 이러한 움직임은 다리와 관련된 다른 동적 기능 운동을 통합하여 진행할 수 있다. 고객에게 더 많은 도전 과제를 주기 위해 스쿼트에서 로우 변형도 수행할 수 있다. 샘플 프로그램은 표 16-4를 참조한다.

표 16-4 목뼈에 대한 교정 운동 프로그램 예시: 앞으로 내민 머리 자세

단계	양상	*근육/운동	핵심 훈련 변수
억제	부위에 적절한 자가근막 롤링	목뼈 폄근(뒤통수밑근) 어깨올림근 목빗근 위등세모근	불편한 부위에서 30~60초 동안 유지 능동적 관절 움직임을 4~6회 반복 실시 근육 그룹당 90~120초간 유지
신장	정적 스트레칭	어깨올림근 목빗근 위등세모근	30초간 유지
활성화	고립적 근력 강화	경사면 덤벨 스캡션 안정볼과 함께 네 발 자세로 턱 당기기	4초간 신장성 수축, 관절가동범위 끝 지점에서 2초간 등척성 수축, 1초간 단축성 수축으로 10~15회 반복
통합	통합된 동적 움직임	볼 콤보 1 스쿼트에서 로우 런지에서 스캡션 스캡션 진행 스쿼트에서 로우	제어하면서 10~15회 반복

*NOTE: 양쪽으로(오른쪽+왼쪽) 억제/신장함

트레이닝 팁

교정 운동 전문가는 이 섹션에서 제안한 교정 운동 연속체가 FHP에 대한 일반적인 전략을 자세히 설명하고 있음을 알아야 한다. 이 섹션의 전략은 이러한 움직임 손상과 관련된 주요 근육 그룹의 운동을 강조한다. 교정 운동 제안은 기본적인 틀을 제공한다. 둥근 어깨에는 다른 근육이 관여할 수 있으므로 평가 결과에 따라 각 개별 고객에게 맞게 적용해야 한다.

목뼈와 관련된 일반적인 문제

목뼈와 관련된 일반적인 국소 손상 또는 기능장애에는 목 통증 또는 경직, 텍스트 넥, 목뿔뼈 올림, 등세모근 기능장애, 어깨올림근 기능장애, 목뼈 관절 기능장애, 목뼈 긴장, 깊은굽힘근 기능장애 및 목뼈 디스크 병변 등이 있다. 목뼈 위의 일반적인 불편함(목뼈의 기능장애로 인해 발생할 수 있음)은 대개 머리와 관련된 증상으로 나타난다. 여기에는 TMJ 장애, 두통, 현기증 또는 어지럼증이 있다(Sahrmann, 2001). 어깨로 향하는 목뼈 아래의 일반적인 부상에는 어깨 통증, 등세모근-어깨올림근 기능장애, 봉우리빗장관절(AC) 충돌, 어깨가슴관절(scapulothoracic) 기능장애 및 가슴문(흉곽출구) 기능장애(thoracic outlet dysfunction) 등이 있다. 등허리의 허리 통증, 엉치엉덩관절 기능장애는 목뼈 기능장애와 관련된 다양한 자세 보상(가슴 폄, 골반전방경사, 엉치엉덩관절 이동) 때문에 나타난다(표 16-5).

표 16-5 목뼈 손상과 관련된 일반적인 부상

국소 부상	목뼈 위의 부상	목뼈 아래의 부상
목뼈 디스크 병변	목뼈성 두통	AC 충돌
목뼈 관절 기능장애	현기증/어지럼증	골반전방경사/허리 통증
목뼈 변형	TMJ 관련 증상	호흡 기능장애
깊은굽힘근 기능장애		엉치엉덩관절 기능장애
목뿔뼈 올림		어깨가슴뼈관절 기능장애
어깨올림근 기능장애		가슴문 기능장애
통증/경직		위팔 통증/쇠약
텍스트 넥		
등세모근 기능장애		

각각에서 나타나는 전형적인 부상은 모든 사람에게 문제가 될 수 있다. 따라서 의료 전문가가 수행하는 많은 재활 프로그램의 초점은 통증이나 중증도의 감소에 있다. 그러나 이러한 부상은 때때로 운동 사슬 더 아래쪽에서 자세 또는 움직임 기능장애의 징후가 될 수 있다. 이러한 부상의 원인은 여러 가지로 복합적이지만 운동 기법을 사용하여 운동 사슬 전체에 걸쳐 자세와 움직임 기능장애를 교정하면 다음 섹션에서 설명하는 위험들을 줄일 수 있다.

교정 운동 프로토콜은 더 잘 움직이고 느끼며 행하고자 하는 건강한 사람을 대상으로 하며, 통증(특히 척추의 통증)의 구체적인 치료는 교정 운동 전문가의 실무 범위를 훨씬 벗어난다. 부상이 의심되면 항상 의료 전문가에게 문의하고 교정 피트니스 프로그램을 시작하기 전에는 의사가 운동을 허락했는지 고객에게 확인해야 한다.

교정 운동 전문가는 움직임을 평가하고 움직임의 질과 부상 저항력을 개선하기 위한 전략을 제공하는 역할을 한다. 병리에 대한 진단 또는 치료는 실무 범위를 벗어난다. 다음과 같은 병리가 나타나면 의료 전문가와 상의하거나 의료 전문가에게 의뢰해야 한다.

중요

이 섹션은 목뼈의 특정 의학적 질환에 대한 일반적인 정보를 제공하기 위한 것이다. 제공된 정보는 의학적 질환을 진단하는 데 사용해서는 안 된다. 피트니스 전문가는 고객이 잠재적인 의학적 질환에 대해 진단이 필요하다고 판단되면 해당 의료 전문가에게 의뢰해야 한다. 이를 통해 고객의 안전과 적절한 실무 범위를 준수할 수 있다.

근육 좌상

목뼈는 스포츠와 운동경기 중에 노출되는 신체 부위이기 때문에 충돌이나 접촉 스포츠에서 부상의 위험이 있다(Mayer et al., 2012). 운동선수에게 가장 흔한 목 손상은 근육 좌상(muscle strain)이다(Schroeder & Vaccaro, 2016). 근육 좌상은 힘줄이나 근육이 과도하게 늘어나거나 과로로 인해 근육 조직이 파괴되거나 찢어질 때 발생한다. 흔히 당겨진 근육으로도 알려진 근육 좌상은 통증, 경련, 부종 및 근육 약화를 초래한다. 경미하다면 이러한 부상은 근힘줄 조직 자체에만 발생하지만, 외상성 스포츠 손상, 낙상 또는 자동차 사고와 같은 심각한 상황의 부상에서는 신경도 손상될 수 있다(Todd, 2011). 목뼈의 근육 좌상은 지속적인 근육 수축에 의해서도 생기기 때문에 항상 급성 외상성 힘에 의해 유발되는 것은 아니다. 일하는 동안 목의 자세가 나쁘거나 불편하게 오랫동안 자세를 유지하는 사람도 목에 근육 좌상이 생기기 쉽다. 예를 들어, 노트북을 다리 위에 올려놓고 사용하면 책상 위에서 표준 컴퓨터를 사용하는 것보다 목의 굽힘, 회전력 및 목의 긴장이 더 커진다(Berkhout et al., 2004).

목뼈 협착

척추관협착증은 노인에게서 가장 흔히 볼 수 있는 질환이지만, 이 질환에 대한 유전적 소인이 있는 일부 중년층에게도 영향을 미친다. 이 병리에서는 척주관이 좁아져 척수가 압박을 받는다. 척추관협착증의 주요 원인은 추간판 높이의 감소, 두꺼워진 척추 인대 및 척추 인대의 유연성 감소이다(Okada et al., 2009). 일반적인 증상으로는 목 깊숙한 곳에 남아 있는 만성적이고 둔한 통증이다. 그러나 이 병리가 신경근을 압박한다면 팔에서 방사 통증, 무감각, 저림 또는 운동 약화도 나타난다(Todd, 2011). 심한 경우 척수가 상당한 압박을 받으면 척추관협착증은 팔다리의 만성 근육 경련뿐 아니라 보행 이상도 일으킨다(Malone et al., 2015).

퇴행성 디스크 질환

추간판은 건강한 척추 높이의 약 25%를 차지한다(Betts et al., 2013). 자연적인 노화 과정에서 척추 디스크는 서서히 체액을 유지하는 능력을 잃게 되어 디스크 높이가 점차 줄어들고 충격 흡수 능력도 감소한다(Brzuszkiewicz-Kuźmicka et al., 2018). 나이가 들면 디스크가 건조해지고 얇아진다. 이것은 노화 과정에서 전체적인 신장 감소의 원인이 된다. 모든 사람이 노화의 결과로 척추의 불편함을 겪는 것은 아니지만, 어떤 사람은 디스크 높이 감소로 척추 통증, 강직 및 염증을 경험한다(Peng & DePalma, 2018).

퇴행성 디스크 질환(degenerative disc disease, DDD)은 돌기사이관절에 과도한 압력을 가하여 통증과 관절 퇴행을 유발하는 것이다(Kumaresan et al., 2001)(그림 16-3). 과도한 압박은 돌기사이관절이 제대로 기능하는 능력을 제한한다. 예를 들어, 일부 돌기사이관절은 서로 미끄러지는 능력을 잃게 되어 목뼈의 경직이나 불안정의 원인이 된다. 또한 DDD가 있는 일부 사람은 돌기사이관절과 그 주변에 뼈 돌기가 생겨 심각한 목 통증, 강직 및 염증을 일으킨다(Kumaresan et al., 2001). 목뼈의 DDD는 중년 및 노년층에서 더 흔하게 관찰되지만, 자세가 나쁘거나(FHP 포함) 추간판 손상이 있는 외상성 목 부상을 입은 젊은 사람에게서도 발생할 수 있다(Boucher et al., 2008).

DDD는 추간판탈출(돌출된 디스크라고도 함)로 이어질 수 있다. 일반적으로 디스크 중앙에 있는 젤 같은 물질(수핵)이 디스크 밖으로 튀어나오면 척추 옆에 위치한 신경근을 자극하거나 압박한다. 이것은 자주 팔에 방사되어 방사통, 무감각, 저린 증상을 일으킨다. 팔 근조직의 약화도 흔한 증상이다(Todd, 2011). 흥미롭게도 돌출된 디스크 물질이 신경과 직접 접촉하지 않으면 척추 디스크 자체에는 신경 말단이 없기 때문에 통증이 나타나지 않을 수도 있다(Antoni & Croft, 2006). 40~64세 사이의 인구 중 최대 35%가 증상이 없는 목 추간판탈출증을 가지고 있다(Antoni & Croft, 2006).

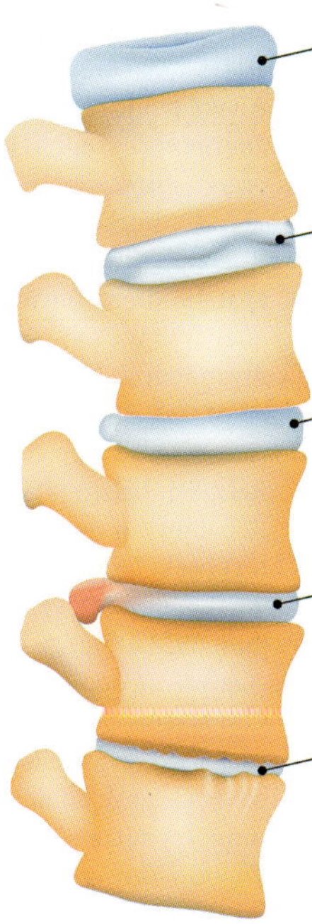

그림 16-13 디스크 퇴행
© Designua/Shutterstock

요약

만성적인 앞으로 내민 머리 자세와 둥근 어깨(Janda의 상부교차증후군)는 여가 활동이나 업무 관련 활동 중에 지지되지 않거나 비정상적이고 어색한 신체 자세를 유지하는 사람에게서 발생한다. 앞으로 내민 머리 자세는 목뼈 내 퇴행성 변화의 조기 발병 위험을 높일 뿐만 아니라 목뿔뼈, 턱관절, 호흡계 등 위와 아래에 있는 구조의 위치와 기능에 부정적인 영향을 미친다. 교정 운동 전문가는 교정 운동 연속체를 활용하여 목뼈와 관련된 자세 이상을 해결하고 운동 중에 목뼈의 안정성을 유도함으로써 고객의 기능은 물론 움직임의 질과 내구성을 향상시킬 수 있다.

RI 모델에 의해 설명된 바와 같이, 신체의 한 부위의 통증이나 기능장애는 다른 부위의 기능장애 때문에 발생할 수 있다. 이것은 인체의 움직임 손상으로 발생할 수 있는 보상 연쇄 반응 때문에 목뼈 기능장애에 특히 해당된다. 목뼈는 신체의 복잡한 부위이지만, 기능해부학, 기능생체역학 및 전반적인 인체 움직임 시스템을 이해하면 교정 운동 전문가가 목뼈 기능장애의 잠재적인 원인을 파악하고 교정 운동 연속체를 통해 해결해야 하는 핵심 요소를 이해하는 데 큰 도움이 된다.

참고 문헌

Alizadehkhaiyat, O., Roebuck, M. M., Makki, A. T., & Frostick, S. P. (2017). Postural alterations in patients with subacromial impingement syndrome. *International Journal of Sports Physical Therapy*,

12(7), 1111–1120.

An, J. S., Jeon, D. M., Jung, W. S., Yang, I. H., Lim, W. H., & Ahn, S. J. (2015). Influence of temporomandibular joint disc displacement on craniocervical posture and hyoid bone position. *American Journal of Orthodontics and Dentofacial Orthopedics*, *147*(1), 72–79. https://doi.org/10.1016/j.ajodo.2014.09.015

Antoni, A. V. D., & Croft, A. C. (2006). Prevalence of herniated intervertebral discs of the cervical spine in asymptomatic subjects using MRI scans: A qualitative systematic review. *Journal of Chiropractic Education*, *20*(1), 58.

Bae, W. S., Lee, H. O., Shin, J. W., & Lee, K. C. (2016). The effect of middle and lower trapezius strength exercises and levator scapulae and upper trapezius stretching exercises in upper crossed syndrome. *Journal of Physical Therapy Science*, *28*(5), 1636–1639. https://doi.org/10.1589/jpts.28.1636

Barmherzig, R., & Kingston, W. (2019). Occipital neuralgia and cervicogenic headache: Diagnosis and management. *Current Neurology and Neuroscience Reports*, *19*(5), 20. https://doi,org/10.1007/s11910-019-0937-8

Berkhout, A. L., Hendriksson-Larsén, K., & Bongers, P. (2004). The effect of using a laptop station compared to using a standard laptop PC on the cervical spine torque, perceived strain and productivity. *Applied Ergonomics*, *35*(2), 147–152. https://doi.org/10.1016/j.apergo.2003.11.008

Betts, J. G., Young, K. A., Wise, J. A., Johnson, E., Poe, B., Kruse, D. H., Poe, B., Wise, J. A., Womble, M., Young, K. A., & DeSaix, P. (2013). *Anatomy and physiology*. OpenStax.

Blumenfeld, A., & Siavoshi, S. (2018). The challenges of cervicogenic headache. *Current Pain and Headache Reports*, *22*(7), 47. https://doi.org/10.1007/s11916-018-0699-z

Borhany, T., Shahid, E., Siddique, W. A., & Ali, H. (2018). Musculoskeletal problems in frequent computer and internet users. *Journal of Family Medicine and Primary Care*, *7*(2), 337–339. https://doi.org/10.4103/jfmpc.jfmpc_326_17

Boucher, P., Descarreaux, M., & Normand, M. C. (2008). Postural control in people with osteoarthritis of the cervical spine. *Journal of Manipulative & Physiological Therapeutics*, *31*(3), 184–190. https://doi.org/10.1016/j.jmpt.2008.02.008

Brink, Y., Louw, Q. A., Grimmer, K. A., & Jordaan, E. R. (2015). The relationship between sitting posture and seated-related upper quadrant musculoskeletal pain in computing South African adolescents: A prospective study. *Manual Therapy, 20*(6), 820–826.

Brzuszkiewicz-Kuźmicka, G., Szczegielniak, J., & Baczkowicz, D. (2018). Age-related changes in shock absorption capacity of the human spinal column. *Clinical Interventions in Aging, 13*, 987–993. https://doi.org/10.2147/CIA.S156298

Cailliet, R. (1981). *Neck and arm pain*. F.A. Davis.

Chaves, T. C., Turci, A. M., Pinheiro, C. F., Sousa, L. M., & Grossi, D. B. (2014). Static body postural misalignment in individuals with temporomandibular disorders: A systematic review. *Brazilian Journal of Physical Therapy*, *18*(6), 481–501. https://doi.org/10.1590/bjpt-rbf.2014.0061

Cuéllar, J. M., & Lanman, T. H. (2017). "Text neck": An epidemic of the modern era of cell phones? *The Spine Journal*, *17*(6), 901–902. https://doi.org/10.1016/j.spinee.2017.03.009

Cunha, A. C., Burke, T. N., Franca, F. J., & Marques, A. P. (2008). Effect of global posture reeducation and of static stretching on pain, range of motion, and quality of life in women with chronic neck pain: A randomized clinical trial. *Clinics (Sao Paulo)*, *63*(6), 763–770.

Damasceno, G. M., Ferreira, A. S., Nogueira, L. A. C., Reis, F. J. J., Lara, R. W., & Meziat-Filho, N. (2018). Reliability of two pragmatic tools for assessing text neck. *Journal of Bodywork and Movement Therapies*, *22*(4), 963–967. https://doi.org/10.1016/j.jbmt.2018.01.007

De-la-Llave-Rincón, A. I., Fernández-de-las-Peñas, C., Palacios-Ceña, D., & Cleland, J. A. (2009). Increased forward head posture and restricted cervical range of motion in patients with carpal tunnel syndrome. *Journal of Orthopaedic & Sports Physical Therapy*, *39*(9), 658–664. https://doi.org/10.2519/jospt.2009.3058

Deljo, E., Filipovic, M., Babacic, R., & Grabus, J. (2012). Correlation analysis of the hyoid bone position in relation to the cranial base, mandible and cervical part of vertebra with particular reference to bimaxillary relations/teleroentgenogram analysis. *Acta Informatica Medica, 20*(1), 25–31. https://doi.org/10.5455/aim.2012.20.25-31

Eitivipart, A. C., Viriyarojanakul, S., & Redhead, L. (2018). Musculoskeletal disorder and pain associated with smartphone use: A systematic review of biomechanical evidence. *Hong Kong Physiotherapy Journal*, *38*(2), 77–90.

Falla, D., & Farina, D. (2007). Neural and muscular factors associated with motor impairment in neck pain. *Current Rheumatology Reports*, *9*(6), 497–502.

Falla, D., Jull, G., Dall'Alba, P., Rainoldi, A., & Merletti, R. (2003). An electromyographic analysis of the deep cervical flexor muscles in performance of craniocervical flexion. *Physical Therapy, 83*(10), 899–906.

Falla, D., Jull, G., & Hodges, P. (2004). Patients with neck pain demonstrate reduced electromyographic activity of the deep cervical flexor muscles during performance of the craniocervical flexion test. *Spine*, *29*(19), 2108–2114.

Falla, D., Jull, G., O'Leary, S., & Dall'Alba, P. (2006). Further evaluation of an EMG technique for assessment of the deep cervical flexor muscles. *Experimental Brain Research*, *16*(6), 621–628.

Falla, D., O'Leary, S., Farina, D., & Jull, G. (2011). Association between intensity of pain and impairment in onset and activation of the deep cervical flexors in patients with persistent neck pain. *The Clinical Journal of Pain*, *27*(4), 309–314.

Fernández-de-las-Peñas, C., Galán-del-Río, F., Alonso-Blanco, C., Jiménez-García, R., Arendt-Nielsen, L., & Svensson, P. (2010). Referred pain from muscle trigger points in the masticatory and neck-shoulder musculature in women with temporomandibular disorders. *The Journal of Pain*,

11(12), 1295–1304.

Fernández-de-Las-Peñas, C., Cuadrado, M. L., & Pareja, J. A. (2007). Myofascial trigger points, neck mobility, and forward head posture in episodic tension-type headache. *Headache, 47*(5), 662–672. https://doi,org/10.1111/j.1526-4610.2006.00632.x

Floyd, R. T. (2017). *Manual of structural kinesiology* (20th ed.). McGraw-Hill Education.

German, R. Z., Campbell-Malone, R., Crompton, A. W., Ding, P., Holman, S., Konow, N., & Thexton, A. J. (2011). The concept of hyoid posture. *Dysphagia, 26*(2), 97–98.

Giannakopoulos, N. N., Schindler, H. J., Rammelsberg, P., Eberhard, L., Schmitter, M., & Hellmann, D. (2013). Co-activation of jaw and neck muscles during submaximum clenching in the supine position. *Archives of Oral Biology, 58*(12), 1751–1760. https://doi.org/10.1016/j.archoralbio.2013.09.002

Gustafsson, E., Thomée, S., Grimby-Ekman, A., & Hagberg, M. (2017). Texting on mobile phones and musculoskeletal disorders in young adults: A five-year cohort study. *Applied Ergonomics, 58*, 208–214. https://doi.org/10.1016/j.apergo.2016.06.012

Gupta, B. D., Aggarwal, S., Gupta, B., Gupta, M., & Gupta, N. (2013). Effect of deep cervical flexor training vs. conventional isometric training on forward head posture, pain, neck disability index in dentists suffering from chronic neck pain. *Journal of Clinical and Diagnostic Research, 7*(10), 2261–2264. https://doi.org/10.7860/jcdr/2013/6072.3487

Häkkinen, A., Kautiainen, H., Hannonen, P., & Ylinen, J. (2008). Strength training and stretching versus stretching only in the treatment of patients with chronic neck pain: A randomized one-year follow-up study. *Clinical Rehabilitation, 22*(7), 592–600. https://doi.org/10.1177/0269215507087486

Häkkinen, A., Salo, P., Tarvainen, U., Wirén, K., & Ylinen, J. (2007). Effect of manual therapy and stretching on neck muscle strength and mobility in chronic neck pain. *Journal of Rehabilitation Medicine, 39*(7), 575–579.

Hallgren, R. C., Pierce, S. J., Sharma, D. B., & Rowan, J. J. (2017). Forward head posture and activation of rectus capitis posterior muscles. *Journal of the American Osteopathic Association, 117*(1), 24–31. https://doi.org/10.7556/jaoa.2017.004

Hansraj, K. K. (2014). Assessment of stresses in the cervical spine caused by posture and position of the head. *Surgical Technology International, 25*, 277–279.

Hong, S. W., Lee, J. K., & Kang, J. H. (2019). Relationship among cervical spine degeneration, head and neck postures, and myofascial pain in masticatory and cervical muscles in elderly with temporomandibular disorder. *Archives Gerontology and Geriatrics, 81*, 119–128. https://doi.org/10.1016/j.archger.2018.12.004

Hoy, D. G., Smith, E., Cross, M., Sanchez-Riera, L., Buchbinder, R., Blyth, F. M., Brooks, P., Woolf, A. D., Osborne, R. H., Fransen, M., Driscoll, T., Vos, T., Blore, J. D., Murray, C., Johns, N., Naghavi, M., Carnahan, E., & March, L. M. (2014). The global burden of musculoskeletal conditions for 2010: An overview of methods. *Annals of Rheumatic Diseases, 73*(6), 982–989. https://doi.org/10.1136/annrheumdis-2013-204344

Jull, G., Falla, D., Treleaven, J., Hodges, P., & Vicenzino, B. (2007). Retraining cervical joint position sense: The effect of two exercise regimes. *Journal of Orthopaedic Research, 25*(3), 404–412.

Kalmanson, O. A., Khayatzadeh, S., Germanwala, A., Scott-Young, M., Havey, R. M., Voronov, L. I., & Patwardhan, A. G. (2019). Anatomic considerations in headaches associated with cervical sagittal imbalance: A cadaveric biomechanical study. *Journal of Clinical Neuroscience, 65*, 140–144. https://doi.org/10.1016/j.jocn.2019.02.003

Kendall, F. P., McCreary, E. K., Provance, P. G., McIntyre Rodgers, M., & Romani, W. A. (2014). *Muscles: Testing and function with posture and pain* (5th ed.). Wolters Kluwer Health.

Kenney, W. L., Wilmore, J. H., & Costill, D. L. (2015). *Physiology of sport and exercise* (6th ed.). Human Kinetics. Khan, M. T., Verma, S. K., Maheshwari, S., Zahid, S. N., & Chaudhary, P. K. (2013). Neuromuscular dentistry: Occlusal diseases and posture. *Journal of Oral Biology and Craniofacial Research, 3*(3), 146–150.

Kim, D. H., Kim, C. J., & Son, S. M. (2018). Neck pain in adults with forward head posture: Effects of craniovertebral angle and cervical range of motion. *Osong Public Health and Research Perspectives, 9*(6), 309–313.

Kim, J. Y., & Kwag, K. I. (2016). Clinical effects of deep cervical flexor muscle activation in patients with chronic neck pain. *Journal of Physical Therapy Science, 28*(1), 269–273. https://doi.org/10.1589/jpts.28.269

Kim, S. Y., Kim, N. S., & Kim, L. J. (2015). Effects of cervical sustained natural apophyseal glide on forward head posture and respiratory function. *Journal of Physical Therapy Science, 27*(6), 1851–1854.

Kim, S.-Y., & Koo, S.-J. (2016). Effect of duration of smartphone use on muscle fatigue and pain caused by forward head posture in adults. *Journal of Physical Therapy Science, 28*(6), 1669–1672. https://doi.org/10.1589/jpts.28.1669

Kinney, E., Wusthoff, J., Zyck, A., Hatzel, B., Vaughn, D., Strickler, T., & Glass, S. (2008). Activation of the trapezius muscle during varied forms of Kendall exercises. *Physical Therapy in Sport, 9*(1), 3–8. https://doi.org/10.1016/j.ptsp.2007.11.001

Koseki, T., Kakizaki, F., Hayashi, S., Nishida, N., & Itoh, M. (2019). Effect of forward head posture on thoracic shape and respiratory function. *Journal of Physical Therapy Science, 31*(1), 63–68. https://doi.org/10.1589/jpts.31.63

Kumaresan, S., Yoganandan, N., Pintar, F. A., Maiman, D. J., & Goel, V. K. (2001). Contribution of disc degeneration to osteophyte formation in the cervical spine: A biomechanical investigation. *Journal of Orthopaedic Research, 19*(5), 977–984. https://doi.org/10.1016/S0736-0266(01)00010-9

Lewit, K. (1985). Muscular and articular factors in movement restriction. *Manual Medicine, 1*, 83–85.

Malone, A., Meldrum, D., & Bolger, C. (2015). Three-dimensional gait analysis outcomes at 1 year following decompressive surgery for cervical spondylotic myelopathy. *European Spine Journal, 24*(1), 48–56. https://doi.org/10.1007/s00586-014-3267-1

Mani, K., Provident, I., & Eckel, E. (2016). Evidence-based ergonomics education: Promoting risk factor awareness among office computer workers. *Work, 55*(4), 913–922. https://doi.org/10.3233/WOR-162457

Mayer, J., Cho, S., Qureshi, S., & Hecht, A. (2012). Cervical spine injury in athletes. *Current Orthopaedic Practice, 23*(3), 181–187.

Mercer, S. R., & Bogduk, N. (2001). Joints of the cervical vertebral column. *Journal of Orthopaedic & Sports Physical Therapy, 31*(4), 174–182.

Mingels, S., Dankaerts, W., van Etten, L., Thijs, H., & Granitzer, M. (2016). Comparative analysis of head-tilt and forward head position during laptop use between females with postural induced headache and healthy controls. *Journal of Bodywork and Movement Therapies, 20*(3), 533–541. https://doi.org/10.1016/j.jbmt.2015.11.015

Moore, K. L., Dalley, A. F., & Agur, A. M. R. (2013). *Clinically oriented anatomy* (7th ed.). Lippincott, Williams, & Wilkins.

Morningstar, M. W., Pettibon, B. R., Schlappi, H., Schlappi, M., & Ireland, T. V. (2005). Reflex control of the spine and posture: A review of the literature from a chiropractic perspective. *Chiropractic & Osteopathy, 13*(16). https://doi.org/10.1186/1746-1340-13-16

Mujawar, J. C., & Sagar, J. H. (2019). Prevalence of upper cross syndrome in laundry workers. *Indian Journal of Occupational and Environmental Medicine, 23*(1), 54–56. https://doi.org/10.4103/ijoem.IJOEM_169_18

National Center for Health Statistics. (2006). Special feature: Pain. In *Chartbook on trends in the health of Americans*. Hyattsville, MD. http://www.cdc.gov/nchs/data/hus/hus06.pdf

Nikander, R., Mälkiä, E., Parkkari, J., Heinonen, A., Starck, H., & Ylinen, J. (2006). Dose-response relationship of specific training to reduce chronic neck pain and disability. *Medicine & Science in Sports & Exercise, 38*(12), 2068–2074.

Okada, E., Matsumoto, M., Ichihara, D., Chiba, K., Toyama, Y., Fujiwara, H., Momoshima, S., Nishiwaki, Y., Hashimoto, T., Ogawa, J., Watanabe, M., & Takahata, T. (2009). Aging of the cervical spine in healthy volunteers: A 10-year longitudinal magnetic resonance imaging study. *Spine, 34*(7), 706–712. https://doi:10.1097/BRS.0b013e31819c2003

Okuro, R. T., Morcillo, A. M., Ribeiro, M. A., Sakano, E., Conti, P. B., & Ribeiro, J. D. (2011). Mouth breathing and forward head posture: Effects on respiratory biomechanics and exercise capacity in children. *Jornal Brasileiro Pneumologia, 37*(4), 471–479. https://doi.org/10.1590/s1806-37132011000400009

Olszewska, E., Tabor, P., & Czarniecka, R. (2018). Magnitude of physiological curvatures of the spine and the incidence of contractures of selected muscle groups in students. *Biomedical Human Kinetics, 10*, 31–37. https://doi.org/10.1515/bhk-2018-0006

Ozudogru Celik, T., Duyur Cakit, B., Nacir, B., Genc, H., Cakit, M. O., & Karagoz, A. (2020). Neurodynamic evaluation and nerve conduction studies in patients with forward head posture. *ActaNeurologica Belgica, 120*, 621–628. https://doi.org/10.1007/s13760-018-0941-9

Page, P., Frank, C. C., & Lardner, R. (2010). *Assessment and treatment of muscle imbalance: The Janda approach*. Human Kinetics.

Park, S. K., Yang, D. J., Kim, J. H., Heo, J. W., Uhm, Y. H., & Yoon, J. H. (2017). Analysis of mechanical properties of cervical muscles in patients with cervicogenic headache. *Journal of Physical Therapy Science, 29*(2), 332–335. https://doi.org/10.1589/jpts.29.332

Patwardhan, A. G., Khayatzadeh, S., Havey, R. M., Voronov, L. I., Smith, Z. A., Kalmanson, O., Ghanayem, A. J., & Sears, W. (2018). Cervical sagittal balance: A biomechanical perspective can help clinical practice. *European Spine Journal, 27*(Suppl. 1), 25–38. https://doi.org/10.1007/s00586-017-5367-1

Peng, B., & DePalma, M. J. (2018). Cervical disc degeneration and neck pain. *Journal of Pain Research, 11*, 2853–2857. https://doi.org/10.2147/JPR.S180018

Pettit, N. J., & Auvenshine, R. C. (2018). Change of hyoid bone position in patients treated for and resolved of myofascial pain. *Cranio, 31*, 1–17.

Pop, M. S., Mihancea, P., & Debucean, D. (2018). Posture optimization—Is it the key to myofascial neck pain relief? *Archives of the Balkan Medical Union, 53*(4), 573–579.

Quek, J., Pua, Y. H., Clark, R. A., & Bryant, A. L. (2013). Effects of thoracic kyphosis and forward head posture on cervical range of motion in older adults. *Manual Therapy, 18*(1), 65–71. https://doi.org/10.1016/j.math.2012.07.005

Roussouly, P., & Pinheiro-Franco, J. L. (2011). Sagittal parameters of the spine: Biomechanical approach. *European Spine Journal, 20*(Suppl. 5), 578–585. https://doi.org/10.1007/s00586-011-1924-1

Sahrmann, S. A. (2001). *Diagnosis and treatment of movement impairment syndromes*. Mosby.

Schroeder, G. D., & Vaccaro, A. R. (2016). Cervical spine injuries in the athlete. *Journal of the American Academy of Orthopaedic Surgeons, 24*(9), e122–133. https://doi.org/10.5435/JAAOS-D-15-00716

Simons, D. G., Travell, J. G., Simons, L. S. (1999). *Travell & Simons' myofascial pain and dysfunction: Upper half of body*. Lippincott, Williams, & Wilkins.

Singla, D., & Veqar, Z. (2017). Association between forward head, rounded shoulders, and increased thoracic kyphosis: A review of the literature. *Journal of Chiropractic Medicine, 16*(3), 220–229. https://doi.org/10.1016/j.jcm.2017.03.004

Stone, M. A., Osei-Bordom, D. C., Inman, R. D., Sammon, C., Wolber, L. E., & Williams, F. M. (2015). Heritability of spinal curvature and its relationship to disc degeneration and bone mineral density in female adult twins. *European Spine Journal, 24*(11), 2387–2394. https://doi.org/10.1007/s00586-014-3477-6

Szczygieł, E., Weglarz, K., Piotrowski, K., Mazur, T., Metel, S., & Golec, J. (2015). Biomechanical influences on head posture and the respiratory movements of the chest. *Acta of Bioengineering and Biomechanics, 17*(2), 143.

Taimela, S., Takala, E. P., Asklöf, T. Seppälä, K. & Parviainen, S. (2000). Active treatment of chronic neck pain: A prospective randomized intervention. *Spine, 25*(8), 1021–1027.

Todd, A. G. (2011). Cervical spine: Degenerative conditions. *Current Reviews in Musculoskeletal Medicine, 4*(4), 168–174. https://doi.org/10.1007/s12178-011-9099-2

Tsang, S. M., Szeto, G. P., & Lee, R. Y. (2013). Normal kinematics of the neck: The interplay between cervical and thoracic spines. *Manual Therapy, 18*(5), 431–437.

Ylinen, J., Häkkinen, A., Nykänen, M., Kautiainen, H., & Takala, E. P. (2007). Neck muscle training in the treatment of chronic neck pain: A three-year follow-up study. *Europa Medicophysica, 43*(2), 161–169.

Ylinen, J., Häkkinen, A. H., Takala, E. P., Nykänen, M. J., Kautiainen, H. J., Mälkiä, E. A., Pohjolainen, T. H., Karppi, S.-L., & Airaksinen, O. V. (2006). Effects of neck muscle training in women with chronic neck pain: One-year follow-up study. *Journal of Strength & Conditioning Research, 20*(1), 6–13.

Ylinen, J., Kautiainen, H., Wirén, K., & Häkkinen, A. (2007). Stretching exercises vs. manual therapy in treatment of chronic neck pain: A randomized, controlled cross-over trial. *Journal of Rehabilitation Medicine, 39*(2), 126–132.

Ylinen, J., Takala, E. P., Nykänen, M., Häkkinen, A., Mälkiä, E., Pohjolainen, T., Karppi, S.-L., Kautiainen, H., & Airaksinen, O. (2003). Active neck muscle training in the treatment of chronic neck pain in women: A randomized controlled trial. *JAMA, 289*(19), 2509–2516.

Yong, M.-S., Lee, H.-Y., & Lee, M.-Y. (2016). Correlation between head posture and proprioceptive function in the cervical region. *Journal of Physical Therapy Science, 28*(3), 857–860. https://doi.org/10.1589/jpts.28.857

Zafar, H., Nordh, E., & Eriksson, P. O. (2000). Temporal coordination between mandibular and head-neck movements during jaw opening-closing tasks in man. *Archives of Oral Biology, 45*(8), 675–682.

Zheng, L., Jahn, J., & Vasavada, A. N. (2012). Sagittal plane kinematics of the adult hyoid bone. *Journal of Biomechanics, 45*(3), 531–536. https://doi.org/10.1016/j.jbiomech.2011.11.040

CHAPTER 17

자가 관리 및 회복

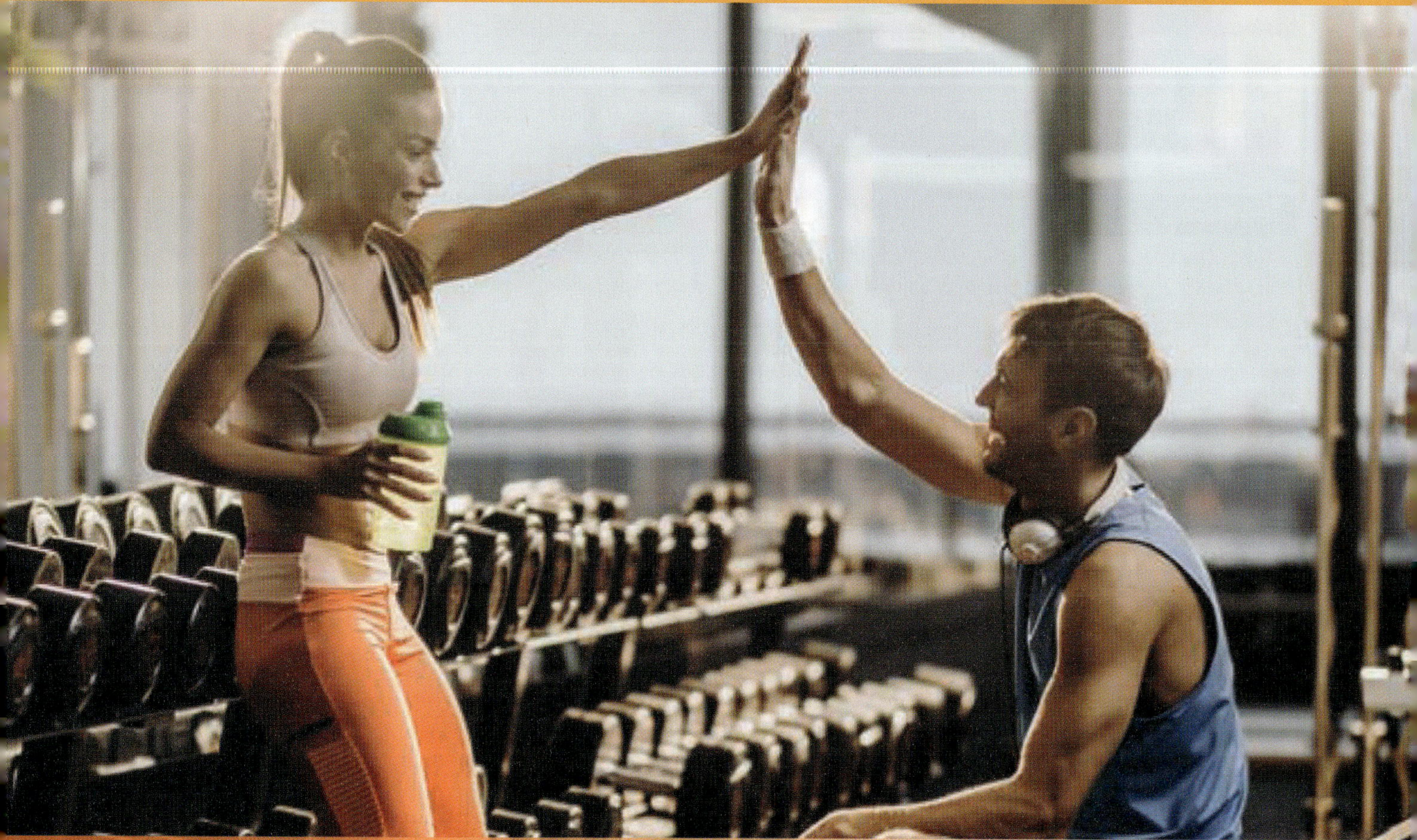

학습 목표

- 효과적인 코칭과 커뮤니케이션 기술을 발휘하여 회복 기법에 대한 고객의 지속성을 높여 참여를 극대화할 수 있다.
- 검증된 회복 방법과 회복 전략을 파악할 수 있다.
- 전반적인 웰니스를 위한 효과적인 회복 전략을 전달할 수 있다.

개요

회복 Recovery

다음 훈련이나 경기를 준비하기 위해 신체와 뇌에 에너지를 보충하거나 재충전하는 체계적인 생리적, 심리적 과정

휴식 Rest

매일 수면의 양과 질을 개선하고 스트레스를 제한하며 신체적, 심리적 이완을 증가시키는 데 중점을 둔 회복

재충전 Refuel

활동 전, 활동 중, 활동 후의 영양 및 수분 섭취 습관에 중점을 둔 회복

재생 Regenerate

움직임의 질을 최적화하고 보상을 최소화하기 위해 움직임을 바탕으로 자가 관리(movement-based self-care) 전략에 중점을 둔 회복

신체에 새로운 운동 자극을 줄 때 경험하게 되는 급성 근육통, 근골격계 불편함 및 피로는 생리적, 심리적 영향의 일부에 불과하다. 그러나 이러한 증상은 이후의 훈련과 운동에 막대한 영향을 미친다. 건강 및 피트니스 전문가는 고객이 최상의 수준에서 운동하고 스트레스 요인에 빠르게 적응하며, 다음 활동을 위한 신체적, 정신적 준비를 극대화할 수 있도록 하기 위해 이러한 증상을 완화하는 데 도움이 되는 회복 연구에 관심을 돌렸다. 이러한 움직임은 또한 피트니스 및 운동 환경에서 회복에 대한 과학적인 정보를 더 많이 탐색하도록 일반 대중을 자극해 왔다. 회복(recovery)은 훈련이나 경기에 대비하기 위해 재충전을 필요로 하는 신체와 뇌의 체계적인 생리적, 심리적인 운동 후 과정을 설명하는 용어이다. 격렬한 심혈관 운동을 마쳤든, 가벼운 웨이트 트레이닝 세션을 끝냈든, 챔피언십 경기에 참가했든, 신체와 뇌에 가해진 스트레스를 물리치고 최적의 운동 능력을 유지하기 위해서는 모든 수준에서 회복 전략이 필수적이다.

회복 전략이 점점 많이 사용됨에 따라 회복 도구와 방법도 다양하게 생겨났다. 진동 폼 롤러, 진동 마사지기, 수면 장비(sleep pods), 압박 부츠 및 웨어러블 장치는 경쟁 우위를 점유하기 위해 시장에 넘쳐나는 여러 도구와 방법 중 일부일 뿐이다. 다양한 도구를 사용하면 최적의 회복을 달성하는 과정이 지나치게 복잡해질 수 있으므로 실제 진행은 '기본'에서 시작해야 하며, 실제로는 더 단순화할 수도 있다. 회복 과정은 고객의 정보를 바탕으로 고객을 이해하는 것에서 출발하여 신중하게 선택한 개인별 전략으로 진행한다. 교정 운동 전문가는 수면, 영양, 수분 섭취, 심리적 이완 및 움직임(준비 및 회복) 영역에서 효과적인 운동 회복의 기초가 되는 전략과 실행을 추천하는 데 중점을 두어야 한다. 이러한 전략은 휴식(rest), 재충전(refuel) 및 재생(regenerate)의 세 단계로 분류할 수 있다(그림 17-1).

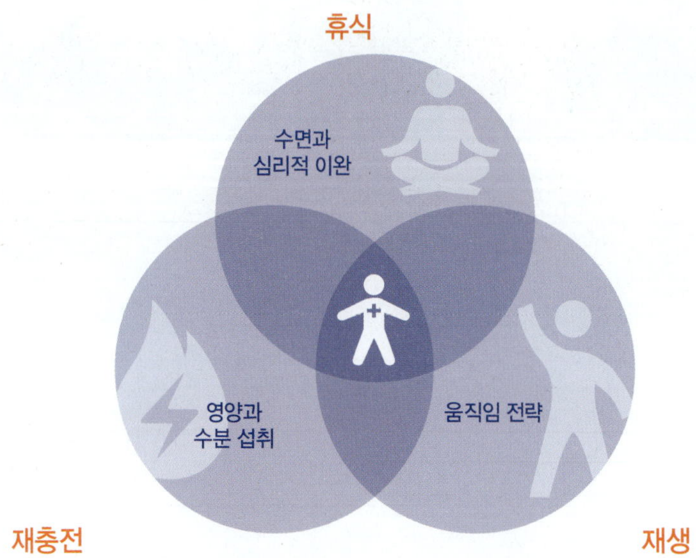

그림 17-1 회복 전략

운동, 회복 및 전반적인 웰니스

각각의 회복 전략은 전체 프로세스에서 매우 중요하다. 이러한 전략 중 하나라도 해결되지 않으면 고객의 운동 수행능력이 저하될 수 있다. 그러나 주목해야 할 점은 트레이닝과 경쟁으로부터 최적의 회복을 도모하는 것은 고객의 전반적인 건강과 웰니스를 위해 필요한 하나의 부분이라는 점이다.

회복은 웰빙의 심리적, 신체적 요소에 모두 영향을 미치기 때문에 전반적인 웰니스에 필수적인 요소이다. 단일 평면 운동이나 고강도 훈련에만 초점을 맞추는 결함이 있는 수행 프로그램과 마찬가지로, 고객의 전반적인 웰니스보다 신체적 이득을 우선시하는 건강 및 피트니스 전문가는 근거기반 실무의 잘못된 예라는 것을 알아야 한다. 교정 운동 전문가는 최적의 신체적, 정서적 건강을 위해 전체적인 접근 방식을 취해야 한다. 스트레스, 자존감, 두려움, 무기력, 불안감 또는 불신으로 인해 어느 한 부분이 손상되면 개인의 전반적인 웰니스에 영향을 받는다.

웰니스의 6가지 관점
Six dimensions of wellness

미국 국립웰니스연구소에서 개인의 전반적 건강과 종합적 기능의 주요 특성을 설명하기 위해 사용하는 상호 의존적인 부류

확인하기

미국 국립웰니스연구소(National Wellness Institute, NWI)의 공동 설립자인 빌 헤틀러(Bill Hettler) 박사(1976)는 **웰니스의 6가지 관점(six dimensions of wellness)**을 확인했다. 이 모델은 웰빙의 6가지 핵심 요소, 즉 직업적, 신체적, 사회적, 지적, 영적, 정서적인 요소로 구성된다. 휴식, 재충전 및 재생의 운동 회복 전략을 시행하게 되면 여기에 요약된 것과 같은 여러 웰니스 관점을 보완하고 향상시키는 데 효과적이다. 교정 운동 전문가는 6가지 관점 모두에서 전략을 평가하고 제공할 수는 없지만, 적절한 회복 전략이 전반적인 웰니스 영역에 미칠 수 있는 영향을 이해하는 것은 중요하다.

- **직업적 요소**: 직업적 웰니스는 개인의 일과 일에 대한 태도에 초점을 맞춘다. 직업은 개인의 관심, 도덕성, 정치적 신념, 그리고 가치와 일치할 때에 만족감을 준다.
- **신체적 요소**: 신체적 웰니스의 이점은 잘 문서화되어 있으며, 영양, 수분 섭취 및 신체 활동 요소를 말한다. 균형 잡힌 식사를 하고 최소한의 신체 활동 요건을 충족하며 약물, 술, 담배와 같은 독성 물질 섭취를 자제하는 사람은 건강한 생활 방식을 가지고 있을 가능성이 더 높고 부상과 질병을 겪을 가능성이 적다.
- **사회적 요소**: 사회적 상호 작용은 인간의 존재에 필수적이다. 긍정적이고 건강한 관계는 보다 건강한 생활 방식으로 이어진다. 사회복지뿐 아니라 주변 사람들의 복지까지 개선하겠다고 다짐하는 이들은 신뢰와 화합 위에 세워진 환경을 찾게 된다. 반대로, 갈등에 기반한 부정적인 관계는 사회적 웰니스에 나쁜 영향을 미친다.
- **지적 요소**: 교육과 창의성은 발전의 열쇠이다. 신념에 지속적으로 도전하고 새로운 아이디어에 개방적이며 창의적 사고를 장려하고 문제 해결과 계획에 전략적인 사람은 스트레스와 갈등을 덜 보고한다. 지속적인 신체 활동이 필요한 것처럼 인간의 마음도 지적 건강을 유지하기 위해 지속적이고 긍정적인 자극이 필요하다.
- **영적 요소**: 편협하고 폐쇄적인 관점은 영적 웰니스에 가장 해악이 되는 두 가지이다. 자신의 존재, 가치, 신념에 지속적으로 의문을 제기하는 동시에 다른 사람의 영적 신념에 관대하고 개방적인 사람은 우주에 대해 깊은 감사를 표한다. 사람은 영적 웰니스를 얻기 위해 자신의 행동이 신념(가치)과 일치하도록 노력해야 한다.
- **정서적 요소**: 정서적 웰니스는 감정과 느낌을 식별하고 받아들이는 능력이다. 감정을 자유롭게 표현할 수 있는 사람은 더 의미 있는 관계를 추구하고 성숙하고 명료하게 갈등을 처리한다. 정서적 웰니스는 자신의 감정을 이해하고 반응하면서 다른 사람의 감정을 받아들이는 능력이다.

Reproduced from Hettler, B. (1976). The six dimensions of wellness. National Wellness Institute. https://nationalwellness.org/resources/six-dimensions-of-wellness/

교정 운동과 회복의 원칙은 고객 또는 운동선수의 전반적인 웰니스에 필수적이다. 비록 건강 및 피트니스 전문가가 웰니스의 모든 차원(예: 직업적 또는 정신적)을 개선하는 전략을 제공할 수는 없을지라도 적절한 운동 및 회복 프로그램을 통해 고객의 신체적 웰니스와 운동 수행

능력을 최적화하는 역할은 할 수 있다. 이러한 방식으로 웰니스의 관점을 극대화하여 고객의 전반적인 건강과 웰빙에 기여할 수 있다.

회복 계획

회복 과정과 교정 운동 전문가의 3단계 과정(문제 식별, 해결책 생성 및 해결책 시행) 간에 유사점을 그림으로 나타낼 수 있다(그림 17-2). 교정 운동 전문가는 회복 계획을 작성할 때 동일한 단계를 적용함으로써 고객을 위해 개별화되고 체계적인 회복 과정을 개략적으로 설명할 수 있다.

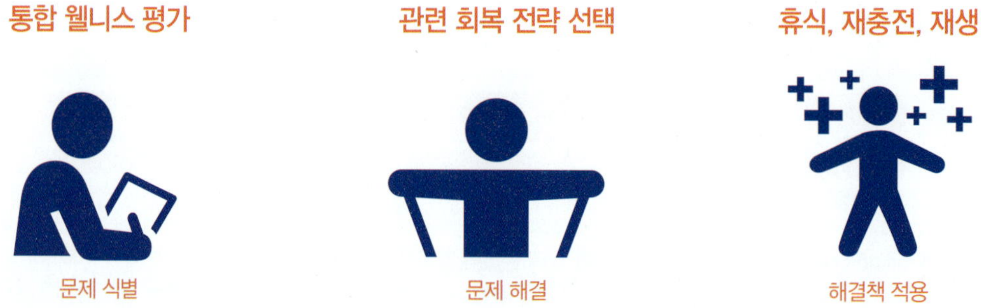

그림 17-2 회복 계획 프로세스

모든 수준의 운동선수와 고객을 위한 회복 계획 개발의 첫 번째 단계는 회복 설문지로 시작한다. 회복 설문지는 고객이 등록할 때나 각 훈련 세션에서, 또는 운동 연습 전에 사용할 수 있다. 설문지는 교정 운동 전문가에게 고객의 회복 관련 습관에 대한 주관적인 데이터를 제공한다. 회복 평가에서 얻을 수 있는 몇 가지 주요 정보에는 일일 수면 상태(예: 일일 총 수면량과 질, 낮 시간대의 졸음에 대한 자가 보고), 휴식, 영양과 수분 섭취 습관, 스트레스, 근육통, 정신적 준비, 훈련 전후의 자가 관리 루틴이 있다.

성공적인 회복 계획을 개발하는 두 번째 단계는 고객의 설문을 바탕으로 회복 전략을 수립하는 것이다. 이 전략에서는 다음 훈련 세션이나 경기에 대비할 수 있도록 생리적이고 심리적인 원기 회복을 모두 다루어야 한다. 피트니스 전문가와 고객은 회복 계획에서 가장 적합하고 효과적인 전략만 선택하는 것이 중요하다. 엄선한 실행 가능한 전략을 적용하면 지속 가능성이 높아진다.

회복 계획의 마지막 단계는 실행이다. 교정 운동 전문가는 고객이 잘 적응하고 지속적으로 참여할 수 있도록 프로그램, 회복 전략 및 목표를 효과적으로 전달해야 한다. 다양한 회복 및 재생 패러다임이 개발되었지만, 여기에 제시된 프로세스와 전략은 교정 운동 전문가가 고객의 전반적인 회복을 최적화하는 데 필요한 시작 체계를 제공한다. 휴식, 재충전 및 재생 전략에 대한 기본적인 것들이 실행되면 각 사람의 회복을 돕기 위해 추가 양식(additional modalities)을 활용할 수 있다.

회복 설문지

체계적이고 전략적인 회복 계획은 고객의 습관을 설문지 형태로 평가하는 것부터 시작한다. 특히 휴식, 재충전 및 재생 상태를 대상으로 하는 질문은 교정 운동 전문가에게 풍부한 정보를 제공한다. 피트니스 전문가는 고객의 요구에 가장 적합한 질문을 조합하여 사용하는 것이 좋다. 이러한 질문의 대부분은 임상의가 사용하는 검증된 설문지에서 채택한 것으로, 전반적인 건강을 증진시키고 활동 증가를 준비함에 있어 미치는 영향 수준을 결정하기 위한 것이다. 그러나 이러한 질문은 공식적인 진단 도구가 아니기 때문에 주변의 인식을 높이고 회복 향상에 기여하는 요인을 확인하여 고객이 유용한 전략을 정확히 파악할 수 있도록 하는 데만 사용해야 한다. 그림 17-3은 고객이 접수할 때 작성하는 회복 설문지의 샘플이다. 각 훈련 세션

NASM

회복 설문지

성명 ____________________ 날짜 __________

휴식	
수면	☐ 어젯밤에 몇 시간을 잤습니까? ______ ☐ 평소보다 수면 방해를 많이 받았습니까? ______ ☐ 현재 얼마나 편안합니까? 매우 피곤함/피곤함/편안함/매우 편안함 ☐ 각성 상태를 유지하고 최선의 운동 수행능력을 유지하기 위해 카페인을 평소 용량보다 더 많이 섭취했습니까? ______
이완	☐ 하루에 총 몇 분간 심리적으로 이완합니까? ______ ☐ 이러한 이완을 어떤 방법으로 얻습니까?(예: 독서, 명상, 호흡 운동) ______
스트레스	☐ 1~10의 척도로 나타낸다면 오늘의 스트레스 척도는 어느 정도입니까? (1=스트레스 없음, 10=극도의 스트레스) 1 2 3 4 5 6 7 8 9 10
재충전	
영양	☐ 훈련 전 영양식/간식을 섭취합니까? 그럴 경우 기재하시오. ______ ☐ 훈련 후 영양식/간식을 섭취합니까? 그럴 경우 기재하시오. ______
수분 섭취	☐ 오늘 몇 밀리리터의 물을 섭취했습니까? ______
재생	
사전 활동	☐ 운동이나 경기에 대비해 근막 롤링, 통증유발점 마사지, 스트레칭, 냉온 요법, 목표 강화, 또는 기타 움직임 전략을 일주일에 며칠간 합니까? ______
사후 활동	☐ 근막 롤링, 통증유발점 마사지, 스트레칭, 요가, 냉온 요법 또는 기타 운동 후 회복 전략을 일주일에 며칠간 합니까? ______

그림 17-3 회복 설문지

동안 그림 17-4와 같이 운동 또는 세션 준비 상태를 평가하기 위해 하위 항목의 질문을 요청할 수 있다. 표 17-1은 각 회복 단계에서 대상 동작이 최적화되었음을 나타내는 응답의 예이다.

NASM

세션 준비 설문지

성명 ______________________ 날짜 __________

휴식	
수면	☐ 어젯밤에 몇 시간을 잤습니까?__________ ☐ 현재 얼마나 편안합니까? 매우 피곤함 / 피곤함 / 편안함 / 매우 편안함
스트레스	☐ 1~10의 척도로 나타낸다면 오늘의 스트레스 척도는 어느 정도입니까? (1=스트레스 없음, 10=극도의 스트레스) 1 2 3 4 5 6 7 8 9 10
재충전	
영양	☐ 훈련 전 영양식/간식을 섭취합니까? 그럴 경우 기재하시오. __________
수분 섭취	☐ 훈련 전 충분한 물을 섭취합니까?__________
재생	
사전 활동	☐ 이 운동을 준비하기 위해 움직임 전략에 참여했습니까(예: 근막 롤링, 스트레칭, 또는 동적 워밍업)? 그럴 경우 기재하시오. __________

그림 17-4 세션 준비 설문지

휴식

첫 번째 단계인 휴식은 수면의 양과 질을 향상시키고 스트레스를 제한하며 신체적, 심리적 이완을 증가시키는 데 중점을 둔다. 수면, 스트레스 및 이완은 다음 날의 운동 수행능력과 부상 가능성에 직접적인 영향을 미치는 것으로 나타났다(Halson & Juliff, 2017; Hamlin et al., 2019; Mah et al., 2011; Nedeltcheva et al., 2010; Pelka et al., 2017). 사람은 하룻밤에 최소 8시간의 수면과 하루 60분의 총 심리적 이완을 달성하고 스트레스 양을 최소화하는 것을 목표로 해야 한다. 심리적 이완 방법은 개인에 따라 다양하며 호흡 운동, 명상 또는 독서 등을 통해 얻을 수 있다.

재충전

다음 단계인 재충전에서는 적절한 수분과 영양 섭취의 원칙을 다룬다. 적절한 수준의 탄수화물, 단백질 및 지방을 섭취하여 활동을 준비하고 지원하며 조직의 복구와 회복에 필요한 물질을 제공하는 것이 좋다. 일반적으로 탄수화물 함량이 높고 단백질 함량이 적당하며 지방 함량

표 17-1 회복 설문지 응답

휴식		
수면	■ 어젯밤에 몇 시간을 잤습니까? ■ 평소보다 수면 방해를 많이 받았습니까? ■ 현재 얼마나 편안합니까? 매우 피곤함 / 피곤함 / 편안함 / 매우 편안함 ■ 각성 상태를 유지하고 최선의 운동 수행능력을 유지하기 위해 카페인을 평소 용량보다 더 많이 섭취했습니까?	■ 8시간 이상을 목표로 한다. ■ 수면 방해를 최소화하여 기준선 이상을 유지한다. ■ 수면의 질을 측정하는 데 도움이 되는 편안한 느낌을 극대화한다. ■ 수면의 질을 측정하는 데 도움이 되도록 각성제와 빈칼로리에 대한 의존을 최소화한다.
이완	■ 하루에 총 몇 분간 심리적으로 이완되는가? ■ 이러한 이완을 어떤 방법으로 얻습니까(예: 독서, 명상, 호흡 운동)?	■ 하루 60분 이상을 목표로 한다.
스트레스	■ 1~10의 척도로 나타낸다면 오늘의 스트레스 척도는 어느 정도입니까? (1=스트레스 없음, 10=극도의 스트레스) 1 2 3 4 5 6 7 8 9 10	■ 고객이 느끼는 스트레스 수준을 반영한다. ■ 스트레스 수준과 관련된 행동과 상황을 파악하는 데 도움이 되도록 시간의 경과에 따라 추적한다.
재충전		
영양	■ 훈련 전 영양식/간식을 섭취합니까? 그럴 경우 기재하시오. ■ 훈련 후 영양식/간식을 섭취합니까? 그럴 경우 기재하시오.	■ 운동 수행능력 목표에 적합한 균형 잡힌 영양 접근을 목표로 한다.
수분 섭취	■ 오늘 몇 밀리리터의 물을 섭취합니까?	■ 땀으로 손실된 체액을 보충하고 다음 훈련 전에 수분 상태를 유지하는 것을 목표로 한다. ■ 경기 또는 훈련 중에 체중의 3% 미만이 손실된 경우에는 원하는 만큼, 또는 취침 전 및 운동 전 1시간 이내에 500mL(16.9온스)의 수분 섭취를 권장한다.
재생		
사전 활동	■ 운동이나 경기를 대비하여 근막 롤링, 통증유발점 마사지, 스트레칭, 요가, 냉온 요법, 목표 강화, 또는 기타 움직임 전략을 일주일에 며칠간 합니까?	■ 워밍업 및 동작 준비는 교정 운동 연속체를 따라야 한다.
사후 활동	■ 근막 롤링, 통증유발점 마사지, 스트레칭, 요가, 냉온 요법 또는 기타 운동 후 회복 전략을 일주일에 며칠간 합니까?	■ 쿨다운 및 회복 또는 강도를 낮추는 운동은 교정 운동 연속체를 따라야 한다.

이 낮은 영양가 있는 식사나 간식을 의미한다. 대량 영양소 분포는 활동 목표와 기간을 적절하게 지원하도록 수정해야 한다. 수분 섭취 수준은 가능하다면 활동 전후로 체중을 측정해 활동 전 수준으로 복원해야 한다.

재생

회복의 마지막 단계는 재생이다. 근골격계의 불편함은 신체 활동의 감소, 근육 기능장애의 증가, 그리고 잠재적 부상으로 이어진다. 재생은 최적의 움직임 효율을 유지하고, 반복적인 자세와 움직임에서 회복하기 위해 운동 부하를 줄이고, 훈련 전후 루틴을 누적하는 과정이다. 교정 운동은 재생의 핵심이며 그 전략의 기초이다. 또한 움직임의 질을 극대화하여 신경근골격계의 효율성을 높이고 낭비되는 움직임과 에너지를 줄여 활동 전반에 걸쳐 운동 사슬의 자원을 절약한다. 이것은 필요한 자극과 활동만으로도 운동 사슬을 회복하도록 한다. 교정 운동 연속체의 구성 요소는 또한 근육의 긴장과 과도한 활동을 감소시키는 기능을 하여 운동 후 회복을 돕고 다음 운동에 대해 신체를 준비시킨다.

회복 전략

제시된 전략은 휴식, 재충전 및 재생 체계의 기초 역할을 한다. 피트니스 전문가는 고객의 운동 회복을 극대화하기 위한 구체적인 방법을 선택하고 권장한다.

회복 도구와 방법

회복 전략을 많이 사용함에 따라 회복 도구와 방법도 많이 생겨났다. 회복 도구와 방법은 물리적 조작, 인식적 조작 및 행동 수정/목표 지향 행동이라는 세 가지 기본 원리 중 하나를 선택한다. 이러한 원리는 관절가동범위(ROM)를 증가시키고 근육통을 감소시키며, 고강도 운동 중 혈액 내 젖산 축적을 막고 심리사회적 스트레스를 감소시키는 역할을 한다.

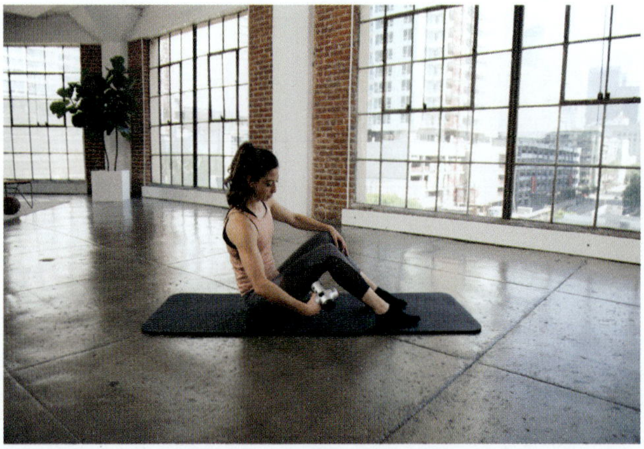

© Courtesy of National Academy of Sports Medicine

물리적 조작을 통해 회복시키는 도구와 방법에는 진동 마사지기, 폼 롤러(진동 및 비진동), 압박 부츠가 있다. 진동 마사지 도구는 회복을 최적화하고 향상시키기 위한 새로운 도구이다. 이것을 사용하는 목적은 과사용 부상을 예방하기 위해 반복 훈련을 통한 유연성을 확보하고 건강한 근막을 유지하기 위함이다. 그러나 진동 마사지 도구는 비교적 최근에 사용되었기 때문에 오랫동안 사용해온 회복 도구와 방법에 비해 적용 변수와 전반적인 효능에 관한 임상 연구가 부족하며 계속해서 발전하고 있는 중이다.

연구 결과에 따르면 폼 롤러는 운동 전 선택적 근육 활성화를 통해 ROM을 증가시키고 운동 후 근육 통증을 감소시키는 데 좋은 도구라는 것이 밝혀졌다(Healey et al., 2014; MacDonald et al., 2014). 믿을 만한 임상 연구에서는 또한 회복 도구와 방법으로 압박 부츠의 사용을 조사했다. 압박 부츠의 회복 증진 원리는 반복적인 혈관 압박과 후속 이완을 통해 고강도 운동 중에 혈액에 축적된 젖산을 제거하는 것이다. 실제로 압박 부츠는 운동 후 회복에 임상적으로 상당한 영향을 미치는 것으로 밝혀졌지만(Hanson et al., 2013), 운동 전 수행능력 향상을 위한 것은 아니다(Martin et al., 2015).

신경 과학의 급속한 발전과 뇌-근육 연결에 대한 추가 연구로 회복 목적을 위한 여러 가지 인지적 조작 도구와 방법이 시행되었다. 첫 번째로, 오후 낮잠이 게으름과 관련되어 있다는 오명은 최근 몇 년 동안 감소했다(Alger et al., 2019). 연구소에서 수십 년 동안 연구한 바에 따르면 기력을 회복시키는 낮잠의 생리적, 심리적 이점을 높이 평가하는 고위 임원과 운동선수들이 늘어났다고 한다(Alger et al., 2019). 프로 팀이나 대학 운동 팀의 고성능 훈련 센터에서는 기력 회복을 돕는 낮잠을 위해 소음과 빛을 최소화한 편안한 공간을 제공하는 수면 장비를 갖추는 것이 일반화되었다. 이제 기업 헬스클럽에서도 이러한 서비스를 제공한다.

전문적으로 알아보기

회복 기술의 발전

고성능 훈련 센터와 엘리트 헬스클럽에는 감각 차단 방이 신설되고 있다. 감각 차단 방이 운동 수행능력과 회복을 최적화하고 향상시킨다는 연구가 급증함에 따라 최근 몇 년 동안 감각 차단 방은 독립적인 비즈니스가 되었다. 연구에 따르면 감각 차단 방은 운동 후 혈액에 축적된 젖산을 제거할 수 있을 뿐만 아니라(Morgan et al., 2013) 뇌를 활동적인 휴식과 회복 상태로 더 빠르게 전환할 수 있는 것으로 나타났다(Ben-Soussan et al., 2019). 감각 차단 방은 수세기 동안 사용된 고대 명상 및 마음챙김 수행과 동일하게 신체적 휴식과 회복을 위한 인지 향상 효과를 제공하는 것으로 생각된다. 인지적 조작 도구와 방법에서 추가되거나 급성장하고 있는 영역은 뇌를 운동 전 준비 상태 또는 운동 후 휴식과 회복 상태로 유도하는 경두개(transcranial) 자극 장치이다. 그러나 만성적인 사용에 따른 과도한 부작용이나 효능에 관한 임상 연구는 극히 제한적이므로 경두개 자극 기술의 사용은 신중하게 접근해야 한다.

또한 지난 10년 동안 웨어러블 기기를 사용하여 다음 날 운동 수행능력을 예측하기 위해 일일 체력 소진이나 야간 회복력을 측정하는 것이 상당한 호황을 누렸다. 시장에는 생리적, 행동적 요소를 수동적이고 비침습적으로 모니터링하는 장치로 넘쳐난다(Piwek et al., 2016). 측정 항목에는 일일 움직임 패턴의 강도 변화, 안정 시 심박수, 심박수 증가 및 감소의 가변성(심박수 변동성) 및 호흡수가 있다. 현재 임상 센터에서는 질병 예방과 진단을 위해 최적 기준이긴 하지만 번거로운 수면 및 심폐 건강 측정을 대체하기 위해 이러한 웨어러블의 정당성을 조사하고 있으나 공식적인 합의에 도달하지는 못했다. 그러나 웨어러블은 최소한 이러한 장치에서 보고된 일일 체력 소진 및 회복 수치를 제시하여 전문가와 고객 또는 운동선수가 책임을 지도록 함으로써 행동을 수정하고 목표에 도달하도록 하는 데 유용하게 쓰인다.

이러한 모든 메시지를 종합하면 다양한 회복 도구(recovery tools)와 방법이 모두에게 맞는 것은 아니라는 것이다. 하나 또는 여러 가지 회복 도구와 방법을 선택하려면 이러한 회복 도구와 방법 중 어떤 것이 고객에게 기본적이면서 전반적인 피트니스 목표를 달성하는 데 도움이 되는지에 대해 교정 운동 전문가와 의미 있는 대화를 나누어야 한다. 예를 들면, 고령의 고객은 노화와 관련된 근육 기능과 전반적인 유연성 저하를 방지하기 위해 물리적 조작 도구와 방법에 관심을 가질 것이다. 반면, 경기에 참가하는 운동선수는 운동 수행능력 최적화와 향상을 위해 하나의 물리적, 인지적, 웨어러블 회복 도구와 방법을 선택할 것이다.

수면 전략

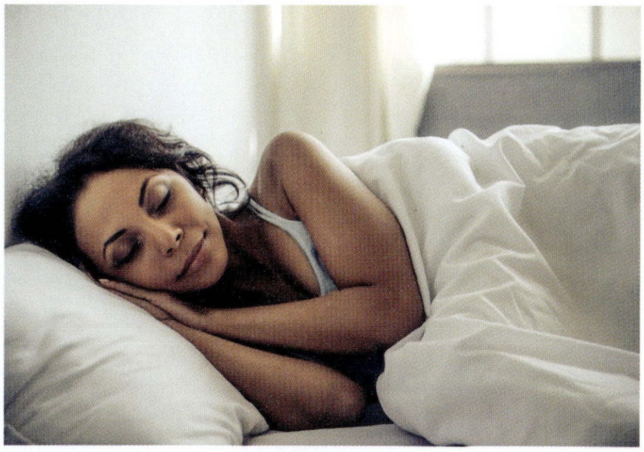

© George Rudy/Shutterstock

회복 도구와 방법에 대한 최근의 발전된 이론을 통합하는 것 외에도, 가장 저평가되고 간과되었으나 중요한 회복 전략 중 하나는 적절한 양의 야간 수면을 취하는 것이다. 회복 수면은 필요하며 올바르게 수면을 취하면 훈련으로 고갈된 에너지 저장소를 충분히 보충한다. 회복 수면은 또한 단백 동화 호르몬의 분비를 촉진한다. 깊은 회복 수면 시간, 야간 단백 동화 호르몬 분비, 다음 날의 운동 수행능력 최적화 사이에는 직접적인 상관관계가 있다(Prinz, 1995; Ukraintseva et al., 2018; Van Cauter, 2000).

충분한 양의 회복 수면을 취하려면 취침 시간 루틴은 적어도 취침 1시간 전에 시작한다. 이 과정은 취침 시간과 기상 시간을 1시간 이내로 엄격하게 정하는 것으로 시작된다. 그렇게 하는 이유는 부분적으로 개인의 환경에서 일관된 신호를 통해 동반되는 호르몬 분비와 생리적 과정의 일상적인 리듬을 '고정'하기 위해서이다. 취침 시간과 기상 시간을 일정하게 유지하면 수면 촉진 호르몬인 멜라토닌의 야간 분비를 최적화시킨다. 멜라토닌 분비는 또한 희미한 빛에 의해서도 최적화된다. 집에

조광기를 설치하고 영상 시청(screen time)을 최소화하는 것이 가장 효과적인 두 가지 전략이다. 뜨거운 물로 샤워하는 것도 혈관 확장 작용과 골격근 및 조직으로의 혈류를 증가시켜 통합 및 회복 수면을 촉진한다.

마지막으로, 처방전 없이 구입할 수 있는 수면 보조제는 필요에 따라 통합시킬 수 있다. 마그네슘, 아연, 체리 뿌리와 같은 천연 제품이 선호되는 반면, 항히스타민제, 디펜히드라민(diphenhydramine)과 같은 'Z 약물'은 주의해서 사용해야 한다. 수면 보조제를 추가하려면 의사의 승인이 필요하다. 수면 중에는 빛 노출은 최소한으로 유지하도록 하며 실내 온도는 가능하다면 섭씨 22도(화씨 72도)를 넘지 않아야 한다. 지나치게 두껍고 따뜻한 담요는 신체의 온도 조절 기능을 방해하여 회복 수면 능력을 더 저해할 수 있다. 회복 수면은 뇌 활동을 높은 주파수에서 낮은 주파수(수면 및 회복 촉진)로 전환하는 것으로 밝혀진 명상과 마음챙김을 실천함으로써 달성할 수도 있다. 수면 전략은 쉽고 비용상으로 효율적인 해결책이지만 회복과 다음 날의 운동 수행능력에 대한 장기적인 효과를 위해서는 부지런함과 규칙적인 생활 규율이 필요하다.

타이밍에 맞는 영양소 적용: 지구력 및 근력 기반 활동

탄수화물과 지방은 지구력 활동 중에 신체가 사용하는 주요 기질(substrates)이다. 두 영양소는 활동의 강도와 지속 시간에 따라 각각의 기여도가 결정된다. 탄수화물은 중등도에서 고강도 운동에 사용되는 주요 기질인 반면, 지방은 저강도 운동에 사용되는 주요 기질이다. 강도 외에도 운동 시간이 지속됨에 따라(운동 시간의 연장) 연료 기질은 탄수화물(글리코겐)에서 지방 저장소로 더 많이 이동하기 시작한다.

지구력 활동과 마찬가지로 저항 기반 운동은 주요 에너지 공급원으로 주로 탄수화물에 의존하므로 간과 근육 글리코겐 저장이 운동 수행능력에서 중요하다(Robergs et al., 1991). 운동 수행능력을 최적화하고 적절한 회복을 지원하기 위해서는 근육에 에너지와 수분을 공급하는 것이 중요하다. 신체는 음식을 소화하는 데 시간이 걸리기 때문에 운동하기 전 식사에서 총 에너지 섭취량과 구성을 고려해야 한다. 60분 이상 운동하는 동안에는 외인성 포도당이 존재할 때 글리코겐 고갈이 지연될 수 있다.

지구력 운동

지구력 운동선수에게 필요한 탄수화물의 양은 체격, 트레이닝 프로그램 및 스포츠에 따라 크게 달라진다(Ivy, 1991). 종종 지구력 운동을 하는 엘리트 선수들은 일상적인 에너지 요구량의 균형을 맞추기에 충분한 칼로리를 섭취하기 위해 많은 노력을 기울인다. 글리코겐 저장량은 고탄수화물 식단으로 극대화되고 지속적인 지구력 활동과 같은 많은 양의 운동으로 고갈된다(Kerksick et al., 2017). 탄수화물은 지구력 운동선수에게 매우 중요하기 때문에 지속적인 공급(8~12g/kg/일)이 최선의 방법이다(Kerksick et al., 2017). 단백질이나 지방이 풍부한 식단에 비해 탄수화물이 풍부한 식단을 지속적으로 섭취하는 운동선수는 훈련과 경기 중에 쓸 수 있는 근육 글리코겐 저장량을 더 많이 확보할 수 있다(Ivy, 1991).

근육 글리코겐이 적절하게 저장되면 피로를 덜 느끼는 것으로 잘 알려져 있다(Impey et al., 2018). 탄수화물 섭취 시기와 섭취량에 대한 연구는 많지만, 현재로서는 운동과 관련해 지방 섭취 시기를 제안하기에는 연구가 불충분하다.

지구력 운동선수는 종일 식사와 간식을 자주 섭취하고 식사를 거르지 않도록 해야 한다. 양질의 탄수화물, 저지방 단백질, 건강한 지방이 모든 식사와 간식의 중심이 되어야 한다. 어떤 레이스(예: 5K 또는 10K)를 위해 훈련하거나 1시간 이상 지속적으로 운동하는 활동적인 사람 역시 운동에 에너지를 공급하고 한차례의 트레이닝 후 회복 속도를 높이기 위해 적절하게 탄수화물을 섭취해 주어야 한다(Eberle, 2014). 표 17-2는 운동 전, 운동 중, 그리고 운동 후 식사 타이밍(및 일반적인 내용)을 제시한다.

표 17-2 지구력 운동선수를 위한 에너지 공급 전략

타이밍	구성	수분 섭취
운동 전 식사		
운동 3~4시간 전	쉽게 소화되는 고품질 탄수화물(예: 잉글리시 머핀, 팬케이크, 와플, 서섬유질 시리얼 또는 통곡물 빵) 저지방 단백질(예: 계란, 칠면조 고기, 햄, 로스트 비프, 닭고기 또는 참치) 섬유질과 지방이 적음	활동 4시간 전에 수분 섭취 전략을 시작한다. 예: 약 600mL(약 20온스)의 물을 마신다.
운동 전 간식		
운동 30분~1시간 전	탄수화물 함량이 높음(예: 초코 우유, 요구르트, 과일, 견과류 버터 또는 단백질 파우더가 함유된 스포츠 음료) 적당한 단백질 지방과 섬유소가 적음	수분 섭취를 계속한다. 예: 약 450~600mL(15~20온스)의 물을 마신다.
운동 중 식사		
탄수화물 섭취는 활동 시작 직후에 시작해야 하지만, 운동 세션이 계속되고 60분 이상 지속되는 경우에만 섭취해야 한다. 그렇지 않은 경우 운동 중 추가적인 탄수화물 섭취가 필요하지 않다.	스포츠 젤, 블록, 스포츠 콩, 스포츠 음료, 과일 또는 단백질이 적거나 중간 정도인 고탄수화물 바와 같이 휴대하기 간편한 다양한 탄수화물 식품	운동선수의 발한 속도에 따라 수분 섭취를 계속한다. 예: 시간당 0.4~0.8L를 마신다. 스포츠 음료는 6~8%의 탄수화물 용액을 함유해야 한다. 손실된 전해질을 스포츠 음료나 나트륨과 칼륨이 많은 음식으로 대체한다.
운동 후 식사/간식		
24시간 이내에 다른 운동이 계획된 경우에만 중요하다. 그러나 운동 후 2시간 이내에 보충하는 것은 해롭지 않다.	양질의 탄수화물과 저지방 단백질 탄수화물: 운동 후 4~6시간 동안 시간당 1~1.2g/kg 단백질: 위의 탄수화물 섭취량을 보완하기 위해 운동 후 0.2~0.5g/kg	수분 섭취를 계속한다. 예: 운동 중 손실된 1파운드당 약 500~700mL(16~24온스)의 물 또는 스포츠 음료를 마신다(운동 중 손실된 체중 1kg당 1.25~1.5L).

Data from Aragon, A. A., & Schoenfeld, B. J. (2013). Nutrient timing revisited: Is there a post-exercise anabolic window? *Journal of the International Society of Sports Nutrition, 10*(1), 5. https://doi.org/10.1186/1550-2783-10-5; Kerksick, C. M., Arent, S., Schoenfeld, B. J., Stout, J. R., Campbell, B., Wilborn, C. D., Taylor, L., Kalman, D., Smith-Ryan, A. E., Kreider, R. B., Willoughby, D., Arciero, P. J., VanDusseldorp, T. A., Ormsbee, M. J., Wildman, R., Greenwood, M., Ziegenfuss, T. N., Aragon A. A., & Antonio, J. (2017). International society of sports nutrition position stand: Nutrient timing. *Journal of the International Society of Sports Nutrition, 14*, 33. https://doi.org/10.1186/s12970-017-0189-4

저항 운동

근력을 단련하는 운동선수의 주요 목표는 일상 활동과 고강도 트레이닝 및 경기를 위해 칼로리를 제공하고 근육량을 만들고 복원하는 것이다. 운동 전후, 그리고 가능하면 운동 중에 자주 먹고 수분을 섭취하며 영양에 집중하는 것은 최적의 수준에서 트레이닝하여 수행능력을 높이고 특정 피트니스와 운동 목표를 달성하는 데 핵심이다. 전통적인 저항 운동이 소모적인 지구력 운동보다 근육 글리코겐 농도에 미치는 영향이 적지만, 연구 결과 저항 운동도 근육 글리코겐을 상당히 감소시킬 수 있는 것으로 밝혀졌다(Robergs et al., 1991).

저항 운동이 근육 단백질 합성(MPS: muscle protein synthesis)을 자극한다는 것은 잘 알려져 있으며, 이것은 단백질 섭취로 더욱 자극되고 강화된다(Damas et al., 2015). MPS는 근육 비대로 알려진 근육의 크기를 증가시키는 중요한 요소이다.

영양분을 공급하는 타이밍은 단순히 근육량 증가 방정식의 한 부분이다. 사실 근육 비대는 적절하게 디자인된 저항 트레이닝 프로그램 없이는 어렵다. 실제로 호르몬 수치, 적절하게 디자인된 저항 트레이닝 프로그램에 의한 순수 근육 자극, 올바른 화학 에너지(총 에너지 및 단백질)의 소비를 포함하여 많은 요인이 근비대와 근력 향상에 영향을 준다. 표 17-3은 이러한 목표를 지원하기 위한 에너지 공급 전략을 설명한다.

표 17-3 근력 운동선수를 위한 에너지 공급 전략

타이밍	구성	수분 섭취
운동 전 식사		
운동 2~4시간 전	고품질 탄수화물(1~4g/kg) 저지방 단백질 20~30g 낮은 섬유질과 지방	활동 4시간 전에 수분 섭취 전략을 시작한다. 예: 약 600mL(20온스)의 물을 마신다.
운동 전 간식		
운동 30분~2시간 전	높은 탄수화물 중간 정도의 단백질 낮은 지방과 섬유소	수분 섭취를 계속한다. 예: 약 450~600mL(15~20온스)의 물을 마신다.
운동 중		
탄수화물(가능하면 단백질도) 섭취는 운동 세션이 60분 이상 지속되는 경우에만 활동 시작 직후에 시작해야 한다.	60분 이상 지속되는 운동의 경우 매 15~20분 간격으로 시간당 30~60g의 탄수화물	운동선수의 발한 속도에 따라 수분 섭취를 계속한다. 예: 시간당 0.4~0.8L를 마신다. 스포츠 음료는 6~8%의 탄수화물 용액을 함유해야 한다. 손실된 전해질을 스포츠 음료나 나트륨과 칼륨이 많은 음식으로 대체한다.
운동 후 식사/간식		
24시간 이내에 다시 운동하는 경우에만 중요하지만, 운동 세션이 끝난 직후 반복 간격(약 4시간마다)으로 양질의 탄수화물과 단백질, 특히 단백질을 섭취하는 것은 해롭지 않다.	양질의 탄수화물과 저지방 단백질 탄수화물: 운동 후 4~6시간 동안 1~1.2g/kg 단백질: 운동 후 20~30g 섭취	수분 섭취를 계속한다. 예: 운동 중 손실된 1파운드당 약 500~700mL(16~24온스)의 물 또는 스포츠 음료를 마신다(운동 중 손실된 체중 1kg당 1.25~1.5L).

Data from Aragon, A. A., & Schoenfeld, B. J. (2013). Nutrient timing revisited: Is there a post-exercise anabolic window? *Journal of the International Society of Sports Nutrition, 10*(1), 5. https://doi.org/10.1186/1550-2783-10-5; Kerksick, C. M., Arent, S., Schoenfeld, B. J., Stout, J. R., Campbell, B., Wilborn, C. D., Taylor, L., Kalman, D., Smith-Ryan, A. E., Kreider, R. B., Willoughby, D., Arciero, P. J., VanDusseldorp, T. A., Ormsbee, M. J., Wildman, R., Greenwood, M., Ziegenfuss, T. N., Aragon A. A., & Antonio, J. (2017). International society of sports nutrition position stand: Nutrient timing. *Journal of the International Society of Sports Nutrition, 14,* 33. https://doi.org/10.1186/s12970-017-0189-4; Burd, N., & Phillips, S. (2017). Protein and exercise. In C. Karpinski & C. Rosenbloom (Eds.), Sports nutrition. A handbook for professional sports. Academy of Nutrition and Dietetics.

트레이닝 팁

제시된 영양 권장 사항은 높은 수준의 선수용 트레이닝과 경쟁을 극대화하도록 설계되어 대다수 고객에게 지나치게 복잡하거나 불필요할 수 있다. 교정 운동 전문가는 기본 전략에 우선순위를 두고 집중하여 고객이 최대한 잘 적응하여 따라올 수 있도록 해야 한다. 이 전략은 간단하게 적용할 수 있어야 하는데, 가령 활동 중에 원하는 만큼 물을 마시게 한다든지 운동 30~60분 전에 빠르게 소화되는 탄수화물과 약간의 단백질을 함유한 건강한 간식을 섭취하도록 하는 것 등이다. 이런 방식을 적용할 때 고객은 수분 및 에너지 공급을 운동하기 전에 끝내야 할 또 다른 귀찮은 일처럼 느끼지 않고 자연스럽게 받아들이게 된다. 일관되게 진행되는 프로그램이, 완벽하지만 수행하기 어려운 프로그램보다 낫다는 점을 기억해야 한다.

수분 공급

계획된 활동과 관련된 수분 공급의 목적은 땀으로 손실된 수분을 보충하고 다음 트레이닝 전에 수분 상태를 유지하는 것이다. 경기 또는 트레이닝 중에 체중의 3% 미만이 감소한다면 고객은 단순히 원하는 만큼 수분을 섭취하도록 지시 받게 된다. 그러나 구체적인 요구 사항을 요청하는 고객이나 운동선수의 경우에는 취침 전과 운동 전 1시간 이내에 500mL(16.9온스)를 마시는 것으로 대부분 필요한 수분 요구량을 충족할 수 있다.

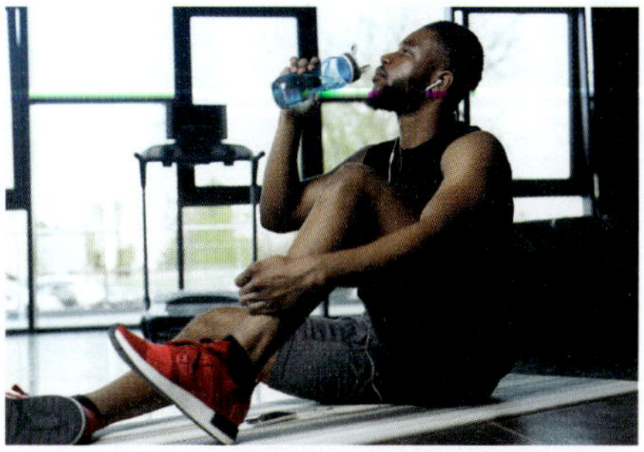

© LightField Studios/Shutterstock

중요

여기에 제시된 것과 같은 영양 코칭 및 권장 사항은 교정 운동 전문가의 실무 범위에서 허용되는 기준 내에 있다. 교정 운동 전문가의 역할은 운동 활동에 대한 고객의 참여를 돕고 회복을 극대화하기 위해 영양 지침을 제공하는 것이다. 피트니스 전문가는 실무 범위 내에서 행동할 때 건강한 사람들에게 결과를 향상시키기 위한 대량 영양소에 대해 설명하거나 식습관과 관련하여 지침을 안내할 수 있다. 질병을 치료하기 위해 영양 요법을 안내하거나 조언해주는 것은 피트니스 전문가가 해서는 안 된다. 그것은 코칭이 아니라 영양 상담으로 볼 수 있기 때문이다. 전문가가 제공할 수 있는 영양 조언에 관한 범위는 지역에 따라 다를 수 있음을 유념해야 한다. 구체적인 영양 실무 규정에 대한 정보는 미국영양협회 웹사이트와 같은 지역 또는 국가 협회에 문의한다.

움직임 전략

최적으로 회복하기 위한 전략은 건강, 웰니스 및 운동 수행능력을 위한 보다 수동적인 구성 요소로 분류된다. 이미 언급한 바와 같이 수면, 심리적 이완, 영양 및 수분 공급과 같은 요소는 이 과정의 핵심 요소 중 일부이다. 자가 관리와 회복을 위한 움직임 전략은 재생의 신체적 측면뿐 아니라 정신적 측면에도 영향을 미친다.

피트니스와 운동 수행능력 기반 프로그램 내의 교정 운동은 공식적으로 운동 계획에 통합될 때 훈련 계획의 초기 단계에서 시행된다. 이것은 다음 훈련 단계에서 강도와 볼륨을 증가시키기 전에 자세를 바로잡고 안정화와 근육 균형을 개선하기 위한 것이다. 전반적인 동작의 효율성을 향상시키는 이 단계는 후속 훈련 단계가 시작될 때 끝나는 것이 아니라 오히려 매일은 아니더라도 매주 근육 균형을 유지하고 훈련 전후 움직임 순서를 사용하여 고강도 훈련의 스트레스를 줄이는 데 사용할 수 있다. 교정 운동 프로그램은 신체가 운동할 수 있도록 준비시키고 운동에서 회복하도록 돕는다.

트레이닝 팁

고객이 더 많이 움직이도록 하려면 동작이 다른 사람과 상황에 어떤 의미가 있는지 이해해야 한다. 움직임 전략은 고객이 지속적으로 참여하도록 하기 위해 다음과 같은 몇 가지 주요 상황에서 전달할 수 있다.

1. 공식적인 평가 기반 전략
2. '올바른 느낌'에 기반한 전략
3. 사전에 구성한 루틴

공식적인 평가 기반 전략

교정 운동 전략은 자세 개선을 유도하기 위해 느린 템포와 낮은 강도의 4~6주 계획 안에 공식적으로 30~60분의 세션을 넣어야 한다. 그러나 매일 5~10분 동안의 바르게 조정된 움직임 순서를 통해 자세를 개선할 수 있다. 환경에 따라 고객은 바닥에서 진행하는 롤러 이외의 자가근막기법(SMT)을 할 수 있다. 이 경우 교정 운동 연속체의 1단계 목표를 달성하기 위해 자가 압력 마사지 또는 진동을 가하는 장치를 사용할 수 있다.

사무직 근로자의 팔에 대한 샘플 평가 기반 전략:

- 앞쪽 팔이음뼈를 위한 SMT 또는 진동 도구
  - 운동 팁: 앉은 채로 운동한다.
- 정적 가슴근 스트레칭
  - 운동 팁: 가장 가까운 벽이나 문설주를 찾는다.
- 싱글 레그 코브라
  - 운동 팁: 최소한 팔 너비만큼 열린 공간을 사용한다.

'올바른 느낌' 전략

교과서나 태블릿을 읽으려면 눈과 머리 위치가 화면이나 책을 향해야 한다. 이를 위해서는 윗목과 어깨의 긴장을 유발할 수 있는 앞으로 내민 머리 자세가 필요하다. 긴장이 시작되면 필요할 때 바로 다음과 같은 순서로 완화시킬 수 있다.

- 위등세모근에 하향 압력을 가하는 고리(hook) 모양의 도구를 사용하는 SMT
- 어깨올림근 스트레칭
- 활성적으로 유지되는 목뼈 굽힘(턱 당기기)

사전에 구성한 루틴

기업의 그룹이나 운동 팀과 함께 운동할 때는 많은 사람이 집단적으로 경험하는 근육 불균형을 해결하기 위해 사전에 디자인된 루틴을 제공한다. 일부 샘플 프로그램을 제안해볼 수도 있다. 대부분은 최소한의 장비로 5~10분 안에 완료한다.

- 전방 엉덩관절 루틴
  - SMT 엉덩관절 굽힘근 복합체(넙다리근막긴장근, 넙다리곧은근)
  - 3차원 방향으로 서서 엉덩관절 굽힘근 스트레칭
  - 힙 힌지 패턴(예: 체중을 이용한 루마니안 데드리프트)
- 어깨 루틴
  - SMT 넓은등근
  - 공이나 고정 앵커(예: 의자)를 이용한 정적 넓은등근 스트레칭
  - 스탠딩 스캡션
- 발과 발목 루틴
  - SMT 종아리 복합체
  - 동적 종아리 스트레칭(다리를 좌우로 흔들기)
  - 앞정강근 활성화

장기적인 운동 및 회복 프로그램 디자인은 주 168시간을 종합적으로 고려해야 한다. 가정, 가족, 직장/학교, 사회적 약속, 운동, 스포츠/레크리에이션을 위한 연습 등의 해야 할 일들을 고려하다 보면 '자유로운' 시간이 부족할 수 있다. 그러나 직장이나 학교에서 컴퓨터 앞에 오래 앉아 있는 것, 옆 방향으로 던지거나 발로 차기, 달리기와 같은 스포츠 관련 동작의 과도한 사용 패턴, 또는 과도한 모바일 기기 사용의 영향을 감안할 때 자세의 위치를 바로잡으려면 시간이 필요하다. 많은 사람이 출근-데스크 업무-퇴근 사이클로 하루에 최소 8~9시간을 앉아 있다. 목뼈 신전과 함께 앞으로 내민 머리 자세, 늘어진 어깨, 엉덩이, 무릎, 발목이 굽혀진 자세를 완화하기 위해 반대 움직임과 자세를 취하는 데 조금의 시간이라도 할애해야 한다. 올바른 움직임 전략은 자세 비틀림 패턴을 상쇄하는 데 중요한 요소가 된다.

시즌 기반 스포츠를 위한 프로그래밍 예시

대학 및 전문가 수준의 체력 및 컨디셔닝 프로그램에는 단계를 밟아가는 교육을 포함해 점진적이고 계층화된 트레이닝 계획이 있다. 올바르게 디자인되었다면 트레이닝 계획(즉, 훈련 주기)에서 회복을 고려한다. 모든 스포츠에서 운동선수의 요구를 살펴볼 때 안정성, 근력과 파워의 적응은 시즌 경기에 맞춰 진행될 뿐 아니라 통합되어야 한다. 취미로 운동하는 사람이든 경기를 펼치는 운동선수든 신중한 장단기 계획은 회복을 극대화하는 데 필수적이다. 이런 식으로 회복은 선수의 주기화 전략에 '내재'되어 있다. 일반적으로 시즌에 따른 진행은 적절한 적응을 목표로 조정된 훈련 주기이다.

- 시즌 전: 교정 운동, 안정화, 근력과 파워
- 시즌 중: 근력과 파워 유지, 자가 관리 루틴을 통한 안정화
- 비시즌: 교정 운동, 자가 관리 루틴 및 적극적인 휴식

이 개념은 대학, 클럽 또는 프로 스포츠에만 특정하거나 국한되지 않는다. 주말 전사(weekend warrior: 격렬한 운동을 주말에 몰아서 하는 사람)나 취미로 운동하는 사람에게도 어느 정도 변형하여 실행할 수 있기 때문이다. 운동의 양, 강도 및 운동 선택은 신체에 가해지는 스트레스를 다양화하고 회복을 극대화하여 과도한 사용 패턴과 부상을 최소화하는 데 있어 중요하다. 다음 예는 경기를 치르는 골퍼를 위한 장단기 계획의 샘플 레이아웃이다(그림 17-5).

운동선수는 근육 균형과 자세 지구력을 향상시키거나 최소한 유지하는 전략을 통합할 기회가 많다. 대개 이러한 자가 관리와 교정 운동 전략은 근력 및 컨디셔닝 또는 운동 스케줄에 포함되어야 한다. 또한 매일 '미니' 운동으로서 점진적으로 통합하거나 움직임 준비 및/또는 쿨다운으로 운동 계획에 포함할 수 있다. 어떻게 실행되든 움직임을 통한 회복 계획은 기존의 안정성을 유지하는 것뿐만 아니라 연습과 경기 플레이는 물론 운동 프로그래밍을 통해 높은 볼륨, 고강도 부하로 인한 과도한 사용을 상쇄하는 데 도움이 된다.

NASM

훈련 계획 샘플 – 대학 골퍼

성명: Juliette Smith　　훈련 기간: 시즌 중 1월, 1주차

장주기							
	평가 및 교정 운동	**안정화**	**근지구력**	**근육 강화**	**최대 근력**	**파워 지구력**	**최대 파워**
시즌 전(가을, 프리 시즌 플레이)	x	x	x			x	x
시즌 중(겨울/봄)	x	x	x			x	x
비시즌(여름)	x	x	x		x	x	
시즌 중 월간 계획							
	평가 및 교정 운동	**안정화**	**근지구력**	**근육 강화**	**최대 근력**	**파워 지구력**	**최대 파워**
1월	x	x	x			x	x
2월			x			x	x
3월	x	x	x			x	x
시즌 중 중주기 – 1월							
	평가 및 교정 운동	**안정화**	**근지구력**	**근육 강화**	**최대 근력**	**파워 지구력**	**최대 파워**
1주차	x	x	x				
2주차		x	x				
3주차			x			x	
4주차			x			x	x
단주기 1월 – 1주차							
	월요일	**화요일**	**수요일**	**목요일**	**금요일**	**토요일**	**일요일**
자가 관리		x	x	x	x	x	x
평가 및 교정 운동	재평가						
안정화	x		x				
근지구력					x		

그림 17-5　샘플 계획: 경기를 치르는 골퍼

지속성을 위한 커뮤니케이션 기술

회복 행동 장려를 둘러싼 어려움은 세션에서 벗어나 '과제'를 더 열심히 하는 데 있다. 초기 세션 동안에는 고객의 상태와 요구를 파악하는 데 시간이 많이 소요된다. 논의한 바와 같이 정신적, 신체적 건강에 대한 대화는 문제의 원인이 되는 현재의 행동을 개선하기 위한 것이다. 이것은 목표 설정과 결합하여 체계화되고, 측정 가능한 전략을 통해 회복을 개선하기 위해 해결해야 하는 다양한 행동의 토대를 마련한다.

회복 전략과 생활 습관의 양립성

새로운 습관을 실행하거나 수정할 때 해당 과정에 고객을 참여시키면 고객이 지속적으로 참여하는 데 도움이 된다. 고객이 해결해야 할 행동과 실행 범위에 대해 적극적인 역할을 하도록 하는 것도 도움이 된다. 이것은 업무 일정, 가족에 대한 의무, 팀 연습 또는 컨디셔닝 세션으로 인해 현재의 문제 행동과 그 행동이 어떻게 발생했는지, 탐색하는 것을 의미한다. 이러한 것을 염두에 두고 교정 운동 전문가와 고객은 새로운 행동을 위한 여지를 만들거나 또는 현재 행동을 수정하는 방법으로 협상할 수 없는 것(예: 업무 일정)과 협상할 수 있는 것(예: 레크리에이션과 여가 시간)을 고려하여 계획을 수립해야 한다.

예를 들어, 한 고객이 아침부터 저녁까지 매일 4시간 동안 TV를 시청한다고 말했다면 이 시간 중 일부는 운동, 식사 준비, 휴식, 명상, 그리고 일찍 잠자리에 드는 습관을 들이는 데 할애할 수 있다. 피트니스 전문가가 고객과 협력하여 계획을 수립할 때 고객은 다음과 같은 선택 사항이 있다.

- 건강 증진 행동에 방해가 되지 않도록 버스 탑승 중 TV 시청
- 운동, 명상, 이완에 도움이 되는 프로그램이나 영양가 높은 식사를 위한 요리 강습 프로그램 시청
- 영상 시청 시간을 줄이고 움직임과 수면을 위한 시간을 늘리기 위해 시청하는 프로그램을 선별

또 다른 예는 근육이 지나치게 활동적이어서 일상적인 긴장 완화를 위한 유연성이나 움직임 전략이 필요하다고 평가된 사람을 위한 것이다. 이러한 계획에는 다음과 같은 선택 사항이 있다.

- 운동 전후, TV 시청 중, 또는 저녁에 퇴근하여 귀가한 직후에 근막 롤링을 수행한다.
- 출장 시 가져가 호텔 방이나 피트니스 센터에서 사용할 수 있는 진동 마사지에 투자하여 혈액 순환을 개선한다.
- 2분 이내에 실행할 수 있는 스트레칭 프로그램을 미리 설정하여 통화나 회의 사이의 휴식 시간에 수행한다.

고객은 다양한 유형의 옵션을 통합할 수 있으며, 가장 좋은 옵션은 고객의 생활 방식에 적합하고 최대한 중단하지 않고 진행할 수 있는 것이다. 또 다른 고려 사항은 노력한 만큼 큰 보상을 주는 행동이나 다른 삶의 질을 높여주는 행동을 개선시키는 것이다. 예를 들어, 수면이 부족하면 고객은 오후에 기운이 빠질 수 있다. 오후 낮잠을 자기 어렵다면 동네 카페에서 커피 한 잔을 마시며 산책하는 것으로 졸음을 줄일 수 있다. 카페인에 민감한 사람은 밤에 불면증을 피하기 위해 커피보다는 차를 마시는 것이 좋다. 요컨대, 한 가지 행동을 개선하면(가령 숙제를 하느라 낮에 지나치게 졸리는 것을 피하기 위해 수면을 우선시하는 등) 부가적인 행동도 영향을 받을 수 있다.

고객의 자가 관리 준수 개선

고객의 일관된 실천과 자기효능감은 장기적으로 자가 관리 계획을 끌고 가는 데 매우 중요하다. 고객이나 운동선수가 자가 관리 및 회복 프로그램을 최대한 준수한다고 해서 피트니스

전문가의 정기적인 후속 점검의 필요성을 소홀히 해서는 안 된다. 고객이나 운동선수는 피트니스 전문가와 합의하여 새로운 행동을 수행해야 하며, 이때 실용성과 효율성을 위해 실시간 환경을 테스트해야 한다.

피트니스 전문가는 평균적으로 일주일에 몇 번 이상 고객을 만나지 않는다. 그렇기 때문에 나머지 시간에 대한 책임을 고객에게 지도록 할 필요가 있다. 자가 관리 과제를 제시하여 합의되면 효과에 대한 후속 점검은 교정 운동 전문가의 몫이다.

예컨대, 피트니스 전문가와 고객은 일주일간 가장 우선해야 할 일이 밤에 8시간의 수면을 취하는 것이라는 데 동의한다. 심야 영화 감상과 새벽 출퇴근을 함께 평가한 결과 고객은 침대에서 평균 5시간을 보내고 일반적으로 밤에 5시간 미만의 수면을 취했다. 이에 따라 다음과 같이 행동 수정이 이루어져야 한다. 밤 9시 이후 영상 시청 시간을 중단하고(야간의 자연적인 멜라토닌 분비를 방해하지 않도록) 대신 주말에 장편 영화를 예매한다. 고객이 다음 훈련 세션을 위해 돌아오면 다음 두 가지 중 하나의 결과를 받아들이도록 한다.

1. 삶의 질을 높이는 긍정적인 변화를 성공적으로 통합한 것에 대한 언어적, 비언어적(예: 악수 또는 하이파이브) 축하가 이어지고, 그 후 충분한 야간 수면을 위한 다음 행동이 다루어진다.
2. 적절한 수면의 양과 질을 달성하기 위해 재평가하거나 새로운 전략이 제공된다.

한 가지 핵심 요소를 추가하자면 세션을 긍정적으로 유지하려는 노력에서 작은 '성취감'을 맛보도록 해야 하며, 궁극적으로 원하는 결과에 가까운 모든 행동을 축하하고 격려하는 것이다. 이 예에서는 밤 9시경에 취침 루틴을 시작하기 위해 저녁에 더 일찍 TV와 영화를 시청해야 하는 추가적인 협상이 필요하다고 판단할 수 있다.

초기 시도가 성공하지 못해 대안 해결책을 찾을 때의 질문은 피트니스 전문가의 생명줄이다. 고객과 전문가가 배운 것은 현재 방식으로는 성공하지 못했다는 것이다. 대안 해결책을 찾기 위해 사용할 수 있는 몇 가지 샘플 질문은 다음과 같다.

- 이 과제가 얼마나 어려운지 1~5까지의 척도로 표현하면 무엇이고, 그 과제를 더 쉽게 만들기 위해 무엇을 할 수 있는가?
- 이번에는 효과가 없었지만, 마주친 장애물을 제거하기 위해 우리가 무엇을 할 수 있는가?
- 원하는 결과를 얻기 위해 우리가 다르게 할 수 있는 것이 있다고 생각하는가?
- 이것은 매일 할 수 있는 행동이라고 생각하는가?

이러한 질문은 특정 기간 동안(또는 취하지 않은)의 행위에 대한 고객의 성찰과 반성을 유도하기 위해 고안되었기 때문에 정답이나 오답이 없다. 나아가 질문은 대화를 촉발하고, 전략 수립 프로세스를 계속하도록 하며 고객이 변화시켜야 할 다른 행동을 해결할 방법에 대해 생각할 수 있도록 고안되었다.

피트니스 및 회복 전략을 위한 범이론적 모델(초이론적 모형)

인체 움직임 과학, 운동 과학 및 운동 프로그램 디자인을 이해하는 것 외에도 피트니스 전문가는 행동 변화의 범이론적 모델(초이론적 모형: transtheoretical model, TTM) 개념을 이해해야 한다(그림 17-6)(Prochaska, 1979). TTM은 누군가가 원하는 행동이나 습관을 위해 변화를 일으키기 쉬운 단계를 고려하는 개념이다. 다음은 TTM 단계에 대한 간략한 설명이다.

- **고려 전**: 자신에게 문제가 있거나 새로운 행동이 필요하다는 것을 모른다.
- **고려**: 해결해야 할 문제가 있고 현재 행동 경로가 자신의 목표나 건강에 해롭다는 것을 이해한다.
- **준비**: 생활 방식 변화에 대한 연구와 계획이 진행되고 있다.
- **행동**: 문제를 되돌리기 위한 행동이 실행되고 있다.
- **유지**: 개선된 상태이거나 환경이나 생활 방식 개선을 위한 지속적인 행동이 이루어지고 있다.
- **종료**: 바람직하지 않은 상태를 버리고 새로운 대응 행동이 정착되었다.

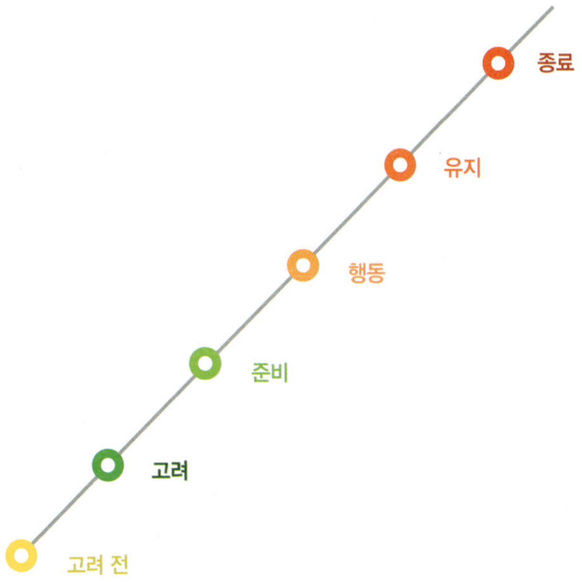

그림 17-6 범이론적 모델

TTM을 이해하는 것은 피트니스 전문가에게 중요한데, 이는 피트니스 개선을 위한 옵션을 조사하는 고객이나 잠재 고객과의 커뮤니케이션을 위한 기반을 마련하기 때문이다. 고객이 오버헤드 스쿼트 평가 중에 관찰된 움직임 기능장애로 인해 진행이 지연될 수 있다는 것을 깨닫지 못한다면 더 이상의 진행이 어렵게 되거나 근력 향상의 결과를 얻지 못한다. 이 사례에서 고객은 움직임 손상이 무엇이며 그것이 운동 수행능력에 어떤 영향을 미치는지 깨닫지 못하기 때문에 고려 전 단계에 있게 된다. 이제 피트니스 전문가와 추가적인 논의를 통해 교육 과정이 시작되면 고객은 근육 불균형의 영향과 피트니스 상태 개선에 방해가 되는 것을 더 잘 알게 된다. 이제 고객은 운동과 그 결과에 영향을 미치는 다른 요소들을 인식하고 있기 때문에 고려 단계에 있다고 볼 수 있다.

이 시점부터의 준비는 교정 운동 전략과 이를 운동 계획에 실행하는 방법에 대해 더 깊이 파고드는 것을 의미한다. 샘플 전략에는 매일 10~15분의 자가 관리가 들어 있다. 최적의 효과를 위해 전략을 평가하고 고려했다면 이제 행동을 취할 때이다. 여기서부터 피트니스 전문가의 지원이나 도움을 받아 움직임 기능장애를 해결하기 위한 운동 프로그래밍이 실행되고 진행된다.

행동 단계에서 6개월 동안 일관된 시간을 보내고 나면 고객은 이제 유지 단계에 있게 된다. 여기에서 고객은 움직임의 질을 향상시키고 적절한 근육 기능의 가능성을 높이는 다양한 프로그래밍으로 적절한 근육 균형을 다루는 정기적인 프로그램에 참여한다. 다시 흡연하고자 하는 욕구가 완전히 사라지는 금연과 같은 경우에는 종료 단계가 가능하지만, 운동을 지속하는 것과 관련해서는 결코 종료 단계가 없다. 인생은 의심할 여지없이 모든 사람에게 예비된 여러 가지 예상치 못한 사건들이 일어난다. 즉 직업을 바꾸고, 새로운 도시로 이사하며, 아기를 낳고, 병들고, 가족이 사망하거나 부상을 당하기도 한다. 이런 일들로 인해 가장 열정적인 운동선수조차도 TTM의 준비, 행동, 유지 단계 사이를 왔다 갔다 할 뿐이다.

변화에 대한 준비 상태와 관련하여 고객이 어떤 상태에서 교정 운동을 이해하는지가 중요하다. 고객이 무엇을 배우고 받아들일 준비가 되어 있는지가 토론의 수준에 영향을 미친다. 예를 들자면 교정 운동 전문가는 교정 운동 프로토콜과 함께 운동 수행능력을 향상시키기 위해 수시로 논의하려고 한다. 고객이 이 점을 이해하지 못하거나 현재 상황과 관련이 없다고 생각한다면 고객은 관심이 없으므로 제안된 계획을 실행할 동기가 없다. 반대로, 트레이너가 지속적으로 교정 운동의 효과에 대해 교육하려고 노력하고 고객이 실행하고 앞으로 나아갈 준비가 되어 있다 하더라도 고객을 훈련 세션에 참여시킬 기회를 놓칠 수도 있다. 토론과 대화는 고객이 현재 위치해 있는 TTM 단계와 일치하고 이를 반영해야 한다.

고객과 교정 운동에 대해 이야기하기

교정 운동은 지난 15~20년 동안 피트니스 전문가들 사이에서 인기를 얻고 인식이 높아진 비교적 새로운 운동 개념이다. 개발 이후에도 움직임의 질과 부상 저항력 향상을 목표로 업계 전문가들에 의해 시행되며 많은 변화를 겪었다. 이 때문에 교정 운동이 무엇이고 누구에게 필요한지에 대한 이해가 고객마다 다를 수 있다. 고객에게 교정 운동 전략이 필요하다고 판단되면 피트니스 전문가는 운동 및 회복 계획 안에서 성공적인 통합이 고객에게 얼마나 도움이 되는지, 해결해야 할 문제가 무엇인지를 명확히 해야 한다.

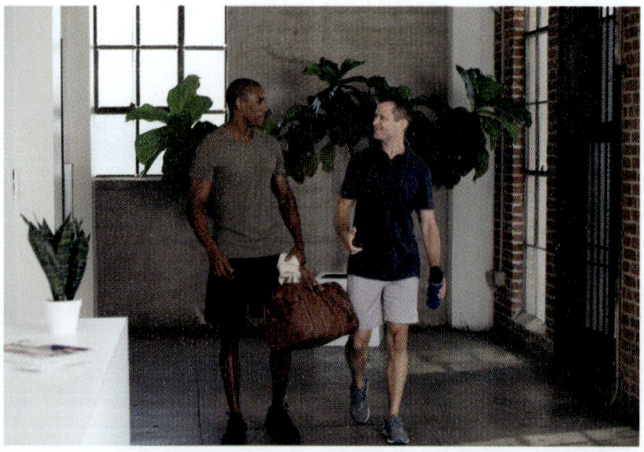

© Courtesy of National Academy of Sports Medicine

교정 운동에 대한 논의는 평가 과정에 대한 설명으로 시작된다. 고객은 종합적인 운동 계획을 개발하기 전에, 자세를 개선하고 근육 시스템의 과도한 부담을 최소화하기 위해 무엇이 필요한지를 기본적으로 이해해야 한다. 평가를 통해 얻은 정보는 근육 불균형을 나타내는데, 어떤 근육이 과도하게 활동하며 만성적인 수축 상태에 있는지, 그리고 어떤 근육이 활동이 부족하고 만성적인 신장 상태로 있는지에 대한 통찰력을 제공한다.

결과를 달성하기 위해 개인의 '이유(why)' 또는 동기와 연결 짓는 것은 자가 관리 루틴에 대한 지속성을 높이는 데 중요한 부분이다. 고객이 교정 운동 프로그램을 통합하여 운동 계획을 시작할 때, 프로그램이 가능한 한 가장 안전하고 빠르고 효과적인 방법으로 목표를 달성할 수 있는 이유와 방법을 상기시켜야 한다. 이것은 움직임의 효율성을 다루고 적시에 적절한 근육을 동원함으로써 이루어진다. 최소한 프로그램 초반에 이러한 형태의 트레이닝을 하면 오버트레이닝 가능성이 줄어들고 정기적인 자가 관리 계획에 대한 토대를 만들고 연습할 수 있다.

요약

요약하자면, 적절한 회복은 교정 운동 자체만큼 건강과 웰니스를 최적화하는 데 중요하다. 적절한 회복 습관이 마련되지 않으면 오버트레이닝이 발생하고 추가적인 움직임 손상이 진행되어 개인은 누적 손상 주기에 진입하고 잠재적으로 지속될 가능성이 높아진다. 삶의 질을 극대화하기 위해서는 운동, 회복, 그리고 웰니스의 6개 관점의 최적화가 서로 함께 이루어져야 한다.

첫 번째 단계는 회복을 구성하는 요소, 즉 적절한 휴식, 재충전 및 재생 습관의 조합을 이해하는 것이다. 휴식에는 적절한 수면 습관뿐 아니라 심리적 스트레스를 줄이는 데 도움이 되는 일상적인 기술도 있다. 재충전에는 건강하고 균형 잡힌 식사와 적절한 수분 공급이 포함된다. 재생은 신체가 다양한 강도로 훈련할 준비가 되고 여러 가지 적응이 가능하도록 동작 패턴을 최적화하는 연습이다.

고객이 제대로 회복할 수 있도록 돕기 위해서는 일상생활에서 회복의 세 단계를 모두 고려하여 자가 관리 계획을 준수하도록 하는 것이 중요하다. 이 과정을 지원하는 기술에는 회복 설문지가 있으며 이것은 고객이 훈련 이외의 삶에 대해 생각하게 한다. 운동 후에 물리적 회복 도구를 시행하며 운동선수 중심의 영양과 수분 섭취에 대한 기본 지침을 가르치고, 적절한 수면을 취하는 방법에 대한 팁을 제공한다. 그런 다음 그 모든 정보를 가능한 한 가장 효과적인 방법으로 전달한다. 회복을 운동만큼 신중하게 계획하고 실행한다면 교정 운동 프로그램과 자가 관리에서 모두 성공할 수 있다.

참고 문헌

Alger, S. E., Brager, A. J., & Capaldi, V. F. (2019). Challenging the stigma of workplace napping. *Sleep, 42*(8). https://doi.org/10.1093/sleep/zsz097

Aragon, A. A., & Schoenfeld, B. J. (2013). Nutrient timing revisited: Is there a post-exercise anabolic window? *Journal of the International Society of Sports Nutrition, 10*(1), 5. https://doi.org/10.1186/1550-2783-10-5

Ben-Soussan, T. D., Mauro, F., Lasaponara, S., Glicksohn, J., Marson, F., & Berkovich-Ohana, A. (2019). Fully immersed: State absorption and electrophysiological effects of the OVO Whole-Body Perceptual Deprivation chamber. *Progress in Brian Research, 244*, 165–184. https://doi.org/10.1016/bs.pbr.2018.10.023

Burd, N., & Phillips, S. (2017). Protein and exercise. In C. Karpinski & C. Rosenbloom (Eds.), *Sports nutrition. A handbook for professional sports*. Academy of Nutrition and Dietetics.

Damas, F., Phillips, S., Vechin, F. C., & Ugrinowitsch, C. (2015). A review of resistance training-induced changes in skeletal muscle protein synthesis and their contribution to hypertrophy. *Journal of Sports Medicine*, 45(6), 801–807. https://doi.org/10.1007/s40279-015-0320-0

Eberle, S. G. (2014). *Endurance sports nutrition*. Human Kinetics. Halson, S. L., & Juliff, L. E. (2017). Sleep, sport, and the brain. *Progress in Brain Research, 234*, 13–31. https://doi.org/10.1016/bs.pbr.2017.06.006

Hamlin, M. J., Wilkes, D., Elliot, C. A., Lizamore, C. A., & Kathiravel, Y. (2019). Monitoring training loads and perceived stress in young elite university athletes. *Frontiers in Physiology. 10*, 34. https://doi.org/10.3389/fphys.2019.00034

Hanson, E., Stetter, K., Li, R., & Thomas, A. (2013). An intermittent pneumatic compression device reduces blood lactate concentrations more effectively than passive recovery after Wingate testing. *Journal of Athletic Enhancement, 2*(3). https://doi.org/10.4172/2324-9080.1000115

Healey, K. C., Hatfield, D. L., Blanpied, P., Dorfman, L. R., & Riebe, D. (2014). The effects of myofascial release with foam rolling on performance. *Journal of Strength & Conditioning Research, 28*(1), 61–68. https://doi.org/10.1519/JSC.0b013e3182956569

Hettler, B. (1976). *The six dimensions of wellness*. National Wellness Institute. https://www.

nationalwellness.org/page/Six_Dimensions
Impey, S. G., Hearris, M. A., Hammond, K. M., Bartlett, J. D., Louis, J., Close, G. L., & Morton, J. P. (2018). Fuel for the work required: A theoretical framework for carbohydrate periodization and the glycogen threshold hypothesis. *Sports Medicine*, *48*(5), 1031–1048. https://doi.org/10.1007/s40279-018-0867-7

Ivy, J. L. (1991). Muscle glycogen synthesis before and after exercise. *Sports Medicine*, *11*(1), 6–19.

Kerksick, C. M., Arent, S., Schoenfeld, B. J., Stout, J. R., Campbell, B., Wilborn, C. D., Taylor, L., Kalman, D., Smith-Ryan, A. E., Kreider, R. B., Willoughby, D., Arciero, P. J., VanDusseldorp, T. A., Ormsbee, M. J., Wildman, R., Greenwood, M., Ziegenfuss, T. N., Aragon A. A., & Antonio, J. (2017). International society of sports nutrition position stand: Nutrient timing. *Journal of the International Society of Sports Nutrition*, *14*, 33. https://doi.org/10.1186/s12970-017-0189-4

MacDonald, G. Z., Button, D. C., Drinkwater, E. J., & Behm, D. G. (2014). Foam rolling as a recovery tool following an intense bout of physical activity. *Medicine & Science in Sports & Exercise*, *46*(1), 131–142. https://doi.org/10.1249/MSS.0b013e3182a123db

Mah, C. D., Mah, K. E., Kezirian, E. J., & Dement, W. C. (2011). The effects of sleep extension on the athletic performance of collegiate basketball players. *Sleep*, *34*(7), 943–950. https://doi.org/10.5665/SLEEP.1132

Martin, J. S., Friedenreich, Z. D., Borges, A. R., & Roberts, M. D. (2015). Preconditioning with peristaltic external pneumatic compression does not acutely improve Wingate performance nor does it alter blood lactate concentrations during passive recovery compared with sham. *Applied Physiology, Nutrition, and Metabolism*, *40*(11), 1214–1231. https://doi.org/10.1139/apnm-2015-0247

Morgan, P. M., Salacinski, A. J., & Stults-Kolehmainen, M. A. (2013). The acute effects of flotation restricted environmental stimulation technique on recovery from maximal eccentric exercise. *Journal of Strength & Conditioning Research*, *27*(12), 1367–1374. https://doi.org/10.1519/JSC.0b013e31828f277e

Nedeltcheva, A. V., Kilkus, J. M., Imperial, J., Schoeller, D. A., & Penev, P. D. (2010). Insufficient sleep undermines dietary efforts to reduce adiposity. *Annals of Internal Medicine*. 153(7), 435–441. https://doi.org/10.7326/0003-4819-153-7-201010050-00006

Pelka, M., Kolling, S., Ferrauti, A., Meyer, T. M., Pfeiffer, M., & Kellmann, M. (2017). Acute effects of psychological relaxation techniques between two physical tasks. *Journal of Sports Sciences*, 35(3), 216–223.

Piwek, L., Ellis, D. A., Andrews, S., & Joinson, A. (2016). The rise of
consumer health wearables: Promises and barriers. *PLoS Medicine, 13*(2), e1001953. https://doi.org/10.1371/journal.pmed.1001953

Prinz, P. N., Moe, K. E., Dulberg, E. M., Larsen, L. H., Vitiello, M. V., Toivola, B., & Merriam, G. R. (1995). Higher plasma IGF-1 levels are associated with increased delta sleep in healthy older men. *The Journals of Gerontology. Series A, Biological Sciences and Medical Sciences*, *50*(4), M222–M226. https://doi.org/10.1093/gerona/50a.4.m222

Prochaska, J. O. (1979). *Systems of psychotherapy: A transtheoretical analysis*. Dorsey Press.

Robergs, R. A., Pearson, D. R., Costill, D. L., Fink, W. J., Pascoe, D. D., Benedict, M. A., Lambert, C. P., & Zachweija, J. J. (1991). Muscle glycogenolysis during differing intensities of weight-resistance exercise. *Journal of Applied Physiology*, *70*(4), 1700–1706.

Ukraintseva, Y. V., Liaukovich, K. M., Polishchuk, A. A., Martynova, O. V., Belov, D. A., Simenel, E. S., Meira e Cruz, M., & Nizhnik, A. N. (2018). Slow-wave sleep and androgens: Selective slow-wave sleep suppression affects testosterone and 17α-hydroxyprogesterone secretion. *Sleep Medicine*, 48, 117–126.

Van Cauter, E. (2000). Slow wave sleep and release of growth hormone. *JAMA*, *284*(21), 2717–2718.

CHAPTER 18

교정 운동 전략의 실생활 적용

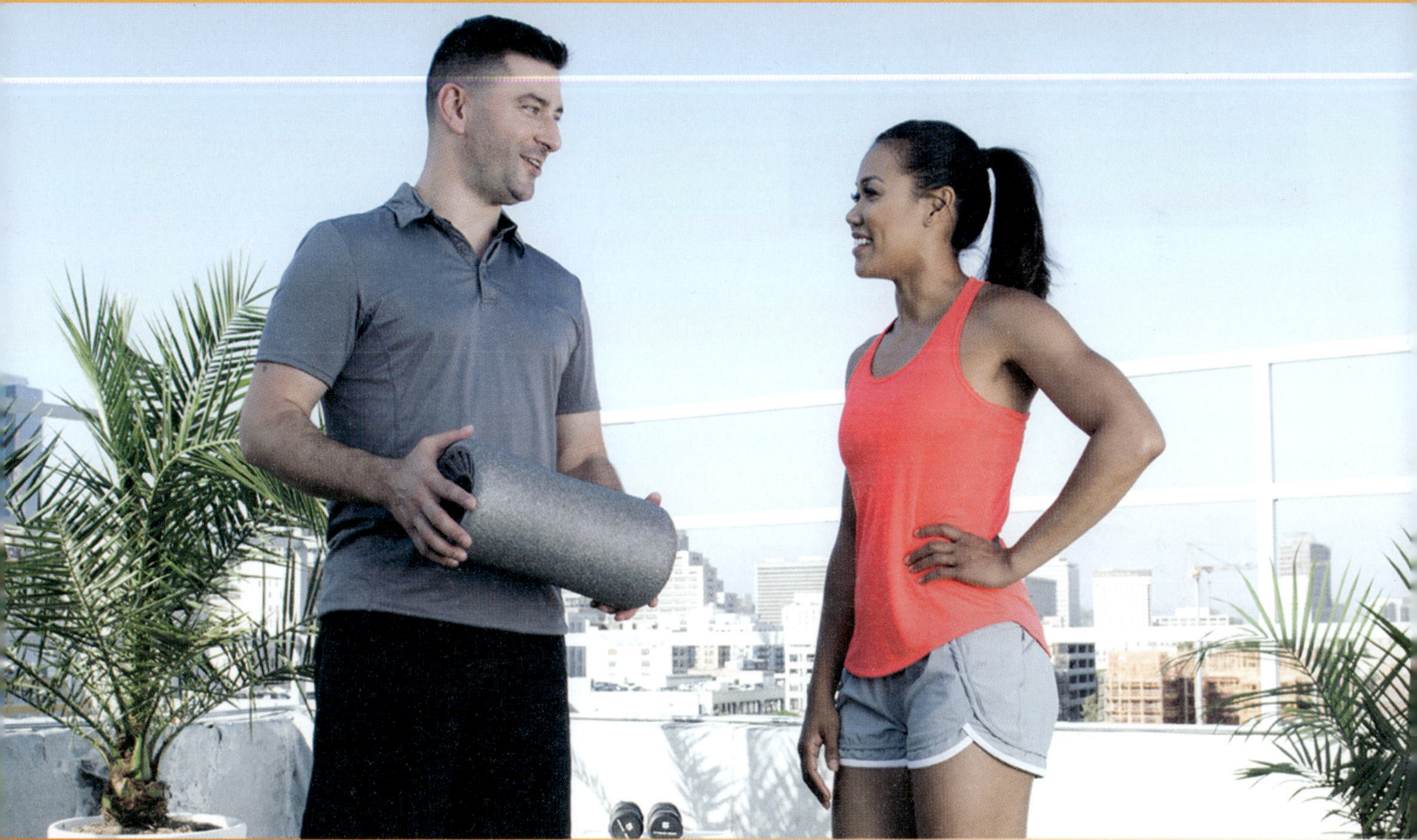

학습 목표

- 평가 결과에 따라 개인맞춤 교정 운동 프로그램을 디자인할 수 있다.
- 고객의 요구와 목표에 맞는 다양한 교정 운동도구, 프로토콜, 운동법을 적용할 수 있다.
- 다양한 시나리오와 상황(예: 준비 운동, 운동, 그룹 운동 등)에 맞는 통합된 교정 운동에 대해 설명할 수 있다.
- 낮은 단계에서 높은 단계까지 점진적인 교정 운동 프로그래밍의 진행 과정을 설명할 수 있다.
- 통합 운동이 교정 운동 프로그래밍에 미치는 영향을 설명할 수 있다.

개요

이 시점에서 NASM 교정 운동 연속체는 개인의 평가방법, 훈련기술, 운동법을 단순히 종합한 것 이상이며 인체 움직임, 회복, 지속성을 강화하고 최적화하는 종합 평가 및 프로그래밍 '시스템'을 제공한다는 것을 확실히 하고자 한다. 개별적 구성 요소의 종합 이상으로 교정 운동 연속체는 인체 움직임 과학(기능해부학, 생체역학, 운동과학, 신경생리학, 신경과학)의 개념과 원리에 기초한 근거기반 전략 및 해결책을 활용하여 교정 운동 전문가에게 고객 및 선수와 함께 원하는 결과를 얻을 수 있도록 다양한 기술, 도구, 기법을 사용하는 기회를 제공한다. 교정 운동 연속체는 근거와 응용에 기반을 두고 있지만, 이상적인 프로그램은 과학의 복잡함을 넘어 확장된다. 이것은 고객 중심적이어야 한다!

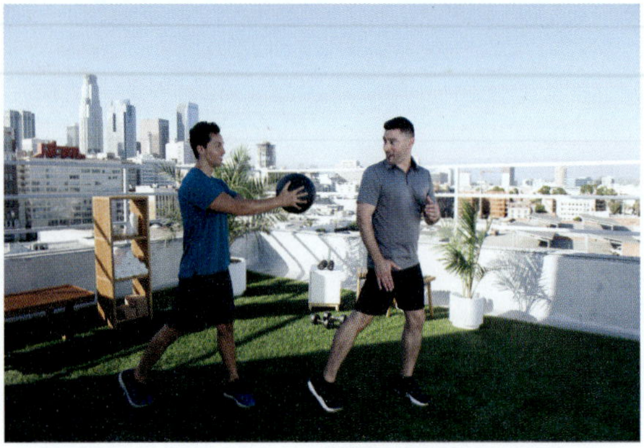

교정 운동 적용을 안내해 줄 수 있는 일반적인 시스템 및 일련의 원칙을 수립하기 위해 교정 운동의 맥락에서 용어들 일부를 정의하는 것은 중요하다.

- **시스템(System)**: 교정 운동 연속체의 네 가지 단계는 인간의 움직임을 개선하기 위해 개별 구성 요소(억제, 신장, 활성화, 통합)가 함께 작용하는 조직화된 과학 및 근거기반 모델이다. 이것은 모든 교정 프로그램의 기초이다.
- **해결책과 전략(Solutions and Stractegies)**: 해결책은 문제에 대한 답에 있다. 교정 운동과 관련해 해결해야 할 문제는 근육 불균형에서 비롯된 관찰 가능한 움직임 손상과 보상이다. 해결책은 고객의 요구를 높은 수준으로 이해하고 교정 운동 연속체의 네 단계를 이용하는 것이다. 각 움직임 손상과 관련된 과활성 및 저활성 근육을 기초로 권장 방법이 만들어진다. 교정 운동 전문가는 연속체의 각 단계에서 해결해야 하는 조직들을 찾아낸다. 예를 들면, 날개어깨뼈(익상견갑)이 나타나는 경우, 어깨뼈 조절, 앞톱니근의 활성화, 작은가슴근의 과활성화 감소, 어깨뼈와 위팔의 통합 움직임 모두가 프로그램에서 우선적으로 다루어야 할 것들이 된다.

  전략은 해결책을 목표 지향적인 계획으로 바꾸는 것이다. 달리 말해, 교정 운동 전문가가 권장되는 해결책을 고객을 위한 교정 프로그램으로 어떻게 바꾸는가에 대한 것이다. 이를 위해서는 운동 사슬의 각 부분에 대한 필요뿐만 아니라 고객 선호도, 유지 수준, 능력, 요구 사항과 함께 해당 해결책을 상호 연결시키는 방법에 대해 이해해야 한다.
- **기법(Techniques)**: 기법은 특정 결과를 얻기 위해 사용되는 전문적인 기술 또는 특정 방법이다. 교정 운동에서 기법은 교정 운동 연속체의 각 단계에서 의도하는 결과를 얻는 데 가장 적합한 구체적 방법들이다.
  - **억제**: 폼 롤링 혹은 로컬 근육 진동과 같은 근막이완 기법
  - **신장**: 정적, 신경근 또는 동적 스트레칭
  - **활성화**: 고립적 근력 강화 운동
  - **통합**: 통합된 동적 움직임

- **도구**(Tools): 기법과 달리 도구는 권장 기법을 수행하거나 늘리는 데 사용하는 특정 장비 및/또는 방식이다. 건강 및 피트니스 전문가들은 종종 시스템 원칙 중심으로 가장 적합한 도구를 사용하지 않고 고객의 요구를 해결하기 위해 특정 도구와 기구만 이용하는 데 사로잡혀서 '빛나는 물건(shiny objects)'을 쫓는 잘못을 범한다. 시스템의 장점은 전문가의 자격, 지식, 기법, 능력에 따라 여러 개의 도구가 포함된 구조를 제공하는 것이다. 모든 목록은 아니지만, 다음은 교정 운동 연속체의 각 단계에 적합한 몇 가지 도구/기구들이다.
  - **억제** : 폼 롤러, 롤러 볼, 근육 진동 기구 등
  - **신장**: 스트레칭 스트랩, 탄성 저항 밴드, 스트레칭 스틱
  - **활성화**: 저항 케이블, 저항 머신, 탄성 저항 튜브/밴드, 덤벨, 케틀벨, 짐볼, 메디신볼
  - **통합**: 바디웨이트, 저항력 머신, 덤벨, 케틀벨, 짐볼, 메디신볼
- **전술**(Tactics): 전술은 최종 목표를 달성하기 위해 가능한 수단을 이용하는 기법이다. 본질적으로 고객이 정해진 프로그램을 실제로 수행하도록 지원하고 장려하는 방법이다.

앞에서 설명한 교정 운동 패러다임은 CES 성공 피라미드로 나타낼 수 있다(그림 18-1).

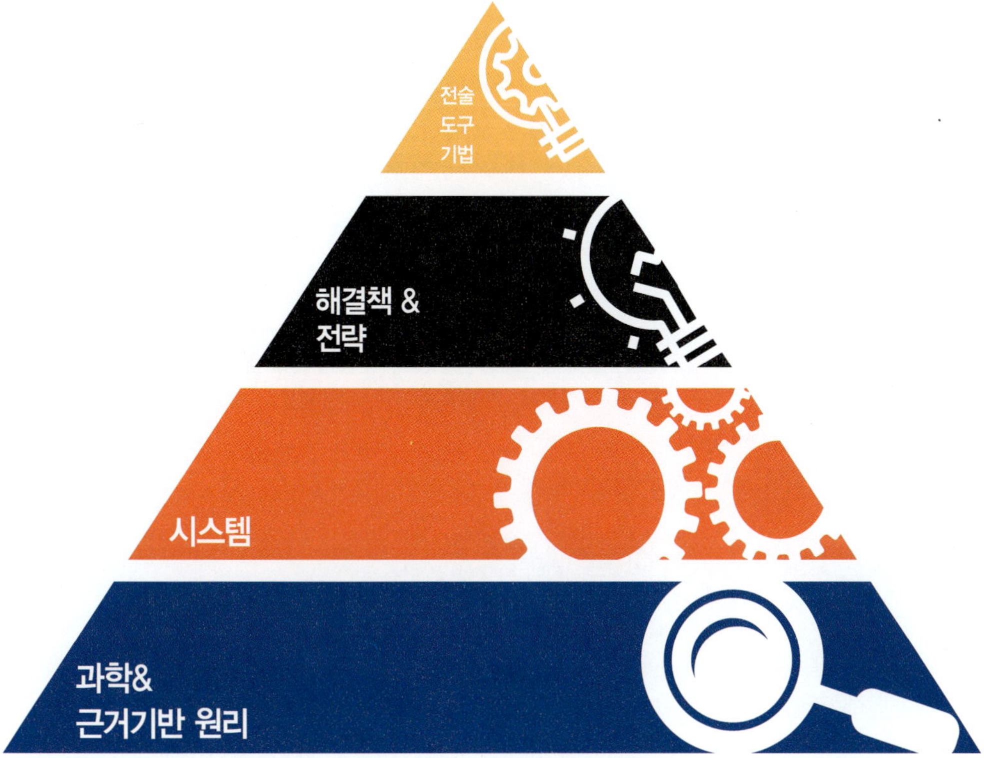

그림 18-1 CES 성공 피라미드

이상적인 프로그램은 반드시 고객의 요구와 평가 결과를 고려해야 하지만, 동시에 목표와 기대를 충족하고 시간에 따라 정확하고 일관되게 시행되어 움직임이 개선되는 방식으로 의도적으로 디자인되고 실행되어야 한다. 완벽하게 디자인된 프로그램이라고 할지라도 실행되지 않는다면 최고의 프로그램이라고 할 수 없다. 오히려 결과를 얻기 위해 꾸준히 시행되는 프로그램이 최고의 프로그램이다.

CES 평가 과정과 교정 운동 연속체는 간단한 프로세스이긴 하지만, 여러 환경 및 고객의 실생활 시나리오에 적용하기 위해서는 여러 가지 의문점이 발생한다. 다음 장에서는 프로그램 디자인에 영향을 미치는 요소에 초점을 맞추고 교정 운동 전문가가 교정 운동의 이점을 극대화할 수 있도록 도와주는 모범 사례 및 지침을 제공한다.

프로그램 디자인, 지속성, 성공에 영향을 미치는 요인

교정 운동 프로그램을 디자인하고 실행하는 방식에는 여러 요인이 있으며, 이 요인들은 궁극적으로 고객의 지속성과 성공에 영향을 미친다. 여기에는 다음의 것들이 포함되지만, 이에 국한되지는 않는다.

- 고객 관련 요인
- 트레이닝 관련 요인
- 환경 관련 요인

교정 운동 프로그램을 개발할 때 이러한 요인들을 고려하면 고객이 세운 목표와 목적을 달성하는 데 필요한 운동 및 트레이닝 계획을 보완하고 지원할 수 있다. 프로그램의 일관된 시행을 방해할 수 있는 모든 잠재적인 장해물들을 파악하고 해결하여 효과를 향상시키고 결과를 개선할 수 있다.

고객 관련 요인
고객 요구/평가 결과
■ 고객의 현재 기능적 상태와 평가 결과를 토대로 개선이 필요한 영역은 어디인가? ■ 프로그램에서 반드시 고려해야 하는 기능적 요구 사항, 생활 방식에서의 요구 사항은 무엇인가?
고객 목표
■ 프로그램이 지원하는 운동과 트레이닝을 통해 고객이 달성하고자 하는 구체적인 목표와 결과는 무엇인가?
고객 기대
■ 운동 또는 트레이닝 프로그램에서 고객 또는 운동선수가 기대하는 바는 무엇인가? 자신들이 달성하고자 하는 바에 맞추어 프로그램의 빈도와 지속 시간 등 그들이 해야 하는 것에 대한 생각, 아이디어 또는 믿음을 가지고 있는가? 교정 운동이 그들의 기대에 부합하는가?
고객 능력
■ 프로그램에서 특정 운동 또는 기법을 성공적으로 실시하기 위해 영향을 줄 수 있는 신체적 또는 기능적 제약 사항이 있는가?

트레이닝 관련 요인

프로그램 또는 트레이닝 목표

- 교정 운동 프로그램의 목표는 무엇인가?
  - 재활 후 / 재활 / 수행능력 회복?
  - 건강 및 웰니스 최적화?
  - 운동 준비/표적 준비 운동?
  - 부상 위험 감소/지속성?
  - 수행능력 준비?
  - 회복 및 재생?
- 전체 트레이닝 프로그램의 목표는 무엇인가?
  - 목표를 달성하기 위해 어떤 신경근 및 생리학적 적응이 필요한가?
  - 적응을 위해 개선되어야 하는 구체적인 능력과 자질은 무엇인가?
  - 교정 운동 프로그램은 어떻게 이것을 지지하고 강화해야 하는가?

트레이닝 일정

- 고객은 프로그램을 수행하는 데 얼마나 많은 시간을 투입할 수 있는가?
- 고객은 언제 교정 운동 프로그램을 시행할 것인가?
  - 하루 중 어느 때 시행할 것인가?
  - 운동/훈련 전이나 후, 또는 전후 둘 다?
- 프로그램이 과연 단독으로 진행될 수 있는가?

빈도

- 고객이 1주에 며칠간 프로그램을 수행할 의향이 있고 실천할 수 있는가?
- 프로그램 목표를 달성하기 위해서 1주에 며칠을 권장하는가?
  - 고객이 할 의지가 있지만, 할 수 있는 것과 권장하는 것이 일치하지 않는다면 어떻게 교정할 수 있는가? 어떤 전술을 사용하여 타협할 수 있으며 창의적인 해결책이 있는가?

환경 관련 요인

위치/환경

- 고객 또는 운동선수는 주로 프로그램을 어디서 수행하는가?
  - 체육관 또는 트레이닝 시설
  - 직장/사무실
  - 집
  - 운동장 또는 코트
  - 호텔
- 프로그램은 한 번에 다수의 고객/운동선수들과 수행하는가?
  - 소그룹
  - 그룹 운동
  - 운동 팀

도구

- 위치/환경에 따라 어떤 도구에 접근 가능한가?
  - 고객이 다양한 수준으로 도구를 사용하는 프로그램을 수행하게 된다면 대체할 수 있는 프로그램이 필요할 수 있다.
  - 필요할 때 원하는 도구를 사용할 수 없다면 대체 운동을 포함한 예비 계획이 필요할 수 있다.

프로그램 공급자 관련

- 자가 관리/자기 주도 프로그램
  - 고객 또는 운동선수가 지시를 받거나 수행할 계획을 제공 받은 후 직접적인 감독 또는 코칭 없이 독립적으로 수행하는 프로그램이다.
  - 일반적으로 자가 관리/자기 주도 프로그램은 복잡하지 않고 고객이 수행하기 쉬운 기법 및 운동으로 구성되어 장애 요소를 최소화한다.
- 공급자 주도 프로그램
  - 공급자 주도 프로그램은 건강 및 피트니스 전문가의 감독과 안내에 따라 수행되는 프로그램이다.
  - 자가 관리/자기 주도 프로그램과 같이 공급자 주도 프로그램은 덜 복잡하고 수행하기 쉬운 기법과 운동으로 구성된다. 하지만, 코칭과 지침을 받을 수 있기 때문에 공급자 주도 프로그램은 과부하, 적응, 지속성을 촉진하기 위해 복잡하고 어려운 방향으로 나아갈 수 있다.
- 공급자 제공 프로그램
  - 공급자 제공 프로그램은 건강 및 피트니스 전문가가 직접 관리하며 공급자가 직접 적용해야 하는 기법과 운동으로 구성된다.
  - 프로그램을 제공할 자격이 있는 공급자의 경우, 로컬 근육 진동 자극 또는 타진법(percussion techniques) 및 보조 스트레칭 기법을 사용하는데 이것이 전부는 아니다.
  - 도수치료 자격이 있는 공급자의 경우, 손으로 직접 하는 자가근막, 관절 가동성, 근육 활성화 기법이 있다.

표 18-1 원하는 결과를 위한 교정 운동

원하는 결과	교정 운동의 이점	지속성을 위한 제안
근육 발달	올바른 움직임 패턴을 만들게 되면 척추, 관절, 근육이 부하를 더욱 효과적으로 조절할 수 있게 돕는다. 부하를 안전하게 처리할 수록 더 많은 움직임을 수행할 수 있게 되고 근육도 발달한다. 교정 운동은 또한 움직임 보상을 줄여 적시에 목표 근육의 정확한 움직임을 도와준다. 또한 비효과적인 움직임으로 인한 '에너지 낭비'가 발생하지 않아 회복은 시간이 갈수록 더 빨라지고 근육이 발달되도록 돕는 데 더 초점을 맞출 수 있다.	교정 전략은 적용하기 쉽고 움직임 준비 순서의 자연스러운 부분이 되어야 한다. 열심히 운동해야 하는 관절의 손상을 줄이는 데 중점을 두고(예: 가슴 운동 시 어깨관절의 가동성) 들어올릴 때 사용되는 근육을 활성화한다. 이행하는 것이 문제라면 롤링하고 스트레칭할 근육을 적게 선택해 필요한 만큼만 활성화한다. 운동하는 사람에게 더 적합한 운동과 도구를 선택해야 한다(예: 근육 진동 장치 대 케인 툴) **가슴 근육을 운동하는 날의 교정 전략 예시** ■ **억제 및 신장**: 작은가슴근, 위등세모근 ■ **활성화**: 프론 코브라(prone cobra) ■ **통합**: 벤치 프레스에서 준비 운동 세트 실시
체중 감소	운동은 더 강력한 노력을 통해서 여러분의 신체가 운동에 적응할 이유를 만들어야 한다. 적절한 준비 운동은 운동의 이점을 최대화하는 데 필수적이다. 당신의 몸은 최적으로 잘 움직일 수 있도록 유연성과 준비 루틴을 개별화되었으며, 그래서 당신은 최대의 운동 효과를 얻을 것이다.	선택한 운동과 운동순서는 지속적이어야 한다. 건강 및 피트니스 전문가는 추천하는 운동 종류 수에 재량을 발휘할 수 있다. 일반적으로 너무 많은 유연성 운동과 준비 운동을 제공하면 고객이 질릴 수 있다. 체중을 줄이고 싶은 많은 고객에게는 운동의 일관성이 최우선이므로 교정 운동 연속체의 각 단계에서 1~3가지 운동을 선택 집중한다. **전신 저항력 트레이닝 세션 전 실시하는 교정 전략 예시** ■ **억제**: 장딴지근/가자미근, 엉덩관절 굽힘근 복합체, 넓은등근에 대한 근막기법 선택 ■ **신장**: 장딴지근, 엉덩관절 굽힘근 복합체, 넓은등근에 대한 정적 스트레칭 ■ **활성화**: 플로어 브릿지, 프론 코브라(prone cobra) ■ **통합**: 오버헤드 프레스에서 스텝 업
건강과 웰니스 및/또는 움직임 지속성 (longevity)과 독립성	고객의 운동은 근력과 심혈관 건강을 개선하는 데 초점을 맞추게 될 것이다. 관절과 근육 건강을 극대화하는 방법 중 하나는 움직임의 질을 유지하는 것이다. 운동 전 실시하는 유연성과 강화 루틴은 치아 건강을 유지하기 위해 양치질과 치실를 매일 사용하는 것처럼 관절과 근육 조직을 유지하는 규칙적인 운동 형태이다.	교정 운동을 선택할 때는 쉽게 완수할 수 있고 간편하게 할 수 있는 운동을 선택하는 것이 우선이다. 인체 움직임 시스템의 일상적인 전략과 유지 관리는 기본적인 건강과 웰니스를 유지할 뿐만 아니라 고객의 건강, 체력 회복을 극대화하는 데 도움이 된다. **심폐 세션 전의 교정 운동 예시** ■ **억제 및 신장**: 장딴지근/가자미근, 엉덩관절 굽힘근 복합체, 가슴뼈, 위등세모근 ■ **활성화**: 플로어 브릿지, 네 발 자세 팔다리 교차하기 ■ **통합**: 오버헤드 프레스에서 스텝 업
운동 수행능력	질이 높은 효율적인 움직임은 부상 위험을 최소화하면서 경기장 또는 코트에서의 수행능력에 긍정적인 영향을 미친다. 우리 몸이 움직이기 좋아하는 방식을 보여주는 평가를 토대로 움직임과 신체 조절을 최적화하기 위한 유연성과 강화 전략을 만든다.	강화와 훈련, 연습 및 경쟁을 위한 움직임 준비에는 유연성, 신경근 효율성, 움직임의 질, 다음 활동에 대한 수행능력을 최적화하는 순서가 포함되어야 한다. **수행능력과 관련된 최고의 연습** ■ **억제 및 신장**: 운동선수의 움직임 손상의 원인이 되는 개별 부위에 초점을 맞춘 근막 및 스트레칭 기법을 선택할 때나 발/발목에 영향을 미치는 근육, 허리-골반-엉덩관절 복합체, 어깨는 일반적으로 주의가 필요하다. ■ **활성화**: 운동선수의 평가 결과 및 해당 스포츠(예: 점프하는 운동선수들의 경우 중간볼기근 활성화)에 특화된 근육 내 협응력을 요하는 근육 그룹에 초점을 맞춰야 한다. ■ **통합**: 관련된 특화된 움직임 활동(예: 힙 스윙, 커팅 기법)에 적절한 움직임을 이용한다.

모든 목표를 위한 교정 운동

교정 운동 루틴에 대한 지속성 및 효과를 높이기 위해서는 고객 및 운동선수와 소통하여 그들이 원하는 결과에 잘 맞추는 것이 중요하다. 표 18-1은 교정 운동의 중요성을 강화하기 위해 고안된 일반적인 목표와 예시를 보여준다. 지속성을 극대화하기 위해 고객 또는 운동선수를 위한 교정 전략을 통합시키는 옵션도 있다.

교정 운동 프로그램의 우선순위 정하기

많은 교정 운동 전문가가 공통적으로 우려하는 것은 평가 프로세스에서 고객에게 여러 가지 보상이 나타날 때 프로그래밍을 시작할 위치, 고객 일상에서 교정 운동을 통합할 시간을 만드는 방법, 교정 운동에 대한 고객 동의를 구하는 방법을 아는 것이 어렵다는 점이다. 교정 운동 전략의 우선순위를 정하는 방법에는 여러 가지가 있다. 궁극적으로 고객의 시간과 노력을 어디에 쏟을지를 결정하는 것은 교정 운동 전문가의 판단에 달려 있다. 고객과 운동선수가 참여 의사를 확실히 밝힌 가운데 교정 운동의 우선순위를 정할 시간을 내는 것이 다른 영역 훈련 프로그램의 시간을 빼앗아서 결과에 부정적인 영향을 미칠 것이라는 인식 때문에 어려울 수 있지만, 실제로는 그 반대일 수 있다. 잘못된 동작은 운동 선수의 수행능력 저하와 관련이 있다(Yamamoto et al., 2016, p. 104). 그러나 적절한 지침, 코칭, 계획을 가지고 전통적인 준비 운동 대신 트레이닝 또는 신체 활동 전에 교정/예방 프로그램을 10~12분간이라도 수행하면 트레이닝과 수행능력 측정에 긍정적인 영향을 미칠 수 있다(Peck et al., 2017). 결과는 방법을 정당화한다! 다음은 이러한 결정을 내리기 위한 몇 가지 고려 사항들이다. 고객은 여러 프레임워크(framework)로 분류될 수 있으며, 전략은 종종 중복될 수 있다는 것을 유념하기 바란다.

피트니스 전문가의 목표는 가능한 한 파악된 모든 운동 보상에 대해 프로그램을 만드는 것이다. 그러나 실생활에서 모든 고객이 운동 전이나 트레이닝과 운동 사이에 스스로 폼 롤링, 스트레칭, 활성화 운동을 하고 싶어하지는 않는다. 그렇기 때문에 고객과 운동선수가 꾸준히 프로그램을 지속하도록 하기 위해서는 제공되는 운동 프로그램이 간단하게 수행할 수 있는 줄어든 움직임이어야 한다. 트레이닝을 받으면 첫 달에 모든 보상을 다루겠지만, 피트니스 전문가는 어떤 보상과 신체 부위를 먼저 다루어야 하는지 우선순위를 정해야 한다. RI 모델에 기반해서 신체 한 부위의 움직임을 개선하면 전반적인 움직임의 질에 긍정적인 영향을 미칠 가능성이 높다(Bell et al., 2013). 고객에게 가장 좋은 교정 운동 프로그램은 고객들이 실제 시행하는 운동임을 기억해야 한다. OPT® CES 프로그래밍 템플릿은 부록 B에서 제공하고 있다.

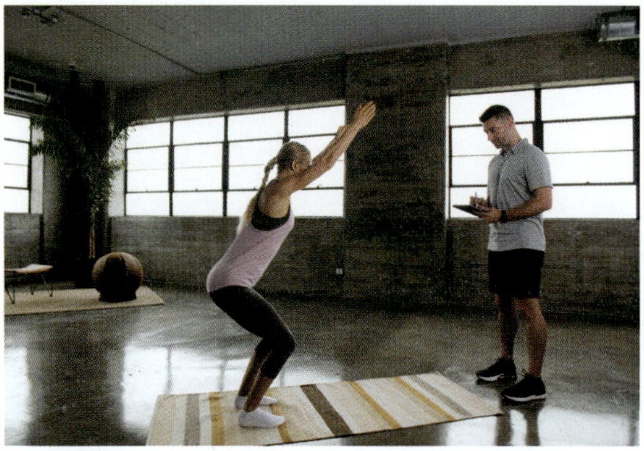

부위 우선순위 정하기

교정 운동 프로그래밍에서는 부위 및 운동 사슬 체크포인트에 확실하게 초점을 맞춘다. 교정 운동 전문가가 평가 과정을 완료하면 특정 부위에 여러 가지 보상과 손상이 나타날 수 있다. 예를 들어, 허리-골반-엉덩관절 복합체(LPHC)는 다른 운동 사슬 체크포인트와 비교할 때 정적 평가, 움직임 평가, 가동성 평가에 걸쳐 가장 많은 보상을 나타낸다. 결과적으로 교정 운동 전문가는 LPHC에 대한 프로그래밍에 집중할 수 있다.

교정 운동 프로그램에 대한 우선순위를 정하는 또 다른 방법은 가장 '두드러지는' 보상 부위에 집중하는 것이다(즉, 다른 사람에 비해 가장 두드러진 편차를 보이는 부위). 이것은 고객의 시간이 제한되어 있거나 몇 가지 교정 운동만 할 수 있는 경우에 특히 유용하다. 예를 들어, 다른 보상보다 고객의 발이 바깥쪽으로 돌아가는 현상이 더 두드러진다고 가정해보자. 발꿈치 들고 오버헤드 스쿼트하기나 부하가 있는 런지 테스트 같은 추가 평가 후에 전문가는 제한된 발등굽힘이 무릎(예: 정강뼈 바깥돌림으로 인한 외반) 및 LPHC(과도한 전방 기울임)에 나타나는 추가 보상의 주요 원인이라는 점을 찾아낸다. 따라서 발과 발목 복합체에 가동성을 증진시키는 것은 이러한 고객에게 가장 '가성비 높은 효과'를 줄 수 있으며 프로그램을 시작하기에 좋은 부위가 된다.

고객에게 필요한 기능적 및 생활 방식상 요구 사항

교정 운동 전문가는 고객의 기능적, 생활 방식상 필요한 요구 사항에 따라 운동을 선택할 때 우선순위를 정할 수 있다. 평가 결과와 고객의 요구 사항을 일치시키는 프로그램을 만드는 것은 개인적인 관련성과 운동 과학을 결합하는 최적의 방법이다. 이러한 성공적인 조합은 프로그램에 대한 고객의 지속성을 높이고 고객의 충성도를 이끌어낸다.

예를 들어, 사이클을 열심히 하는 사람이 근력 강화와 트레이닝이 필요하다는 말을 듣고 피트니스 전문가를 찾았다고 하자. 취미 삼아 운동하는 그 사람은 자전거 없이 훈련한다는 말에 흥미를 잃을 수도 있지만, 수행능력을 향상시키고 부상 저항성을 기르며 회복을 증진하는 것에는 관심이 있을 것이다. 이 같은 고객에게는 그들의 생활 방식과 기능적 필요에 따라 프로그램을 디자인하는 것이 중요하다. 자전거를 많이 타는 사람은 오랜 시간 특정 자세를 반복적으로 유지한다. 엉덩관절은 굽혀지고, 머리는 앞으로 나오며 어깨는 자주 둥글게 된다. 이러한 자세는 근육 불균형과 과사용 패턴으로 이어지기 쉬우며, 자전거에서 내려서 움직임을 최적화하지 않으면 누적 손상 주기가 시작될 수 있다.

이 고객의 평가 결과는 사이클링과 관련된 부위에서 보상을 드러낼 가능성이 높다. 어떤 경우든 교정 운동 전문가는 고객의 반복적 활동 및 평가 결과를 토대로 교정 순서를 프로그래밍하기를 원할 것이다. 이 고객의 교정 운동을 사이클링에 대한 고객의 애정과 연결시킬 수 있다면 프로그램과의 관련성이 높아져 고객의 지속성도 높아지게 된다.

운동 또는 활동의 필요성

교정 운동을 프로그래밍하고 고객이 쉽게 이해할 수 있도록 하는 가장 간단한 방법 중 하나는 특정 운동, 트레이닝 세션 또는 활동의 기능적 요구 사항 및 수행 요구 사항에 맞게 개인별 맞춤 운동을 준비하거나 '준비 운동' 시퀀스로 교정 운동의 틀을 잡는 것이다. Mills 등(2015)은 관절가동범위(ROM)가 제약되면 주동근의 수행능력에 부정적 영향을 미쳐 협력근 사용이 늘어난다는 것을 알아냈다. 따라서 트레이닝 세션에서 최고의 수행능력과 최적의 적응을 위해 교정 운동 전문가는 고객의 움직임과 관련된 현재의 제한 사항을 해결하고자 할 것이다.

예를 들어, 저항 트레이닝 세션이 상체의 수직적인 밀기(프레싱)/당기기 운동과 하체의 힌지(hinge) 우세 운동에 초점을 맞춘 고객은 교정 운동 준비 프로그램에서 고유한 가동성 및 안정성 요구 사항을 제시한다. 최적의 가슴폄, 어깨 굽힘, 엉덩관절 폄의 관절가동범위 및 엉덩관절, 몸통, 어깨-가슴의 안정성은 세션에서 저항력 트레이닝 운동의 실행과 수행 결과를 최적화하는 데 매우 중요하다.

다음은 프로그래밍 선택의 예들이다.

- **억제(선택 도구)**: 넙다리근막긴장근(TFL), 넙다리네갈래근, 가슴뼈, 넓은등근
- **신장(정적 스트레칭)**: 엉덩관절 굽힘근 복합체, 작은가슴근, 넓은등근
- **활성화**: 볼 브릿지, 네 발로 자세 잡고 팔 다리 교차시키기(quadraped opposite arm/leg raise)
- **통합**: 싱글 레그 루마니안 데드리프트(RDL)에서 고유수용성신경근촉진(PNF), 첫 운동 시 준비 운동 세트 실시

반대로, 수평 밀기/당기기에 집중된 상체 및 무릎-우세 하체 운동을 하는 고객은 위 예시와 유사하지만 움직임 요구 사항이 조금 다르다. 이런 경우 일부 사전 운동 우선순위에는 가슴돌림, 어깨의 수평 벌림 및 안쪽돌림과 바깥돌림, 엉덩관절 안쪽돌림, 발목 발등굽힘 ROM이 포함되며 어깨가슴, 코어, 엉덩관절, 다리 안정성/신경근 조절도 포함된다.

다음은 프로그래밍 선택의 예이다.

- **억제(선택 도구)**: 장딴지근/가자미근, 모음근 복합체, 작은가슴근, 가슴뼈
- **신장(정적 스트레칭)**: 장딴지근/가자미근, 큰모음근, 큰가슴근, 작은가슴근
- **활성화**: 플로어 브릿지, 사이드 플랭크, 프론 코브라(엎드린 코브라 자세)
- **통합**: 스쿼트에서 로우로, 첫 운동 시 준비 운동 세트 실시

두 예시의 고객이 관련된 기본 관절에서 이미 적절한 가동성을 가지고 있다면 신장기법은 생략할 수 있고, 상체 및 하체의 부분적 장력을 줄이기 위한(억제) 가벼운 근막기법과 운동 중 도전을 받는 안정근과 주동근의 활동을 강화하는 표적 운동(활성화) 및 최대 관절가동범위까지 상체와 하체를 움직이는 동적 준비 운동(통합)에 더 중점을 둘 수 있다.

지속성 개선을 위한 교정 운동의 진행

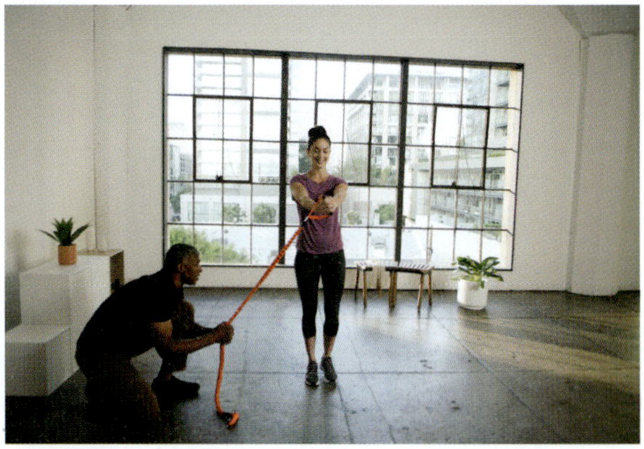

교정 운동 프로그램의 통합, 이행, 지속은 전문가와 고객 모두에게 큰 부담처럼 보일 수 있다. 평가 결과 및/또는 기능, 생활 방식 및 교육 요구에 따라 해결해야 할 부위가 여러 개인 경우에는 특히 그렇다. 교정 운동 프로그램을 개발하고 일정을 세울 때는 점진적인 접근법을 사용할 수 있다. 예를 들어, 교정 운동 전문가가 처음에 평가 데이터와 고객 요구에 따라 여러 프로그램을 만든 다음 전문적 판단, 고객의 필요, 다른 트레이닝 프로그램 요소를 토대로 상대적 중요도에 따라 우선순위를 정한다. 처음 1~2주 동안 교정

운동 전문가는 고객에게 우선순위로 결정된 프로그램과 일정만 제공하고 매주 최소 3~5회 완료하도록 고객과 협력한다. 다른 종류의 신체 활동을 하는 경우, 기타 다른 신체 활동을 하기 이전에 시행하는 것이 이상적이다. 고객이 운동에 익숙해지고 교정 운동을 실시하는 습관이 자리 잡히면 3주차에 두 번째 프로그램을 소개하고 최소 2일은 새 프로그램으로 바꿔보도록 한다. 이것은 다양성을 추가할 뿐만 아니라 1차 보상에 지속적으로 집중하면서도 두 번째 보상을 다룰 수 있게 해준다. 그리고 4주 이후부터는 나머지 프로그램(있을 경우)을 도입하여 제3의 필요/보상을 해결한다. 이러한 접근법으로 고객은 배우고 시행해야 할 여러 가지 프로그램에 완전히 압도되지 않으면서도 우선순위에 따라 보상이 다뤄지며 해결되기 때문에 4~6주가 지나면 필요한 모든 부위에 정기적이고 지속적으로 집중하게 된다.

표 18-2는 교정 운동 프로그램을 일주일에 최소 3~5회 실시하는 것이 목표인 경우의 예를 보여준다. 시간이 흐르면 고객은 주 5일 이상 운동하는 옵션을 제공받게 되는데, 여기에는 운동할 요일을 선택할 수 있는 유연성과 자율성이 부여된다. 고객에게 선택권을 주고 참여시키면 고객은 프로세스에 대한 책임감이 생기고, 자기효능감(self-efficacy)이 촉진되고 강화된다.

자기효능감 Self-efficacy

특정 수행의 결과를 얻기 위해 필요한 행동을 실행할 수 있는 능력에 대한 개인의 믿음과 자신감

덧붙여 고객이 회복과 재생 또는 운동 강도를 약하게 하는 날에는 단일 프로그램을 여러 세트 실시하거나 모든 프로그램을 하나의 운동에 단순 결합시켜 원하는 세트 수에 대해 확장된 전신 교정 루틴을 수행한다.

표 18-2 교정 프로그램 계획 예시

주	요일	프로그램(우선순위에 따른 순서)
1–2	월/금	프로그램1: 발목, 무릎, 엉덩관절에 집중
3	월/수/금	프로그램1
	화/목/토	프로그램2: 엉덩관절과 코어에 집중
4+	월/목	프로그램1
	화/금	프로그램2
	수/토	프로그램3: 어깨와 목뼈에 집중
	일	고객의 선택

보상이 나타날 때의 프로그래밍

많은 고객과 운동선수는 몇 가지 타입의 운동 보상을 보인다. 움직임의 질에 대한 긍정적 변화 및 부정적 변화 모두 영구적이지 않다는 것을 아는 것이 중요하다. 즉, 움직임의 질은 운동 사슬에 가해지는 요구 강도, 유형, 지속성의 결과로 개선될 수도, 퇴행할 수도 있다. 원하는 결과를 얻으면서 고객의 능력 수준과 현재 움직임의 질 내에서 어떻게 운동할지를 이해하는 것이 매우 중요하다. 이 세션에서는 고객의 움직임 손상을 해결하는 것이 아니라 통합하고 함께 운동하기 위한 고려 사항과 전략을 알아본다.

교정 운동 프로그램 전반에 걸쳐 운동을 신중하고 의도적으로 선택하여 기회가 있을 때마다 목표를 강화하는 것이 중요하다. 될 수 있는 한, 고객 또는 운동선수의 전반적인 피트니스 및 수행능력 트레이닝 프로그램(그리고 이런 운동을 실시하는 방법)에 포함된 운동은 평가에 반

한 고객의 요구를 방해하는 것이 아니라 지원해야 한다. 예를 들면, 고객이 오버헤드 스쿼트 평가에서 다리에 과도한 바깥돌림을 보이고 가동성 평가에서 제한된 엉덩관절 안쪽돌림을 보인다면 최소한 확인된 움직임 손상이 개선될 때까지 스모 데드리프트나 플리에 스타일 스쿼트 패턴 같이 엉덩관절과 다리의 바깥돌림근의 사용을 강조하는 운동을 초기에 제한하는 것이 현명하다. 그러한 운동은 손상을 악화시킬 수 있고, 앞선 교정 프로그램에서 이루어진 모든 운동과 진행 상황을 '무효화'시킬 수 있다. 이 전략은 스쿼트 동작을 배제하는 것이 아니라 대체로 이미 잘못된 움직임 패턴을 악화시킬 수 있는 동작만을 배제시키는 것이다.

올바른 움직임 패턴의 강화

고객이 올바른 기술로 수행하는 데 필요한 가동성이나 신경근 조절이 부족해 건강 및 피트니스 전문가가 특정 움직임 패턴을 포기하는 경우가 있다. 때때로 전문가는 고객이 스쿼트, 오버헤드, 힌지 동작을 제대로 할 수 있을 때까지 이 동작들을 피한다. 이런 동작들은 대부분, 또는 모든 운동하는 사람이 성공적으로 할 수 있어야 하는 기초적인 동작 패턴이기 때문에 이런 역설적인 현상이 나타난다. 그러나 이 동작 패턴을 실시할 기회가 없다면 결코 이 패턴들을 개선하거나 마스터하지 못할 것이다. 단순히 어떤 사람이 보상 움직임을 나타낸다고 해서 특정 패턴의 트레이닝을 포기해야 한다는 의미는 아니다.

교정 운동은 전문가와 고객 모두 기초적인 움직임 패턴을 수행할 수 있도록 기회를 제공한다. 다음은 보상 동작을 나타내는 고객에게 기초적인 움직임 패턴을 훈련할 때의 몇 가지 전략이다.

- 원하는 패턴에 특정한 손상을 보이는 부위에 억제기법과 신장기법을 집중한다(예: 자가근막 롤링 및 엉덩관절 굽힘근 스트레칭은 힌지 패턴에서 엉덩관절 폄근을 더 잘 이용할 수 있게 해준다).
- 부분적이라고 생각되더라도 고객이 연습을 완전히 생략하는 대신 성공적으로 수행할 수 있는 관절가동범위 내에서 움직이도록 한다.
- 연속체의 활성화 및 통합 단계에서 훈련했던 기초적인 패턴을 지원하고 강화하는 상호 보완적 동작을 수행한다[예: 오버헤드 프레스가 어렵다면 올바른 어깨 굽힘 및 벌림을 강화하기 위한 스캡션(scaption) 운동을 포함시킨다].

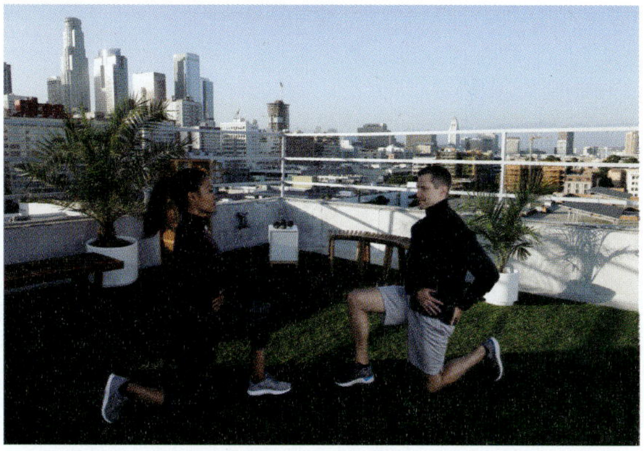

교정 운동 연속체의 모든 단계 이용

교정 운동 연속체의 모든 단계를 권장하는 순서대로 하는 것은 효과적인 교정 운동 프로그램에서 매우 중요하다. 교정 운동 전문가와 고객 모두가 단계를 건너뛰는 일이 흔하다. 특히, 활성화 및 통합 단계 운동에서 그렇다. 각 단계는 인체 움직임 시스템(HMS)의 특정 목표를 달성하고 다른 단계와 결합될 때, 적절한 움직임을 위한 이상적인 환경을 만들어 고객 및 선수의 훈련 및 일상 활동에 저절로 자연스럽고 유기적으로 통합된다.

움직임 보상은 여러 요소로 되어 있고, 비교적 짧아지거나 활성화된(가동성) 근육 또는 비교적 저활성적 안정성) 근육에 의해 나타나지만, 두 근육의 조합으로 인한 경우도 종종 있다. 이것은 교정 운동 연속체의 네 단계 모두가 고객의 움직임을 개선하는 데 무엇보다 중요한 이유이다(그림 18–2)(Bell et al., 2013).

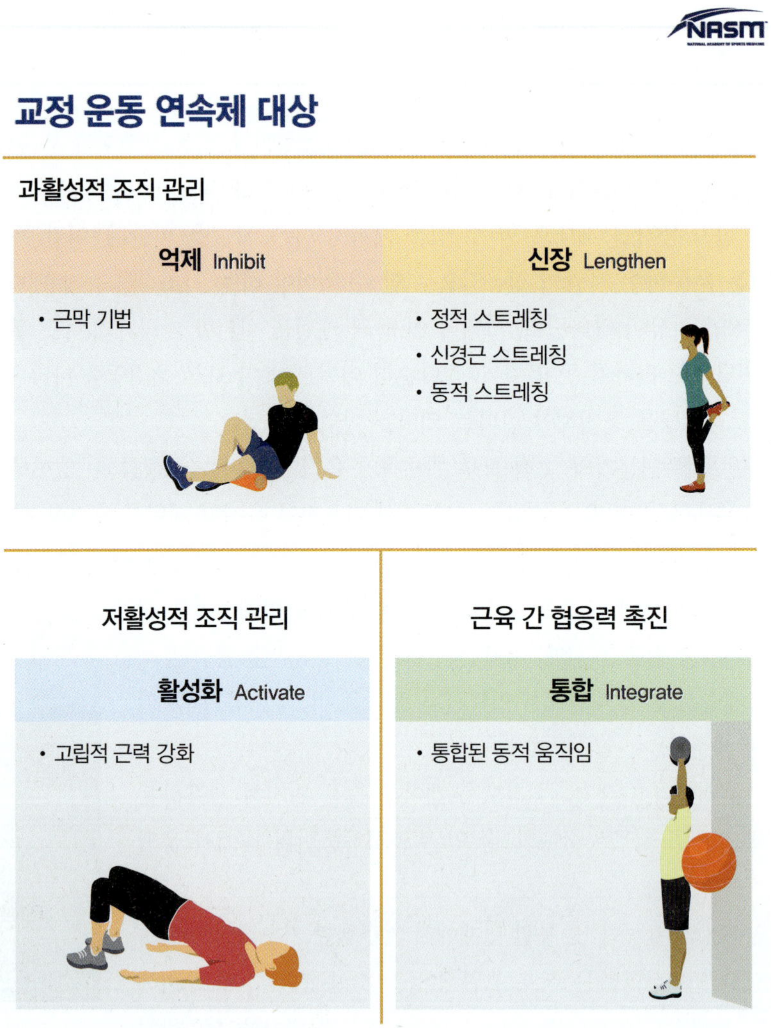

그림 18–2 교정 운동 연속체 대상

앞서 강조한 바와 같이 움직임 재훈련 프로세스에서 두 가지 중요한 단계는 교정 운동 연속체의 세 번째와 네 번째 단계인 활성화, 통합 단계이다. 첫 번째 및 두 번째 단계는 과활성 조직을 해결하고 최적의 길이–장력 관계를 복원하며 ROM을 개선하는 데 도움을 준다. 개선된 ROM을 최대한 활용하려면 HMS가 기능적 운동을 하는 동안 새로 발견한 가동성을 활용하고 조절하는 법을 재교육 받아야 한다. 세 번째와 네 번째 단계는 이 과정을 수행한다. 이 단계가 없다면 고객은 단순한 관절가동범위(naive range of motion)를 갖게 되며, HMS도 가동성을 효과적으로 다루는 법을 배우지 못하거나 기존 또는 필요한 기능적 움직임 패턴에

단순한 관절가동범위
Naive range of motion

인체 움직임 시스템의 기존 능력에 제대로 통합되지 않은 채 얻어진 관절가동범위

가동성을 통합하는 것을 배우지 못하게 된다.

가동성은 세 번째, 네 번째 단계에서 강화되지 않으면 가동성을 획득했더라도 오래가지 못한다. 활성화는 관절 주변의 국소 신경근 조절을 재구축하여 가동성과 유연성을 만들고, 상호 억제를 이용함으로써 ROM에 대한 첫 번째, 두 번째 단계의 효과를 더욱 향상시킨다. 활성화 기법에서 목표 근육을 수축하면 억제 및/또는 신장 단계의 문제가 해결된 과활성 근육에 추가 억제 및 이완을 만들어내는데, 이것은 관절 주변의 ROM 및 근육 균형의 개선을 강화한다. 그러나 비록 그 자체로는 유익하지만 여러 활성화 기법이 고립 및 비기능적 자세로 수행되므로, 여기서 통합 단계가 중요해진다. 통합은 일반적으로 여러 운동면에서 수행되는 전신, 동적, 다관절 움직임을 포함한다. 이를 위해 신경근 시스템이 이전 세 단계의 영향을 받는 관절의 ROM, 안정성, 강도 및 조절을 개선하고, 여러 방향, 환경, 강도, 속도에서 중력에 대항해 점진적이고 기능적으로 도전할 수 있는 자세에서 관절을 이용해야 한다. 신중하게 계획된 점진적인 진행 과정은 신체가 운동, 생활, 스포츠에서 직면해 필요로 하는 사항들을 그대로 재현한다. 동적 안정성과 신경근 조절을 최적화하는 것이 최종 목표이다.

마지막으로, 고객이나 운동선수의 프로그램에 포함시키기 위해 선택한 특정 운동은 그 효과가 매우 중요하지만, 고객이 운동을 어떻게 하는지는 그들이 왜 하는지만큼이나 중요하다. 3, 4단계에서의 움직임 기법에 대한 올바른 가르침, 신호, 코칭, 피드백(예: "부드럽게 착지하세요", "발가락 위에 무릎이 오도록 하세요", "무릎과 엉덩관절을 구부리세요")은 운동 수행을 정확하게 하도록 하고, 궁극적으로는 교정 운동 프로그램의 이점을 일상, 스포츠 또는 직장까지 전달하는 데 필수적이다(Frost et al., 2015; Padua et al., 2018). 효과를 극대화하기 위해 어떠한 보상도 허용해서는 안 되며, 부하나 강도를 증가시켜서 테크닉을 희생시켜서는 안 된다. 프로그램이 진행되고 기술이 유지됨에 따라 강도 및 파워 적응에 초점을 맞출 수 있다.

확인하기

기대치 수립

교정 운동으로 얻을 수 있는 움직임 질에 대한 이점과 개선은 몇 주에 걸쳐 10회 세션만으로도 실현될 수 있지만(Bell et al., 2013), 개선의 속도는 여러 요인들의 영향을 받는다. 교정 운동에서 나타나는 가동성 개선이 고객 또는 운동선수에게 '새로운 기준'이 되기까지는 대부분 시간이 걸린다. 교정 운동 연속체로 얻은 가동성과 신경근 조절 능력은 처음에는 거의 일시적인 현상과 같다. 이런 개선 상태가 언제까지 지속될지 불명확하지만, 트레이닝이나 시합 사이에(매일의 출퇴근, 직장/학교에서의 자세 등) 기능장애 움직임 패턴으로 회귀하는 것을 감안하면 상당히 짧은 기간이라고 가정하는 것이 합리적이다. 이 주제에 대한 연구에서는 3개월 부상 예방 프로그램이 개별 움직임 질에 대한 평가를 기반으로 일주일에 3~4일 수행하여 유연성과 근력 운동을 하는 것이라면 지속적으로 움직임의 질을 개선하지 못한다고 제안했다. 대신, 동일한 프로그램을 9개월간 적용하면 지속적인 개선이 유지되었다(Padua et al., 2012).

교정 운동 전문가는 교정 운동 프로토콜에 따른 움직임 질 개선이 운동 및 훈련 초기 단계에서는 일시적이라는 점을 이해하는 게 중요하다. 이는 운동 전후뿐만 아니라 고객 훈련의 장기 계획 및 할당된 과제 및/또는 강도를 줄이는 날이 있는 세션 사이에 규칙적이고 지속적으로 교정 운동을 적용하는 것이 중요하다는 것을 강조한다. 교정 기법은 몸의 유지와 회복 기법의 근간이 되어야 하며 HMS를 위한 '양치질과 치실'이라고 생각해야 한다.

교정 운동 진행

과부하의 원리
Principle of overload

최적의 신체적, 생리적, 수행 능력 적응을 유도하기 위해 운동 사슬의 현재 능력을 초과하는 훈련 자극이 제공되어야 한다는 원리

교정 운동을 저강도, 낮은 요구의 운동으로서만 보는 건강 전문가, 피트니스 전문가, 수행 전문가들이 흔하다. 그러나 교정 운동 프로그램은 과부하의 원리(principle of overload)에 따라 모든 트레이닝 프로그램과 마찬가지로 도전적 수준으로 진행되어야 한다. 앞서 언급한 바와 같이 운동 진행 과정은 일상, 스포츠 및/또는 직업별 과업에서 동적 안정성을 향상시킬 뿐만 아니라 지루함과 정체를 없애고 지속성을 강화하는 데 매우 중요하다. 교정 운동 연속체로 얻어진 개선은 고객 또는 운동선수의 필요에 따라 원하는 결과와 일치하는 활동에 사용해야 한다. HMS는 고객 또는 운동선수의 훈련 요구 사항을 충족시키기 위해 적절한 스피드, 부하, 방향에서 도전이 있어야 한다. 예를 들어, 취미로 농구를 하는 사람들의 교정 운동 계획은 결국에는 점프, 홉스(한 발로 뛰기), 민첩성 훈련 등과 같은 통합 움직임을 포함하도록 진행되어야 한다. 특히 프로그램 통합 단계에서 고객을 위한 교정 운동을 진행할 때 표 18-3에 열거된 항목을 조절하도록 한다.

표 18-3 CES 진행 과정과 변수

변수	진행 과정 옵션
근육 작용 스펙트럼	신장성, 등척성, 단축성
가동면	시상면, 이마면, 수평면
고유수용성 요구	안정된 상태에서 덜 안정된 표면으로
수축 속도 스펙트럼	템포 선택: 느리게, 중간, 빠르게, 폭발적으로
복잡성	움직임 요구 진행은 단순함에서 복잡함으로
빈도, 세트, 반복	낮은 볼륨에서 높은 볼륨으로

그러나 프로그램에서의 운동, 움직임, 진행 과정은 효과를 위해서나 동적 신경근 조절에서의 긍정적인 적응을 위해서 과하게 복잡할 필요가 없다(Sasaki et al., 2019). 무릎 안쪽의 변위(MKD)/외반슬을 개선하기 위해 Bell 등(2013)이 사용한 프로그램을 고려해야 한다. 이 프로그램은 NASM 교정 운동 연속체(무릎의 몸쪽 및 먼쪽 관절 모두에 초점을 맞춤)에서 설명한 정확한 절차를 이용하여 개발되었으며 체중 및 탄성 밴드 저항 운동으로만 구성되어 있다. 10번의 세션 동안 운동은 세트와 반복, 저항 밴드의 수준을 늘리거나 완전히 새로운 운동으로 변경하여 진행된다(체중 통합 기법의 경우).

점진적으로 향상된 프로그램을 성공적으로 적용된 후에도 피드백을 이끌어냄으로써 고객 또는 운동선수를 프로세스에 참여시켜야 한다. 고객이 운동이 쉬워지고 있다고 표현하면 해당되는 경우 다음 번 프로그램을 수행할 때 진행 상황을 통합한다. 적절한 수준의 저항, 운동량, 강도, 복잡성에 지속적으로 도전을 받고 있는지 확인하기 위해 프로그램 내의 운동에 관해 고객과 정기적으로 소통해야 한다.

다양한 상황에서의 교정 운동 통합

교정 운동 전략은 즉각적인 운동뿐만 아니라 장기적인 건강과 운동 사슬의 수행력을 최대화하기 위해 고객의 움직임을 최적화하는 것을 목표로 한다. 교정 운동 연속체의 단계는 다르지 않겠지만, 적용하는 방법은 이 장의 앞부분에서 제시한 트레이닝 관련, 고객 관련, 환경 관련 요인들에 따라 달라질 수 있다. 교정 운동 결과를 최적화하려면(급성 및 만성적으로) 일주일에 최소 3~5회 움직임에 집중된 프로그래밍을 수행하는 것이 좋다. 하지만 이것은 움직임 보상의 정도, 규모, 심각성, 활동(또는 비활동)의 양과 유형, 수행하는 활동의 강도, 개인의 회복 행동[일부 고객 또는 운동선수들은 더 많은 빈도/노출(일주일에 7번까지)이 필요할 수 있고, 다른 사람들은 이보다 덜 필요할 수도 있다]에 따라 크게 달라진다. 빈도와 지속성은 교정 프로그램에서 성공적인 결과를 얻기 위해 특히 중요하다. 짧지만 대상이 지정되어 있고 꾸준히, 빈번하게 잘 수행된 프로그램은 더 길고 종합적인(그러나 아마도 비현실적인) 프로그램보다 더 효과적인 전략이다.

준비 운동으로서의 교정 운동

교정 운동이 가장 흔하게 적용될 때는 운동 전, 또는 활동 전 준비 운동 단계일 것이다. 많은 전문가 역시 이것을 운동의 '움직임 준비 단계'라고 말한다. 이 단계에서 최우선 순위는 앞으로 진행될 운동의 수행능력을 최대화하고 부상 위험을 최소화하기 위해 움직임 평가 결과를 기초로 하여 고객의 요구에 맞게 개별화하는 것이다. 교정 운동 전문가는 평가 프로세스에 기초하여 어떤 근육 그룹을 억제, 신장, 활성화, 통합해야 하는지 알게 된다.

움직임 준비에 얼마나 많은 시간을 사용할 수 있는지에 따라 전문가는 고객의 운동에 가장 이익이 되는 목표 근육 그룹을 우선순위로 하여 운동을 선택한다. 앞서 언급했듯이 고객의 생활 방식 및 기능적인 요구와 같은 다른 영향과 스트레스나 통증 같은 요인에 대한 주관적 보고도 운동 선택에 영향을 미친다. 근막(억제) 및 스트레칭(신장) 기법은 각각 1~3개의 과활성/단축된 근육 그룹에 적용된다. 예를 들어, 향후 실시할 운동이 하체에 초점을 맞추고 있다면 이 기법은 장딴지근/가자미근, 엉덩관절 굽힘근 및/또는 모음근 복합체에 집중하게 된다.

다리와 몸통의 신경근 조절을 최적화하기 위한 활성화 운동은 앞정강근, 중간볼기근, 큰볼기근, 코어 안정근을 목표로 할 가능성이 높다(Sasaki et al., 2019). 운동 통합은 고객에게 '운동했다(working out)'는 느낌을 더 많이 주고, 여러 가지 형태로 이루어질 수 있다. 운동의 주요 부분에 대해 적절한 운동 패턴을 연습하는 것은 통합을 극대화하는 한 가지 방법이다. 예를 들어, 고객이 운동의 주요 부분에서 스쿼트 또는 데드리프트를 실시한다면 통합 운동은 바디 웨이트 데드 리프트, 스텝 업 또는 스쿼트의 형태를 취할 수 있다. 이것은 고객이 운동하려는 근육의 올바른 활성화와 타이밍을 강화하는 데 도움이 된다. 활성화와 통합 운동 둘 다 이후 운동에서 실시할 패턴에 대한 신경근 입문서의 역할을 하며, 근본적으로 적은 노력으로 강화된 근육의 힘을 생산하고 움직임의 질을 향상시키는 강화 효과를 만들어낸다(Parr et al., 2017).

움직임 준비로 교정 운동에 쓰는 시간은 다양하지만, 효과를 얻는 데 대개 10~15분 이상이 걸리지 않는다(Padua et al., 2018; Peck et al., 2017; Sasaki et al., 2019).

본 운동 후에 하는 교정 운동

교정 운동은 대부분 사전 운동 프로세스로 생각하지만, 사후 운동으로 ROM과 움직임의 질을 회복하는 것은 고객의 전반적인 필요와 목표뿐만 아니라 트레이닝 프로그램에서 회복하는 것만큼 중요할 수 있다. 억제 및 신장기법과 같은 구성 요소는 정리 운동의 일부로 수행될 수 있고(상당한 이점이 있다) (Lastova et al., 2018), 교감신경계 활동/긴장도 및 혈압은 물론 지연성 근육통증(DOMS)과 관련된 영향을 감소시키며, 운동 후 회복을 향상시키고 후속 교육 세션에서 수행능력이 향상되도록 신체를 준비시킨다(Pearcey et al., 2015). 본 운동 후에 실시하는 교정 운동은 평가 중에 파악된 일차적 보상 또는 운동이나 트레이닝 세션 중에 문제가 되는 조직에 중점을 둔다.

하나의 완전한 운동으로서의 교정 운동

교정 운동은 대개 30~60분 동안 지속하는 완전한 하나의 운동(workout)으로도 적용할 수 있다. 이런 경우 우선순위는 개별 평가 결과 및 요구 사항에 기초하여 고객의 운동 사슬이 최적의 기능을 갖고 효율성을 복구하도록 장기적인 관점을 취한다. 완벽하지는 않지만, 교정 운동을 완전한 운동으로 실시하기 위한 일반적인 사용 사례 목록은 다음과 같다.

- **재활 후/경기 또는 수행능력 회복**: 치료를 완료했으며, 의료진으로부터 교정 프로그램을 사용하여 재활하도록 운동 허가를 받았다.
- **건강이 악화된 고객**: 과사용 또는 급성 근골격계의 손상 위험을 최소화하기 위해 운동 사슬에 더 높은 강도를 가하기 전에 움직임 패턴과 운동 능력을 갖추도록 한다.
- **별도의 회복/부하 감소(deload)/회복 운동**: 많은 사람들이 주관적 근육 통증을 해결하기 위해, 또는 고강도, 고수요 트레이닝 및 경쟁 중에 운동 사슬의 건강과 수행능력을 유지하기 위해 중간 주기 또는 짧은 주기 계획에 능동적 회복의 한 형태로 가끔씩(또는 정기적으로 시간을 정해) 교정 운동을 사용한다면 이점을 얻을 수 있다.

예를 들어, White(2018)는 통합 교정 운동의 사용과 그것이 회복에 미치는 영향 및 고강도 운동 후 피로로 인한 ROM 부족에 미치는 영향을 조사했다. 고강도 운동 후 24시간 뒤에 30분간 운동한(NASM 교정 운동 연속체에 따름) 운동선수는 무릎 폄에서 ROM 결핍이 최소화되었다(즉, 햄스트링 신전성 유지). 이 운동에는 무릎 폄을 제한하는 근육군(예: 가쪽 햄스트링, 장딴지근)에 대한 억제와 신장기법이 포함되었고, 볼기근을 강조하는 활성화 운동과 통합 운동이 뒤따랐다. 즉, 운동 디자인은 엉덩관절 폄 주동근(예: 볼기근)을 활성화하고 햄스트링의 협력근 우세를 줄여 효과적으로 부하를 감소시켜 추가 스트레스를 줄였다.

교정 운동에 기반한 회복 운동을 포함시키면 연부조직 신장성 및 관절 ROM 감소와 관련된 고강도 트레이닝의 부정적 영향을 줄일 수 있으며, 다음 트레이닝 또는 운동을 위해 HMS를 준비하고 최적화할 수 있다.

그룹 환경에서의 교정 운동

소그룹 트레이닝과 그룹 운동 환경에서는 전문가 대 고객의 비율 때문에 때때로 교정 운동 전략을 적용하기 어려울 수도 있다. 그러나 이러한 사람들도 마찬가지로 교정 운동의 혜택을 받고

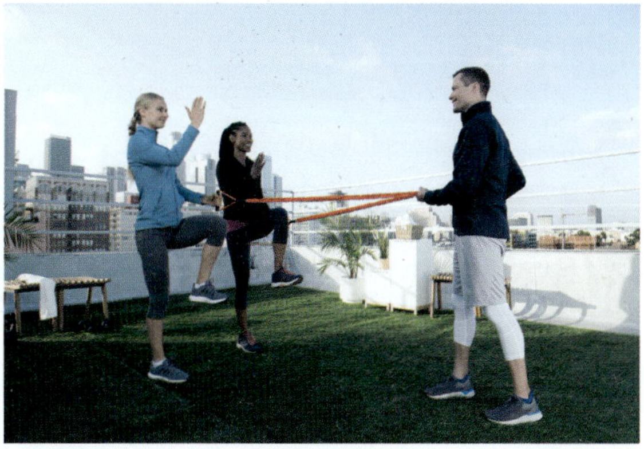

움직임을 최적화할 수 있다. 피트니스 전문가는 그룹 환경에서 교정 운동 프로그램을 디자인하고 실시할 때 다음 사항을(완전한 목록은 아니지만) 고려한다.

- **흔한 기능장애를 가정한다.** 그룹 내에서 근육 불균형이 나타날 가능성에 따라 교정 운동 준비 운동을 실시한다. 예를 들어, 실내 사이클링 수업에서는 자전거 위에서 자세를 오랫동안 유지해야 하기 때문에 굽은 어깨, 장딴지근/가자미근, 엉덩관절 굽힘근이 과도하게 활성화되기 쉽다.
- **수업 루틴 또는 세션에서 참가자들의 특별한 요구에 대비한다.** 이 장의 앞부분에서 다룬 것처럼 계획된 움직임 패턴과 운동에 기초한 교정 운동 준비 운동을 실시한다.
- **개별적으로 운동 평가를 실시하고 과제를 제시한다.** 여유를 가지고 개별 평가를 실시한 뒤 트레이닝 시작 전에 고객에게 혼자서 완료할 수 있는 교정 프로그램을 제시한다. 가장 좋은 방법은 두 명씩 짝을 지어 과제 수행을 책임지게 하는 것이다. 그룹 수업도 진행하면서 개인 트레이닝도 하는 하이브리드/크로스오버 피트니스 전문가에게 이러한 방법은 큰 부가가치를 만들어줄 뿐만 아니라 새로운 트레이닝 고객을 유치할 좋은 기회가 될 수 있다. 개별 평가를 하고 과제를 주는 것은 일대일 강습/트레이닝의 가치를 강조하여 서비스에 대한 관심을 불러일으키고 신규 고객 확보로 이어질 수 있다.

운동선수 팀과 스포츠 환경에서의 교정 운동

교정 운동 프로그래밍을 운동선수 팀에 통합시키는 것은 앞서 논의했던 그룹 운동 환경과 유사한 점이 있다. 그러나 몇 가지 구별되는 차이점이 있다. 그룹 운동 환경과 대조적으로, 운동 팀 명단에 있는 멤버들은 비교적 오랜 시간 일정하게 유지되며, 이로 인해 교정 프로그램 내에서 구조, 개별 맞춤, 일관성을 더 폭넓게 이용할 수 있다. 팀 또는 스포츠 환경에서 교정 운동을 실시할 때 종종 나타나는 문제는 코치, 관리 부서/스태프, 부모, 심지어 선수 자신 같은 핵심 이해관계자들로부터 승인과 지지를 얻는 것이다. 그뿐만 아니라 스포츠의 다양한 레벨에서 흔히 나타나는 것으로, 연락 또는 시간 제약 속에서 운동해야 하는 실행에 대한 장벽도 있다(Padua et al., 2014).

앞서 언급한 것처럼, 핵심 이해관계자들로부터 승인을 얻고 교정 운동을 우선순위로 하는 것은 스포츠에 특화된 다른 운동을 할 시간을 빼앗아 생산성을 저하시킨다는 인식 때문에 어려울 수 있다. 팀/선수 준비 및 개발 과정에 정기적으로 복합적인 교정 프로그래밍을 포함시키는 것이 중요하다는 점을 모든 이해 관계자에게 알리는 것이 매우 중요하다. 과사용과 패턴 과부하 등의 요인으로 인해 움직임의 질에서 최적의 상태가 아닌 운동선수들이 많다. 잘못된 움직임의 질은 수행능력 저하(Yamamoto et al., 2016, p. 104)와 관련되어 있을 뿐만 아니라 근력, ROM 및 신경근 조절의 변형을 가져온다. 또한 역학적 부하 노출 및 전신에 영향을 주는 스트레스가 늘어나고, 회복 및 생체역학적 복원력이 잠재적으로 감소하며(Frank et al., 2019) 부상 위험이 증가한다(Eckard et al., 2018; Padua et al., 2018).

전문적으로 알아보기

운동선수들의 성공적인 부상률 감소

부상 위험을 줄이도록 디자인된 훈련 프로그램들은 서로 다를 수 있지만, 공통된 기능은 부상률을 줄이고 신경근 기능과 신체의 수행능력을 성공적으로 향상시킨다. Padua 등(2018)에서 발췌한 다음의 일반적 가이드라인, 권고안은 다중 요소(Multi-component) 트레이닝 프로그램의 개발과 채택, 실시와 관련한 최고의 방법을 제시했다.

- 기법에 대한 피드백과 다음 운동 카테고리(근력, 플라이오메트릭, 민첩성, 밸런스, 유연성) 중 최소 세 가지와 관련된 다중 요소 예방 트레이닝 프로그램은 신체 운동 중 비접촉, 간접적 ACL 손상을 줄이기 위해 권장되며, 시즌 전이나 시즌 중에 최소 일주일에 2~3회 수행해야 한다.
- 다중 요소 트레이닝 프로그램은 다리의 생체역학, 근육 활성화, 밸런스, 근력, 파워, 기능적 수행능력 측정을 개선할 뿐만 아니라 착지 충격력을 줄이기 위해 권장된다.
- 운동은 도전적이고 우수한 움직임 질과 기법을 가지고 점진적인 강도 수준에서 수행해야 한다.
- 부상률 감소로 인한 이점을 유지하고 신경근 기능과 수행능력을 개선하기 위해서는 다중 요소 트레이닝 프로그램(시즌 전, 시즌 중, 시즌 후)을 매년 실시해야 하며 한 시즌 실시 후 중단해서는 안 된다.
- 다중 요소 트레이닝 프로그램은 동적 준비 운동 또는 종합적인 근력 및 컨디셔닝 프로그램의 일부로 실시될 때 효과적이며, 우수한 움직임의 질을 보장하고 운동 기법에 대한 피드백을 제공하기 위해 잘못된 움직임 패턴을 찾아내는 데 숙련된 사람이 고정적으로 감독해야 한다.
- 다중 요소 트레이닝 프로그램을 채택해 이를 지속적으로 실시하도록 하기 위해서는 운동선수, 코치, 부모, 행정 직원들에게 그러한 프로그램의 가치에 대해 교육하는 것이 특히 중요하다. 여기서 강조해야 할 점은 스포츠에서의 다리 손상 발병률, ACL 손상과 관련된 비용(신체적, 정신적, 재정적)이다. 이런 프로그램들은 부상을 줄이는 효과가 있을 뿐만 아니라 신체적 수행능력을 증진시키고 기술 개발을 위한 시간을 뺏지 않고도 시즌 전, 중, 후 훈련에 자연스럽게 통합시킬 수 있다. 그리고 시간 제약이 염려되는 경우, 다중 요소 트레이닝 프로그램은 연습이나 경기 시작 전 동적 준비 운동의 일부로 10~15분간 실시할 수 있다는 연구 근거들이 있다.
- 스포츠와 신체 활동에 관련된 모든 사람이 부상 저항력 및 움직임 질에 집중하는 다중 요소 트레이닝 프로그램에 참여하는 것이 좋다. 그러나 특정 스포츠에서 적극적이거나 어떤 특징을 보이는 사람들은 예방적 훈련의 대상이 되어야 한다. 이들은 ACL 손상 위험이 상대적으로 더 높거나 훈련의 이점을 더 많이 누릴 수 있기 때문이다. 예를 들어, 착지, 점프, 커팅 동작을 포함하는 고위험 운동(예: 농구, 축구, 풋볼, 팀 핸드볼 등)에 참여하는 운동선수 및 아동들, 특히 여성은 부상 위험 감소 훈련의 대상이 되어야 한다. 그리고 ACL 손상 이력은 향후 ACL 손상의 가장 강력한 예측 인자 중 하나이기 때문에 이력이 있는 사람들, 특히 스포츠 관련 활동에 복귀한 젊은 사람들은 트레이닝의 대상이 되어야 한다.

Data from Padua, D. A., DiStefano, L. J., Hewett, T. E., Garrett, W. E., Marshall, S. W., Golden, G. M., Shultz, S. J., & Sigward, S. M. (2018). National Athletic Trainers' Association position statement: Prevention of anterior cruciate ligament injury. *Journal of Athletic Training, 53*(1), 5–19. https://doi.org/10.4085/1062-6050-99-16

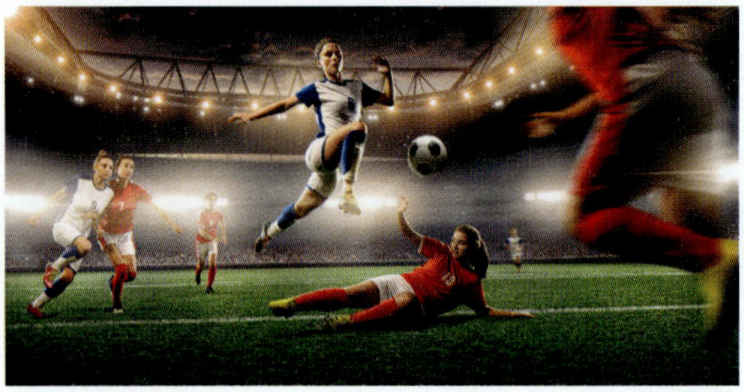
© Alex Kravtsov/Shutterstock

스포츠에서의 성공은 일반적으로 승패라는 용어로 표현한다. 많은 사람이 신체적 능력과 운동 능력이 팀 성공을 결정하는 주요한 요소라고 언급하지만, 연구 결과는 달랐다. 코트와 필드에서 더 높은 비율의 선수를 유지하는 팀과, 시즌 대부분 동안 부상자 명단에 오르지 않은 사람이 그렇지 않은 사람보다 더 많이 승리하는 것으로 나타났다(Hägglund et al., 2013; Podlog et al., 2015; Williams et al., 2016). 이것은 팀의 성적 및 성공과 가장 관련이 있는 것이 가용성(availability)임을 시사한다. 공정하게 말하면 팀에는 재능 있는 선수들, 좋은 코칭, 컨디셔닝, 실행력 등이 있어야 한다. 그러나 최고의 선수들이 부상을 입어 이들을 활용할 수 없다면 부상을 방지하는 훈련이 우선시되어야 하고, 수행능력을 극대화하는 훈련은 부차적인 것이 되어야 한다고 주장할 수 있다(Kucera et al., 2005).

이것은 운동 선수 개발의 일환으로 교정 운동 프로그래밍 전략을 실행하는 것의 중요성과 관련성을 강조한다. 올바른 리더십, 계획, 커뮤니케이션, 지원으로 운동 선수의 움직임 질을 향상하고 부상 위험을 줄이는 전략이 프로그램과 통합될 수 있는 기회는 많다.

운동 팀이라는 환경 안에서 교정 운동 프로그램을 디자인하고 실시할 때 교정 운동 전문가는 다음의 사항들을 고려해야 한다.

- 할 수 있다면, 근력 강화 및 컨디셔닝 전에 통합 준비 운동 또는 움직임 준비 시퀀스의 일부로 교정 운동을 통합시켜야 한다. 개별화된 프로그램은 일정, 시설 및 자원이 허용되는 경우에 실시될 수 있다. 대안으로, 당일 예정된 운동을 기초로 모든 사람에게 템플릿 프로그램을 실시할 수 있다. 이것은 그룹 개인 트레이닝 또는 그룹 운동 환경에서 수행되는 것과 유사하다.
- 구체적인 교정, 다중 요소 예방 프로그래밍은 훈련, 연습 또는 경기 전 팀 기반의 동적 준비 운동의 일부로 포함시킬 수 있다. 10~15분은 다리와 몸통의 신경근 조절을 향상시키고(Pfile et al., 2013; Sasaki et al., 2019), 부상을 줄이며 수행능력 측정을 강화하는 데 있어 현실적이고 효과적인 시간이다(Peck et al., 2017).
- 선수들이 수행할 수 있는 장소와 사용 가능한 장비에 따라 다른 전략을 준비한다. 친숙하고 장비 사용 가능 여부를 알 수 있는 '집(home)'에서 실시하는 프로그램과 달리 경기장, 연습 시설, 또는 코트/필드에서 실시해야 하는 프로그램은 제한 사항과 요구 사항을 고려해야 한다.
- 움직임, 스포츠, 심지어 포지션별 요구까지 기초로 해서 일반적인 손상을 가정해야 한다. 그에 따른 근육 불균형 여부에 알맞게 교정 준비 운동을 실시한다. 예를 들어, 야구팀에서 일하는 경우, 선수들 간에 유사성이 많겠지만, 투수와 다른 포지션의 선수들 사이에는 분명한 차이가 있다. 스포츠 유형 및 수준에 따라, 선발 그룹, 다중 포지션 선수(Utility Player), 교체역할 선수(Role Player) 간에 존재할 수 있는 프로그램 요구 사항의 차이를 고려해야 한다.
- 개별적으로 운동 평가를 실시하고 과제를 제시한다. 개별 평가 시간을 갖도록 하고, 훈련, 연습, 경기 전후, 일과가 끝난 후에 스스로 완료할 수 있는 교정 운동 프로그램을 선수들에게 제공한다. 각 선수들마다 개별화된 프로그램을 제공하는 것이 불가능하다면 흔한 손상과 일정을 기초로 선수들을 그룹으로 나누어서 의무감, 동료애, 책임감을 키우도록 한다. 선수들을 적합한 프로그래밍 그룹에 배정할 때 도움이 되도록 선수 명단에서 각 개인의 보상 빈도/발생 횟수를 계산하고 여러 가지 운동 사슬 체크포인트 또는 신체 부위에서의 보상률과 발병률에 따라 분류한다. 예를 들어, 그룹은 발과 발목 복합체/하부 다리, 무릎, LPHC, 어깨/팔 또는 이들 부위의 조합에서 선택된 보상에 따라 프로그램을 디자인한다. 이와 유사하게, 기준선을 설정할 수 있으며(말하자면, 특정 보상이 선수들의 50% 이상에서 나타나는 경우) 지정된 기준선을 초과하는 보상을 기초로 프로그램을 디자인한다.

트레이닝 팁

운동선수를 위한 교정 운동에 동적 스트레칭 통합

정적 스트레칭, 신경근 스트레칭, 동적 스트레칭은 교정 운동 연속체의 신장 단계에서 효과적인 유연성 기법으로 제시된다는 점에 유념하자. 교정 운동 전문가는 고객별 구체적인 목표에 가장 잘 맞는 기법을 이용하는 것이 좋다.

동적 스트레칭은 특히 운동 수행능력에 초점을 맞춘 사람들을 위한 교정 운동 프로그램의 일부로 유익하다. 정적 스트레칭에 이어 동적 스트레칭을 수행하면 수행능력을 떨어뜨리지 않으면서 유연성이 향상되는 것으로 나타났다(Wong et al., 2011). Wong 등(2011)의 연구에서 실험 참가자들은 발바닥쪽 굽힘근, 넙다리네갈래근, 햄스트링의 정적 스트레칭을 하고 난 후 이어서 무릎 리프트, 버트 킥(butt kick), 편 다리 스키핑(straight-leg skipping)이 포함된 동적 스트레칭을 실시했다. 교정 운동 프로그램에 동적 운동을 포함시키면 운동 수행 전에 신경계를 다시 활성화하고 흥분시키는 데 도움이 된다.

운동 경기 또는 스포츠 수행 트레이닝에 앞서 통합 준비 운동의 일부로 교정 운동 프로그램을 사용하는 경우 통합 단계 내에 동적 스트레칭을 포함시킨다. 동적 스트레칭을 하기 전에 최소한 하나의 기본 통합 움직임을 실시하는 것이 좋다. 이것은 동적 스트레칭보다 빠른 가속도 기반의 운동에 앞서 질적으로 뛰어난 운동 패턴을 활용하도록 보장하는 데 중요하다. 몸통이 과도하게 전방으로 기울어진 선수를 위한 프로그램은 다음과 같다.

- 자가근막 롤링(SMR): 장딴지근/가자미근, 엉덩관절 굽힘근
- 정적 스트레칭: 장딴지근, 한쪽 무릎을 바닥에 대고 엉덩관절 굽힘근
- 고립적 근력 강화: 발앞꿈치 들고 걷기(앞정강근), 플로어 브릿지(큰볼기근)
- 통합: 고블릿 스쿼트, 런지 투 로테이션(동적), 레그 스윙(동적), A 스킵(동적)

프로그램의 네 가지 단계는 선수가 보여주는 움직임 손상에 따라 달라져야 한다는 점을 명심해야 한다. 반면 선택된 동적 유연성 운동은 경기나 연습에서 요구하는 사항에 맞출 수도 있다.

시간 또는 일정 제약이 있는 교정 운동

교정 운동을 실시하는 데 있어 공통적인 장벽은 시간이 부족하다는 인식이다. 많은 고객, 특히 규칙적인 운동을 새롭게 시작하는 사람들은 운동 및 트레이닝 프로그램에 더해 교정 프로그램을 위한 시간을 내는 것이 매우 부담스러운 일이다. 교정 운동 프로그램(그리고 운동 프로그램 전반)을 개발할 때 가장 중요한 고려 사항은 고객이 지속적으로 프로그램을 유지할 수 있도록 하는 것이다. 고객이 있는 곳에서 그들을 만나고 그들이 하려고 하는 것을 결정하는 것은 매우 중요하다. 건강 및 피트니스 전문가는 고객들이 운동 루틴을 꾸준히 지속하는 데 도움이 되는 환경을 만들어줄 책임이 있다. 또한 고객에게 맞는 조건으로 프로그램을 완성할 수 있도록 고객의 자율성과 자기효능감을 길러줌과 동시에 자신감과 역량을 심어주어야 한다.

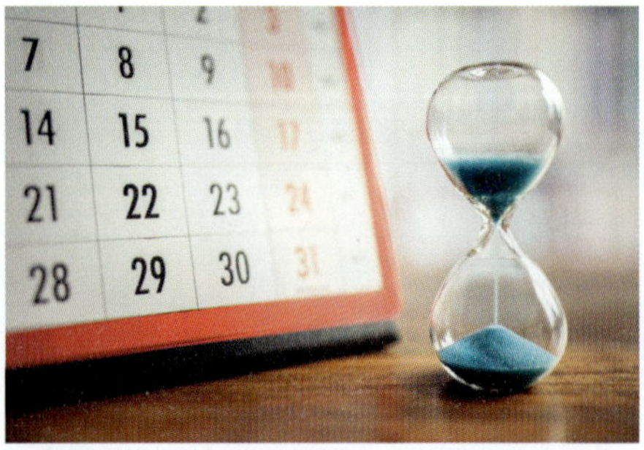

© Brian A Jackson18/Shutterstock

고객이 전체 교정 프로그램을 한번에 완료하기 위해 15~20분을 확보할 수 없는 것이 주된 장애 요인이라면 휴식 시간 사이에 수행할 수 있는 더 작은 단위, 또는 '미니 프로그램'으로 나누어 고객이 보다 관리하기 쉽고 현실적으로 완료할 수 있도록 프로그램을 만드는 것이 좋다. 이러한 프로그램은 하루 중 자기 관리를 위한 시간이 되거나 단조로움을 깨는 기회로 고객들의 환영을 받을 수도 있다.

대개 효과가 더 즉각적이고 가시적이라는 이유로 프로그램에서 활성화 및 통합 기법을 무시하고 억제 및 기술을 더 많이 하려는 고객들이 매우 흔하다. 프로그램을 더 작은 단위로 쪼개는 것은 이러한 경향을 악화시킬 수 있다. 움직임 보상에 최대한 영향을 미치려면 프로그램의

길이에 상관없이 교정 운동 연속체의 네 단계를 전부 연속으로 완전하게 마쳐야 한다는 점을 기억해야 한다. 이는 고객과 함께 지속적으로 강화되어야 한다. 게다가 프로그램의 디자인은 지속성을 최대화하기 위해 환경적 조건도 고려해야 한다. 예를 들어, 케이블을 기초로 한 활성화 운동 프로그램을 하고자 하지만, 고객이 케이블 머신을 사용할 수 없는 사무실에서 운동하게 된다면 바람직한 운동이 벌써 장애물을 만난 것이다.

지속성을 고취시키고 고객의 부담감을 줄이며 성공적인 패턴을 확립하기 위한 전략이 표 18-4에 나타나 있다. 표 18-4에서는 시간 제약 및 몸통의 과도한 전방 경사, 무릎 외반, 팔이 앞으로 떨어지는 움직임 손상을 보이는 고객을 위해 5분 이하로 소요되는 좀 더 관리 가능한 프로그램으로 나누는 방법을 보여준다.

고객이 여러 가지가 아닌 한 가지 보상만 보이거나 교정 운동 전문가가 필요성/심각도 또는 트레이닝 일정(예: 오후의 상체 저항 트레이닝)을 고려해 다른 보상보다 특정한 보상을 우선하기를 원한다면 노출 및 효과를 최대화하기 위해 단일 전략을 하루에 여러 번 반복한다(이 예시에서는 전략3).

표 18-4 5분 교정 전략 예시

전략1	전략2	전략3
억제(도구의 선택) ▪ 장딴지근/가자미근 1×30초	억제(도구의 선택) ▪ 모음근 복합체 1×30초	억제(도구의 선택) ▪ 가슴뼈 1×30초
신장(정적 스트레칭): ▪ 가자미근 1×30초	신장(정적 스트레칭): ▪ 큰모음근 1×30초	신장(정적 스트레칭): ▪ 책상을 이용한 아기 자세 1×30초
활성화(고립적 근력 강화): ▪ 발꿈치로 걷기(앞정강근) 1×20	활성화(고립적 근력 강화): ▪ 월 슬라이드(wall slides)(큰볼기근) 1×20	활성화(고립적 근력 강화): ▪ 스탠딩 코브라 1×20
통합(전체 바디 패턴) ▪ 다중면 싱글 레그 밸런스 리치 1×10	통합(전체 바디 패턴) ▪ 사이드 런지 밸런스 1×10	통합(전체 바디 패턴) ▪ 스쿼트 스캡션 1×10

수행능력 회복을 위한 교정 운동

교정 운동은 재활 또는 재활 후 수행능력 회복 프로그램을 환상적으로 보완할 수 있다. 다양한 요인으로 인해 재활 프로그램은 운동 사슬의 여러 구성 요소를 해결하지 못할 수 있다. 그러나 운동 사슬의 다양한 부분이 원래 부상을 입은 부위에 상당한 영향을 미친다는 사실은 RI 모델을 생각하면 이해할 수 있다. 예를 들어, 고객이 ACL 재건에서 회복 중일 때, 재활의 초기 단계는 무릎 ROM 및 넙다리네갈래근, 햄스트링, 일반적인 다리 근력을 복구하는 데 초점을 맞추게 된다. 그러나 발목 발등굽힘, 엉덩관절 돌림, 엉덩관절 벌림 ROM의 결여 및 LPHC의 몸쪽 안정성, 근력, 신경근 조절은 모두 ACL에 가해지는 부하 증가와 관련 있는 생체역학적 위험 인자에 영향을 준다. 따라서 이런 요인이 ACL에 주는 스트레스를 완화하여 잠재적으로 회복을 가속화시키고 결과를 최적화하기 위해서는, 발목과 엉덩관절의 가동성을 회복하거나 유지하기 위한 동시 교정 운동 전략과 LPHC의 몸쪽 안정성, 근력 및 신경근 조절을 통합하여 보다 총체적인 접근 방식을 취하는 것이 필수적이다. 이러한 접근법을 취하면 부상/재부상 위험을 최소화할 뿐만 아니라 고객 또는 운동선수가 완전한 신체적 또는 스포츠 관련 운동으로 복귀할 준비를 할 때 자신감을 심어주는 데 도움이 된다. 이것은 CES 평가 과정을 이행하고 교정 운동 연속체에 따라 프로그래밍함으로써 달성된다.

도구 없이 하는 교정 운동

도구나 장비 없이 체중 움직임 패턴만 있으면 움직임의 질과 회복을 촉진할 수 있다. 움직임의 효과적인 조합은 이런 상황에서 고객 또는 운동선수를 위한 교정 운동으로서 충분한 것 이상이다. 억제 도구를 사용할 수 없더라도 목표가 된 유연성과 근력 강화 운동은 여전히 선택된 관절의 ROM, 조절, 안정성을 개선하는 데 기여할 것이다. 한 부위 이상에 초점을 맞춘 통합 움직임을 활용하면 전반적인 움직임 질을 강화하는 데 효과적이다. 고객 반응과 프로그램 이점을 극대화하기 위해 시간이 허락된다면 더 많은 세트를 실시할 수 있다. **표 18-5**는 5~10분의 가동성 루틴 테마 및 집중해야 하는 부위의 예시를 보여준다.

표 18-5 가동성 루틴 테마 예시

엉덩관절 및 어깨 부위 조합	■ 정적 스트레칭: 머리 위로 팔을 뻗는 기립 엉덩관절 굽힘근 1×30초 ■ 엉덩관절 스윙 다리당 1×10 ■ 다중 평면에 팔을 뻗는 싱글 레그 밸런스 다리당 1×10 ■ 팔 뻗는 다중면 런지 다리당 1×10 ■ 싱글 레그 윈드밀 다리당 1×10
하체 정렬 및 조절	■ 정적 스트레칭: 장딴지근 1×30초 ■ 정적 스트레칭: 넙다리근막긴장근 1×30초 ■ 활성화: 발꿈치로 걷기(즉, 발등굽힘된 상태로 걷기) 1×20 ■ 활성화: 발끝으로 카프 레이즈(calf raise)(장딴지근 안쪽) 1×10 ■ 활성화: 옆으로 누워서 다리 들기 또는 월 슬라이드 다리당 1×10 ■ 다중면 런지 밸런스 다리당 1×10
LPHC 정렬 및 조절	■ 정적 스트레칭: 무릎 꿇고 엉덩관절 굽힘근 1×30초 ■ 정적 스트레칭: 모음근 1×30초 ■ 동적 스트레칭: 햄스트링 1×30초 ■ 활성화: 네 발로 엎드려 반대쪽 팔/발 들기 1×20 ■ 싱글 레그 RDL에서 어깨 스캡션/뒤당김/코브라까지 다리당 1×5
상체 정렬 및 조절	■ 정적 스트레칭: 어깨올림근 1×30초 ■ 정적 스트레칭: 목갈비근 1×30초 ■ 정적 스트레칭: 가슴근 1×30초 ■ 싱글 레그 스탠딩 코브라 다리당 10회 ■ 싱글 레그 스쿼트에서 스캡션까지 다리당×10회 반복
머리와 목 정렬 및 조절	■ 정적 스트레칭: 어깨올림근 1×30초 ■ 정적 스트레칭: 목갈비근 1×30초 ■ 정적 스트레칭: 목빗근 1×30초 ■ 벽에 대고 서서 턱 당기기 또는 체어 헤드레스트 1×20 ■ 스탠딩 스캡션/뒤당김/코브라 1×10

요약

모든 사람(운동의 수준이나 유형과 상관없이)은 부상과 통증 위험을 최소화하면서 건강, 피트니스, 수행능력을 개선하기 위해 필요한 빈도와 강도로 잘 움직여야 한다. 교정 운동 프로그램에 영향을 미치는 고려 사항과 요인은 많다. 교정 운동은 움직임 준비, 운동 후 회복, 강도를 낮춘 운동(deloading workouts) 또는 사후 재활 같은 수많은 훈련 계획과 응용 프로그램으로 실시된다. 궁극적으로 프로그램을 만들 때 교정 운동 전문가는 고객의 평가 결과, 환경, 선호도, 결과, 지속 정도를 감안하여 작업한다. 교정 운동 연속체의 모든 네 가지 단계를 효율적으로 이용하고 최종 사용자의 기능적 역량과 요구를 충족하는 프로그램으로 발전시키는 것이 매우 중요하다.

교정 프로그램을 효과적으로 만들기 위해 복잡해져야 할 필요는 없다. 단지 완료하는 데 10~15분이면 된다. 사실, 더 단순한 프로그램일수록 지속성은 극대화된다. 프로그램이 성공하기 위해서는 일관성과 빈도가 매우 중요하다. 교정 운동에서 이상적인 빈도는 일주일에 3~5회이다. 그러나 일부 고객은 최대 7회까지 필요할 수도 있다. 다른 운동 프로그램처럼 교정 운동도 지루함을 줄이고 도전 의식을 유지하며 참여도를 높이기 위해 과부하의 원리에 따라 진행되어야 한다.

참고 문헌

Bell, D. R., Oates, D. C., Clark, M. A., & Padua, D. A. (2013). Twoand 3-dimensional knee valgus are reduced after an exercise intervention in young adults with demonstrable valgus during squatting. *Journal of Athletic Training, 48*(4), 442–449. https://doi.org/10.4085/1062-6050-48.3.16

Eckard, T., Padua, D., Mauntel, T., Frank, B., Pietrosimone, L., Begalle, R., Goto, S., Clark, M., & Kucera, K. (2018). Association between double-leg squat and single-leg squat performance and injury incidence among incoming NCAA Division I athletes: A prospective cohort study. *Physical Therapy in Sport: Official Journal of the Association of Chartered Physiotherapists in Sports Medicine, 34*, 192–200. https://doi.org/10.1016/j.ptsp.2018.10.009

Frank, B. S., Hackney, A. C., Battaglini, C. L., Blackburn, T., Marshall, S. W., Clark, M., & Padua, D. A. (2019). Movement profile influences systemic stress and biomechanical resilience to high training load exposure. *Journal of Science and Medicine in Sport, 22*(1), 35–41. https://doi.org/10.1016/j.jsams.2018.05.017

Frost, D. M., Beach, T. A., Callaghan, J. P., & McGill, S. M. (2015). Exercise-based performance enhancement and injury prevention for firefighters: Contrasting the fitness- and movement-related adaptations to two training methodologies. *Journal of Strength and Conditioning Research, 29*(9), 2441–2459. https://doi.org/10.1519/JSC.0000000000000923

Hägglund, M., Waldén, M., Magnusson, H., Kristenson, K., Bengtsson, H., & Ekstrand, J. (2013). Injuries affect team performance negatively in professional football: An 11-year follow-up of the UEFA Champions League injury study. *British Journal of Sports Medicine, 47*(12), 738–742. https://doi.org/10.1136/bjsports-2013-092215

Kucera, K. L., Marshall, S. W., Kirkendall, D. T., Marchak, P. M., & Garrett, W. E., Jr. (2005). Injury history as a risk factor for incident injury in youth soccer. *British Journal of Sports Medicine, 39*(7), 462. https://doi.org/10.1136/bjsm.2004.013672

Lastova, K., Nordvall, M., Walters-Edwards, M., Allnutt, A., & Wong, A. (2018). Cardiac autonomic and blood pressure responses to an acute foam rolling session. *Journal of Strength and Conditioning Research, 32*(10), 2825–2830. https://doi.org/10.1519/JSC.0000000000002562

Mills, M., Frank, B., Goto, S., Blackburn, T., Cates, S., Clark, M., Aguilar, A., Fava, N., & Padua, D. (2015). Effect of restricted hip flexor muscle length on hip extensor muscle activity and lower extremity biomechanics in college-aged female soccer players. *International Journal of Sports Physical Therapy, 10*(7), 946–954. https://spts.org/

member-benefits-detail/enjoy-member-benefits/journals/ijspt

Padua, D. A., DiStefano, L. J., Marshall, S. W., Beutler, A. I., de la Motte, S. J., & DiStefano, M. J. (2012). Retention of movement pattern changes after a lower extremity injury prevention program is affected by program duration. *American Journal of Sports Medicine*, *40*(2), 300–306.

Padua, D. A., DiStefano, L. J., Hewett, T. E., Garrett, W. E., Marshall, S. W., Golden, G. M., Shultz, S. J., & Sigward, S. M. (2018). National Athletic Trainers' Association position statement: Prevention of anterior cruciate ligament injury. *Journal of Athletic Training*, *53*(1), 5–19. https://doi.org/10.4085/1062-6050-99-16

Padua, D. A., Frank, B., Donaldson, A., de la Motte, S., Cameron, K. L., Beutler, A. I., DiStefano, L. J., & Marshall, S. W. (2014). Seven steps for developing and implementing a preventive training program: Lessons learned from JUMP-ACL and beyond. *Clinics in Sports Medicine*, *33*(4), 615–632. https://doi.org/10.1016/j.csm.2014.06.012

Parr, M., Price, P. D., & Cleather, D. J. (2017). Effect of a gluteal activation warm-up on explosive exercise performance. *BMJ Open Sport & Exercise Medicine*, *3*(1), e000245. https://doi.org/10.1136/bmjsem-2017-000245

Pearcey, G. E. P., Bradbury-Squires, D. J., Kawamoto, J-E., Drinkwater, E. J., Behm, D. G., & Button, D. C. (2015). *Foam rolling for delayed-onset muscle soreness and recovery of dynamic performance measures*. National Athletic Trainers' Association.

Peck, K. Y., DiStefano, L. J., Marshall, S. W., Padua, D. A., Beutler, A. I., de la Motte, S. J., Frank, B. S., Martinez, J. C., & Cameron, K. L. (2017). Effect of a lower extremity preventive training program on physical performance scores in military recruits. *Journal of Strength and Conditioning Research*, *31*(11), 3146–3157. https://doi.org/10.1519/JSC.0000000000001792

Pfile, K. R., Hart, J. M., Herman, D. C., Hertel, J., Kerrigan, D. C., & Ingersoll, C. D. (2013). Different exercise training interventions and drop-landing biomechanics in high school female athletes. *Journal of Athletic Training*, *48*(4), 450–462. https://doi.org:10.4085/1062-6050-48.4.06

Podlog, L., Buhler, C. F., Pollack, H., Hopkins, P. N., & Burgess, P. R. (2015). Time trends for injuries and illness, and their relation to performance in the National Basketball Association. *Journal of Science and Medicine in Sport*, *18*(3), 278–282. https://doi.org/10.1016/j.jsams.2014.05.005

Sasaki, S., Tsuda, E., Yamamoto, Y., Maeda, S., Kimura, Y., Fujita, Y., & Ishibashi, Y. (2019). Core-muscle training and neuromuscular control of the lower limb and trunk. *Journal of Athletic Training*, *54*(9), 959–969. https://doi.org/10.4085/1062-6050-113-17

White, J. (2018). *Can an integrated corrective exercise intervention mitigate range of motion changes post high intensity exercise in female athletes?* [Master's Thesis, University of North Carolina at Chapel Hill Graduate School]. https://doi.org/10.17615/9cvr-np80

Williams, S., Trewartha, G., Kemp, S. P., Brooks, J. H., Fuller, C. W., Taylor, A. E., Cross, M. J., & Stokes, K. A. (2016). Time loss injuries compromise team success in Elite Rugby Union: A 7-year prospective study. *British Journal of Sports Medicine*, *50*(11), 651–656. https://doi.org/10.1136/bjsports-2015-094798

Wong, D. P., Chaouachi, A., Lau, P. W. C., & Behm, D. G. (2011). Short durations of static stretching when combined with dynamic stretching do not impair repeated sprints and agility. *Journal of Sports Science & Medicine*, *10*(2), 408–416.

Yamamoto, A. K., Frank, B. S., Stanley, L. E., Prentice, W. E., Aguilar, A. A., & Padua, D. A. (2016). Landing error scoring system scores are associated with field-based measures of athletic performance. *Journal of Athletic Training*, *61*(6)(Suppl.), 104. https://doi.org/10.4085/1062-6050-51.6.s1

부록 A: CES 평가 과정

CES 평가 과정
CES Assessment Flow

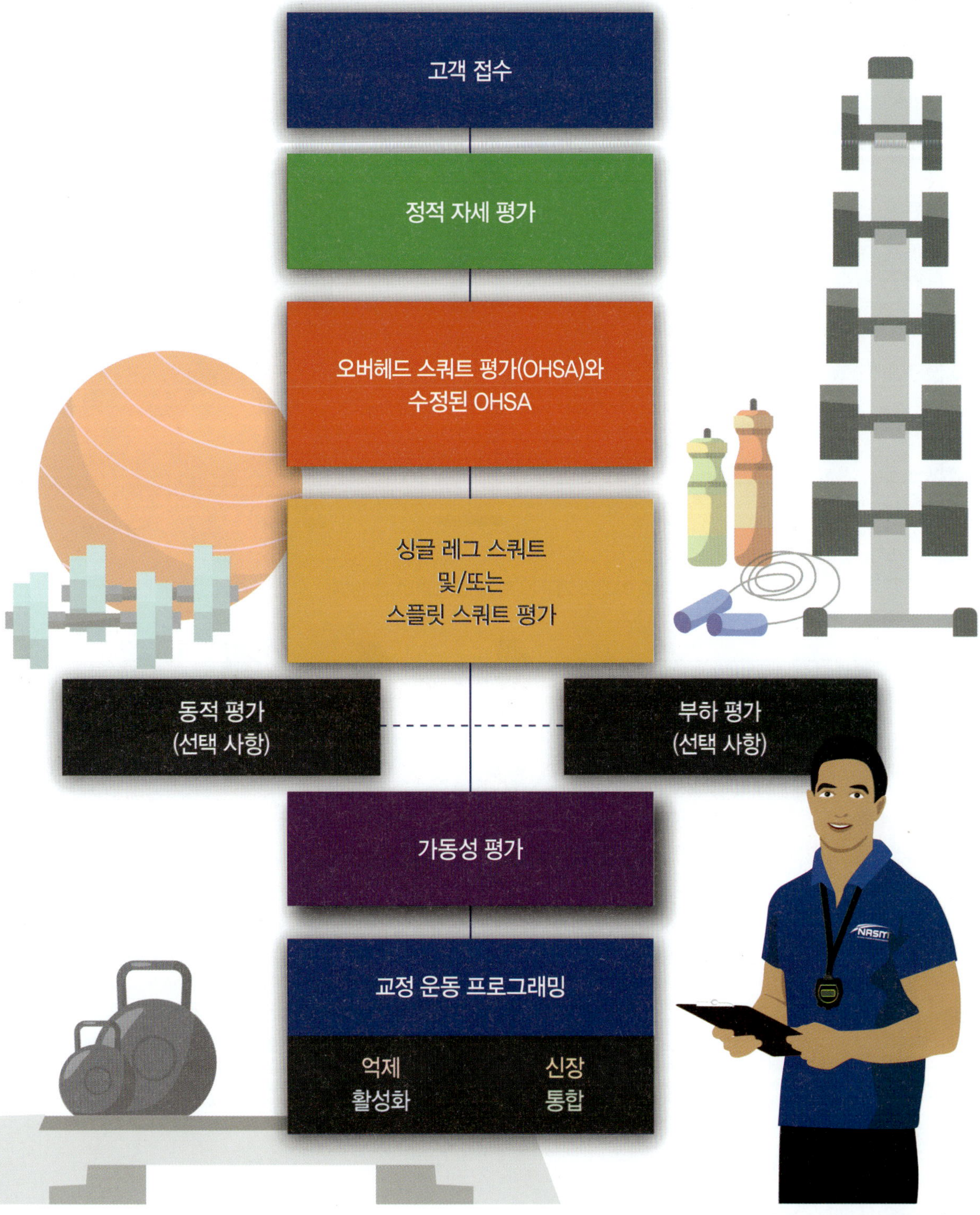

NASM CES
평가 과정

1 고객 접수

2 **정적 자세 평가**

3 오버헤드 스쿼트 평가(OHSA) 및 수정된 OHSA

4 싱글 레그 스쿼트 및/또는 스플릿 스쿼트 평가

4a 동적 평가
선택 사항

4b 부하 평가
선택 사항

5 가동성 평가

6 교정 운동 프로그래밍
억제·신장
활성화·통합

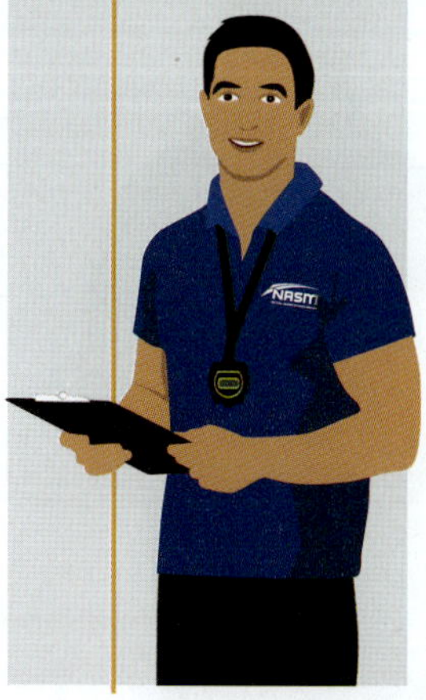

정적 자세 평가

Static Postural Assessment

아래 운동 사슬 체크포인트에 초점을 맞춘 정적 자세를 관찰해보자.

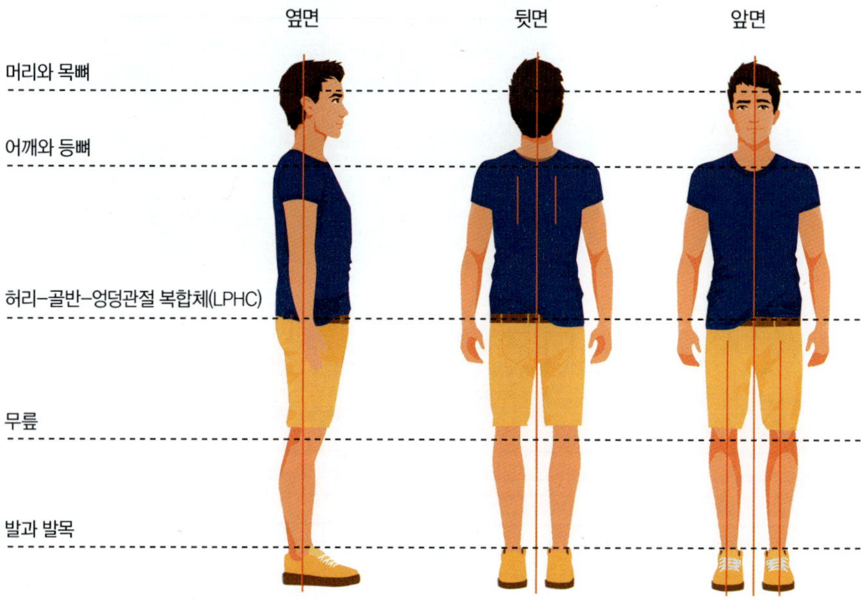

고객의 자세를 아래의 왜곡된 자세 패턴과 비교해보자.

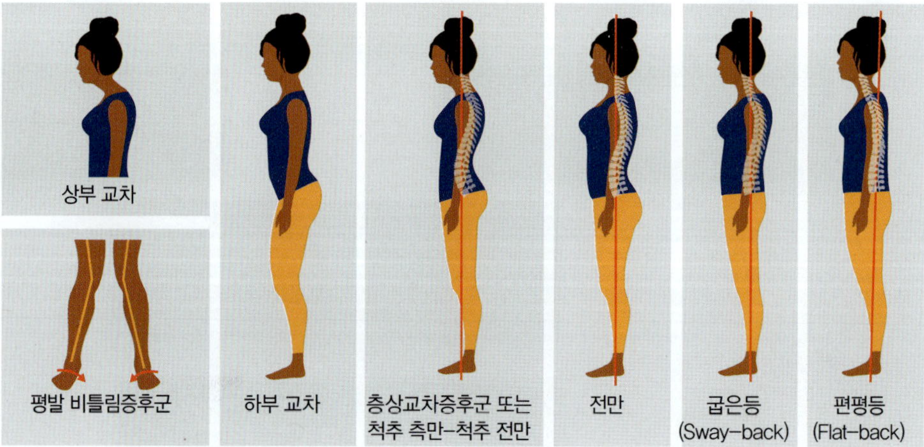

고객의 자세와 가장 가까운 자세 패턴을 기초로 잠재적으로 과활성화된 근육과 저활성화된 근육을 파악한다.

NASM CES
평가 과정

1 고객 접수

2 정적 자세 평가

3 오버헤드 스쿼트 평가(OHSA) 및 수정된 OHSA

4 싱글 레그 스쿼트 및/또는 스플릿 스쿼트 평가

4a 동적 평가
선택 사항

4b 부하 평가
선택 사항

5 가동성 평가

6 교정 운동 프로그래밍
억제·신장
활성화·통합

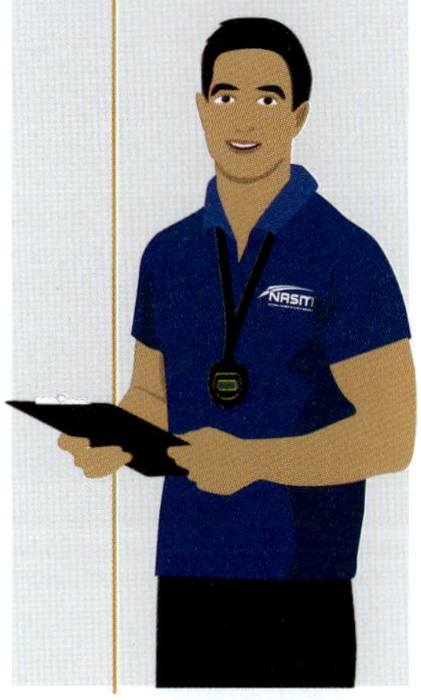

오버헤드 스쿼트 평가

Overhead Squat Assessment (OHSA)

OHSA를 실시하고 앞, 뒤, 옆에서 관찰하며 움직임 보상을 기록한다.

다음이 관찰된다면..

- 발이 바깥으로 돌아감
- 발뒤꿈치가 들림
- 무릎 외반
- 과도한 골반전방경사
- 비대칭적 체중 이동
- 과도한 몸통 전방 기울임

그러면

뒤꿈치를 들어올려 수정한다

자세가 개선된다면 **발과 발목 복합체** 프로그램을 실시한다.

자세가 개선되지 않는다면 LPHC에 대해 다룬다.

다음이 관찰된다면..

- 과도한 골반전방경사
- 팔이 앞으로 떨어짐

그러면

엉덩관절에 손을 얹어 수정한다

자세가 개선된다면 어깨 복합체 프로그램, 특히 **넓은등근**을 위한 프로그램을 실시한다.

자세가 개선되지 않는다면 **코어 안정성**에 대해 다룬다.

만일..

- 고객에게 아무런 보상이 나타나지 않았다면

→ 다음 평가

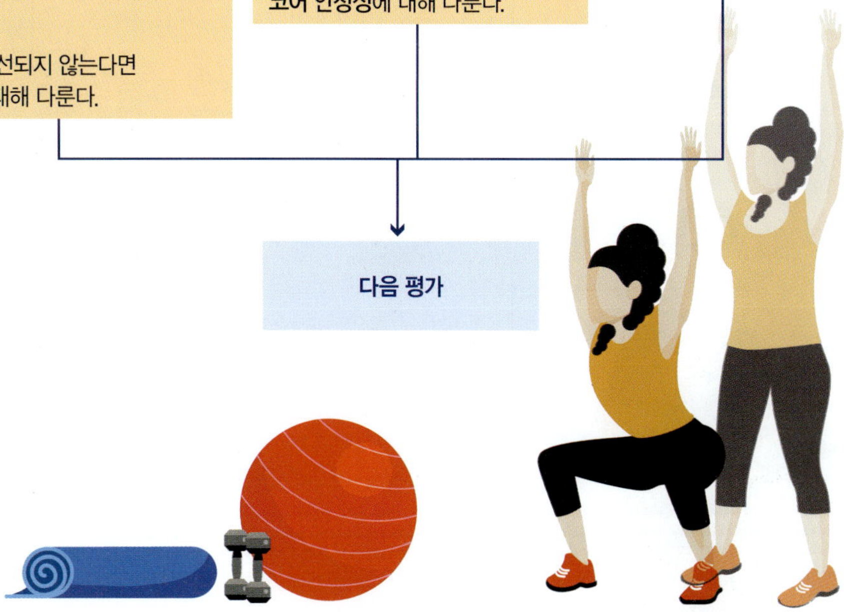

NASM CES 평가 과정

1 고객 접수

2 정적 자세 평가

3 오버헤드 스쿼트 평가(OHSA) 및 수정된 OHSA

4 싱글 레그 스쿼트 및/또는 스플릿 스쿼트 평가

4a 동적 평가
선택 사항

4b 부하 평가
선택 사항

5 가동성 평가

6 교정 운동 프로그래밍
억제·신장
활성화·통합

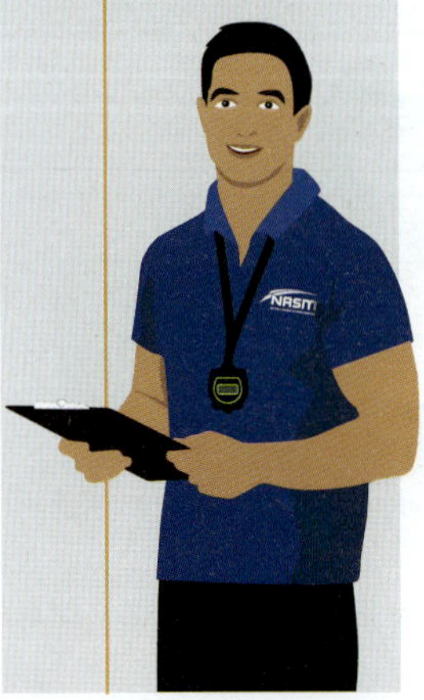

싱글 레그 및/또는 스플릿 스쿼트 평가

Single-Leg and/or Split Squat Assessment

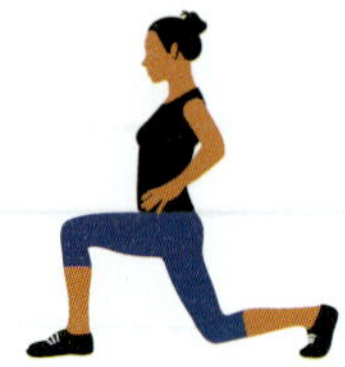

고객의 능력, 안전, 목표에 따라 달라진다.

고객이 안전하게 수행할 수 있다면 싱글 레그 스쿼트 평가를 실시한다.
그렇지 않다면 스플릿 스쿼트 평가로 돌아가거나 두 평가 모두 안전하게 할 수 없다면 가동성 평가로 넘어간다.*

* 고객이 특정 스플릿 자세에 대한 수행능력 목표를 가지고 있다면 두 평가 모두 유용할 수 있다.

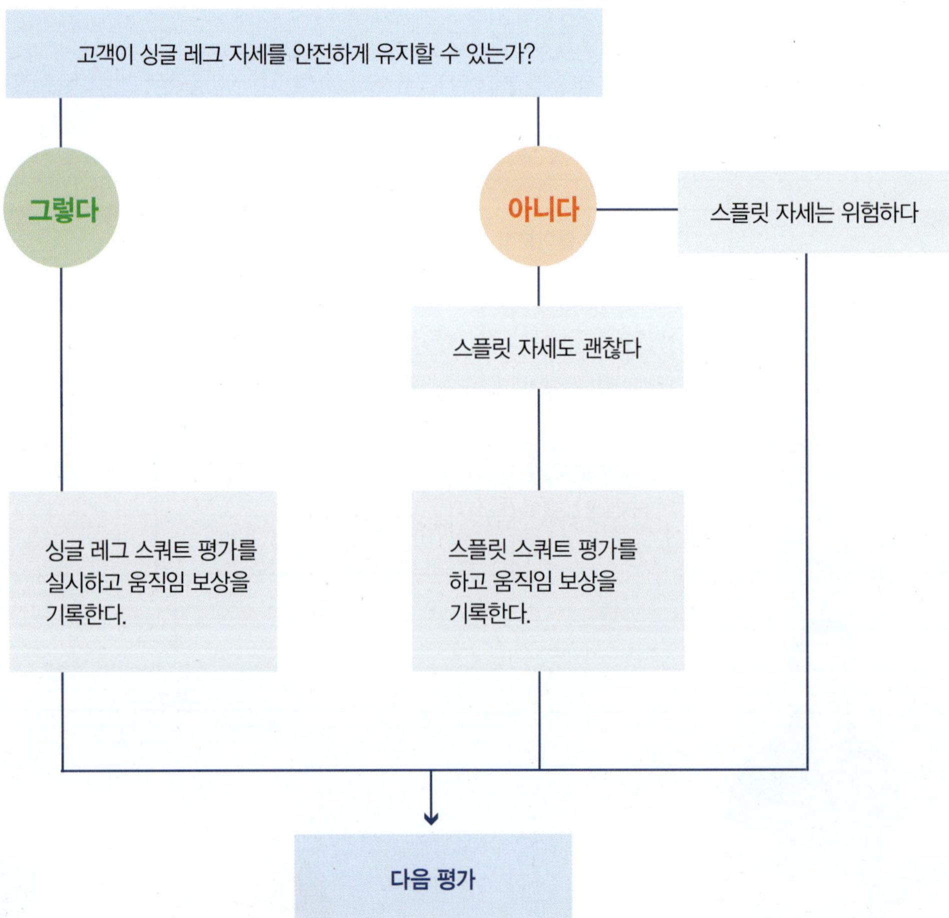

NASM CES
평가 과정

1 고객 접수

2 정적 자세 평가

3 오버헤드 스쿼트 평가(OHSA) 및 수정된 OHSA

4 싱글레그 스쿼트 및/또는 스플릿 스쿼트 평가

4a **동적 평가**
선택 사항

4b 부하 평가
선택 사항

5 가동성 평가

6 교정 운동 프로그래밍
억제·신장
활성화·통합

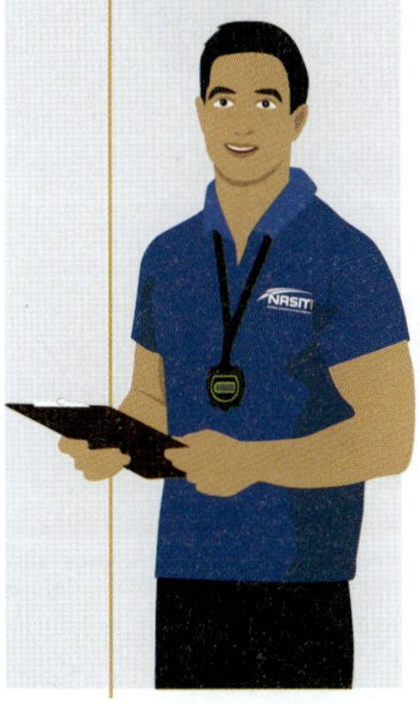

동적 평가(선택 사항)

Dynamic Assessments (Optional)

일상 생활에서 나타나는 저강도 과제를 이용해서 동적 자세와 신경근 조절을 평가하기 위해 실시한다.

보행 평가

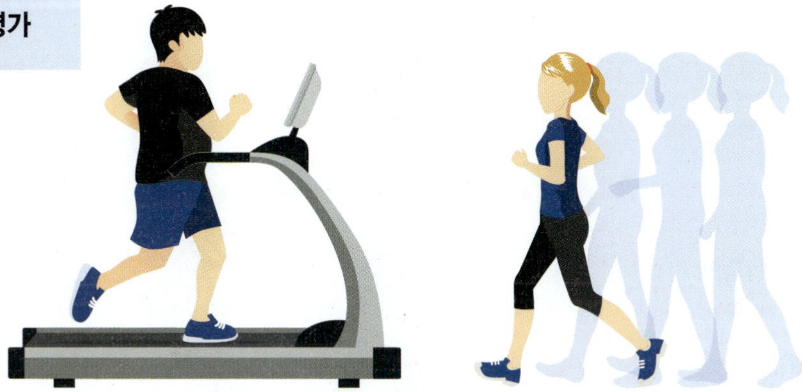

더 높은 수준의 신경근 조절과 수행능력 관련 목표를 보여준 고객에게 이 평가를 실시한다.

뎁스 점프 평가

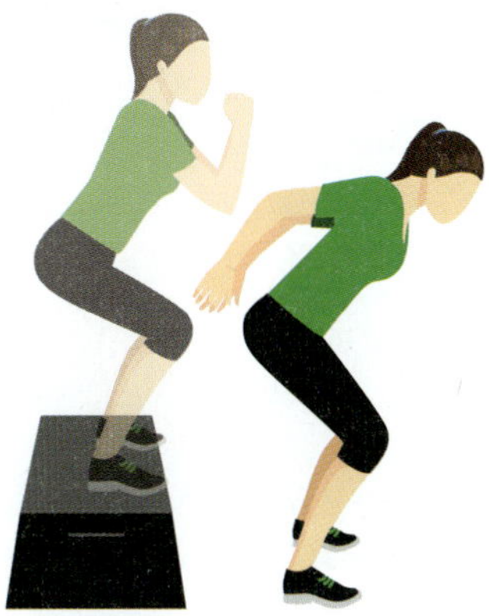

데이비스 테스트

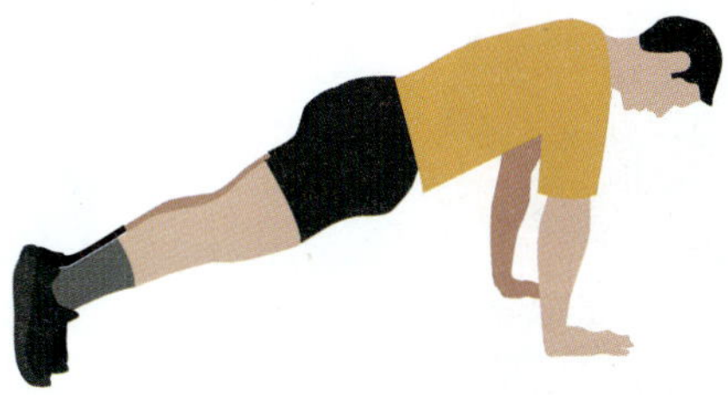

NASM CES
평가 과정

1 고객 접수

2 정적 자세 평가

3 오버헤드 스쿼트 평가(OHSA) 및 수정된 OHSA

4 싱글 레그 스쿼트 및/또는 스플릿 스쿼트 평가

4a 동적 평가
선택 사항

4b **부하 평가**
선택 사항

5 가동성 평가

6 교정 운동 프로그래밍
억제·신장
활성화·통합

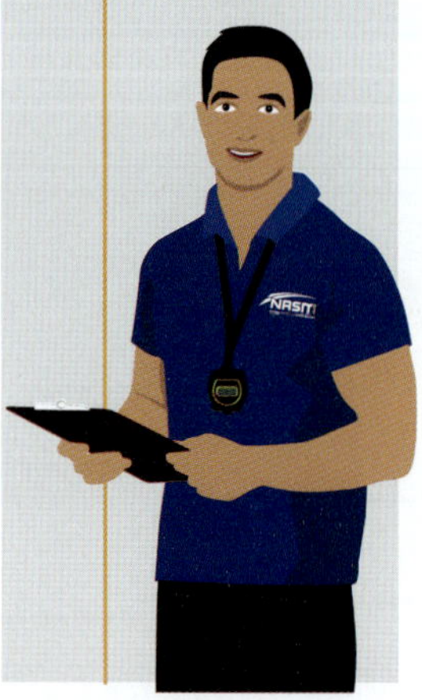

부하 평가(선택 사항)

Loaded Assessments (Optional)

고객이 처음 운동을 할 때나 운동 사슬 보상을 확인하기 위한 별도의 평가에서
아래와 같은 주요 움직임 패턴을 관찰한다.

밀기

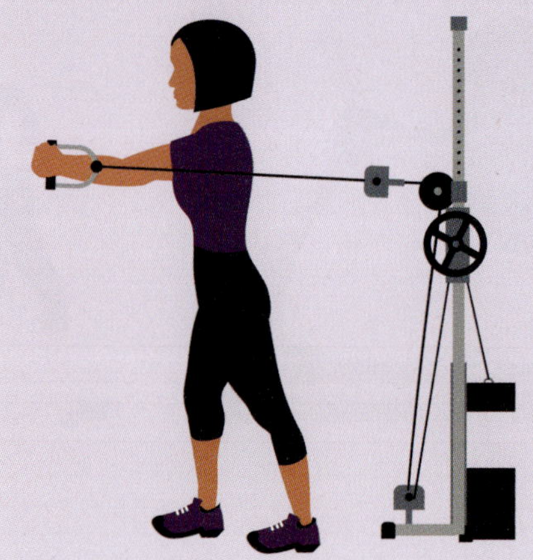

당기기

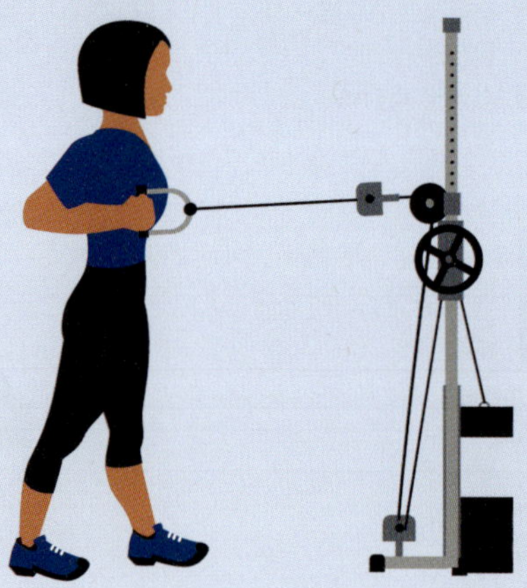

오버헤드 프레스

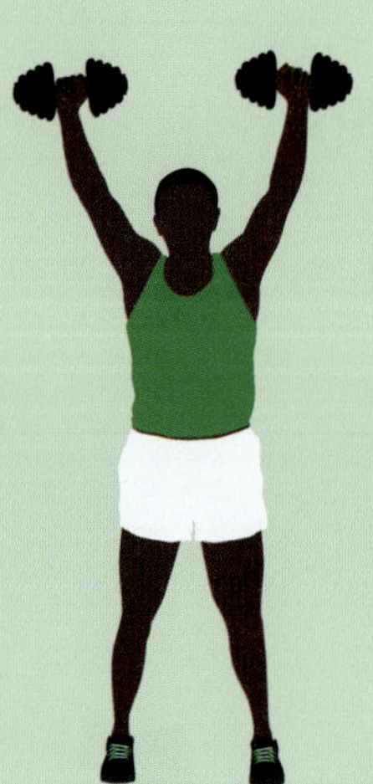

부하 스쿼트

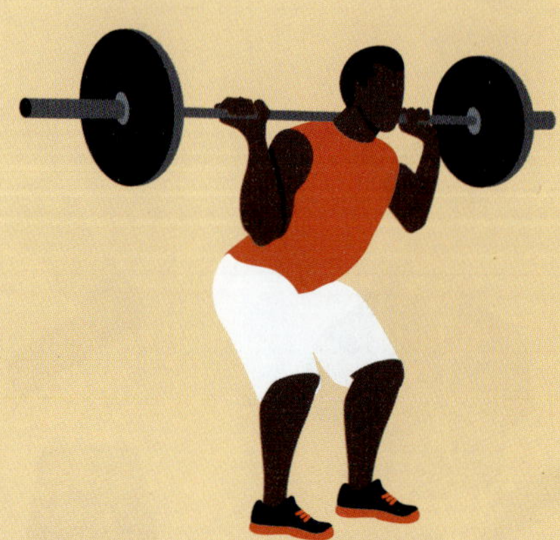

NASM CES 평가 과정

- **1** 고객 접수
- **2** 정적 자세 평가
- **3** 오버헤드 스쿼트 평가(OHSA) 및 수정된 OHSA
- **4** 싱글 레그 스쿼트 및/또는 스플릿 스쿼트 평가
- **4a** 동적 평가 선택 사항
- **4b** 부하 평가 선택 사항
- **5** **가동성 평가**
- **6** 교정 운동 프로그래밍 억제·신장 활성화·통합

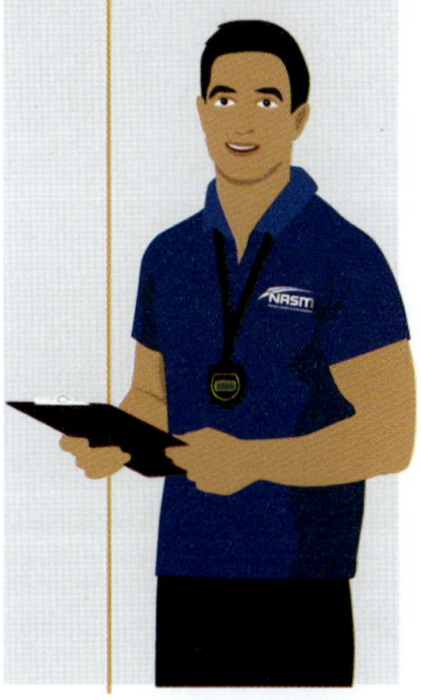

가동성 평가

Mobility Assessments

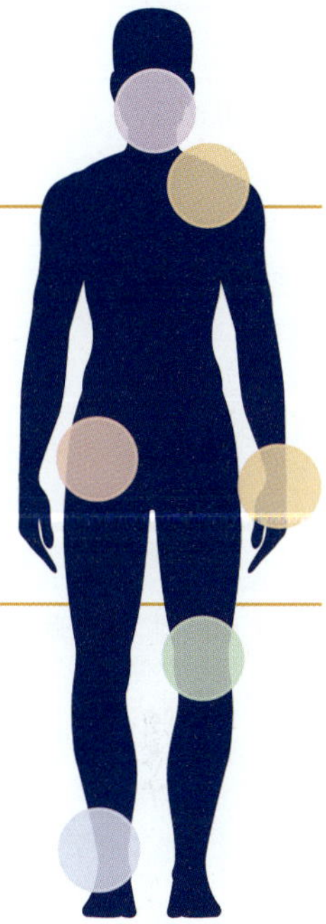

이전 평가에서 운동 사슬 체크포인트에 나타난 모든 움직임 손상은 해당 체크포인트에 특정한 가동성 평가를 실시하여 추가적으로 개선할 수 있다. 고객에게 보상 움직임이 없으면 운동 프로그램을 진행한다.

발과 발목	첫 번째 발허리 발가락관절(MTP)	체중 부하 런지			
무릎	무릎 굽힘 및 폄				
허리-골반-엉덩관절 복합체 (LPHC)	수정된 토마스 테스트	엉덩관절 안쪽돌림 및 바깥돌림	허리 굽힘 및 폄	엉덩관절 벌림 및 바깥돌림	
어깨와 등뼈	가슴 폄	가슴 돌림	어깨 굽힘 및 폄	어깨 안쪽돌림 및 바깥돌림	작은가슴근 평가
머리와 목뼈	목 굽힘 및 폄	목 가쪽굽힘	목 돌림		

어깨와 등뼈 제한이 있을 경우:

팔꿈치와 손목	팔꿈치 굽힘 및 폄	손목 굽힘 및 폄

그림 10-1 CES 평가 과정: 가동성 평가

NASM CES
평가 과정

1 고객 접수

2 정적 자세 평가

3 오버헤드 스쿼트 평가(OHSA) 및 수정된 OHSA

4 싱글 레그 스쿼트 및/또는 스플릿 스쿼트 평가

4a 동적 평가
선택 사항

4b 부하 평가
선택 사항

5 가동성 평가

6 **교정 운동 프로그래밍**
억제·신장
활성화·통합

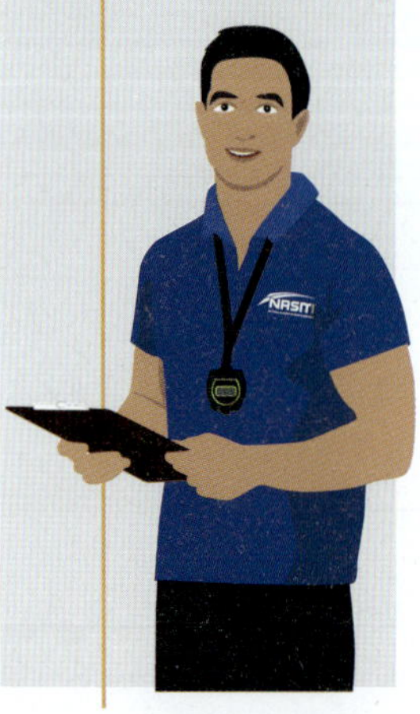

교정 운동 프로그래밍

Corrective Exercise Programming

고객의 움직임을 최적화하기 위해 NASM 교정 운동 연속체의 프로그램을 단계화한다. 프로그래밍을 짧은 준비 운동에 통합시키거나 원하면 전체 운동으로 사용한다.

단계			
억제 Inhibit	근막기법		
신장 Lengthen	정적 스트레칭	신경근 스트레칭	동적 스트레칭
활성화 Activate	고립적 근력 강화		
통합 Integrate	통합된 동적 움직임		

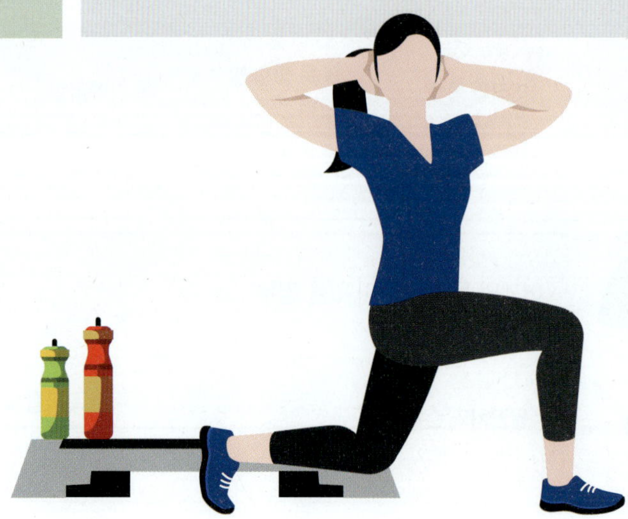

부록 B: 템플릿과 서식들

NASM

고객 접수 사전조사

성명 ______________________ 날짜 __________

직업		
당신의 직업은 장시간 앉아서 일해야 합니까?	네	아니오
당신의 직업은 반복적인 움직임이 요구되고 있습니까? (그렇다면 자세히 설명하시오.) ______	네	아니오
당신은 직장에서 뒷굽이 높은 신발을 신어야 합니까? (예: 정장 구두)	네	아니오
당신은 직장에서 무거운 것을 들어야 합니까?	네	아니오
당신의 직업은 정신적 스트레스가 많습니까?	네	아니오

생활 방식		
당신의 삶에서 스트레스를 주는 것이 있습니까? (있다면 설명하시오.) ______	네	아니오
하루에 8시간 이상 수면합니까? (그렇지 않다면 설명하시오.)	네	아니오
당신은 하루 내내, 그리고 운동 전에 활기차다고 느낍니까? (아니라면 설명하시오.) ______	네	아니오
충분히 수분을 섭취하고 있다고 생각합니까?	네	아니오

취미		
취미로 하는 신체 활동에 참여합니까? (골프, 스키 등) (그렇다면 설명하시오.) ______	네	아니오
당신은 다른 취미가 있습니까? (독서, 비디오 게임 등) (있다면 설명하시오.) ______	네	아니오

의료		
발목, 무릎, 등 또는 어깨에 손상을 입은 적이 있습니까? (그렇다면 설명하시오.) ______	네	아니오
수술을 받은 적이 있습니까? (있다면 설명하시오.) ______	네	아니오

2020 PAR-Q+

모두를 위한 신체활동 준비도 설문지

규칙적인 신체활동의 건강적 이점은 분명합니다. 그러므로 매주 신체활동에 참여해야 합니다. PAR-Q+에 의거한 신체활동 참여는 대부분의 사람들에게 매우 안전합니다. 이 설문지는 신체적으로 활발한 활동을 하기 전에 의사 또는 자격을 갖춘 운동 전문가에게 조언을 구할 필요가 있는지를 알려줄 것입니다.

일반 건강 질문

아래 7개의 질문을 신중하게 읽고 정직하게 '예' 또는 '아니오'로 답하시오.	예	아니오
1) 의사가 심장 질환☐ **또는** 고혈압☐이 있다고 한 적이 있습니까?	☐	☐
2) 휴식 중이나 일상 **또는** 신체활동을 할 때 통증을 느낀 적이 있습니까?	☐	☐
3) 어지러움 때문에 균형을 잃거나 지난 12개월 이내에 의식을 잃은 적이 있습니까? 과호흡과 관련이 있는 어지러움이라면 **'아니오'**라고 답하시오.(격렬한 신체활동 포함)	☐	☐
4) 만성 질환으로 진단 받은 적이 있습니까?(심장 질환 또는 고혈압 외) **상태를 작성하시오:** ______	☐	☐
5) 현재 만성 질환으로 처방약을 복용 중입니까? **상태와 약에 대해 작성하시오:** ______	☐	☐
6) 현재(아니면 12개월 이내에) 신체활동으로 더 나빠질 수 있는 뼈, 관절, 또는 연부조직(근육, 인대 또는 힘줄) 문제를 가지고 있습니까? 만약 과거의 문제가 **현재 신체 능력과 관련이 없다면 '아니오'**라고 답하시오. **상태를 작성하시오:** ______	☐	☐
7) 의사가 의학적 감독하에서만 신체활동을 해야 한다고 한 적이 있습니까?	☐	☐

☑ **만약 위의 모든 질문에 '아니오'라고 답했다면 당신은 신체활동을 할 수 있습니다. 참가신청서에 서명하십시오. 페이지 2와 3은 작성하지 마십시오.**

- 신체를 보다 더 활동적으로 사용하십시오
- 천천히 시작하고 점진적으로 진행하십시오.
- 연령에 맞는 글로벌 신체활동 지침을 따르십시오. (https://apps.who.int/iris/handle/10665/44399).
- 당신은 건강과 피트니스 평가에 참여할 수도 있습니다.
- 만약 45세 이상이고, 규칙적이고 활동적이며 최대의 노력을 필요로 하는 운동에 익숙하지 않다면 운동에 참여하기 전에 자격을 갖춘 운동 전문가와 상담하십시오.
- 추가 질문이 있다면 자격을 갖춘 운동 전문가와 상담하십시오.

참가서

동의에 필요한 법적 연령 미만이거나 보호자의 동의가 필요한 경우, 부모, 보호자 또는 이에 준하는 위탁자도 이 양식에 서명해야 합니다.

아래에 서명한 본인은 이 설문지를 충분히 이해하고 작성했습니다. 본인은 본 신체활동 허가증이 완료된 날부터 최대 12개월 동안 유효하며 본인의 상태가 변경될 경우 무효화됨을 양지하고 있습니다. 또한 커뮤니티/피트니스 센터에서 기록을 위해 이 양식의 사본을 보관할 수 있음을 잘 알고 있습니다. 이 경우, 해당 법률에 따른 동일한 기밀 유지 의무를 준수하게 됩니다.

이름 ______ 날짜 ______

서명 ______ 증인 ______

부모/보호자/위탁자 서명 ______

● **만약 위의 질문 중 하나 또는 두 개의 질문에 '예'라고 대답했다면 페이지 2와 3을 완료하십시오.**

⚠ **만약 아래와 같은 상황이라면 신체활동을 미루십시오.**

✓ 감기나 열과 같이 일시적인 질병이 있을 경우: 증상이 나아질 때까지 쉬는 것이 좋습니다.

✓ 임신했다면 더 많은 신체활동 프로그램으로 진행하기 전에 의사나 자격을 갖춘 운동 전문가와 상담하고 www.eparmedx.com에서 ePARmed-X+를 완료하십시오.

✓ 당신의 건강에 이상이 있다면, 신체활동 프로그램을 계속하기 전에 이 질문지의 2~3페이지를 체크하고 의사나 자격을 갖춘 운동 전문가와 상담하십시오.

2020 PAR-Q+

고객의 의학적 상태에 따른 후속 질문

1. 관절염, 골다공증 또는 허리 문제가 있습니까?
만약 위와 같은 상태가 있다면 1a~1c에 답하시오. 만약 **없다면**☐ 질문 2로 이동하시오.

1a.	약이나 의사 처방으로 상태를 조절하는 데 어려움이 있습니까? (만약 현재 약을 복용하지 않거나 질병 상태가 아니라면 '**아니오**'라고 답하시오.)	예☐	아니오☐
lb.	통증을 일으키는 관절 문제, 최근의 골절, 또는 골다공증, 암으로 야기된 골절, 척추 문제(예: 척추전방전위증), 척추분리증/관절간부(척주 뒷면의 뼈 고리에 금이 감)를 가지고 있습니까?	예☐	아니오☐
1c.	3개월 이상 스테로이드 주사를 맞거나 스테로이드 알약을 규칙적으로 복용한 적이 있습니까?	예☐	아니오☐

2. 현재 어떤 유형의 암을 가지고 있습니까?
만약 현재 암의 상태라면 2a~2b에 답하시오. 만약 **아니라면**☐ 질문 3으로 이동하시오.

2a.	아래 유형의 암을 진단 받았습니까? 폐/기관지, 다중의 골수종(형질세포의 암), 머리 또는 목	예☐	아니오☐
2b.	암 치료를 현재 받고 있습니까?(예: 항암 치료 또는 방사선 치료)	예☐	아니오☐

3. 심장 또는 심혈관 문제가 있습니까? 여기에는 관상동맥질환, 심부전, 심장 리듬의 이상 진단을 포함합니다.
만약 위의 상태를 가지고 있다면 질문 3a~3d에 답하시오. 만약 **아니라면**☐ 질문 4로 이동하시오.

3a.	약이나 다른 의사 처방 치료로 상태를 조절하는 데 어려움이 있습니까? (만약 현재 약을 복용 중이거나 치료를 받고 있지 않다면 '**아니오**'라고 답하시오.)	예☐	아니오☐
3b.	의학적 관리가 필요한 심박 이상을 가지고 있습니까?(예: 심방세동, 심실기 외 수축)	예☐	아니오☐
3c.	만성 심부전이 있습니까?	예☐	아니오☐
3d.	관상동맥질환(심혈관)을 진단 받고 지난 2개월 동안 규칙적인 신체활동을 하지 않았습니까?	예☐	아니오☐

4. 현재 고혈압이 있습니까?
만약 고혈압이 있다면 4a~4b에 답하시오. 만약 **아니라면**☐ 질문 5로 이동하시오.

4a.	약이나 다른 의사 처방 치료로 상태를 조절하는 데 어려움이 있습니까? (만약 현재 약을 복용 중이거나 치료를 받고 있지 않다면 '**아니오**'라고 답하시오.)	예☐	아니오☐
4b.	약이 있거나 없는 상태에서 휴식 상태의 혈압이 160/90mmHg과 같거나 그 이상입니까? (만약 휴식 상태의 혈압을 모른다면 '**예**'라고 답하시오.)	예☐	아니오☐

5. 대사증후군이 있습니까? 여기서는 제1형 당뇨병과 제2형 당뇨병, 선재성 당뇨병을 포함합니다.
만약 대사증후군을 현재 가지고 있다면 질문 5a~5e 질문에 답하시오. 만약 **아니라면**☐ 질문 6으로 이동하시오.

5a.	음식, 약 또는 의사 처방이나 치료로 혈당 수치를 관리하는 데 어려움이 있습니까?	예☐	아니오☐
5b.	운동 후나 일상 생활 중에 저혈당(저혈당)의 징후 및 증상을 자주 겪습니까? 저혈당증의 증상으로는 떨림, 신경과민, 일상적이지 않은 과민성, 비정상적인 발한, 어지러움 또는 현기증, 정신 착란, 말하기 어려움, 쇠약 또는 불면이 포함될 수 있습니다.	예☐	아니오☐
5c.	심장이나 혈관 질환과 같은 당뇨병 합병증이나, 눈, 신장 **또는** 발가락과 발의 감각에 영향을 미치는 합병증의 징후나 증상이 있습니까?	예☐	아니오☐
5d.	대사증후군 같은 질병이 있습니까?(예: 임신 관련 당뇨병, 만성 콩팥 질환 또는 간 질환)	예☐	아니오☐
5e.	가까운 미래에 강도 높은 운동을 할 계획이 있습니까?	예☐	아니오☐

2020 PAR-Q+

6. 정신건강 문제나 학습 장애가 있습니까? 여기에는 알츠하이머, 치매, 우울증, 불안 장애, 섭식 장애, 정신 장애, 지적 장애, 다운증후군 등을 포함합니다.

만약 위의 상태가 현재 있다면 질문 6a~6b에 답하시오. 만약 **아니라면**☐ 질문 7로 이동하시오.

6a. 약이나 의사 처방으로 당신의 상태를 통제하는 데 어려움이 있습니까?
(만약 현재 약이나 치료를 받고 있지 않다면 '**아니오**'라고 답하시오.) **예**☐ **아니오**☐

6b. 신경이나 근육에 영향을 미치는 다운증후군과 허리 문제가 있습니까? **예**☐ **아니오**☐

7. 호흡기 질환을 가지고 있습니까? 여기에는 만성폐쇄폐질환, 천식, 폐고혈압을 포함합니다.

만약 위의 상태가 현재 있다면 질문 7a~7d에 답하시오. 만약 **아니라면**☐ 질문 8로 이동하시오.

7a. 약이나 의사 처방으로 당신의 상태를 통제하는 데 어려움이 있습니까?
(만약 현재 약이나 치료를 받고 있지 않다면 '**아니오**'라고 답하시오.) **예**☐ **아니오**☐

7b. 의사가 휴식 중이나 운동 중 혈중 산소 수치가 낮아 산소 보충 요법이 필요하다고 말한 적이 있습니까? **예**☐ **아니오**☐

7c. 천식일 경우, 현재 가슴이 답답하고, 천명이 나고, 호흡이 힘들고, 기침이 지속되거나(주당 2일 이상)
지난 일주일 동안 2회 이상 구조 약물을 사용한 적이 있습니까? **예**☐ **아니오**☐

7d. 당신은 의사로부터 폐 혈관에 고혈압이 있다고 들은 적이 있습니까? **예**☐ **아니오**☐

8. 척추 손상이 있습니까? 여기에는 사지 마비와 하반신 마비가 포함됩니다.

위의 조건이 있는 경우 질문 8a~8c에 답하시오. 만약 **아니라면**☐ 질문 9로 이동하시오.

8a. 약이나 의사 처방으로 당신의 상태를 통제하는 데 어려움이 있습니까?
(만약 현재 약이나 치료를 받고 있지 않다면 '**아니오**'라고 답하시오.) **예**☐ **아니오**☐

8b. 어지러움, 현기증 및 실신을 유발할 정도로 안정 시 혈압이 일반적으로 낮습니까?
담당 의사가 갑작스럽게 고혈압이 발병했다고 말한 적이 있습니까(자율신경반사부전이라고 알려진)? **예**☐ **아니오**☐

9. 뇌졸중을 겪은 적이 있습니까? 여기에는 일과성 허혈성 발작(TIA) 또는 뇌졸중을 포함합니다.

만약 위의 상태가 현재 있다면 질문 9a~9c에 답하시오. 만약 **아니라면**☐ 질문 10으로 이동하시오.

9a. 약이나 의사 처방으로 상태를 통제하는 데 어려움이 있습니까?
(만약 현재 약이나 치료를 받고 있지 않다면 '**아니오**'라고 답하시오.) **예**☐ **아니오**☐

9b. 걷기나 이동에 장애가 있습니까? **예**☐ **아니오**☐

9c. 지난 6개월 안에 뇌졸중이나 신경 또는 근육에 손상을 겪은 적이 있습니까? **예**☐ **아니오**☐

10. 위에는 기록되어 있지 않은 다른 의학적 상태나 두 개 이상의 의학적 상태를 가지고 있습니까?

만약 다른 의학적 상태가 있다면 10a~10c의 질문에 답하시오. 만약 **아니라면**☐ 4페이지의 권장 사항을 읽으시오.

10a. 지난 12개월 내에 머리 부상의 결과로 일시적 기억 상실, 기절 **또는** 의식 상실을 겪은 적이 있습니까? **예**☐ **아니오**☐

10b. 위에 작성하지 않은 의학적 문제가 있습니까? (예: 간질, 신경학적 문제, 신장 문제 등) **예**☐ **아니오**☐

10c. 현재 두 가지 이상의 질병을 가지고 있습니까? **예**☐ **아니오**☐

당신의 건강 상태를 작성하십시오. ____________________
여기에 관련된 모든 처방약이 있습니다.

현재 의학적 상태에 대한 권장 사항을 보려면 4페이지로 이동하고, 참가 신청서에 서명하십시오.

2020 PAR-Q+

☑ **만약 고객의 의학적 상태에 대한 모든 후속 질문(2~3페이지)에 '아니오'라고 답했다면 당신은 신체적으로 프로그램에 참여할 준비가 되었습니다. 아래의 참가 신청서에 서명하십시오.**

- 여러분의 건강 요구를 충족시키기 위해 안전하고 효과적인 신체활동 계획을 개발할 수 있도록 자격을 갖춘 운동 전문가와 상담하는 것이 좋습니다.
- 운동은 천천히 시작하고 점진적으로 진행하기를 권장합니다. - 20~60분, 유산소 운동과 근력 강화 운동을 포함하여 일주일에 3~5일 정도.
- 프로그램이 진행되면 일주일에 150분, 혹은 그 이상의 적당한 강도의 신체활동을 목표로 삼아야 합니다.
- 만약 45세 이상이고, 규칙적으로 최대의 노력이 필요한 격렬한 운동에 익숙하지 않다면 운동을 하기 전에 자격을 갖춘 운동 전문가와 상의해야 합니다.

● 만약 고객의 의학적 상태에 대해 **하나 또는 그 이상의 질문**에 '**예**'라고 답했다면:

신체활동을 하거나 피트니스 평가에 참여하기 전에 추가 정보를 얻어야 합니다. 특별히 디자인된 온라인 검진 및 추천 운동 프로그램을 이수해야 합니다. **www.eparmedx.com**에 있는 **ePARmed-X+**에서 추가 정보를 얻으십시오. 그리고 자격을 갖춘 운동 전문가와 상의하십시오.

⚠ **만약 이러한 상태라면 프로그램 진행을 미루십시오.**

- V 감기나 열과 같은 일시적인 병에 걸렸을 때: 증상이 나아질 때까지 기다리는 것이 좋습니다.
- V 임신 중일 때: 담당 의사, 자격을 갖춘 운동 전문가와 상의하거나 신체활동을 하기 전에 www.eparmedx.com에 있는 ePARmed-X+를 작성하십시오.
- V 건강 상태에 변화가 생겼을 때: 신체활동 프로그램 전에 의사 또는 자격을 갖춘 운동 전문가와 상의하십시오.

- PAR-Q+를 복사하는 것이 좋습니다. 전체 설문지 사용을 권장하며 내용 변경은 추천하지 않습니다.
- 저작자, PAR-Q+ 협업, 파트너 조직 및 해당 대리인은 PAR-Q+ 또는 ePARmed-X+를 사용하는 사람에 대해 어떠한 책임도 지지 않습니다. 설문지를 작성한 후 의문 사항이 있는 경우 신체활동을 하기 전에 의사와 상의하십시오.

참가 신청서

- PAR-Q+를 완료한 모든 사람은 아래 신청서를 읽고 서명하십시오.
- 동의에 필요한 법적 연령 미만이거나 보호자의 동의가 필요한 경우, 부모, 보호자 또는 위탁자도 이 양식에 서명해야 합니다.

아래에 서명한 본인은 이 설문지를 충분히 이해하고 작성했습니다. 본인은 본 신체활동 허가증이 완료된 날부터 최대 12개월 동안 유효하며 본인의 상태가 변경될 경우 무효화됨을 인정합니다. 또한 커뮤니티/피트니스 센터에서 기록을 위해 이 양식의 사본을 보관할 수 있다는 점도 인정합니다. 이 경우, 해당 법률에 따라 기밀이 유지됩니다.

이름 ______________________ 날짜 ______________________

서명 ______________________ 증인 ______________________

부모/보호자/위탁자 서명 ______________________

더 많은 정보를 위해 연락하십시오.

www.eparmedx.com
Email: eparmedx@gmail.com

Citation for PAR-Q+
Warburton DER, Jamnik VK, Bredin SSD, and Gledhill N on behalf of the PAR-Q+ Collaboration. The Physical Activity Readiness Questionnaire for Everyone (PAR-Q+) and Electronic Physical Activity Readiness Medical Examination (ePARmed-X+). Health & Fitness Journal of Canada 4(2):3-23, 2011.

The PAR-Q+ was created using the evidence-based AGREE process (1) by the PAR-Q+ Collaboration chaired by Dr. Darren E. R. Warburton with Dr. Norman Gledhill, Dr. Veronica Jamnik, and Dr. Donald C. McKenzie (2). Production of this document has been made possible through financial contributions from the Public Health Agency of Canada and the BC Ministry of Health Services. The views expressed herein do not necessarily represent the views of the Public Health Agency of Canada or the BC Ministry of Health Services.

Key References

1. Jamnik VK, Warburton DER, Makarski J, McKenzie DC, Shephard RJ, Stone J, and Gledhill N. Enhancing the effectiveness of clearance for physical activity participation; background and overall process. APNM 36(S1):S3-S13, 2011.
2. Warburton DER, Gledhill N, Jamnik VK, Bredin SSD, McKenzie DC, Stone J, Charlesworth S, and Shephard RJ. Evidence-based risk assessment and recommendations for physical activity clearance; Consensus Document. APNM 36(S1):S266-s298, 2011.
3. Chisholm DM, Collis ML, Kulak LL, Davenport W, and Gruber N. Physical activity readiness. British Columbia Medical Journal. 1975;17:375-378.
4. Thomas S, Reading J, and Shephard RJ. Revision of the Physical Activity Readiness Questionnaire (PAR-Q). Canadian Journal of Sport Science 1992;17:4 338-345.

NASM

정적 자세 평가

성명 ______________________ 날짜 ______________

관찰 결과

체크포인트	정적 자세		잠재적 과활성/단축된 근육	잠재적 저활성/신장된 근육
발과 발목	□ 발: 똑바른/평행 □ 발: 바깥돌림 □ 아치: 중립 □ 아치: 편평함[평발(pes planus)] □ 아치: 올라감[오목발(pes cavus)] □ 아래 다리가 수직이다 □ 아래 다리가 뒤쪽으로 위치해 있다[발바닥쪽 굽힘(plantar flexed)]			
무릎	□ 두 번째, 세 번째 발가락과 정렬 □ 외반(가쪽휜무릎)(X다리, 무릎이 안쪽으로 무너짐) □ 내반(안쪽휜무릎)(O다리, 무릎이 바깥쪽으로 구부러짐) □ 중립(정렬) □ 굽힘 □ 과다폄			
LPHC	□ 골반: 수평 □ 골반: 전방경사 □ 골반: 후방경사 □ 엉덩관절: 중립 □ 엉덩관절: 폄 □ 엉덩관절: 굽힘	□ 허리: 정상 곡선 □ 허리: 과도한 전만(exc. lordosis) □ 허리: 완화된 전만(red. lordosis) □ 허리: 가쪽 이동(lateral shift)		
어깨와 등뼈	□ 어깨: 수평 □ 어깨: 올라감 □ 어깨: 엉덩관절 & 귀와 정렬 □ 어깨: 둥글고 앞으로 굽음 □ 등뼈: 정상 곡선 □ 등뼈: 과도한 후만증			
머리와 목뼈	□ 머리: 중립(기울어지거나 돌아가지 않음) □ 머리: 목뼈 폄된 상태에서 앞으로 내민 머리 □ 목뼈: 정상 곡선			
평발 비틀림	□ 예 □ 아니오			

추가 사항

____

____

____

NASM

제자리 움직임 평가

성명 ______________________ 날짜 ____________

오버헤드 스쿼트 관찰 결과			
체크포인트	관찰포인트	움직임 손상	결과
발과 발목	앞면	• 발이 바깥으로 돌아감	• 오른쪽 • 왼쪽 • 양쪽
	옆면	• 발뒤꿈치 들림	• 오른쪽 • 왼쪽 • 양쪽
	뒷면	• 과도한 엎침	• 오른쪽 • 왼쪽 • 양쪽
무릎	앞면	• 외반	• 오른쪽 • 왼쪽 • 양쪽
		• 내반	• 오른쪽 • 왼쪽 • 양쪽
	옆면	• 무릎 우세	• 오른쪽 • 왼쪽 • 양쪽
LPHC	앞면 또는 뒷면	• 비대칭적 체중 이동	*방향:* • 오른쪽 • 왼쪽
	옆면	• 과도한 골반전방경사	• 그렇다 • 아니다
		• 과도한 골반후방경사	• 그렇다 • 아니다
		• 과도한 몸통 전방 기울임	• 그렇다 • 아니다
어깨와 등뼈	앞면 또는 뒷면	• 어깨뼈 올라감	• 오른쪽 • 왼쪽 • 양쪽
	옆면	• 팔이 앞으로 떨어짐	• 오른쪽 • 왼쪽 • 양쪽
머리와 목뼈	옆면	• 과도한 목뼈 폄/앞으로 내민 머리	• 그렇다 • 아니다
움직임 손상이 나타난 팔다리를 기준으로 **오른쪽**, **왼쪽**, **양쪽**을 표시한다. 비대칭적 체중 이동이 발생한 경우 이동 방향을 표시한다.			
수정			
발뒤꿈치 올림	스쿼트 동작이 개선되었는가?		• 그렇다 • 아니다
손을 엉덩관절에 올림	스쿼트 동작이 개선되었는가?		• 그렇다 • 아니다

추가 사항

____

____

____

싱글 레그 및/또는 스플릿 스쿼트 관찰 결과

체크포인트	관찰포인트	움직임 손상	결과
발과 발목	옆면	• 발뒤꿈치 들림	• 오른쪽 • 왼쪽 • 양쪽
	뒷면	• 과도한 엎침(회내)	• 오른쪽 • 왼쪽 • 양쪽
무릎	앞면	• 외반	• 오른쪽 • 왼쪽 • 양쪽
		• 내반	• 오른쪽 • 왼쪽 • 양쪽
	옆면	• 무릎 우세	• 오른쪽 • 왼쪽 • 양쪽
LPHC	앞면	• 비대칭적 체중 이동	*방향:* • 오른쪽 • 왼쪽
		• 안쪽으로 몸통 돌림	• 오른쪽 • 왼쪽 • 양쪽
		• 바깥쪽으로 몸통 돌림	• 오른쪽 • 왼쪽 • 양쪽
	옆면	• 과도한 골반전방경사	• 그렇다 • 아니다
		• 과도한 골반후방경사	• 그렇다 • 아니다
		• 과도한 몸통 전방 기울임	• 그렇다 • 아니다

오른쪽/왼쪽/양쪽은 손상이 발생했을 때 앞으로 나간 자세 또는 다리를 말하는 것이다.
움직임 손상이 관찰된 쪽의 발을 기준으로 **오른쪽**, **왼쪽**, **양쪽**을 표시한다. 비대칭적 체중 이동의 경우 이동이 발생한 방향에 표시한다.

추가 사항

NASM

부하 움직임 평가

성명 ______________________________ 날짜 ______________

부하 스쿼트 관찰 결과

체크포인트	관찰포인트	움직임 손상	결과
발과 발목	앞면	• 발이 바깥으로 돌아감	• 오른쪽 • 왼쪽 • 양쪽
	옆면	• 발뒤꿈치 들림	• 오른쪽 • 왼쪽 • 양쪽
	뒷면	• 과도한 엎침	• 오른쪽 • 왼쪽 • 양쪽
무릎	앞면	• 외반	• 오른쪽 • 왼쪽 • 양쪽
		• 내반	• 오른쪽 • 왼쪽 • 양쪽
	옆면	• 무릎 우세	• 오른쪽 • 왼쪽 • 양쪽
LPHC	앞면 또는 뒷면	• 비대칭적 체중 이동	*방향:* • 오른쪽 • 왼쪽
	옆면	• 과도한 골반전방경사	• 그렇다 • 아니다
		• 과도한 골반후방경사	• 그렇다 • 아니다
		• 과도한 몸통 전방 기울임	• 그렇다 • 아니다

오른쪽/왼쪽/양쪽은 손상이 발생했을 때 앞으로 나간 자세 또는 다리를 말하는 것이다.
움직임 손상이 관찰된 쪽의 발을 기준으로 **오른쪽**, **왼쪽**, **양쪽**을 표시한다. 비대칭적 체중 이동의 경우 이동이 발생한 방향에 표시한다.

추가 사항

____

____

____

부하가 있는 밀기 및 당기기 풀 관찰 결과

체크포인트	관찰포인트	움직임 손상	결과
LPHC	옆면	• 과도한 골반전방경사	• 그렇다 • 아니다
		• 과도한 골반후방경사	• 그렇다 • 아니다
		• 몸통 돌림	• 그렇다 • 아니다
어깨와 등뼈	옆면	• 어깨뼈 올라감	• 그렇다 • 아니다
		• 어깨뼈 돌출(밀기 평가에서만)	• 그렇다 • 아니다
머리와 목뼈	옆면	• 과도한 목뼈 폄/앞으로 내민 머리	• 그렇다 • 아니다
푸시 평가에서 날개어깨뼈(익상견갑)가 관찰되면 약간 사선 방향에서 고객을 관찰해야 한다.			

스탠딩 오버헤드 덤벨 프레스 관찰 결과

체크포인트	관찰포인트	움직임 손상	결과
LPHC	옆면	• 과도한 골반전방경사	• 그렇다 • 아니다
		• 과도한 골반후방경사	• 그렇다 • 아니다
어깨와 등뼈	옆면	• 어깨뼈 올라감	• 오른쪽 • 왼쪽 • 양쪽
		• 팔이 앞으로 떨어짐	• 오른쪽 • 왼쪽 • 양쪽
머리와 목뼈	옆면	• 과도한 목뼈 폄/앞으로 내민 머리	• 그렇다 • 아니다

추가 사항

____

____

____

동적 움직임 평가

성명 ______________________ 날짜 ______________

보행 평가 관찰 결과

체크포인트	관찰포인트	움직임 손상	결과
발과 발목	앞면	• 발이 바깥으로 돌아감	• 오른쪽 • 왼쪽 • 양쪽
	뒷면	• 과도한 엎침	• 오른쪽 • 왼쪽 • 양쪽
무릎	앞면	• 외반	• 오른쪽 • 왼쪽 • 양쪽
		• 내반	• 오른쪽 • 왼쪽 • 양쪽
LPHC	앞면	• 비대칭적 체중 이동	*방향:* • 오른쪽 • 왼쪽
	옆면	• 과도한 골반전방경사	• 그렇다 • 아니다
		• 과도한 골반후방경사	• 그렇다 • 아니다

움직임 손상이 관찰된 쪽의 발을 기준으로 **오른쪽**, **왼쪽**, **양쪽**을 표시한다. 비대칭적 체중 이동의 경우 이동이 발생한 방향에 표시한다.

추가 사항

____

____

____

뎁스 점프 관찰 결과

체크포인트	관찰포인트	움직임 손상	결과
발과 발목	**앞면**	• 과도한 엎침	• 오른쪽 • 왼쪽 • 양쪽
		• 발이 바깥으로 돌아감	• 오른쪽 • 왼쪽 • 양쪽
		• 비대칭적 착지/지면 접촉	• 오른쪽 먼저 • 왼쪽 먼저 • 없음
무릎	**앞면**	• 외반	• 오른쪽 • 왼쪽 • 양쪽
		• 내반	• 오른쪽 • 왼쪽 • 양쪽
	옆면	• 무릎 우세	• 오른쪽 • 왼쪽 • 양쪽
		• 뻣뻣한 착지	• 그렇다 • 아니다
LPHC	**앞면**	• 비대칭적 체중 이동	*방향:* • 오른쪽 • 왼쪽
	옆면	• 과도한 골반전방경사	• 그렇다 • 아니다
		• 과도한 골반후방경사	• 그렇다 • 아니다
		• 과도한 몸통 전방기울임	• 그렇다 • 아니다

움직임 손상이 관찰된 쪽의 발을 기준으로 **오른쪽**, **왼쪽**, **양쪽**을 표시한다. 비대칭적 체중 이동의 경우 이동이 발생한 방향에 표시한다.

추가 사항

____

____

____

데이비스 테스트 관찰 결과		
체크포인트	움직임 손상	결과
LPHC	• 과도한 골반전방경사	• 그렇다 • 아니다
	• 과도한 골반후방경사	• 그렇다 • 아니다
	• 과도한 몸통 움직임	• 그렇다 • 아니다
어깨와 등뼈	• 어깨뼈 올라감(견갑거상)	• 그렇다 • 아니다
	• 어깨뼈 돌출(견갑익상)	• 그렇다 • 아니다
머리와 목뼈	• 과도한 목뼈 폄/앞으로 내민 머리	• 그렇다 • 아니다

시행 차례	시간	반복 수(터치 횟수)
1	15초	
2	15초	
3	15초	

추가 사항

가동성 평가

성명 ______________________ 날짜 ______________

관찰 결과		
가동성 평가	가동성이 제한되어 있는가?	제한이 있을 경우–과활성/단축된 근육
	네 아니오	
	네 아니오	
	네 아니오	
	네 아니오	
	네 아니오	
	네 아니오	
	네 아니오	
	네 아니오	
	네 아니오	
OHSA 평가, 수정된 OHSA 평가, 혹은 추가적인 제자리 움직임 평가, 부하 및 동적 움직임 평가에서 관찰된 손상을 기반으로 적절한 가동성 평가를 선택한다. 평가 해결책 표에 나열된 제안된 가동성 평가는 범위를 좁혀야 하는 시작점이다. 교정 운동 전문가는 재량에 따라 재평가의 목적으로 가동성 평가를 선택할 수도 있다.		

추가 사항

____

____

____

세션 준비 설문지

성명 ______________________ 날짜 ______________

휴식	
수면	☐ 어젯밤에 몇 시간을 잤습니까?________ ☐ 현재 얼마나 편안합니까? 매우 피곤함 / 피곤함 / 편안함 / 매우 편안함
스트레스	☐ 1~10의 척도로 나타낸다면 오늘의 스트레스 척도는 어느 정도입니까? (1 – 스트레스 없음, 10 – 극도의 스트레스) 1 2 3 4 5 6 7 8 9 10
재충전	
영양	☐ 훈련 전 영양식/간식을 섭취합니까? 그럴 경우 기재하시오. ________
수분 섭취	☐ 훈련 전 충분한 물을 섭취합니까?________
재생	
사전 활동	☐ 이 운동을 준비하기 위해 움직임 전략에 참여했습니까(예: 근막 롤링, 스트레칭, 또는 동적 워밍업)? 그럴 경우 기재하시오. ________

추가 사항

____

____

____

회복 설문지

성명 ______________________ 날짜 ______________

휴식		
	수면	☐ 어젯밤에 몇 시간을 잤습니까?______ ☐ 평소보다 수면 방해를 많이 받았습니까? ______ ☐ 현재 얼마나 편안합니까? 매우 피곤함 / 피곤함 / 편안함 / 매우 편안함 ☐ 각성 상태를 유지하고 최선의 운동 수행능력을 유지하기 위해 카페인을 평소 용량보다 더 많이 섭취했습니까? ______
	이완	☐ 하루에 총 몇 분간 심리적으로 이완합니까? ______ ☐ 이러한 이완을 어떤 방법으로 얻습니까?(예: 독서, 명상, 호흡 운동) ______
	스트레스	☐ 1~10의 척도로 나타낸다면 오늘의 스트레스 척도는 어느 정도입니까? (1=스트레스 없음, 10=극도의 스트레스) 1 2 3 4 5 6 7 8 9 10
재충전		
	영양	☐ 훈련 전 영양식/간식을 섭취합니까? 그럴 경우 기재하시오. ______ ☐ 훈련 후 영양식/간식을 섭취합니까? 그럴 경우 기재하시오. ______
	수분 섭취	☐ 오늘 몇 밀리리터의 물을 섭취했습니까?______
재생		
	사전 활동	☐ 운동이나 경기에 대비해 근막 롤링, 통증유발점 마사지, 스트레칭, 냉온 요법, 목표 강화, 또는 기타 움직임 전략을 일주일에 며칠간 합니까? ______
	사후 활동	☐ 근막 롤링, 통증유발점 마사지, 스트레칭, 요가, 냉온 요법 또는 기타 운동 후 회복 전략을 일주일에 며칠간 합니까? ______

추가 사항

______

______

______

움직임 평가 해결책

체크포인트	관점	움직임 손상	잠재적 원인	권장되는 가동성 평가*
발과 발목	앞면	발이 바깥으로 돌아감	**과활성/단축(짧아짐)** ▪ 넙다리두갈래근(짧은갈래) ▪ 장딴지근(가쪽) ▪ 가자미근 **저활성/신장(길어짐)** ▪ 앞정강근 ▪ 장딴지근(안쪽) ▪ 큰볼기근 ▪ 중간볼기근 ▪ 햄스트링 복합체(안쪽) ▪ 뒤정강근	▪ 능동적 무릎 폄 ▪ 발목 발등굽힘 ▪ 엉덩관절 벌림 및 바깥돌림 ▪ 수정된 토마스 테스트 ▪ 앉아서 엉덩관절 안쪽돌림 및 바깥돌림
	옆면	발뒤꿈치 들림	**과활성/단축** ▪ 넙다리네갈래근 복합체 ▪ 가자미근 **저활성/신장** ▪ 앞정강근 ▪ 큰볼기근	▪ 능동적 무릎 굽힘 ▪ 발목 발등굽힘
	뒷면	과도한 엎침	**과활성/단축** ▪ 종아리(비골)근 복합체 ▪ 장딴지근(가쪽) ▪ 넙다리근막긴장근 **저활성/신장** ▪ 앞정강근 ▪ 장딴지근(안쪽) ▪ 큰볼기근 ▪ 중간볼기근 ▪ 발 내재근 ▪ 뒤정강근	▪ 발목 발등굽힘 ▪ 수정된 토마스 테스트 ▪ 앉아서 엉덩관절 안쪽돌림 및 바깥돌림
무릎	앞면	외반 (안쪽이동, X다리)	**과활성/단축** ▪ 모음근 복합체 ▪ 넙다리두갈래근(짧은갈래) ▪ 장딴지근 ▪ 가자미근 ▪ 넙다리근막긴장근 ▪ 가쪽넓은근 **저활성/신장** ▪ 앞정강근 ▪ 큰볼기근 ▪ 중간볼기근 ▪ 햄스트링 복합체(안쪽) ▪ 뒤정강근 ▪ 안쪽사선넓은근(VMO)	▪ 능동적 무릎 폄 ▪ 발목 발등굽힘 ▪ 엉덩관절 벌림 및 바깥돌림 ▪ 수정된 토마스 테스트 ▪ 앉아서 엉덩관절 안쪽돌림 및 바깥돌림

체크포인트	관점	움직임 손상	잠재적 원인	권장되는 가동성 평가*
무릎 (계속)	앞면	내반 (바깥쪽이동, O다리)	**과활성/단축** ■ 큰모음근(뒤쪽섬유) ■ 앞정강근 ■ 넙다리두갈래근(긴갈래) ■ 궁둥구멍근 ■ 뒤정강근 ■ 넙다리근막긴장근 **저활성/신장** ■ 모음근 복합체 ■ 큰볼기근 ■ 햄스트링 복합체(안쪽)	■ 활성화된 무릎 폄 ■ 허리 굽힘 ■ 수정된 토마스 테스트 ■ 수동 엉덩관절 안쪽돌림 ■ 앉아서 엉덩관절 안쪽돌림 및 바깥돌림
	옆면	무릎 우세	**과활성/단축**** ■ 큰모음근 ■ 궁둥구멍근 ■ 넙다리네갈래근 복합체 ■ 가자미근 **저활성/신장**** ■ 코어 안정근 ■ 큰볼기근	■ 능동적 무릎 폄 ■ 발목 발등굽힘 ■ 엉덩관절 벌림 및 바깥돌림 ■ 수정된 토마스 테스트 ■ 수동적 엉덩관절 안쪽돌림
LPHC	앞면 또는 뒷면	비대칭적 체중 이동	**과활성/단축** ■ 같은 쪽으로 이동 • 모음근 복합체 • 넙다리근막긴장근 ■ 반대쪽으로 이동 • 넙다리두갈래근 • 장딴지근/가자미근 • 궁둥구멍근 **저활성/신장** ■ 코어 안정근 ■ 같은 쪽으로 이동 • 중간볼기근 ■ 반대쪽으로 이동 • 모음근 복합체	■ 능동적 무릎 폄 ■ 발목 발등굽힘 ■ 엉덩관절 벌림 및 바깥돌림 ■ 수정된 토마스 테스트 ■ 앉아서 엉덩관절 안쪽돌림 및 바깥돌림
	앞면 또는 뒷면	테스트 중 과도한 몸통 움직임 (데이비스 테스트)	**과활성/단축** ■ 해당 사항 없음 **저활성/신장** ■ 국소 코어 안정근	해당 사항 없음

체크포인트	관점	움직임 손상	잠재적 원인	권장되는 가동성 평가*
LPHC (계속)	옆면	과도한 골반전방경사 (증가된 허리 폄)	**과활성/단축** ■ 모음근 복합체(앞쪽섬유) ■ 넓은등근 ■ 허리근 ■ 넙다리곧은근 ■ 척추 폄근 복합체(척주세움근, 허리네모근) ■ 넙다리근막긴장근 **저활성/신장** ■ 배바깥빗근 ■ 큰볼기근 ■ 햄스트링 복합체 ■ 국소 코어 안정근 ■ 배곧은근	■ 능동적 무릎 굽힘 ■ 엉덩관절 벌림 및 바깥돌림 ■ 허리뼈 굽힘 및 폄 ■ 수정된 토마스 테스트 ■ 어깨 굽힘
	옆면	과도한 골반후방경사 (증가된 허리 굽힘)	**과활성/단축** ■ 큰모음근 ■ 배바깥빗근 ■ 햄스트링 복합체 ■ 궁둥구멍근 ■ 배곧은근 **저활성/신장** ■ 큰볼기근 ■ 넓은등근 ■ 국소 코어 안정근 ■ 허리근 ■ 넙다리곧은근 ■ 척추 폄근 복합체(척주세움근, 허리네모근) ■ 넙다리근막긴장근	■ 활성화된 무릎 굽힘 ■ 엉덩관절 벌림 및 바깥돌림 ■ 허리 굽힘 및 폄 ■ 앉아서 엉덩관절 안쪽돌림 및 바깥돌림
	옆면	몸통이 과도하게 앞으로 기울어짐	**과활성/단축** ■ 모음근 복합체(앞쪽섬유) ■ 배바깥빗근(허리 굽힘과 함께 관찰되는 경우) ■ 장딴지근 ■ 허리근 ■ 배곧은근(허리 굽힘과 함께 관찰되는 경우) ■ 넙다리곧은근 ■ 가자미근 ■ 넙다리근막긴장근	■ 능동적 무릎 굽힘 ■ 발목 발등굽힘 ■ 수정된 토마스 테스트

<table>
<tr><th>체크포인트</th><th>관점</th><th>움직임 손상</th><th>잠재적 원인</th><th>권장되는 가동성 평가*</th></tr>
<tr><td rowspan="3">LPHC
(계속)</td><td></td><td></td><td>저활성/신장
■ 앞정강근
■ 큰볼기근
■ 햄스트링 복합체
■ 국소 코어 안정근
■ 척추 폄근 복합체(척주세움근, 허리네모근)</td><td></td></tr>
<tr><td rowspan="2">앞면</td><td>안쪽으로 몸통 돌림
(싱글 레그 및
스플릿 스쿼트)</td><td>과활성/단축
■ 모음근 복합체
■ 넙다리근막긴장근
저활성/신장
■ 큰볼기근
■ 중간볼기근
■ 국소 코어 안정근</td><td>■ 엉덩관절 벌림 및 바깥돌림
■ 수정된 토마스 테스트
■ 앉아서 엉덩관절 안쪽돌림 및 바깥돌림</td></tr>
<tr><td>바깥쪽으로 몸통 돌림
(싱글 레그 및
스플릿 스쿼트)</td><td>과활성/단축
■ 큰모음근(뒤쪽섬유)
■ 햄스트링 복합체(가쪽)
■ 궁둥구멍근
저활성/신장
■ 모음근 복합체(앞쪽섬유)
■ 큰볼기근
■ 중간볼기근
■ 국소 코어 안정근</td><td>■ 엉덩관절 벌림 및 바깥돌림
■ 수정된 토마스 테스트
■ 앉아서 엉덩관절 안쪽돌림 및 바깥돌림</td></tr>
<tr><td rowspan="2">어깨와 등뼈</td><td>앞면 또는
뒷면</td><td>어깨뼈 올림</td><td>과활성/단축
■ 어깨뼈올림근
■ 작은가슴근
■ 위등세모근
저활성/신장
■ 아래등세모근
■ 앞톱니근</td><td>■ 목뼈 굽힘 및 폄
■ 목뼈 가쪽 굽힘
■ 목뼈 돌림
■ 앉아서 가슴 돌림
■ 어깨 뒤당김
■ 가슴 폄</td></tr>
<tr><td>옆면</td><td>어깨뼈 돌출
(데이비스 테스트 및
밀기 평가)</td><td>과활성/단축
■ 넓은등근
■ 작은가슴근
■ 위등세모근
저활성/신장
■ 아래등세모근
■ 중간등세모근
■ 앞톱니근</td><td>■ 앉아서 가슴 돌림
■ 어깨 굽힘
■ 어깨 뒤당김
■ 가슴 폄</td></tr>
</table>

체크포인트	관점	움직임 손상	잠재적 원인	권장되는 가동성 평가*
어깨와 등뼈 (계속)	옆면	팔이 앞으로 떨어짐	**과활성/단축** ▪ 넓은등근 ▪ 큰가슴근 ▪ 작은가슴근 ▪ 큰원근 **저활성/신장** ▪ 가시아래근 ▪ 아래등세모근 ▪ 중간등세모근 ▪ 뒤어깨세모근 ▪ 마름근 ▪ 작은원근	▪ 목뼈 굽힘 및 폄 ▪ 목뼈 돌림 ▪ 목뼈 가쪽 굽힘 ▪ 어깨 폄 ▪ 어깨 굽힘 ▪ 어깨 안쪽돌림 및 바깥돌림 ▪ 어깨 뒤당김 ▪ 앉아서 가슴 바깥돌림 ▪ 가슴 폄
머리와 목뼈	옆면	과도한 목뼈 폄 (앞으로 내민 머리)	**과활성/단축** ▪ 목뼈 폄근(후두하근) ▪ 어깨올림근 ▪ 목빗근 ▪ 위등세모근 **저활성/신장** ▪ 깊은 목뼈 굽힘근 ▪ 아래등세모근 ▪ 중간등세모근 ▪ 마름근	▪ 목뼈 굽힘 및 폄 ▪ 목뼈 가쪽 굽힘 ▪ 목뼈 돌림

* 각 움직임 손상과 관련해 위에서 열거된 모든 가동성 평가를 실시할 필요는 없다. 제시된 가동성 평가는 출발점이며, OHSA, 수정된 OHSA, 기타 움직임 평가 결과를 토대로 좁혀 나간다. 가동성 평가 중 몇 개만 필요할 수도 있다.

** 움직임 능력, 통증 회피, 또는 밸런스 전략은 무릎 우세에 기여하는 원인이기 때문에 과활성 및 저활성 근육을 가정하기 전에 배제해야 한다.

NASM

OPT® CES 프로그래밍 템플릿

고객 이름 ______________________________

목표:

단계(주 포함):

날짜:

운동	세트	담당자	속도	휴식	비고
유연성–자가근막 롤링 및 기타 기술로 억제하고, 스트레칭 기법으로 늘인다.					
활성화–고립적 근력 강화, 몸통 자세(코어), 밸런스(엉덩이/무릎/발목 통합)					
통합 및 기술 개발–통합된 동적 움직임, SAQ, 플라이오메트릭, 목표별 준비					
저항 트레이닝–단계 및 목표에 따라					
고객의 선택–단일 관절, 추가적인 코어 트레이닝, 보조 움직임, 대사 조절					
정리 운동(쿨 다운)–근막기법 및 정적 스트레칭					

훈련 계획 샘플 – 대학 골퍼

성명: Juliette Smith 훈련 기간: 시즌 중 1월, 1주차

장주기							
	평가 및 교정 운동	안정화	근지구력	근육 강화	최대 근력	파워 지구력	최대 파워
시즌 전 (가을, 프리시즌 플레이)	x	x	x			x	x
시즌 중 (겨울/봄)	x	x	x			x	x
비시즌 (여름)	x	x	x		x	x	
시즌 중 월간 계획							
	평가 및 교정 운동	안정화	근지구력	근육 강화	최대 근력	파워 지구력	최대 파워
1월	x	x	x			x	x
2월			x			x	x
3월	x	x	x			x	x
시즌 중 중주기 – 1월							
	평가 및 교정 운동	안정화	근지구력	근육 강화	최대 근력	파워 지구력	최대 파워
1주차	x	x	x				
2주차		x	x				
3주차			x			x	
4주차			x			x	x
단주기 1월 – 1주차							
	월요일	화요일	수요일	목요일	금요일	토요일	일요일
자가 관리		x	x	x	x	x	x
평가 및 교정 운동	재평가						
안정화	x		x				
근지구력					x		

용어 정리

가동성 제한 Mobility restriction 전체 관절가동범위를 통해 관절을 움직일 수 없음

가동성 Mobility 관절에서 사용할 수 있는 전체 관절가동범위와 해당 동작에 대한 신경근 조절

감각 운동 통합 Sensorimotor integration 적절한 운동 반응을 실행하기 위해 감각 정보를 수집하고 해석하는 중추신경계의 능력

감각 정보 Sensory information 중추신경계가 감각 수용기로부터 수신하여 공간에서의 신체 위치와 팔다리 방향, 환경, 온도, 질감 등에 대한 정보를 결정하는 자료

감각 Sensations 감각 정보가 수용기에 의해 수신되어 반사적 운동 행동을 위해 척수로 전달되는 과정, 처리를 위해 상위 겉질 영역으로 전달되는 과정, 또는 둘 모두로 전달되는 과정

감마 루프 Gamma loop 작은 전방뿔 신경 세포와 작은 섬유로 구성된 반사궁은 추내근 다발로 돌출되어 수축을 일으키며, 들신경 자극은 후방근을 통해 전방각 세포로 전달되어 차례로 반사적 수축을 전체 근육으로 유도한다.

강직척추염 Ankylosing spondylitis 다른 관절이 관여할 수 있지만 주로 척추에 영향을 미치는 관절염의 일종으로, 심각한 만성 통증과 불편함을 초래할 수 있는 척추관절의 염증을 유발한다.

건병증 Tendinopathy 과사용으로 인해 힘줄 내부 및 주변에서 발생하는 통증, 부어오름, 기능 저하를 아우르는 광범위한 용어이다. 대개 아킬레스건과 관련된다.

결과 지식 Knowledge of results 움직임이 끝난 후 개인에게 수행 결과를 알려주기 위해 사용됨

경부 전만 Cervical lordosis 목뼈의 앞굽음

고립 근육 기능 Isolated muscle function 근육이 단축성으로 수축할 때 생성되는 관절 운동

고유수용감각 Proprioception 들신경에서 중추신경계로의 누적 신경 입력

골관절염 Osteoarthritis 전 세계 수백만 명의 사람에게 영향을 미치는 가장 흔한 형태의 관절염으로 뼈의 끝부분을 완충하는 보호 연골이 시간이 지나면서 손상될 때 발생한다.

골다공증 Osteoporosis 말 그대로 '다공성 뼈'로 뼈의 밀도와 질이 저하되는 질병

골반-눈 반사 Pelvo-ocular reflex 앞으로 내민 머리 자세로 인해 골반이 앞쪽으로 돌아가는 자세 반사

골지건기관 Golgi tendon organs (GTOs) 근육 긴장의 변화와 속도에 민감한 수용기

과다폄 Hyperextension 정상 관절가동범위보다 큰 팔다리나 관절의 폄

과부하의 원리 Principle of overload 최적의 신체적, 생리적, 수행능력 적응을 유도하기 위해 운동 사슬의 현재 능력을 초과하는 훈련 자극이 제공되어야 한다는 원리

과운동성 Hypermobility 정상 관절가동범위를 넘어서는 관절의 움직임과 기능성의 증가

과활성/단축 Overactive/shortened 촉진된 신경 구동이 근육으로 하여금 만성적 수축 상태로 고착되게 할 때 발생

과후만증 Hyperkyphosis 척추의 과도한 바깥쪽으로의 만곡(outward curve)으로 등 윗부분이 비정상적으로 둥글게 되는 척추 장애

관절가동범위 Range of motion (ROM) 특정 관절에서 사용할 수 있는 동작의 범위

교정 운동 연속체 Corrective Exercise Continuum 억제, 신장, 활성화 및 통합 기법을 사용하여 신경근골격계 기능장애를 해결하는 데 사용되는 체계적인 프로그램 수립 과정

교정 운동 Corrective exercise 신경근골격계의 기능장애를 확인하고 행동 계획 수립 및 통합 교정 전략을 실행하는 체계적인 과정

교차결합 기전 Cross-bridge mechanism 액틴/마이오신 필라멘트가 교차하도록 하는 집합적인 생리 과정으로써 근긴장도가 높아질 때 기능적으로 근육을 수축시킴

구조적 효율성 Structural efficiency HMS 각 부분의 정렬로서 사람의 무게 중심과 관련하여 자세가 균형이 잡히게 하는 요소

근막 롤링 Myofascial rolling 외부 물체(예: 폼 롤러)가 근막을 압박하는 압박 중재

근막 볼 Myofascial balls 다양한 크기와 밀도로 제공되어 근막 롤링에 사용되는 구형 도구. 흔히 마사지 볼이라고 함

근막 고착 Myofascial adhesions 신경근 조절을 변화시킬 수 있는 근육조직의 결절

근막 통증유발점 Myofascial trigger points 연관 통증을 일으키기도 하며 골격근의 팽팽한 띠 안에 있는 통증 부위

근막 플러싱 Myofascial flossing 탄성 밴드를 신체 부위에 감고 동작을 수행하여 유연성을 증가시키는 방법

근육 간 협응 Intermuscular coordination 신체의 여러 근육이 함께 협력하여 종합적이고 정제된 움직임을 가능하게 하는 능력

근육 경련 Muscle spasms 부상에 반응하여 관절이 움직이지 않도록 관절 주위의 근육이 비자발적으로 수축하는 현상

근육 내 협응 Intramuscular coordination 근육 내에서 운동 단위 동원 및 동기화를 최적화하는 신경근 시스템의 능력

근육 불균형 Muscle imbalance 관절 주위 근육 길이를 바꿈

근육 슬링 Muscular sling 수축할 때 안정성을 제공하는 근육 그룹

근육 작용 스펙트럼 Muscle action spectrum 힘을 가속, 감속 및 안정화하는 데 사용되는 근육 수축의 범위

근육 좌상(근과도긴장) Muscle strain 과도한 스트레칭으로 근육섬유가 찢어지는 근육 손상(힘줄 파열). 보통 I에서 III까지 등급이 매겨지며 I등급은 가벼운 당김이고 III등급은 완전한 파열이다.

근육의 닿는곳 Muscle insertion 근육의 끝점이 골격에 다시 연결되는 지점

근육의 신경지배 Muscle innervation 신경계와 근육이 연결되는 지점

근육의 이는곳 Muscle origin 근육의 시작 부착 지점

근절 Sarcomere 서로 겹치는 액틴/마이오신 필라멘트로 구성된 근육의 기능적 단위

글로벌 근육 시스템 Global muscular system 움직임에 주도적인 역할을 하는 근육들이며 골반에서 흉곽이나 하지로, 혹은 양쪽 모두로 이어지는 좀 더 표면적인 조직들로 구성됨

기구 보조 연부조직 가동술 Instrumentassisted soft tissue mobilization (IASTM) 흉터조직 및 근막 고착에 동원 효과를 제공하도록 특별히 설계된 기구를 사용하는 근막기법

기능적 효율성 Functional efficiency 신경근계가 적절한 타이밍에 HMS에 최소한의 에너지와 스트레스를 가하며 기능적 작업을 수행하도록 올바른 근육의 상승 효과를 동원하는 능력

기초 움직임 패턴 Primary movement patterns 모든 사람이 행하는 기능적 움직임으로 이루어진 일반적인 패턴

길이-장력 관계 Length-tension relationship 근육의 휴식 길이와 휴식 길이에서 근육이 생성할 수 있는 장력

길항근 Antagonist 주동근과 정반대로 작용하는 근육

나사-집 기전 Screw-home mechanism 열린 사슬 운동에서 넙다리뼈의 바깥 정강뼈 돌림과 닫힌 사슬 운동에서 넙다리뼈의 안쪽돌림으로 인해 무릎이

'잠김' 상태가 되도록 한다.

날신경 Efferent 움직임을 위해 중추신경계에서 근육으로 신호를 전달하는 운동 뉴런

내부(감각) 피드백 Internal (sensory) feedback 몸이 움직임과 환경을 관찰하기 위해 길이-장력 관계, 짝힘 관계, 관절 운동을 통해 감각 정보를 사용하는 과정

내재근(내부근) Intrinsic muscles 구조의 심층부에 위치하는 근육

넙다리네갈래근 우세 Quadriceps dominance 전방 사슬 근육에 비해 후방 사슬 근육의 근력 또는 동원 감소

누적손상주기 Cumulative injury cycle 손상이 염증, 근육 경련, 고착, 변형된 신경근 조절, 근육 불균형을 유발하는 주기

능동적 움직임 Active motion 자발적인 수축을 통해서만 얻어지는 움직임

다리 우세 Leg dominance 신경근골격 조절 또는 근육 동원에서 양다리 간의 비대칭. 동작을 취할 때 한쪽 다리를 선호하거나 부하를 더 주는 현상

단순한 관절가동범위 Naive range of motion 인체 움직임 시스템의 기존 능력에 제대로 통합되지 않은 채 얻어진 관절가동범위

단축성 근육 작용 Concentric muscle action 근육이 외부 하중을 가속하기 위해 짧아지는 동안 힘을 생성할 때 발생

데이비스 법칙 Davis's law 연부조직이 스트레스 방향을 따라 형성된다는 법칙

돌기사이관절 Facet joints 인접한 척추뼈 사이와 그 뒤에 위치한 윤활막, 평면 관절의 집합

동기화 Synchronization 여러 운동 단위의 협력 활성화

동시 수축 Cocontractions 관절 주위에서 동시에 일어나는 근육들의 수축

동적 부정렬 Dynamic malalignments 기능적 움직임 동안 최적의 자세에서 벗어남

동적 스트레칭 Dynamic stretching 근육의 힘 생성과 신체의 운동량을 사용하여 전체 관절가동범위를 통해 최대한 관절을 사용하는 근육의 능동적 신장

동적 안정화 Dynamic stabilization 움직이는 동안 원치 않는 관절 운동을 제어하고 최소화하는 인체 움직임 시스템의 능력

동적 움직임 평가 Dynamic movement assessments 지지 기반이 변하는 움직임과 관련된 평가

동적 자세 Dynamic posture 기능적인 일을 하거나 움직이는 동안 바른 자세를 유지할 수 있는 능력

뒤침 Supination 힘의 생산과 관련된 3차원 면에서의 움직임

들신경 Afferent 감각 자극에서 중추신경계로 신호를 전달하는 감각 뉴런

등척성 근육 작용 Isometric muscle action 근육이 제 위치를 유지하기 위해 외부 부하와 동일한 힘을 생성할 때 발생

렌쇼세포 Renshaw cells 근육 길이의 급격한 변화에 대한 중추신경계의 수축 반사 반응의 과도한 출력을 방지하는 중간 뉴런

로컬 근육 시스템 Local musculature system 척추에 직접적으로 연결되어 있으며 LPHC 안정화에 주도적으로 관여하는 근육들

만성 발목 불안정성 Chronic ankle instability 불안정한 느낌과 함께 발목이 반복적으로 힘이 빠짐

모두를 위한 신체활동 준비도 설문지(PAR-Q+) Physical Activity Readiness Questionnaire for Everyone 더 격렬한 신체활동을 수행할 준비가 되었는지를 판단하기 위해 고안된 질문들

모음 Adduction 신체의 일부가 신체의 중심선 쪽으로 움직이는 것

목말밑 가쪽번짐 Subtalar eversion 발뒤꿈치 바닥(아래 발꿈치뼈)이 가쪽으로 회전(스윙)할 때 발생한다.

목말밑 안쪽번짐 Subtalar inversion 발뒤꿈치 바닥(아래 발꿈치뼈)이 안쪽으로 회전(스윙)할 때 발생한다.

목뼈성 두통 Cervicogenic headaches 목에서 발생하는 두통

무릎-넙다리 통증증후군 Patellofemoral pain syndrome 달리기, 스쿼트, 점프 또는 다른 신체 운동을 하다가 무릎뼈 뒤쪽이나 주변의 통증을 경험하는 근골격계 질환

발목 염좌 Ankle sprain 발목인대에 작은 파열이 발생하는 발목인대 손상

발의 뒤침 Supination of the foot 단축성 근육 기능과 함께 발생하는 다중면의 혼합된 관절 움직임. 목말밑 안쪽번짐, 발바닥쪽 굽힘, 모음의 조합

발의 엎침 Pronation of the foot 신장성 근육 기능과 함께 발생하는 다중면의 혼합된 관절 움직임. 목말밑 가쪽번짐, 발등굽힘, 벌림의 조합

벌림 Abduction 신체의 일부가 신체의 중심선에서 멀어지도록 움직이는 것

변형된 길이-장력 관계 Altered length-tension relationships 근육의 휴식길이가 최적의 힘을 만들어 내기에 너무 짧거나 길어질 때 발생한다.

변형된 상호억제 Altered reciprocal inhibition 과활성/단축 근육이 신경 구동을 감소시켜 기능적 길항근의 동원이 최적화되지 않는 과정

보상 움직임 Compensatory movement 원하는 움직임 패턴을 취하기 위해 운동 사슬이 취하는 이상적이지 않은 움직임 전략

부하 움직임 평가 Loaded movement assessment 추가적인 저항하에서 고객의 자세를 관찰하는 것

부항 Cupping 아시아 및 중동 문화권에서 일반적으로 시행되는 근막 요법의 한 형태로 최근 미국에서 더욱 인기를 얻고 있음

비탄력적 Inelastic 늘어나지 않는 특성

상대적 유연성 Relative flexibility 동적 부정렬의 위험이 있음에도 불구하고 목적을 완수하기 위해 저항이 가장 적은 경로를 찾는 몸의 능력

상호억제 Reciprocal inhibition 주동근이 수축하면 기능적 길항근이 이완되는 관절 움직임

수동적 움직임 Passive motion 외력의 도움 없이 관찰되는 움직임

수행 지식 Knowledge of performance 움직임의 질에 관한 정보를 제공함

슈어만병 Scheuermann's disease 대개 등뼈(등 상부)의 비정상적인 성장을 유발하는 척추의 발달 장애이지만 허리뼈에서도 발견될 수 있다.

스트레칭 Stretching 현재의 유연성을 증가시키기 위해 근육과 결합조직을 늘이는 능동적인 과정

슬개건병증 Patellar tendinopathy 점퍼의 무릎(jumper's knee)과 종종 관련된다. 무릎 힘줄에 영향을 미치는 과사용 부상으로 전방 무릎 통증이 발생한다.

신경 구동 Neural drive 근육이 중추신경계에서 받는 활성화 신호의 정도와 양

신경근 스트레칭 Neuromuscular stretching (NMS) 관절가동범위를 증가시키기 위해 대상 근육의 등척성 수축과 정적 스트레칭의 다양한 조합을 통합하는 유연성 기법. 고유수용성신경근촉진(PNF)이라고도 함

신경근 효율성 Neuromuscular efficiency 주동근, 길항근, 협력근, 안정근이 협력 효과를 발휘하여 세 가지 운동 평면 모두에서 인체 움직임 시스템을 생성, 감소 및 동적으로 안정화하도록 허용하는 신경근 시스템의 능력

신장 기법 Lengthening techniques 체내의 신경근막 조직의 신장성, 길이 및 관절가동범위를 증가시키는 데 사용되는 교정 운동 기법

신장-단축 주기 Stretch-shortening cycle 근육의 능동적 신장(신장성 수축) 후 동일한 근육의 즉각적인 단축(단축성 수축)

신장성 근육 작용 Eccentric muscle action 근육이 외부 하중을 감속하기 위해 늘어나는 동안 힘을 생성할 때 발생

신체 부위의 상호 의존성 모델 Regional Interdependence (RI) model 환자의 주호소 또는 증상 부위가 먼 부위의 근골격계 영역의 기능장애에 의해 영향을 받는다는 개념을 바탕으로 임상의가 사용하는 평가 및 중재 모델

실무 범위 Scope of practice 주법 및 연방법에 따라 피트니스 종사자들이 행할 수 있는 절차와 행위

안정근 Stabilizers 주동근과 협력근이 움직임을 만들어 내는 동안 관련된 관절을 지지하거나 안정시키는 역할을 하는 근육

안쪽 정강뼈 피로증후군 Medial tibial stress syndrome (MTSS) 정강뼈와 관련 근육에 대한 과부하로 인해 생긴 정강뼈 앞쪽 통증

앞으로 내민 머리 자세 Forward head posture (FHP) 머리가 시상면에서 어깨 앞쪽으로 돌출될 때 발생함. 머리와 목의 통증, 움직임 제한, 목뼈 위와 아래의 보상을 유발한다.

어깨 충돌 Shoulder impingement 어깨 위쪽 뼈(어깨뼈봉우리)와 회전근개 힘줄 사이의 공간이 팔을 올리는 동안 서로 마찰할 때 발생한다.

어깨뼈 운동이상증 Scapular dyskinesis 위팔뼈를 들어올리는 동안 어깨뼈가 정상적인 방식으로 움직이지 않을 때 발생한다.

어깨위팔 리듬 Scapulohumeral rhythm 어깨뼈와 위팔뼈 사이의 상호 작용으로 어깨 기능에 중요하다.

억제 기법 Inhibitory techniques 체내의 과활성 신경근막 조직의 활동을 감소시키거나 긴장을 이완시키기 위해 사용되는 교정 운동 기법

엉덩정강띠(장경대)증후군 Iliotibial (IT) band syndrome 육상 선수의 무릎과 종종 연관된다. 엉덩정강띠가 넙다리뼈에 접촉하게 되면서 바깥쪽 무릎 통증을 유발하는 일반적인 과사용 부상

엎침 Pronation 힘의 감소와 관련된 3차원 면에서의 움직임

연관 통증 Referred pain 통증의 발원점과 다른 위치에서 인지되는 통증

오목발(요족) Pes cavus 무게가 실린 동안 안쪽 아치가 높아지는 것

외부(보강) 피드백 External (augmented) feedback 건강 및 피트니스 전문가, 영상, 거울, 심박수 측정기 등의 외부 자료를 통해 얻는 정보

외재근(외부근) Extrinsic muscles 아래 다리에서 시작해서 힘줄을 지나 발로 들어가는 발의 근육

운동 단위 활성화 Motor unit activation 수축 단위(운동 단위)의 연속적인 동원에 의한 근육의 점진적 활성화로 인한 수축력의 단계적 증가

운동 발달 Motor development 일생 동안 시간의 경과에 따른 운동 행동의 변화

운동 보상 Movement compensation 운동 사슬 기능장애에 대한 반응으로 신체가 최적이 아닌 방식으로 움직일 때

운동 사슬 체크포인트 Kinetic chain checkpoints 개인의 정적 및 동적 자세를 관찰하고 평가하기 위한 몸의 주요 지점. 발/발목, 무릎, LPHC, 어깨, 머리/목

운동 사슬 Kinetic chain 신경계, 근육계, 골격계의 결합 및 상호 관계

운동 조절 Motor control 감각 정보와 이전 경험을 통합하기 위해 중추신경계에서 사용하는 관련 구조 및 기전과 함께 자세 및 움직임을 연구함

운동 학습 Motor learning 숙련된 움직임을 위해 연습과 경험을 활용하는 과정은 개인의 능력에 비교적 영구적인 변화를 가져옴

운동 행동 Motor behavior 내외부 환경 자극에 대한 인체 움직임 시스템의 반응

운동학적 조정 Kinematic adjustments 반복적이거나 새로운 조건에 대한 반응으로 수행되는 움직임 패턴의 작은 변경

움직임 손상 Movement impairment 운동 사슬에서 한 군데 이상이 정렬되어 있지 않아 인체 움직임 시스템의 조직적 통합에 지장이 생긴 상태

움직임 패턴 Movement patterns 세 가지 운동면 모두에서 인체가 움직이는 데 사용하는 일반적인 관절 동작 조합

원하는 만큼 Ad libidum 라틴어로 '원하는 만큼'으로 번역된다. 일반적으로 충동적으로 먹거나 마시는 것을 의미한다(즉, 의도적으로 많이 먹거나 적게 먹지 않고).

웰니스의 6가지 관점 Six dimensions of wellness 미국 국립웰니스연구소에서 개인의 전반적 건강과 종합적 기능의 주요 특성을 설명하기 위해 사용하는 상호 의존적인 분류

유연성 Flexibility 관절가동범위를 통해 움직일 수 있는 관절의 현재 상태 또는 능력

인대 우세 Ligament dominance 다리의 이마면 안정성 감소로 인해 결합조직이 ROM을 제한하는 요인이 된다. 일반적으로 이런 현상은 자세의 외반이나 내반으로 확인할 수 있다.

자가근막기법 Self-myofascial techniques 근육섬유의 장력을 줄이는 데 사용되는 일련의 유연성 기법. 주로 과활성 조직에 사용된다.

자가 억제 Autogenic inhibition 긴장을 감지하는 신경 자극이 근육을 수축시키는 자극보다 더 크게 작용하여 근방추에 억제 효과를 제공하는 과정

자기효능감 Self-efficacy 특정 수행의 결과를 얻기 위해 필요한 행동을 실행할 수 있는 능력에 대한 개인의 믿음과 자신감

자세 기울기 Postural sway 주로 서 있는 동안의 자세 안정성과 조절의 수단. 균형을 유지하기 위해 중력의 중심 부근에서 만들어내는 반사적 움직임을 일컫는다.

자세 비틀림 Postural distortion 관절에 과도한 스트레스를 주는 신체 부분의 잘못된 정렬. 예를 들면, 운동 사슬 체크포인트의 하나 이상에서 나타나는 나쁜 자세가 있다.

자세 Posture 중추신경계(CNS)에 의해 제어되는 인체 움직임 시스템(HMS)의 모든 요소의 독립적이면서도 상호 의존적인 정렬(정적 자세) 상태이자 기능(제자리 그리고 동적 자세)

재생 Regenerate 움직임의 질을 최적화하고 보상을 최소화하기 위해 움직임을 바탕으로 자가 관리(movement-based self-care) 전략에 중점을 둔 회복

재충전 Refuel 활동 전, 활동 중, 활동 후의 영양 및 수분 섭취 습관에 중점을 둔 회복

저가동성 Hypomobility 관절가동범위에 영향을 미치는 관절의 정상적인 움직임과 기능의 감소

저활성/신장 Underactive/lengthened 억제된 신경 구동으로 인해 근육의 기능적 길항근이 만성적으로 늘어난 상태로 끌어당기도록 할 때 일어남

전방십자인대 손상 Anterior cruciate ligament (ACL) injury 주요 무릎 인대 중 하나. 넙다리뼈에 대한 정강뼈의 전방 병진 운동을 안정화시킨다. 부상은 정지, 방향 전환, 돌림 등과 같은 다리의 급작스러운 움직임으로 인해 과도하게 늘어나거나 파열되는 형태를 띠는 경우가 많다.

점탄성 Viscoelastic 조직의 유체 흐름, 열 발산 및 탄성과 관련된 집합적 속성

정적 부정렬 Static malalignments 정지 상태 시 볼 수 있는 비이상적인 자세와 편차

정적 스트레칭 Static stretching 수동적으로 근육을 긴장 지점까지 가져와 최소 30초 동안 스트레칭을 유지하는 과정

정적 자세 Static posture 움직임이 시작되는 자세

제자리 움직임 평가 Transitional movement assessments 지지 기반의 변화 없이 움직임을 포함하는 평가

조직 크리프 Tissue creep 초기에 변형률이 급격히 증가하고 일정 응력에서 변형률이 느리게 증가한다.

주동근 Agonist 주어진 움직임 패턴 또는 관절 동작에 대한 주된 작용 근육

지각 Perceptions 과거 경험이나 기억과 감각 정보의 통합

짝힘 관계 Force-couple relationship 관절 주위의 움직임을 생성하는 근육들의 협력 작용

척주 리모델링 Spinal remodeling 지속적으로 비정상적인 자세를 유지함에 따라 척추의 생리적 만곡이 비정상적으로 변함

척주전만증(척주앞굽음증) Lordosis 허리뼈 또는 목뼈가 몸의 앞쪽으로 굽은 자연 만곡

척주측만증(척주옆굽음증) Scoliosis 사춘기 직전 성장기에 가장 자주 발생하는 척추의 측면 만곡

척주후만증(척주뒤굽음증) Kyphosis 등뼈가 몸의 뒤쪽으로 굽은 자연 만곡

탈촉진 Disfacilitation 수용기가 발화 빈도 또는 신경 방출을 감소시켜 결과적으로 신호가 약해질 때 발생한다. 약한 신호의 예는 근방추가 장기간의 정적 스트레칭 후에 방출 빈도를 줄이는 것이다.

텍스트 넥 Text neck 나쁜 자세로 휴대폰을 지나치게 사용할 때 생기는 목의 변형

토크 Torque 회전을 일으키는 힘. 가장 일반적으로 뉴턴 미터(Nm)로 측정된다.

통증의 생체심리사회적 모델 Biopsychosocial model of pain 개인의 통증 경험에서 생물학적, 심리적, 사회적 요인의 역할을 설명하는 만성 근골격계 통증에 대한 치료 패러다임

통합 근육 기능 Integrated muscle function 근육이 신장성 또는 등척성으로 수축하며 생성되는 통합적인 관절운동

통합 기법 Integration techniquess 기능적으로 점진

적인 움직임을 통해 모든 근육의 전체적인 협력성 기능을 재교육 하는 데 사용되는 교정 운동 기법

팔이음뼈 Shoulder girdle 팔을 몸통뼈대에 연결하는 뼈와 관절. 어깨뼈(scpulae), 빗장뼈(clavicles), 복장뼈(stercum)의 복장뼈자루(manubrium: 넓은 상부)로 구성된다.

패턴 과부하 Pattern overload 몸의 특정 부분이 반복적으로 움직이거나 만성적으로 같은 방식으로 고정될 때 일어나며 근육 과활성 상태로 이어짐

폄근 기전 Extensor mechanism 무릎에서 단축성, 신장성, 등척성 동작을 하기 위해 함께 작용하는 무릎-넙다리관절, 무릎 힘줄, 넙다리네갈래근, 정강뼈 거친면으로 구성

평발 비틀림증후군 Pes planus distortion syndrome 평발, 무릎 외반(바깥굽음) 및 골반전방경사를 특징으로 하는 자세 비틀림 패턴

평발(편평족) Pes planus 무게를 견디는 동안 안쪽 아치가 편평해지는 것

피드백 Feedback 효과적인 움직임을 위한 운동 패턴의 영구적인 신경 표상의 발달을 돕기 위해 감각 정보와 감각 운동 통합을 활용하는 것

핵사슬과 핵주머니 Nuclear chain and nuclear bag 근방추에 위치한 섬유로 근육 신장 정도와 속도를 감지한다. 이 정보는 타입 I과 II의 들신경에 의해 중추신경계로 전달된다.

협력근 우세 Synergistic dominance 협력근이 힘 생성을 유지하기 위해 억제된 주동근을 보상하는 과정

협력근 Synergists 기능적 움직임 패턴 동안 주동근을 보조하는 근육

호흡 패턴 이상 Breathing pattern dysfunction (BPD) 보조 호흡근의 과활성화를 일으킬 수 있는 최적이 아닌 호흡 패턴

활성도 Firing rate 운동 단위들이 활성화되는 빈도

활성화 기법 Activation techniques 비활성 근육 조직의 활성화를 재교육하거나 활성화시키기 위해 사용되는 교정 운동 기법

회복 Recovery 다음 훈련이나 경기를 준비하기 위해 신체와 뇌에 에너지를 보충하거나 재충전하는 체계적인 생리적, 심리적 과정

휴식 길이 Resting length 정지 시 근육 상태. 수축 혹은 이완 상태가 아님

휴식 Rest 매일 수면의 양과 질을 개선하고 스트레스를 제한하며 신체적, 심리적 이완을 증가시키는 데 중점을 둔 회복

흉부 후만 Thoracic kyphosis (TK) 등 위쪽을 둥글게 만드는 등뼈의 바깥쪽 만곡